中国近现代中医药期刊续编

第一辑

中医科学（一）

王咪咪◎主编

2019年度北京市古籍整理出版资助项目

北京科学技术出版社

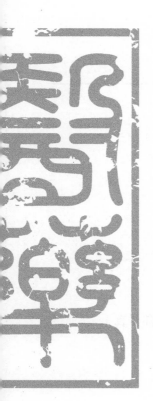

图书在版编目（CIP）数据

中医科学：全2册 / 王咪咪主编．—北京：北京科学技术出版社，2020.3

（中国近现代中医药期刊续编．第一辑）

ISBN 978 – 7 – 5714 – 0676 – 9

Ⅰ．①中…　Ⅱ．①王…　Ⅲ．①中国医药学—医学期刊—汇编—中国—近现代　Ⅳ．①R2-55

中国版本图书馆 CIP 数据核字（2019）第300099号

中国近现代中医药期刊续编·第一辑　中医科学（全2册）

主　　编：王咪咪
策划编辑：侍　伟　白世敬
责任编辑：侍　伟　白世敬　陶　清　刘　佳　王治华
责任印制：李　茗
责任校对：贾　荣
出 版 人：曾庆宇
出版发行：北京科学技术出版社
社　　址：北京西直门南大街16号
邮政编码：100035
电话传真：0086-10-66135495（总编室）
0086-10-66113227（发行部）　0086-10-66161952（发行部传真）
电子信箱：bjkj@bjkjpress.com
网　　址：www.bkydw.cn
经　　销：新华书店
印　　刷：北京捷迅佳彩印刷有限公司
开　　本：787mm × 1092mm　1/16
字　　数：516千字
印　　张：75.25
版　　次：2020年3月第1版
印　　次：2020年3月第1次印刷
ISBN 978 – 7 – 5714 – 0676 – 9/R · 2730

定　　价：1600.00元（全2册）

《中国近现代中医药期刊续编·第一辑》编委会名单

主　编　王咪咪

副主编　侯酉娟　解博文

编　委　（按姓氏笔画排序）

王咪咪　刘思鸿　李　兵　李　敏

李　斌　李莎莎　邱润苓　张媛媛

郎　朗　段　青　侯酉娟　徐丽丽

董　燕　覃　晋　解博文

序

2012年上海段逸山先生的《中国近代中医药期刊汇编》（下文简称“《汇编》”）出版，这是中医界的一件大事，是研究、整理、继承、发展中医药的一项大工程，是研究近代中医药发展必不可少的历史资料。在这一工程的感召和激励下，时隔七年，我所的王咪咪研究员决定效仿段先生的体例、思路，尽可能地将《汇编》所未收载的新中国成立前的中医期刊进行搜集、整理，并将之命名为《中国近现代中医药期刊续编》（下文简称“《续编》”）进行影印出版。

《续编》所选期刊数量虽与《汇编》相似，均近50种，但总页数只及《汇编》的1/4，约25000页，其内容绝大部分为中医期刊，以及一些纪念刊、专题刊、会议刊；除此之外，还收录了《中华医学杂志》1915—1949年所发行的35卷近300期中与中医发展、学术讨论等相关的200余篇学术文章，其中包括6期《医史专刊》的全部内容。值得强调的是，《续编》将1951—1955年、1957年、1958年出版的《医史杂志》进行收载，这虽然与整理新中国成立前期刊的初衷不符，但是段先生已将1947年、1948年（1949年、1950年《医史杂志》停刊）的《医史杂志》收入《汇编》中，咪咪等编者认为把20世纪50年代这7年的《医史杂志》全部收入《续编》，将使《医史杂志》初期的各种学术成果得到更好的保存和利用。我以为这将是对段先生《汇编》的一次富有学术价值的补充与完善，对中医近现代的中医学术研究，对中医整理、继承、发展都是有益的。医学史的研究范围不只是中国医学史，还包括世界医学史，医学各个方面的发展史、疾病史，以及从史学角度谈医学与其关系等。《续编》中收载的文章虽有的出自西医学家，但提出来的问题，对中医发展有极大的推进作用。陈邦贤先生在

《中国医学史》的自序中有“世界医学昌明之国，莫不有医学史、疾病史、医学经验史……岂区区传记遽足以存掌故资考证乎哉！”陈先生将其所研究内容分为三大类：一为关于医学地位之历史，二为医学知识之历史，三为疾病之历史。医学史的开创性研究具有连续性，正如新中国成立初期的《医史杂志》所登载的文章，无论是陈邦贤先生对医学史料的连续性收集，还是李涛先生对医学史的断代研究，他们对医学研究的贡献都是开创性的和历史性的；范行准先生的《中国预防医学思想史》《中国古代军事医学史的初步研究》《中华医学史》等，也都是一直未曾被超越或再研究的。况且那个时期的学术研究距今已近百年，能保存下来的文献十分稀少。今天能有机会把这样一部分珍贵文献用影印的方式保存下来，将是对这一研究领域最大的贡献。同时，扩展收载1951—1958年期间的《医史杂志》，完整保留医学史学科在20世纪50年代的研究成果，可以很好地保持学术研究的连续性，故而主编的这一做法我是支持的。

以段逸山先生的《汇编》为范本，《续编》使新中国成立前的中医及相关期刊保存得更加完整，愿中医人利用这丰富的历史资料更深入地研究中医近现代的学术发展、临床进步、中西医汇通的实践、中医教育的改革等，以更好地继承、挖掘中医药伟大宝库。

李经纬 九十老人

2019年11月于中国中医科学院

前　言

《汇编》主编段逸山先生曾总结道，中医相关期刊文献凭藉时效性强、涉及内容广泛、对热门话题反映快且真实的特点，如实地记录了中医发展的每一步，记录了中医人每一次为中医生存而进行的艰难抗争，故而是中医近现代发展的真实资料，更是我们今天进行历史总结的最好见证。因此，中医药期刊不但具有历史资料的文献价值，还对当今中医药发展具有很强的借鉴意义。

本次出版的《续编》有五六十册之规模，所收集的中医药期刊范围，以段逸山先生主编的《汇编》未收载的新中国成立前50年中医相关期刊为主，以期为广大读者进一步研究和利用中医近现代期刊提供更多宝贵资料。

《续编》收载期刊的主要时间定位在1900—1949年，之所以不以1911年作为断代，是因为《绍兴医药学报》《中西医学报》等一批在社会上很有影响力的中医药期刊是1900年之后便陆续问世的，从这些期刊开始，中医的改革、发展等相关话题便已被触及并讨论。

在历史的长河中，50年时间很短，但20世纪上半叶的50年却是中医曲折发展并影响深远的50年。中国近代，随着西医东渐，中医在社会上逐步失去了主流医学的地位，并逐步在学术传承上出现了危机，以至于连中医是否能名正言顺地保存下来都变得不可预料。因此，能够反映这50年中医发展状况的期刊，就成为承载那段艰难岁月的重要载体。

据不完全统计，这批文献有1500万～2000万字，包括3万多篇涉及中医不同内容的学术文章。这50年间所发生的事件都已成为历史，但当时中医人所提出的问题、争论的焦点、未做完的课题一直在延续，也促使我们今天的中医人要不断地回头看，思考什么才是这些问题的答案！

中医到底科学不科学？中医应怎样改革才能适应社会需要并有益于中医的发展？120年前，这个问题就已经在社会上被广泛讨论，在现存的近现代中医药期刊中，这一类主题的文章有不下3000篇。

中医基础理论的学术争论还在继续，阴阳五行、五运六气、气化的理论要怎样传承？怎样体现中国古代的哲学精神？中医两千余年有文字记载的历史，应怎样继承？怎样整理？关于这些问题，这50年间涌现出不少相关文章，其中有些还是大师之作，对延续至今的这场争论具有重要的参考价值。

像章太炎这样知名的近代民主革命家，也曾对中医的发展有过重要论述，并发表了近百篇的学术文章，他又是怎样看待中医的？此类问题，在这些期刊中可以找到答案。

最初的中西医汇通、结合、引用，对今天的中西医结合有什么现实意义？中医在科学技术如此发达的现代社会中如何建立起自己完备的预防、诊断、治疗系统？这些文章可以给我们以启示。

适应社会发展的中医院校应该怎么办？教材应该是什么样的？根据我们在收集期刊时的初步统计，仅百余种的期刊中就有五十余位中医前辈所发表的二十余类、八十余种中医教材。以中医经典的教材为例，有秦伯未、时逸人、余无言等大家在不同时期从不同角度撰写的《黄帝内经》《伤寒论》《金匮要略》等教材二十余种，其学术性、实用性在今天也不失为典范。可由于当时的条件所限，只能在期刊上登载，无法正式出版，很难保存下来。看到秦伯未先生所著《内经生理学》《内经病理学》《内经解剖学》《内经诊断学》中深入浅出、引人入胜的精彩章节，联想到现在的中医学生在读了五年大学后，仍不能深知《黄帝内经》所言为何，一种使命感便油然而生，我们真心希望这批文献能尽可能地被保存下来，为当今的中医教育、中医发展尽一份力。

新中国成立前这50年也是针灸发展的一个重要阶段，在理论和实践上都有很多优秀论文值得被保存，除承淡安主办的《针灸杂志》专刊外，其他期刊上也有许多针灸方面的内容，同样是研究这一时期针灸发展状况的重要文献。

在中医的在研课题中，有些同志在做日本汉方医学与中医学的交流及互相影响的研究，这一时期的期刊中保存了不少当时中医对日本汉方医学的研究之作，而这些最原始、最有影响的重要信息载体却面临散失的危险，保护好这些文献就可以为相关研究提供强有力的学术支撑。

在这50年中，以期刊为载体，一门新的学科——中国医学史诞生了。中国医学史首次以独立的学科展现在世人面前，为研究中医、整理中医、总结中医、发展中医，把中医推向世界，再把世界的医学展现于中医人面前，做出了重大贡献。创建中国医学史学科的是一批忠实于中医的专家和一批虽出身西医却热爱中医的专家，他们潜心研究中医医史，并将其成果传播出去，对中医发展起到了举足轻重的作用。《古代中西医药之关系》《中国医学史》《中华医学史》《中国预防思想史》《传染病之源流》等学术成果均首载于期刊中，作为对中医学术和临床的提炼与总结，这种研究将中医推向了世界，也为中医的发展坚定了信心。史学类文章大都较长，在期刊上大多采用连载的形式发表，随着研究的深入也需旁引很多资料，为使大家对医学史初期的发展有一个更全面、连贯的认识，我们把《医史杂志》的收集延至1959年，为的是使人们可以全面了解这一学科的研究成果对中医发展的重要作用。《医史杂志》创刊于1947年，在此之前一些研究医学史的专家利用西医刊物《中华医学杂志》发表文章，从1936年起《中华医学杂志》不定期出版《医史专刊》。（《中华医学杂志》是西医刊物，我们已把相关的医学史文章及1936年后的《医史专刊》收录于《续编》之中。）这些医学史文章的学术性很强，但其中大部分只保存在期刊上，期刊一旦散失，这些宝贵的资料也将不复存在，如果我们不抢救性地加以保护，可能将永远看不到它们了。

上述的一些课题至今仍在被讨论和研究，这些文献不只是资料，更是前辈们一次次的发言。能保存到今天的期刊，不只是文物，更是一篇篇发言记录，我们应该尽最大的努力，把这批文献保存下来。这50年的中医期刊、纪念刊、专题刊、会议刊，每一本都给我们提供了一段回忆、一个见证、一种警示、一份宝贵的经验。这批1500万~2000万字的珍贵中医文献已到了迫在眉睫需要保护、研究和继承的关键时刻，它们大多距今已有百年，那时的纸张又是初期的化学纸，脆弱易老化，在百年的颠沛流离中能保留至今已属万分不易，若不做抢救性保护，就会散落于历史的尘埃中。

段逸山、王有朋等一批学术先行者们以高度的专业责任感，克服困难领衔影印出版了《汇编》，以最完整的方式保留了这批期刊的原貌，最大限度地保存了这段历史。段逸山老师所收载的48种医刊，其遴选标准为现存新中国成立前保留时间较长、发表时间较早、内容较完备的期刊，其体量是现存新中国成立前期刊的三分之二以上，但仍留有近三分之一的期刊未能收载出版。正如前面所述，每多保留一篇文献都是在保留一份历史痕迹，故对《汇编》未收载的期刊进行整理出版有着重要意义。北京科学技术出版社秉持传承、发展中医的责任感与使命感，积极组织协调本书的出版事宜。同时，在出版社的大力支持下，本书入选北京市古籍整理出版资助项目，为本书的出版提供了可靠的经费保障。这些都让我们十分感动。希望在大家的共同努力下，我们能尽最大可能保存好这批期刊文献。

近现代中医可以说是对旧中医的告别，也是更适应社会发展的新中医的开始，从形式上到实践上都发生了巨大的改变。这50年中医的起起伏伏，学术的争鸣，教育的改变，理论与临床的悄然变革，都值得现在的中医人反思回顾，而这50年的文献也因此变得更具现实研究意义。

《续编》即将付梓之际，恰逢全国、全球新冠肺炎疫情暴发，在此非常时期能如期出版实属难得；也借此机会向曾给予此课题大量帮助和指导的李经纬、余瀛鳌、郑金生等教授表示最诚挚的感谢。

王咪咪

2020年2月

目　录

中国近现代中医药期刊续编·第一辑

中医科学

提要　王咪咪

内容提要

【期刊名称】中医科学。

【创　　刊】1936年7月。

【主　　编】谢利恒。

【发　　行】中医科学研究社。

【刊物性质】中医学术期刊。

【办刊宗旨】该刊在“卷头语”说明该刊遵以下宗旨与使命，“研究医药不分中外古今，冶新旧于一炉，黜虚崇实，去芜存精，促成中医完全科学化，以发挥医药伟大使命，保障人类健康，并注意目前环境，研究非常时期之医药，为国家社会服务。”

【主要栏目】紧要新闻、小言、言论、来论、评论、医学研究、药学研究、非常时期的医学研究、生理学研究、病理学研究、和汉方医药学研究、大众医学、专载、学术讨论、医学杂笔、医林趣事、医药调查、读者园地。

【现有期刊】第1卷1～12期，第2卷1、2期。

【主要撰稿人】谢利恒、方公溥、盛心如、倪维德、张梦痕、蒋文芳、秦伯未、吴克潜、缪俊德、王润民、邢锡波、钱公玄、朱松、叶

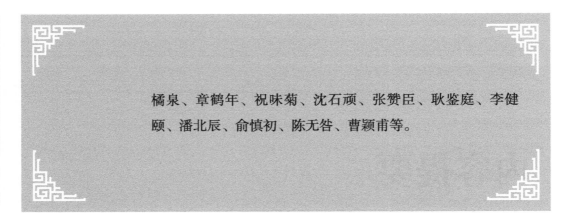

橘泉、章鹤年、祝味菊、沈石顽、张赞臣、耿鉴庭、李健颐、潘北辰、俞慎初、陈无咎、曹颖甫等。

从清代末期始，西医东渐，“中医不科学”的争论就一直没有中断过，中医事业的发展日益艰难，遇到了前所未有的阻力和困难。到了20世纪30年代，一批中医的有识之士，逐渐认清了形势，立志于宣传中医、激励广大中医同仁，在社会上以正确的思想号召广大民众继承、发展、振兴中国国粹，使中医学术不断发扬光大，使中医更好地服务于民族、服务于国家。该刊尤其强调了发展中医的必要条件，即医学的发展要切合环境的需要，要正确地认识科学，正确地认识中医，正确地认识经验。该刊从理论认识上给人一种耳目一新的感觉。该刊在栏目的设置上，从中医与西医、理论与实际、中医与汉方医学、中医古籍的学习与医案的辨证开方到西医的生理、病理，从非常时期的医药指导到日常生活的大众医学，各方面都体现着编辑者的用心。可以说，这是一本适应社会变迁、用心编著的期刊。

该刊基本观点如下。

医学应切合环境之需要。“学术无新旧、中外之分，而疾病有古今地域之殊，盖学术以进化为原则，有今日以为新者，在明日即以为旧，有昔日以为旧者，而在今日反以为新，有发明于中土，有灌输于外邦，胥在足以合于环境，切于需要，固不必以新旧、中外为限也。”

表达对科学的认识。“科学者，乃凡一创造成功之学术事物，能将创造原理作成有秩序的记录，此种经过成功之记录，即是科学精神的原则。……中医学术之原理，在上古发行时代以迄今日，均属本人体自然生理，以药物性味合病源之需要，救正补偏，以为调济不平，故其医学原理，不但深合科学原则的记录秩序，而后来四千年中所有发挥扩大之经验进步，始有今日之学理井然，系统明白，诊疗方法变化自如，故中医学术之成功，原有学理上之成功秩序，实毋须强同化学机器之改造耳。”

强调实践经验的重要性。“况经验二字，在科学上原为不可或少之原理，中医之研究方法，首重多读古人之书，即是以古人的经验记录，以谋医学之发挥，再由个人之经验，以谋未尽学理的进步，故中医学术尚无底止。至于著述庞杂，此又为学理竞争上不可少之自然地步。”

基于以上观点，该刊提出了应如何正确看待中医，中西医应如何互补而共同进步。“学无止境，不进则退，此定理也。切蹉琢磨，互相攻错，始有更新之发现，此亦进化之原理也。吾国医学，发明于炎黄，盛于汉唐，诸凡生理解剖，治疗技术，靡不系统井然，金元而还，狃于阴阳五行之成见，囿于复古从时之范围，不仅止而不进，反将固有之收获、已获之宝藏毁坏无余，有志进取之士，未尝不慨为致叹也。洎乎近百年来，欧西之文化技术随梯航而输入于中土，挟科学之权威，而社会人士对于中医之信仰重心顿失。在技术之优劣，从事实加以判断，固未容轩轾为中医者囿于固守而不化，为西医者妄事攻讦而不思，而炫新厌旧之心理，又激荡于现代潮流之中，于是形成今日中西新旧对峙之局势，殊未知糟粕仍存，精华科学未必万能，衷中折西，镕新铸旧，双方截长以补短，则我国之医学技术，正可执世界之牛耳。若互相固拒，又何异止而不进，正维切蹉琢磨，互相攻错，始有更新之发现，于是同人等有研究社之组织，从技术合作之原则，求融贯更新之发见，是故当现代之潮流。”

有关中医科学化的论题，每期都有相关文章，除了前面谈到的一些基本论点外，也包括一些医学，尤其是中医与社会、与民族、与国家相关问题的讨论，如《中医的内心卫生学与复兴民族之关系》《金元之学派变迁与近代医学之关系》、秦伯未的《对于中医学说应有之整理》《再谈整理中医学说》、蒋文芳的《中国医学的科学研究法》、吴克潜的《国医合于科学说》、周伯佑的《中国医学科学整理的必要》、张赞臣的《中医改造之目标》等文章，其论点在当时的社会氛围内都属于比较前卫的。

其他各栏目中，每期都有的栏目如下：“医学研究”“药学研究”“非常时期的医学研究”“和汉医药学研究”“生理学研究”及“病理学研究”。由此可见这是一本紧跟时事形势、学术性很强的刊物。根据各期的稿件不同，还会有“大众医学”“学术讨论”“医学杂笔”“读者园地”“医林趣事”这样的栏目掺杂其间，确可说是丰富多彩的。受当时形势的影响，很多文章也会有西医内容，读者并不会感到突兀和不能接受。

在“医学研究”类文章中多有名家的论述，如王润民按、吴承芳撰的《中风猝倒之急救治法》，钱公玄的《血淋与尿血证治之区别》；也有对常见病、传染病、疑难病及临床医籍的研究，如《霍乱病的研究》《霍乱病治疗之经过》《霍乱中医疗法的检讨》《瘟疫与伤寒相异的治疗中西检讨》《伤寒、中风、风温、温热、湿温症状之鉴别》《从科学说到中医寒热虚实的理解》《暑病概说》《暑湿的正规和转变》《暑湿病治验》《暑病表解》等，以及《儿科麻疹诊疗的中西鸟瞰》《脑疽之原因及其治疗》《痢证的探讨和疗法》《中西医外科之概论》《咽喉证的研究和治疗》《金匮之研究》等。

在“药学研究”栏目则有《中国药用植物图志》《中国药用植物培植法》《福建民间实验单味药物学》《鸡冠花的研究》《莲的研究》《桂枝去芍药汤与四味当归汤》《青竹茹汤与干姜人参半夏汤》等文章。

在“非常时期的医学研究”栏目，20世纪30年代后半期正是全国处于抗日战争的战乱时期，该刊介绍了战争时期必要的医疗知识，尤其是防毒学，体现了那一时期民众的需要，也表明了编辑者的一片爱国爱民之心。

具有时代特点的还有“和汉方医药学研究”栏目。汉方医学可以说是受中医极大影响而在日本发展起来的医学，因此汉方医学与中医学有密不可分的关系。从学术角度讲，汉方医学无疑有许多值得学习的地方，该刊特辟一栏目登载相关文章，如《和汉医学真髓》《中国中世医学史》《汉方药典》等属于学术性较强的文章；也有一些疾病研究的文章，如《呼吸器病研究》《病名异同辨》《小儿病各论》《汉医学研究之种种相》《和汉药处方》等。

“生理学研究”“病理学研究”两栏目的名称虽是西医的，但内容并不都是西医的。中医从《黄帝内经》开始就有许多生理、病理知识，“生理学研究”“病理学研究”两栏目中的文章如《脾脏的生理及其变化》《中医阴阳四时六气五行的科学解释》《古人论心肝脑筋为人体最贵之物》《血液凝固的理由》《内分泌概说》等含有中西医各种知识，对民众的医学常识普及、对医者正确认识疾病都有很好的参考价值。

各期根据稿件内容和读者要求还会设置些相适应的小栏目，如“大众医学”。该栏目常会登载一些生活常识，如《人体生命必要之食素》《肺痨病的自然疗法》《炎症大旨》《女子卫生要言》《便秘的临床讲话》等，都是当时民众最需要的卫生知识。

有时该刊也会就一些医学问题组织开展“学术讨论”，如《肿胀之治法的商榷》《横痃疽与便毒之区别》《读湿温时疫实地经验个人之研究》《为肝癌病敬答杨影庄先生》等文章，都是就一些医学课题展开的学术讨论。

另有“医学杂笔”“医林趣事”“医药调查”这样的小栏目掺杂其中，使该刊除学术性栏目之外，还有许多常识性的栏目能吸引更多的读者。

除此之外，该刊每期都有“紧要新闻”“国内外医药新闻”十数条，介绍当期时段与医学相关的各种新闻，其中与中医相关的内容更多些。该刊还介绍了一些在社会上发生的与中医有关的各种事件，也有随时公布的相关中医公告或规则，如1936年10月公布的《卫生署正式公布中医审查规则》，当期不但刊登了具体规则，还有相关的注意点、评论，很有时效性。

王咪咪

中国中医科学院中国医史文献研究所

本刊呈請內政部登記
中華郵政特准掛號認爲新聞紙類

中醫科學

于右任

創刊號

卷頭語

徐愷

愷於本年四月廿四日，辭去光華的職務後，就各方奔走，聯合同志，創設中醫科學研究社，籌備一個多月，宣告正式成立。繼又籌備本刊，不到一個月，在短促的時期中，居然出版，這總是大家的幫忙，才會有如此現象，確實值得欣慰。

本刊是由中醫科學研究社所發行，其宗旨與使命，便是宣揚社的宗旨和使命，在此更把社的宗旨與使命，再申說一下，查社的章程第二條開宗明義說：「研究醫藥，不分中外古今，冶新舊於一爐，黜虛崇實，去蕪存精，促成中醫完全科學化，以發揮醫藥偉大使命，保障人類健康，並注意目前環境，研究非常時期之醫藥，爲國家社會服務。」我們以此爲標的，認爲十分中肯，尤其在此非常時期，更覺迫切而需要！無一毫空泛，幷且不願徒唱高調，致蹈好高騖遠矜奇炫異之弊，而是極誠懇的確願與全國同志，攜手起來，切實合作，担當這偉大的任務。

本刊的發行，便是供海內外同志，研究討論，企盼大家以振興學術爲主旨，以挽救國難爲抱負！本着研究的態度，循從進化的途徑，平心靜氣，開誠佈公，隨時隨地，把研究的心得，儘量貢獻本刊，公之大衆，使本刊永遠在進化的大道上，而達到本社的宗旨和使命的實行。

區區意見，倘蒙賢者不棄，尚希源源賜敎，熱烈參加！

中醫科學研究社出版

中醫科學創刊號畫報第一版

（註：此圖係脾臟的生理及其變化文內）

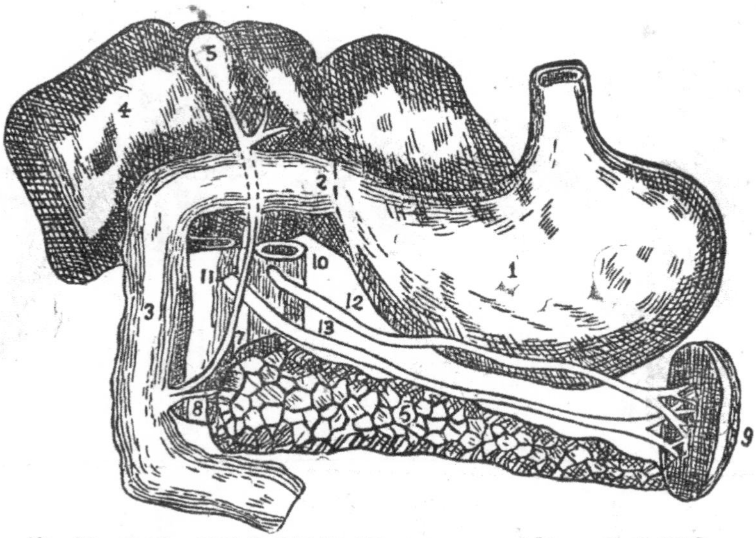

第一圖　脾臟，胃臟及其近鄰（仿 Furneaux & Smart）1.胃臟，2.幽門3.十二指腸，4.肝臟，5.胆囊，6.膵臟，7.胆管，8.膵臟管，9.脾臟10.總動脈11.門靜脈，12.脾動脈，13.脾靜脈。

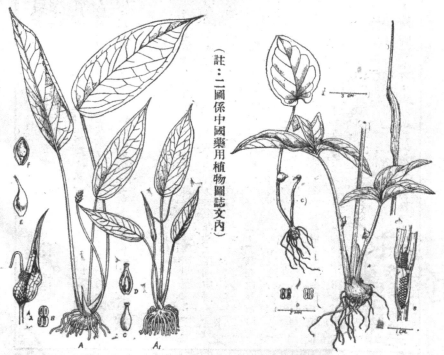

（註：二圖係中國藥用植物圖誌文內）

半夏 第二圖（由N. E. Brown）A.及 A1 全緣葉半夏(P. integrifolia N. E.Brown) A2 肉穗花序及苗苞，B.雄蕊 C.雌蕊，D.雌蕊縱切面表明胚珠，E.果實，F.果實縱切面。

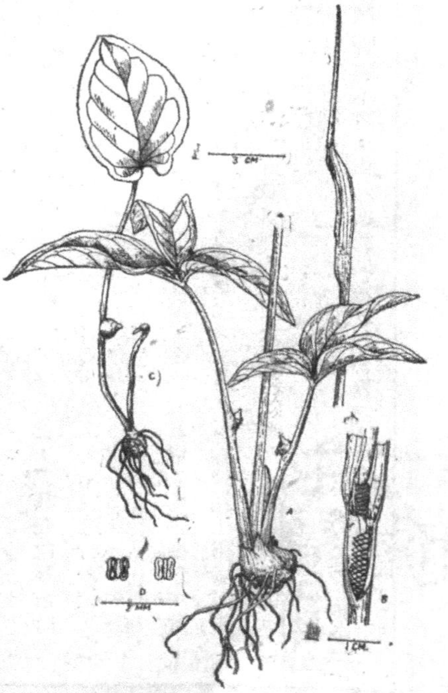

A. 半夏第一圖（三葉半夏）(P. ternata (Thunb) Breitenbach) var vulgris Engl.B.肉穗花序C.幼塊莖及幼葉 D.雄蕊

傷寒論金匱要略集註折衷 發行預約 有三大特色

豫南信陽胡毓秀著

(一)標明節次斷節分章

傷寒六篇每篇每節皆標明節次使讀者前後容易參攷又每篇分爲若干章每章首節皆提出章旨說明此章幾節所論何證章內又分幾段每段對本章有何意義條分縷析使讀者觀之便知通章之大旨通觀各章便知全篇之大旨特色一

(二)不襲取成言闡發眞理

傷寒金匱二書著者註釋不下數十萬言立論皆別開生面無一節一句襲取成文力闢數百年來陰陽五行模稜不透之學說另闡發精切不移之眞理讀此書勝讀其餘百部特色二

(三)文字簡當說明透

著者研究仲景書數十年見地既高而又以簡明之筆出之故無格格不吐之談河南教育廳評語有云「中醫博洽文簡意賅作者對於國學醫學具有深刻的研究且有特別見解堪稱積學之士給獎金三百元以示鼓勵」可知此書之價值矣特色三

定價 國幣拾元

預約價 國幣五元（寄費加一掛號另加）

代預約處：中醫科學書局

上海愛而近路祥新里十六號

上海市
國醫公會設立

中國醫學院

招生

（學額）本院自建新院舍業已落成決於下學期遷入並將舊院舍改爲實習醫院學額自四百名推廣至六百名男女兼收本屆招考秋一年級新生六十名除四年級外各年級各組插班生若干名（入學資格）（1）高中畢業者免試錄取秋一年級（2）年滿十九歲有同等學力者得經考試錄取秋一年級（3）有上列資格之一並已習醫有年者得應插班試驗（報名）向院索塡報名單附交半身四寸照片二張報名費一元保證金五元（入學考試）自即日起至九月一日開學後止每逢星期日上午九時起（院章）函索附郵二分（本屆畢業紀念刊）都七十萬言洋裝一巨冊欲知本院畢業程度者附郵一元寄送一冊（院址）上海公共租界老靶子路五七二號

中央國醫館核准備案

新中國醫學院

招生

宗旨——本院鑒於國醫與民族國家關係之重要固有醫術之亟待發揚與改進對於設備力求充實課程力求切用另設研究院及附屬新中國醫院便學者之實習與試驗以期造成現代最適用之國醫人才爲促進民族健康之唯一機紐

班次——分秋一秋二春二秋三秋四共五班男女兼收

資格——中學畢業或有同等學力得免考或投考一年級有相當醫學程度得考插各年級但有轉學證書證明文件者得許可免試

報名——即日起開始報名隨交四寸半身像片三張費一元保證金五元章程函索即寄

攷期——每星期一星期四上午八時起遠道者隨到隨考

開學——九月一日

院舍——在最安全靜雅之學校區連列三層洋房七座集中管理

院址——上海公共租界中區愛文義路卡德路東王家沙花園路

院董——王曉籟　杜月笙　林康候　焦易堂　袁履登　虞洽卿　謝利恆　陳濟成　張震西　楊管北　陸士諤　等

院長——名譽　顧渭川　院長——朱南山　副院長——朱鶴皋

研究院長——祝味菊　教務長——包天白

本社徵求組織分社啓事

本社爲擴大宣傳宗旨起見。擬於國內外各地組織分社。共同奮鬥。如承熱心人士同情者。請依照章程辦理爲荷。此啓。

總務主任徐愷

本社醫學部啓事

本部職司研究新舊學說。及解釋醫藥上之疑問。並指導社員一切醫務問題。凡關於上列事項。如承同志賜教。自當竭誠相與討論。卽希查照爲荷。此啓。

醫學主任盛心如

本社藥學部啓事

本部職司研究藥物上化驗泡製。解釋藥學上之疑問。並指導社員一切藥務問題。如承同志關於上列事項賜教。自當竭誠相與討論。至希查照爲荷。此啓。

藥學主任朱松

本社徵聘新聞記者啓事

本社爲流通醫藥界消息起見。特徵聘中外各地新聞記者。經擬訂徵聘規則。如承熱心同志。惠然擔任，卽希查照章則辦理爲荷。此啓。

兼編輯主任徐愷

沈鏞大律師受任中醫科學研究社常年法律顧問

茲受上開當事人聘任常年法律顧問，嗣後關於該社一切法益事項，本律師負依法保障之責，此啓。

事務所：上海芝罘路益豐里六號　電話：九四二一一 九二五一六號

徐愷啓事

愷自本年四月廿四日。辭去光華醫藥雜誌社職務後，卽聯合同志。創辦中醫科學研究社。籌備月餘。業於上月正式宣告成立。惟在籌備期內。因事務栗六。所有朋儕函件。未克盡復。深引爲憾。謹佈歉忱。敬希鑒原是幸。

徐愷七、一、

徵求全國藥品狀況通告

查整理國藥。爲目今要務之一。然藥味之性質功用。皆有專書可攷查。獨至藥品狀況。仍多依據陳陳相因之古籍。至其因時變遷之情形。則更十不能知一。醫家依此茫渺陳舊之記載。以療無涯之疾病。實有無數之困難。在此革新時期。本宜高倡科學化驗法。本社同人愧無此力量。且於熟用藥品之表面眞相尚未週知。追論其內部之分析。故近年先向藥業方面。切實調查各種藥品之現今實在情形考訂其種類。鑑別其眞僞。片鱗碎羽。無不隨時珍輯。蒐成國藥全書。雖初稿巳具雛形。仍慮於事實之眞相。或有未合。因我國跨寒溫熱三帶。水土氣候之燥濕。萬有不齊。物產性質之變遷。隨地互異。非再徵求全國人士之實地調查報告。不敢確定。爲此具文通告。凡我醫兩藥界同仁。以及通儒碩士。能各將所知各地所產藥品之現今狀況。依照後開條例。詳細賜敎。俾得將本書修改完善。公諸大衆參考者。洵於醫學前途。大有禆益。本社收到適用材料。謹當酌具書籍之薄酬。藉答雅意。其例如左。

(一)貴地所產藥品之名稱及產處。
(二)該藥品之形狀種類及產生收成時期。
(三)該藥品每年之出產量。
(四)該藥品現在之價値。
(五)該藥品集中及運銷處。
(六)該藥品習慣上之改製法。
(七)該藥品如見於綱目者。與現今習慣上之功用有無異同。
(八)該藥品如不見於綱目者。請詳述其治療各症之特效
(九)該藥品之特殊情形
(十)其他有關係處。

以上各節。均請詳細載明。郵寄上海派克路梅福里二十號澄齋醫社查收。並於信內寫明寄信人姓名及郵政可達之詳細地址門牌爲要。

上海澄齋醫社啓

武進謝利恆先生傑作

醫學歷史巨著

中國醫學源流論

謝利恆先生。於編輯中國醫學大辭典之後。復著中國醫學源流論。取數千年來各家學說。上起炎黃。下迄近世。攷其源流。別其枝派。原原本本。爲有系統之論述。有志國醫者人手一編。正如得寶庫之鎖鑰。大有探挹無窮之妙境。曾於醫報。一再登載。海內醫界。歎爲絕作，近及門諸子。用百宋字體鉼排。江南連史紙精印。仿古裝訂。異常優美。刻已出版發行。茲將全書目錄披露如下。

中國醫學源流論內容之一斑

定價全書一册售實價大洋一元（紀念中醫科學研究社成立特價捌角）外埠郵費壹角

代售處中醫科學書局 上海愛而近路祥新里十六號

徐愷 著

疾病問答集 出版

八月底出書每册定價八角（加寄費二分掛號另加）

紀念中醫科學研究社成立及中醫科學書局開幕 自六月二十日起至七月底止（期限無多預約從速）

發售預約特價

每册五角（加寄費二分掛號另加）

徐愷先生主編光華醫藥雜誌的時候，有許多直接答覆讀者的問病信，部是疑難問題，沒有批露雜誌上過，的確非常珍貴，現在特搜集起來，加以整理，並由謝利恆盛心如兩位先生審定，更其完美，特交本局代為出版，定書名為「疾病問答集」以供醫界同志參考，現稿已付排，估計印成一厚冊，八月底出書，每冊定價八角（加寄費二分掛號另加）——本局鑒於農村經濟破產，醫生收入微薄，故定價特別從廉）茲為紀念中醫科學研究社成立，及本局開幕伊始起見，特優待醫界，自六月二十日起：至七月底止，發售預約特價國幣五角（加寄費二分掛號另加）這樣良好機會，不可多得，欲購從速，倘若逾期就要發售實價，不折不扣了！

中醫科學書局謹啓

地址：上海愛而近路祥新里十六號

著者自序

敬告讀者的幾句話

（一）這本書的材料，是我主編光華醫藥什誌的時候，有許多直接答覆讀者的問病信，後有在什誌上披露過，這些病問的，很有不少是特殊難問題，朋友們都說，搜集起來，整理一下，為何不印專書，給大家參考，豈不好嗎？於是了你們的盛意，就把大堆的直接信稿，整理起來，交給中醫科學書局出版，

（二）讀者諸君，在這本書內尋不到什麼有系統的學術，也尋不到有什麼高深意義，不過尋得一些疾病問答的研究而已，倘能藉此引起讀者的思考，增進研究興趣，這心願，也算達到了，

（三）本書並蒙謝利恒盛心如兩先生加以校閱，費去心思不少，使我非常感激，謹附此謝謝。

徐愷 二五、六、一〇、

中醫科學創刊號目錄

和漢醫藥學研究

祝詞

科學珍聞

國內外醫藥新聞

緊要消息

各地醫藥消息

醫藥教育界消息

國外醫學新聞

緊要社訊

最後消息

言論

敬告全國醫界同人

謝利恒

僕從事於醫界數十年，或聯合同志，發起醫團，謀整個之團結，或著作書籍，研討學術，圖國粹之發揚，精神貫注，靡瘁於斯，實未嘗稍懈也。

近年以來，設診滬上，塵務孔繁，加以年事日高，精神雖佳，但似不如從前。故於團體活動，殊鮮興趣，此非對醫界冷淡：蓋恐精力或有不逮，多一事不如少一事耳。會有前任光華醫刊主編徐愷同志，倡議組設中醫科學研究社，提倡中西合作，以振興醫藥學術，服務國家社會為主旨，挽僕暨方公溥龔醒齋盛心如朱松諸先生，共襄其事，僕亦深感夫當前之環境，實有合作之必要，頓時不覺其老，興趣油然，當予附議，聯合進行。

上面所述，本社組織原因，及所負使命，已經明顯，毋庸多贅，同人等當本此主張，貫徹始終，努力以行，尚望海內外同志，聯合起來，一致步驟，共同奮鬥。

茲為宣傳宗旨實行使命，並引起醫界研究學術興趣起見，爰有本刊之發行，第一期創刊號，付梓在即，特書數書，以告大衆。

醫學應切合環境之需要

方公溥

學術無新舊中外之分。而疾病有古今地域之殊。蓋學術以進化為原則。有今日以為新者。在明日即以為舊。有昔日以為舊者。而在今日反以為新。有發明於中土。有灌輸於外邦。胥在足以合於環境。切於需要。固不必以新舊中外為限也。疾病之發生。變化莫測。類多古有而今無。古無而今有。即同一名稱。古之病未必即為今之病也。寒熱溫帶。大陸海洋。各有特殊性之疾患。即同一病證。而稟賦體質。飲食起居，各有不同。雖生理無殊。病原無異。而治療之方技與藥物。有宜於此而不宜於彼。宜於彼而不宜於此。亦無非取其切於需要。合於環境。是以技術之優劣。要在以結果之事實為斷。斯則五方異治之法規。正所以御無窮之變化。又安可以拘執中外新舊之成見也哉。

中醫科學之研究

龔醒齋

自中央國醫館。標明以科學方式整理國醫學術之後。此正是中醫學術自然科學之演進。但國人或有錯認中醫學術從此將變更化學機器之改造者。此不免對中醫學理原則認識錯誤矣。

科學者。乃凡一創造成功之學術事物。能將創造原理作成有秩序的記錄。此種經過成功之記錄。卽是科學精神的原則。

譬如神話的千里眼順風耳騰雲借遁諸神話。無論何人。皆知其謬。但科學成功的飛機電話望遠鏡無綫電播音等。而不以爲神怪。此卽是一個有物理創造記錄。與一個無創造記錄之證明。

中醫學術之原理。在上古發行時代以迄今日。均屬本人體自然生理。以藥物性味合病源之需要。救正補偏。以爲調濟不平。故其醫學原理。不但深合科學原則的記錄秩序。而後來四千年中所有發揮擴大之經驗進步。始有今日之學理井然。系統明白。診療方法。變化自如。故中醫學術之成功。原有學理上之成功秩序。實毋須强同化學機器之改造耳。

况經驗二字。在科學上原爲不可或少之原理。中醫之研究方法。首重多讀古人之書。卽是以古人的經驗記錄。以謀醫學之發揮。再由個人之經驗。以謀未盡學理的進步。故中醫學術。倘無底止。至於著述龐雜。此又爲學理競爭上不可少之自然地步。

今之中醫界同志秉承中央國醫館的意向。同趨於科學整理之途徑。實爲學理上應有之發揮。鄙人復將中醫科學之研究。提出以供同志之注意。正是望同志向科學勿忘中醫學理之精神。向實用効能勿爲化學機器所誤會。乃中醫自有中醫之精神。但求作有秩序的演進而已。

研究醫學之先决問題

從進化原理說到技術合作

盛心如

學無止境，不進則退，此定理也，切磋琢磨，互相攻錯，始有更新之發現，此亦進化之原理也，吾國醫學，發明於炎黃，盛於漢唐，諸凡生理解剖，治療技術，靡不系統井然，金元而還，狃於陰陽五行之成見。囿於復古從時之範圍，不僅止而不進，反將固有之收穫，已獲之寶藏，毀壞無餘，有志進取之士，未嘗不慨焉致歎也，洎乎近百年來，歐西之文化技術，隨梯航而輸入於中土，挾科學之權威，而社會人士對於中醫之信仰，重心頓失，在技術之優劣，從事實加以判斷，固未容軒輊，爲中醫者囿於固守而不化，爲西醫者妄事攻訐而不思，而炫新厭舊之心理，又激盪於現代潮流之中，於是形成今日中西新舊對峙之局勢，殊未知糟粕仍存，精華科學，未必萬能，衷中折西，鎔新鑄舊，雙方截長以補短，，則我國之醫學技術，正可執世界之牛耳，若互相固拒，又何異止而不進，正維切磋琢磨，互相攻錯，始有更新之發現，於是同人等有研究社之組織，從技術合作之原則，求融貫更新之發現，是故當現代之潮流，從事於醫學之研究，必先革除主觀之念，從旁觀之立場，虛衷探討，方足以應付環境，而日進無疆，玆從研究之大綱，約述於下，倘希同志，共策進行，不獨醫藥界本身之幸，實民族前途之幸也，

（一）醫界之合作，（二）藥界之合作，（三）醫藥兩界之合作，（四）中西醫藥界之合作。

上述四點，爲合作之大綱，至於如何進行之步驟及方法，下期再貢獻於讀者之前。（待續）

中醫科學的研究方法

倪維德

讓我先向本社的總務編輯徐愷先生，及我界諸位先進與讀者諸君，致一個至敬禮的三鞠躬，一方面，表示感謝徐先生的誠意；一方面，在我這學識譾陋胸無點墨的人，也居然高談闊論的來討論中醫科學的研究方法，似乎須要請諸位先進與讀者加以充量的指導，不過本社的宗旨：確實願偕諸位同志亦步亦趨的使我們中醫也走上科學的大道，不要故步自封瞠乎其後的使人不齒。

但是講到利用科學來改進中醫，已成爲今日甚囂塵上的口頭禪，實在也是爲大衆所切望的自救方法，然而我們細細的觀察吧！在吾界能狗懂得科學的原理的有幾人，能夠利用科學方法的又有幾人，這不是張他人的威風，滅自己的志氣的話，而確是我們不能不引爲抱憾和慚愧的事實

本社是以科學研究命名的，當然是極願意和諸位以大無畏的精神來作切實的合作研究，我們的研究，是時時刻刻以科學的方法爲前提，但是我們國醫是素被認爲哲學醫的，殊未知哲學與科學原是同屬一系，有時在科學方面所不能解答的一切問題，往往可以利用哲學的原理來說明，這是事實可以證明的。

但是學理方面，只能說其當然，而不能知其所以然，若用聰明的理智加以推想，亦未始得不到相當的結果，所認爲

缺點的是說不出明顯的象徵，正因此故，往往被人目爲不合科學，現在我們之所以要利用科學，並不一定是感覺得我們的學理和藥物不夠用，而是要借用科學的方法來整理我們龎雜學說一切未曾說明的事物：來演譯之，歸納之，類比之，證明之，使成爲有系統的萬攷不移的學術。

我們要怎樣懂得科學的方法和利用科學的方法來研究中醫，這都是本篇所要說的，現在且讓我休息一會，再慢慢的和諸位討論吧！

（待續）

來論

論醫評

——敬告全國的醫藥評論家——

章叔賡

劉爾說：「批評的目的在照火把」——這可說是誰也不能否認的。

學術的發展是隨着時代的巨輪演進而沒有止境的；在這演進的過程中每一個時期裏，無論那一種的學術，在學術的稽古和創作上，於學理或技術方面，除了有相當的整理和發明而使得進步之外，同時總免不了有幼稚，落伍，和錯誤的三點缺憾發生：而承認這種學術的整理發明表示滿意而可以成立的，和挽救這三點的流弊的，就須要着評論以和事實相合符的正確眼光，客觀地來贊許它；或是矯正它，俾得學術能猛進而上正軌；所以，在評論界所負的使命是要和劉爾所說一樣地以火把照出這學術之整理和創作中的價值，或是黑黯和癥結，而並不是情感的無意識的捧場？更不是妒忌的含惡意的破壞。

中國的醫學自從歐美文化的怒潮將西醫學湧入之後，我國不能利用西醫學術的優點而和本國的固有醫學溶成一體，直到現在還是存在着中西二種醫學的畸形對壘，一方面固然是由於我國醫家的不肯深切研究和政府的疏忽；然而在評論界的沒有瞭解中西醫學匯通的重要而不起來積極的提倡，也是一大過失；過去的史實昭展在我們的目前，雙方的評論都脫不出主觀的態度來錯批評，祗要在對方的學理和技術上無論招到極微細的一點，便吹毛求疵地來盡力指摘；在中醫方面向西醫罵幾聲「西藥的推銷員」，在西醫方面向中醫罵幾聲「不科學的舊醫」；至於怎樣可以使得西醫不做西藥的推銷員，中醫不做不科學的舊醫，誰都不能想出幾種具體的辦法，也根本沒有去想辦法。

「批評的目的在照火把」，所以無論那一種學術，做評論家都不是一件容易的事。第一：先要對於這一種的專門學術有深刻的研究和認識，第二：須沒有自私的背景；然後才可以以正確的眼光來評論是非曲直（並且這評論是要合符邏輯而有益實際的）；反之，假使對於這學術沒有深刻的研究和認識，便反而每每成為理想而顛倒了是非；假使存有自私的背景，便往往說出來的都是些偏而的言論，我們處於醫學評論的地位，必須竭力地跳出主觀的圈子，站在客觀的合場上，對於中西醫學雙方都下一翻深刻的研究，先覺悟到中醫界有幾千年歷史的治効和適應我國民族，氣候，地質，經濟……的原則；西醫是有科學化，急救手術……的價值（同時雙方都有缺點），然後再從雙方的學理和技術上整理出同點和異點來，更以嚴密的攷慮和虛心的探討，普遍地向全國醫界（中西醫）宣傳，使得大家起來一致設法革新；取彼之長，補此所短，將這對壘着的中西兩種醫學溶成一體。

在這非常時期的中國，文化衰落和經濟恐慌，已成爲嚴重的問題；而醫學程度的低落和西藥進口經濟漏巵的浩大，也隨着而日趨惡化，我們質身醫界的同志，應當一致起來爲國家的振興，民族的健康，醫學的發展着想；希望不再以謾罵的口吻作無意識的指摘了；此後的醫學評論，要以客觀的眼光來着重於中西醫學的整理匯通和創造，矯正幼稚，落伍，和錯誤三點的流弊，改製國藥的精良與增加生產率……等的問題，這樣，非但可以免去西藥進口的經濟損失，保障民族的健康，將中西醫學熔合成完善的中國新醫學；並且也完成了做醫學評論的使命。

談談科學

張夢痕

現代一般人的心理和目光，看見到「科學」兩字，就認爲很深奧的學理，並且總以爲有幾分洋氣，有點現代色采，似乎覺得科學兩字，非中國所素有的，是從歐美運來的西貨，雖然有幾個學識超人的，未始不明瞭這兩個字是中國向來有的，到這一輩人，是十分幽默，十分鎭靜，眼看了現代的潮流趨勢它們是不肯出來說一句話和現代的人奮鬥競爭，於是現代的新人物遂越發覺得科學兩字，非老冬烘先生所能認識的。這一次徐慢先生忽地把中醫兩字放在科學的上面，說中醫都要科學化，要研究中醫的科學，有輩人是說徐先生是新進人物，是中醫界的現代人物，想要把陳舊的中醫引導到科學路上去，哼！這件事談何容易，看它怎樣結果，有的人說，徐先生太鹵莽了，中醫有甚科學可言，徐先生把中醫兩字放在科學兩字上，並且美其社的名曰中醫科學研究社，眞是不倫不類，張冠李戴的舉動，哈哈，看它們創刊號上的材料，採取些什麼東西，一定是牛頭不對馬嘴的怪東西。有誰知道科學兩字原來是中國的舊產，祖業，習慣用的口頭禪啊！休講別的，就談中醫，中醫不是有稱種的科別嗎？內科，外科，古稱瘍醫，眼科，喉科等，都是以科分別的，最古的科採用，孔夫子有射不主皮爲力不同科之語，其次法律上有科以……某種刑之舉，是皆科字的應用，孟子有盈科而後進之語，科字的道解，大都像等字類字，科字下接一學字，就像說這一種學理，這一類的學識，有甚奧妙新奇可言，就照現代的情形而論，像大學院的文科，工科，商科，政治科，物理科，美術科，社會科，教學科，衞生科，經濟科等，不一而足，也無非同於等字類字，餘如政界上的第儿科等，也無非是分門別類的名稱，至於徐先生所說的中醫科學，換一句話就是中醫當分門別類的去研究各科的學理，不宜籠統混稱，糊塗下去，因爲一人之身，而百工之所爲備，是率天下而路也，孟老夫子也曾說過，是不可能的，做醫生的，當分門別類的用心研究那一日那一科的學識，不宜貪多嚼勿碎，像萬寶全樣，反而要被人輕視，目爲樣樣會色色低的江湖醫生，就不成爲醫了，太失了中醫的面子了，一個人的腦筋和精神有限，中醫的學理無窮、以有限隨無窮，雖勉焉日有孳孳，亦維曰不足矣，安得有成就之一日，登峯造極無論矣，徐先生的意思，是希望中醫界同志，能夠分門別類的苦心孤詣研究下去，採人之長，補己之短，切實研究，或有可觀，或不至落於人後，倘然要包羅萬象，一口吃個餅，是萬不可能的，我則恐怕有一部份的醫界同志一見了科學兩字，就認爲徐先生有意推銷洋貨，想把中西的貨物混合在一起，有意翻新，把寬袍大袖的中國衣冠著在西裝之上，上面穿的中裝，下面却穿著西裝，做這樣吸引觀衆的噱頭舉動，大家不努力加入，抱種冷相眼看的態度，靜待其變化，成績，所以我敢大聲疾呼的爲他辨白，作個多嘴說客。我本簡陋不文，兼之率爾操觚於醉後，更覺唐突，鹵莽，尚望閱者曲諒。

中國醫學的科學究研法

蔣文芳

自從一部份西醫懷着不可告人的隱衷，高唱中醫不合科學後，就有一部份中醫跟着自認中國醫學是哲學的醫學，並且忙着呼喊「中醫科學化」口號，好像告訴大衆，中國醫學，是靠着辰州符實行精神治療的，並非靠着方藥，用物質來治療疾病的樣子，所以不敢自認爲自然科學，偏偏要想依賴哲學二字，來繃繃場面，據爲立脚的根底，這種先生們，簡直不懂甚麼叫做科學，而且連帶自己懷抱着的中國醫學，到底是甚麼東西，尚還沒有認識清楚，眞是奇怪之極了。

凡可供人生上物質享受的事件，有一定的結果可以預期，有一定的法則可供遵循，有一定的手續可供照辦，自從前人發現而歷試成功的成績，可以供給後人照樣仿做者，無一不是自然科學呀，中國醫學的典籍，明明寫着某種疾病，到某種症象，應該用某種方藥，發生了某種變化，牠的症象就跟着發現某種變遷，應用的方藥，也就隨之改爲某種的變動，清清楚楚明明白白，那一篇不是科學上忠實的記載，只有那些吃飽了白飯，離開了病人，一天到晚鑽在古書夾縫裏，嘰哩咕嚕，不憑事實，大發玄妙的空論，搖頭擺腦，越說越遠的理論家，才是不合科學呢。

中國醫學的成立說也可憐，不用玻管動物的幫助，直接用生人試驗而造成，所以我們平日毫不注意地對症發藥，似乎非常容易，其實一方一藥，均係犧牲不少性命所發明，價值偉大，駭人聽聞，爲着維護這無價之寶，不得不竭力研究，希望牠能夠發揚光大用科學方法研究中國醫學，與其說是摩登運動，其實還是學者治學的不二法門。

鎮日價左擁古籍，右挹西書，勤勤懇懇地咀嚼三焦是西醫所說的淋巴，腦膜炎就是中醫所稱的驚風，霍亂爲着虎列拉原蟲，紅痢因有阿米巴病菌，有時聰明轉彎，竟稱百部使君，是殺菌的特效中藥，著作一律橫寫，標點務求顯明，這是不是科學研究法呢？有沒有成功的希望呢？對於中國醫學有多大的貢獻呢？

我們既然要用科學方法來研究中國醫學，第一自然先要認識中國醫學的面目，探聽明白牠內容的構造，那麼方才不致跑到牛角尖裏去，弄得走頭無路，要明瞭中醫的觀察疾病，(診)是着眼在具體的症象，並不像西醫般的着眼在局部的病灶，中醫的料理疾病，(治療)是致力於排除機能障礙，恢復抗毒能力，消弭疾病，並不像西醫般的致力於殺除病菌，撲滅疾病，委實不能併為一談，所以我們如果真是要用科學方法來研究中國醫學，第一步須先把歷來的醫學書籍，剔別一下，採取詳載症象方藥的一類，放棄空談理論的一類。第二步把採取的醫書，檢查一下，將各書所載各種疾病，各式不同的症象，分類歸納起來，就把方藥繫在下面，相同的歸併在一起，獨異的保留備攷，那麼每病每症，都有確切經驗的方藥，做成統一的方式。第三步然後實施臨床，做成翔實的統計，加以辨別，才叫做科學研究，牠的結果，自然異常的準確，而切實，依據事實推求，這才是科學方法啦！

中醫科學化中：對於中醫學說應有之整理

秦伯未

何謂科學，有精密之組織，有歸納之系統，基於經驗，不蹈空泛，證於事實，而有一定之對象者，即科學也。中醫學說，大半根據於經驗，小半根據於自然界，經驗之產生，有事實以證明之，自然界之變化，有對象以引徵之，無在而非科學，惜乎含「科學」之實。而不能從「化」字以陶鑄之，遂使局外人常覺迷離惝怳，不循軌道，故愚見欲求中醫科學化，不在竊取西方之名詞，牽強附會以解釋中醫，而在先從雜亂之中醫學說中，用科學方法，加以縝密之整理。

僕於讀書臨床之後，深信前人學說，均有相當之價值，且往往層次井然，有條不紊，遵之而行，可收十全之效者，如初讀內難傷寒金匱時，輒覺漢後諸書，不值一顧，而於葉派醫生，攻訐無所不至，焉知試檢葉氏溫熱篇閱之，儘多合於仲景者，姑舉數則如下。

葉謂溫邪上受，首先犯肺，逆傳心包，後人因傷寒初病太陽，繼傳陽明，遂不愜意，不知在事實上，傷寒何嘗不涉於肺，初用麻黃湯，非宣肺法乎，化絲而用麻杏石甘湯，非清宣肺臟法乎，溫病不用經方，而用桑菊飲銀翹散，仍麻杏石甘之意也。至於逆傳心包，即由氣入營之謂，以不從外解，必致裏結，由上焦氣分以及中焦為順傳，猶傷寒之陽明症，邪不下行，內陷營分，是為逆傳，非謂祇有逆傳之症，王孟英云，溫病之順傳，天士雖未點出，而細繹其議論，則以邪從氣分下行為順，邪入營分內陷為逆，苟無其順，何以有逆，此言最切，然則與仲景豈眞分庭抗禮耶。

葉云，在表用辛涼輕劑，既言上受，上受者肺，而此處云表，則知葉氏未嘗不知有太陽病，而提出辛涼二字，以為治溫病初期之總訣，則以仲景治風寒，故主辛溫，此治風熱，故宜辛涼，原因不同，治法自異，若其疏散之旨，二而一也，至輕劑之輕字，乃上焦如羽，非輕不舉，亦即內經輕而揚之之義，非藥力輕重之輕，今人誤解字義，遂譏桑葉菊花輕泛不能除病，詆葉方為疲藥，不知傷寒之用麻黃，亦正因其輕也。

葉云，在衛汗之，到氣纔可清氣，入營猶可透熱轉氣，入血直須涼血散血，對於溫邪傳遞之治，尤見周到，今之誦法葉氏者，見熱不退，即與養陰，玄參生地石斛，往往雜出，使邪留不化，險象環生，說者皆謂葉氏之流毒，冤矣，要知溫病初感，發熱而微惡寒者，邪在衛分，宜辛涼宣散，不惡寒而惡熱，小便色黃，已入氣，宜清氣不可寒滯，若脈數舌絳，方歸營分，舌深絳，煩擾不寐，或夜有譫語，已入血分，始用育陰涼血，此種法則，不特溫病如是，即風寒諸感，無不皆然，六經三焦，皆所以分表裏深淺而已。

略舉數例，可知自相攻擊，必無進步，吾儕習醫，對於各家當有切實之研究，吾儕而言改進，對於各家學說當有切實之整理，吾非阿好葉氏，因鑒近人意氣用事者多，敢貢一得，知所取捨，若言內難仲景之書，則余自信致力甚深，綏日再當有以就正於同仁。

國醫合於科學說

吳克潛

人謂國醫不科學，此原誣國醫也、亦有我國醫自謂不必求科學化者，此泥於一見，未能為具體之觀察也，試思吾國醫流傳亙數千年而不磨，及今而益有發揚光大之望，東西各邦，羣起致力，謂為空玄而不合科學，其能若是乎，是故國醫之四診，國醫之治療，吾謂其皆合科學，不科學者，彼其科學知識幼稚，未能窺見萬一之，譬之井中觀天，以為區區者不過一小方耳，夫奚足責，倘能引而出之井中，彼必且驚嘆，負國醫先知先覺之責者，今以科學之國醫貢之社會，吾知不特病家之信仰，由是益增，即井中觀天者，亦得因之出於井外，而一擴其眼界，紛紛擾擾，由此可滅，其功蓋不細也，茲以貴誌索稿之嚴，拉雜書此，當塞責焉。

望診之合於科學　國醫四診首重在望，歷代名醫多有一望而知病情者，望雖徒憑夫眸子，不仗乎器械，然人一身精靈，寄於兩目，可以識賢奸，可以辨智愚，詎不足以察病情，吾人為有氣血之身，氣之流露於外者為形，血之流露於外者為色，以此察形色，則內部氣血之情況，昭然若揭，氣血之大體既明，則其病之善惡可辨，雙目精靈之運用，固遠勝於器械者百倍也，若夫不施望診，而徒拘泥於一部，一部之病灶，雖經探明，全身之影響，未遑顧及，欲求整個之治療，其能得乎，是故吾國醫之望診，乃就全體生理之狀況爲科學之考察，又豈局部之考察所可同日語哉。

聞診之合於科學　　聞診之言簡而意賅者，莫如金匱，後世推譯而闡揚之，代有發明，然其運用在乎醫者之兩耳，不徒恃乎器械也，蓋以兩耳之聽，若能熟習而久辨之，固遠勝於器械，呼吸之長短，出氣入氣之多少，心房之振盪，言語之壯怯，毫釐可悉，卽如瀉利一證，臨聞聽其聲，爲熱瀉爲寒瀉爲痢，老於醫者盡能辨之，蓋亦就全體生理之況狀爲病理之考察也，又豈手持聽筒局部聞聲所能同日語哉。

問診之合於科學　　臨病問所便，臨病問所苦，一便一苦之間，受病之情況，生理之變化，於焉可辨，食積者惡聞食臭，飲邪者不欲多飲，胃液耗而津傷者，納酸則甘，身重不得轉側者多感濕邪，雖意爲考查而息息不悖於生理，絲絲皆合於科學，又豈不求甚解者所能意會哉。

切診之合於科學　　切脈以求全身之病象，此至精之科學也，蓋人賴氣血以生長，人病則氣血未有不病者，脈絡之流通，氣賴血載，血賴氣行，今取浮沉以察內外，遲數以察寒熱，細大以察虛實，滑濇弦緩以察氣血之行動，內臟眞情，毫厘之間，皆可辨之脈也，若夫僅以鐘表計數而察其遲數，至數多者爲數爲熱，至數少者爲遲爲寒，此種幼稚之科學，所得亦僅矣，吾國醫僅取一數字，有沉而數者，有浮而數者，有大而數者，有細而數者，有滑而數者，有軟而數者，有洪而數者，促有而數者，其間察表裏虛實，至精至明，至深至細，蓋皆就氣血生理之狀況以爲病理之考察，又豈舉一遺十者所能同日語哉。

治療之合於科學　　國醫用藥，處處合於科學，麻黃之發汗退熱，桂枝之解肌和衞，當歸之補血通經，黃連之祛濕和胃，無不各盡其長，他如單方一味，鴨涎之消哽，炭劑之止血，民間治療，亦莫不悉合於科學，是以昔賢製方，大劑小劑，奇方複方，要皆斟酌盡善，然後公世，溫涼補瀉，各臻其妙，獨惜近人尙有各守成見，獨自其是，以致慣用輕清者，惟桑葉連翹，慣用重實者，惟附子牡蠣，抑若執三方而可以終身行之者，不知醫術之進步，在日新月異之中，而但墨守成法，分門別戶，吾恐斯道之日晦爲至可嘆耳，至於謂國醫爲不合科學，則辭而辟之，固無憚煩言也。

盼望中醫與西醫

山西　清源喬俊良

醫學到了現代和從前大不相同了。從前的醫學就我國說可分二大部：一爲對己方面的養生：牠的成績是百歲長壽，反老還童，齒不落，眼不花，耳不聾，健步如飛。二是對人方面的治療：牠的成績是起死回生，藥到病除，針灸妙，推拿好，丸散靈，方藥出長。現在呢？注意疾病的預防，比個人的治療還要緊；爲公衆衛生上着想，比個人的保健還積極。眼看每年要打防疫針，各地要舉行衛生運動，自然是社會衛生學發達的象徵，而醫學之日趨於社會化，乃爲現代醫學上之正常趨勢，而不得不然了。要是仍拿上神仙般的養生術，雖然亦有成績可證，確效可憑，毋乃與都市生活化，現代文明化，不大脗合吧！要是只憑治療，無論醫術不是仲景復生，思邈再世；卽云都是上工，百不失一，但以現代疾病的複雜，瘟疫之時起，固然是防不勝防，就是治療起來，也有應接不暇之勢；何況說總不免有診治疏忽，失誤之處，輕病轉重，時來不及呢？

我們國醫，要自認爲是現代醫界的一份子，亦想研究現代的醫學，而不開倒車，則於此醫學社會化，人類潔淨化上要注意；放大眼光，一致團結，本現代醫學的目標，而要很經濟地，迅速地，迎頭趕上，或長驅前進，只要努力不息，未必結果不如人吧！

人類的聰明才智，看用在什麼地方，像集著傷寒金匱的仲景先生，要生在現代，以那樣出類拔萃的精力和學識，從事於醫學研究，雖然說環境也有關係，但總是天才與學力要緊，我想或者也許能和德醫奪標吧！

胡漢民先生回國便死，汪精衛先生在德便生，眼看得中國無醫學，（不論中醫西醫）天下醫學在德國了。

據中西醫藥所載；有自謙爲八折的；是那以德醫爲全份，留德而學成的醫學博士，必不如德，而要有一二分折扣了。以八折的醫學博士，做了敎授，敎出來的大學醫科畢業生，也至少要折扣一二分；便在八折以下了；這話說出來，明明把我們不上臺板的國醫，幾乎形容的沒有幾分了。

但我們國醫，並不是像黑奴般的不聰明，大辭典，大集成，千百萬言的著作，也出世了幾種了；西醫之中，也有捧幾句的了；英美德日的書，能讀能譯的國醫也有了；像丁福保先生，雖薄之爲醫生，也與巍巍赫赫的西醫博士，並坐三把交椅了；中醫新生命的一流人，雖有嫉之如寇仇者，但中醫的中堅分子，中醫界的第一人，也被西醫稱贊出口了；總而言之，我們沒出息的國醫，現在也稍稍露頭了；也被西醫認識有不可輕視的地方了。

五全大會的國民代表，海外生活的華僑代表，國民政府的黨國名流，科學精深的中央委員，或擁護國醫，或贊助國醫，他們又沒有得過國醫的半點賄賂！他們也未必和國醫黏親帶故！但是他們很多的人，不謀而合的，一致起來，對於國醫，翻出靑眼，歡迎國醫，眼看得中醫條例，經他們許多人的力量，提出來，公佈了；而我們國醫呢，既有了法律上的地位，也於國民代表大會選舉法規定醫師藥劑師八人中，認爲有中醫團體在內了。可見中醫西醫，地位是平等了；協力合作，便是當然的趨勢了；共謀進展，相得益彰，也很有希望了；福國利民，醫學發達，也易於實現了。

不過八折上下的西醫，（是自謙的話，以實在說，十分也多？但總是謙受益的話兒好；百尺竿頭，可以更進一步呀）」我以爲尙有一個先務，便是要充足到十分的程度，使擁護而又鼓勵西醫的汪先生，受到中國西醫的實惠；不要敎德醫眼空一世，目無中國，弄得中國醫學博士，不能對於德醫揚眉吐氣，旁人固然代替不了這個羞恥；可是知恥近乎勇，勇往直前，迎頭趕上，德國醫博士能的，我們中國醫博士何嘗不能呢？此固不可望之於中國一般西醫；只有三五位，或一二十位，便可以雪此羞辱了。是所望於自知者明的中國西醫！

而我們沒出息的國醫呢！抱殘守缺，一世不變的，眼看得要和五寸之棺，三寸之槨，同沒落於黃土之下了，像梁任公善變的人，處在現代的中國，必然要先確知現代的醫學；而現代的醫學，是立於自然科學與社會科學的境界上，也就是根據自然科學研究所得的原理，應用到社會各方面去。其目的，並不以治療個人疾病為滿足，有時甯犧牲個人，而求全社會的康甯；惟其如此，則民無夭折，而人口額數自然增加，身體也健康，而工作效能也自然提高；凡此，皆與國家有直接的關係。所以醫學發達的國家，其國力亦必然地充足。若只以能治療個人疾病為能事，相形之下，便見得是開倒車，而忽略了社會國家的大觀念了。生在現代，無論那一部分的人，若只有自己一觀念，或只有人與人之間的一觀念，而不以社會國家為前提，沒有團結，沒有整個的計劃，結果一定危險！我們國醫，一定要知道現代的醫學，是社會國家的醫學，而非個人的醫學了！

我們國醫，旣確知現代醫學的趨勢，便要一致團結起來，與社會國家合為一氣，西醫能的，我們國醫何嘗不能呢？像江蘇醫政學院衛生特別訓練班，全國都來做一回，或是再擴大起來，再充實起來，看看我們國醫，倒底是若犬馬之與人不同類呀！抑亦是敎而後戰，決不至於打了敗仗呢！此則望之於我們大多數的國醫！其餘太沒出息的，亦當有自知之明，人生做甚不能活，何必只管濫竽充數，弄得我們國醫整個魚爛而亡呢？

徵聘新聞記者規則

（一）凡欲担任本社新聞記者，須將本人姓名性別年齡籍貫住址現在職業等項詳細開明，並附新聞試稿一篇，寄至本社編輯部審查合格後，致發聘書，即為本社新聞記者。

（二）採訪新聞範圍規定如下。甲，醫藥團體消息，乙，醫藥教育消息，丙，行政機關對於醫藥設施事項，丁，地方特殊病狀況，（如係普通流行病不必投稿），戊，藥材產銷情形，已，其他關於醫藥上有價值之事件。

（三）本刊特闢畫報一欄，專登各種珍貴照片，取材如下：（甲）醫藥團體新聞照片：（乙）醫校設備：（丙）生理解剖藥物標本：（丁）藥圃：（戊）醫院設備：（己）熱心醫藥事業同志：（庚）新成立之分社長及新加入之社員：（辛）新發現民間藥草，以上各項照片均所歡迎，登出後如屬緊要有價值者，當給予攝影費，（不受酬者先聲明）普通照片則無。

（四）新聞記者酬勞，每月自二十分郵票起至每月薪金五元止，（視察成績，隨時決定，）

（五）致發記者聘書後，起初為試用期概不給薪，至成績可觀時，當即通知給予月薪，倘記者努力職責，遇重要事件，以最迅速方法，報告本社當隨時給予優厚之薪資，並在刊物上獎勵之。

（六）不得有敲詐欺騙或破壞社譽行為如發現經調查屬實時隨時除名並嚴懲之。

醫學研究

中西醫外科之概論

繆俊德

余側身醫界，臨證六年。得窺中西醫療法之究竟，各有短長。久之信而有徵，初非個人阿私所好，有依違徇情之處也。若以整個醫學，一一論列。可以成專篇。今所欲言者，僅以外科爲限。對彼西醫，無致寃抨擊之談。戰計藥效之奇，或論劊治之非。語於衆，而衆信。不存門戶水火之見。自信是大公至正之論。本文之作也，喚醒同仁，勿慕彼之新奇！而忘己之寸長！惟在今日，中醫處於夢境者，大有人在。若於夢境之外，另闢一覺境，而到底不錯，吾未見其人，能爲此者。讀中醫科學研究社揭豬宗旨，冀其努力而已矣。

日人渡邊熙著東洋和漢醫學實驗集，以其本身居於醫學博士之地位，而不忘情於漢方之療法。彼謂「外科疾病，自西洋醫學視之，除就外科醫治，决無他法治療者。和漢醫學，能專用內服療治以治愈。如皮膚纖維腫之消除也，皮膚黃疸之解散也，筋腫之退治也，以及消解淋毒，及梅毒性卵巢之硬結癒著，或乾酪變性等；他如盲腸炎，膽石病，乳腺炎等，均能不藉刀匕，除去病原而外痔。脫肛，痔核，痔瘻，打傷，骨疽等，均得以內服藥以愈之。有大多數之外科病，漢醫都能以內服療法，完全治癒。此西洋醫學所夢想不到者也」。氏於和漢醫學之特色，認爲中醫治外科病，而血液消毒法。排血毒法。(包括內外各科病而言)制止化膿法。消散硬結法。要而言之，治療之方針不同，藥品之種類有異，然往往能起沉疴，著奇效也。氏於我國醫學，貢獻殊多，而中土醫家，反有坐此不明其所以然者，曷不快起而研究之？

今請暫棄理論，觀於下列實地之經驗，徵之渡邊熙之說，而益信矣。

(一)中醫治跌打損傷，卽骨折筋斷，甚且腸出腦流，氣絕欲死。服回生第一丹。嚟峒丸等。往往不費難力，迅速全治。此法，都市大邑，鄉野僻地，知之者衆，簡易神效。最足代表中醫外科之眞價。深得民間之信仰者也。西醫於今日，遍地皆是，不以其手術之精，器械之巧，而失其固有之信仰，惟行此道者，祕不傳人，尚有一部分之接骱等手術，湮沒不彰，殊可惜也。中醫治傷，普及於世，大可減少刀圭之苦。保留人體之不殘廢。亟望有力之士，努力提倡。而於西醫消毒方法，以及失血過多之輸血療法，今後之中醫，亦宜採用。

(二)盲腸炎在西醫手術不甚易，手術後之有效與否，尚不敢斷論，對於敝同鄉戈公振之死，感慨係之，其胞弟紹龍亦醫學博士也，不敵渡邊熙之智，中醫之大黃牡丹皮湯竟無緣援其命也，惜哉！近人僉謂大黃牡丹皮湯有特效，信非虛語。

(三)鼻淵最不易治。額竇部化膿，病勢必向篩骨蜂窩，蝶竇內蔓延，西醫根治之法，有Killias氏額竇根治術。卽此煞費心力。一病之治，動耗多金。然中藥之清肝保腦丸，至堪賞用。法簡効宏，知者甚少，敢爲介紹。

(四)乳腺炎之初期注射Omnadin 收効甚捷，然有化膿之傾向者，用之無著效，但能速短愈期耳。中法以青皮，蔞皮，甘草，蒲公英，煎湯送服六神丸。其効亦捷。早期服用，對於寒熱腫結，無不消散於無形。而外敷之藥，嘗用雷允上之紫金錠。比之西藥濕罨，及軟膏敷貼劑，不可同日語也。

(五)六神丸，且善治疔。其症初起，卽速吞服十粒。若有小膿疱，當以鍼挑破，再用此藥數粒研細，敷於其上，外用薄貼護之，一兩日內卽可全治。比之西藥 Staphar 功不多讓。有謂六神丸，不宜治疔，恐易走黃，此則不盡然。事實告我，用之毫無流弊也。中西醫皆忌開刀，此乃確論也。

(六)急性化膿性骨衣炎，卽中醫之附骨疽。余嘗注射 Novargol 得偉效。後遇同病者，施以附桂散之外治藥。內服陽和湯。亦見同等之功效。其後遇此病，輒依此法屢驗。惟用西藥時，當顧慮其有無心臟病。且反應症亦太甚，反不若中藥之穩而且効也。

(七)痔瘡西醫重在割治，爲効不良，且極危險。有括約筋被割，肛門不能收縮者，有割後肛門收小，糞不得出者。又肛門爲輪走肌，其中藏有運動神經，與迷走神經，割治不得法，可以引起腦病。中藥有神効枯痔散，定痛，消炎，化管，枯痔，毫無流弊。

(八)乳癌，服醒消丸，或洞天救苦丹，貼陽和解凝膏，治効殊良。西醫治此，施以乳腺切斷術。將有病的腺體，盡行切除，吾嘗見一病者，施術之後，癌症雖愈，而手膊動作，不得自由，難以上舉。雖形體未傷，而其人亦等於廢人也矣。

(九)余嘗治一周姓病人，橫骨(中醫經穴名)之下，生寒性膿瘍。歷年不治，久乃成瘻。自以藥條塞入，以期消管，終日流出稀薄而少量之膿水，竟不得愈。後延余診治，用海碘仿甘油注入，一日兩次。四日間，自行流出藥條五六枚。每枝長二三分不等，如法施行，間數日，又出藥條兩枝。月餘不見此，而瘡口漸斂。自此全愈。此則全用西法，比較優長，其理不難思索而得也。中藥如能改良，當可免此困難，其人局部之熱力不大，難以溶化藥條，故力有不逮，烏能發揮其藥效哉。

舉上數端，大概可見一斑，茲特結論如下：

(一)中醫治外科，確有特効方。惟以醫方甚多，良莠不齊，須審定其效力切實無疑者，公佈之。

（二）中醫外科手術，久已失傳。打破祕授惡習，著爲專書，公開於世。

（三）中藥須經改良，使其得以充分發揮其藥効。

（四）外科用器械，在可能範圍內，採用西醫用具。或重新創製。

至於西醫解剖之精細，手術之高明，立論之詳博，遠甚中說。大可參證。惟有望於國內西醫諸君，無手術之必要時，切勿浪施，而於中藥確有奇效之方劑，應盡力介紹於病家，以減輕其擔負。中西醫家，攜手作學術之切磋。同舟共濟，醫學前途，有深望焉。

中風猝倒之急救治法

王潤民按
吳承芳撰

余前曾撰中風講義。於此證之病理。言之甚詳。特其治法。雖屬正當。猶多缺憾。蓋此證之重者。往往一瞑不視。於數小時內死去。苟非有非常手段應付之。終難起死。茲篇爲中國醫學院同學吳承芳君所撰。製有急救之方。雖其效果如何。尚有待臨床實驗。而極合理且富有趣味。故特介紹登載於此。以供研究之一助。王潤民識。（以下爲吳君原文）

中風爲千古大症。治之之法。古人亦無定序。雖金匱有小續命湯及候氏黑散等方。要之實際。皆非治腦溢血之中風千金外台皆本金匱之意。而增大續命加減續命大秦艽等湯。亦不外多而無用之弊。及至清代。蓬萊張伯龍氏創息風潛陽鎮攝肝腎之法。爲醫界放一異彩。中國醫學史上爲光榮之一頁。業師張山雷先生本其旨而著中風斠詮一書。於是中風之治法更加完備。而其方法。不外介類潛陽。開痰泄熱。然此種方。皆爲該症前驅及已解後之治法。如正發作時。用必不效。因中風之性甚急。恐藥入於胃。經過消化。後方入血。其中時間距離。雖有良方。何能爲力，且介類之藥。性甚和平。恐亦無平降血壓。及減衰神經過度奮興之功。如一失着。貽誤非淺。斷不能以人命爲兒戲。而輕與嘗試也。今以鄙見所及。爲之處一方。並附方解。未知當否。

巴豆霜 一分　生牡蠣 三錢　牛膝 二錢　芒硝 一錢　芍藥 一錢　龍腦 二分

靈磁石 八錢　龍胆草 一錢　海螵蛸 二錢　側柏葉 一錢　食鹽 一撮

本方之作用。約分下列六種。

1 瀉下｛巴豆、芒硝

2 擴張下部血管——芍藥

3凝固血液藥｛牡蠣、海螵蛸、食鹽｝

4收斂破處血管藥——側柏葉

5平降血壓藥｛牛膝、龍胆草、靈磁石｝

6奮興神經藥——龍腦

今加以說明如下。

1. 瀉下　中風爲腦部極度充血。若腦部血管硬化。失却彈力。於是血管受强力之衝動。而易破裂。此卽中風之原因也。若於其未破時。降下其血壓。恐或不致破裂。縱已出血。亦可減少其溢出。夫血之充於彼者。必貧於此。此物理之常也。中風爲腦部充血。其下部必致貧血。巴豆爲峻烈下劑。刺激腸壁。使腸管極其充血。則腦部自然貧血矣。且頻頻下利。則血液中水分奔入於腸中。水分減少。不致氾濫上溢矣。芒硝從血液中吸出水份。而入於腸。與上同。今總括言之。用下劑之意有二。

(1)使腸部極度充血。則腦部貧血。此謂之誘導法。

(2)充血後。則腸壁分泌水份亢進。減少血中水份。使之縮濃。自然腦部血壓減少。此謂之間接治療法。

2. 擴張下部血管　此亦誘導法也。不過不能與瀉下藥相混，瀉下藥之作用。專在於腸壁。而本類能在其他下部血管。芍藥能擴張下部大動脈。及卵巢部之血管充血。亦間接能減輕腦部血壓。

3. 血液凝固藥　血管受强度之刺激。而破裂。血液從血管而出腦壁。血管既破。則無法使其復原。惟賴血液自己凝成血拴。塞住瘡口。不致未出之血而復滲漏也。本類藥之功用。卽在於此。牡蠣海螵蛸皆含炭酸鈣。能刺激白血球。使强力凝固。食鹽有直接凝固血液之功。故西醫每用鹽類止血甚效。卽此意耳。

4. 收斂破處血管藥　側柏葉能使破處血管收斂縮小。使容易拴塞。並非使血管壁完全恢復也。

5. 平降血壓藥　此直接作用於腦部也。其種類有二。

(1)收縮上部血管　牛膝靈磁石是也。古人謂牛膝重能鎭升。謂磁石收斂浮陽。實皆收斂上部血管之藥也。其他如五倍子及訶子。因其能收全身血管。不可誤用。

(2)減退神經之奮興　龍胆草是也。古人謂胆草能泄肝火。考中醫之所謂肝。皆西醫之神經。肝火乃神經之奮興症也。龍胆能泄肝火。所以能治神經奮興。黃連黃芩不能用。因只能治胃火。不能治肝火也。

9. 奮興神經藥　此種之藥加入中風。於學理上說不過去。矛盾極矣。然亦有至當之理。腦部血壓減退後。繼之而起者。往往成爲過度低降。及心藏衰弱。而變爲脫症。隨處可見。並非虛語。所以加龍腦。龍腦爲强心之劑。對於心藏之作用及神經。皆能奮興之。然不可多用。否則血壓不降。反使腦部增加壓力也。

本方之解釋。於此已已。惟其中各藥尚有對中風之作用者。今爲之立一簡單表如下。

1. 巴豆　入血後。能減退血壓。
2. 牡蠣　能收斂上部血管。刺戟細胞。使新陳代謝亢進。
3. 芍藥　能收斂上部血管。
4. 海螵蛸　同牡蠣。
5. 側柏葉　稍有凝固血球之功用。

以上僅就大概言之。若精細分析。其功用尚不止此。

本方之主治症　治腦溢血　腦充血　腦充血爲腦溢血之始。倘血管已硬化。則腦溢血不難成功。所以此方治腦充血。凝固血球及斂瘡口等藥。可不必加入。然總以加入爲佳。一以防未來破裂時應用。二則無害於身體各部。本方之禁忌症　腦貧血　神經衰弱　腦貧血而用此方。則不啻抱薪救火。龍胆草瀉肝火功用甚烈。故神經衰弱亦不可用。總之本方除以上主治二症外。(卽腦充血出血)其餘一概不可亂用。愼之愼之。

本方服後之預防　此方服時最好溫服。因巴豆遇暖則發作性更烈。遇寒則全無功用。所以本方未服時。當先備冷粥一碗。待醒後而瀉猶未止。可使服。隨卽停止瀉泄。爲制服巴豆毒性特效藥。切勿忽視。如無冷粥。冷水亦佳。

結論　本方之功用禁忌已於上項詳述。玆更於此作一簡單結論。以收其尾。本方之第一目的。在於急急瀉下。故用巴豆不嫌其峻。倘因循失治。禍卽燃眉。且中風之急。急於星火。並非有一二日可待而圖緩治也。是故服本方雖有强烈之瀉泄。尚不能卽刻置人於死。中風倘一坐誤。則與世長辭。抱恨終古。良可悲哉。今以鄙見所及。處此種方。於學理上似甚合拍。於臨床上不知有否奇驗。尚祈高明詳爲指正。將來倘於中風臨床上有特種治法。則受賜者。不獨一人也。

咽喉證的研究和治療

馬廠 邢錫波

咽喉爲呼吸飲食之道路，空氣所以藉此以與肺溝通，食物所以經此以下咽入胃，是咽者：實爲口鼻匯合之腔也。咽之下，管道分歧，前部通入氣管，後部則折入食道；氣管通肺，食道通胃，氣管在前，食道在後，故吾人呼吸飲食，雖各有所司，而必以咽爲下行之總戶，喉爲氣管與咽喉相連之一部，內蓄纖維膜兩片，謂之聲帶。當空氣由氣管吹出時，即振動聲帶而發音節。故內經云：『咽喉者水穀之道路，喉嚨者，氣之所以上下者也。』是咽喉指食道而言，喉嚨指氣管而言也。又曰：『喉氣通於天，咽氣通於地。』以喉司呼吸，故曰通於天，咽主納食，故謂通於地也。

攷人身臟腑之經脈，雖多上注於咽，然皆脈絡相聯，纖微渺遠，未有若肺胃之統轄親密，首當其衝者。故凡咽之病雖爲證多端，不能捨肺胃而施治，雖其成因有內傷、外感，寒熱虛實，或有傳染，或無傳染之殊，而其現證不外肺氣不宣，風痰壅遏，胃口積熱，火毒內陷，清氣不升，濁氣不降，於是痰熱蘊於肺胃，濁氣干於咽喉，而喉證作矣。

查咽喉一證，名稱綦繁，其最劇而凶險者，莫若喉痧與白喉。然此二證，徵候相同，疑似之間，非學有底蘊者，殊難詳辨，以經誤治，生死反掌，今特先將其異點詳細揭露，俾學者一目瞭然，庶不致指鹿爲馬，傷生害命也。

喉痧由於外感風溫時毒，或濕熱穢濁之毒；白喉由於內傷風燥煤毒，或煎炒辛熱之毒。其初起時，喉痧即憎寒壯熱，或乍寒乍熱；白喉則渾身發熱，或身反不熱。喉痧初起，即痧點隱約，甚或密布，多發於邪盛火旺之時，其色鮮紅而紫豔；白喉初起，並不發痧點，即或見痧點，亦多發於邪退毒輕之際，其色淡紅而枯燥。喉痧初起，喉部紅腫黏膩，繼即色現深紫，或紫黑黃腐灰白不等；白喉初起，喉微痛，或不痛，有隨發而白隨現者，有至二三日而白始見者，有白腐假膜成片者，有白點白條白塊不等者，甚至有滿喉皆白者。喉痧初起，皆毒盛火亢，初陷則耳前後腫，頰車不開，再陷則神昏譫語，痙厥立至，鼻煽音啞，肺陰告竭而斃；白喉初起，即毒爍陰虛，初潰則白塊自落，鼻孔流血，再潰則兩目直視，肢厥神倦，黏汗自出，肺氣上脫而斃。其所以殊途同軌者，同爲爛喉，同爲疫毒，同爲傳染，同爲毒盛血熱，同爲氣液兩傷，陰津枯涸耳。至於治療之法，喉痧繁雜，白喉簡單。喉痧之繁，繁在新邪，故須辨明疫毒誘於風寒，或誘於瘟毒，或誘於風熱風燥，或誘於濕熱穢濁，皆當詳明原因，對證發藥，方不致貽誤也。茲將二症之成因和療法，詳論於左：

「喉痧」喉痧一證，西人名爲猩紅熱，其原因多由瘟毒入肺胃，鬱遏壅滯，蘊熱釀毒！再外受風寒溫熱，疫癘之氣所折，則裏應外合，熱毒暴發，瀰漫三焦，勢不可遏，其併入太陰氣分則喉爛，併入陽明血分則發痧。故夏春農謂：『喉痧以三焦相火爲發源，以肺胃二經爲戰場，以吸收疫癘之氣爲賊渠。』誠爲探本之論！其症初起，時覺凜凜惡寒，身熱不甚，亦有周身壯熱，而仍覺惡寒者，斯時雖有咽痛煩渴等證，治法先須以解毒透痧爲第一要義，即或兼清散，總以散字爲重，經所謂：『火鬱則發之也。』俾汗泄則邪達，邪達則痧透，痧透則爛喉自止也。故曹心怡曰：『瘟之癘邪，鬱之深而發之暴，不能自出於表，以至上竄咽喉，苟非洞開毛竅，何以泄其毒，而殺其勢？』此治喉痧開手有麻杏甘石湯之設也。曹氏此論，誠爲體驗有得之言，奈近世病家，畏麻黃石膏而不敢服，醫者每迎合其意，改用薄荷，蟬衣，牛蒡，銀花，連翹，蘆筍，玉樞丹等；或用葱白，豆豉，紫背浮萍，青蒿腦，紫草，丹皮，青箬葉，鮮茅根，太乙紫金丹等，皆輕清芳香之品，仿徐洄溪治瘟疫之法，服之雖亦能發汗透痧，然終不及麻杏石甘湯之速效。以喉痧之症，重在痧子，不在咽喉，故初起先治以輕香開達之品，迨至二三日間，外束之風寒已解，內蘊之毒熱方張，涼瀉攻毒，亦急不可緩，如犀角，鮮地，川連，生軍，風化硝金汁等，尤爲釜底抽薪之妙法，以腑氣通暢，痧火自熄，咽喉亦自愈矣。若仍執辛散開透之方，則火勢愈熾，腫勢愈盛，腐亦滋蔓，必至滴水下咽痛如刀刺，炎勢燎原，殺人最暴。如遇有議用涼瀉者，反以鬱遏誹謗之，此偏於發散，爲害亦甚鉅也。若表邪未盡，苦寒清滋等品，一味不可兼雜，必俟痧從汗透，毒由外洩，腫退痧回，鼻有清涕，遍身作瘰蛻皮，方進涼血清解之品，靡不應手速效。若苦寒清滋之品，用得太驟，致有腫硬益甚湯飲難進之反應。苟能於上列諸法，辨證清晰，用藥合拍，方不致貽人夭折也。至於治療方劑，醫籍中臚列雖夥，然皆瑕瑜參半，初學之士，每苦無從問津，惟有近賢丁甘仁先生，對於喉痧一證，而示人以簡捷之準繩，即汗清下三法，列方論治，條而不紊，玆錄如下，以備醫界之採用：

丁氏喉痧治療三法

- 汗劑四方
  1. 解肌透痧湯——專治痧痳初起，惡寒發熱，咽喉腫痛，妨於嚥飲，遍體痠痛，煩悶泛噁等症。
  2. 加減麻杏甘石湯——專治痧痳不透，憎寒發熱，咽喉腫痛或內關白腐，或咳嗽氣逆之重症。
  3. 加減升麻葛根湯——專治痧痳雖佈，而頭面鼻獨無，身熱泄瀉咽痛不腐之症。
  4. 敗毒湯——專治痧痳未曾透足，項頸結成痧毒，腫硬疼痛，身熱無汗之證。
- 清劑四方
  1. 加減黑膏湯——專治疫邪不達，銷爍陰液，痧痳佈而不透，發熱無汗，咽喉腫紅，焮痛白腐，口渴煩燥，舌紅絳起刺，或舌黑糙無津之重症。
  2. 涼營清氣湯——專治痧痳雖佈，壯熱煩燥，渴欲涼飲，甚則譫語妄言，咽喉腫痛腐爛，脈洪數，舌紅絳，或黑糙無津之重症。
  3. 加減滋陰清肺湯——專治疫喉白喉，內外腐爛，身熱苔黃，或舌質紅絳，不可發表之症
  4. 加減竹葉石膏湯——專治痧痳之後有汗，身熱不退，口乾欲飲，或咽痛蒂墜，咳嗽痰多等症。
- 下劑四方
  1. 生川軍汁——苦寒直瀉。
  2. 硝黃並用——鹹苦達下。
  3. 涼膈散——發表攻裏，肅清三焦之邪熱。
  4. 重用陳金汁——以濁泄濁，且有防腐止爛之效。

外吹宜錫類散，或金不換散。

錫類散方：牛黃，冰片，珍珠，人指甲，象牙屑，青黛，壁錢。

金不換散方：芒硝，冰片，月石，辰砂，殭蠶，青黛，人中白，牛黃，珍珠。

「白喉」白喉證喉中發白或腐爛，西人名爲實扶的里，實爲傳染病之一端，以顯微鏡檢查喉間白膜，確有一種白喉桿菌。此證成因，每多始於天行，盛於傳染，凡人鼻氣通天，口氣通地，溫燥吸入，蘊結上中二焦，阻礙脾胃升降之機，燥熱鬱蒸，津液不得四佈，胸脘悶滿，五心煩熱，君相猖獗，上薰華蓋：外則頷頤結腫，宛如時毒；內則盤踞咽喉，膠結薰蒸，邪無出路，愈鬪愈堅，而死亡隨之矣。張壽甫先生謂白喉多係煤毒洋烟，及過服煎炒辛熱之物，或貪色過度，以致陰津虧損，虛火上炎所致，雖證有夾雜，總以內傷爲重，用藥養陰清肺，原爲正治；其說雖爲有得之言，然總不若陸培初先生之三法論治，尤爲精詳。茲節錄其要，以爲醫界之攷鏡。陸氏云：『比年來白喉盛行，死亡相繼，此非不治之證，皆由醫家未能辨別病源，誤藥所致。症分三種：一爲外感實證，表受風溫，病在肺，病狀惡寒發熱，白腐僅在外面，浮面多係白點，不至成塊，舌質赤，舌苔薄潤，身上或有痧，或無痧，治宜辛涼解表，用前蒡翹貝勃蟬之屬，外治用薄荷青黛硼砂馬牙硝等，研末吹之；一爲內傷虛證，陰虧燥熱，病亦在肺，病狀無寒熱，白腐在裏，如粉如石灰，發呆白色，初起成點成塊，一二日卽黏連成片，滿佈喉間，舌質紅，舌苔或白或微黃或無，而必燥澀，毫無滑膩黏涎。始法宜涼潤清降，用養陰清肺湯之屬；外治用金銀花，生甘草，象牙硝，濂珠粉，指甲，燈心夾等，研末吹之；一爲內傷實症，濕熱薰蒸，病在胃而襲於肺，病狀無寒熱，間亦有寒熱者，必在午後，而熱不揚，寒不甚，白腐處帶黃明色，必黏沫滿喉，舌質紅，舌苔厚膩黃滑，重者口噴臭氣，治宜化濕清熱，如三仁湯之屬；或滑石，通草，子芩，茯苓，苡仁，金果欖，山豆根等；外治宜用金果欖，山豆根，滑石，人中白等，研末吹之。其辨別全在舌苔爲潤，爲燥，爲膩，以及平素體質，大小便，詳細察之，方不致貽鹵莽僨事之譏。

陸氏白喉治療三法

1. 外感實證療方
   - 內治——宜辛涼解表——前蒡翹貝勃蟬之屬。
   - 外治——薄荷青黛硼砂馬牙硝等研末吹之。
2. 內傷虛症療方
   - 內治——宜涼潤清降——養陰清肺湯之屬。
   - 外治——銀花，生甘草，象牙屑，濂珠粉，指甲，燈心灰等研末吹之。
3. 內傷實證療方
   - 內治——宜化濕清熱——三仁湯或滑石通草子芩茯苓苡仁金果欖山豆根之屬。
   - 外治——金果欖山豆根滑石人中白等研末吹之。

喉痧白喉之外，又有所謂喉蛾，喉癰，喉痺，纏喉風等證，茲將其成因和治療，詳論於左：

「喉蛾喉癰」喉蛾發於喉之旁，西人謂之扁桃處，若其部腫硬作痛者，西人謂爲扁桃炎。吾國名稱：其發於兩邊者名雙喉蛾，發於一邊者名單喉蛾，偏於右者爲肺病，氣不宣而得也；偏於左者爲胃病，熱毒蘊結而成也。其腫痛之勢甚劇，恆至呼吸窒塞，危若風燭者，後世名之爲截喉癰。攷截喉癰之名，方書不載，惟靈樞癰疽篇謂：『癰發於嗌中，名曰猛疽，猛疽不治，化爲膿，膿不瀉，塞咽半日死。』按此卽後世截喉癰之名所由來也。至於其治法，大概與喉蛾同，當咽喉紫黯未潰，或已潰而未深，項外漫腫堅硬，痰氣壅塞，湯水難容時：急用喉鍼，在喉之兩旁高腫處，刺入分許二三下，略出紫黑血，隨時吹藥，庶不致大潰；或用鍼刺少商穴分許，在大指內側瓜甲根分許擠出紫血，以洩肺經之熱毒，故何廉臣先生謂：『喉風不吐痰，喉癰不放血，非其治也。』然喉爛可進湯水，或色淡不黯，或潰爛遇甚者，皆不必刺，若脈細神昏，毒已內陷者，亦不必刺。其內服方法，初用宜清肺化毒湯，以清熱化毒，繼則宜用三黃石膏湯，以降火消痰，或再於咽喉腫疼之外部，貼以異功散，提炮以洩其毒，使其內外分消，而咽喉自漸愈矣。

喉癰喉蛾治療方劑

- 內服——初起宜加減清肺解毒湯，繼服加減三黃石膏湯。
- 外治
  - 刺針
    - 在喉之兩旁高腫處，刺人分許二三下，以咯紫黑血。
    - 在少商穴刺入分許，擠盡紫血，以泄肺經熱毒。
  - 貼藥——外貼異功散於部腫痛處，提炮以泄其毒。
- 內吹
  - 首用爛喉去腐藥以流去毒涎——用杜牛夕根葉汁一兩，薄荷五分，青黛五分，梅片三分共研細。
  - 接吹去腐止疼藥——錫類散。
  - 末用消毒生肌藥——珠黃散。

「喉痹」咽喉近內作痛而腫，水穀難入，痰涎壅塞者，謂之喉痹。痹者閉也，謂氣息閉而不通也。內經謂：『一陰一陽結爲喉痹。』一陰手少陰也，一陽足少陽也，手少陰心爲君火，足少陽胆爲相火，皆以息息下行爲順，若外爲風火所煽，內爲蘊熱之助，則反擁迫於上，二經之脈，並絡於咽，循絡上蒸，風痰熱毒，擁闔喉中，而成喉痹也。其治法宜先用醋湯漱口，以去其風痰，內服清咽太平丸，或黃連解毒湯，以疏其風熱，外以玉鑰匙吹之，自能就痊。

「纏喉風」纏喉風一證，多起於肺胃積熱，復外感風邪所致。其未發之前兩日，多現頭目眩暈，胸膈緊塞，呼吸喘促，驀然暴發，咽喉腫痛，纏繞項外，手足厥冷，氣閉不通，湯水不下，痰涎壅塞，聲如拽鋸，爲症最急，其治法，宜取鮮牛夕根葉搗汁一盌，重湯燉溫，不時漱喉，漱畢，卽低頭流去毒涎，再漱再流，須耐心流十餘次，毒涎方淨，此品爲治喉聖藥，善能消腫散血，止痛化痰，無論何種喉症用之皆效，以其能去風痰毒涎也。毒涎去盡，外以玉鑰匙吹之，內服疏風清熱之劑，自能收效。至於傷寒傳變之喉症，已詳載傷寒論中，茲毋庸贅；餘如寒痰塞胸，虛陽上泛，陰盛格陽之喉痛，及其他夾雜之證，皆不在此證正式研究範圍之內，醫者另當按證疏方，別求治路，學者果能於以上諸法，精心融合，澈底研討，則於咽喉一證無餘蘊矣。

附喉症外治器械五種，爲喉科施治必備之具。

(一)要備撑嘴鉗一具，凡牙關緊閉之時，若用金鐵之器，硬撬其口，必傷其齒，用烏梅冰片揩擦之，若又不開，則必用撑嘴鉗，綏綏撑開其口，牙環寬而齒不受傷，最爲靈妙。

(二)要備壓舌片，凡看舌之際，將舌壓住，則喉關內容之形色，一目了然。

(三)要備杏仁核彎刀，凡杏仁核腫大，勢必漲塞喉關藥食難下，必用彎刀於杏仁核上，放出膿血，則食嗌寬，而藥食可下，且無傷蒂丁之弊，較中國之喉槍喉刀，尤爲便利。

(四)要備照鏡察看喉關之內容，能隱微畢顯，以補目力所不及。

(五)要備皮膚針，以便射入血清，急解喉痧之毒菌，奏效最捷，此名血清法，

血淋與尿血症治之區別

錢公玄

夫尿道出血之症，大別之有二，一曰血淋，一曰尿血，惟此二症，其症狀方面，大同小異，故諸書有分有不分，即分者亦多穠稜其辭，難求正鵠，實則斯二症者，其原因症狀治法，皆有不同，設不詳爲分晰，確立方治，則含糊處方，隨意施治，豈不貽誤病家，茲釋之如下，血淋之症，小溲淋瀝，莖中疼熱，痛如刀割，少腹下墜注急，所下之物，或純爲血液，點滴不爽，或夾雜血絲血點血塊之類，小便時艱窘萬狀，異常痛苦，此症爲五淋中之重症，其原因大半由於敗精瘀腐阻塞精管，或爲淋濁重症，陰道損傷，以致出血，治宜以通利爲主，八正散加生地牛膝茅根藕汁黃栢知母，清熱涼血通淋利水之法也，若日久血虛者，加阿膠熟地之類，或六味丸合用亦可，尿血爲尿中混有血液，雖亦有見小便不爽之象，然決不至如血淋之痛如刀割艱窘痛苦耳，是以古人有以痛者爲血淋，不痛者爲尿血之說，實則血淋小便時，無有不痛，尿血則小便時，痛亦不甚耳，此症大都由膀胱粘膜，損傷出血，或由腎臟疾患，如跌撲損傷腎臟炎等類，皆足以致此，血自膀胱而來者，大都排尿至後半部始混，有血液由腎臟而來者，血液與尿量之混合頗勻和，自始至終爲帶有血液之血尿，蓋此症既無瘀精阻塞，亦非淋濁性疾患，故排便時，決不若血淋之涓滴不爽，疼痛難忍，是以治療方面亦不宜峻用通利小便之藥，法當涼血止血清熱，佐以利水，最爲合度，小薊飲子治此症極妙，方用小薊蒲黃生地藕節當歸，可以涼血清熱，而蒲黃藕

節，皆具止血之功，更用滑石木通山梔竹葉以瀉火，而利水爲治尿血之準繩也，若審血自腎臟而來者，尿時不覺疼痛，可合味六地黃丸同用，取效更速，更有尿血日久不愈，血來色淡，不紅不痛，小便淋瀝，不能約束，間或失禁者，此乃腎氣大虛，又非小薊飲子所可治，當以附桂八味益腎爲主，而加入從蓉杞子益智覆盆之類，方克奏効也。

醫海一勺（一）

江南太平撰
許半龍按

家兄太平丁先生福保謂其邃於醫而兼精於婦孺二科曹先生潁甫稱其於傷寒金匱獨得之祕曾纂有開方祕鑰驗案類選幼科十講女科新編等書玆允爲中醫科學雜誌逐期撰稿特爲一言之介幸垂鑑焉

二五、六、十七、許半龍於上海

引言

中華醫學，浩如烟海，學者或囿於所習，或各承其師說，見仁見智，彌感紛歧。余於從事地方教育及自治事業之暇，間嘗從師治醫，隨置筆錄，以備遺忘。信筆所至，經緯不整，徒供噱談，不足引鑑。至於牛李之互訐，人猿之隱刺，以及清流標榜，曲阿軒輊，雖苟錯采羅珍，人所快意，問心衡理，僕本未能。凡研習之甘苦，師友之質難，古今之史料，中西之傳說，片言巨製，纂述並存，僅醫海之一勺耳！因以爲名。

昔嘗於蘇滬醫刊，有署「康侯」者，有署「亢由」。者有署「醫界遺民」者。有署「太平」者。實則黎丘之技。但以署「太平」者爲多，蓋取義於曾國藩與李眉生書云：「凡病在根本者，貴於內外交養，養內之道，第一將此心放在太平地方，久久自有功效」，余將以醫己者醫人，倘亦爲賢者所許！二十年來，舊作新稿，積案盈尺，火之可惜，存之可厭，際此初夏日長，診餘多暇，摘錄叢殘，未加審核，知我者當能諒之焉？

論症要旨

一·

柳郁氏已產六胎，先經發痦，服奎銀，無影響。夏正丙子年，二月廿四日下午二時，試痛，羊水下。迨廿六日上午二時，胎兒產生。越一刻，鮮血大來，不能仰臥。一面注射强心劑，另服獨參。一面服西藥，制止出血。(已經四五小時)六日後，變化尚少。三月初一日，王醫方略載：「去血過多，脈浮大，舌絳芒刺，治以扶元養陰啓胃」。據說：「面部浮腫，赤熱，入晚更甚，大便難，小溲日行一次，短而赤濁，臀部紅腫作膿，係注射之未消毒者」。

（1）古人云：「議藥不如議症」。傅青主之血不歸經，當審色之紅紫。固與葉天士之血脫氣陷，大全良方等之虛損挾冷有間。如果鮮紅無瘀，乃肝之疏泄無度，腎之閉藏無權，衝任不能約束，關防盡撤，暴脫可虞。沈堯封用伏龍肝阿膠不應，加重人參。近人張山雷力主阿膠勝人參，此次臨難服參，所以効薄。惟査王氏方載「脈浮大」，雖產後中虛，脈浮，本屬常例。然上文既云：「去血過多」。應如王叔和所云「沈微附骨不絕」。內經云：「乳子而病熱，脈懸小，手足溫則生，寒則死」，症脈相參，自當另尋治理。

（2）產後發熱　除三朝蒸乳，外瘍作膿外，約有十餘種，詳見通行方書。但丹溪以「熱非有餘，生於內熱，補陰藥中，必用乾薑」。王節齋又以「陰虛陽浮，用炙乾姜以從治」，而趙養葵則以「產後大失血，陰血暴亡，必大發熱，此謂氣血之陰，以涼藥正治而斃」，縱舌絳芒刺，未至枯萎程度，則腎陰之虧損，已有相當之表現。苟施治者，能從陽引陰，從陰引陽，辨明血虛氣虛，斟酌於內病外瘍，運用心證，以化裁之，左券可操。

（3）面赤而熱入晚更甚　葉天士云「血去陰傷，孤陽上冒，內風燔燎，肝魂不甯，面赤頭痛，晝輕夜重，陰弱陽亢，若不按法施治，必增痙瘛厥逆，」又云「新產陰虛下泄，陽氣上冒，日晡至戌亥，陽明胃衰，厥陰肝橫，肝血不藏，氣衝擾膈」，爲必然之現象。此診治者，所應參考者矣。

（4）大便不爽　必係喉燥，舌乾，脘痞不飢，乃陽明津枯不能上供於肺，下少滋腸，風陽浮行，所以面腫，甚則耳聾。仲景所謂「陰氣先絕，陽氣獨發」，內經云「腎者，胃之關也，關門不利，聚水生病。蓋產後腎氣必損，胃陽遂微，不能蒸布精液，通調水道，上則面浮微腫，下則溲少而赤。凡施治者，亦應分別審究之也。

霍亂病的研究

永嘉　薛定華

緒言——霍亂　Chalera　コリラ，誰都知道牠是世界上一個最凶惡的急性傳染病，說起死亡率，大家都有談虎色變的樣子。雖說牠因了環境的關係，對於牠的傳染毒力有大小的伸縮性，在統計每次被牠毒害的總數，大概有五〇或六〇％這樣的可觀成績呀！這多麼凶惡的霍亂呢!?在現在的環境裏，牠一天長大一天了，我們做人也一天危險一天了，尤其在這亞洲霍亂年過活的我們，確實要早些設法吧？此次（第九次）遠東熱帶病學會在首都開會，會中也拿霍亂一病爲主要論題、可見霍亂在世界醫學上是握有一個帝國主義似的權威在着，研究牠什麼細菌呀！什麼飲食不潔呀！什麼上吐下瀉呀！什麼注射食鹽强心針呀！什麼……什麼……呀！結果計算牠的許多什麼之後，才知道世界上沒有一個是能夠做牠的勝利敵人，Klebs 氏之 Anticholerin Fedoroff 及 Ransom—Behring 氏之 Choleraantitoxin 以及北里氏之霉亂治療血清等，但結果那些精神的結晶品，仍始終在牠的惡勢下空兜圈子，這多麼可怕呢！？——今年的霍亂年。

朋友：我們既知道今年是霍亂流年，當然免不了有許多人要被牠屈服的，我想起未來的惡象，和過去的事實，在現在應當作一個未雨綢繆，亡羊補牢的計劃，那怕牠如何的流年盛法，我們始終是屬勝利的，現在把我知道要告訴的話，和大家談談，也可以作炎暑納涼的茶話會資料呢！

（1）霍亂的釋名——霍者如倏忽速疾的意思，亂者吐瀉擾亂的意思，巢民病源說：「名曰霍亂者，言其病揮霍之間，便致繚亂也」，又名虎列拉，（Chalera）也含有吐瀉的意義。

（2）霍亂的歷史——霍亂的發生，遠在西歷紀元之前，十六世紀以降，印度屢見流行，到了十九世紀，因了世界交通進步，那霍亂細菌也週遊地球了！自一八一七年到近世，共有大流行六次，死者達數十百萬以上，現在把牠記在下面：

第一次大流行	千八百一十七年——二十三年	亞洲，菲洲，
第二次大流行	千八百二十六年——三十七年	亞洲，菲洲，歐洲，美洲，澳洲，
第三次大流行	千八百四十六年——六十二年	亞洲，菲洲，歐洲，美洲，
第四次大流行	千八百六十四年——七十五年	亞洲，菲洲，歐洲，美洲，
第五次大流行	千八百八十三年——九十六年	亞洲，菲洲，歐洲，
第六次大流行	千九百〇二年	亞洲，菲洲，歐洲，

上面的偉大歷史，成績當然可觀，不過，這個統計是以世界作主體，我們中國的霍亂歷史，在最古的內經裏，就可以看見了，內經云：「太陰所至爲中滿霍亂吐下，土鬱之發，民病嘔吐，霍亂注下」，又曰：「歲土不及，風乃大行，民病霍亂飧泄」，又曰：「熱至則身熱霍亂吐下」，可見霍亂之在中國的四千餘年前，就已經給政府的注意了。時運又到了不吉利了，我理想的第七次大流行，恐怕就在今年罷？大家現在做了一個死裏逃生的像子，與那凶惡的霍亂細菌死戰，很希望大家安逸地度過這霍亂年。

（3）霍亂的原因——在亞洲的中國與歐洲的各國學者說起來，好像有點不同，其實一個是主張人身抗力衰弱的關係而起的，一個是主張細菌毒害人身而起的，好像一個是自動得病，一個是被動得病，弄得我汝相仇一般，其實疾病的發生，必須有內外二因的要件存在，明瞭這一點，則中國所倡霍病源是屬於內因的，西洋所倡的霍亂病源是屬於外因的，兩點都有不能動搖的理由存在，今分述於下。

在顯微鏡發明後的一八八三年的時候，德國科和氏(Radert Koch)耑程赴亞洲之埃及，及印度從事研究結果，始證明霍亂爲一種細菌所誘起，在顯微鏡下的報告，那霍亂細菌，形狀粗短，兩端鈍圓，長不過如結核菌二分之一彎曲度不定，或兩個連結則呈S狀，具鞭毛，營活潑的運動，彎曲度最著的，殆呈半環狀，故又名 Commabacillus ，這菌時置於水中，非常活躍，在30°—40°C氏表的溫度中最爲適合其生存及繁殖，在16°C氏以下失去其繁殖力，雖於冰度下亦能生存不死，故霍亂細菌對於壽命的持久性是頗長，因此牠的繁殖力也是很廣的，至於中國醫學上所論的病源，是完全屬於內因了，因人身缺少了抵抗力之後，就會容易使病菌在體內作祟，巢源候論說：「霍亂者由人溫涼不調，陰陽清濁二氣有相干亂之時，其亂在於腸胃之間者，因遇飲食而變，……亦有飲酒食肉，腥膾生冷過度，因居處不節，或露臥濕地，或當風取涼，而風冷之氣歸於三焦，傳於脾胃，脾胃得冷則不磨，不磨則水穀不消化，亦令清濁二氣相干，脾胃虛弱則吐利，水穀不消則心腹脹滿，皆成霍亂」，千金方云：「原夫霍亂之爲病也，皆因飲食，非關鬼神，夫飽食肫膾，復飡乳酪，海陸百品，無所不噉，眠臥冷席，多飲寒漿，胃中諸食，結而不消，陰陽二氣，擁而反戾，陽氣欲升，陰氣欲降，陰陽乖隔，變成吐利，頭痛如破，百節如解，遍體諸筋，皆爲回轉，論時雖小，卒病之中，最爲可畏，雖臨深履危，不足以喻之也」，劉河間主火熱孫眞人主食積，朱丹溪以爲外感內積，陽不升，陰不降，張子和主風濕暍三氣合而爲邪，張景岳主寒邪傷臟，李士材兼主濕熱風暑虛實，分別療治，羅謙甫專主氣不和用地漿治古復菴隨病之緣感人之虛實而大旨主痰，看了上面的古人學說，雖他們因了時代的關係，沒有顯微鏡來解釋病原，但他們的推測也已竟有些包括現在的細菌了，已故章太炎氏，他對於本病的原因，曾經有一翻詳細的釋義，現在把牠介紹給大家：(下係章氏原文)……夏時得此何也，大凡心臟搏動，藉酸素輸致之力，夏時空氣稀薄，酸素寡而心臟弱，冬即反是，是故冬日氣寒，則血脈之行疾，夏時氣熱則血脈之行遲，加以汗出陽虛，心轉無力鼓舞，血脈憊且懈矣，觀夫傷寒脈緊，而暑病則多絃細芤遲之脈，所謂脈盛身寒得之傷寒，脈虛身熱，得之傷暑，非獨病時爲然，血脈流行，冬夏亦自有弛張也，夫知此則可以知霍亂之原矣，歲莫嚴寒，冰雪凜凜，而人之處其中者，脈勁血駛，戒備亦嚴，是以乍得傷寒多爲陽證，其得少陰證者，必平時心臟特弱之人也。夏秋間氣亦稍涼，較之冬時不逮遠甚也，然以久處炎敲，心力弛懈，脈行甚遲，猝遇寒邪中之，營衛雖欲抵拒，而素不設備不遇敵退撓，則唯任其直入，寒入而厥，血脈不能收攝水分，上下出於腸胃而爲吐利，旁出於膚而爲魄汗，水分盡泄，則血如枯不𠃵，脈欲停止，於是死矣，冬時寒雖盛而易制，夏時寒雖微而莫當，守備有殊，而勇怯之勢異也。

總觀上面的學說，就可證明霍亂的原因，內因心臟衰弱，抵菌力減少的關係，外因細菌的侵害所致，中西學說，兩者不可捨一，內外二因，都有互相成病的道理了。

（4）霍亂的症狀——霍亂的症狀，一般人所知道的，就是上吐下瀉作標準，其實吐瀉的症狀，雖是霍亂病的一種症候，但不可以一症見之，就當作病霍亂，傷寒論霍亂篇有說：」問曰，病有霍亂者何，答曰嘔吐自利，名曰霍亂」，這樣的「嘔吐自利名曰霍亂」，的一條例子，其實仲景以一主要之症候解釋病名的倏忽擾亂的意義，做了本病症候的提綱罷了！所以巢源候論云：「霍亂者……發則心腹絞痛，其有先心痛者則先吐，先腹痛者則先利，心腹並痛者，則吐利俱發，挾風而實者，身發熱頭疼體痛而復吐利，虛者但吐利，心腹刺痛而已，這一條言霍亂，又多說出幾個症候了，在張仲景也曾經有過這一段：「問曰病發熱頭痛，身疼惡寒吐利者，此屬何病，答曰：此名霍亂，自吐下利止，復更發熱也」，的記載，可見霍亂的症狀，必非一個吐瀉而已，也有類似傷寒的發熱頭痛，體疼畏寒，及發疹發瘢與尿閉昏憒的症狀，近世學者，根據中國古代醫藥歷史的記載，就把分做霍亂類傷寒 Choleratyphoid 霍亂疹 Choleraexanthem 與霍亂腎臟炎 Choleranephritis 等諸症，更可以證明醫藥沒有古今中外新舊的分別了！本病的潛伏期，約二日乃到了八日，往往都有下痢做前驅，所以霍亂也有前驅下痢（Dieprodromale Diarrhoe）的症狀，當這個時候，常腹鳴口喝，食慾不進，精神疲倦，手足厥冷，一兩天後，那霍亂的症狀就發生了，始則腹痛，繼以上吐下瀉，吐的東西含有一種酸臭及半消化的食物，瀉下的東西，呈綠色如膽汁狀，混合了許多粘膜，帶着許多細菌，到了後來，沒有屎便，就成了像米泔似的液體，那時腹部早已沒有痛了，到了這樣吐瀉之後，體內的水分，當然因排泄過度，不能補足，就現了口渴溲少的象徵，面龐削小，鼻梁隆突，眼球陷沒，頭暈目眩，皮膚也乾燥失掉彈力性了，體溫因了血液的濃厚，血管空虛的關係，就發生厥冷的現狀，神經因了水分缺乏，就起一種疼痛性筋肉痙攣，而尤以排腸筋爲甚，到了最後，就發生音嘶脣汗，脈伏尿閉神昏厥逆等症，那時離死的關頭已不早了。

（5）霍亂的脈法——脈的搏動，就是心臟强弱的表示，大概霍亂的脈，依我經驗所得，都帶有呆滯的形狀，這就是血液缺乏水分而濃厚的緣故，不過在脈之强弱，就可以知道病的危急，霍亂到了最後，脈搏跳動極微，好像沒有脈的，不過搏脈的本領，確實中國醫生是很有研究的，現在把數千年流傳下的霍亂脈的經驗介紹在後面：

張仲景霍亂篇云——「惡寒脈微而復利……」「既吐且利小便復利而大汗出，下利清穀內寒外熱脈微欲絕者……」「吐已下斷汗出而厥，四肢拘急不解，脈微欲絕者……」

巢氏病源云——診其脈大可治，微細不可治，霍亂吐下，脈微遲氣息劣口不欲言者不可治。

張氏醫通云——脈伏或微澀者，霍亂，脈長爲陽明本病，霍亂脈洪大吉，虛微遲細兼喘者凶。

治法彙云——吐瀉脈代，乃是順候，氣口脈弦滑，乃隔間有宿食，……凡吐瀉脈見促結代，或隱伏，或洪大，皆不可斷以爲死，果脈來微細欲絕，少氣不語，舌卷囊縮者方爲不治。

脈訣云——滑數爲嘔，代者霍亂，微滑者生，澀數凶斷。

醫宗金鑑——脈代者霍亂，代而亂者亦霍亂。

得效云——脈浮洪可救，微遲不語，氣少難治。

正傳云——脈微澀，或代散，或伏或結促，不可便斷爲死，脈亂故也。

綱目云——轉筋入腹，四肢逆冷，氣欲絕，脈洪大可治，脈微而舌卷囊縮不治。

總上各家的學說，霍亂的脈，總要滑利洪大爲吉，微澀遲伏爲凶，在初起的時候，必定脈的搏動是很流利的，經過了幾次的吐瀉，血管水分缺乏，血液濃厚就呈了微澀伏絕的現象，西洋也有霍亂呈 Chanase手腕脈搏漸不能觸的脈法，可見霍亂在不能搏得脈的時候，心臟必定是有衰弱的現象，所以霍亂與脈搏可以斷定病之凶吉。如脈搏來得遲數滑澀，就可以知道血液的水分多寡，洪微長代，就可以明瞭心臟搏動的强弱，這兩大要點，在霍亂診斷上也佔有一個重要的地位。

(6)霍亂的診斷——本病的診斷，在現在當然有了顯微鏡可以解決牠，不過在臨診於倏忽的霍亂病時，等了顯微鏡檢查結果決定後再來治牠，恐怕已竟來不及了，所以在萬急的診斷法，往往是根據既往症與現在症作診斷的大綱，眞性的霍亂，吐瀉暴作，(大概都在午夜)腹不甚痛，經過一二次吐瀉後，指螺皆癟，目眶黑陷，頃刻之間，危象畢露，至於假性的，如急性腸胃炎，熱霍亂，腸管睺等症，當然有一個特徵的表現，能精探原因，則雌黄自判，決無混淆之慮了。

(7)霍亂的治法——霍亂治法，在現在世界上沒有一個全美的法子，西醫注射生理食鹽水，確實能急救於萬一，但也非根本的治療，中醫雖有湯藥與灸的靈效治法，但在急救的時候，仍舊有點靠不住，所以現在依我的主張，中醫的針灸與湯藥，牠們的原理是相同的，不過西醫注射食鹽水，當以是增補血管內失去過多的水分爲要，則兩者把牠互相施治，初起的治法，用中藥玉樞丹服之，如嘔止者進四逆湯，或溫灸臍部，若發生生命危險時，當用急救法救治，即以大量之生理食鹽水行靜脈注射，(成人可先用碱性生理食鹽水注射500CC 目的乃中和血中酸素的緣故，其方爲

Natrinm Bicartmat	(小蘇打)	10.0gr
Natrinm Chlorat	(食鹽)	4.0gr
Agdeatillnta	(蒸溜水)	568.0gr

注射完後，繼以高張性生理食鹽水注入，每次可用至 2000CC 其方爲

Natrium Ͻhlorät (食鹽) 8.0gr

Kalcium Chlorät (格魯兒石灰) 0.25gr

Agna Destillata (蒸溜水) 568.0gr

以上法反覆用之，(多至十次)一方面仍注意腸部肅清，內服用獸血炭，(Casbo Widirin atis)或用白陶土(Bolns alba)以吸收腸內毒質，至病勢稍見頓減，則可內服四逆湯，或通脈四逆湯，仲景云：「吐利汗出，發熱惡寒，四肢拘急，手足厥冷者四逆湯主之」，又云：「既吐且利，小便復利而大汗出，下利清穀，內寒外熱，脈微欲絕者四逆湯主之」，再曰：「吐已下斷，汗出而厥，四肢拘急不解，脈微欲絕者通脈四逆加豬胆湯主之」，攷四逆湯的作用，無非是强壯心力，振興新陳代謝之機能罷了，加上豬胆汁使牠再有解毒鎮痙的作用，日本湯本求眞曰：「由余之實驗觀之，則本藥爲有力之亢奮藥而有鎮痛解毒等之特能」，可見中國在秦漢的時候，對於霍亂是已有合理的治法了，如果霍亂到了腹痛抽筋或嘔吐不止的時候，臨時的辦法，不妨略用嗎啡針注射，心臟衰弱，則用樟腦類强心劑，在恢復期中，其療法最注意的就是尿毒症，所以仲景有「霍亂頭痛發熱身疼痛，熱多欲飲水者，五苓散主之，寒多不用水者理中丸主之」，之明文，這種法子，現在西洋也是非常注意的，所以有霍亂防其患尿毒症必須利小便之說的提倡，除此之外，仲景還有一種消息和解的法子，原文云：「吐利止而身痛不休者，當消息和解其外，宜桂枝湯小和之」，雖仲景沒有說出身痛不休與桂枝湯的所以然，但確實在現在的醫藥目光看起來，身痛不休大概因靜脈中的炭酸，及其他老廢物質刺戟知覺神經的緣故，所以用桂枝湯小和之以調和氣血，緩和神經的作用而已，對於灸的法子，在從前西洋醫生是最反對的一件事，以爲霍亂由細菌所致，一針灸之力，何與於盈千萬之菌，此種盲人瞎馬之治法殊不足信云云，近世日本的溫灸法大盛，對於眞霍亂病者發冷的時候，很有效驗，近來本國藉的西醫，如阮其煜君，他已有點贊成起了，他說：「霍亂用艾灸是中醫之治療法，按愚見用於外，蓋內效止痛止瀉殺菌乃可若全身水份大半已去要靠灸法，決不能起死囘生，未知中醫高明以爲如何」，又曰：「霍亂用食鹽水注射者，因霍亂之水瀉過甚，身體之水分失去過多，故用食鹽水之注射，按愚見灸法可有效於霍亂初起，及身體中所失去的水份尙未過多之時間，食鹽水之注射，是欲增加人體中水份之意也」，云云，在阮醫師的口頭裏，可以證明我國數千年古法，仍舊是合於科學的，對於灸法如何施用法，今略述之，患者取仰臥位，取麝香末約三厘，置於臍上，再切生姜一片，大小與雙角等且少薄，蓋於臍上，(使麝香咸在臍宍內爲要)後以艾絨搓成圓椎形，高一寸，徑與姜同而置於姜片之上，乃以火燃着之，及焚去四分之三時，即以一茶杯覆其上，使烟不散，此時見腹部紅而高，有作疼痛之狀，則病就有轉生的希望了，現在浙江鄞縣有溫灸傳習」所，他的灸法，已經科學的洗禮，仿造東洋的器械術，用之也很便利，我曾經聽過朋友吳承芳君說過，他對於溫灸很有研究，並且治過一個蘭溪醫校的敎授的一個頑固的胃病，覺得溫灸是很有研究的價值，他示我一張溫灸所用的藥料方，內容是麝香五厘乳香一分，桂枝三分龍涎香一分羌活白芷沒藥茵陳川芎各二分硫黃一錢合成，據說以此藥溫灸霍亂，很有效驗，這些藥也是芳香化濁的道理，所以能治好霍亂的，在這兒述得霍亂大概治法，總算可以結束了，相信我們的醫學仍舊是與科學並進着，從前說的不合科學的，現在一點一點實驗着相信，這種現象，眞所謂發揚國粹，化中醫爲科學醫的表示罷！

(8)霍亂的預防——霍亂的發生，已很明白地說出是外因的細菌，與內因的抵抗力減少所致，故對於預防方法，一方鍛鍊體格，使抵抗方增加，一方設法消除那病原菌，使不致蔓延，今略舉須防法八則於後：

(一)注射霍亂疫苗 Cholera Vaccin 這種疫苗的製成，就是移植霍亂菌於瓊脂培養基，十分發育後，攪拌於十公撮之滅菌生理食鹽水中，五六—五八度加熱，一小時之後，以〇·五%之比修加入石炭酸，即可成功。用這種已製成的疫苗，分二回或三回行皮下注射，那麼就可預防牠了！不過治射這種疫苗，有的會起一種反應，如發熱，惡寒嘔吐，局部疼痛，大概三五日卽可消除。

(二)凡是夏秋的時候，夜間睡眠，腹部必須蓋了被褥，使其溫暖，切勿受凉。

(三)切勿暴飮暴食，一切蒼蠅停過的飮食物，不可入口，因蒼蠅是傳染霍亂的媒介。

(四)飮食水及各種食物，務必煑熟，瓜菓生冷，最好少食。

(五)凡遇到鄰近發生類似霍亂症時，每飯後須內服稀鹽酸三五滴或國產高粱燒酒少許，蓋酸的物品，可以殺滅霍亂細菌。也可强健胃腸。

(六)當流行盛時，稠人廣衆之中，遊戲場所，應當滅跡，以防傳染。

(七)家中如有霍亂病發生，凡病人的吐瀉物最好用生石灰消毒，病人的衣服，先用百外之五的石炭酸溶浸一小時後，再用沸水泡過，方可洗滌。如遇流行猖獗的時候，有病人與無病人，最好隔離，以免接觸傳染。

(八)撲滅蒼蠅。蒼蠅的脚部，生着叢毛，喜居于不潔之物。如遇霍亂流行，蒼蠅東歇西歇，霍亂菌就附着蒼蠅脚上，又傳染到食飮物上，吃了之後，便要發生這種疾病了。撲滅蒼蠅，人人都直接可以實行，大家不必顧慮那中國人民的「佛家慈心」，一齊起來，對這一般小醜加以殘忍的掃除。

舉出上面的八條預防法，雖很平凡普通，但人人容易忽視。其實夏秋的衞生要條，也不外於此，希望大家注意實行，那麼無論霍亂菌怎樣的猖獗，我相信諸位的防衞線也足以應付之了。

腫脹之治法

沈宗吳

腫脹病源。由來分爲二種。曰腫本乎水。脹屬於氣。故治療大法。腫主利水。脹主利氣。但在此種學理之治療下。由脹而引起之臌然大腹。千載以下。至今引爲難治。腫脹之病源。誠無如是之簡單。皮下組織及腹腔之所以瀦留水液。而發爲腫狀。及由腹腔積水致引起之臌脹。更求進一層之探討。當由內臟機括之阻滯與受損。決瀆之生理作用。不能照常。於是橫溢而侵入腹腔或四肢矣。然腫脹與臌然大腹之臌脹。病源不無稍異。故欲論屬於水氣之大腹病。不如稱爲腹水病。考腹水之造成。一屬於腎。一屬于心。一屬於肝。腎臟腰府。左右各一。其爲官能。將體內有除之水份。從輸尿管注入膀胱。晝夜不息。腎臟發炎。則排泄水份之工作受阻。全身水液。無從滲泄。於是溢漫腹腔之內。肌腠之間，形成大腹腫脹。卽素問曰。膚脹者寒氣容於皮膚之間。鼟鼟然不堅。腹大身盡腫。皮厚。按其腹。窅而不起。腹色不變。此其候也。又曰。腎何以能聚水而生病。腎者胃之關也。關門不利。故聚水而從其類也。治療以苓桂朮甘爲主。但宜重用茯苓。使恢復腎臟機能。小便暢利。其症失矣。其由於心者。則心肥大瓣膜病等。血循環必起障礙。發生鬱血。水腫由是而生。卽素問曰。水始起也。目窠上微腫。如新臥起之狀。其頸脈動。時欬。陰股間寒。足脛腫。腹乃大。其水已成矣。以手按其腹。隨手而起。如裹水之狀。此其候也。因心病而致之水腫。必喘。故曰時欬而頸脈動。治用劉完素之地黃飲子有特效。（按此方本治風痱但治心病性水腫有特效此爲余所實驗者）其由於肝者。則爲肝臟變硬。門脈鬱血而致。卽素問謂之鼓脹何如。曰腹脹身皆大。大與膚脹等也。色蒼黃。腹筋起。此其候也。但肝臟變硬。門靜脈鬱血。其證發爲單腹脹。此條以爲大與膚脹等者。當不無出入。唯自來治單腹脹少效方。醫界列臌脹爲五大難症之一。職是之故，然此症初起元氣未損。卽乘此大瀉之。獲愈甚多。其方若疏鑿飲禹功散。虛者雖多束手。或用啓峻湯法。冀僥倖於萬一。

消化不良的自然療法

晉江 鄭軒渠

（原因）現時患消化不良的，比患任何疾病更多，因爲會致發生這樣疾病的原因不少。

（一）因吃得很快，未經細嚼，卽囫圇吞下，消化汁不能和食物混合，且腸胃必出餘力，以代牙齒之勞，致使食物在胃內不易消化，而成發酵。

(二)因食膳的時候，飲流質太多，冲淡胃液，減少其消化能力。

(三)飽食後勿用心或勞力：因為飽食後，胃內需用血液，如用心或勞力，勢必轉到腦中或筋肉。又食膳時不可看書或操作，也是這個緣故。總之，在同一時間內，血液不能供給兩部。

(四)工作以後，須稍休息，不可即時膳食，即凡疲乏吞嚥，無論人與獸，均難消化，試看愛護馬的主人，决不於其馬跑乏之後，給與食物，這是一個明證。

(五)食物消化的數量，有一定的限制，倘食過度，胃內的蠕動力受阻礙，或消化汁不能充分透過食物，食物即會產生酸汁和氣壓。

(六)筋力不活動，消化汁的流動和蠕動力太慢。

(七)穿緊衣服，束緊帶子，胸部和腹部的呼吸機關消化機關受了縛束，均能失其工作能力。

(八)煙、酒、濃茶、咖啡及辛辣等刺激品，和太熱，太冷，太硬，或腐敗的食品等，都有害及胃部，即澱粉和肉類亦不宜多吃。

(九)消化器當食膳的時候一到，雖無飲食下嚥，唾液和消化汁也會流動，若時間已過，即不能流動，所以膳食沒有一定的時間，也會妨礙消化。

(十)憂愁，恐懼，憤怒，悲思，以及體格不適宜或呼吸線短或時常手淫……等，也均會妨礙消化。

(症狀)消化不良病劇時比胃病痛苦更厲害，其症狀為胃口不佳，憔悴，惡心，胃部膨脹，大便祕結，嘔吐，孱弱，抑鬱不服，精神沮喪，頭痛，頭暈，心跳，面部幽暗，心思遲鈍……等。

(療法)除避免以上所說的諸病因而外，尚有下列五種的自然療法。

(一)斷食療法

消化不良最重要的治法，是給胃部漸且休息，斷食幾天，或半斷食，有時飲些液體的食物，等待胃部已經純清，然後每天食一餐或兩餐，每餐尤不可多吃，或廢止早餐。蓋消化的所以不良，因平時負担消化的責任，過於繁重，致機能衰弱，納減運遲，如不減少或漸斷其食品，是資寇以糧，病必由輕而重，故節食為健胃的要則，斷食為療胃的良法。

(二)水療法

(a)食品內多含良水。所以需水的原因有二。

1，使營養物質從臟內到血液而分佈於全身。

2，可排除身內淡氣和鹽性的廢物，所以膳前飲開水一杯，有益於消化不良和大便祕結等症。

（B）每於飯後，用溫水布或巾帶圍纏腹部，頻頻罨其胃脘，功能招集血液，增強胃部，激勵肝部，輔助消化，事簡功大。患者請嘗試之。

（C）每天行冷水浴一次，對於消化不良的症，也有很大的利益。

（三）笑療法

笑能助消化器的蠕動力，並能使消化所需的流動。俗語說：『快活的心境，好比服藥。』就是笑能激動腹部機關，和增進血液及胃汁流動的緣故，所以最好每餐以後發笑幾次。

（四）呼吸療法

膳前或膳後，行深呼吸，能引養氣入肺內；肺內有多量的養氣，能使血管的血震動有力，臟部受有力血液影響後，消化所需的蠕動力隨之有力，且其他一切機關也被鼓動。

（五）運動療法

運動能使血脈肌肉全身種種活動，故適度的運動，能增進胃的消化力，試觀勞工及運動家，莫不健飯加餐，體格康強，可為明證。所以凡患消化不良的，宜於清晨傍晚，及飯後在清曠的地方散步，孫思邈云：『食後行百步數以手摩肚。』曾國藩云：『飯後數千步，是養生家第一祕訣。』暇時登臨山水，不但運動身體，也可怡情悅性。

（餘論）常人患消化不良，往往不大注意，故每致成胃病。倘平時注意衞生及照我以上所述的精神療養法，時常實行，可保沒有消化不良的病患。即有病者照法實行，也可以解除病患。但是我要聲明一下，假使因為他種疾病所發現的消化不良的症狀，（例如由脾胃虛弱，食傷，胃病，肺癆，房事過度，或其他種種疾病所發現的消化不良。）除實行上述的自然療法之外，又須當按其疾病的原因治療。

本篇的圈圍，只論常人所患的消化不良的自然療法。

廿五年六月於却疾醫學研究社

藥學研究

中藥雜誌

朱松

本刊籌備時間短促，徐編輯主任索稿急，乃隨筆所至，信手寫來。暫以中藥雜誌名之，惟文字粗疏，自知難免，請閱者諒之。

巴豆

巴豆，形如菽豆，故又名巴菽。據雷斅炮炙論，稱「緊小色黃者爲巴，有三棱色黑者爲豆，小而兩頭尖者爲剛子」，故俗又稱爲兩頭尖，或剛子。巴豆又名老陽子。學名爲 Croton tiglium L.

巴豆產於四川浙江等省，木高一二丈，葉如櫻桃而厚大。初生青色，後漸黃赤。至十二月葉漸凋，二月復漸生，四月舊叶落盡，新叶齊生，即花發成穗，微黃色。五六月結實作房，生青。至八月熟而黃。其房似大風子殼而絕薄。一房有二瓣，一瓣一子或三子，子仍有殼。子及仁皆似海松子。

巴豆辛溫有毒。其葉甚苦辣，咀嚼之能使口，唇，喉頭，及食道發炎，其種子毒性更強。鄉人有用以殺池魚者。油，殼，樹根乃入藥。李時珍云：「巴豆有用仁者，用殼者，用油者；有生用者，麩炒者，醋煮者，燒成性者；有研爛以紙包壓去油者，謂之巴豆霜」。巴豆功用：破積，通腸，殺虫，消毒。中此藥毒者，洩痢不止。據美國 R. C. Roark 氏之研究，含有萬分之二的巴豆種子溶液，如將金魚置於其中，百分鐘內死亡。如用百分之三去油種子溶液，金魚於百零二分鐘內死亡。江浙鄉下常用巴豆搗碎煮汁，洒桑枝上以殺白蠶(桑蟥)，或其他食叶之害虫者。祝汝佐先生曾用左列之配合量，製成巴豆乳劑：

巴豆末　七份

石鹼　二——三份

肥皂　三——四·五份

水　一〇〇〇——一五〇〇份

此乳劑除殺白蠶外，亦可用作除稻作害虫，蔬菜害虫。

近年來美國向中國採購巴豆甚多，從事研究。

丹砂

丹砂，因其爲朱色，故又名朱砂。丹砂古人視爲上品，道家復用以鍊丹，故其別名衆多，有日精，眞珠，仙珠，汞砂，赤帝，太陽，朱鳥，朱雀等特種名稱(詳道書)。又因產地及外形之不同，又區別爲多種。例如產於武陵西川之巴地者，謂之巴砂；出廣州臨漳者，稱越砂；出辰州者名辰砂。

其如雲母片者，謂之雲母砂；如樗蒲子紫石英形者，謂之馬齒砂。如大小及大塊圓滑者，謂之豆砂。細末碎者，謂之末砂。丹砂之英文名 Cinnabar.

丹砂雖以赤色爲常，然亦有作白色黑色者，故又有白丹黑丹之稱。本草綱目云：「丹砂大略二種，有土砂石砂。其土砂復有塊砂末砂，體並重而色黃黑。其石砂有十餘品，最上者爲光明砂，形似芙蓉，破之如雲母，光明照徹；其次光明無雜，名馬牙砂，一名無重砂。據靈砂論(宋陳少微)云：「上者光明砂，中者白馬牙砂，下者紫靈砂(色紅紫)，餘有溪砂雜類之砂」。由此以推測光明砂似爲丹砂，馬牙砂爲白丹，紫靈砂及溪砂雜類砂爲黑丹。

（待續）

中國藥用植物圖誌

——附圖列入畫報內——

裴　鑑

吾國藥用植物，產生極繁，國人採取利用，由來已久，世傳古籍，涉及神話，爲今人所懷疑者，無論已。唐代本草之書，盛行於世，宋元明清以降，此等著述亦日多，足見天地生物，有益於人生者，吾國人早已利用之矣，近來外人對於吾之藥用植物，用科學方法，從事研求者甚功效頗爲顯著。吾醫藥專家亦思就本國所產，多方探討，取精用宏，以代舶來之物，顧事欲就效，必取分功。茲文之作，於植物學方面多所詳述。蓋欲供醫藥專家之參攷研求，必先辨別其種類也。

半　夏

學　名　Pinellia ternata (Thunb.) Bre tenbach var. vulgris Engler.

藥物名　Rhizoma Pinellia.

自然分類之地位　單子葉區（Monocotyledoneae）

天南星科（Araceae）

俗　名　半夏類之植物，在我國產者有六種。全屬不過七種，其一種產於日本，我國尚未有記載。我國藥用植物書中所記載之半夏，全爲三葉半夏。如守田，水玉，地文，和姑等名，亦皆指三葉半夏。我國分類學者，用科學分類法以半夏爲屬名(半夏屬)，其他各種亦各給以中文之學名。

形　體　多年生草本，具有塊莖。塊莖小，直徑爲一至二公分，葉有柄長十五公分至二十公分。在三裂葉片之基部或葉柄中部，有小塊莖直徑五至八公釐。幼時葉片爲單葉，成卵狀心臟形，其基部成箭形，過二三年後塊莖長大，方有三裂之葉片生出，小葉片爲橢圓形或披針形，兩端銳尖，在中間之小葉長爲五至六公分，在旁者較小。總花梗由塊莖生出，長二十五至三十公分。苞（Spathe）爲細管形，約長二公分。苞片爲橢圓形，全緣，長四至五公分，寬約十五公釐。肉穗花序（Spadix）生雌雄花，雌花居下部，開花時約長一公分；結果約長二公分，雄花部與雌花部之間相隔約五至八公釐。雄花在雌花之上，長約五至七公釐，肉穗花序之附生物，由中軸延伸成鼠尾狀，直立，長約十公分。實為漿果，卵形銳頂長五公釐，厚三公釐。

此種乃吾國通常所稱之半夏，恩格來氏以葉形之變化分此種為四變種：

1. Pinellia ternata (Thuub.) Breitenbach var. vulgaris Engler —— 產於中國，朝鮮，日本，琉球羣島及台灣，其葉分裂成三小葉，在中間之小葉長橢圓形，無柄。在兩邊者較小而兩不相稱，亦無柄。

2. Pinellia ternata (Thunb.) Breitenbach var. angustata Engler —— 產於日本其葉亦分裂成三小葉。在中間之小葉，狹為線狀披針形，幾有柄，在兩邊者亦幾有柄。

3. Pinellia ternata (Thunb.) Breitenbach var. subpandurata Eugler —— 產於中國北方。其葉亦為三裂葉。小葉之形近於提琴式。

4. Pinellia ternata (Thunb.) Breitenbach var. Giraldiana Engler —— 產於中國雲南。其葉亦為三裂葉。在中間之小葉無柄。在兩邊者不相稱而有柄

吾國通常作藥用者為Pinellia ternata (Thunb.) Breitenbach var. vulgaris Engl. 此種分佈於我國最廣；由河北諸省南至長江一帶，西至川滇黔諸省，南至福建及廣東北部。

半夏屬之形態敘述及其在天南星科與他屬之區別……此屬形態與上述半夏之形態相似，但其分類多據其葉之形狀耳。花為單性花。雄花具雙花粉囊；無柄，生於肉穗花序四週。雌花之花序一半連接於蔸苞，圓形或橢圓形。子房一室，具一胚珠。胚珠大多為直立，實為漿果卵狀橢圓形。種子頂端尖銳不光滑。

此屬植物為多年生塊莖草本葉多數為單簡者，或有深裂者，或分裂成三小葉者，或分裂成掌狀者，而幼時葉片全不分裂。葉之基部或葉柄之中部有小塊莖，總花梗由塊莖生出。蔸苞長管狀，下部成橢圓形，不張開。肉穗花序有鼠形之附生物，長過於蔸苞。雌花在下，雄花在上，全生於蔸苞內肉穗花序之下部。

生陰濕地，土質多沙石。

春末發葉開花，開花數日後結實。果實成熟在十日左右。生長期頗長，至秋末亦有開花結實者。

在天南星科中此屬與他屬不同者有數點：

1. 雌雄同株。
2. 蔸苞片不張開。
3. 蔸苞為一室。

全屬植物為亞洲所特產者，共約七種。而幾全產於我國，以半夏(三葉半夏)為最普通，茲分述各種之形態，及附全屬各種之檢索表於下：

A 葉片不分裂全緣；

BB. 葉片卵形或橢圓形，基部非心臟形……1.(P. integrifolia)　全緣葉半夏

BB. 葉片基部心臟形：

C. 葉片非盾形：

D. 葉片三角形或卵形……2.(P. Browniana) 白郎氏半夏

DD. 葉片心臟形……3.(P. Cordata) 心臟葉半夏

CC. 葉片盾形……4.(P. Peltata) 盾形葉半夏

AA 葉片三瓣深裂，分裂成三小葉，或掌狀分裂：

E. 葉片三瓣深裂，等分成三小葉：

F. 葉片三瓣深裂，小葉寬卵形或橢圓形……5.(P. tripartita)　齊州半夏

FF. 葉片分裂成三小葉，小葉橢圓或披針形……6.(P. ternata)　半夏(三葉半夏)

EE. 葉片掌狀分裂……7.(P. Pedatisecta) 掌葉半夏

全緣葉半夏

(Pinellia integrifolia N. E. Brown)

塊莖小而扁。葉一至三片。葉柄細，長為五至十五公分，在內者短而具葉鞘。葉片全緣，卵形，長約四公分，寬約三公分或為圓形，五至七公分，寬十五公釐至三公分，葉端短或長尖，或尖銳。兩旁小脈沿邊相連接。總花柄由塊莖生出，短於葉柄。蘋苞小約長三公分，其管部長為六至七公釐，厚三至四公釐。蘋苞片長銳尖。長約二十五公釐，寬為五至六公釐。雌花肉穗花序長約六公釐。雄花序長。約三公釐。兩者相離頗近。肉穗花序之附生物細，長約四公分。果實卵形。

在1889年為白郎氏所發表，標本採集者為亨利(Henry)

產地——湖北宜昌，他處尚未發現。

白郎氏半夏

(Pinellia Browniana Dunn)

塊莖卵狀，長二至四公分。葉柄長十五至二十五公分。葉片三角形或橢圓形，，基部心臟形，長十五至二十五公分。總花梗長十五至十八公分。蘋苞綠色，長五至六公分。蘋苞片長圓形頂端純圓。肉穗花序，生雌雄花。雌花序長約十二公釐。雄花序長約八公釐。肉穗花序附生物細而長，長約二十公分。

在1908年鄧氏所發現者。

產地——福建福州附近。

(未完)

鷄卵的性質和功用

葉橘泉

我國舊俗在民間有一種稱謂鷄卵是發氣的東西，最容易傷脾胃，無論什麼病人禁喫鷄卵麵食云云，一般舊中醫也說雞卵是發物，往往叫病人禁忌勿食，這道理究竟不知因何而來，實在無從考據，記得有一次和一位走紅運的老中醫談及

病人禁食雞蛋的問題，他極端尊崇舊說，一面爲炫揚他的經驗豐富起見，曾經告訴作者一則有趣的故事，他說，他曾經醫好過一個病人，患者因平時每天早晨呑食生雞蛋，後來發生了胃痛病，經他醫治，吃了他幾劑藥，病人居然吐出了一塊東西，仔細一看，原來是一隻已成形的小鷄雛，這個病人就從此好了，他並且說，此人天天吞生鷄蛋傷了脾胃，後適因吞了一枚已受精的鷄卵，因脾胃受了傷不能消化，這鷄蛋竟在胃內孵化了，所以成了這胃痛病，幸虧他用藥把牠吐出了，否則這小鷄在胃裏長大起來，不堪設想哩，並勸作者切勿盲從外國人的學說，我們中國人的脾胃與外國人不同的。

究竟這一例驗案，事實如何？作者並未親見，不過這一位紅醫生的確診務很忙，現下尙在邑城掛第一塊紅招牌哩。虧他想入非非，說出這一篇大理由，究竟打碎了壳的鷄蛋呑到胃裏能不能完整，人們的胃臟內能不能孵化鷄雛，好在讀者諸君都是明白人，也不煩作者來多說，我想古來類於神話一批醫學舊說，都是像某老醫這一類聰明人所造的想當然的謠言，（像孕婦臨產胎兒掉頭，及子在胃內能啼等），凡事只知自圓其說，不肯按諸實際，以致弄到今日之下有難以自保的趨勢，我們要根據科學研究醫藥，千萬勿要學他們這些乖巧，閒話說得太多了，言歸正傳，鷄卵究竟是什麼性質，有幾種功用？

鷄卵確是一種極有價值的東西，牠不僅是富有營養價的佳良食品，而且於醫藥上亦有極大的功效，其他工業上也頗有可以利用牠的場合，茲將牠的成分和應用，寫在後面。

鷄卵，依母鷄之種類其形狀及體積各有不同，凡是卵類，都由（一）卵殼（二）卵黃（三）卵白的三種重要部分所組成，雞子對於這三部分則大概卵壳佔百分之一三，卵黃佔百分之三十，卵白佔百分之五十七。

卵殼所含之成分炭酸鈣%八九——九七，有機物%三·六，及微量的炭酸鎂，鹼土類之燐鹽等。

卵殼膜是由阿膠質而成的。

卵白係純粹的蛋白質，含水分%八四·七——八六·四，含氮物%一二——一三·五，鑛物質〇·三——〇·八，及微量之脂肪，葡萄糖等。

卵黃含水分%四七·二——五三·八，鑛物質%〇·三——一·六五，含氮物%一五·六——一七·五，脂肪二八·七——三六·二。

蛋白質係是人身體內組織的構成，和細胞的營養，爲一種重大的要素，如人身代謝產物的排泄，非此無由補償。

卵黃素爲人體組織內化學成分中一種主要元素，尤於腦及神經內所含爲最豐富，卽赤血球所產生之血小板亦富含此質，人之精神得以奮發，思想得以靈敏，肢體運用得以愉快，均賴於此。

本品既易於消化，而所含各種營養成分合乎生理的條件，且尙有非化學所能分晰的「維生素」，故爲世界學者所公認的貴重營養補益品。不獨可充尋常的食物，而近世新發明如蛋黃素之用於戒除鴉片，嗎啡，海洛因……等習慣性中毒，確爲最合理想而特效的良藥。

雞蛋殼我國民間相傳用以治胃病呑酸，(見拙著合理的民間單方第四五頁)最近日本岡本博士根據其應用含有機物的鈣類之蛤蜊殼治氣喘的經驗，與有機鈣的一般作用的原理而發明雞蛋殼磨細呑服，可以强壯衰弱病者之身體，因攝取此類有機鈣以收斂炎症，並增加白血球的喰菌現象，以及止血的作用，尤其對於呼吸器病肺勞患者與慢性腹膜炎等病，能使直達患部，效用很著，又能助長骨骼，故小兒換齒期，及患軟骨病的有良効，兒童與姙娠婦常服此紛，能促進發育云。

蛋黃油(係煮熟雞蛋黃於火上炙之所滴下之油)係一種含硫油，對於皮膚病有極大効力，民間嘗用於繡球瘋，(陰囊濕癬為特効藥，作者亦幾經實驗，深知其確有價值)，此類蛋黃油，若大批製造，(將蛋黃入蒸籠內蒸去水分，投入布袋內，壓榨而流出)可供製革工業之用，又可用以製石鹼。

雞蛋白又為化裝品中極佳良的潤膚劑，用其生的蛋白粘液質，每日塗敷於皮膚，能滋養上皮細胞，經皮膚吸收甚合化裝衛生的條件，鮮澤容光，白嫩肌膚，為非任何高價潤膚劑之所能望其項背。

其他工業上的應用，如用以製人造象牙，賽璐洛等，均可用蛋白為原料，這是一種極有効用，需要孔繁的東西。

中藥之西藥理

沈宗吳

中藥有所謂補氣助陽。如人參黃耆附子鹿茸。能旺脈搏。起衰弱。改變蒼白之皮膚。實具有興奮心肌。促進全身細胞生活機能之作用。所謂補血滋陰。如熟地鱉甲當歸首烏。能變光若。退虛熱。潤顏色。實含鐵質以增補血中要素。及促進血液養化之作用。其言雖異。其合於近代醫學之原理一也。人身體溫增高之故。概因傳染細菌而產生毒素。有因造溫中樞之亢盛。有因放溫機能之減退。本草因有麻桂荊防蘇梗浮萍等取汗之品。名之曰發散解肌去風去寒。此種藥品。芳香者。含有揮發油。大都能刺激汗線神經。排除毒素。及增加放溫之作用。有生地石斛知母山梔等退熱之品。名之曰瀉火清熱涼血。此種藥品。大都能到止造溫中樞之興奮。使體溫下降。同一退熱。藥性之作用異趨而相反也。所謂瀉下去積導滯潤腸蕩滌腸胃。皆本草通便之語。考通便之法有三。一為刺激腸粘膜使腸之蠕動亢進。糞便由是卽行排出。本草有大黃蘆薈巴豆蓖麻子之屬。一為制止腸之吸收同時使腸分泌增加。本草有芒硝元明粉等之屬。世有鹽類下劑之稱者指是。一為潤滑大腸。本草有瓜蔞仁火麻仁胡麻子之屬。內經云三焦者。決瀆之官。水道出也。曁諸小便。實出于二腎。非中醫所指正副睾丸之腎也。藏於腰脇。絡於網膜。人身水分。由腸胃而吸入淋巴血液，得貯於膀胱。排泄於外之總機括也。本草以通利小便之品。曰淡滲利尿。滲膀胱濕熱。如茯苓木通車前。大抵能促進腎臟氣管之擴張。以增加利水之速率所致。涌吐之法。今中醫已少注意。元之張子和以善用涌吐聞。名爲金元四大家之一，涌吐藥之載乎本草者。實繁。胆矾瓜蒂藜蘆芥末烏附尖參蘆老鴉蒜生桐油。涌吐劑中之卓卓者。僉能入口卽吐。如鼓桴之相應。可知此等藥物。有異常之刺激性。使胃之知覺神經。感受强烈之刺激。引起嘔吐之反射。然能由十二指腸。吸入血液而直接刺激延髓內之嘔吐中樞。如西藥之鹽酸阿撲嗎啡者。于中藥學中藥蓋寡，

肺爲嬌臟。乃人身交換炭氣之機關，不可須臾脫離乎外界空氣之接觸。因是易受疾病之感染。爲倉爲嗽。治療之法。不外鎭咳與奮嗽。鎭咳所以麻醉咳嗽中樞。杏仁含有蜻酸。當屬之鎭咳劑外。吾于本草餘不多覩。奮嗽所以豁痰。痰之爲物。乃肺臟氣支管發炎之分泌物。咳嗽亦卽驅除此種分泌物可施之作用。故藥物之能減少此種分泌物。卽謂之去痰。或能使該項分泌物增加。使易咯出。亦謂之去痰。桔梗貝母麥冬遠志皂筴射干半夏萊菔子。本草或稱之曰開肺行痰。或稱之曰氣降利肺。除貝母外。皆係刺激肺氣臟管支。使分泌增加。迫痰外出者。考吾中醫麻醉之法。久付闕如。因是臟腑贅瘍割截縫補之術。讓諸西醫。後漢華元化以善用麻醉。受其術者。昏迷失覺。因割腹刳肚。剔刮滌洗。名於後世。元化歿而無第二人矣。尋繹傷科之籍。有茉莉根者。凡骨節脫臼骨節損折，以酒磨服一寸。則昏迷一日。二寸則昏迷二日。藉以割剔接補。猶西醫之用哥羅仿然。據此則麻醉腦神經之藥劑。中藥亦有茉莉根之一物矣。非獨此也。又證治準繩。有整骨麻藥之方。草烏當歸白芷爲其配合。醫宗金鑑亦有整骨麻藥之方。麻黃胡茄子姜黃川烏草烏鬧陽花爲其配合。咸用于跌打損傷。骨節脫臼。服後麻倒。不知疼痛。據此叢之本草。則川烏草烏鬧陽花等亦可麻醉中樞無疑。餘若生之南星。未製之半夏。以舌舐之。則生麻感。服後瞑眩。麻醉品在中藥學中。識難悉數也。且吾人臟器爲半滑肌所搆成一且受過度之攣縮。輒發劇痛。此種作痛。不需以草烏鬧陽花茉莉根之麻醉中樞。丁香茴香肉桂烏藥。俱有消除此種痛若之感。餘如白芍之療腹痛。當歸之止月經痛。乳香沒藥之定撩痛。皆俱有麻醉止痛之成分。惟不必限於知覺中樞耳。西藥安眠劑之含毒。人所共知。每爲世人作自殺之利器。中藥則不然。藥性和平。如酸棗茯神龍齒柏子仁之屬。雖大量進服。亦無危險。本草所謂安魂定魄養心者。疑有鎭靜大腦皮質自巳興奮性旺盛之緩作用焉。泄瀉一症。方書以其原因爲脾虛，爲食積。處方之法因不外乎補脾消食。須知中醫所謂脾臟。非製造白血球生於肋下形如腰子色紫之脾也。乃指消化器全部吸收作用而言也。中藥能促進此種作用者，卽以補脾名之。著者如白朮。其次干薑豆蔻芡實蓮子。則作用較輕。陳皮佛手香櫞。均含芽香之油質。能刺激腸胃粘膜。使消化液分泌亢盛。麥芽山查。能促第酵素之分解。使消化食物速力增加。本草於此等藥物皆列於健脾之例。藥物之能直接止瀉者。一爲能鎭靜腸之蠕動。若西醫之用嗎啡。中醫之用粟殼。其成分相等。具有麻醉性耳。一爲能減少腸分泌與腸充血。若訶子五培子禹糧赤石類多食如蘇酸成分之具有收斂性耳。且此等收斂藥之作用。對於血證亦著偉效。地榆棕櫚藕

節沒石子皆是也。凡止血藥之作用收縮血管之法其一也。如　止血之效。凡植物之燒炭者。對於血症之效驗。爲時下醫家阿膠白芨之能促進血液之凝固者。能收止血之效。如生地山　所公認藥用。蓋植物一經燒炭。仍發揮其固有效能。其間又梔之能降低體溫中樞。使血管收縮。本草可謂涼血者。亦著　產生一種植物鹽基體。卽西醫止血劑中之鈣鹽也。

徵稿規則

茲訂中醫科學雜誌取材標準及酬勞規則如下：

（一）評論：用冷靜頭腦觀察，流利筆法寫述，對現代醫藥界之一般趨勢，和未來展望，作精密之分析與批評。

（二）醫學：分整理，匯通，發明三種，凡虛與陳腐之學說，一概屏絕。

（三）藥學：站在科學立場，創造顛仆不破之藥理，並用科學方法，檢討改進藥物，以廣應用。

（四）專著：取材與「醫學」「藥學」同，但指長篇而言。

（五）調查：將各地醫藥狀況，以冷靜頭腦觀察，站在客觀立場，用通訊式之筆調，分晰詳述。

（六）譯作：介紹東西洋醫藥學說，用流利筆法，翻譯華文。

（七）祕方：有價值之祕方，可以闡明眞理，合於科學原則者，（凡來稿合於上開條件者，經本刊批露後，或贈現金一元至三元，或贈實用書籍，或贈作者用箋若干頁郵票若干分（各種酬勞，臨時酌定），長篇例外，以答雅意，再關於醫藥界各種消息，另訂章程，聘請各地記者担任，不在此例。

（八）奪標：本刊負改進醫藥學術使命，爲鼓勵作者作稿與趣起見，規定每發行六期後，通告全體讀者，舉行優稿選舉，（用函選，詳細辦法另訂之），以得票之前十名，分別給獎，其標準如下：

（甲）一二三名以大中小銀盾分配之；（乙）其餘四至十名各給實用書籍。（同時在刋上公佈得獎人姓名）

附　則

（一）來稿文言白話不拘，惟須謄寫淸楚，自加圈點句讀，最好用新式標點。

（二）編者對來稿有增刪權。（不願者預先聲明）。

（三）來稿登載與否，均不退還，（但附有郵資者不在此例）

（四）來稿請註明本人姓名住址，稿底須蓋私人圖章，或簽字，以便領酬時核對，否則作却酬論。

（五）凡係抄錄來之稿件，一經查出，卽將酬資聲明取消。

（六）稿件掛號寄來者，本社接到後，先有覆函通知，平信來稿則無，以省手續。

（七）領酬單，自稿件發表一個月後，按址寄上。

（八）來稿寄中醫科學研究社編輯部。

非常時期的醫學研究

非常時期的醫學

朱松

一、導言

國難日亟，東北四省淪亡之後，華北五省又將朝不保夕！處此非常時期，我們要維持我們的民族生存和發展，祇有恢復我們的自信力。自信力不是自我的誇大，以爲自己什麽都比別人狠，比別人强，而是自己對於自己能力的確實認識。我們堅信祇有自己努力，什麽國難都打得破，什麽理想都能實現。我們怎樣努力呢？我們從何處下手呢？非常時期內的行動，是整個的民族行動，它的內容雖是非常廣大，但維一的目的，爲維持我們民族的生存和發展，是一種防衛戰爭的開展。

現代戰爭，因火器精良，在遠距離即能殺傷人馬，破壞一切建築物，已脫離少數人間的刀槍式鬥爭，爲大規模的集團戰鬥，因此受傷的人數衆多，非常時期的醫學，遂成爲一特種之科學和技術。自飛機加入戰場，戰爭的方式，由陸海的平面戰爭，突變爲陸海空的立體形態；所以當戰爭爆發時，無論是侵略攻擊的戰爭，或是抵抗防衛的戰爭，在飛機飛行半徑區域內，直接參與戰鬥之軍士佚役，固有時受砲火之威脅，卽無辜的婦人孺子，亦常遇敵機之轟炸遭受斷臂裂膚之慘。所以在非常時期中，吾人除研究直接的防衛作戰技術，以及間接的各項軍需準備外，尙應努力研究救護之訓練。雖然，非常時期的醫學研究，與彈藥之補充，戰時經濟的籌劃，交通的整理等各項研究，均不相同，但其目的則一致，各完成其本身之任務，求達整個民族解放的目標。

非常時期的醫學，與平時醫學顯有不同。非常時期中，醫療手術簡單化，換言之，以極有限之手術器具及材料，做極繁複的手術；因在戰時器具及材料供給，不甚容易。藥品的供給，亦與平時異；它不需要許多種類的藥品，祇需幾種特效藥或準特效藥（注一）。此外，因戰時而致受傷的人數，必幾百萬倍於平時，故藥品之供給，必須能爲大量之生產，而其原料又爲本國所有者，且須使用容易。中國舊式藥品，不能從事大批生產者，固無法應用，卽有大批數量，未經人工化學之製造，以天然物品來供給使用，仍須經病者自爲煮熬之煩者，亦不適用。非常時期的醫學，除上述之特點外，尙有臨時發生的應急治療，例如敵人施放一種未知的毒氣或毒菌，應卽臨時研究其性質治療，和預防的方法等。可見非常時期的醫學，內容複雜，性質特殊，在醫學範圍內早成爲一特種專科。著者因限於環境，未能將所知者，儘量闡發，其系統次序，亦不依照一定之方式，祇隨筆之所至，信手寫來，幸請閱者諸君諒之。如蒙加以指正，則更感激！

註1：戰時因交通阻斷，有時特效藥亦難於羅致，例如破傷風，當以注射破傷風血清爲最佳。無血清時，不得不以他種藥品代替之。如項代替品對於破傷風亦能有治愈之希望，例如硫黃，著者特稱之爲準特效藥。

二、服從爲第一

人類和其他生物，雖同循進化的路徑，而人類在自然界所佔的位置爲最高。就體力上觀察，人類力不及獅，嗅不及狗，跑不及馬，既無攻防的器官，又無自衞的保護色，何以反能爲萬物之長？這因人類經營集團生活之賜。人類己身雖弱，但能團結，集家而成族，集族而成村，而鄉而縣而國，造成堅强的國家的中心勢力，始有今日人類文化的進步。國家的中心勢力，日益强大，每與別的國家，發生利害的衝突，因此國際間不免互相角逐，形成訴諸武力的最後辦法，以戰爭解决一切。戰爭是國與國的最後解決糾紛的一着。不論古今中外，戰爭能發生，須有集團的一致行動。欲達集團行動的一致，完成國家中心勢力的政策，維一的要素，是人類有服從的精神。

發揮戰爭的手段，當然要靠陸海空軍的活動；但此項軍隊的活動，依賴組織軍隊的份子，因此軍人必須受戰鬥的訓練。然欲達此要求，軍人尙應受國家的養育，此爲軍需（經理）成立的原因。軍人雖需受訓練，及養育，如衞生狀况不良，亦足影響兵力的消長，難於滿足戰鬥的要求。所以訓練經理，衞生三項，爲戰鬥集團三脚架的三足。如其中之一足，稍不堅固，所撐住的中心勢力，必被推倒無疑。構成此中心勢力的三足，當然有其互相關聯之處，有聯鎖的性質，不能視其爲各個的獨立。所以千百萬人從事於戰爭的直接或間接的活動，求達各個的任務，而完成國家的使命則一。欲完成其所負使命，當以領袖的意志爲意志，使千萬人的心爲一心，衆志成城，始能達戰爭要求的目的，因此服從爲必需的條件。

國家中心勢力的養成，貫徹戰爭的行爲，均賴人類有服從的美德。凡不能服從者，必不能指揮人，因彼一己尙不配做集團的一份子，何能有指揮集團的能力！在平時狀態，移轉於戰時狀態，衞生人員及運輸夫役，必爲劇極的增加；而此兩項人員夫役，平時因國家財政關係，人員稀少，作戰時不得不向各方徵募，以應戰爭要求。然徵集而來之人員，多有不知服從的意義，因其平時既乏訓練，又因我國社會組織散漫；指揮此等人士亦最難。著者九年來經驗所得，覺國人最缺乏服從美德，在未敍及醫學範圍內時，特先揭出服從爲第一的意義。

三、戰時衞生機關的組織

非常時期的醫學，既爲戰時應用，衞生人員既多，傷病又擁擠，欲求統一的指揮，當有特種的組織，此戰時衞生機關組織的由來。戰時衞生機關的組織，各國均不相同，概依戰爭的期限，軍隊的多寡，國家的財力，交通的狀况等，而異其

組織，通常多取縱列為原則（列圖如下）

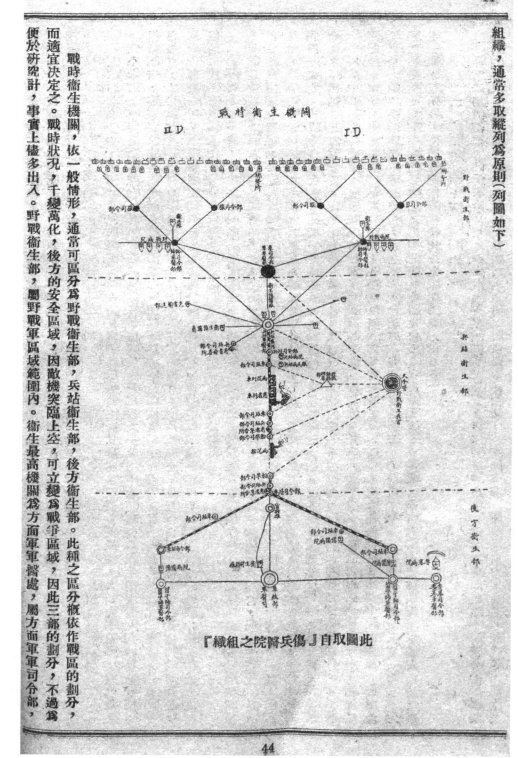

戰時衛生機關

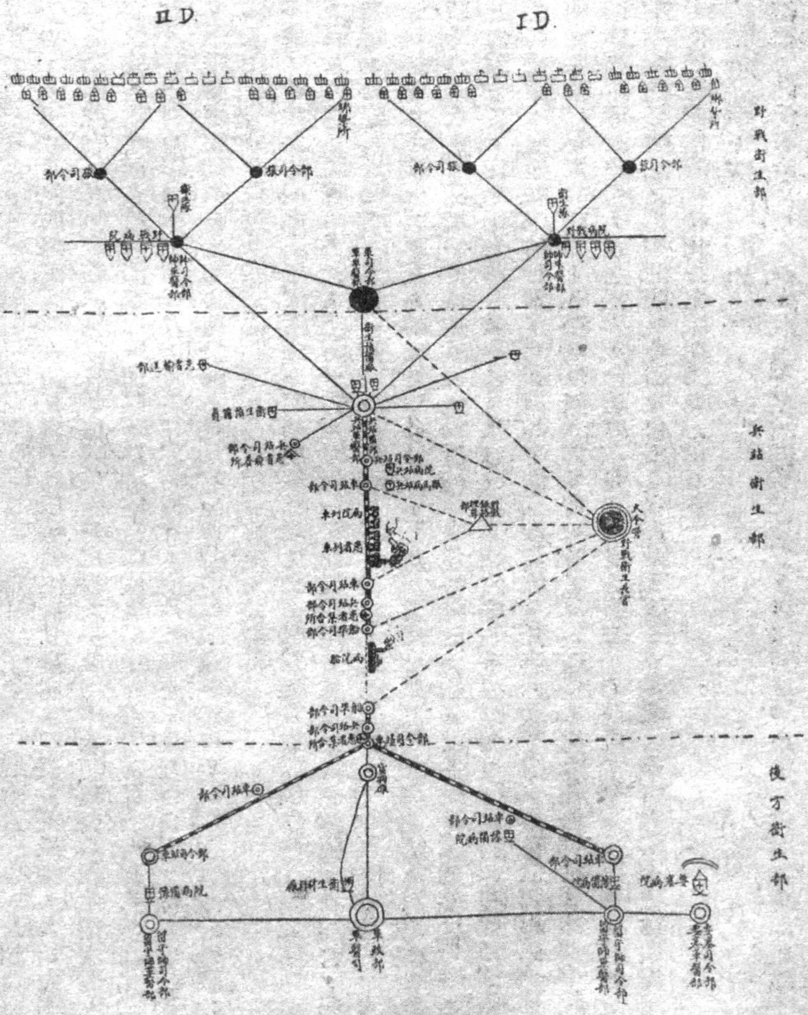

此圖取自『傷兵醫院之組織』

戰時衛生機關，依一般情形，通常可區分為野戰衛生部，兵站衛生部，後方衛生部。此種之區分概依作戰區的劃分，而適宜決定之。戰時狀況，千變萬化，後方的安全區域，因敵機突臨上空，可立變為戰爭區域，因此三部的劃分，不過為便於研究計，事實上儘多出入。野戰衛生部，屬野戰軍區域範圍內。衛生最高機關為方面軍軍醫處，屬方面軍軍司令部，其最小單位，則爲步兵團軍醫處，或其類似之他種兵團軍醫處。團部衛生隊及其派出之綁紮所，爲初步收容病人之所，逐次轉輸至臨時設立的野戰病院爲止。治療手術，以急救爲主體。野戰衛生部之人員，一方受兵站衛生部的管轄，然亦須受野戰部隊指揮官之指揮，以收合作之功、

兵站衛生部，屬兵站區域，爲兵站總監部所管轄，直屬於總司令部（大本營）。兵站衛生部以分配傷病兵及其治療爲主體，故傷兵之運輸，治療，歸隊，以及籌劃衛生人員的補充，衛生材料的使用等，均爲其應計劃的事項。輸送傷兵，係利用陸海空的各項設備（附圖空中運輸未列入，因我國飛行器不多空中運輸傷兵，恐尚難實現），將野戰衛生部所收容較重的傷病者，轉輸於各地兵站醫院，俾便迅速治愈，再可歸隊服務；其已殘廢者，則設法資遣復員。

後方衛生部，屬後方安全地帶區內，專爲訓育人材，製造衛生材料等等，換言之，爲衛生材料資源地。衛生最高機關爲軍政部軍醫司或軍事委員會軍醫處；有時因特種情形，亦可屬於衛生署。亦有因特種的研究，集合全國優良醫士，組織特種研究會，以補戰時衛生機關所不及者。

（未完）

非常時期的防毒學

章鶴年

負有重大改進使命之中醫科學雜誌，在此非常時期中，艱苦奮鬥，第一期創刊號，於最短期間產生，誠爲一件快事，鶴年學識淺薄，濫竽中國醫學院教職，數載以還，對於醫界深愧毫無貢獻，當中醫條例公佈，曾有一得之愚，載於光華醫刊，大意謂整理中醫，約分積極的治標，以適應目前非常時期急切需要的救國工作，消極的治本，爲內部整理有系統學術之工作，並希望中央國醫館領導進行，方能有兼收並蓄之效，雖然紙上談兵，想亦爲國難期間醫藥界應盡之天職，此次，本社不以下愚見棄，命爲附驥，正當寫稿之際，適有同學沈君金坪攜介兄沈君金劍所著最近實用防空學一書見遺，展讀後，知爲防空指南，尤以防獲一章與吾醫界有密切之關係，因乘拙稿未竟之「中醫科學觀」一文，而節錄其防護一章，以附刊末，一以揚沈君宣傳防空之壯志，一以爲中醫界介紹防護之知識而普及於大衆，並希我國醫界向民間廣事宣傳，以爲吾醫界於非常時期一盡些些之責任，玆分別節錄如下：

防毒

第一款　毒氣沿革

毒氣，日本稱毒瓦斯，我國亦有沿用稱毒瓦斯者，爲近代戰術中一種最厲害化學之新兵器，在西歷紀元前四百三十一年，司巴達(Sporteus)與雅典(Atheviaus)戰爭，雅軍不敵，退至布拉多亞(Plated)與地羅(Delum)二城，司巴達軍隊圍攻不能下，卽採用硫酸及瀝青浸透木材置於城牆燃燒，發生窒息之烟霧，使防軍昏迷失却戰鬥力，遂破二城。其後十三世紀十字軍之役，卽由希臘火藥中除瀝青松香石油外，加以硫礦和生石炭投於水面，則生石炭生熱使石油發火燃燒，而配以他種物料燃燒石油蒸發時，放出較輕，炭化氫與空氣混合成爲爆發物，由爆發放出濃烟和煤烟而硫礦燃燒，卽生出二氧化硫，窒息功用甚大，故能驅逐敵人。及至一八一二年英美戰爭，英軍圍困查理斯敦城時，亦効法司巴達人之故智，用浸透硫礦和瀝青之木材置於城下燃燒，燻死守城人民。在一八六三年英國北軍擬放希臘火藥毒彈於查理斯敦城，而得敵方之通牒：「爾等發射從來戰爭上未使用之毒彈，射到城市中心區域，殺傷若干在夢中無辜及無抵抗之婦女幼童，實爲最殘忍最可恥之事，誰無父母，誰無兄弟，如再若此攻擊不止，則爾等歷史上之痕跡，將永爲後人所不齒矣！」

一九一四年歐洲大戰，德國在伊泊爾地方竟實行毒氣攻擊，使用綠氣鋼筒在優勢地位利用風向及風速向協約國陣線射擊，以致協約國屢次退却，而放棄重要防地，協約國鑒於攻擊防禦之壓迫勢力，亦不得不努力製造，故自此戰爭後，毒氣使用儼如雨後春筍一發千丈之勢。

第二款　毒氣之種類

毒氣之種類，普通約分爲窒息性催淚性噴嚏性中毒性糜爛性之毒氣五類，茲分別述明如下：

(1)窒息性毒氣

此種毒氣以綠氣(Chlorine)光氣(Phosgene)卽福斯珍雙光氣(Diphosgene)卽福斯珍與綠化卑格林(Chloropi- Crin)爲最重要性，能傷人肺臟，令人發生呼吸艱難之感，甚至窒息而死；少量吸入，令人咳嗽，鼻作癢，涕淚交流。

(2)中毒性毒氣

普通以用青酸(Hcn)爲代表中毒作用，與口同感毒，同時或經過短時間後呈現，症輕者僅頭痛呼吸困難，心臟鼓動之增大，全身衰弱，心氣傷失，或嘔吐等症；重者則失神，呼吸困難，結果全身麻痺以致於死。

(3)催淚性毒氣

此類毒氣大都爲綠簇之化合物，性能刺激眼目，促其流淚，令人暫時失去視察力，但不至失明，或有致命之危。

(4)噴嚏性毒氣

此類毒氣大都爲砒劑化合理，性能刺激喉鼻，令人發生噴嚏，甚或嘔吐。

(5)糜爛性毒氣

此類毒氣以芥子氣爲最重要性，能刺激皮膚，致令發泡潰爛，且爲持久性毒氣之一，有芥毒之區域往往經久不散，防護之法：除戴用面具外，尚須着用嚴密不通氣之油布製成衣靴，方可避免侵襲。

此外毒氣尚多，惟不甚重要，普通常用者，不外以上數種，茲爲明瞭起見，列表如左：

（未完）

生理學研究

脾臟的生理及其變化

動物試驗的報告

沈霽春

(一)脾臟之地位及其組織

脾臟：其地位，其組織，及其一般的生理作用。用一條死狗，死貓或者死兔子剖開牠的腹腔來觀察，我們便可找到一個由肌肉體素來組成的胃，在體腔裏面橫臥着，在其左邊，沿胃臟的大彎 (Geat Curvature)，就是脾臟。依了結締體素的助力，脾臟上與橫隔膜相接，下與左腎相連，牠的腹面，又與胃臟相連接。脾動脈與脾靜脈 (Splenie Arteries and Splenie Veins) 就在脾臟的腹面，叫做脾臺 (Hilum) 的地方，出入相溝通。自然肝，脺臟，臟，十二指腸等等也做了脾臟很接近鄰居了。(見圖一)——圖在畫報內——

以上是專門指鳥類以及哺乳類等等的動物而說話的。講到低等一點的動物，情形就不是這樣。在圓口類的魚類 (Cyclostome) 裏，並沒有很顯明的脾臟，有人說，在這些魚類的腸壁附近的那些海綿狀的體素，卽是脾臟的縮形。在有許多魚裏，脾臟是一個組織很緊密的器官，但是在別的魚裏，牠是由許多段很鬆散的體素組成的，這幾段鬆散的體素就沿着腸的長度而分佈着。在烏龜與青蛙，脾的地位是附在腸子的旁邊，而在有尾的兩棲類及爬行類，情形也與在哺乳類裏相彷彿，牠的地位是靠近胃臟的。單孔類動物的脾臟，其位置又是與衆不同：牠的脾臟分爲三葉，上面的兩葉，靠近胃臟而下面的一頁，則展長開來附在腸子的旁邊。

拿單一個脾臟來看，牠是一個固體的器官，牠的外面所包着的，是一層一半由滑肌做成的，而一半是由纖維體素所做成的一個囊。這個囊送許多也是由平滑肌所組成的小帶 (Trabecula) 到這器官裏面去，這種小帶一再分枝，結果組成了一個架子 (framiework) 而在這些架子中間，就包含着脾髓 (Spleni c pulk)。上面的兩葉，近靠胃，而下面的一葉，脾髓裏面含着多量的血液，所以使得脾臟現出深紅的顏色來。在髓質之間，東一塊西一塊地點綴着的，乃是許多小圓體，這種小圓體在新鮮的時候看起來，比髓質還要白，但是一經做成切片而且染了顏色之後，牠們就比近旁的髓質要黑得多了。這些小圓體，就叫做脾球 (Malpighian Corpuscl-es 或稱脾淋巴結) 脾球是由淋巴體素所做成的，淋巴體素在小動脈管的四周，聖集而且漲大起來，就組成了脾球。從脾動脈裏來的血管，到了最後，就直接在脾髓裏開放，血液從脾臟出來了之後，就馬上跑進脾靜脈，而離開脾臟——在這裏，血液是直接與脾臟的素棱觸着的，在體素與血液這兩者之間，並沒有微血管壁，爲之隔離。

脾髓含有很特別的三種細胞，這些就是噬細胞 (Phargocyte) 巨細胞 (Giant Cells) 及網細胞 (Keticulum Cells)。除此之外，還有許許多多爲血液所應有的細胞。無論是在脾髓或在靜脈管的裏面，都找得到噬細胞的行蹤，在這種細胞軀體內，是裝滿着一肚皮的紅血球。巨細胞大半都是在年青動物的脾臟裏面發現着的。網細胞分出枝，而且互相連接起來，就組成了脾臟的海綿架子。牠們是與血管的內皮細胞 (Endothelium Cells) 互相連接着的。

脾臟雖則是一個很大的無管腺，但是到現在我們還是不能夠證實，究竟牠能不能夠產生一種「內分泌」出來，我們已經知道，牠有很多的生理作用，可是這許多作用，對於身體都沒多大的重要的，因爲我們在許多動物裏，以及在有些病人裏，把脾臟割除了之後，並不能夠發生出致命的影響來。爲一般的生理學者所公認的，脾臟乃有下列的數種機能：(a)破壞紅血球——從顯微鏡的孔裏望下去，我們可以在脾髓的中間，找到許多褐色的色素，以及紅血球的碎礎。這分明是告訴我們：原來脾細胞，也與肝細胞一樣，能夠把紅血球破壞的。紅血球破壞了之後，鐵素依舊還是貯藏在脾細胞裏，這種鐵素對於新紅血球之締造是異常有用的。(b)製造紅血球——在動物降生以後的生活時期中，脾臟裏面的淋巴體素 (Lymphoid Tissue，組成脾球與脾髓的體素，都可以說是種淋巴體素。)幫着淋巴腺的忙，產出多量的淋巴細胞(Lymphocytes) 來。但是當這動物在胚胎的時期，脾的功用，也與肝相彷彿，能夠製造新的紅血球。在這動物降生了之後，假使遇到了意外的變故而失掉了多量的紅血球的話，那末牠的脾臟依舊還是會顯出牠的固有的本領而製造出許多紅血球，來供給身體的急切的需要的。(c)依有幾個研究者的說法，脾臟對於身體內的拒毒的運動，也有極大的貢獻：牠不但是能夠製造出許多抗毒(Antitoxins)來抵禦從白喉(Diptheria) 或破傷風(Tetanus)等等的細菌裏發生出來的毒質，而且牠還能把跑到血液循裏去的細菌與寄生虫，拉到脾臟內去，而加以致命的攻擊。(d)貯藏紅血球——前幾年，英國的生理學家巴克羅夫氏 (Joseph Barcroft)，發明了一種方法，用外科手術而把脾臟縫到體外來，於是他很確實的證明白：脾臟乃是紅血球的貯藏所，當血液循環裏缺少了紅血球的時候，脾臟就開始收縮，把裏面藏着的紅血球，趕到血液裏來，於是運動時或者行爲紛亂的時候，脾臟的變化，也可以親眼目覩出來。現在我們不妨先將巴氏把脾臟縫到體外來的手術與護持經過這類手術之後的動物的手續，比較詳細一點的描述一下。

(二)把狗脾搬到體外來

巴氏在施行『將脾臟縫到體外來』的手術時，所必須有的手續是如此的。選擇身體强壯而性情溫和的狗做被試驗的動物。在施行手術之前，先將這條狗麻醉。（麻醉的方法最好是注射由百分之二的硫酸瑪琲及千分之一的硫酸龍葵精這兩者混合而成的溶液，（A Solution of 2% Morphine Sulphate ando.1 % U tropine Sulphate）；大約每三㼐重，須注射一兛）。要是分量還不夠，則再在狗鼻旁放點以脫（Ether）棉花卽可。等到這狗已經麻醉了，就把牠結在桌上，腹向天，背着桌。然後把這動物的，胸骨以下，陰部以上的腹區的毛，完完全全剃光。在這剃光而且洗淨的腹部上面，先洒以酒精，繼之以以脫，以脫乾了之後，再塗上一層碘酒，以期絕對的消毒。開刀處的四周，須用消毒過的布圍着。在開刀之前，施手術者及其助手，務須把手用滾水洗濯乾淨，而且穿把消毒過的衣服。施手術時，先依狗腹的中線（Linea(Alea)開一刀；復用剪刀剖開三四吋長。先在體腔中找到胃臟。在體腔的左邊，沿胃臟的大彎（Greater Curvatnre）卽可以找到色深紅而形扁長的腺體。這就是脾臟。先將脾臟與橫隔膜以及其與左腎相連接的結締體素，完完全全剪斷；然後再將脾臟輕輕地拿到外邊來。最後將剪開的腹部的肌肉層與皮層兩面縫合起來；令脾動脈與脾靜脈穿過這個縫塢的線的中間。這可說施行這項手術時最難的一點，因爲旣不能夠縫得太緊，太緊則入脾臟的血流，不能夠在脾動脈與脾靜脈中暢流；又不能夠縫得太寬，太寬則兩線之間的孔穴洞開而體腔液易於流到到外體來。這眞是兩難的地方，唯有久練而純熟的手術，才能夠應付裕如。這手術施畢之後，將縫口的四邊，用碘酒再塗一次，復用上面塗着一層一氯化鋅（Zine Oxide）的紗布蓋在這露於體外的脾臟上面，把牠包好，紮好。然後置貓於煖爐旁，庶幾這條因科學而犧牲而備嘗辛苦的狗的體溫，不會因手術之割傷而致降低。在開割後，在試驗時期中，這動物是要好好的調養牠的：塗氯化鋅的紗布是應當每天早晨換一次的；狗籠須置在最溫煖適宜的室中；飲食須特別的優待——務使這狗子的體格，康强逾恆，而不致有任何的疾病而後已。

（未完）

和漢醫藥學研究欄徵稿簡章

（一）凡關於討論日本漢醫的作品，以及日本漢藥學說之譯務，均所歡迎。

（二）投寄譯稿，請附原書，如原書不便寄來，請用對譯法（一面寫日文，一面譯中文）。

（三）投稿人請開列眞實姓名及詳細住址，以便通信。至揭載時，如何署名，均聽投稿人自便。

（四）投寄之稿，登載與否，原稿槪不寄還，但有特殊情形不在此例。

（五）本欄對於投寄之稿，有酌量增删之權。

（六）投稿經揭載後，本欄之報酬分二種：一爲現金，不預先函商，如投稿人欲預定數目者，亦可於寄稿時聲明。二爲本刋，視來稿之價值，而贈數期或全年，如已閱本刋，毋須重複者，得贈以相當價值之日本書籍或雜誌。卻酬者例外。

（七）除與本欄有特別約定者外，投寄之稿，一經揭載，其著作權完全歸本社所有，不得再在他處發表。

（八）投稿請寄中醫科學研究社編輯部轉和漢醫藥學研究欄編者收

病理學研究

陰陽……細胞

祝味菊先生講
鄭邦達記

諸位，今天是我到新中國醫學院研究院講述的第一日，同時也是我們研究工作的開宗明義第一章，

我們爲什麼不用上課的方式，而採取設立講座的方式呢？

因爲我們現在是採取公開的態度，站在學者的立場，不僅是對中國醫學，加以研究；而是要集合全世界的醫學，來下一種系統的研究工作，但在工作未開始以前，我們的出發點，和今後的趨向，應該定下一個目標，來做我們研究的途徑，一步一步的做去。

我們現在第一步，應該解決的，就是中西醫學理，是否能夠融匯貫通，這一個問題，我覺得極容易解決，因爲中西醫的目的，均注重在治愈疾病，而研究疾病的「基礎學」，就是病理學，現在我們只要將中西病理之基礎來討論一下，就可解決了。

西醫病理學，現在仍以細胞病理爲基礎，在中醫方面，亘古及今，總不離乎陰陽二字，內經上說，「陰陽者天地之道也，萬物之綱紀，變化之父母，生殺之本始」，是言宇宙間之變化生殺，皆不離乎陰陽，易經上說，陰陽是根據太極之一動與一靜而來的，然則中醫病理，卽應以太極爲基礎，太極之分兩儀，四象，八卦，是不是與細胞增生例之一分二，二分四，四分八同，太極之動則爲陽，靜則爲陰，是不是又與細胞之動則有一種勢力表現，靜則只有物質存在相同，故內經上又說，「陽生陰長，陽殺陰藏，陽化氣陰成形」，這些話又是不是說的細胞之物質與勢力呢？

細胞之物質，與勢力起變化，就是內經上說的「陰不平，陽不祕，陰陽離決，精氣乃絕」。

如此研討起來，中西醫病理基礎之不同點，不過名詞而已。

我們人體，既是由細胞分裂增殖而組合，其生活現象，當不出乎由物質而發生勢力之原理，

細胞生活力，有時受環境上一切事物之障礙，如氣侯寒暖，飲食，起居，七情，六慾，器械，菌毒……之原因，則發生各種不同之病變，中西治療方法之目的，均係在除去障礙，以回復固有之生活機轉。

我們從上面事實理論證明起來，中西醫之學理，絕無不能匯通的道理，但學過去一般研究國醫學者，從不用邏輯的方法，如陰陽二字，乃是代表物質勢力之一種名詞，絕不能任意假借，如說「表爲陽，裏爲陰，背爲陽，腹爲陰，腑爲陽，臟爲陰……」等說，均在革除之列。

因爲我們要知道人身無處不有細胞，即無處不有陰陽，豈能分此處爲陽，彼處爲陰乎，

如仲景傷寒論之三陽病，不是後人所說的三陽經病，即是勢力障礙或減退或亢進之種種病變，要在三陰病裏，始有物質的變化可言。

所以國醫治療種種有細菌傳染的疾病，并無殺菌的專藥，而治愈速而且確者，即是能運用陰陽虛實自然療能的道理。現在我們既認定陰即細胞之物質，陽即細胞之勢力，以後在診斷上，即不能再蹈前轍，濫與移用。

以上皆係個人的認識，這種理論，將來成立不成立，到是另外一層問題，如果有人推翻，至少必有他的理由和事實的根據，那就是整個國家前途的光榮了。

今天所說的，是個人過去所感受的悶苦中，得來一種覺悟的結果，所以不惜零零碎碎，拉雜的說了許多出來，以後我們就根據這個病理基礎的認識來作研究的系統，一一做去。

個人希望各位同學，不要像過去在教室裏聽講時人云亦云的態度，而是要拿出一種研究的眼光來執經問難，只要你們有充分的理由，儘可提起質疑，假使個人方面不能夠答覆的問題，亦必提交學術研究會討論一種結果，決不會放棄自身所負的使命，要是這樣做去，才對於研究有進步可言，如果大家馬馬虎虎，又何必創辦這個研究院來公開研究呢？

肝陽與肝陰的檢討

蔣景鴻

肝陽與肝陰，在看虛體病人的當兒，談話和方案，每每就要用着它，但究竟它是什麼，爲什麼會有這樣的稱呼，我一向就懷疑着，經過了許多次的認識，終算略有成見，我現在就把個人的所得，公開的給大衆認識，究竟有沒有一些價值，

講起了肝，先要求得它的面積和質量，它位在腹腔底上右端，係體內最大的腺器官，重約一千五百克，寬約十一吋，厚約三吋，外面是一層結締體素包裹，這體素連貫到裏面去，就分成無數少叶的細胞組織，組織週圍，交錯着似網的微血管，所以它的內容，儲藏着很多的血液，約佔全身的四分之一，內經上說，肝藏血，的確很有根據，還有，它因爲收藏着多量的臟粉，所以體溫也比任何地方來得高，（理由請看下面的生理），再是從紅血素裏取來的鐵質，分泌爲肝液，輸入胆囊，輔助消化—排泄，也就是胆汁。

以上所說，是定着不動的解剖，其實，那自然變動的生理，也是脫不了上述三項內容物的範圍。

關於血液的有兩面，一面是來源，來源也有兩條，一條是由腹動脈直接流來，叫做肝動脈，一條是由門脈器官（胃、腸、胰，脾等）彙合流來，叫做門脈，肝動脈裏面，是純粹的鮮血，門脈裏面，是含有如消化器官吸收來的物質，尤其是糖類（因爲它就是臟粉的原料）還有的一面，是出路，當血液從肝藏經過，迴流入循環的中間，有一條血管，就叫做肝靜脈，它因爲紅血素已經給肝臟吸收，幷且又渾着消化器官的雜質，所以不是純粹的鮮血，而是帶着紫褐色的不純血，

其次，臟粉的代謝，臟粉是供給各體素勞動後所需的營養，因爲各體素不可容積多量糖類的緣故，（恐成糖中毒），所以必要這個專門管理的貯藏器，原來糖類最易作酸發酵．所以氣體也隨之增加，形成爲全身體溫最高的地方。

末了是胆汁，它是紅白素的色素內含有的鐵質所變成的近鹹性液體，味苦性澀，普通常現黃色，有時因食物性質，而略有變易，它的作用，約有二種，一、增加小腸的蠕動輔助消化及吸收脂肪，二、排泄飲食中的廢物，推出腸外。

嚕囌了一大套，把個肝字總算弄清楚了，肝陽與肝陰的究竟，還待我慢慢的說來，但是諸位要明白，肝陽與肝陰，不是一面事，所以必須分做兩段講。

第一段講肝陽，肝是已經講過了，不必細說，祇要單說一個陽字，陽的意義很廣，但約言之，凡是一種物質或事件，向上推進的，急性的，熱烈的，都叫做陽，在形質方面，就是氣體，在人體方面，便是體溫，所以體是人之陽，內經上說，「陽之氣，以天地之雨名之」，汗是排泄體溫的，雨是解除炎熱的，又說，「陽之氣，以天地之疾風名之」，陽之氣，好比就是風，所以現在一般醫生，稱肝氣肝陰，也稱做肝風，肝藏裏的體溫最高，我們是曉得的，同時，糖類發酵期的產生窒素，也是不可磨滅的事實，試問，一旦肝臟臟粉發酵，窒素輸入循環，血壓增加，腦髓與心臟以及其他的營養，反成了刺激，感着不安的現象，於是引起反抗作用，血行加速，血壓更高，血液徽集上部，甚至腦血管破裂，成爲中風，其次的，也頭部動搖，目赤心悸瘈瘲等，輕微的，自覺腦不舒適，夜不安眠，內經說「逆氣象阻」就是這個意思，關於這種治療的方法，大概脫不了上濳下熄兩道，因不涉本文範圍，落得偷懶，也省得嚕囌。

第二段講肝陰，上面既然說陽是氣體，那末這裏的陰，當然不是流體，便是固體，或者幷着流體固體都是了，但是，我們曉得，固體經過消化，有機的化成乳糜狀，與流體溶合，稱爲溶液，無機的，排出體外，所以固體儘可省了不必說，單說流體，也就好了，流體的性質，與氣體完全成反比例，它是向下濡流的，緩性的，涼潤的，人體的溶液很多，有血液，淋巴液，排泄官內有外分泌液，腺體內有合而孟內分泌液，這都是潤澤人體中的溶液，肝裏容血最多，肝陰不說血液，還說什麼呢，肝是血的貯藏器，豐富是不會有病的，所病的，大都是不足，有的，簡直對一切的津血虧乏，都是稱肝腎不足，治療方法，也分補潤兩途。

綜上所述，肝陽，是指的肝臟體溫過亢，肝陰，是指的肝臟血液—各種溶液，都有關係—不足，肝陽病發在上部頭腦等處，肝陰病發在下部腰腿等處，這都是我個人的發見，還希望大家更進一層的檢討。

和漢醫藥學研究

歡迎投稿

漢方藥典

目次

年來日本人士，研究我國醫學，頗見蓬勃氣象，且彼邦漢醫學者，多曾研習西醫及通曉理化之學，均以切實研究，著爲書籍，固不僅爲我國醫學之光榮，尤足爲吾國醫學界之借鏡，本刊爰特闢「和漢醫藥學研究」一欄，聘請曾譯「和漢醫學眞髓」「漢和處方學津梁」等著作之沈石頑先生担任編緝，每期有精警譯作發表，本篇漢方藥典，係仿日本藥局方及中華藥典編制，極有價値，譯者擇其緊要擷取精華，大堪同志之參考，爰誌數言於篇首，以告吾醫界同人，尙祈注意焉。

徐 愷

石膏
石決明
石蒜
石南葉

【六畫部】

肉桂（桂心，桂皮）
地黃
地榆
地膚子
地骨皮
地龍
竹葉（竹茹，竹瀝）
艾葉
沙參
全蝎

【七畫部】

防風
防己
貝母
芒硝
忍冬
牡丹皮
牡蠣
杜仲
沉香
何首烏
弟切草
良姜（紅豆蔻）
決明子
吳茱萸
皂莢
杏仁
芍藥（赤芍藥）
車前子
辰砂（丹砂）
沒藥
延胡索

【八畫部】

乳香（薰陸）
知母
附子
虎耳草
阿膠
青皮
金銀花
枇杷葉

【九畫部】

威靈仙
柏子仁
香薷
香附子
南蠻毛
南天燭（白南天）
括蔞仁（土瓜根）
柴胡
苦楝子
苦參
枸杞子
胡黃連
夏枯草
紅花
枳殼
前胡
厚朴

【十畫部】

馬兜鈴（青木香）
破故紙
桃仁
桑白皮
烏頭
烏藥
烏梅
烏蘞草
益智仁
茴香
益母草
荊芥
茯苓
浮小麥
草豆蔻
羌活
桔梗
秦艽
神麴
穿山甲

【十一畫部】

淫羊藿
麥門冬
麥芽
陳皮
常山
莪朮
麻黃
麻仁
牻牛兒苗

漢方藥典

票原愛塔編述
沈石頑迻譯

和漢藥物學之部

【二畫部】

人參（附）土參（漢產）

（和名）カノニゲクサ

（甘微寒無毒或微溫）

（學　名）Panax Schinseng Ncss. 或C.A.mey.（五茄科）

（主成分）パナキロン，パナツクスサポゲノトール，フキトステリン，其他高級脂肪酸及配糖體，人參有亢進新陳代謝利尿之效。又ロルユールエキス以抑制尿糖。

（釋　名）時珍曰。人蓡年深浸漸長成。其根如人形有神。故謂之人蓡神草。蓡字從浸。亦浸漸之義。蓡卽浸字，後世因字文繁。以參字代之。

（附）竹節人參，一名土參，（和名）トチバ・ニンジン學名 Panax Yepens. Maxim

（品　質）人參其品質頗多，鑑別亦不易。以色黃潤重而具人形者爲上品，細者次之，其輕虛者爲下品，但有集細小而形如大人參質堅實者亦佳，或經煎過一度之後，已取其用後，再設法乾燥之後賣出者，此謂之湯參，折人參，此多大人參之稍鬚，人參中之大者也，和產亦有以高麗產者爲良。

（貯藏法）人參透風日則易蛀，以細辛末共貯密封爲佳。

（主　效）甘微溫無毒，爲强壯劑，入肺脾二經，以茯苓爲助藥，補氣，安神，除邪，益智，消食，開胃，止渴，理勞傷，蓋皆神經衰弱證也，其他一切之衰弱症，虛弱，發熱，自汗，反胃，吐食，小便數，瘰癧，吐血，產前產後，子宮出血等亦均有效。

中國中世醫學史

廖溫仁著
沈石頑譯

第一章　序論

（一）

醫學之歷史佔文化史中主要之一部。乃就疾病及其療法以表現吾人類思想之歷史也。自上古以至今日。上下四千年歷史之於東亞大陸之老大國（原文）欲知其對疾病稱謂作如何之觀釋。關於疾病之治療作如何之企圖。綜括言之。則此項醫學史者係研究疾病之智識及治病之技術如何發達爲領城。故講究文化史者不得不認醫學史爲重要之一部也。換言之雖可以醫學史爲屬於特殊之文化史。但研究此種學問者得之匪易。蓋材料之不易搜集。固屬最難之事項。卽使得有貴重之材料。亦難辨別其眞僞。不僅事實之考證困難。且古典醫書。文字古奧。語致玄渺。其意義頗難解釋。非涉及政治及文化等一般之史料。不克完備。又非詳明過去之事實與通曉現代之學術不可。。故編輯史料殊非容易之事。且研究此種學問者既無緣於營利。故不獲見重於世人也。

故研究醫學史之効用。敢謂不讓科學之實驗於觀察。蓋歷史爲銓考過去之事實。以其因果之關係。與吾人思想之變遷。供未來研究之資者。爲益不尠。固有相當之價值。又實際方面醫學之歷史爲蘊有倫理之意義也。欲詳知先賢諸子於過去之于百年來辛苦經營之事跡。是非端賴歷史之力不可。已而既知其歷往之事跡。則孰不發奮勉勵立志而酬其恩澤哉。然則學者得詳悉學問之歷史而引起極大之興味以及歷史之不宜忽諸者。不俟言而可知矣。（待續）

祝詞

中醫科學研究社祝辭

劉重華

中原多難此何時　醫國醫人命我知
科化風從歐亞漸　學行源本岐黃支
研經去粕唯留髓　究法啓華更濬夷
社會沉疴他日起　多君隻手挽衰危

◉

冠冕南州徐孺子（謂徐君愷）（徐君公魯）　◉　萬家霖雨謝東山（謂謝君利恆）
牛刀政續倖育相（謂龔君醒齋）　雲毋瓊漿駐鶴顏（謂方君公溥）
盛服先生心自在（謂盛君心如）　朱家居士氣應開（謂朱君松）
儒林也自欽山斗　豈獨醫林俯仰間

病梅居士劉重華甫草於昌水之濱

前奏曲

劉一平

科學發達的巨潮　澎湃着整個的宇宙
文化昌明的浪花　顛蕩了玄奧的神學
負起時代的使命　接受進化的鞭策
秉保障民族健康的旨志　發揚中國醫藥的天職
從不泥古，不盲從中　奠鑄我們中華民族的科學醫藥
來吧—策動固有文化　推演中國醫藥
邁步地—在　科學的坦道上

中醫科學研究社創刊紀念詞

中西一貫　醫道維新
科明系統　學集大成
研探六氣　究察七情
社因時設　創自羣英
刊登鉅著　紀載持平
念茲碩果　詞祝長庚

福建連江縣中醫公會執行委員鄭禮庭敬祝

祝詞

盧震三

悲吾道之不臧。爰紛岐而難洽。因賦兩律。藉抒微懷。幷爲貴社。聊晉遠祝。言不辭蕪。意惟求達。還祈愷翁正之。

(其一)歎今醫愈愈沉淪。新舊紛爭霿晴塵，兩不相謀互誹謗。獨行其道太因循。集思廣益須資衆。抒臆公開洩祕珍。還望精誠謀合作。莫教貌合仍離神。(其二)昌明科學盛斯時。吾道闡微豈忽之。紙貴洛陽多巨著。論宗醫聖抒鴻詞。日新月異叢刊出。至理名言百世垂。試看明星又崛起。(指貴社)譽滿海內自可期。

醫界著作家均鑒

本局爲溝通醫藥文化起見，搜集中西各科醫藥書籍，以備醫藥界購辦，參考研究，茲爲更求普通計，擬徵求國內外醫界著作家之私人著作，代爲發售，特擬法於下：(一)凡有著作之人士請先寄本局若干部開明價目折扣：(二)本局收到著作家書籍後，隨卽函覆：(三)本局與著作家，每三個月結賬：(四)期滿時如書未銷去，著作人欲收回，本局得照辦：(五)本局收到著作人托售書籍，隨卽在中醫科學雜誌刊登廣告，遇編印目錄時，隨時將書名編入，以資宣傳。倘荷著作家同情，卽請委托辦理爲荷。此啓

中醫科學書局啓

科學珍聞

催眠的『睡』與真睡不同

腦筋在生理狀態上，因催眠而睡與眞正的睡並不相同。此種效應由盧米斯(Alfred L. Loomis)博士，百靈斯頓(Princeton)大學哈維(E.Newton Harvey)教授，及盧氏(Loomis)實驗室胡罷氏(Garret Hobart)研究『腦波』(brain wave)以證實之。氏等記錄一人醒時，正常睡眠時，及催眠時之腦波，因催眠而產生之波型，近似於醒時者，而不與睡時相似。故得結論：『依此試驗，催眠的「睡」一名詞，於催眠狀態之中，並不確切。』

腦之電波甚速，其波動有節奏。吾人醒時目閉，心無罣慮時，腦波記於記錄儀，其型為連序，睡眠之人所發波動更為急速，其型為紡錘，且為不規則之亂波。受催眠之人發出之腦波為如醒時之連序型，而非如睡時之紡錘型及亂波。且其發出連序波時，唯在擬定其雙目緊閉，雖此時雙目實係張開。人醒時在完全黑暗房中，發生之腦波為連序型，但微露極小之光，則連序型卽停止。和平之心靈作用，似不能擾亂連序波之照常來臨，如有人閉目靜坐，同時另一人對之誦讀，或其人自作簡單心算，則亦保持發生。但如遇一困難或煩躁情緒或情感狀態，則連序波常停止云。(珣)

激動對血之影響

美國俄海阿州，(Ohio)大學迺斯，開茲兩博士(L.B. Nice, H.L. Katz)試驗表明吾人受激動時，較心平氣和時，血之比重稍大，而脾為體內製造紅血細胞之處亦與有關係。氏等研究兔貓受激動之影響，在通常動物受血刺激後，血比重之增加，殊為明顯，但兔之脾被割去者，則增加甚微。氏等解釋其結果謂由於身體組織移去血中之水分，血中增加廢物，及最要者脾之實際收縮，使紅血細胞進入血流中。紅血球從肺部將氧氣攜至需要之各處、如肌肉，神經，腺體均可利用更多之氧氣，故作用更為迅速有力，以反應發生之恐懼，憤怒，或其他情感。(珣)

機官在體外保持生活

美國白郎(Brown)大學生物學系威爾遜教授(J.Walter wilson)將機官移出體外，用人為方法使其保持生活，從此研究生命進行之奧秘。氏之研究人工生活的機官，並非觀察其整個的功用，係在顯微鏡下探究組成機官之微小細胞的活動。氏割取兔腎，加熱試驗，當溫度上升，則細胞之呼吸率亦隨之升高，及至停頓狀態，細胞內之微小結晶桿破裂，如將有毒犄化物加入通過腎之人造血流中，腎卽中毒而死，此等小桿，名線裂顆粒，分裂成小片。由此威氏終論謂腎細胞之活動的呼吸，係受細胞內微小部份之節制，並非由於單份之細胞。氏認為殘線裂顆粒與細胞呼吸或氧化有關，其他部分如核亦關相關。細胞呼吸顯然非一簡單之步驟，尚有待更進之試驗。氏經八年研究，發明複雜儀器，在常溫常壓下，藉機械的心跳，使人造血流通兔腎。節制人造血之組成，卽能約東腎細胞之呼吸率。威氏最近宜稱，腎之精妙機構，雖多能適合試驗，然人工方法尚難保持生活在十五分鐘以上。每一試驗之裝置，須時一週云、(珣)

國內醫藥新聞

中醫科學研究社，自印發徵求社員特刊後，承荷各地同志，紛紛加入，並惠賜新聞稿件，絡繹不絕，匝月來稿積盈尺，具見熱心人士贊助本社之熱忱，深爲欣慰，惟新聞稿因時間性關係，所有早前來稿，僅將重要者刊登，其無關重要者，祇得割愛，諸希鑒原，至於最近來稿，苟有可登之價値者，一律分別刊載，藉廣見聞，並供改進醫事之參考。（編者）

國民代表大會

選舉法內規定醫師藥劑師八人中

＝緊要消息＝

中央國醫館認爲有中醫團體在內

——特通電全國醫藥團體——

＝一致向內政部請予察酌辦理＝

中央國醫館爲國民代表大會選舉事，通電國醫藥團體，文曰：全國各醫藥團公鑒：國民代表大會選舉法請求解釋之辦法如下：（一）自由職業團體醫師藥劑師八人，認爲八人內有中醫團體在內，因西醫條例原文內，並無規定醫師名稱，西醫沿稱醫師，於法律上尙無根據，今中醫條例業經公布，中醫已有法律地位，當與西醫享受平等待遇，此次大會職業選舉，中醫當然包括在內。（二）中西醫選出人數之支配，應以職業人數爲比例，中醫團體與西醫團體人數相衡，平均支配，庶免意見紛歧，具上兩點，希迅速呈請內政部國民代表大會選舉總事務所，俯予察酌辦理，是爲至要，中央國醫館印有。（南京通訊）

各地醫藥團體呈中央請解釋

國民代表大會醫藥師團體代表之疑義

【江西南昌】江西國醫分館，神州醫學會，中醫公會，中藥公會四團體，聯呈國民政府主席，及中央黨部，行政院，立法院，監察院，考試院，司法院，內政部等，對國民代表大會醫藥師代表八人，認有疑點，請予解釋，文云：「（銜略）鈞鑒，竊自中醫條例公布後，中西醫在法律上，均居同等地位，此次國民大會選舉代表法，屬於醫藥職業者，定爲醫師藥劑師八人，至應如何支配之處，尙未明白規定，查醫師名稱，中西醫兩條例內，均無明文規定，即令西醫自稱醫師，於法律上尙無根據，又中醫人數，較西醫爲多，選舉代表，自應遵照選舉法，以人數爲比例，庶於法律上，得有根據，而杜紛爭，伏乞俯賜規定，俾有遵循云云。（南昌通訊）

【湖南長沙】（長沙通訊）湖南國醫分館，以此次國民代表大會選舉法，醫藥職業代表，定爲醫師藥劑師八人，惟醫師名稱，在中西醫兩條例內，均無明文規定，於法無據，特電呈國府及五院內政部各處，請予明白規定，幷請對於代表名額，應以中西醫人數多寡爲比例，茲將電文錄後：（銜略）鈞鑒，竊自中醫條例公布後，中醫西醫均在法律上居同等地位，此次國民代表大會選舉法，屬於醫藥職業者，定爲醫師藥劑師八人，至應如何支配之處，尙未明白規定，查醫師名稱，中西醫兩條例內，均無明文規定，即令西醫自稱醫師，於法律上尙無根據，又中醫人數較西醫爲多，選舉代表，自應遵照選舉法，以人數爲比例，庶於法律上，俾有根據，而杜紛爭，伏乞俯賜規定，俾有遵循，湖南國醫分館館長劉岷湘叩」同時幷電中央國醫館，請予轉請國府施行云。

【江蘇武進】武進國醫支館，暨國醫學會，於艶日分電國民政府，行政院，立法院，司法院，攷試院，監察院，內政部，請解釋國民代表大會醫藥師團體代表名額之疑點，文曰，（銜略）鈞鑒，竊查此次國民代表大會代表選舉法，附表內，自由職業團體醫師藥劑師八人在此八人中，國醫團體，諒亦在內，緣查西醫條例原文內，並無醫師名稱之規定，西醫沿稱醫師，於法律上，尙無根據，中醫條例公佈，國醫已獲得法律上之地位，仰見政府對於國醫西醫平等待遇之至意，此次大會選舉，國醫是否包括在內，此應請解釋者一也，中西醫選出人數之支配，應以職業人數爲比例，國醫團體與西醫團體人數，是否平均支配，此應請解釋者二也，除分電外，理合電請鈞府院部迅予鑒核，俯賜解釋，俾免意見

紛歧，臨電不勝迫切待命之至云云。（武進通訊）

江蘇 無錫

（無錫通訊）無錫縣國醫支館，醫藥改進支會，中國鍼灸學講習所，中醫研究社等，鑒於此次國民大會代表選舉法，其第八章附表四「自由職業團體代表名額醫藥師團體八人」未有中西醫藥師之名稱，及中西醫藥師之人數，究否相衡，特聯名呈請國民政府主席及中央黨部立法院，行政院，內政部等迅予解釋，以資明瞭，今將原呈探錄於下：「爲請求解釋事，竊杳五月三日申報記載國民大會代表選舉法，其第八章附表四（自由職業團體代表名額醫藥師團體八人）又查同法第三章第十九條載（參加選舉之職業團體，及自由職業團體，以在本法公布前，依法成立者爲限）今查中醫條例早經頒布，依法中醫當得參加選舉，此次國民代表大會醫藥師團體八人中，中醫是否包括在內，此應請解釋者一，又查國民大會代表選舉法，自由職業團體代表名額，醫藥師團體八人中中西醫藥師人數之支配，未有明文規定，未知此八人中之人數，其支配是否以中西醫藥團體人數相衡，此應請解釋者二，綜上兩項，爲求明瞭起見，理合具文呈請鈞座鑒核，迅予解釋，以資遵循，實爲公便云云。

中央地方自治計劃委員會衛生組 添聘中醫委員

中央黨部地方自治計劃委員會衛生組原定委員五人，西醫胡定安，金寶善等三人，中醫張忍庵，劉仲邁等二人，現中央國館館長焦易堂又推薦中醫隨翰英，郭受天二人爲衛生組委員，該會已分別函請隨郭二君知照，嗣後開會，請均出席云。（南京通訊）

山東國醫分館組織不合法

——公安局奉令解散——

山東國醫分館，前曾由答士鈞等籌備成立，在民衆慈善醫院，召開籌備大會，推辛鑄九爲董事長，苗杏村爲副董事長，但苗辛二氏，皆推辭不就，致辦理無成績，現省府主席，民政廳長，派員查得該會非法組織，並有募捐情事，認爲不合，特令公安局，予以解散云，（山東沂水通訊）

湖南農民教育館 徵集民間藥方

湖南省立農民教育館頃函本省各縣縣政府云：逕啓者，吾國民間藥方，積四千餘年之歷史，經百千億人之體驗，名方良藥，流傳各地者，曷可數計，設能一一蒐集，化驗其效能，確定其作用，發揮其眞理，則裨益保健，甯有涯耶，値茲農村經濟敗落，民間疲罷之時，貴重之西洋醫藥，既難惠及大衆，固有藥方，又復散漫民間，各自墨守，非廣事搜集，不足以應社會之需，非勤加研求，不足以達精益之境，非開發土產，不足以挽回權利，本館有鑒於斯，爰有民間方藥方研究會之組織，惟創辦伊始，人財兩乏，各地藥方，勢難一一遍求，伏思各縣不乏熱心之人，高明之士，用特公啓，請一致贊助，或惠祕方，或寄土藥，俾便實事求是，闡宇宙之祕密，開固有之寶藏，進而供獻於世界，則於民族健康，國民經濟，或不無小補焉云云。又附徵求民間藥方辦法：（一）凡各縣流傳各種藥方，皆在徵求之列，（二）凡以藥方函報本館民間藥方研究會者，得酌酬以本館各種出版物，其經實驗有特效者，得予以特種報酬，（三）凡以藥方應徵者，請註明應徵人姓名通訊處，及藥物性狀，單藥方味，並其效能與所治疾病，（四）凡鄉間艸藥，除照前條辦理外，更請惠寄生藥，以便考證，（五）應徵藥物須郵費較多者，由本館負担之，（六）徵集藥方，請函寄「長沙北門外湖南省立農民教育館民間藥方研究會」收。（湖南通訊）

民命重要

湘省府令醫院注意醫師學識經驗

湖南省政府，昨令湘雅，仁術，湖南公醫院，國醫院，肺病療養院云：「查長沙市各報，近來迭次載有醫院醫師玩忽業務新聞，人命所關，極堪重視，醫事人員臨床治疾，責任異常重大，自應謹愼從事，方能盡其職責，各醫院延請醫師，對於其人之醫學知識，以及臨床技術，尤須嚴密考察，切實甄飭，除分令幷澈查外，合行令仰該院卽便遵照」云云。（湖南通訊）

財部所屬各署

捐款建造中醫院

（南京通訊）于右任焦易堂等發起建造中醫院，購就大光路土地五十餘畝，孔財長飭財部所屬各署共捐一千元，交基金保管委員收存。

滬國醫分館長等更動

上海市國醫分館館長夏應堂，因病故出缺，由南京中央國醫館令咨上海國醫分館前董事長沈仲芳調派爲上海市國醫分館館長，常務董事蔡濟平調派爲董事長，董事夏理彬，調派爲常務董事。（本市訊）

浙省國醫分館電請中央

中醫領照歸衛生署發給

中央國醫館浙江省分館，以頒佈中醫條例，足見政府同等待遇中西醫士之意，近接中央解釋公函，內有『衛生署對中醫執照，仍令由各地政府辦理』一節，殊與中醫條例第一條不能相合，且地方政府辦理中醫執照，類多各自爲政，辦法差異，如領有甲地執照者，抵乙地即失效用，必須另行領照，方准行醫，西醫則領衛生署執照，可以通行全國，不特中西待遇失平，而中醫條例亦失効用，雖有若無，爰特電請中央，關於中醫領照，仍依照規定條例，由內政部或衛生署發給，俾中西醫平等待遇早日實現云。（杭州通訊）

杭州國醫公會停止活動

（杭州通訊）杭州市國醫公會，自浙省國醫分館成立後，會員意見紛歧，風潮迭起，近始平息如常，原定五月十七日召開六屆春季會員大會，其會員錄通告，早先發出，離開會前一日，忽接市黨部訓令，因會內意見不一，奉省黨部令派員整理，並飭在未整理之前，暫以停止活動處分，該會奉令後，會員大會未能如期舉行云。

二 各地醫藥消息 二

福建連江縣府

設立夏令衛生防疫會

（連江通訊）連江縣縣長張國鍵，因鑒於現屆夏令之時，正瘟疫萌芽伊始，爲先事預防計，特設立夏令衛生防疫會，已於六月六日下午四時，召集城內中西醫生，在縣政府辦公室，開會討論防疫事宜，出席者，中醫，陳瑞書，盧頌頤，黃德斌，林禾，鄭詩，陳利俊，游作屏，等七人，西醫，熊君哲，鄭學忠，李有福，等三人，縣長張國鍵主席，科員林欣耕紀錄，行禮如儀後，主席報告開會宗旨，旋即決議事項如下：（一）防疫注射工作、由西醫負責辦理，（二）配製藥散，宣傳清潔，及按日施診等事項，由中醫負責辦理，（三）所有藥費，概由縣政府就地方公費項下撥用，議畢散會，已六時許矣。

漣水公安局籌辦中醫登記

漣水縣公安局，鑒於漣水地方，所有中西醫士，素無管理規則，六月廿三日，派警士持登記證向闔邑中西醫士，囑將姓名，年齡，籍貫，住址，經歷，行醫年數等，一律開明，當面登記云、（漣水通訊）

淮陰國醫公會歡迎

淮安醫藥攷查團

淮安中醫公會，爲明瞭各縣醫藥狀況，增進治療學術起見；特組「淮安醫藥攷查團」，視察各地醫藥狀況，該會主席何樾岑，偕同秘書劉樹農，常委楊幼坪，應茀庭，執委王致和，應春台，暨淮安藥業巨頭，現任淮安衛生委員會委員章仲寬等一行十餘人，於六月廿二日下午抵浦，當由本邑國醫公會主席駱秀峯氏，偕同常委周子輿，醫聲週刊編輯沙亦恕，駱筱峯等歡迎，並陪同往訪各醫藥人士，晚宿中國旅社，次晨各歡迎人員，邀請該團職事參觀淮陰船閘，楊莊活動壩等，中午返城，在沙宅設宴招待，席間由歡迎代表報告淮陰最近醫藥狀況，及「疫痞」蔓延情形，雙方討論改進醫藥各問題，席後攝影，下午該團耑返原籍，聞該團不日將出發徐海一帶攷察云云（江蘇淮陰通訊）

南昌醫藥改進會
中央國醫館令准備案

（江西南昌通訊）本市醫藥改進會，自去年十月中旬成立以來，各職員辦事，甚爲努力，會務頗見發展，所有該會章程會員職員名册等，曾經江西國醫分館長吳琢之轉呈備案，業奉中央國醫館指令照准云

浙江新昌發起組織國醫公會

浙江新昌國醫界呂成丹，陳誦三，何璧齋，王國芳等二十八人，鑒於國醫缺乏團結，邇者中醫條例國府明令頒佈對於今後之國醫，應戮力共謀，實際發展，爰發起組織「新昌縣國醫公會」俾研究切磋，增進學識經驗，而謀民衆健康，並悉已推定呂成丹，陳誦三，王國芳，王士傑等四人爲發起人代表，負責積極進行，向黨政機關備案云（浙江新昌通訊）

＝醫藥教育界消息＝

日本漢醫學家
在中國醫學院演講

日本大阪漢方醫學院院長今井豐雲氏，深研漢醫方藥，頗有心得，前由大阪乘輪到滬，至北河南路老靶子路中國醫學院演講，由該院院長薛文元，郭柏良，招待，並與該院教務長蔣文芳交換醫學上之意見，略謂，日本自明治維新後，廢棄漢醫，現在朝野對於西洋醫學注射，漸生厭惡，羣崇漢醫漢藥，氏在大阪設有漢方醫學院漢藥圃，作實地之研究，在東洋極慕貴院盛名，特來參觀，以資考察云云，繼卽至該院大講堂演講四診法實演，聽者三百餘人，演述漢醫十二經在治療上之重要及漢藥之効，靈驗均駕西洋醫藥之上，東洋人士皤然改誤，在不久之將來，勢必恢復六十年前之地位云，講畢，由蔣教務長引導參觀該院成績，極爲贊許，謂回國之後，擬派遣學生來院留學，以資交換，旋攝影離院、（本市訊）

湖南國醫專校學生定期開始暑期集中軍訓

湖南國醫專科學校，頃奉湖南省教育廳與湖南國民軍事訓練委員會會銜令飭該校軍訓學生，均應遵照訓練總監部規定，凡專科以上學校學生，須施行集中訓練兩個月」，本省已定本年七月開始集中，並規定七月十三十四兩日，爲學生報到入隊日期，十五日開學，特令仰該校轉飭應行集訓各生

遵照，該校奉令後，刻正提前結束本期應受訓學生功課，以便各生準備入隊手續云。（湖南通訊）

江西國醫專修院近訊

江西國醫專修院，乃姚國美先生獨資創辦，雖未多年，其院務頗見發展，茲將該院近情分別採錄於下：

院務方面 建築實習醫院，該院因鑒於本科三年級，畢業即屆，欲求經驗豐富，必須實習多臨危證，故特在本市佑民寺空地，建築實習醫院一所，自去冬興工，現已告竣，聞本三學生，本夏畢業之後，全往該院臨證實習。又該院主幹，鑒於本省醫士雖多，而對於醫刊，尚屬寥寥，特擬用院刊名義，於秋季時發行醫刊，以期宣揚國粹。

學生方面 採取藥用植物，本科三年級學生，為求對於藥物有確切之認識，特要求本草傷寒二教授指導，在本院藥圃，採取藥用植物，聞該班學生採取之藥物極多，已依法泡製及培植，在本院標本室陳列矣。

參加航空協會，該院師生對於愛國心腸，極為熱烈，特自動組織徵募隊，每一學生捐洋數角，現已全數募得洋數百元，送交江西航空協會，以獻機祝蔣公之壽。（江西南昌通訊）

中國醫學院新建院舍將落成

本市中國醫學院，于閘北天通庵路新建院址，將近完成，下學期開始，一二年級學生，全部遷往，原靶子路院址，擴充為醫院，為三四年級生實習，本學期暑假後，業已開始招考新生云。（本市訊）

新中國醫學院招考新生

本市新中國醫學院，本學期暑假後，已開始招考新生，該院有研究院，及實習醫院，便利學生研究實習，投考者可向上海王家沙花園路索章云，

國外醫藥消息

日本矢追博士

發明種痘新法

（東京）自愛華德琴那試種牛痘、對於人類貢獻絕大福祉以來、一九三六年適值一百四十年、當時種花悉行接種法、故醜惡之痘疤、為世界女性共通之煩腦、昭和五年時、日本傳染病研究所所員矢追秀雄博士、發見精製痘苗、皮下種痘法（一名注射種痘）得告成功後、爾來六年間、經過專慎重之試驗時代、結果曾由長與東京帝大總長呈請允許公開發賣、用此種新痘法之獨特精製痘苗、現因文部內務兩大臣亦已批准、故以一日之文部省令、將在官報發表、由傳染病研究所公開發售、先世界先進國之日本實施此種新種痘法、於琴那以來之世界種痘界、與以一大改革、同時於規定專用接種法之日

本種痘法規、亦將促成大改正也、(同盟社訊)

林白與加萊博士發明人造心臟

◉瑞典京城 美國著名飛行家林白上校、曾於一年前、與舉世聞名之法國醫學家加萊博士、在美國煤油大王洛克斐羅所辦研究院中、發明人工心臟、茲悉林白將於八月初間、偕同加萊博士、以私人資格前來瑞京、俾就此項發明、發表演講、一般人以爲、林白或因此獲得諾貝爾獎金，亦未可必、按林白上校、係在其愛子綁犯霍布門執行死刑之前、卽本年初間、攜眷避居英國、(哈瓦斯)

緊要社訊

本社聘葉信誠東渡考察漢醫藥事業

(本社訊)日本自明治維新，本屬廢止漢醫，及後彼邦渡邊熙醫學博士，於大正十一年，從中野萑園講習漢醫，大爲折服，慨明治廢止漢醫之不當，乃從事著述東洋和漢醫藥實驗集，作復興漢醫運動，目前彼邦朝野人士，均非常注重研究中國醫藥，日有蓬勃氣象此次本社名譽編輯葉信誠氏東渡，爰請其考察漢醫藥事業，俾資借鏡，葉君係東南醫學院畢業，曾任總司令部醫院上校醫官，及上海中國醫院院教授，暨直市醫院醫務長等職，對於內外科均所擅長、此次考察，爲期約需年餘，隨時將考察所得，貢獻本社，公於大衆，以供究研上參考云。

最後消息

丹陽民衆藥藥旬刊出版

(丹陽通迅)丹陽最近新出民衆醫藥旬刊一種，內容分「醫藥學說」，「疾病問答」「醫藥新聞」，等欄，第一期創刊號，已於六月三十日出版，文字頗精采，係蔡陸仙主編，吉星耀，馬芝馨，董漱六等編輯，並聘海上盛心如，蔣文芳，方公溥，許半龍，徐愷，及丹陽劉小山，胡子梁，沙銘三，姜嶽市等爲名譽編輯，以指導編輯上事項。

民族藥藥刊發行

(丹陽通訊)國醫界顏德馨等在丹陽新生報副刊，編行民族醫藥刊，現已出至第五期，頗受觀衆贊許，該刊最近特聘海上徐愷，朱沛然，爲編輯顧問，指導編輯上一切云。

編後話

徐愷

(一)本刊承 同志踴躍投稿，增光篇幅，深爲感激，特此道謝，惟因篇幅有限，尚有未登稿件，當陸續刊載。諸希勿念，嗣後尚望 源源惠稿，尤所歡迎。

(二)本刊因籌備時間短促，疏誤之處，在所難免，深望原諒，並請指正。

(三)嗣後本刊，(創刊號十號出版，實因籌備時間短促關係，)准于按月一日出版，如承 惠稿，請在出版前半月寄下，以便排登，特此附告。

定價

全年十二冊定價二元，半年六冊定價一元寄費在內（國外寄費另加）爲統制出版數起見，另本不售，郵票以九五折計算以一分至五分爲限。

廣告價目

等第	地位	全面	半面	四分之一
特等	底封面之外面	八十元	四十元	
優等	封面底面內面對面	六十八元	三十六元	
普通	正文後	五十八元	三十元	十六元

廣告概用白紙黑字　如用色紙或彩印價目另議

繪圖刻圖工價另議

本期校對者　李仁淵　程光晨

中華民國二十五年七月一日出版

中醫科學創刊號

社長　謝利恆

副社長　方公溥

　　　　龔醒齋

總務兼編輯主任　徐愷

醫學主任　盛心如

藥學主任　朱松

　　　　　章鶴年

編輯　沈石頑

　　　倪維德

宣傳主任　徐公魯

出版者　中醫科學研究社

地址上海愛而近路祥新里十六號

印刷者　中醫科學書局

注意

定閱諸君如有詢問事件或更改地址通信時務將(一)定單號數(二)定戶姓名(三)原寄何處三項詳細開明方可遵辦實因定戶衆多簿冊繁重非此三項無從檢查難免仍有誤寄特告

中醫科學創刊號畫報第二版

本社社員玉照

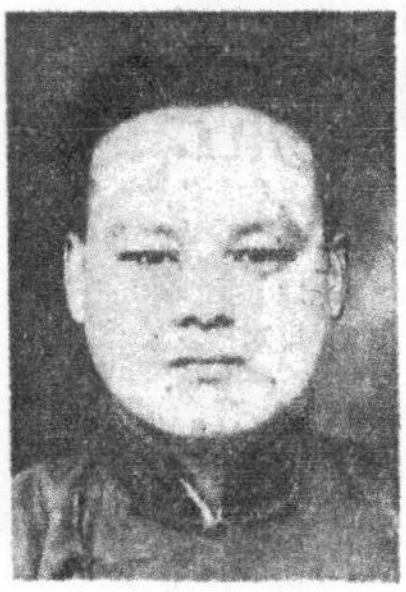

梁小庭 江蘇漣水

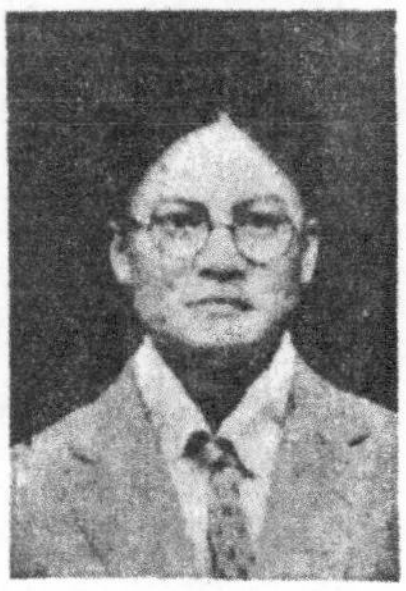

姜贊文 江西景德

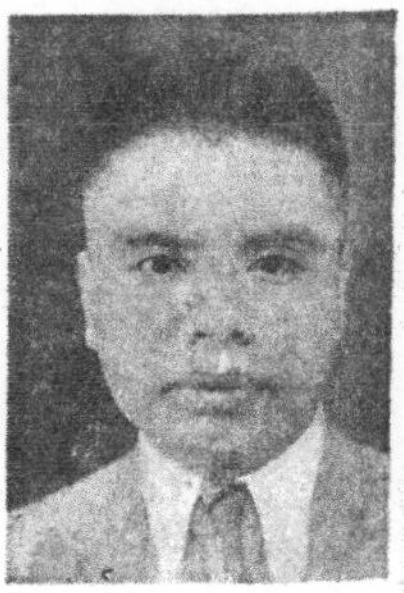

張炳文 廣西平樂

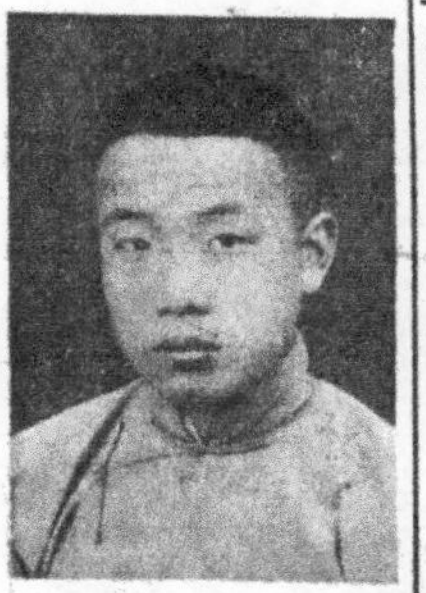

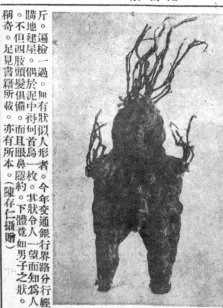

沈杏園 江蘇吳縣

生藥標本攝影

人形何首烏之證實

何首烏。本草所載。以狀似人體者爲上品。讀書至此。每以爲此乃著作者假想之語。蓋何首烏狀似山芋之屬。圓者居多。余嘗見藥行有首烏數百斤。遍檢一過。無有狀似人形者。今年交通銀行界路分行經理石君。購地建屋。偶於泥中得何首烏一枚。其狀令人一望而知爲人形何首烏。不但四肢頭髮俱備。而且眼鼻隱約。下體竟如男子之狀。見者莫不稱奇。足見書籍所載。亦有所本。（陳存仁攝贈）

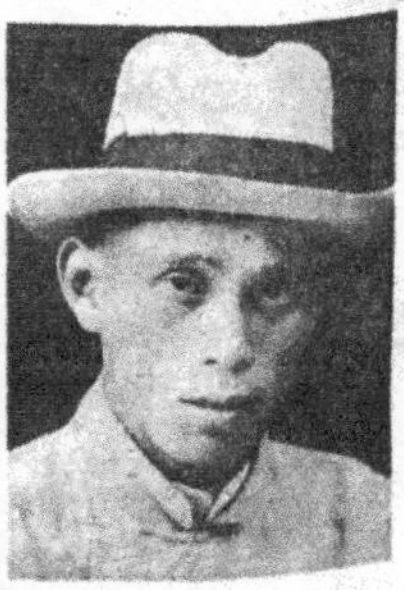

呂成丹 浙江新昌

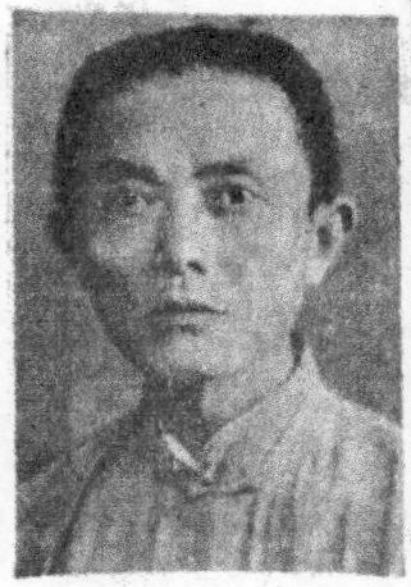

唐鐵花 江蘇松江

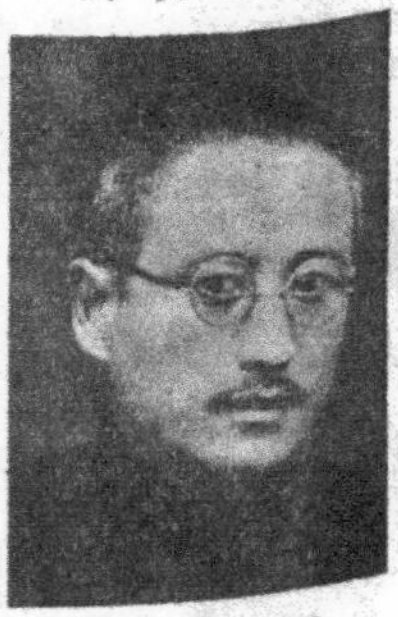

徐敎成 江蘇常熟

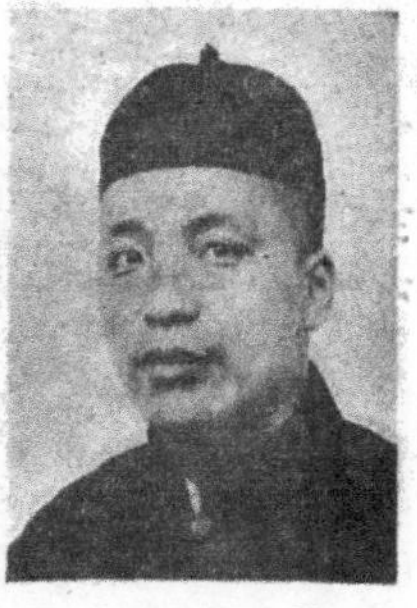

鄭禮庭 福建連江

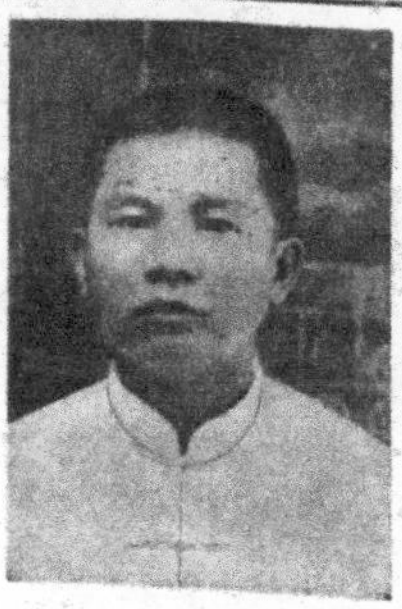

郭文選 福建南安

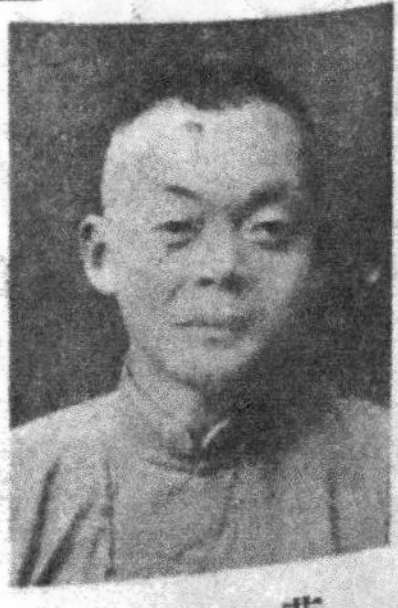

范詠章 江蘇奉賢

本社徵求社員啓事

逕啓者，本社自宣佈成立以來，甫經匝月，各地醫藥界同志，陸續加入，殊深佩慰，惟衆志成城，同志愈多，則力量愈大，庶幾研究學術，易收集思廣益之效，尚祈　海內外同志踴躍加入，聯合起來，共負改進醫藥偉大任務，是所企盼，此啓。

中醫科學研究社
宣傳主任徐公魯

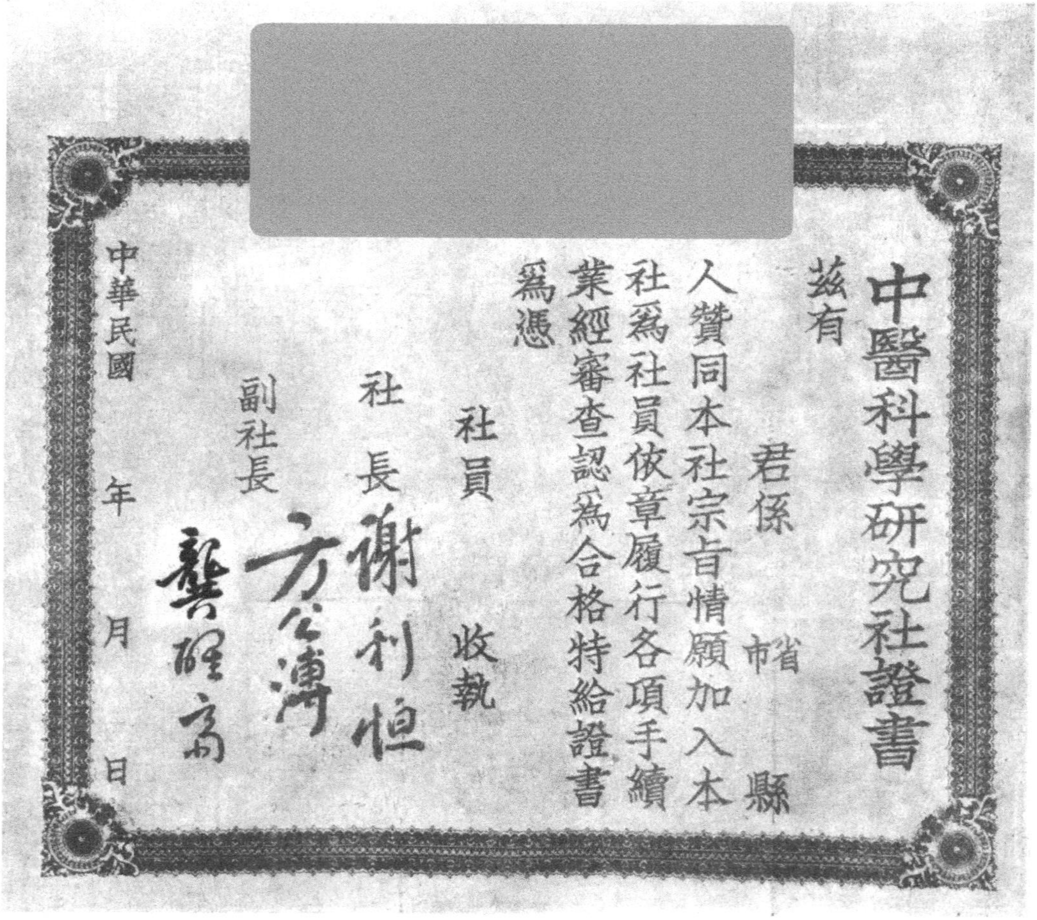

中醫科學研究社證書

茲有　　君係　　省市　　縣
人贊同本社宗旨情願加入本
社爲社員依章履行各項手續
業經審查認爲合格特給證書
爲憑

社員　　收執

社　長　謝利恒　方公溥

副社長　龔醒齋

中華民國　年　月　日

中醫科学

于右任

第一卷第二期

本刊呈請內政部登記
中華郵政特准掛號認爲新聞紙類

小言

國人趕快覺悟

徐愷

日美德諸國人士，研究中國醫學，一種蓬勃的氣象，已爲國人所知道；最近中蘇文化協會名譽會長，鮑格莫洛夫在其中蘇文化的使命一文內說：「我們蘇聯國的科學家，現正在開始研究中國醫學上深奧的條理，以及那些頗具天才而能洞悉人體內部組織的學理，使此項學問與歐西科學相配合，而能明白種種治病的技術，」這樣看來，中國醫學已由日美德諸國先後的注重，進而至現在的蘇俄也起來注重研究了！行見吾國醫學，一天天的在國際方面，顯露光輝，誠爲一件快事！

返觀一般國人對於這固有的醫學，轉多漠視，甯非笑話！要知我國醫學，有數千年的歷史，治療成績，昭然若揭，確有其特色的價值，現今外人亦因此故而注重研究，我國人豈容妄自菲薄，自甘落後，陷於末路，詎勿可恥!?所望一般人幡然覺悟，痛改前非，一致起來，提倡研究，庶幾數千年的國粹，乃能發揚光大，益形彰著！福國利民，實匪淺鮮！

掬誠奉告，未識一般國人，聽了以爲然否？

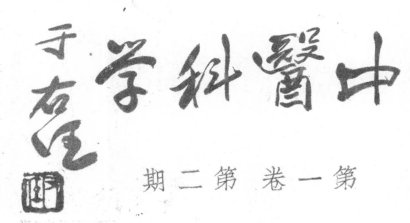

中醫科學研究社出版

中醫科學第一卷第二期畫報第一版

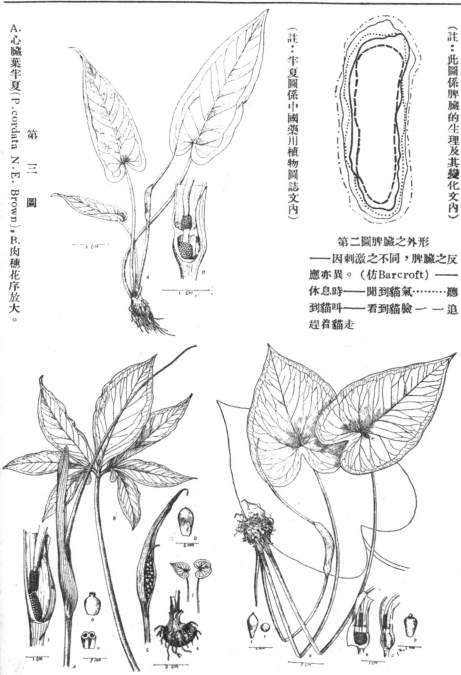

第三圖

A.心臟葉半夏(P.cordata N.E. Brown),B.肉穗花序放大。

（註：半夏圖係中國藥用植物圖誌文內）

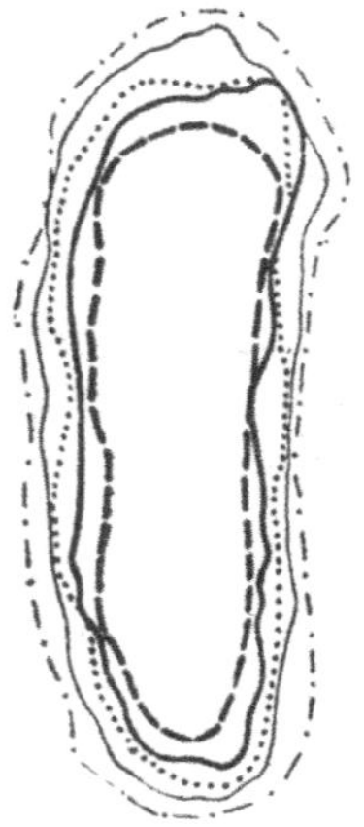

（註：此圖係脾臟的生理及其變化文內）

第二圖脾臟之外形——因刺激之不同，脾臟之反應亦異。(仿Barcroft)——休息時——聞到貓氣………聽到貓叫——看到貓臉——追趕着貓走

第五圖 A.掌葉半夏(P Pedatisecta Schott)之萬苞及肉穗花序之附生物，B.葉，C.果實穗，D.果實，E.塊莖，F.肉穗花序，G.雌蕊，H.雄蕊，I.幼葉。

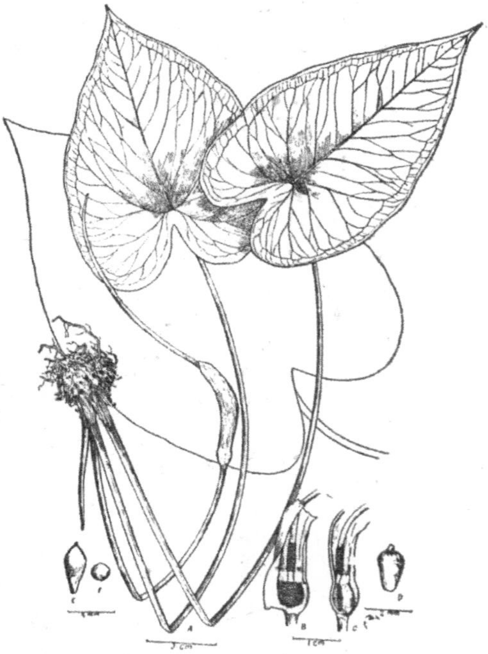

第　四　圖

A 盾葉半夏(P.qeltata P,ei),B.肉穗花序,C.肉穗花序側面,D.果實,E.雌蕊,F.種子

1957, 6, 2 6.

上海市
國醫公會設立

中國醫學院

招生

（學額）本院自建新院舍業已落成決於下學期遷入並將舊院舍改爲實習醫院學額自四百名推廣至六百名男女兼收本屆招考秋一年級新生六十名除四年級外各年級各組插班生若干名（入學資格）（1）高中畢業者免試錄取秋一年級（2）年滿十九歲有同等學力者得經考試錄取秋一年級（3）有上列資格之一並已習醫有年者得應插班試驗（報名）向院索塡報名單附交半身四寸照片二張報名費一元保證金五元（入學考試）自即日起至九月一日開學後止每逢星期日上午九時起（院章）函索附郵二分（本屆畢業紀念刊）都七十萬言洋裝一巨冊欲知本院畢業程度者附郵一元寄送一冊（院址）上海公共租界老靶子路五七二號

中央國醫館核准備案

新中國醫學院

招生

宗旨——本院鑒於國醫與民族國家關係之重要固有醫術之亟待發揚與改進對於設備力求充實課程力求切用另設研究院及附屬新中國醫院便學者之實習與試驗以期造成現代最適用之國醫人才爲促進民族健康之唯一機紐

班次——分秋一秋二春二秋三秋四共五班男女兼收

資格——中學畢業或有同等學力得免考或投考一年級有相當醫學程度得考插各年級但有轉學證書證明文件者得許可免試

報名——即日起開始報名隨交四寸半身像片三張費一元保證金五元章程函索即寄

考期——每星期一星期四上午八時起遠道者隨到隨考

開學——九月一日

院舍——在最安全靜雅之學校區連列三層洋房七座集中管理

院址——上海公共租界中區愛文義路卡德路東王家沙花園路

院董——王曉籟 杜月笙 林康候 焦易堂 袁履登 虞洽卿 謝利恆 陳濟成 張震西 楊管北 陸士諤 等

院長——名譽院長——朱南山 顧渭川 副院長——朱鶴皋

研究院長——祝味菊 教務長——包天白

1957. 6. 2 6.

徵求全國藥品狀況通告

查整理國藥。爲目今要務之一。然藥味之性質功用。皆有專書可攷查。獨至藥品狀況。仍多依據陳陳相因之古籍。至其因時變遷之情形則更十不能知一。醫家依此茫渺陳舊之記載。以療無涯之疾病。實有無數之困難。在此革新時期。本宜高唱科學化驗法。本社同人愧無此力量。且於熟用藥品之表面眞相尚未週知。追論其內部之分析。故近年先向藥業方面。切實調查各種藥品之現今實在情形。考訂其種類。鑑別其眞僞。片鱗碎羽。無不隨時珍輯。冀成國藥全書。雖初稿已具雛形。仍慮於事實之眞相。或有未合。因我國跨寒溫熱三帶。水土氣候之燥濕。萬有不齊。物產性質之變遷。隨地互異。非再徵求全國人士之實地調查報告。不敢確定。爲此具文通告。凡我醫藥界同仁。以及通儒碩士。能各將所知各地所產藥品之現今狀況。依照後開條例。詳細賜教。俾得將本書修改完善。公諸大衆參考者。洵於醫學前途。大有裨益。本社收到適用材料。謹當酌具書籍之薄酬。藉答雅意。其例如左。

(一)貴地所產藥品之名稱及產處。
(二)該藥品之形狀種類及產生收成時期。
(三)該藥品每年之出產量。
(四)該藥品現在之價值。
(五)該藥品集中及運銷處。
(六)該藥品習慣上之改製法。
(七)該藥品如見於綱目者。與現今習慣上之功用有無異同。
(八)該藥品如不見於綱目者。請詳述其治療各症之特效
(九)該藥品之特殊情形
(十)其他有關係處。

以上各節。均請詳細載明。郵寄上海派克路梅福里二十號澄齋醫社查收。並於信內寫明寄信人姓名及郵政可達之詳細地址門牌爲要。

上海澄齋醫社啓

武進謝利恆先生傑作

醫學歷史巨著

中國醫學源流論

謝利恆先生。於編輯中國醫學大辭典之後。復著中國醫學源流論。取數千年來各家學說。上起炎黃。下迄近世。攷其源流。別其枝派。原原本本。爲有系統之論述。有志國醫者人手一編。正如得寶庫之鎖鑰。大有探挹無窮之妙境。曾於醫報。一再登載。海內醫界。歎爲絕作，近及門諸子。用百宋字體鋅排。江南連史紙精印。仿古裝訂。異常優美。刻已出版發行。茲將全書目錄披露如下。

中國醫學源流論內容之一斑

定價全書一册售實價大洋一元（紀念中醫科學研究社成立價捌角）外埠郵費壹角

代售處中醫科學書局 上海愛而近路祥新里十六號

盛心如編

實用方劑學

爲近今國醫界一部最切實用之書

中國醫學之精華在方劑，中醫界臨床技術之應變巧妙亦在方劑，故善於運用方劑之配合者，遇重症亦處置裕如!!不善於此者，動輒僨事，晚近行醫者多，知醫者少，於是方劑之學衰矣；武進盛心如先生，有見於斯，悉心研究，集方劑之精華，用科學方法以整理，并積七年醫校教授之經驗，始有此「實用方劑學」第一集以問世。此書之佳，在釋義不空泛而切合實用，使讀者得治療技術上之進步，裨益於醫家病家實大。可供一般醫學校作方劑講義用，學生之優良讀物用，他如開業之國醫，或正在苦心研究之學徒，各藥號之職員，更宜人手一冊，以資深造。

定價 一元五角特價大洋八角

（紀念中醫科學研究社成立照特價八折）

經售處中醫科學書局

（倘須掛號另加挂號資八分）

總務部代郵

（一）近來加入本社的同志，繳費很多是來郵票的，惟本社郵票一時不需要許多，嗣後還請加入本社的同志，一律匯寄現款（或由銀行匯，或打郵局匯票）是爲感盼，萬一匯款不通的地方，如其寄郵票來，均須按照九五折計算。

（二）最近常常有人平信內夾寄鉅款來，雖然膽大，但實在是不妥，因爲平信萬一遺失，追究無從，誰可負責呢？奉告大家以後勿再作這種嘗試，以免受到無謂的損失。

（三）本社現在成立社員服務部，爲內地社員服務，不論麼什事情，祇要在可能範圍內，均可代勞，即請同志查照，若有何事，儘可委託得來，當隨時迅速辦理。

徐愷

醫界著作家均鑒

本局爲溝通醫藥文化起見，搜集中西各科醫藥書籍，以備醫藥界購辦，參考研究，茲爲更求普遍計，擬徵求國內外醫界著作家之私人著作，代爲發售，特擬訂辦法於下：（一）凡有著作之人士請先寄本局若干部，開明價目折扣：（二）本局收到著作家書籍後，隨即函覆：（三）本局與著作家，每三個月結賬：（四）期滿時如書未銷去，著作人欲收回，本局得照辦：（五）本局收到著作人托售書籍，隨即在中醫科學雜誌刊登廣告，遇編印目錄時，隨時將書名編入，以資宣傳。倘荷著作家同情，即請委托辦理爲荷。此啓

中醫科學書局啓

中醫科學書局經售下列各書

中醫各科問答叢書	包天白	二元	一元四角四分
麻症集成			廉價四角
痘科學	繆俊德	定價大洋六角	廉價四角八分
胃病根治法	包天白	五角	四角五分
和漢醫學眞髓	沈石頑譯	平裝定價大洋三元	廉價一元三角八分
中國醫學源流論	謝利恆	定價大洋一元	廉價八角
中國診斷學綱要	張贊臣	定價大洋一元	廉價八角
中國歷代醫學史略		六角	四角八分
方藥致論類編		六角	四角二分
中國麻痘學		七角	四角九分
春溫伏暑合刊		八角	五角六分
咽喉病新鏡		五角	四角
血證與肺癆全書		八角	六角
天痘與牛痘		二角	一角六分
青年男女衛生指南		一元	八角
腎虧與血虧		五角	四角
兒科常識		五角	四角

地址：上海愛而近路祥新里十六號

徐愷著 疾病問答集出版

發售預約

七月底止

八月底出書每冊定價八角

（加寄費二分掛號另加）

紀念中醫科學研究社成立及中醫科學書局開幕 自六月二十日起至七月底止（期限無多預約從速）

徐愷先生主編光華醫藥雜誌的時候，有許多直接答覆讀者的問病信，都是疑難問題，沒有批露雜誌上過，的確非常珍貴，現在特搜集起來，加以整理，並由謝利恆盛心如兩位先生審定，更其完美，特交本局代為出版，定書名為「疾病問答集」以供醫界同志參考，現稿已付排，估計印成一厚冊，八月底出書，每冊定價八角（加寄費二分掛號另加）——本局鑒於農村經濟破產，醫生收入微薄，故定價特別從廉，茲為紀念中醫科學研究社成立，及本局開幕伊始起見，特優待醫界，自六月二十日起至七月底止，發售預約特價國幣五角（加寄費二分掛號另加）這樣良好機會，不可多得，欲購從速，倘若逾期就要發售實價，不折不扣了？

中醫科學書局謹啓

地址：上海愛而近路祥新里十六號

敬告讀者的幾句話

（一）這本書的材料，是我主編光華醫藥什誌的時候，有許多直接答覆讀者的問病信，沒有在什誌上披露過，這些病例，很有不少是特殊問題，朋友對我說，搜集起來，整理一下，當作專書，給大家參考，豈不好嗎？我聽了[illegible]你們的盛意，就把一大堆的直接信稿整理起來，交給中醫科學書局出版。

（二）讀者諸君，在這本書內，尋不到什麼有系統的學術，也尋不到有什麼高深意思，不過覺得一些疾病問答的研究而已，倘能藉此引起諸君留心思考，促進研究興趣，這個心願已算達到了。

（三）本書並蒙謝利恆、盛心如兩先生加以校閱，費去心思不少，使我非常感激，謹附此謝謝。

徐愷 二五、六、一〇、

中醫科學第一卷第二期目錄

評論

再談整理中醫學說

秦伯未

吾於本刊上期謂中醫學說應有整理之必要。並引葉香岩之學說爲證。或有不知我者。以爲不能上追長沙奧妙。而僅襲淺近之說以阿世人之所好。不知此正不佞所主張整理之要旨。須知任何一家學說。均有至理名言存在。劉李朱張之偏。世人盡知之。然分之則偏。合之則全。能知合而用之則全。則何苦崇奉一家而自陷於不全之境。世人之大患。即在誦法一家之言。於是尊古者薄今。喜新者厭舊。習於寒涼者見溫藥如蛇蝎。習於溫補者見涼藥如砒鴆。試思症情千變。病有如此其單純者乎。天時地理人事之變化。病有不隨其更易者乎。故不欲整理中醫則已。否則必先排除私見始。互相攻擊之下。不但中醫永無科學化之一日。即欲求其倖存。亦不可得。

若言傷寒金匱。條文中有重複可刪者。有一病而症狀散見各條者。有一病一方而症狀闕如者。雖得各家之註釋。或闡其未顯之義。或補其未備之旨。然揣見當先參酌而綴成有系統之論文。使初學者得深切明瞭其綱要。而收事半功倍之效。各家之註。存供參考。譬如傷寒論太陰一篇可釋述如下。

『傷寒以三陽三陰爲兩大部。從三陽以視太陰。則三陽爲表。太陰爲裏。由三陰以視太陰。則太陰又爲三陰之表。故三陽可以傳裏而爲太陰病。如下利腹脹滿。身體疼痛者。先溫其裏。四逆湯。後攻其表。桂枝湯。太陰亦可傳裏而爲少陰病。如少陰病下利。白通湯。皆著論中。歷歷可據者也。夫太陰屬陰。故其病爲腹滿而吐。食不下。自利益甚。時腹自痛。均現虛寒之象•其治爲理中丸。參朮炙草。以守中州。乾姜辛熱。以煖中焦。均爲溫運之藥。仲景云自利不渴者屬太陰。以其藏有寒故也。當溫之。宜服四逆輩。殊堪包括太陰全部之病。

凡發汗後。表已解而腹脹滿者。爲太陰裏虛之脹滿。宜厚朴生薑半夏甘草人參湯。消脹散滿。補中降逆也。若傷寒本有寒格。醫復吐下。食入即吐。爲胃熱格拒。宜乾薑黃連黃芩人參湯。安胃清火。和中降逆也。其方均從理中丸化出。而主治各不同。於此可釋成方加減之訣。

本太陽病。醫反下之。因而腹滿時痛者。此屬太陰裏虛痛。宜桂枝加芍藥湯以內調太陰之裏虛。若大滿實痛者。則屬太陰熱化胃實痛。宜桂枝加大黃湯以內攻太陰之裏實。蓋太陰腹滿症有三。有次第傳經之邪。有直入中寒之邪。有下後內陷之邪。不可不辨也。但脈弱而其人續自便利。則胃氣虛弱。難堪峻攻。設當行大黃芍藥者。宜減之。

太陰病亦有發汗法。但見脈浮。爲太陽未罷。可用桂枝湯。亦有攻下法。但見腹滿痛。爲陽明邪實。可用承氣湯。所以然者。太陰脈當沉緩。今邪至太陰而脈浮。知表未解也。太陰腹滿當時減。今邪至太陰而實痛。知裏已實也』。

此與傷寒原旨。並無出入。而閱之較易醒目。讀者易於領悟。吾以爲整理傷寒金匱。此其簡捷方法之一。拙著羣經大旨。即用此法。未悉世有同調者否。總之欲救中醫。欲納中醫於科學化。不在高調。不在急進。祇要實事求是。刪除空言泛論。雖成功遲緩。而能使一般人漸趨於同化。

中國醫學科學整理的必要

周伯祐

二十世紀之今日，科學昌明，凡事之得科學證明者，則蒸蒸日上，人亦從而信之，以其信而有徵也，若未經科學證明，則雖事實俱在，而亦未能使人深信之也。

我國醫學，有數千年之歷史，治療疾病，素著奇功，久爲世界所公認，此原合乎科學之精神，惟學理方面，多從推想立言，難舉明顯象徵，因此之故，即被世人目爲不合科學，倘能將中醫學理，以科學方法整理，演譯歸納，類比證明，使有系統，則爲完全科學無疑。例如飲食一事，我國人之發明食豬血者，已不知其幾何年代矣。西人不知其正適合科學衛生，反目爲粗惡野蠻者，後經醫學衛生家所研究而得者，則豬血涵鐵質獨多，爲補身之無上品，凡病後產後，及一切血薄症之人，往往多以化煉之鐵劑治之者，今皆用猪血以治之，蓋猪血所涵之鐵，爲有機體之鐵，較之無機體之煉化鐵劑，尤爲宜於人之身體，故猪血之爲食品，有病之人食之，固可以補身，而無病之人食之，亦可以益體，故中國人食之，不特不爲粗惡野蠻，且極合科學衛生也，又如醬油一物，在美國政府未經化驗以前，咸謂其涵有毒質，傷害衛生，故有禁止之議，後經醫學衛生家嚴爲考驗，所得結果，則醬油不特不涵毒物，且多涵肉精，其質與牛肉汁無異，不特無礙衛生，且大有益於身體，於是禁令乃止，（節錄孫文學說）由此觀之，猪血與醬油，初非不合科學衛生也，其所以謂其含有毒質，不合科學衛生者，以未經科學證明，强謂其不合科學衛生耳，天下之萬事萬物，未經科學證明，强謂之不合科學，而置之淘汰之列者，蓋比比也。吾願我中醫界，幸毋固執舊說，自甘落後，亟宜厲行醫學革命，將中醫之學理，以科學方法整理，使之發揚光大，誠爲今日不容緩圖之急務也。

對國醫教育界進一言

浩然

中國教育，已趨末路，一般青年，輒苦無良好教育之所，而一般辦教育者，類皆資識不孚，徒作欺騙事業，貽誤青年學子，所謂爲教育而教育者，舉國寥如也。然無論其爲眞教育也，僞教育也，而猶可藉「教育」爲口實，爲號召，若夫國醫則尚未列入於教育系統之內，而毀滅之憂，實在目前。教於何有？育於何有哉？

識者知中醫之空間價値，而終有科學化之可能，於是折衷者，整理者，鼓吹者，報章雜誌，風起雲湧，盛極一時，而所謂國醫教育者，亦於是始焉。丁此風雨飄搖，動盪無定之中醫教育界，宜如何自相砥礪，集中人才，以期發揚故學，融會新知，而速成東方獨特之醫學，責任匪輕，仔肩綦重，自非聘請眞才，畀以全權不爲功，若以二三市井小兒，頑固老物，斤斤於爭權奪利，而期醫教之辦理完善，其可得乎？

吾人試觀今之所謂國醫學校者，大多假教育之名，而陰圖漁利是實，其眞爲教育而教育者，什不得一焉。所謂國醫教育人才者，每多江湖郎中，胸無點墨者流，即間有學識優長，而腦筋陳腐，牢不可易，不慚形穢，濫竽登場，至如何教育？如何容納新知？如何發揚故學？則茫然不知，已足使國醫宣告壽終正寢而有餘，此種教育，究何所取哉！？

往者已矣，來者可追，假使國醫界眞欲自甘墮落，消滅，則不妨放任魔舞，早期萎亡。如其國醫界而欲奮發有爲也，則於教育一項，必須力謀整頓，樹立基礎，以大公無私之態度上行下效，以着重人材爲標準，樂育英俊，庶幾化雨宏敷，學術昌明，燦爛之花，萌孕在即，爲國醫而教育之教育家，其勉之哉。若僞教育者流，則絕對不容其存在。因少數人之私利問題，而影響於整個國醫之存亡與消滅，功過昭揭，事實顯然，不攻異端，斯害何已。嗚鼓而攻，是在來茲。企予望焉！

一九三六・七・

中醫改造之目標

張贊臣

洋醫指中醫爲舊醫。中醫否認其說。自宜於人曰。中醫科學化。然則科學化非徒託空言。即可了事。必也有相當之路徑。非積極建設。無從整理而化之。其改造之方式如何。就鄙見所及。約有下列諸端。

一、心理建設　學術之研究。可以見時代國人之心理。學術本是由時代潮流而演進。去腐創新。進化之原則。爲中醫者。喜追溯舊說。炎黃之陳物。至今沒有改變。且奉爲金科玉律。此中醫界心理之弱點。若不改造。科學二字。眞無從說起也。

二、物質建設　自然科學以自然界物質爲之對象。從而研得一有系統之學理也。藥物之研究。在化驗分析。中國藥物學之記述。多不可靠。非有科學方式。不足言進化也。微生物之研究。顯微鏡不可省也。中醫氣化之說。固執成見。以卵投石。一碰就碎。諸如此類。不可勝言。非有新建設。則終幹不出成績。西醫有越俎代庖之勢。中醫界豈可不自求振作哉。

三、學術團體組織與研究　東南醫學院院長郭琦元。前曾赴日考察。歸來謂其門人曰。參觀日本各科研究所。自問學識。恐趕不上該所之工人。此言也。於以見彼邦學術之盛。吾今就中醫界而論。姑以上海爲中心，東有一個社。西有一個會。平心靜氣。自問一下。除開大會。選舉執監委員外。學術上毫無成績可言，以視日人之努力學術，可恥孰甚。爲今之計。亟應幡然改圖。從實際研究。前途庶幾有望。不則。長此以往。因循坐誤。不加改進。敢謂中國醫學。將永無發展。而陷於淘汰之一途。聞余言者。未識有感乎中否。

研究醫學之先決問題（續）

從進化原理說到技術合作

盛心如

（一）醫界合作之進行方法

凡事豫則立。不豫則廢。振作之圖。當先求之於本身。鬩牆相煎。始召外侮。試觀各地醫界同志。以言個人。則互相攻訐。以言團體。則分峙二三。即同一團體之中。而又派別分歧。以言醫校。課程則各自為政。教授則寒暑迭更。在同一區域之內。則又從一而二二而三。裂整而為散。累月窮年。汲汲於權利。野心夢想。逐逐以爭雄。經濟既散如盤沙。而富有者又徒為守財之奴。人材既不能集中。懷璧者。又不能用其所長。而所為之工作。所備之設施。又多為形式之敷衍。毫無實際之建樹。頭腦清醒者。徒唱高調。理智自用者。好運手腕。訑訑之聲音顏色。拒人於千里之外。營私植黨。把持於一手之中。縱有傑出之士。思共奮發以有為。而處此環境之下。既不甘同流合污。甯潔身引退。掩道自賞耳。嗚呼。合作未能。遑言改進。扶持不起。終歸傾顛。我親愛之同志。果願長此墮頹。以同歸於盡乎。抑欲圖自振拔。向環境奮鬥乎。則非精誠團結。不足以救亡。舍努力建設。不足以圖存。國難在嚴重時期。醫難亦何莫非在嚴重時期。苟無決心。澈底覺悟。蠲無謂之意見。謀自身之振拔。以技術為目標。作共同之奮鬭。非可以空言挽回也。竊以為先宜預定計劃。按步進行。而進行之步驟。初從整理入手。而整理之工作。則宜規定科目。分頭實幹。仿五年之計劃。通令全國醫團。勿徒開無謂之例會。會而不知所議何事。名之曰議。議而不決。名之曰決。決而不行。亟宜從事於實際研究之工作。全國醫校之教授。宜編制基本切實之課程。或全國名宿有擅長於任何一科者。使其切實釐訂。發揮經驗。待五年之後。匯集各方之著作。商聘各科專家。加以切實之審定。以何者定為標準。何者定為參攷。然後使全國醫校。一致遵守為同一之課程。此種初步之計劃。既告成功。則醫校之列自教育系統。自無問題。倘有最新之發現。宜將規定更改者。則亦通令全國一致更改。再進一步。與藥界攜手合作。同時藥界亦按照預定計劃。一致進行。至進行之步驟如何。容述於下。（未完）

中醫科學的研究方法 (續)

倪維德

我們講到科學，先要認識科學的意義和範圍，我們並不是像西醫攻擊中醫的所謂「戴上科學的假面具，」其實這正是他們的不懂科學的意義和範圍，須知科學的範圍是包括了一切的質和能，其如生命，性情，心理，社會，政治，歷史，都是科學的掌握之中。(這些都是有根據而不是杜撰的)所以 Karl Pearson 說：「科學的資料，乃與宇宙齊限；不僅限於現今的實在之宇宙，凡宇宙以內生物的所有的過去與未來之歷史，盡屬科學」。根據此說，我們國醫當然也是屬於科學的範圍以內，不過科學之所以成爲科學，也有牠固有的特性，我們假若不能尋得牠的特性，就根本談不上科學。

科學的特性是什麼呢？這是經過十幾個世紀的科學家詳密的討論過的，就是所謂科學方法，我們要應用這個特種的方法，才可以研究科學，所以我們現在要使中醫純粹的科學化，必須要知道科學的方法；和其方法的理論。關於這點 Karl Pearson 也說過一段話，他說：「苟科學方法能成習慣，則凡事皆可成科學，此爲科學方法之特點。科學之範圍無限，取材無窮；舉凡自然之現象，與社會之生活，文化發展之過去未來，皆爲科學之資材，科學之主體，在其特異之方法，而不在其資材之爲何種，有搜集事變而分析類別之，以察其關聯通理者，無論其事之爲何物，凡應用科學方法，則以科家名之。然此事變可爲人類歷史之過去，可爲通都大邑之統計，可爲極遠星球上之大氣，可爲蠕虫腹內之消化器，亦可爲微生物之生活史。非所論之資材有以定其爲科學與否，而其方法實爲之。」我們看到上面的言論，所謂科學的範圍和意義，都有了相當的了解。可知中醫是合乎科學，而不是冒牌科學。本社命名的動機，也許在此。

現在要開始講科學的方法了，不過關於方法方面的一些理論，也應該知道點。因爲方法不是突然產生的，也不是超自然的離開現實的觀感。所以牠必須有一個實際的現象作爲牠的對象，和對象相對的就是方法。由對象產生方法，再由方法證明對象，這樣反覆不息的起着種種有意義的運動和變化，(因爲方法對象同時常在變化)，在可能性的運動循環裏發生許多交互作用，就是所謂存在論的循環。結果，我們可以得到多宗綜合的概念。所以戶坂潤氏說：「從方法看對象，是一試金石，是批判者；方法底獨立，往往爲對象所否定。(此處否定之解釋卽決定意)。從否定運動而產生的對象和方法的關係，是爲辯證法。

(待續)

醫學研究

可怕的白喉症研究

郭紹仁

白喉又名喉間發白症，「梅澗云。」名馬脾風，「喉痧新論云。」日本名實扶的里，一作實布的里亞，即ヂフテリア。德文英文皆作 Dyhtheria。法文 Diqtherie，舊譯作時疫白喉，一作白皮痧，又作鎖喉風。考白喉一症，我國古時方書未載，至康熙年間，亦屬罕見，始自雍正癸丑年，此症遍傳我國，各地均見，然在外國古昔卽有，至十八世紀末葉，及十九世紀中葉，歐美諸邦，流行尤甚，東土明治三十七年間，統計全國患此症者，已有二萬一千餘人，其死亡者至三千人以上，成人之患此症者，較小兒爲多。

白喉症原因

白喉由傳染實扶的亞桿菌（係一種陽性肥短稍曲細菌。）而病，其菌無運動性，長約與結核菌相等，兩端膨大，其狀似啞鈴，若染以色素，用顯微鏡檢查，則可見其細菌詳細之形態也，此菌爲夸來布斯 Klebs 氏先發見，在一八八四年，復經婁富氏 Loffier 之證明，始能確定本症之原因實扶的里菌侵入咽喉，及扁桃腺各部，滲出毒質，先於局部，誘其固有之炎症，而後侵入身體之各部，發生全身症狀，此種細菌之抵抗力頗强，在陰暗潮濕之處，可生活至數月之久，不能附於日用品上，故其傳染之方法，概有多種，或直接泡沫傳染，或病人直接傳染，或間接物品傳染，及食品之傳染也。

白喉之症狀

潛伏期　白喉之潛伏期，二日至五日，病之初起，其症狀發生全身違和，體倦頭痛，脈象浮數，舌質滑白，形寒微熱，小溲黃赤，嘔噁，而皮膚反見蒼白，此種症狀，甚爲明顯，小兒間有腹痛，此時尙無咽喉方面之自覺症狀，或有之，僅爲極輕微之不快感覺，然檢其咽部，則已可見咽頭與扁桃腺發生中等度之腫赤，其上且有點狀與腺狀灰白色不能擦去之小斑，吾人在臨診時，如見此種徵象，卽知其爲將發白喉之預兆也。

夫咽部或扁桃腺赤腫患處，呈灰白色，不能擦去之小斑，漸大互相結合，其色發白，成膜狀，幷向口蓋弓及懸壅垂處蔓延，此時則咽喉徵狀已極顯著，卽有燃痛防嚥，下顎淋巴腺腫，脈象弦數，舌苔滑膩，痰液甚多，熱度較前尤高，惡寒亦甚，全身徵狀，非常沉重，此卽前所謂實扶的里菌毒侵襲週身之所使然。

白喉之惡性疾狀

若在前所講之白喉定型症狀，已甚顯明時，如不能得到藥物上與手術上之治療，及病者本體之抗毒素強盛者，則其僞膜更向四方蔓延，一方面上延至鼻腔，即稱爲鼻腔白喉是也，其症勢進行，更爲惡劣，全身症狀加劇，熱度增高，嘔吐亦劇，鼻腔往往呈壞疽性之變狀，發生鼻衂，鼻粘膜腫脹潮紅，流出膿樣之鼻汁，味帶腥臭，鼻腔閉塞，阻礙呼吸，聲音多帶鼻音，皮膚呈屍體狀之蒼白色，病者之患部自覺徵狀甚微，但他覺症，頗爲沉重，頸部之淋巴腺，有極度腫脹而痛，幷起周圍炎症性之浮腫，皮膚有小出血，往往於注射後見之，脈象微弱，或頻數，但不如前之有礙有力也。

白喉菌毒延至喉頭氣管，則生聲音嘶啞，及刺激性之咳嗽，或聲音全失，呼吸如笛鳴，如犬吠，兒童之患此症者，以其氣道甚狹，氣急聲啞痰湧等症，尤易發見，且常見痙症，頭向後屈，而用全部呼吸，補助肌以努力作呼吸狀，上腹部胸骨上部，及側胸部，均見呼吸性之陷凹形狀，四肢，面部，指甲，呈紫藍色，病者處此嚴重之徵狀下，多由呼吸阻塞，養氣不能吸入，炭酸不可外出，而發生炭酸中毒症，於是漸入昏睡而至於死。

白喉菌毒傳入循環系者，則循環衰弱，心臟麻痺，及心肌炎，大抵多因病毒直接侵犯心肌而起，如在數日前，全身肌膚呈蒼白之時特增，體溫增高，肝臟腫大，心音微弱之徵，即可知心臟衰弱將起，既而則發生高度之虛脫性體溫，脈搏當然虛弱，左手尺脈，按之不見，即經驗豐富之醫者，所謂之根脈已無，危在旦夕矣。

此外又發生血管運動神經麻痺症，因白喉菌毒對於神經有強大之親和力，其傳佈不由血液而沿神經幹前進，初期麻痺，在重症時，二三日內見之，爲口蓋弓麻痺，（語帶鼻音，所飲之水，常由鼻孔流出，）後期麻痺，多於二星期，或第三星期見之。

此外又有嚥下麻痺，背肌與四肢肌麻痺，橫膈神經之麻痺等，合併症嚥下麻痺者，有時可因粘膜誤入氣管而生肺炎，背肌與四肢肌麻痺多見於病之最後期，預後頗佳，，惟橫膈神經麻痺不多見，倘一旦發生，則更危險，以上所述，均爲白喉症中最凶惡之徵狀也。

白喉之自療法

白喉之症狀既已明瞭，今當講其治法，有「血清治療法」，「國醫方劑治療法」，「局部吹藥治療法」，「氣管開切法」，等四種，分述如左：

（一）血清治療法　自佩琳氏發明血清，爲白喉之特效藥，近世醫家，無不宗之，其效之大，在各種血清中首屈一指，此種白喉血清，乃用白喉菌之毒素，注射於動物驗內，如牛馬等之皮下，隔五日或七日，再行第二次注射，但所用之毒素量，則倍於初次，如是重復注射，至三四個月之後，則牛馬之血中，即含有多量強力之抗毒素，於是採取牛馬之血液使之凝結，其浮於上層之黃色漿液，即爲白喉血清是也，將此血清注射於患白喉者之體內，以抵抗白喉之菌毒，則可以免其疫而除其病。

施用血清之用量，當視病者之年齡，及病者徵狀之輕重而異，若是輕症兒童一次注射2000單位至4000單位，成人注射4000單位至6000單位，若遇沈重之白喉，其用量當更增加至1500 0單位以上，對於喉頭白喉之已起阻塞症狀者，其量當更重，西洋成法多用至40000單位以上，又白喉本係輕症，有以延誤時期者，應作重症論治，若成人之白喉，宜用10000單位以上之重量。

考白喉症之注射血清，愈多愈妙，蓋毒素在體中能害人，抗毒素在體中不能害人，使用少量血淸，恐不足以反抗白喉之毒素，則其餘毒菌，仍在體內活動，防有後患，故甯可多用血淸，使其抗毒素而有餘，無使抗毒素之不及，庶幾可保無後慮矣。

注射血淸之部位　多採取腹部或大腿臀部之皮下，及肌肉注射，若能注射靜脈內，其効力尤大，當什百於皮下注射也。

血淸注射之過敏症　注射血淸之病人，注射後常見發生，不幸之過敏症，其徵狀雖重，然鮮有以此而致死者，爲預防起見，若在第二次注射血淸方之前，先以十五分鐘間隔注射血淸0.5,1.0,2.0三次於五小時後，再行注射其全量，或一次先注射0.5後，視其並無反應，乃以其餘之血淸實行全量注射，或第二次改用山羊血淸，則更不致引起過敏症狀，過敏症之原因，不在抗毒素，而在蛋白質。

血淸注射之有效期　注射血淸後，在二十四小時以內，卽可有效，體溫驟然下降，局部徵狀，不再進行蔓延，白黃色之僞膜，自行脫落，不久卽愈，輕微之白喉，幾全部恢復，次漸就痊，卽凶惡之白喉，亦可轉危爲安，而告霍然，但有極少數之病者，不受血淸之影響，病勢依然進行，而致於死亡，此殊所罕見。

血淸之種類　血淸之治劑，各國相同，其效力亦大致相等，但其種類有德國佩琳氏所發明之（T.A.）血淸，其後有繼續研究，加以改良者，遂有若干新法出現，如法國通行之白喉毒素，（AnatoxIn）德國Behring藥廠之T.A.E.。卽前所述之T.A.曾經改良者，上海英租界棋盤街工部局亦有自製之（DIpHtHeRia. AntItDxIn）喉痧抗毒素，每瓶價約二元，我國中央防疫處所製之白喉血淸，頗著卓效，與歐美所製頗有並駕齊驅之勢，其功效有過之無不及焉。

（二）國醫方劑治療　國醫處方治療，貴乎辨證，察其表裏陰陽，寒熱虛實，投以對症療法之藥劑，於是應如桴鼓，百不失一，蓋表裏陰陽，寒熱虛實八字，並非爲解釋病理而設，實爲醫家在臨證上辨別症狀類屬與治療之準則也，若太陽病屬表，卽投以解表之藥，陽明病屬裏，治以攻裏之劑，卽其事實也，國醫治療喉症，亦如斯，其在潛伏期內，（惡寒發熱，脈象浮數，舌胎淡白），徵狀屬表，則投以表散之藥，但因其咽喉腫紅作痛，表藥中佐以辛涼，服方如下。

蘇薄荷　霜桑葉　連翹殼　粉丹皮　赤芍藥　金銀花　瓜蔞皮　生甘草　黑山梔

除瘟化毒湯方　粉葛根　白殭蠶　黃芩　小木通　生梔子　川貝　生地　山豆根　蟬蛻　甘草　桑葉

若咽喉部已見僞膜，其他症狀亦較進展，診斷其純係內炎陰分爲其消耗，脈數，發熱增高，當服養陰清肺湯，及清露飲。

養陰清肺湯方

大生地　大麥冬　生甘草　元參　象貝母　杭白芍　薄荷

清露飲方

金釵石斛　天冬　麥冬　生地　熟地　桔梗　甘草

大便不通者上方加大黃　元明粉攻其裏而清其熱

白喉延至喉頭，鼻塞音啞，氣急鼻煽，呼吸困難，發生肺炎者，宜服宣開肺氣之品，如麻杏石甘湯。

麻杏石甘湯方

生麻黃　光杏仁　生石羔　生甘草

白喉菌毒，傳入循環系，發生心臟麻痺，循環衰弱者，宜服四逆湯。

四逆湯方

生甘草　乾姜　附子

白喉發生虛脫症者，宜服獨參湯，或人參養榮湯，人參一味並服或水蒸服

人參養榮湯方

人參　白朮　茯苓　當歸　杭白芍　熟地　甘草　遠志　陳皮　桂心　五味子　生姜　大棗　立馬開關飲，治一切喉閉腫痛，湯水不下諸急證，　生雞子一枚　生白礬五六分

用法，雞子去殼，傾入碗內，將白礬研極細末，挑入雞子黃內，勿攪，將病者扶起正坐，囫圇灌下。

又方，牙皂角錢半，去皮，搗末，水煎滾取起，去渣，入生雞子一枚，服下卽吐，喉內立鬆，頗有效驗。

(三)局部吹藥治療法　患白喉症者，除注射血清及服方外，更當於局部吹以藥末，以求速效，其用法，將所吹之藥末，入吹藥器中，向局部吹灑，以達到患處爲目的，此卽所謂吹藥療法是也，所吹之藥，有清炎敗毒，除腐生肌等功用，是以醫者治喉症，於斯法亦當重視。

回生丹　一名氷硼散，治白喉初起。

大梅片六分　硼砂一兩　提牙硝三錢　麝香四分

製法共研極細末，以潔淨爲妙，入瓷瓶封固臨用取出。

品雪丹　上方去麝香，名品雪丹，用於患白喉之孕婦，以防麝香之礙胎。

呂雪丹　煎方，麝香，牙硝均去，名呂雪丹，用於體虛頭暈者之白喉病人。

青雪丹　回生丹去麝香，加清黛，卽名清雪丹，用於白喉腫毒漸消時。

眞功丹　凡孕婦之患喉症者，均宜用此丹。大冰片一錢　眞熊胆一兩陰乾研極細末，芦甘石一兩　硼砂一兩　牙硝二錢

以上各方，均富有消炎敗毒之功用，於白喉症之初起時，甚有卓效。

萬應丹　用於白喉症之定型徵狀時。

青黛五錢　青梅乾五錢煆存性　人中白五錢煆存性　牛胆硝三錢　山梔仁三錢　黃連三錢　生黃芩三錢　孩兒茶三錢　硼砂三錢　枯白礬二錢　銅青二錢　鷄肫皮二錢半炙　眞熊

胆一錢灸　大紅絨灰一錢　西牛黃一錢　雄黃一錢　珍珠二分半　梅片一錢　麝香八分　臨用時再加

以上十九味，先各研極細末，入乳鉢研勻，收藏於瓷瓶中，用烏金紙塞口封固，臨用時取出，吹患處，痰出涎沫甚多，即漸愈。

作者世傳吹藥方

羚羊角一錢鋸屑研末　犀角尖一錢鋸屑研末　骨牌草六兩　珍珠三錢研　西牛黃三錢　琥珀二錢　鵝管石二兩　滴芦石二兩　熊胆一兩　龍骨一兩五錢　明雄五錢　劈砂一錢五分　浮水甘石二兩　西月石一兩寒水石二兩　大梅片四錢　青黛一錢　人中白一兩煅　川雅連三錢　蘇薄荷三錢　西瓜霜五錢　青果核炭二錢　細生地六兩　大麥冬四兩

上方藥品計二十四味，但其中有礦物，動物，植物三種，若共研爲末，誠爲難事，故其製法，必先將骨牌草，川雅連，蘇薄荷，細生地，大麥冬等，植物藥品，熬成老膏，次以羚羊角，犀牛角，珍珠合研爲末，再將炙熊胆，及人中白，另研成末，後以其他之礦質物品，共納爲末，（但西月石，須最後加入），待各種藥品均製成極細末時，共納乳鉢中，即將以上藥草之膏，傾入藥末中攪拌成糰，待陰乾後，重研爲末，即成吹藥，置入瓷瓶中，固封，臨用取出。

生肌散　白喉之各種症狀已愈，偽膜亦去，但局部之組織，未能恢復，即以生肌散吹之。

赤石脂一兩　龍骨一兩　珠砂一錢　象皮一兩　乳香一兩　沒藥一兩　輕粉一錢半　孩兒茶二錢半　硼砂一錢　大梅片五分

（四）氣管開切法　白喉侵入喉頭氣管，亦生偽膜，痰液阻塞，粘膜組織腫大，氣管因此狹小，呼吸困難，此時病人最痛苦之症狀，則爲肺中氣體鬱積，出入氣不能流暢，遂發炭酸中毒，窒息而死，若在小兒，其尤甚者也，醫者欲救此危亡，非施行氣管開切法，不足以挽回，其法乃於氣管狹窄之部，開切一孔，將金屬所製之管插入其間，以通呼吸，倘無其他險惡之合併症，經施行此手術後，則呼吸通暢，顏色轉爲良好，脈搏亦佳，苦悶不安之象，立時消失，惟所插入之管，慎防病者自已以手拔出，消毒更當潔淨，以防再起氣管肺炎，進而又起支炎，此術施行後，迨呼吸如常，病症已達坦途，即將插入之管拔出，用生肌藥膏，敷於開切部，使其自愈，愈後僅喉頭遺留瘢痕而已，決無其他流弊，然截斷喉頭，爲世人所恐怖，若在小兒之家長，尤爲不忍睹此慘狀，吾輩臨施用此手術時，必事先與病者之家屬敬告以利害方可施用，如患者體質衰弱、恢酸中毒症狀甚重，雖醫者强爲施行，結果亦屬乏効，是以此種手術，祇可施用於適當之時期也。

兒科類證鑑別治療法

秦伯未

引

小兒之病。夙稱難治。一由於診斷之不能精密。則方藥難期熨貼。一由於體質之未臻充實。則傳變速於焚燎。近人以爲兒病至簡。不感於寒。卽傷於食。安知卽此感寒傷食二門。已能成驚癇之重證乎。是故兒病之初。首重鑑別。鑑別之法。微異大人。如心實則叫哭發熱。飲水而搐。虛則臥而悸動不安。肝實則目直大叫。煩悶項急。虛則咬牙多欠。脾實則困睡身熱飲水。虛則吐瀉。肺實則悶亂喘促。虛則氣短哽氣。腎實則溼洩不利。虛則體重目無精光。此可因症而識其病之在臟及虛實也。又如目赤兼青者。欲發搐。目直而青。身反折強直者。生驚。咬牙甚者。發驚。昏睡善嚏悸者。將發瘡疹。吐瀉昏睡露睛者。胃虛熱。吐沫及痰或白綠水者。胃虛冷。口噤不止者。則失音。呼痛吐水者。蟲積。顖腫及陷者不治。病重面現五色不常不澤者死。此可因症而辨其病之所自及吉凶也。茲就兒科類證。詳述鑑別治法。倘能臨床之時。從容揆度。比類參伍。保赤多矣。

痲疹

痲疹者疹出如痲或粟。俗稱痧子。皆象其形而名之。小兒所不能避免。大人時亦有之。歷來歸於胎毒。要亦時氣傳染之類也。與發斑丹毒。類似而實異。最宜鑑別。凡初發熱時。頭溫足冷。眼胞浮腫。目淚鼻涕。面赤欬嗽。惡心嘔噦脈浮洪數者。必發痲也。如壯熱不解。頭溫足冷。眼澀鼻乾。煩悶欬嗽。脈緊洪數或有歇者。必發斑也。若赤白二丹。發於皮膚。無頭無粒。無根窠。遍體成片。色赤如雲霞掀起者。曰赤丹。發時色白。似風疙瘩者。曰白丹。癢不可言。搔之成塊而高起者。俗謂風斑。又有隱疹。隱於膚內。膚瘄收後成瘄。則係脾受風濕熱邪而發。得微汗自退矣。張路玉云。痲爲手足太陰陽明二經蘊熱所發。發熱時。多欬嗽。多嚏。多嘔。眼中多淚。面浮顋赤。多瀉多痰。多渴多熱。多煩悶。甚則躁亂咽痛。唇焦神昏。通身紅赤。起而成粒。勻淨而小。斜目視之。隱隱皮膚之下。以手摸之。磊磊肌肉之間。其形若芥。其色如丹。可謂痲疹之狀。纖情寫出。

是以痲疹發熱之初。多似傷寒。惟痲則欬嗽噴嚏。鼻流清涕。眼胞俱腫。含淚汪汪。面浮腮赤。惡心乾嘔爲異。但見此候。卽宜謹避風寒。戒葷腥厚味。並用藥物疎表。使皮膚通暢。腠理開豁。惟發散之藥。須與歲氣相參。如時令溫暖。以辛涼之藥發之。暄熱。以辛寒之藥發之。大寒。以辛溫之藥發之。時寒時煖。以辛平之藥發之。此因時用藥之法。世多忽略。或執此症以疎表爲主。不知倘有他法。如察其虛實。見大便祕結。煩熱甚而不出者。可以黑丑利之。吐瀉不止者。可以參苓補之。又察其形色。見火化而紅者。可以白虎湯佐之。血不足而白者。可以養榮湯解之。又察其兼症。如衄血不止。火盛逼迫。血液妄行。可以茆花湯止之。咽喉腫痛。毒火拂鬱。上薰肺系。可以甘桔湯清之。此隨症用藥之法。世亦多忽略。而實至須研究者也。

痲瘄發於肌膚。而其實內臟亦發現。發於肺膜則爲氣喘發於腸壁則爲泄瀉。所以發於內臟之因。不外熱鬱而不能宣洩。故平常治瘄。以能透爲吉。內陷爲凶。透則熱洩。陷則熱鬱也。明乎此。可言輕重不治諸症。書稱『或熱或涼。五六日而後出者輕。發透三日而漸隱者輕。淡紅滋潤。頭面勻淨而多者輕。頭面不出者重。紅紫暗燥者重。咽喉腫痛不食者重。冒風沒早者重。移熱大腸變痢者重。黑暗乾枯。一出即沒者不治。糞青變黑者不治。鼻煽口張。目無神者不治。氣喘心前吸者不治。頭冷如冰。足冷過膝者不治。目睛上吊者不治。遍身無汗。天庭一片汗出如水者不治』。其症雖殊。厥理一致。世有但知瘄之屬熱。而不知轉移其趨勢。起手即用清涼。清涼不減。復用滋陰。滋陰而邪不得越。變於痰喘。則用瀉肺重劑。使本有向外之機。着着拗其向內。於是利下鼻煽。面青神委。至死而不悟。吾聞之。吾親見之。吾友之子女死於是。吾族中之子女亦有死於是。眞爲拊膺太息。而不能不大聲疾呼。以喚醒幾輩瞌睡者也。

金氏瘄說云。『瘄症發熱。其初多半日壯熱。半日或退或稍輕。面紅頰赤。以後發熱。則日甚一日。不分晝夜。兼之咳嗽涕唾。必是出瘄之兆。至三四日後。兩頰即見細細紅點。從早至午。遍及周身。到手足灣爲初潮。次日。熱轉甚。咳嗽亦轉增。出至手足背爲二潮。再次日。至手足尖出齊爲三潮。三潮將齊。其顏色似覺較淡。再次日。周身盡淡。然必身熱減。咳嗽等方肯減。否則須隔二三日纔盡。若輕者。發熱五六日而出。點亦較稀。色亦較淡。兩日便有三潮。三四日即便回盡。尤輕者。發熱二三日即見點。一日間三潮亦齊。點亦稀少。兼症亦甚輕。此其常也。至其變。亦有二三日而出。再一二日而回盡者。亦有發熱六七日而出。必又五六日而回盡者。雖曰三潮出齊。然亦有一潮或二潮。即一齊湧出。祗要部位好。出得透。亦屬無害。若三潮既足。點仍不透。仍有後患』。今按出瘄之常。發熱自陽分時起者。至陰分時熱漸衰。自陰分時起者。至陽分漸衰。必如此一二日或三四日。方發常熱。與傷寒及出痘熱象。迥然有別。又瘄子熱時。坐臥明暢處。稍爲鬆快。值黑暗處。則轉煩悶。又發熱時。有微汗滋潤。并眼淚鼻涕唾涎。此爲五液俱全。又瘄點形色。細密聳綻。摸去糙手。其出先層紅。其回層漸淡。凡此皆屬順境。日期雖似可憑。而有時不可憑。最宜察其鼻準掌心。有無發出。是否稠密。以斷其齊與不齊。更宜察其瘄點。初期是否尖聳層表。末期是否脫皮代謝。以斷其透與不透。若其點雖密。而不見於鼻掌。或見於鼻掌。而不能聳起。此均尚未齊透之象。早進寒涼。仍防內閉生變。即不誤投藥餌。亦有淹纏不清之慮。所以然者。雖有內外之機。而不能盡宣其餘蘊也。此處世人最多忽略。及其熱不得退。轉輾而成瘄癆。形瘦肉削。口乾煩躁。欬嗽納呆。均以爲邪熱傷陰。陰虛而內熱熾盛。惟養陰以敷衍塞責。安知其源流所自。僅在些微之間乎。

至此。余得提出三症。曰身熱。曰氣喘。曰下利。略爲銓釋。以明其理。並爲病家解其惑焉。出瘄身熱必壯。壯斯能透。乃從肺胃鬱蒸而出。既非發汗所能解。又非清滋所宜遏。必待瘄透而毒自散熱自減。故非紅紫乾滯。黑色焦枯之參熱而實。或便閉溲濇。鼻乾煤炱之裏熱而實。均無顧忌。凡熱蘊於肺。清肅失司。氣必喘急。初發正出之後。厥宜宣洩。助其外越。正氣降痰之品。切不可用。用之則抑鬱而促益甚矣。下利為大腸病。病家一見。牽懼痢不易出。醫者亦盲而和之。不知下利有寒熱兩類。熱利黃赤稠粘正可分解其勢。萬不可止。惟寒瀉之清稀者。則不可任其久延而致正氣下陷。大抵痳疹之來。三症必見。亦以三症之來勢最可畏。倘能明瞭其病理之所必然。則一意致力於痦出之齊透。可耳。凡一病之來。必有一定之見症除此之外。則為太過及逆症。如發熱之時。遍身汗出。亦有鼻出血者。此毒從血解。譬之紅汗。不可遏止。若汗出太多。血流不止。此為火盛逼迫太過。必須止汗止血。遲則汗出多而元氣傷。血出多而精神散。成為逆症矣。其一例也。故余謂研究一病。必當分析合并。兩兩討論。方有把握。亦方有辦法。倘專顧一偶。有似以蠡測海。定多僨事。然非病家之所知也。

（未完）

傷寒病痙證治驗

吳維堃

病者王姓，（係余近鄰），性別男，年甫三歲，病狀初起惡寒發熱，翌日僅熱而不寒，口鼻氣粗，痰涎壅潮，不時驚風悸；前醫誤認驚風，遂投以化痰鎮驚劑，如抱龍丸天麻胆星之類；病勢轉劇，致是角弓反張，目上視，口噤不語，手足牽引，或左右搐搦，諸症悉備，舉室惶惶，無可措置；商治於余，及余診之，四肢冰冷，脈紋紫黑，已透辰關，舌尖微紅，知為傷寒病痙；蓋小兒腠理不密，風邪易襲，醫不用疎風解肌，反以化痰鎮驚劑，猶之閉關殺賊，自釀其患矣。其角弓反張，目上視，屬木；口噤不語，手足牽引，屬陽明；手足左右搐搦，屬少陽；此實三陽表證，焉能混稱驚風，豈不訛乎。非以疎風解肌劑，不能奏效，姑擬以海藏桂枝葛根湯一劑，試其羸弱，處方如桂枝　乾葛　白芍　防風　川芎　甘草　大棗　荷梗一劑，熱勢稍退，舌亦轉赤，再劑諸恙悉平，惟血氣大虛，飲食少食，非補其真元不能痊癒；乃用補中益氣湯，助陽補脾，微加霍香，開胃口進飲風，調理二劑而癒。

瀉心湯的論說和體驗

沈治邦

金匱要略云：

心氣不足，吐血，衄血瀉心湯主之。

東洞翁類聚方本方條曰：

按不足，千金方作不定，今從之。

腹症奇覽曰：

金匱不定作不足者非，今從千金方。言瀉心者，瀉心中血熱義也。心爲血之注入處，血得陽氣而循環一身。陽氣有餘，則血上逆而湧出，遂致吐血衄血，以是心族搖搖不定，常覺跳躍，或驚悸憂慘，甚或發狂，是卽心氣不定云耳。

劉譯皇漢醫學註論此說之精義云：

此說之心字可視爲腦髓與心臟二義，然則以所在構造機能相異之二臟，混同立論，似極背理。然深思熟慮之後，不難知其不然。何則，若心力强盛而悸動疾速，動脈系之血量，亦異常增加，因之全身遂變充血。「治邦按：是卽所謂陽氣有餘之結果」。當此之時，比諸他臟器組織，血管系爲最豐富，而其口徑較大腦髓，自比其他之充血程度爲大。充血强度之腦髓，比諸弱度者，其受刺激亦甚。故比他臟器先發現機能障礙時，而障礙之且極强者，其理自明。況腦髓比諸一切器官。其感受性遠較敏銳乎。是故心腦二者，關係密切，而不可或分。斯其二者混同，於事實上固無不可審矣。斯道之士，要須用此觀察，不可牢執表面文字，而竟抹殺眞相也可。

是故本論之心氣不定，可目爲頭眩或心悸等之別稱。卽徵之實驗，吐血和衄血者，亦往往發現此等之症狀也，由此觀之，凡一應出血家，如遇有炎性機轉，而致現充血症象者，卽可以此對症的本方主之，固不僅吐血衄血已也。據湯本求眞氏之經驗曰：

本方症之病者，一如大黃黃連瀉心湯症，心下痞，按之則濡，心悸動，故亢盛，觸按心尖部，則有煩悸之狀，血壓昇騰，故脈數而疾，同時皮膚粘膜現充血之候，尤以顏面口唇爲甚，神經過敏，而往往現諸種之出血爲常。由此事實攷之，則其心氣不定（卽神經過敏）者，由顏面充血而可推知。因腦充血而大腦皮質受刺激，亦必然之結果。惹起吐血衄血及其他諸般出血者，當因血壓之昇騰，與血管系支配下之臟器組織，有充血或炎性機轉。（有本方症之病者，常因充血或有熱伏，且屬發熱，往往隨出血而有此機轉）。故師用健胃收歛消炎性之黃連黃芩，配以健胃消炎誘導作用之大黃之本方。

又曰：

本方症之出血，常爲鮮紅色，不若瘀血性出血之常帶暗紫黑色，此其別也。

瀉心湯方

大黃二兩　黃連　黃芩各一兩

右三味，以水三升，煑取一升，頓服之。

千金方曰：

巴郡太守奏三黃丸，治男子五勞七傷，消渴，不生肌肉。婦人帶下，手足寒熱（皇漢醫學云：寒熱爲煩熱之誤）。者方。

	黃芩	大黃	黃連
春三月	四兩	三兩	四兩
夏三月	六兩	一兩	七兩
秋三月	六兩	二兩	三兩
冬三月	三兩	五兩	二兩

右三味，隨時加減，和擣以蜜爲丸，如大豆。飲服五丸，日三，不知稍加至七丸，取下而已。

本事方曰：

三黃散，治衂血無時。

三因方曰：

三黃圓治骨實熱極，耳鳴，面色，焦枯，隱曲而膀胱不通，牙齒腦髓苦痛，手足酸，大小便閉。

和劑局方曰：

三黃丸治丈夫婦人三焦積熱，上焦有熱，攻衝眼日赤腫，頭項腫痛，口舌生瘡。中焦有熱，心膈煩躁，不美飲食，下焦有熱，小便赤澀，大便祕結。五藏俱熱，卽生㾦癤瘡痍。及治五般痔疾，糞門腫痛，或下鮮紅，小兒積熱。

古今醫統曰：

三黃丸，治遺精有熱者。

芳翁醫談曰：

凡血家雖有數千百症，然治之之術，莫如三黃瀉心湯。其眼胞墮而數瞬，呼吸迫促如哮喘者，用之最有效。如欲長服，則宜爲丸，然其效自稍緩矣。

中國醫學大辭典曰：

三黃湯(伊尹方)治三焦實熱，煩躁便祕，脈浮(中略)此方用黃芩降上焦火，黃連瀉中焦火，大黃瀉下焦火，三蕉實火，大便實者宜之。若大便不實者，則爲黃連解毒湯症，以大黃易黃柏者，因下焦熱結未實也。加梔子者，使其熱不從大便出而從小便出也。若上中二焦有實火者，用涼膈散。若但上焦有實火者，則以此湯之大黃易甘草，使芩連之性，緩緩而下，以消散之，張潔古以涼膈散減硝黃加桔梗，亦卽此義。諸方雖同一瀉火之劑，有上下緩急輕重之別，皆製方之加減轉換法。

體驗

歸納上記諸說，及予之經驗論之，本方症自以大便閉而有炎性機轉者爲目的。誠如醫典所云：三焦實火大便實者宜之也。蓋本方症之病者及至末期，一部分頗現羸弱之狀，誠不能貿然施大黃瀉下劑，設或遇有此症狀而大便實者，則尙不妨暫時的借用以健胃消炎也。攷本方應用範圍之廣，實不暇彈述，我們爲欲於臨床上得到一個準確的概念起見，不得不簡易地找住「實火」二字作爲施用本方的標準。致其因實火而發現之種種症狀，則可於上記諸說中求之。又本方症之病者，往往遇有舌質紅絳，及消渴引飲，大便不閉者，宜以大黃易地黃，後世之犀角地黃湯卽從此化出。近代醫者陳存仁先生有滋陰劑可以殺結核菌的實驗；亦可謂爲依此解脫而來。

本方與後世之關係

黃連解毒湯——外台王燾

一、黃芩　黃連　梔子　各一・〇　大黃二・〇

二、黃芩　黃連　梔子　黃柏各一・〇

中国近现代中医药期刊续编・第一辑

右細挫，如瀉心湯法煎服。又爲丸，一日三回分服，但煎劑尤得適宜增量之。（依皇漢醫學）

皇漢醫學云：此二方所異者，全在大黃之有無，原不關黃柏之存否（黃柏之存否，雖非毫無關係，然此物分二方共通之梔子，大同小異，故可置勿論）。而有大黃之前方治實症，不含大黃之後方治虛症。

勿誤藥室方函口訣本方條曰：此方清解胸中熱邪之聖劑。一名倉公之火劑其目的用於梔子豉湯症而熱勢劇者。按此二方之第一方，此論實不能盡之，蓋第一方之應用目的，頗與瀉心湯相類故也。此二方之應用範圍頗廣，凡熱毒充斥之爲病，如暴崩，疔瘡，丹毒，斑，梅毒，發癇，口瘡等症，以此二方治之，其功效之卓絕，非片言所能盡也。

涼膈散——局方——陳師文等

大黃二兩　芒硝　連翹　黃芩各一兩　甘草六錢　梔子八錢　薄荷七錢爲末，每服三錢，加竹葉，生蜜煎服。

醫方集解曰：潘思敬曰：仲景調胃承氣湯，後人一變加連翹，梔子，黃芩，薄荷，謂之涼膈散。至河間又變，加川芎，歸，芍，防風，荊芥，麻黃，桔梗石膏，滑石，謂之防風通聖散是也。古之複方也。按涼膈散實爲瀉心湯減黃連合調胃承氣湯之合方也，故可以調胃承氣湯及瀉心湯主爲治。

犀角地黃湯——證治準繩——王肯堂

犀角一錢地黃四錢大黃一錢黃芩三錢黃連二錢治上焦熱甚，吐血，咯血，清水二鍾，煎至一鍾，食後服。

川芎三黃散——仁齋直指——楊士瀛

大黃　黃芩　黃連　川芎

治實熱衄血。各等分爲末，每服二錢，食後井水調服。

馬鼻疽的研討

蓮

馬鼻疽，又名馬疫，Der Roy Ouer Wurm Mallus乃專原發於驢馬，而染傳於人體，及一般家畜（除牛外）之一種傳染病。

原因　由馬鼻疽桿菌侵入體內而發，其傳染之徑路，通常爲皮膚及粘膜之小創，而由呼吸侵入於體內者，間或有之。

症候及經過　本症殊多發於日常觸接病獸，就中馬者，譬如馭者馬丁，伯樂，農夫，獸醫騎兵等，但其傳染於人體者，究不如傳染獸體者多，而且於馬則侵鼻粘膜，於人體則侵鼻粘膜者少，而侵一般之粘膜者多，又此之更多者爲皮膚，通常使病菌由極微小之創傷侵入，而由喉頭氣管，及肺臟而侵入者，間或有之，雖然任其傳染於人體，或傳染於獸體，概以急性或慢性之症候，而經過者，即於急性症，則以三乃至五日之潛伏期，由惡寒戰慄發熱，全身違和，四肢關節，及背部之疼痛而起，病毒傳染部，生有砂粒大，乃至豌豆大之灰白色結節，直破潰爲潰瘍，殊以皮膚面則移病毒之轉移，而發膿疱樣疹，變而爲有汚穢豚脂樣底面之蠶蝕性潰瘍，其他同是併發蔓延性丹毒性炎症，淋巴管炎，皮下蜂窠織化膿性，或壞疽性炎，症及關節化膿性炎症者不少，若病勢急劇，則即不但限於局部，而且轉移於脾臟，肝臟，腎臟，睪丸筋骨腦膜等之內部器管，並有時轉移於耳下腺，顎下腺等部，致患者不出數日即死其狀恰與膿毒症相同，慢性之經過，約在四個月上下，間至年餘其間雖時來發熱，且於處處生有述之結節，容易陷爲乾酪變性，往往與梅毒性或結核性疾病酷肖。

診斷　其發生於皮膚及可得目視之粘膜者，由其特異之結節及潰瘍，並患者職業之種類，容易診定，其發生於喉頭氣管肺臟等之內部器管者，由其皮膚之繼發的結節，或由其痰中之特異的病菌可確定之，又於其急性症，其僅呈長期之全身症候者，易與腸窒扶斯誤認其專訴關節之疼痛者，易與關節僂麻質斯誤認，但由其皮膚發有炎症可區別之，其他於慢性症而生有皮膚及粘膜之潰瘍者，易與梅毒性，或結核性潰瘍誤認，但由驅梅療法之施用，及結核桿菌之檢查，可區別之。

預後　急性症不良，約經二乃至六週間致死慢性症能治癒，亦有變爲急性症者。

療法　早下確實之診斷，速施强烈之外科的療法，即由傳染部之摘出燒灼腐蝕，(用硝酸格魯兒亞鉛)可得防止病毒之蔓延，而期治癒，其他者，不過爲症候的療法而已，又於其內部之疾病，則內服沃度加里砒石等，每日塗擦二，三公分之水銀軟膏亦效。

兒科祕方

山東沂水 武臨莊

仁村張氏婦，生數子，皆患驚風而夭，屢治不效，醫者以爲胎毒，令其母預服藥以清胎毒，產後仍不免，今春二月，又生一子，三月後，又患驚風，凡兒科各種丸散，如回春丹牛黃丸抱龍丸青蒿丸鷓鴣菜等均服遍，毫無寸效，延余內人劉潔生往診，與以龍牡丸，次日而愈，此丸係

余岳家祖傳祕方，治小兒驚風發熱，自汗盜汗咳嗽等症，效驗如神，不敢自祕，特公開於左。

龍骨　牡蠣　川貝母　勾藤勾　朱砂防風　各等分，共爲細末，蜜丸，每重五分，量兒大小，分二次，或一次服。

痢疾與瘧疾之研究

黃錫昭
程紹典

痢疾

病名A.中名：痢疾　腸澼　滯下　大瘕泄

B.西名：赤痢

病源A.中醫病原：古人論痢病原統括之可分爲五種：

(一)風濕交爭——內經曰。太陽司天。風濕交爭。民病注下赤白(二)火淫所勝——內經曰。少陽司天。火淫所勝。民病注下赤曰。又歲少陽在泉。火淫所勝。民病注泄赤白。腹痛溺赤。甚則血便。(三)飲食不節。起居不時——內經曰。飲食不節。起居不時。則陰受之。則入五藏。入五藏則塡滿閉塞。下爲飧泄久爲腸澼(四)藏腑傳化失職——總論云。此證緣藏腑傳化失職。津液受傷。致奔迫無度而下痢。(五)濕蒸熱瘀——明醫指掌云蓋人日受飲食之積留滯於內。濕蒸熱瘀。伏而不作偶或調攝失宜復感酷熱之毒。至秋陽氣始收。火氣下降。蒸發蓄積而滯下之病作矣。

B.西醫病原：(一)細菌性赤痢——一八九八年志賀氏在日本赤痢大流行時所發見。爲桿菌之一種。其後Kruse氏及Flexiner氏相繼在德國及非律賓發見桿菌，以是細菌性赤痢之病原遂告確定(二)變形蟲性赤痢——本病之病原在Hippocrates氏時代雖已洞悉。迨一八七五年Lösch氏於一慢性下痢之農人便內。證明多數變形蟲。一八八三年Koch氏又發見變化蟲侵入內組織。繼賴Schaudinn詳細硏究始判明非病原性與病原性二者之區別。變形性赤痢至此在始告確定。

證狀A.細菌性赤痢：潛伏期二至八日。或發食慾缺乏。腹痛及大便不正等。前驅期初起時常數次下痢。（若發熱則略現全身症狀）繼而大便時漸覺雷鳴疝痛。遂現裏急後重及帶血液。粘液血。其血多者。呈紅色。膿多者呈黃色。輕者日不過五六行。重者至六七十行。裏急後重之甚者每有脫肛之患。病重則羸瘦眼陷。顏面蒼白。苦悶。腹部陷沒左側有索狀物。有壓痛。舌苔乾厚多苦口渴。（體溫初期可昇至三十八至四十度）。病初若施治不得法。間可轉成慢性歷一年數月仍時時排洩固有糞便。有歷二三星期下痢不減裏急後重如故。食慾不振營養大衰則覺四肢厥冷體溫下降。脈搏弱小。或昏睡譫語不穩等神經中毒症致死。凡老人小兒等尤然。

合併症：關節炎在恢復期甚多。約可30％爲神經系統。肝膿瘍。穿孔性腹膜炎等偶或有之。殊屬罕見。

B.變形蟲性赤痢：(一)急性及亞急性——急性者多無前驅症。亞急性者則於一二日前有腹內不快。食慾不振。四肢倦怠。輕度頭痛嘔氣嘔吐等症狀。每好於夜間忽然腹痛下痢。初下水様粘液便混有糞便。翌日卽不見糞便純爲粘液便。或粘液血便。裏急後重。日可十餘次至七八十次之多。尤以夜闌人靜時爲甚。體溫大抵在發病之際同時惡寒而昇至三十八度左右。或全無熱者。發熱時熱形爲弛張性。多在一星期後逐漸退熱諸症減輕。但易轉成慢性(二)慢性：急性及亞急性之治療調養不良者往往轉成慢性。在慢性經過中。復時時逆轉爲急性。如是一進一退可歷數年。榮養衰落。皮膚蒼白。腹部陷沒。下肢易起羸瘦性浮腫。大便次數。日一二次。混有少量血液與粘液。多不易治。轉逆而死。合併症：肝膿瘍最所習見在肝右葉觸知大小不同之硬塊。時見波動且有弛張熱。每發黃疸。神經炎關節炎偶亦見之。

診斷：便意頻數。裏急後重。粘液血便等固有症候。以及發病較速兼有多少發熱者皆可確定。

預後：細菌性赤痢視流行性質之良惡。患者體力之強弱而異。然多難樂觀。變形蟲性赤痢往往易成慢性。可因衰弱或併發肝膿瘍以致死。古人治痢經驗。洞泄如油者死。高熱痢不止者死。嘔吐食不下者死。休息痢以後見水腫者死。脈大者危。

看護：赤痢病人。雖輕症亦必靜臥休養。下腹部宜溫包。腹痛劇時可用熱布包罨。病人及衣服器皿宜行消毒。尤以痊後爲然。房屋宜裝紗窗以流通空氣。而防飛蟲之侵入。

治療A.細菌性赤痢——本病之下粘液便者。中醫稱之爲白痢。下血便液者稱之爲赤痢。其實究爲一病而已。

歷考古人治療之通則。以清化濕熱。導滌滯積。行氣和血三者爲主。初起下痢裏急。發熱脈浮。法當表裏雙解宜葛根湯。葛根芩連湯。敗毒散。痢疾無憂散。治痢散。當歸四逆散。發高熱而下紅痢者。宜葛根芩連湯加赤白芍桃仁。紅花地榆炭。銀花炭薺葉花炭。發高熱而呈神昏譫語者。則加犀角羚羊之屬。繼而腹疝痛裏急後重痢下赤白次數頻繁。宜和血行氣。古人所謂血和則腹痛自止。氣行則後重自除。方如芍藥湯。痢疾神散。枳實導滯丸木香檳榔丸。香連丸白頭翁湯大黃湯潔古大黃湯。芍藥湯。當歸導滯湯。純下白痢宜家祕和中丸(註一)

如下稀血水或洞泄如油者。如魚腦凍。此時腸粘膜有穿孔之虞。宜用桃花湯。羊脂煎。膠臘丸猪肚丸等以濇之。若夫遷延日久以致羸瘦疲憊眼陷顏面蒼白苦悶腹陷苔厚。甚至四肢厥冷。脈沈小弱。營養大衰。此時宜以扶正爲重。急予溫補回陽。和中丸。眞人養臟湯。理中湯。附子理中湯。四逆湯等。至於納呆。飲食不下。成禁口痢其爲自家中毒所致近於危險。治法如倉廩湯。然亦有效有不效。

B.變形蟲性赤痢——

甲、急性及亞急性：中醫惟持辨證用藥之原則，不分乎細菌性與變形蟲性。證候同則用藥亦同。本病外症既與細菌性赤痢大致相同、故治法亦與前同一無異。

乙、慢性：本症卽中醫之休息痢。前賢治療通則。厥爲扶正培脾。清化溼熱導滯。適應劑如烏梅丸。駐車丸。臟連丸等。

本病如見水腫。卽須注意併發肝膿瘍。肝膿瘍旣確則百計爲難矣。

作者按古人論痢之範圍甚爲廣泛。舉凡腸粘膜損傷之腸風便血。初起腹痛嘔逆。水瀉後重之腸炎古人皆混稱爲痢。且以其所下糞色之紅白。而遽以爲診斷治療之標準。如以紅者屬熱。白者屬寒。殊不知糞色之紅白。係關於腸中血與粘液雜入之多寡。故謂紅痢白痢究係一病者良有以也。

痢之因於變形蟲者。爲休息痢。彼時身體羸弱。力不勝憊。前人亦謂之虛寒。然則吾人今日之觀念。宜以診察病之究屬休息痢與否爲斷。而不宜以滯下之赤白而辨其爲寒熱也明矣。至於古人論痢之原因。雖說紛紜。莫衷一是。證之西說則爲桿菌與變形蟲二者。且其病灶在腸。是飲食不節。生冷油膩濕熱鬱蒸。雖非眞正病原。亦未始非重要之誘因。歷考治療通則。清化濕熱。所以消彌腸部炎症。以免蔓延擴大而延長經過。且有間接滅菌之能力。潤導（或導滯）所以排除腸腔內容物——糞便。炎性分泌物。血液便等——以免發酵而助長炎症之患。行氣和血。所以止其腹痛。除其後重以減少病者痛苦爲主的。統計常用藥品：

解熱：柴胡　葛根　前胡　羌活　獨活

止濇：赤石脂　阿膠　訶子　龍骨　牡蠣　石榴皮　五味子

導滯：油當歸　檳榔　桔梗　枳實　枳殼　桃仁　瓜蔞仁

扶正：附子　人參　升麻

溫脾：白朮　炙草　乾姜　肉桂　神麯　沉香　蔻荳　艾葉　陳倉米

開胃：麥芽　山查　吳萸　砂仁　荳蔻　藿香　半夏　菖蒲　石蓮肉

殺蟲：苦參　石榴皮　烏梅　檳榔

清化：白頭翁　黃連　黃芩　黃柏　秦皮　地榆　赤芍　細茶　槐花　茜草　生地　滑石　金銀花

行氣：厚朴　木香　川楝　青皮陳皮　玉金

和血：當歸　芍藥

（未完）

中醫外科學

沈宗吳

緒言

中醫之外科學。世人認為缺點者。不外忽略消毒。器具簡單。鮮知解剖。麻醉綳紮之術。未有設備。癌腫內瘍之來求診者。果有無法以手術應付之憾。雖然佔外科之普遍者。係疔瘡癰疽。能視其地位之所生。按其質地之軟硬。望其形色之順逆。藉施强烈之提毒藥。或助以內服之攻補劑。此為中醫之所長，而往往可以超過西法術後之愈期也。吾人站在今日之中醫界。固有發皇舊說。與添補新知之使命。故此篇所述。擬先論疔瘡癰疽，次論外科雜症。而人身地位與瘡瘍之固有命名。須消毒與防腐。及內服消托之法。務求其合理簡明尙實際為歸宿。

疔疽癰之鑒別

外瘍之發生。多半由皮膚直接傳染菌毒而起。以為十二經流毒之說。則不敢贊同。故向來重視皮膚之保護與清潔者。自少有菌毒之傳染而發現外瘍。外瘍之種類不一。但甚簡單而容易鑒別。不若一切內症之複雜。茲先論佔外科上之普遍者。為疔疽與癰。疔之發生。比較有一定之地位。不離乎面部與手指。手部之疔。其形色與面部迥異。而少危險性。蓋系乎肌膚組織之各異。不若面部疔毒之容易侵襲腦神經為可怕。面疔既發生。不可以圍藥消散之。因疔瘡之侵襲。起初雖在膚表。僅現平常之小瘰。早以具不可消散之化膿性。忽略之者。小瘰由輕微之搔痒。周圍漸形堅硬漫腫。深入底層。小瘰隱沒者。其腫處大多色白。針之無膿。往往釀成危險。小瘰不隱者。其腫處大多色紅。鍼之易膿。而少危險。面部好發之地位。為口角與頦下。顴眉次之。雖腫延全顋。有時全無疼痛。僅感輕微之麻木。此種疔症。其腫硬皮膚。必呈淡黃。針之必無膿出。反之。有疼痛性者。必然瘡頂掀紅有膿也。總之疔症之所以引人談虎色變者。因其疔部皮膚之深厚木硬。無邊之漫腫。針刺二三分之深度。往往無半滴徵膿。造有惡寒壯熱。已入走黃之險途。外瘍以有膿為吉。無膿為不治。疔症犯之。疽與疔。形同而實異。亦有因地位關係而起意外者。究屬罕覯。始起細瘰。邊雖與疔作同樣之堅硬與漫腫。亦因先膿後潰之故。不可施圍藥以冀消散。但腫處不若疔症之色白無華。大多焮紅疼痛。甚則挾有寒熱。痛甚難忍。針後大多得膿。數日之後。瘡口有無數之蜂細眼。同時出膿。此種膿汁。因深着與肌肉相連之故。每當捺瘡週圍而得出。此為其特性。發生之地位為全身而非局部。輕重殊懸殊。小則週圍不過如錢大。大者可如覆盆。發背與捺手實隸於疽症也。素問云。癰者。皮薄而澤。癰之為患。其來勢頗凶。其愈亦甚速。初起焮紅疼痛。漫腫無頭。作寒作熱。根盤雖大。而少深固之堅硬。若初起堅硬。紅腫不甚。往往幸得消散。若按之軟陷。不按亦痛。痛如錐刺。是膿已成矣。疔疽癰乃外科之繁症。無醫學知識者。有時亦得而鑑別之。故從來外科。不尙診斷。而尙治療也。

雜症證治

(一)瘰癧

瘰癧一症係頸項淋巴腺腫脹。腫脹之原因。或因肺癆病結核菌之侵入。或由梅毒螺旋菌之傳入。治最綿纏。此起彼伏。漸潰漸長。結核堅硬。推之不移。多者成串。結核之生成。消之既不易。待穿破也。時日頗久。既經破潰。又難以收口。故瘰癧一症。世皆視爲難治之疾。古之醫籍。論之詳矣。內外治法。雖多如烟海。然皆失於實效。若冰螄之去核。斑貓巴豆之追蝕。或用插藥。則頭項俱腫。發熱不食。危險殊多。縱使核出。而他核之餘毒潛伏。漸卽生長。全生集云。當服子龍丸。可以消退。未免不當。蓋此症雖由毒成。虛者居多。總由肝脾二經痰熱結氣所釀成。譬如肝火盛者。則發疼痛。氣與痰凝者疼痛極微。推之可移者易治。附着經脈不動者難消。若生項側。則結核堅硬而大。較他部位爲甚。古籍以爲少陽部位。是多氣多血之經。故切忌用針。針後反見敵大：甚至不可收拾云。內服藥物。有用全蠍蜂房。未免藥性猛烈。近世瘰癧。或用海藻夏草昆布芋艿丸等。方屬平妥。而難去病根。此症無速効療法。實所公認。有用逍遙合二陳。疏肝化痰。爲標本兼顧之計。肝火盛者。加山梔薄荷。肝脾鬱者。加香附川芎。腎水虧者。加生熟二地。肺氣虛者。加沙參麥冬。咳者加蔞皮貝母。潰後不斂。則用益氣養榮湯。隨症消息。尙乎臨症應變耳。若男子患此，兼有潮熱咳嗽。太陽發現靑筋。女子則經閉骨蒸，眼內紅點，是癆症之第三期現象。卽不患癧。亦爲不治之症矣。消瘰癧膏（治瘰癧未潰貼之能消）

當歸五兩　生甲片五兩　陳皮三兩　肉桂一兩　蜈蚣十條　木鱉一兩　象皮一兩　黃柏五兩　黃芩五兩　川連一兩　白花蛇一兩　蘄艾一兩　金銀花四兩　香油三斤

熱淨後加黃丹十兩。再下乳香末藥兒茶血竭佗僧各一兩。候溫。再下麝香三錢。綠雲膏（治瘰癧已潰）

黃柏　黃芩　元參　木鱉　大黃　黃連各一兩。用菜油一兩。共煎至滴水成珠。去渣。入淨松香五兩。熔化候溫。將豬胆二枚。銅綠三錢。預用醋一兩浸一宿。絹濾去渣。同入膏內。將膏攤貼。

論生化湯不是產婦萬能的方藥

李爲彭

醫生治病的本領，全在辨症上見高低，只要能把症辨得確實的淸楚了，（難經是其病有內外證）論治投劑去，就沒有不中彀的，古諺語治病容易認症難，這話實是對的，然而辨症的本領，全是平時極功的定識，有了定識，而後纔有投劑的定力，（陸九芝要惟有定識於平時，乃克有定於片刻），凡是一病就有一病的主治方藥，一方也有一方的主治病症，（徐洄溪批葉氏臨症指南，一病必有一主方，如瘧疾小柴胡湯主之），（陸九芝，諺云，十個醫十個法，此言不然，病者只有一個病，醫者亦當只有一個法），用生化湯（當歸川芎炮姜桃仁炙甘草）定作產婦的主方，也似乎簡便可從，（陸九芝天曰大生，亦曰大化，生化湯所由名也，生化湯之用，莫神於傳徵君靑主，凡胎前產後，徹始徹終，爲女科要藥），如同傷寒有桂枝症，有柴胡症，產婦有生化症，不是個比例嗎，其實那就差錯了，假如要說產婦的病有生化湯一症，還無什麼不可，若說生化湯能治產婦一切的病，那末就算大錯而特錯了，因爲產婦的病很多很複雜的，只執定一個生化湯，去治很多很複雜的病，也就太刻舟求劍死於句下了，做醫生的責有定識，不可先有成見，（袁子才詩醫無成見心纔活）平時要虛心實腹，探討其所以然，至臨症時，要機變活潑，隨症定方，胆大心小，始奏醫術的奇妙，（倪涵初不泥成法故奇，不膠成說故妙）生化湯是一種辛溫走竄的方劑，（陳修園相傳生化湯治產後百病，若非由停瘀而誤用之，則外邪反入血室，中氣反因以受傷，危症蜂起矣）能治療產婦寒而血滯的病罷了，（達生篇治產後兒枕痛，惡露不行，腹痛等症），若是瘦人陰虛多火，或再爲暑熱襲入的病，生化湯不勝於殺人的利刃嗎，（徐洄溪近來諸醫誤認產後屬寒之說，凡產後無不用炮姜熟地人參肉桂等藥，不知產後血脫，孤陽獨旺，雖石羔竹茹，仲景亦不禁用，而世之庸醫，反以辛熱之藥，戕其陰而益其火，無不立斃）要須知道產婦的病症最是寬廣，總其大綱，也是有虛實寒熱的分辨，況且產婦有少壯，體質有堅脆，生化湯焉能包括一切的病症呢，崇信生化湯的神妙的，若是窮鄉僻野的農婦，也無足怪他，因爲他的智識單簡，恐怕患病影響了他的生活，不論是否在產前產產後，要服兩劑生化湯，認爲無病可以防病，有病可以祛病，這是他智識單簡的心理，（李瘦竹先生於民一八年作國醫指南刊於民二一年產後四要謂初產畢即用生化湯或歸姜湯）獨怪夫名震一時赫赫的醫家，不當相沿此說，（傅青主女科產後篇，完全主生化湯，陸九芝贊揚之，鈙刻之，爲生化篇）更使人堅信不疑，但是產婦患生化湯症的，也並不是沒有，不過是產婦其他的症居多，生化湯的症很少，如果實是血寒瘀滯，惡露不行腹痛的病，只要與症相符，投不原能見效，（徐洄溪欲用古方，必先審病者所患之症，悉與古方皆合，再檢方中所用之藥，無一不與現症相合，然後施用，不可道聽塗說），無奈產後陰虛陽旺的病多，絕不可不加審慎，拿生化湯當作萬能的方藥，漫然施治，（仲景產婦……血虛下厥，孤陽上出……亡陰血虛，陽氣獨盛），（朱丹溪凡產後俱以大補血氣爲主，雖有他病以末治之，一切病皆是血少）（魏玉璜凡產後屬陰虛血少）（張石頑近見產婦腹痛，醫者並不問拒按喜按，一概以生化湯從事，甚至病家亦不延醫，每至產後必服生化湯十數帖，成陰虛勞病，可勝悼哉）（吳鞠通當歸川芎爲產後要藥，然惟血寒而滯者爲宜，若血虛而熱者，斷不可用），總之，醫生要先有一定的認識，不要先有一定的成見，讀書要能信書，更要能疑書，（孟子盡信書則不如無書），（章虛谷讀書貴乎能信，尤貴能疑）要能取長棄短的活看，不要板實的死於句下，臨症要辨清病情的虛實寒熱，處方要酌準溫涼補瀉的方法，任他病情千奇百出，對待個有適當變遷的湯頭，（吳師朗及其變動不測，非居於寒，居於熱，居於補，居於散者可療，因病而施治，故曰不居集）不惟產婦抱定這種主義，推而言之，凡治萬病皆當以這個方子爲主，那末就不愧醫生的職責啦，爲彭人微言輕，偏處鄉僻，耳目的開見，難諱狹隘，是否合理，敢望海內的　明賢統祈指教，不惟是為彭的僥倖，實是天下後世無量產婦的大幸。

金匱之研究

劉淑士

金匱條文共二十五篇，後三篇，後人斷為叔和所增，刪去不錄，而不知開首臟腑經絡篇亦叔和所增也（證據見後第二十五）。在叔和意，本欲增此數篇補仲師之未備，如傷寒序例，平脈，辨脈，可與不可與等篇，志在羽翼仲景，而不署已名，未免僭妄耳。玆置臟腑經絡篇於末，以痙濕暍為第一，逐篇提前一位，篇記一得之愚，或發明，或參證，或正誤，凡舊註已明者，皆略不復陳，懼複也。

痙濕暍病脈證第一

痙濕暍三者，皆外邪侵人為患，風邪由太陽入脊，循督入腦，為痙病；濕邪由太陽入三焦，竄伏筋膜，為濕病；暑邪由太陽入肺胃，為暍病。故三病開端皆云「太陽病」，究非太陽本病可比也。

痙病分破傷風，腦脊髓膜炎二種。破傷風邪由傷口入血，由血入腦，所云「瘡家發汗則致痙」，即破傷風也。本篇未具治法，而婦人產後中風之竹葉湯，即可藉用治破傷風。後人之普濟方用乾蠍麝香各一分為末敷（或用薄荷湯送服）。或用人手足指甲燒存性六錢，製造星獨活丹砂各二錢，為末，分三服，酒下。外臺祕要用南星防風白芷僵蠶等分研末，每用三錢，童便和，酒調服。外科正宗玉真散用防風南星白芷天麻羌活白附子等分，為末，酒下。諸方雖云有效，而皆香燥竄動，總不及竹葉湯之清純也。

仲景所云，除瘡家一節外，皆為腦脊髓膜炎之證治。病者陽亢於上，陰氣不能承之，故用括蔞根葛根二味為主藥。然此二味何以能治痙？蓋蔞根能補益腎中眞陰，循督上腦，以清降上焦之邪熱。本經言其「補虛安中」。別錄言其「止小便利，通月水。徐之才言「枸杞為之使，惡乾薑，畏牛膝」。夫「中」者，男子之精室，女子孕宮也。此處涵眞陰眞陽，為人身之大極。眞陰既虧，之髓以榮其腦，督脈乾燥，外邪襲入，不能排除，致腦脊髓膜發炎，故用迅補眞陰之蔞根治之，滋下清上，止渴解炎，誠為妙品！明乎此，則將作剛痙之用葛根湯，以起陰而洩陽（本經言葛根「起陰氣」，亦從腎上督起之）；已作剛痙之用大承氣，以存陰而承陽，皆一以貫之矣。人身中陰氣後升前降，陽氣後降前升，皆由督任二脈貫通之。（小兒驚風附見中風篇）。

『丹田有熱，胸上有寒』，二句意義一貫。丹田者，男子精室，女子孕宮也。本草經所云「補中」，「傷中」，等「中」字，皆指丹田言之，乃逐日生烝之根，穴在前後陰中間會陰穴，臍下三寸關元穴乃其底也。自李東垣主脾胃，立補中益氣之說，古義晦矣。殊不知後天之氣在脾胃，先天之氣在丹田。濕遏下焦，陽氣不能前升，故丹田有熱；陰氣不能前降，故胸上有寒。寒氣浮溢於舌，故舌上如有胎。試觀傷寒論臟結症，亦言舌上有滑胎。但臟結症，丹田寒，寒邪上溢，故舌有滑胎。濕家丹田熱，胸上寒，故舌上如有胎也。丹田，胸上，上下相關，故熱入血室，可刺期門，厥陰經病，囊縮胸滿而舌捲（女子則乳頭縮）。非以丹田胸上同屬厥陰經故耶？

百合狐蜮陰陽毒病證治第二

百合病，乃腦功病之一種，在婦人則謂之「臟躁」（日醫名欹私的里），嘉氏內科謂之「癡」。司動，司覺，及臟腑功用皆不調，總因腦系部功用不調耳。「百脈」，謂各臟腑器官諸神經也；「一宗」，謂腦也。腦之本體雖無病，而腦神經功用不調，因而致此怪症。其原因，或孕宮屈曲，或卵腺炎，或胃腸肝有病，或因遺傳致之。治方以百合地黃湯爲主。本經言百合「補中益氣」。地黃「主傷中」。惟其傷中。故應補中，惟其補中，故能益氣。然本經於山藥亦言「主傷中」矣，於桂枝地膚亦言能「補中」矣，何不用之？殊不知山藥之性濇，不利於神經滯鈍者；桂枝地膚之性溫；爲補陽之品；百合病者，眞陰虧，非眞陽損也。百合地黃爲補益腎中眞陰之劑，眞陰足，則腦髓充，神經功用自清調矣。姜根清多而補少，故用以解腦膜之炎。百合地黃清補力大，故用以滋神經之府。參之於甘麥大棗陽，用安中之大棗湯，溫中之甘草，令女人易孕之小麥，無非治傷中之意。方下言「亦補脾氣」可見補脾氣乃甘麥大棗湯附作用耳。由此可知百合地黃湯滋補先天腎中眞陰以榮於腦，清神經之源；甘麥大棗湯培養後天脾經眞陰以灌孕宮，疏神經之流，皆爲安撫神經之劑。兩方同是補陰，而百合地黃湯所補之陰由後升於腦，甘麥大棗湯所補之陰由前降於孕宮，其旨微矣。

百合病者放尿時，何故頭痛，頭眩，或頭淅淅然也？蓋放尿乃顱腦神經所主使，熱在腦系，神經不調，陰氣下降不利，故尿時影響及於頭部也。嘉氏言「小便清長後，病者亦清醒」，與仲景諄諄論病意可互發。至若洩精，乃脊腦神經所主使，陽溺由脊下降，故玉莖先挺；與顱腦神經主使放尿，陰氣由前下降者不同。

狐蜮病，大約就是腦梅毒病。梅毒到了第四期，病菌便要侵入人體的中樞，在腦髓與脊髓中間，發生麻痺癡呆等症狀，與百合病相似。其面目之乍赤，乍黑，乍白，乃各種發疹之前後狀態也；加以蝕喉，蝕肛之症狀，皆爲狐蜮病者之特徵。

陰陽毒，乃時疫之一，見症分陰陽二種，究爲斑疹之屬一病二症。治法宜參活人書。

（未完）

藥學研究

中藥雜誌（二）

朱松

丹砂（續）

丹砂爲結晶體，古代方士曾餌煉之，以爲能延年，視爲不老不死之藥。葛洪「抱朴子仙藥篇」曾有「臨沅廖氏家，世世壽考，掘其井，得埋丹砂數十斛，是以飲其水而得壽」，又宋沈括「忘懷錄」所載藥井，均濾水使潔，極似今日之沙濾水，古人或因此視丹砂爲延年之藥。」

周禮瘍醫：「凡療瘍以五毒攻之」。鄭康成註五毒，以丹砂，石膽，雄黃、黃礬，石慈石爲五毒。漢代去古未遠，可見丹砂入藥，似在周代以前。

丹砂除入藥外，古代尚用作顏料，如尚書梓材篇，大戴禮五帝德，范曄後漢書崔駰傳等，均載有丹作顏料事。丹砂古亦用作裝飾品。婦人裝飾，欲紅則塗朱，欲白則敷粉，故古有施朱太赤，施粉太白之句，蓋以紅藍花汁凝作胭脂，係屬後起之代用品。

雷公藤

雷公藤，又名菜虫藥，横虫藥。紅根，山野間生長之蔓性灌木，似爲 Celastrus 屬的植物。浙省農民，多用以殺蔬菜上之烏殺虫 Phaedanincertum Baly 及食葉害虫等。其使用方法，有撒粉及噴藤二種。

撒粉係以雷公藤之根，晒乾剝皮，研成極細粉末：或單獨施用，或和泥沙及木灰。其配合量如左：

雷公藤　一份

泥沙　一份至二份

在晨露未乾時或雨後，撒於菜葉上。農民多用手撒，最好用撒粉器，因用手撒，耗量多而不均。

噴液係將雷公藤根皮剝下，煮汁：或以鮮根和水搗之，乃以其汁噴於菜葉上。其根皮與水之配合重量，爲一比一〇至三〇。調製法：將根皮加水煮沸半小時至一小時，或用熱水浸泡一天，亦可用冷水，惟須浸二天。如用鮮根，其配合量爲二比一〇至三〇。在百份之雷公藤液中，如加入肥皂半份，殺虫效力尤著。農人多用竹製之唧筒噴洒，如能噴霧器更佳。噴後可隔五六天，再噴之。繼續噴洒三四次即可。

雷公藤殺虫之效力，似與其根之年齡成正比，即根愈新鮮，殺虫效力尤大。據浙省昆虫局之試驗，謂雷公藤所含之有毒成分，頗不一致，在同一植物體上，以根皮部較多，根髓部及莖部則極少。收獲之根，放置一年以上者，其效力減少。施用雷公藤所費有限，每畝菜園，祇需根皮一二斤而已，且不致損害作物，據農民稱如施用雷公藤，蔬菜收獲量亦增大，施用二次者，可等於加用人糞尿三次云。總之，施用雷公藤，較施用砒素殺虫劑，既經濟，復無害於人畜，此項國產藥品，極應提倡施用。

（未完）

中藥麻醉藥

沈宗吳

凡藥物能刺激神經中樞。及其末稍部位。使其暫時呈麻痺狀態。或全身之意識知覺及隨意運動。均皆消失。酩酊酣睡。人事不省者。此大腦受藥物之麻痺。今西醫手術時使用鼻吸入之哥羅仿藥液。其一也。或則僅使局部知覺麻痺。此爲局所麻醉法。如西藥之可加因等。至於中藥之麻醉法亦多矣。不聞後漢華元化之剖腹刳肚事乎。惜此法自元化以後。從此絕學。至於近代更無研究之者。豈中藥無麻醉劑之存在乎。余謂中藥麻醉劑亦多矣。有使大腦麻醉而呈昏迷之藥物。有使局所麻醉而失去局所之知覺。又有一種特別麻醉劑。即此項藥物性質祇能使身體某部位之痛覺消失有效。其他部位則不效。爰檢本草藥物逐一說明其功用性味。

大腦麻醉藥。

（一）茉莉花

氣味——辛熱。

效用——蒸油取液。作面脂。長髮潤燥。以入茗湯。以其無毒也。根辛熱有毒。以酒磨一寸。服則昏迷一日。二寸二日。三寸三日。凡骨節跌損。脫臼而接骨者。用此不知痛也。

產地——原出波斯，台灣所栽者最佳。福州次之。贛州又次之。性畏寒冷。

（二）鬧羊花

氣味——辛溫大毒。

效用——治皮膚風痛。與莨菪功用相同。（按莨菪大毒能麻醉腦神經使人昏迷）惟較緩弱。而有効時期。亦較短促。

忌——血壓高者忌用。

（三）烏頭

氣味——辛苦大熱。

効用——自腸壁吸入而至血中，即能大減血液循環之速率。使血壓降低。由末梢神經傳達入腦。腦神經被激而麻痺。視覺聽覺亦均減其敏銳。心臟之跳動先速而後緩。同時全身肌肉弛緩。思想紊亂。汗出尿增。若服過量。竟可由失覺而死。

產地——野生

（四）曼陀羅華

氣味——辛溫有毒。

效用——日人華岡清州治乳岩附骨疽以及跌損脫臼等。必製麻藥飲之。候其醉。割肉刮骨。刳膜斷筋。其方如下。

曼陀羅花。（陳者八分新者發嘔）草烏頭二分。白芷二分。當歸二分。川貝二分。共研細末。空心服之。須臾昏暈。既而飲以濃茶。又與黃連解毒加石膏湯。二三時乃醒。

產地——甘肅西藏貴州

中國藥用植物圖誌（續）

——附圖列入畫報內——

裴鑑

心臟葉半夏

（Pinellia cordata N. E. Brown）

塊莖球狀，直徑爲十二至十八公釐。葉柄長十二至十五分。在其頂端及葉片之基部有小塊莖。葉片箭狀心臟形，頂端尖銳，長六公分至八公分又五釐，寬三公分五公釐至四公分五公釐。總花梗長三公分七公釐至五公分。蓖苞之管部卵狀長至六公分至七公分，厚四公釐。蓖苞片捲覆，頂端鈍圓，長十八至二十五公釐。肉穗花序之附生物，細線狀，長約六公分又五公釐。

在1903年爲白郎氏所發表者。

產地——浙江天台山山脚下，及江西九江。

盾葉半夏

（Pirellia peltata P'ei）

塊莖亞球狀，直徑約二十五公釐。葉柄長二十七至三十三公分。葉片卵形，或長圓卵形。全緣，基部心臟形，頂端尖銳，長十至十七公分，寬五公分五公釐至十二公分。總花梗長七至十五公分。蓖苞黃綠色。蓖苞管部卵狀，長約八公釐，蓖苞片灣曲，長三至四公分，寬五至八公釐，頂端鈍圓。肉穗花序之雌花部長約五公釐，密生雌花。雄花長約六公釐。肉穗花序之附生物約長十公分。果實倒卵形，頂端尖。種子圓形。

此種爲裴鑑氏1935年春間所發表者。

產地——浙江慶元石龍山，爲本所陳君詩所採得者。

齊州半夏

（Pinellia tripartita (Blume) Schott）

塊莖亞球形，直徑約長二十五公釐。葉柄長二十至三十五公分。葉片爲三深裂；裂片卵形或卵狀長圓形；中裂中約長十五公分，寬四至七公分，尖銳部約長十五公釐。兩旁裂片較狹，不相稱。總花梗約長二十五公分。蓖苞之管部長圓形，約長三十五公釐，厚爲十至十三公釐。蓖苞片長圓形，稍灣曲，頂端尖，長四公分，寬二十五公釐。肉穗花序約長二公分；其附生物長出於蓖苞，長約十五至二十公分，下部直徑約三公釐。雌蕊長二公釐。果實綠色。

此半夏含有類似 Coniin 之贋鹼。日本產。我國調查未遍，或亦產北方諸省。其變種 Pinellia tripartita (Blume) Schott var. atropurpurea Makino 亦產於日本。

半夏(三葉半夏)

(Pinellia ternata (Thunb.) Breitenbach)

三葉半夏吾國通常名之曰半夏，其敘述已明上文。

我國東南諸省最普通易見之半夏，陽歷四月中在安徽之黃山，浙江之天目山，徧生於山坡間。

掌葉半夏

(Pinellia pedatisecta Schott)

塊莖亞球形，直徑為四公分。葉柄長四十五至七十公分。葉片掌狀，分裂為九至十一小葉，分裂之小葉片無柄，大小不一，多數為披針形，有尖銳頂端，在中間者稍大，長十五至十八公分，寬三公分，在兩旁者長約五公分。總花梗長四至五公分，蓖苞之管部為四公分，厚一公分，基部尖，蓖苞片狹披針形，頂端尖，長八至十五公分，下部之寬約五公分。肉穗序之雌花約長二公分。雌花長五至七公釐。開花時有極強之香味，與香焦相似。肉穗花序之附生物細長，稍灣曲，長十公分，厚一至二公釐。漿果綠色，長四至五公釐，厚二至三公釐。

此半夏之產地頗廣，由北平南至江浙諸省，西至四川。北平附近有栽培者。

栽培法

半夏繁植之法有二：由種子播種或用其葉上之小塊莖，以資蕃衍。土質宜鬆，多沙石使塊莖更易於發展。宜植蔭處。太乾塊莖不易長大。水太多則塊莖亦易於腐爛。

藥用部分之敘述

採取普通半夏塊莖者，在夏秋兩季，但夏季五月採者虛小，八月內採者實大。然以圓白陳久者為佳。其在平澤生者甚小，名羊眼。

初由種子或葉上塊莖發育者，其塊莖甚小。須二三年後其塊莖方能長成。夏季塊莖中養料全用於發葉開花結實，故夏季採得者虛而小。秋季為儲存養料時間，此類植物養料全儲存塊莖中，為次年發葉開花結實之用，故秋季採得者實而大。

製　法　塊莖為球形，或扁球形，外包褐色粗皮，或尚留有已死葉柄之基部。此時若取得此塊莖，先將外皮剝去，得其白色之中部，洗滌曬乾之。

凡用半夏須以水痛洗之，以其含有毒質也。國藥舖出售者，已經過洗滌製造。且用半夏者，必用生薑，亦為解毒之故。

李時珍之全治半夏法　惟洗去皮垢，以湯泡浸七日。逐日換湯，瀝乾，切片，薑汁拌焙入藥。或研為末，以薑汁湯浸澄三日，瀝去涎水，瀝乾用，謂之半夏粉。以薑汁作餅，曝乾，謂之半夏餅。用半夏粉以薑汁白礬湯和作餅，楮葉包置籃中，待生黃衣，曬乾謂之半夏麯。

陳仁山之製半夏法　半夏拾斤，用清水泡三日夜，每日換水三次。第四日用老薑二斤煎濃水泡之。五日六日以同法處理。第七日取起，約蒸六點鐘，取出漬薑汁，再蒸四點鐘，起曬之，約曬七日已乾。復用薑汁再行漬透，再蒸四點或五點鐘，曬乾用之。其質變轉老紅色，四面若遍裂磁器一樣，用手搓之便碎，無須再行擣研矣。

性質及化學成分

性　質　辛平有毒。

化學成分

揮發油	0.003——0.013%
灰　粉	1.9%
鈣	14.8%
鎂	49.4%
脂肪油	有
臍鹼類	有
澱　粉	有

主治及處方用量

傷寒，寒熱，心下堅，胸脹，欬逆，頭眩，咽喉腫痛，腸鳴下氣，止汁，化痰止欬，心下急痛，時氣嘔逆消癰腫，瘰瘻黃，悅澤面目，墮胎，開胃，健脾，日吐食反胃，霍亂，轉筋，腸腹冷，補肝風虛，眉稜骨痛，腹脹，白濁，夢遺，帶下等症。處方時用量頗不一定，其詳見歷代醫家著述。

我國用半夏爲藥之歷史

我國用植物作藥，為時最早。以神話所傳者，有五千年以上。但以圖書可考者，則以唐代為首，自唐以來名醫率有著述。其主治之方大多以消痰止欬，下肺氣，開胃健脾，止嘔吐為主，而處方之配用他藥，各有不同，歷代醫家著述論及半夏之功用如後：

甄權藥性本草　（唐）
張元素珍珠囊　（金）
大明諸家本草　（宋）
朱丹溪本草　（元）
王好古湯液本草　（元）
李時珍本草　（明）
繆希雍本草　（明）
黃宮繡本草　（清）
陳修園本草　（清）
鄒澍本經疏證　（清）
楊時泰本草　（清）

外國人對於半夏之研究

半夏為亞洲東部之特產，前已言之，故在國外研究半夏者以日人為最詳。產於日本者，與吾國所用之半夏，其化學成分稍有差異，日人於處方之道亦與吾國醫家不同，日人研究半夏者如下列諸氏：猪子氏，江馬賤男，漢和三才。

結　論

上文所述關於半夏屬植物之類別形體分佈甚詳。就現今本屬分類知識所及，半夏類之植物爲我國及日本之特產，未聞有發現於他處者也。吾國藥書中所記之洋半夏及安南半夏，皆爲傳錄之誤，或他植物而誤稱半夏者。半夏屬之化學成分及其用途，現今所知者不過一二種。所望吾國藥用植物化學及生理家能一一加以研究，對於半夏全屬。盡得其蘊，以增廣應用之價值也。

燕窩之採擷與服食後之功效

女醫 樓載訢

燕窩產於閩廣沿海，以及南洋的婆羅洲，紐幾尼亞，馬達加斯加，蘇門答臘，馬來羣島，與爪哇，西伯里斯，暹邏，印度，日本等處，是一種金絲燕所營成的巢，蓋燕啖食海魚後，往往吐出涎沫於海石岩穴之間，以備冬日退毛時的食糧，土人俟其成窩，則覓而取之，另一爲海濱石上之海粉，凝結如苔者，爲燕啄食，吐而成窩，島人每於秋深燕去時候，用長杆繫鐵劙取得之，又一爲海燕啄食螺肉，肉化而筋不化，吐出精液，結爲小窩，又據海上人云，燕啣小魚粘之於石上，久而成窩，採取的方法，大都含有冒險性質，因爲燕窩產生的地方，總是在懸崖絕壁之上，有的緣繩下墮，有的攀籐揉升，如果年老力弱，很容易發生墮海的慘劇，因之有人利用小猿猴，來馴養訓練，等到訓練成熟，用布囊縛在牠的背上，縱之使去，則無論危岩削壁，盡可登臨自如，故往往能滿載而歸，致燕窩功用，能大補肺陰，化痰止嗽，且補而能清，故尤爲調理虛損肺癆之無上聖品，若晨起用燕窩蔗汁一同蒸食，可以終日不溲，補力之偉大可知，服食方法，先用沸水冲浸，剔去黑毛，然後置瓷缶中，和水燉煑，可略加黃酒，以去腥氣，欲甜則加冰糖，欲鹹則用雞汁火腿湯，味俱鮮美，昔杜工部有詠燕窩詩云『海燕無家苦，爭銜白小魚，却供人採食，未卜爾安居，味入金虀美，巢營玉壘虛，大官求遠物，早獻上林書』，可知燕窩遠在唐時，已爲入貢之大宗補品矣，今市上已有揀淨白燕發售，質良效宏，是實爲虛怯病者之福音也。

「鷄冠花」「鳳仙花」研究

唐鉄花

雞冠　莧科 Fc'orin erutatal

鄰別　被子植物 Angiospermae 離瓣花植物亞類 Archrc-hlumydeae 中心子植物族 Enerospermae 莧科 Amar-antaceae

形態　一年生草本植物，喜溫畏寒，能過炎夏莖枝肉質，抄變成花軸，稠密生長一家花冠 C4-5·G和花瓣，對立多帶有苞葉，亦屢作花冠樣，子房有時包藏多數卵子，色彩有五，一朵只有一色，或一朵有數色，葉廣披針形，上端尖銳互生，卵子受精成熟結實種子，小有黑色光澤。

效用　本花可供觀賞，子花苗，味甘涼，花冠和種子，主治腸風下血，崩中帶下，痔漏，赤白痢，赤痢赤帶均用紅花，白痢白帶均用白花和酒煎服或炒煎服，白花且能止吐血不已，浸醋煎七次，然後研末，每服二錢，熱紹酒送下，苗治痔瘡血病，苗花子都為治一切血症的聖藥。

處方　下血脫肛，白雞花防風等，分裂研碎為細末，糊丸如桐子大，空心米汁水煎湯送下，每服七十丸，經水不止，紅雞冠晒乾為末，每服三錢空心調下。

鳳仙花 Impatieins balsamina

分類　被子植物 Angi‹spermia雙子葉植物 Dicoiyledones
離瓣花植物 Ehoripetalae 整輪花植物 Cucyelecae
嘴形果植物 Gruinales

形態　一年生植物，耐熱畏寒，夏榮冬枯，栽培園庭，以供玩賞，草本肉質，葉長橢圓形，或廣披針形，莖圓柱形，高二三尺不整齊的 C活像小小的飛鳥，呈五色一朵呈一色，或一朵呈數色，萼下之一片具距甚大，蒴果橢圓形甚尖，熟時果皮彈力强，略受刺激，裂出種子。

效用　種子像魚目較小，色近青灰，有小毒，味微苦溫，和魚肉同煮，能令其酥爛，甚至鞣軟硬骨，恐此種子，含有單甯酸和鹽酸能溶解骨肉組織中的蛋白質膠質石灰質等，而失去他的硬度，因此能損牙齒，戟喉癢咽，急救骨鯁將死，以此種子和水研細，溶解成濃液，用噴筒灌注，速奏功効，葉和根，都有小毒，味微苦辛甘，嫩葉可供食用，易寄生蛸蛸者蝎，但蜂蠅以其有毒不敢近，老葉之汁性同種子，能散血治婦人經閉杖擊腫痛，花無毒，味甘滑溫，活血消積，治腰脊引痛，乾研末酒服，蛇傷擂酒，服白者追風散氣紅者破血，身懷六甲忌服。

鳳仙膏　採集全白者數棵，連根莖葉花。洗淨風乾，搗取自然汁，入銅鍋內，煎熬稠濃，待冷盛瓶，以備不時之用。此膏主治對口發背瘰癧魚口便毒及無名惡瘡，雖腫大像碗以此膏敷患處，逐日一換過三四天，必得消愈惟已破者不用。

非常時期的醫學（續）

朱 松

四、止血

遭受創傷的人，出血是常遇見的事，每見創傷者因流血過多，遭受不幸。止血實爲每個公民必需的常識。止血的意義，就是由創口流出來的血液，設法阻止其外流。血液是由心臟發出，故要止血，應把心臟與創傷局部間的血管緊紮，以隔絕血之運行。

人體血管，可區別爲動脈管，靜脈管和微血管三種，血液循環全身，即以此三種血管爲通路。故流血的種類，亦可依其創傷血管的部位，而區分爲三種：動脈血，靜脈血，和微血管血。動脈血係動脈管內之血，直接自心臟發出，血壓最高，血色亦最鮮紅，故動脈管創傷時，其血液噴射最急，危險性亦最大。靜脈血，係由靜脈內所流出之血，即血液在靜脈管內流歸心臟之血。靜脈血液，血壓已低，血色亦成暗紅，因血經微血管而入靜脈管時，已滋養了全身組織，且又吸收廢料，故靜脈管破裂時，血液慢慢流出，繼續不斷，且隨呼吸運動，而變化。至於微血管血，係流行於微血管內之血液，其顏色暗赤，流出時亦極緩慢。

出血之性質既不同，止血之方法，當亦隨之而異。緊紮血管的部位，在動脈出血時，則緊紮部應在創口的上面，即在近心臟的一面；靜脈出血時，則止血法與之相反，因靜脈血來自微血管，囘歸心臟，故必須紮於遠心臟的一面。微血管出血時，稍用壓力於創傷部，即可止血。

血液有凝固性，因此止血應先使血液停止流動。緊紮血管的方法，即是使血液停止流動。在緊急時，當然可用手指施壓力於血管，再行緊紮之。如緊紮後，即須將創傷者抬往最近綁紮所或野戰病院，以便施行手術；否則因血管緊紮過久，緊紮處全部血液停止難免累成壞疽，致成殘廢的人。

止血的方法，當然有很多，但急止血的原則，總不出上述的基本方法，惟急救止血時，尤須特別注意者，應用嚴格消毒的物品來接觸出血部，否則，血雖停止，敗血症或破傷風等危險症亦跟蹤而來，致急救的手術等於零，妄費光陰和精神。總之，止血的急救處置，方式可千變萬化，但醫學的原理是不能違背的。一切違反醫學原則的手術，不是救人，實在是殺人！

（未完）

非常時期的防毒學（續）

章鶴年

各種毒氣一覽表

窒息性類（持久性概小）

1. 氯素(Cl_2)……氣體，黃綠色，刺激臭。
2. 福司金($Cocl_2$)……氣體，無色，腐敗肥料臭。
3. 地福司金($Glco_2\ Ccl_3$)……液體，無色，腐敗肥料臭。
4. 溴素(Br)……液體，赤褐色，刺激臭。
5. 氯化硫酸基($So_2\ Cl_2$)……液體(廢)
6. 酸二氯化甲烷($Clch_2\ Ach_2\ Cl$)……液體，無色。
7. 酸二溴化甲烷($Brch_2\ Och_2\ Br$)……無色液體。

催淚性內

1. 一⿰火侖氯乙酮($Ch_2\ Clco_6\ Gh_5$)……固體，持久性大。
2. 溴化甲⿰火侖($C_6\ h_5\ Ch_2\ Br$)……液體，無色，持久性稍大。
3. 一溴木酮($Ch_3\ Coch_2\ Br$)……液體，，無色，持久性稍大。
4. 一溴二甲⿰火侖($C_6\ h_4\ (Ch_3)Ch_2\ Br$)……液體，無色，有臭氣，持久性稍大。
5. 氯苦味質($Ccl_3\ No_2$)……油狀體，無色，帶芳香臭氣，持久性强。
6. 蜻溴甲⿰火侖($6\ H_2\ CHCNBr$)……淡黃固體，持久性很大。
7. 氯化炭蜻⿰火侖($C_6\ H_5\ N.C.Ccl_2$……液體，葱臭，無色，持久性稍大。
8. 阿克羅⿰火侖($Ch_2\ Ch.Cho$)……液體，無色，劇臭，持久性稍大。
9. 氯化甲烷基蟻酸($Glco_2\ Ch_2\ Cl$)……液體，無色，腐敗肥料臭，持久性小。
10. 溴化乙基中基酮($Ch_2\ Co.Ch_3\ ChBr$)……液體，無色，刺激臭，持久性稍大。

噴嚏性類（持久性概小）
1. 二烚基氯化砒輕$((C_6H_5)_2Asdl)$……無色結晶體，韭臭。
2. 二烚基腈化砒輕$((C_6H_5)_2AscN)$……特臭結晶體。（持久性概小）
3. 乙烚基重氯砒輕$((C_2H_5)_2Ascn)$……液體，無色。
4. 二烚基砏氯化砒$((C_6h_4)_2Asnhcl)$……固體，特臭。

中毒性類
1. 腈氫酸（Hcu）……液體，無色，苦桃扁油臭，持久性極小。
2. 甲基腈化炭酸（$CucOOch_3$）……液體，持久性小。
3. 一氧化炭（CO）……氣體，無色無臭，持久性小。

糜爛性類
1. 芥子氣$((C_2H_2Cl)_2S)$……油狀液體，無色，芥子氣味，持久性很大。
2. 路威士氣（$Chcl.Chascl_2$）……液體，淡黃色，刺戟臭。

代表毒氣一覽表二

區分 生理的時效	軍用的時效	生理的類別	生理作用	代表毒氣
即效性	一時性	窒息性	侵犯呼吸器，使人窒息死亡。	福司金 地福司金
		中毒性	侵犯神經系統及環循系。	腈氫酸 氰化腈
		噴嚏性	侵犯上氣道粘膜，使起噴嚏。	二烚基氯化砒輕 二烚基氰化砒輕
	半持久性	催淚性	侵犯眼粘膜。使流淚。	溴化甲烚 氯苦味質 乙烚氯乙酮
遲效性	持久性	糜爛性	使皮膚發皰潰爛，且侵犯眼及呼吸器。	芥子氣 路威士氣

第三款　毒氣施放之預測

毒氣施放方法有兩種：

一、自高壓貯存器內放出，呈雲霧狀體，借風力吹送對方。

二、將毒氣貯於礮彈內，此種毒氣彈，在對方爆發時，毒氣卽散布對方陣地空氣中，第一種須倚適當天氣，如風力，風向，溫度，晴雨等，方能有效。第二種不全受天氣之限制。根據上述原則，對於天氣，地勢，時間和敵方動作等，預作天氣觀察，敵方是否準備施放毒氣，有時可以預測得知。玆將關於毒氣施放之預測，應該注意之事項，分述如後：

一、天氣

（一）風之速率（風力）

甲、强烈之風可以使毒氣沖淡，有時並可將毒氣迅速消滅。

乙、性質不固持之毒氣，在每小時行十二英里之風力中，不生効力。

丙、性質固持之毒氣，不甚受風之速率影響。

丁、霧狀毒氣，須在每小時行八英里速率之風力中。

（二）風之方向（風向）

如風之方向，由敵方向我方而吹時，亟須警備。所以測風設備和報告甚爲重要。玆將此項測風設置和報告，分述如下：

甲、陣地附近必須設置定風針，風率旗等，但必須設在敵人不易發見之處。

乙、定風針之製造：一端製成扁薄之舵形，一端成桿狀聯於風輪之中心，使風輪套在一直立高木柱之上端。舵之面積，至少須有六吋，任由風吹而轉動。頂端更有一二角形輕紗製之旗子，用以測風方向及速度」。（未完）

生理學研究

動物試驗的報告

脾臟的生理及其變化（續）

沈霽春

（三）行爲紛亂時，脾臟所發生的變化

（a）行爲紛亂時，脾臟的狀況。——一切在喜，怒，哀，樂，恐怖等等時節所發生的，與正常時不同的行爲，我們都稱之爲紛亂的行爲。（參看郭任遠先生及 Watson 等人的著作。）行爲紛亂時，身體裏所發生的變化很多。關於這類在行爲紛亂時身體裏所發生的種種變化，美國生理學家康南氏（Cannon）用了一番很長久的功夫，很深刻的研究腎上線素之後，已經有過很詳盡的敍述。（註：腎上腺是一個內分泌器官，通常是分爲兩部份，靠中間的一部份，叫做髓部，能夠分泌腎上腺素；外面的一部份是叫做皮部，能夠分泌哥丁Cortin。哥丁對於生命是有極重大的關係的；除去了腎上腺皮部，缺少了哥丁之後，這動物是不能夠苟全性命的。）依康南說：每當行爲紛亂的時候或者環境中發生意外變故的時候（如情感作用太盛，激烈運動，受冷，窒息等等）腎上腺素的分泌，就突然大大的增加；這個腎上腺分泌的增高，與神經系統連合工作着，刺激體內的各種器官，喚起許許多多的變化（如血壓升高，心跳加快，消化停止，血液內糖分的增高及其他。）這些變化聯合着，務使個體可以發生有効力的行爲，以期應付那個突變的不大容易對付的環境，而不爲這環境所克服。在行爲紛亂時，脾臟所發生的變化，康南氏並沒有過細的敍及過。要等巴克羅氏他們發現了那個把脾臟縫到體外來的手術之後，吾人對於這問題，才有相當的了解。

巴氏把他的被實驗者——即是脾臟搬到體外來的狗，休養了一個時期，而回復了固有的健康之後，便帶牠到他的生理實驗室中來試驗。說也奇怪，狗的脾臟是很容易感受到外界的刺激而發生變化的。運動會得使狗的脾臟縮小。一切行爲的紛亂，也會得使脾臟縮小。有些狗對於牠的主人是無任的依戀；但是當牠的主人離開了牠的時候。牠的騷擾，就令牠的脾臟稍稍縮小。反之，假使牠的主人是在愛撫別的一條狗了，那末這條狗的「嫉妬」會得令牠的脾臟縮得更加小。巴氏隨後找到，這類的脾臟縮小，乃是由於神經刺激的關係，因爲如果把一半個脾臟的神經供給剪斷了之後，那末這半個沒有神經供給的脾臟是不會參加縮小其容積的工作的，除非是在極激烈的騷動的時候，這半個與神經系統已斷絕了關係的脾臟才會加入收縮—無疑的，這時候的縮小，乃由腎上腺素分泌增加的緣故。第一點，巴氏要追究的問題乃是：究竟爲行爲紛亂所喚起的脾臟的收縮，能夠維持多少長久。做這個試驗時—他所用的那條狗的名字，叫做梯來（Tilly）。梯來在做被試驗者的時候，牠的半個脾臟，也是失去了神經的供給的。從梯來的平日的行爲來講，對於牠的看守者，是十分地「要好」的。實驗時，先令梯來橫臥在桌上，由一個助理輕輕的扶着，務必使牠既不轉動，又還舒服。本來是在桌子旁邊的梯來的保姆(卽梯來的看守者)，隨後就跑出室外。跟着看守者的外出，梯來的脾臟馬上就縮小。當脾臟小之後而將要寬息的時候，看守者又跑了進來。進來後，馬上就出去。因爲看守者又走了，所以脾臟重新又縮小。這樣，看守者進進出出地踱了半小時，狗脾也就收縮了半小時，而無暇寬息。從這樣看起來，好像狗脾容積之縮小，是可以維持到無限的時期的。

(b)因刺激强弱之不同，脾臟之反應亦異——巴氏第二步，是計劃要找到：爲各種不同的刺激所換起的脾臟的收縮，究竟在量的方面是不是有區別的。他用的那只狗，名字叫做低卜兒（Dimple），從這條狗的日常行爲看起來，牠對於追趕貓的興趣，也是十足濃厚的。巴氏就繼續做下列各種測驗：(1)使低卜兒橫臥在桌上，復用一條抹布輕輕的在牠的鼻子的前面擺動，這時，狗並沒有注意到在牠面前搖動的抹布，所以脾臟也沒有縮小容積的傾向。假使我們所用的不是抹布，而是裏面裝着一只貓的籃子，那末低卜兒聞到了貓氣，就發生了趣味，臟脾的容積也稍稍減小。不過這時候，還看不到橫紋肌的收縮。(2)如果把這隻貓關在間壁的房間中，而且擊之使叫。狗聽到了貓聲，於是牠的耳朵也豎起來了，牠的眼球和頭也轉動起來了，同時牠的脾臟的容積，也更加變小了一些。(3)將貓引到了實驗室中來，使貓與狗兩者間的距離，最多也不過兩呎之遙。狗眼看了貓，全身現出了騷擾的現象來；而牠的脾臟的縮小更甚。(4)最後，試驗者乃允許低卜兒得到一個追貓的機會，追約十五秒鐘卽令停止。這時候，牠的脾臟比較上要算最小的了。這樣觀察的結果，是很可以用由下面的表裏的數字來說明的，這表裏的數目是粗粗地代表狗脾外面輪廓的百分率，(巴氏將在做實驗時，靜止的狗脾的輪廓算作一百。）參看書報內第二圖。

脾臟外形表

日期	平心靜氣時	嗅到貓氣	聽到貓聲	看到貓臉	趕着貓走
三月二十九	100		64		26
四月二號	100			45	28
四月三號	100			46	30
四月七號	100			34	25
五月四號	100	72	51	39	
六月五號	100	62	54	33	18

(C)運動時，脾縮小而脹變白。突路里（A. N. Drury H. Florey; M.E.Florey），等人在他們的實驗室內用了一種方法，可以把結腸的粘膜（Colonie Mucosa）縫到體外來。他們的方法是如此的：以蓖麻油灌過腸，而且麻醉好的狗子，把牠的腹部沿中線劃開，然後將結腸取出，以兩個挾子挾着。在兩只挾子中間，把一段長約兩糎的結腸剪下來，但是這段結腸的腸間膜血管，依舊還須依照原位連接着而不加以任何的割斷的，其次又在腹部開一洞，然後把這段結腸從這洞裏拉出來，又將這圈結腸剪開，裏面的糞便洗潔干淨，將牠展開爲一長條，粘膜向外，縫在皮膚的上面，又把在腹腔裏面的兩段結腸弄在一塊，再將皮膚縫好。這樣一來，就做成了一個所謂結腸粘膜斑（ColonicMucosapatch）的手術。這樣的手術，通常在十天之內，就完完全全修補好了。這粘膜的顏色，觀察起來，通常比在施手術時，還要紅一些，這大約是因爲繼續不斷的暴露在空氣裏，與夫由繃布而來的摩擦力的關係吧。雖則這粘膜上的血管是如是的漲大，可是牠們對於外界的刺激，感應還是非常的銳敏的。

突路里用了這樣的方法，他們後來找到，一切使狗驚嚇的刺激，例如在桌上用勁的敲一下，突如其來的奏樂，陌生人的走近，都能夠喚起結腸粘膜之反應——都能夠使整個的結腸斑由紅色而變爲白色·大約刺激發生後，隔了四五秒之久，粘膜就會得變爲灰白，這樣能夠維持在灰白色的狀態中的時間並不是長久的，通常過了二十秒鐘之後，就回復到了原來的紅色。

假使用一支鉛筆，或者是用了指尖在粘膜表面上按一下，大約是隔了一秒鐘之後，這按捺的四周，卽現灰白色。這種爲機械的刺激所喚起的灰白色，所維持的時間是因刺激的强弱而有所差異的。很强的機械刺激，可以使粘膜變白到幾分鐘之久。據突路里氏的測驗，這種粘膜的灰白色之喚起，是由於粘膜內的平滑肌纖維之收縮而後趕出血液的結果。由這樣看起來，有兩種機能，都可以令粘膜斑變白：一種的變白是由於血管主動的關閉，例如在驚嚇時我們所遇到的粘膜之變白然；在這時候，整塊的粘膜斑都變白，變白之後，才逐漸地回復到紅色的狀態、第二種的變白是因爲腸粘膜內平滑肌的收縮而結果則血液動地被擠出血管所致；譬如因機械的刺激而喚起的腸粘膜的變白，就屬此例。這類變白的區域，並不是包括整個的粘膜斑，而是如補釘一般地東一塊，西一塊的；紅色復原的時候，也是先從四周而後漸及於中央。

巴克維氏利用了突路里氏的手術，他們同一條狗裏的脾臟與及粘膜斑統統縫到體外來，然後求試驗：究竟運動的結果會使這兩種器官同時發生怎樣的變化，他所用的被試者，乃是兩條狗；一條狗叫做鐵潑舍（Tipsy）；而另一條叫做培舍（Betsy）。爲了要觀察結腸粘膜斑變爲灰白色的程度起見，他特地聘請了一位美術家，依照了脾臟的本色而畫出十種由紅變爲灰的顏色的標準來，這標準中最紅的一級是比脾臟的本色還要紅一些，而其最蒼白的一級，則與牛奶的顏色相差無幾。

最初，巴氏叫他的脾臟及粘膜斑巴經縫在體外的鐵潑舍，短時期的在實驗中奔跑。大約是跑了十七秒左右的時間，粘膜斑就變爲極明顯的蒼白了；同時脾臟則縮小。但是到了離開運動發生時六十秒鐘的時候，雖則脾臟依舊還是在縮小的情態之中，可是粘膜斑則恢復了原狀——變得與原來的時候同樣的紅。這樣的試驗，經過好幾回的重復，但是所得到結果是始終一樣。得到了這樣的結果之後，巴氏就繼續要想解決這個問題了：究竟運動時間的長短對於脾臟的收縮以及粘膜斑的變白有怎樣的關係。

在這個試驗裏，他就用了培舍做被試驗者。在實驗室中，他劃了一塊三十三碼長的空地，算是作爲培舍的運動場所。先訓驗培舍，令他對於實驗者的呼喚，給與積極的反應。這就是說，當實驗者叫著牠的的名字的時候，培舍馬上就跟隨著實驗者的呼喚的聲音而跑。當狗到這一端的時候，實驗者就在另一端呼喚牠——這樣，狗就來來往往地在實驗中奔波着。在第一次試驗中，培舍祇跑了一次（這就是說，牠祇跑了三十三碼），在第二次的試驗中，牠跑了四次；在第三次實驗中，牠跑了九次；這樣試驗之後，所得的結果是如此的：在試驗的時候，就是說，當培舍在奔跑運動着的時候，脾臟一直老是在收縮的狀態之中；可是講到粘膜斑，情形就不同，因爲牠的變白是暫時的——在第一次三十三碼跑完的時候，粘膜斑變爲很灰白；但是在第二次試驗時跑到末了，或在是在第三次試驗，跑到末了的時候，粘膜腸斑已恢復了紅色，而看不到一些蒼白的顏色了。這些實驗的結果，也與上面的一個試驗相伯仲：在幾分鐘的短時間的運動中，腸粘膜斑祇在開始的幾秒中，才變爲蒼白，經過了二十秒鐘之後，牠就逐漸逐漸的恢復了紅色，待到過了一分鐘的過時候，那末一切的蒼白的形迹，都找不到了；雖則當運動繼續着的時候，脾臟永遠是收縮着的。

此後氏巴復繼續另一個試驗，他重新訓練他的培舍，叫牠領了一駕脚踏車跑，跑路的速率，大約是每小時十二英里；依了這樣的速率，叫牠跑二十分鐘左右，結果還是如前面一樣：粘膜斑的變白，支持的時間是很短的；但是如果運動一刻不停止，脾臟總老是收縮着。

（未完）

測驗體溫須知

宜蘭女士

導言

體溫這個名詞，在我國古醫書中所難見，意不得謂古之醫家，竟不知體溫，蓋其不名體溫，而名衞氣，靈樞曰，「衞氣者，所以溫分肉而充皮膚，肥腠理而司開闔者也，」是體溫之變化，不論古今醫家，莫不重視，不僅以體溫之變化，足爲診斷之助，抑且於疾病之豫後，亦有莫大之指示，是測驗體溫，不可不知，然而測驗體溫，雖然是很平常的事，不過也要守一定的規則，才有意義。

體溫有幾處地方可以檢查

體溫測驗的地方有三處，口腔和肛門脅下三個地方，我們體溫的分布，並不是全身一樣的，口腔和肛門內的體溫，比較脅下略爲高點，普通測驗體溫，是以腋下爲標準，用溫度表檢驗溫度，只須放在脅窩內，將脅窩緊閉二分鐘，即可以有精確的測定，健康人的脅下溫度，在攝氏三十六度至三十七度之間，華氏在九十八至九十九度，若超過三十七度，或九十九以上，就是異常的表現，然自然生理上亦有發生一時性的體溫上昇的，據日本人的調查，他們的體溫比歐西人約低二三分，我們中國人的體格，既然與日本人相近，大約也要比西洋人低一點。總之每個人體溫，超過平溫，都可說是病態的表示，不過對於小兒及精神病著，他的知覺已失，不能聽醫師的吩咐，用檢溫計測驗，所以只对在肛門內測驗，肛門的溫度，比較脅下溫度，約高攝氏表六分至一度，通常肛門的體溫，在攝氏三十六度四，乃至三十七度五分之間，就是用檢溫計測驗肛門體溫時，縱然有攝氏三十七度五分，還是生理上正常的體溫，不是病態的表現，不是發熱的象徵，口腔內測驗體溫最爲普通，即將溫度表放置舌下，將口腔緊閉一分鐘後，便可以得到正確的體溫，然而口腔內的體溫，亦比脅下體溫更高，攷克倫白爾氏的記載，約差攝氏二分，是脅下口腔肛門三處，測驗體溫，各有各的長處，脅下體溫本來是最簡便的，但是一方面因爲費時間較久，他方面小兒難於脅下測溫，所以有許多醫生利用他兩種方法來代替口內測溫時間較經濟，並且可靠，是一個最良好的法子，至於肛門內測溫，比較上許多不方便，所以僅用於意識不明之病者牙牙學語之嬰孩。

檢驗體溫時應有的注意

測驗體溫時，溫度表先宜一摔，以水銀降至常溫爲度，再用火酒精消毒，在口腔檢驗時，尤須注意，因爲口腔是種種傳染疾病的媒介，假使我們用溫度表在白喉重症肺結核病的口腔內，探熱後，僅僅用火酒一抹，再放在第二個病人的口腔裏，縱然火酒的殺菌力大，也要有相當的時間，所以非用多數的溫度表時，難免有傳染的危險，就使毫無危險，放在他人的口腔內的東西，即刻拿來放在自己的口腔內，病人的心理上，也不免了感覺到不愉快，還有肛門測驗時，溫度表消毒後，一端須塗上凡士林緩緩插入肛門，這是應當知道的。

夜間應當檢驗體溫嗎

夜間檢驗體溫，有名的德國教授克倫白爾的診斷醫書上，亦明明地寫着，除特別病例外，每日祇須測驗三四次，是晚間測驗體溫，要看情形而定，因爲一個人晚間睡眠，對於恢復健康，和精神的疲勞，是有特殊的關係對於重病的病人，尤其重要，假使我們規定二時，六時，十時，按一定的時間，去檢驗病者的體溫，那末恰恰病人睡穩的時候，你去將他鬧醒，兩次三番常常去鬧，使病人睡不着，夜裏未曾得到十分的安眠，日裏精神疲倦欲睡，是損去病者的健康，因爲我們對於發熱的病人，第一個要件，就是求他安靜，即在白天，病人睡得好的時候，亦不應該將他喚醒來測驗體溫，何況是晚間呢，可是晚間，有時有測驗體溫的必要，是應該要知道的，如瘧疾的發熱，雖多在日間，若經過較久發熱漸次推早，或延遲，晚間亦有熱發作，若我們不注意測溫，就免不了有未看過熱發作的可能，這等是應該夜晚測驗的，至於重病危篤的病人，應當好好的看護和觀察，然而體溫和脈搏呼吸常常記在一起，這有他的大意義，就是要他們察觀相互關係的變化，是測驗體溫，看看雖是很平常的一件事但，是對於醫生有重大的關係。

和漢醫學眞髓（續集）

第一篇　目次

本欄編者言

本欄徵求同文惠稿，惟以關於漢和醫學之譯著爲限，如有創作，尤爲歡迎。（石頑）

和漢醫學眞髓（續集）

松園渡邊熙著
石頑沈松年譯

第一篇

以內科方法治療外科諸病之卷

緒論

如本題所論在現代醫學規定必擇用外科或婦人科之手術以處置之之諸病。雖不敢廣集以作系統之敘述。但我輩頗敎現代醫學純粹外科醫法及實際處置所得之經驗中。每感覺其成績之不良。故對於用現代醫學外科療法之診治頗感絕望。乃集舉東方古代醫術內服與外用膏藥之成績。介紹於世人。所以求造福人羣有益於醫師計也。

以下所記錄之諸病乃予整理所得較優於西洋現代醫學外科手術療治之漢醫法。經過短速。治後之成績亦良。以予經驗所得爲主。記列於如次。

例如

淋巴腺腫

骨瘍(骨疽骨潰瘍)各種加利愛斯之全部

耳鼻咽喉科病之一部

皮膚病之一部

婦人科病之一部

泌尿生殖器病之一部

消化器之一部（盲腸炎各種痔疾）

呼吸器之一部（肋膜炎肺膿瘍等）

現代西洋醫學之外科固非常發達。不論何種疾病均以外科爲唯一解結之方法。以其迅速而能防止疾病之蔓延進行。甚且於診斷及治療時濫用愛克司光線與鐳錠光線等。

但每因此外科手術之結果而成爲廢人痼疾者其數隨之增加。甚或因手術而致死者亦決不在少數。例如因痔疾而使用外科手術以致死者。數見不鮮。或終身膿水淋漓之因肛門括約肌被切斷者亦復不少。或因使用鐳錠光線照射太過而造成膣狹窄症狀。終身成爲殘廢者。以及其他多數悽慘可嘆之結果更難枚舉。此等患者周圍之親族每有慘嘆痛惜而謂之曰。如是者不如速死。反得免受痛苦者。累有所聞。諺云。鴨足雖短繼之無益。鶴脚固長斷之堪悲。故實際今世外科醫學之進步不但無益於人類。反造成無限之廢人。得不爲之同聲一嘆哉。蓋現代外科手術之進步。其實際無非以人類之肉體同機械之修繕。其技固巧。其實也拙。而外科術雖似能解決一切問題。其進步固誠可喜。但事有人工每不及於天然者也。如某老醫云。凡一切皮膚表面之病。勿論其由筋肉而產生之腫瘍。若用手術切開之。其治愈既遲。且事後必殘餘種種障礙也。此切開之部份。因所留之瘢痕妨礙淋巴液組織液以及血之運行使然也。所以因手術而致結織縮中血行之障礙者。猶如修補土壁決不能使其天衣無縫而恢復舊有整個之狀態也。

與以上理論相同者。如小外科中遇指腫或口唇生疔切開後塡以紗布。其處置之結果頗不良。蓋每因塡入紗布之刺戟患部而發生炎症。疼痛久不已。腫脹不退。故某外科教授主張唇口指頭決不採用西洋外科醫法。而一如治面疔用鬱血療法其成績較佳。又大阪船場瓦町有治指之專家。爲家傳漢法之治療所。每日必有多數之病人求其診治。頗負盛譽。某女指腫求治於附近某外科博士。受切開手術後疼痛腫脹均未稍減。經過十晝夜。苦痛不堪。家人決意乞治於瓦町療指專家。當日痛即差。二三日後已完全治愈。當其施治時第一即先取去紗布。每日用湯藥洗滌敷以膏藥。不數日即平復矣。賴此容易治愈之法。考諸漢法醫籍外科正宗所得之處方錄之如左。

局部治法　（創孔中先除去紗布）五物大黃湯洗之。蟾酥幾分溶解塗之。且以黃膏塗敷。以及其他種種外用藥。

內服藥　伯州散。兼用五物大黃湯。或補中益氣湯加黃蓮麥門多。

痔疾有五種之區別。但無論何種決須用漢法內服與外用之藥，絕不可輕用外科手術切開。始可望全愈。此實爲最幸福之治法也。如頸部淋巴腺腫（即瘰癧）亦必需用內科療法以求其成功也。

外科疾病多宜內服藥者。

外科疾病在東方醫學治療法中多有服用內服藥之必要。且分一般之內服藥與各病各用特種內服藥之別。或同時幷用之。

一般之通用者。同時亦有種種不同之目的。例如用於防腐之目的者。如伯州散之類。此乃日本古代之處方。或欲使慢性惡性之腫瘍轉變成爲良性之目的者。如用紫根牡蠣湯或托裏消毒飲之類。又如纖維腫。頸項腫。橫痃。甲狀腺腫。盲腸炎。子宮筋腫。子宮與卵巢喇叭管之患症及瘡者，子宮筋腫，子宮護膜腫，直腸腫炎，乳腫炎，乳毒，痔疾，脊椎加利愛斯，睪丸腫，腎盂炎，膀胱加答兒，肺膿腸，肋膜炎及膿胸等症。無不有特殊之處方。能悉心探求古人之心得。則臨床之時對於此等難治之症當絕無不愈者。

漢醫外科之外用藥及外科之精神

漢法外用藥中治發炎者以洗藥膏藥爲多數。外用藥中有一般通用者與特殊者之不同。用於種種皮膚毒之腫瘍。例如一般通用者。其功能退毒。改良肉芽。而對於指之腫炎。痔之潰瘍。乳腫之潰瘍等。亦可用之。並與內服藥以共同改善肉芽。或兼用反鼻（蝮蛇）製劑之內服藥。或助用近世注射藥以收功。

西醫之外科不但不用一切之內服藥。且多服牛肉，雞肉，雞卵，肉汁等所謂滋養料者。在日本人認爲可以增惡腫毒潰瘍。所以經過必久。更不知食物之能中毒。實爲至愚之事矣。

反之漢醫之外科僅偶然採用小手術，一切之大手術均不擇用。至於其結果以西醫之外科療法比之漢醫之外科。實不得不謂現代之外科無進步也。（未完）

漢方藥典

栗原愛塔編述
沈石頑譯

（注 意）據潔古氏之意云。蘆頭勿用於嘔吐。藜蘆勿與五靈脂同用。精神肉體均感疲乏而喘嗽者佳。屬於類乎克路布性肺炎之痰實氣壅者不可用。又張仲景之意云。因氣候之變化。受急寒，肺爲寒氣所襲。發熱而咳嗽者。不可服用。但因肺之機能惡化。發熱。呼吸不良。自汗出時大可服用。加黃蓍甘草同用。治盜汗自汗而解熱，得麥門冬治心熱。加升麻以去肺熱。要以陷於非常衰弱之時卽熱病屬於窒扶斯性及心臟不良者佳。其熱蘊於內。壅鬱於肺未外達則不宜用之。若自汗惡寒且咳已出者可用之。總之人參之功效在興奮上皮細胞。凡臟器疾患之於炎症期。進行性病變狀態時期中。不得用之。衰弱症狀屬於慢性期。可放膽用之。竹節人參味苦。能增强消化收斂之作用。可用於半夏瀉心湯小柴胡湯。洋參由美國輸入。一名廣東人參。學名danax quinquefolia.I.用於桂皮人參湯具有適當之收斂作用。又御種人參出於日本之朝鮮人參。大體用法與高麗人參相同。

(用　量) 作强壯藥每回量一・〇瓦。歷來商店中對於人參區別之種類如下。御種人參(上品中品下品)朝鮮大人參。單參。引放。肉折。先折。ホラモシメ。參葉。判事手。孩兒參。泡參。吉野人參。竹節人參。廣東人參。髭人參信州產佳。信州及日光產其方言有呼作カモシ人參者。中國歷來所稱之五參者。爲人參。沙參。丹參。玄參。苦參五種之總稱也。

丁香 (唐)

(日本藥局方) 柘榴科之 Eugania Caryophyllata. Thunb. 和名ラテジ之蕾

(學　名) Jambosa Caryophyllus., Nd2.

(成　分) 揮發油オイヂノール。護膜。樹脂。單甯。蓚酸等。

(釋　名) 狀如丁子故名。有雌雄二種。雄者小。俗名公丁香。雌者大謂之母丁香。大丁子產於雄木有花。母丁子產於雌木。一名雞舌香。

(製　法) 去丁蓋剉用。忌火。用雌者力量較優秀。新者香烈。陳者香淡。

中國中世醫學史 (續)

廖溫仁著
沈石頑譯

(二)

世人所謂之醫學史乃襲用普通之名稱。余意以爲採用科學之方法以研究醫學之歷史。非僅敘述醫學之歷史而已。故毋甯名之爲醫史學。比較切當也。

據斯匹林格耳(Sprengel)(1)氏云醫史學者。爲敘述醫學經歷之變遷及其効果也。故醫史學非僅記載醫學家之傳記。亦非列舉關於斯道之隆盛而加以批判卽爲能事已畢。蓋醫史學之領域爲敘述人類疾病之認識與治病之歷史以及關於醫學之理論實際與經歷之變遷也。

西洋學者在十八世紀時已有醫史學之研究。其實際雖名爲醫史學。但仍多係醫家之傳記也。其次關於醫史學之研究。經一段變化。依自家獨得之經驗爲判斷。企以組織之事。所謂批評歷史之體而依醫學之系統及論說之變動以加其勢力。如海克爾(Hecker)氏等諸家之著述。此類實以史實主觀之再現爲主旨。不外概論歷史之哲學。卽一轉而爲哲學考察之醫學歷史。寬賚猛(Quitzmann)氏卽屬此種。海克爾氏初立歷史病理學之目。講述國民病之歷史及開醫史學之一新方向。

拔斯(Baaas)氏之醫史學敍述醫家地位之發達。鮑虚猛(Puschmann)氏之書乃論醫學教育之變遷。均爲開拓醫史學之領域者。

近時派格兒(Pagel)氏(伯林大學敎授)與奈勃兒格兒(Neuburger)氏等之醫學史。內容如左。

(一)醫學智識之歷史卽病理學及治療法之歷史

(二)醫家於社會地位之歷史

(三)疾病歷史特殊國民病之自然史

(1)Sprengel, Versuch einer Pragmatischen Geschichte der Arzneikunde. 1792.

(2.)A.F.Hecker, Die Heilkunst an ihren Wegenzur Gewissheit. 1805.

T.C.F.Hecker. Geschichte der Heilkunde. 1822.

(3)Baas. Grundriss der Gescolchte der Medizinund des heileden Standes. 1876.

(4)Puschmann, Geschichte der medizlnirchen Unterrichts u.s.w.1889

(5)Pagel Einfuhrung in die G schichte der Medizin. 1898

(6)Neuburger und Pagel, Handbuch der Geshicchte der Medizin. 1901.

上述醫史學之內容中最重要者爲醫學智識歷史。卽歷來之學者就健康人及病人人體之機能認識事實。依其經驗及觀察爲立場。而定醫學上之原則。作科學研究爲主旨。但醫史徒然蒐集古來病者繼承荒唐無稽之說則不可。不外專論人類精神之發達史。故集各個之事實及發見。追究年代以爲編次則不能稱爲醫史學。此若稱爲歷來普通所謂之歷史或年表則可。以爲吾人運用今日智識之程度基以科學方法研究之歷史醫學則不可也。

然則醫史學上主要場所。乃於歷史上之事實爲當時社會中心之寫照。闡明影響醫學之發達及研究之精神。國民之文化與醫學智識之歷史。因此有不可相離之關係。

醫學史旣屬文化史主要之一部分事如前述者。故研究醫學必先修根本史學之智識。猶以文化爲要。

次研究醫家地位歷史之事跡。亦爲醫史學重要之目的。卽醫學敎育之歷史。醫院之歷史。研究醫學之命運及其公共生活之意義等問題。故此處醫史學與文化史更有聯合之關係。且醫史學之主要部份雖爲疾病尤其爲國民病自然史。應覺悟此類研究常有不確實之事實。獨醫學智識不能判斷而須待宗敎上之觀察也。

醫史學之探討雖爲醫學者之任務。若由人類文化史方面觀察則頗具興趣。

人生與疾病自原始以來卽接觸不離。人類對於歷史中不絕之疾病力求其發現。但其努力之性質程度常因文化關係而異。醫學者卽爲人類努力對付疾病之專門行爲。醫史學者實爲人類文化之反映。改攷究文化史確爲有興趣之一事也。醫史學之要點其內容已如上述。不外依科學之方法以研究各項之發達也。

（未完）

皮膚病診斷及療法表

大塚敬節著
沈石頑譯

（譯者按）本篇原無題名，係譯者代擬，著者以皮膚病分溼性，乾性，又各分陰陽性，以歸納之，作診斷治療之對照，頗有助於臨床時對於疾病之檢討與撰方治療也，希讀者注意，又著者於本篇附註云。表內諸方均係本人所賞用外，尙有多數方劑，未經實驗者，省略。

皮膚病
- 溼性
  - 陽性
    - 桂枝湯　桂枝加黃耆湯　越婢湯　越婢加朮湯（1）
    - 桃核承氣湯　大承氣湯　抵當湯（2）
  - 陰性
    - 桂枝加附子湯（3）
    - 四逆湯（4）
- 乾性
  - 陽性
    - 麻黃湯　葛根湯　麻黃蓮軺赤小豆湯　桂枝麻黃各半湯（5）
    - 梔子豉湯　黃蓮阿膠湯（6）
    - 白虎湯　白虎加人參湯　竹葉石膏湯（7）
  - 陰性
    - 苓姜朮甘湯（8）
    - 眞武湯（9）

皮膚病
- 溼性（滲出液多）
  - 陽性：瘀污而多放惡臭結痂頗顯著者。瘀污惡臭之程度輕者（1）所主治。滲出液濃稠結痂多惡臭者（2）所主治。
  - 陰性：結痂之不能辨認者。不惡臭而少瘀污之感者滲出液稀薄者。
- 乾性（滲出液少）
  - 陽性：不拘滲出液少而醜污者。以滲出液能出不能出爲條件。不能出者屬（5）所主治。其不枯竭者屬（6）（7）所主治。此鑑別之大概。
  - 陰性：僅訴瘙癢之感。皮膚上少變化者。

專載

四川實驗民間治療集

蜀瀘田體仁輯

代序

中醫問題，到現在似乎還不能有一些解決的希望。自然！在科學具有雛形的今日，一功帶有神玄色彩的學說，根本有動搖的可能；中醫學說，自亦不能例外。

中醫學說的原始，確實合了不少的玄秘性質，晉宋以還，更產生了無數的虛玄論調。空譚愈多，遂離實際愈遠，致遭屏棄於科學之外，這是有客觀事實存在着的，而不容中醫界的純主觀的否認與詛咒！

近卅年來，中西醫界，為了這個問題，形成了空前的學說戰鬬，彼譏此詆，笑罵凌辱，然總其歸宿，則實互有曲直，瑕瑜並見焉。謂中醫為不合科學，則未免流為無當，謂中醫為合科學，則又未必盡然。平心省論，中醫之合乎科學者，僅十之三四，不能繩乎科學定律者，則當十之五六。

要解決中醫科學化的問題，這是非常的困難。許多自稱為摩登中醫的人物，在近二十年，他們唱着高調，寫着大文，大談而特談其中醫科學化的主張和建設，其實我們從第三者的立場觀察起來，似乎不能得到些微價值的統計，究竟中醫如何科學化？科學如何中醫化？標出的懸題，簡直沒有相當的答案。雖然他們是那麼的努力而努力着。

體仁從事於中醫學術研究者，歷有年所，謬任川中報界醫藥編輯，及住還於

碎片

中山先生醫史

唐鐵花

孫中山先生，是廣州博濟醫學校速成畢業，香港醫學校醫學士，主張中西醫藥，鎔為一爐的新醫術，曾開業於澳門廣州等處，懸牌行醫，設立許多診所，治愈許多病人，富有聲望，上海中西醫藥學校校長汪洋醫師，曾慕他行醫良法，準備多數現款，廣告徵求他親筆蓋印的臨症醫案，心得醫著，不意待過數十年，沒有一篇應徵，就此取銷是議。

防瘧何必祈禱

南通掘港 吳不倦

今夏吾掘瘧疾流行之時。卽祈禱最盛之時也。衛生之無術。醫藥之無效。於是羣趨而求於鬼神。夫所謂鬼神者。果安在哉。吾人目中所見。不過土木之偶像

醫林者，亦多歲月，於此問題，實未聞有具體解決之者。予以爲高談論調，無補於事，不如從事實驗，少喊口號，比較還確實一點。因爲要使中醫科學化，首先有兩個問題：一、科學人才，在中醫界是否濟濟可觀。二、科學設備，中醫界是否充份完全。這兩個問題，不能解決，則中醫科學化的一切問題，自亦難期實現。所以我想要使中醫科學化，則當從事於實驗之整頓，以爲科學之預備。這是當前的迫切需要的第一步工作。

中醫的眞正價值，除去了「順手自然療能」之外，其千古不磨的，則在驗方與祕術。但我們貴國人民的自私心理，是賦有遺傳性的。他們重視了一得之技，而忽略了大衆與學術。到現在這空氣還非常的濃厚。雖然「丹方一味，氣死名醫」，但其術不傳，其道日銷，無怪中醫學說，幾受自然之淘汰了。

四川實驗民間治療集，爲蜀中名外科張嘉璬氏所藏，其師弟相傳，已躋七世。其術驚人，聲譽載道。而不以術授人，厥爲大病。仁展轉設法，終得本書，其所用藥物，半係川產官藥，半係川產草藥。驗之效如桴鼓，無不奇驗。茲值中醫科學雜誌發行，特抄載全份，貢獻醫林，全係實驗，不尙空談。謂之爲中醫科學化之預備可，謂之爲中醫科學化之著作，則不可也。

1. 牙疼（白馬尾灰）

牙齒欲落不落，奇疼難堪。

白馬尾　三錢　燒灰點牙脚，片刻卽脫，但須注意好牙，不可令沾，沾則好牙亦脫也。

2. 婦女脚縫指頭，無故爛，時流黃水，奇痒難堪：水皂角散，靈驗異常。

水皂角　山茨茹　雄黃　冰片　靑黛　硼砂　黃丹　枯凡　等分爲末，麻油調敷，百發百中。

3. 痔瘡肛門下墜，此脾虛胃弱，宜提肛散。

而巳。攜病而人不能療治。顧乞士木醫之。豈士木之靈更靈於人乎。彼鄉愚婦孺。結隊偕行祈禱。以血汗之金錢。敬無知之土木。茫茫然而爲之。吾人無責焉。乃有智識之士。亦惑於惡俗。肅其衣冠。一其心志。向一堆之土。數尺之木。供奉跪拜。冀以保全其性命。其甚者。且謂假供神力。可以驅除病魔。消滅風孽。習焉不察。誠可笑矣。

吾于中醫科學研究社有感

漣水　梁小庭

夫兵不精練。不可以戰爭。醫不精練。不可以臨證。縱或行之。戰能勝。醫能愈。吾不信也。今之科學研究。卽精練其技能也。當此歐風東漸。文化大開，不妨以己之學識，開誠佈公，以己之長，供人取納，以己之所不及，吸取人之所長，吾同志散處各省各縣，向無連絡，今海上名達之士，鑒於國勢之需要，科學研究社之組織，應運而生，所望於諸同志，急起直追，附其驥尾，深造

當歸 川芎 白朮 白芷 人參 黃芪 陳皮 甘草 升麻 柴胡 枯芩
黃連 等分多服

4.脫肛：宜提氣散。
黃芪 人參 白朮 當歸 白芍 黑姜 柴胡 升麻 甘草

5.治天泡瘡神方：
鐵鏽針 磨醋汁搽 一盤珠

6.小兒臍風：
生姜 一大片 置桐油火燒七次，揲臍眼上。連用三次，再用胡椒 十一粒 陳艾 一撮 冷飯一團和丸火上炖熟，布帶綑揲臍上。永不復發。

7.吃肉傷胃腹瀉方
臭草根 桂花根 食鹽 煨肉吃其效如神

8.治瘧神方
獨蒜 七個 冲熱酒作時服服後用被和頭蓋覆，半時出外遊憩，自愈。

9.治脚爛多年不愈效方
百草粉(卽南山草生房屋上)調雞蛋油敷，極效。

10治紅白痢神効方：
刺梨根 小燕山紅根 何首烏 煨豬肉 湯服三日效。

11治耳膿驗方；
地虱子 枯礬 等分爲末吹入卽愈。

12治牛皮癬靈方：
硫黃 白礬 紅袍花椒 大黃頭汁 等分爲末，先將癬刮破，調搽二三次卽愈。

13治疳瘡濃泡神方：

醫學，以達完全科學化，而立於不敗之地步，此豈僅醫藥界之光榮，而亦國家民族之幸福，企予望之。

祝詞

江都汪保之敬祝

我國方書。肇自神農。精微奧妙。未易窮窺。鄙人有志研究醫學。恨少見聞。曩讀 徐愷先生主編光華醫學雜誌。頓開茅塞。獲益良多。今復長中醫科學研究社總務兼主編。見其集思廣益。洵足爲斯道之津梁。爰不揣謭陋。用綴數語。以志景仰。

淳于有言。人病病多。醫病方少。
時賢憂之。博採旁搜。上下千古。
中西一貫。上紹靈素。理盡刀圭。
活人活國。爰起沉疴。肘後千金。
洵堪媲美。

啓東縣老人多

八十以上者一三二七人佔全縣人口百分之三强

（羽石）

人參敗毒散　荆芥　防風　薄荷　大力　金銀花　連召　等分內服。外用千里光　雞屎藤　花椒　陳艾　狗屎椒　虫退　排風藤　木柑葉　龍穿花葉松針　龍胆草　菉豆　白礬　蒜莖　食鹽　金銀花　荆芥　甘草等分煎水洗，七日愈。

14治痰閉中風：

葉烟竿開水洗冲灌入卽吐痰涎。

15治心胃氣痛方：

酒糟　燕窩泥　韭菜根　臭草根　冲爛焙熱，置地退火，包患處立効。

16治漆疹漆瘡方：

退血草　漆擦草　食鹽　白凡　菉豆泥　苦瓜皮　絲瓜皮　黃柏　等分爲末，調凡士林敷，外煎水洗亦可。

17治陰縮奇方：

陳艾　姜片　紅線　線繫兩指頭，艾姜置兩大指頭灸，又燒小腹。急服理中湯。

18治疔瘡方：

野苦馬　白菊花　黃豆　磨醋搽立好。

19治纏腰丹：

牛筋條葉　雄黃　調末敷丹頭至丹尾，極妙。

20治絞腸痧：

馬蹄草　冲爛炖酒服。

（未完）

啓東縣老人多。以前也曾見過報紙的紀載。最近該縣奉命調查縣內八十歲以上男女老人。乃由各區公所詳細調查。茲據啓東來滬友人談及此事。頗足一紀。

據云此番調查結果。八十歲以上男女老人。計一區男七二人。女二一二人。二區男一一六人。女一五二人。三區男八八人。女一五一人。四區男七三人。女一三四人。五區男一一三人。女二一六人。全縣計一千三百二十七人。佔全縣人口數百分之三强。其中男四百六十二人。女八百六十五人。女多於男。幾及一倍。是否生理上關係頗堪供醫學家及生理學家之研討也。

又內中在九十歲以上者有一百十五人。年壽最高。九十九歲者一人。一百歲者。亦一人。均住鄉間。以上男女各老人。現猶精神矍鑠。此則顯然可見關於攝生問題。鄉村實較勝於城市也。

國內外醫藥新聞

＝緊要消息＝

司法院內政部表示

國民大會代表關於醫藥團體代表疑義

歸選舉總事務所解釋

駐京記者快信，本年十月間舉行國民代表大會，意義重大，該會代表選舉法中，所規定醫藥劑師得選代表八人，應用何法選舉，及中醫是否有權參加，未見明文解釋，各地中醫公會咸紛紛電呈中央當局，籲請明白規定該項代表，准以中西醫人數相衡平均分配，由中西醫團體分別選舉，以免意見紛歧。記者爲此，特專謁中央行政當局探訪，據司法院內政部表示，以事關選舉法之解釋，選舉法內有特別規定，依法歸選舉總事務所辦理。

中醫參用西藥被西醫呈縣取締

台山中醫公會代電全國中醫界呼籲

＝謂中醫依法可用西藥西械＝

（台山通訊）台山中醫公會會員許耀慶，因治病參用西藥，該縣西醫公會竟呈縣朋締，中醫公會據中醫公布條例依法駁斥並代電全國醫藥團體呼籲，原電如下：「上略」本會據會員許耀慶投稱，爲橫加壓迫，懇予援助事，竊會員自執業以來，向以濟世爲懷，蒙社會人士不棄，營業前途，頗有可觀，鉅竟因此招妒，屢遭傾陷，茲查有台山西醫公會，又復以藐視法令，違背定章，私呈縣府，妄請取締。查其所持理由，不外謂會員參用西械西藥，而其所援以爲根據者，又不外前廣州市衛生局修正取締中醫章程。夫學術無國界，捨短從長，惟求其是，何有中西，會員不敏，竊嘗以此自勵。不意該西醫公會中人，竟以會員有攙奪其生意之嫌，橫加非議，競相排擠，必欲使會員備受其蹂躪而後止，當此政府復興國醫，俾得發展成爲世界醫學之會，會員個人慘遭壓迫，其事猶小，倘因此而致動受掣肘，發展無由，則國醫前途，寧堪聞問。且最近政府公布之中醫條例，不特絕無限制吾人採用西法西藥之明文，抑且已有強制吾人應有採用西法西藥之必要者矣。查該條例第五條，有「中醫如診斷傳染病人，及檢驗傳染病之死體時，應指示消毒方法」之規定，夫關於傳染病人之診斷及傳染病死體之檢驗，與其消毒方法，吾中醫雖已前有，然不如西法之普遍與嚴密，故當吾人在必要診斷傳染病人檢驗傳染病之死體，與實施其消毒方法時，參用西械西藥，誰曰不宜，以此例彼，舉一反三，此中醫條例已默許吾人採用西械西藥而且具有強制性之證明者一。又查中醫條例第七條，有「西醫條例第十三條之規定，於中醫準用之」之明文，攷西醫條例第十三條云，『西醫除關於正當療治外，不得濫用鴉片嗎啡等毒質藥品』反言之，卽西醫於正當療治時，得用鴉片嗎啡之謂，然則該項規定，旣准用於吾中醫，則吾中醫之得用鴉片嗎啡也明甚。夫鴉片嗎啡，固西藥也，西醫如鴉片嗎啡之重要者，政府尙許吾中醫採用之，其不及鴉片嗎啡之重要者，詎謂不許吾中醫採用之耶，此中醫條例之特許吾人採用西法西藥而絕無限制之明證者又一。夫旣用西藥，則有時自不得不兼用西械，旣用西械，則亦有時不得不兼用西藥，此相互爲用，有不得不然者，然則政府於中醫條例，特准吾人之兼用西械西藥也，亦固其所，而吾人之兼用西械西藥，實亦不嘗仰承政府之盛意，而不敢固步自封云爾，乃該公會竟掩耳盜鈴，撫拾不同地域，不受拘束，專以壓迫中醫藥發展爲能事，且經中醫條例頒布後，依法已當然無效之廣州市衛生局修正取締中醫章程，以爲口實，欲對會員，濫予壓迫，寧非謬妄。抑會員猶有進者，自中醫條例頒布後，不特上述章程，當然無效，卽前衛生部十九年第二四八號含有限制中醫採用西械西藥性質之訓令，依法亦當同時無效。蓋前項命令，不過爲中醫條例未頒布前之一種過渡辦法耳，在中醫條例既頒布後，依照後法廢止前法之原則，實早已因其內容與新法抵觸，而喪失其拘束吾中醫之效力，要之中西藥械，不妨互用，總視其應用者之知識與技能如何耳，固無限於中西醫也！苟其知識與技能欠缺，則西醫或且有以西械西法而致人於死者矣，詎能以此爲吾中醫難耶。綜上論據，會員之參用西械西藥實爲中醫條例所特賦予之權利，其不應濫予取締，至爲明顯。乃當局竟爲朦蔽，誤准該會無理之請求，於本月二日突飭縣城公安分局票傳會員，諭令具結以後不得參用西械西藥，殊堪詫異，懇予援助。等詞前來，當經屬會召開全體會員大會，審核結果，僉認會員所陳各節，依法尙無不合，且關係國醫前途，至爲重大，特予決議一致援助在案，抑屬會猶有不能已於言者，查所謂西械西藥，不過西人以科能方法製造之藥與械云爾，其目的在利用厚生，其原料無分中西，其性質與一般洋貨無異，以其來自外也，故名之曰西，以示其所自出而已，初非於採用上有所限制也。苟認其需要也，固人人得而用之，詎能以其多用於西醫之故，遂可據爲西醫之專利品耶，若以經過科學方式製造之藥與械，遂謂爲西醫之專利品，而不許吾中醫採用之，則其勢不至以科學方法改製之中藥中械，卽中醫亦不得用之不止。揆之情理，寧得謂平。且前經國府核准備案之中央國醫館組織章程第一條，明明規定，「本館以採用科學方式，整理中國醫藥，改善療病及製藥方法爲宗旨」云云。依此條規定，其含義至爲明顯，苟吾中醫在改善療病上認爲適合於科學方式者，不特西械西藥，可供採用，卽屬西法，亦未嘗不可，至其形式與實質之爲中爲西，殊非所問，要當有助於吾中醫者

本社新社員

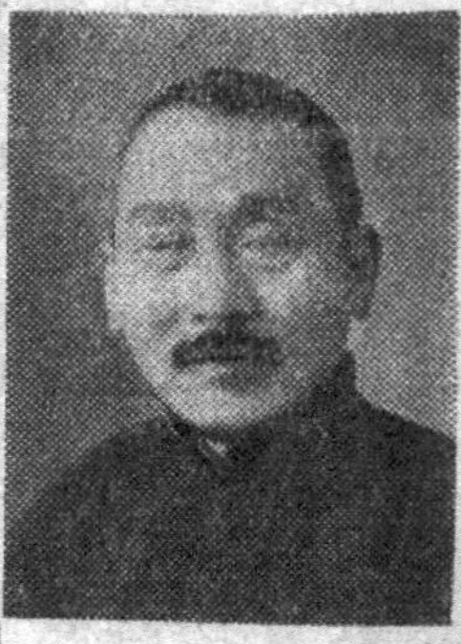

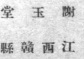

謝玉堂　江西贛縣

斯可矣。然此不過就法理上言，卽以事實論，亦有不能不認其存在者。考市上以科學方式改製之中藥，形同西藥，以供吾中醫之用者，固屬不少。卽中醫學校，中醫醫院，對於西械西法之研究，設備，採用者，亦所在皆有，從未聞政府加以限制，遑言取締，此尤足反證中醫之參用西藥西械之毫無違法。乃台山縣政府此次竟誤聽偏面之詞，以該會員許耀慶之參用西械西藥，而濫加取締，顯有未當，似此關係國醫發展前途之嚴重問題，本會似未便默爾而息，爲此電達，塵瀆，淸聽。懇予一致聲援，籲請國府，明令將以前凡關於涉有禁止或限制中醫參用西械西藥，使中國醫藥事業無由發展之法令廢止，以副總理保存固有國粹使之發揚光大之遺訓，不勝迫切待命之至。台山中醫公會叩「陽」

本社新社員

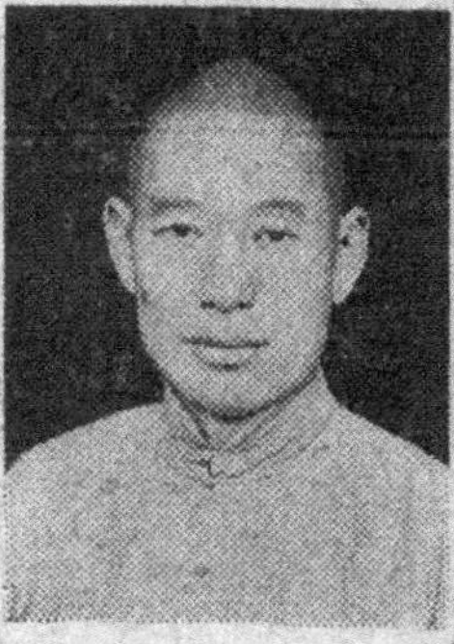

李天錫　河南武安

衛生署擬訂

中醫審查規則

行政院決議通過
由署令公佈施行

（南京專電）政院今日（廿一）開三七一次例會，衛生署劉署長呈擬中醫審查規則草案，幷附錄六則，請核定案，經决議由署令公佈施行。

二中全會議決補助

首都國醫院籌備費

（南京快信）中央委員孫科等九十二委員維護國醫，不遺餘力，此次特在二中全會提議，擬請中央補助首都國醫院建築籌備費十五萬元，俾推民生而利進行，旋經審查送常會酌予補助云。

中央民訓部致函

中央國醫館會商修正章程

中館已令各省分館遵照

醫藥改進會

易與人民團體混淆

（南京通訊）中國國民黨執行委員會民衆訓練部函致中央國醫館內開，醫藥改進會，易與人民團體混淆，請派員會商等由，中館據函後卽派該館祕書張忍庵前往會商結果，認爲改進會名稱宜冠以某分館或支館，其活動勢力，應不超過國醫館範圍以外等語，中館旋本此原則將醫藥改進會章程，加以修正，并送經第十五次常務理事會議通過，除函復中央民訓部外，並檢同修正章程一份，令仰各省分館遵照云。

劉瑞恆舞弊案

監委羅介夫等提案彈劾 舞弊各部份均調查屬實

（京訊）監察院前據人民呈訴衛生署長劉瑞恆等舞弊侵占案經監委羅介夫等詳細調查，關於朦報衛生署房租及電燈電話費，自廿一年一月起至廿四年六月止，計國幣一萬二千一百七十六元三角六分部分，暨撥留中央醫院廿一年七月至廿四年六月少報收入款計十四萬八千六百六十九元九角，並雜項捐款計六千八百五十四元九角九分隱匿不報部分，又關於購買愛克斯光機僞據朦報部分，聞均調查屬實，已提案彈劾云

本社新社員

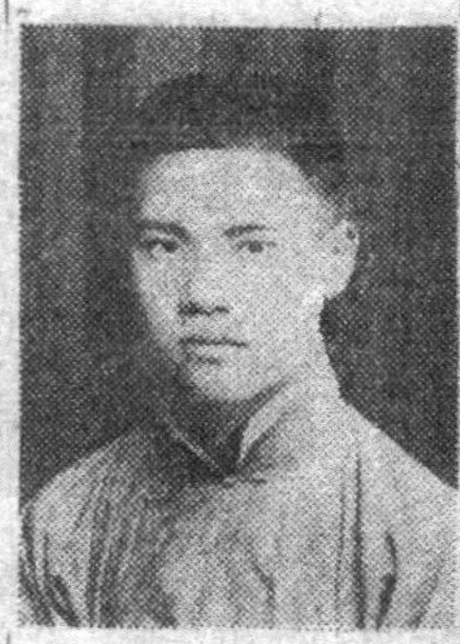

胡健公 浙江蘭溪

晉江中醫公會電請解釋

國民大會醫藥團體代表之規定

（晉江通訊）福建晉江中醫公會，鑒於國民大會代表選舉法中，雖有醫藥團體代表八人之規定，然未有中西醫藥師之名稱，及中西醫藥師之人數，究否相衡，特電呈中常會，中政會，國府院部請求明白規定該項代表，准以中西醫人數相衡平均支配，以免意見紛歧，去後，已奉內政部電批：「查國民大會醫藥團體代表名額，是否以中西醫人數相衡平均分配事關選舉法之解釋，依法屬於選舉總事務所，來電應俟該所成立時，移請核辦云」。

首都創辦

國立藥學專校

——定暑後開學——

（南京快信）我國國產藥物產量極富於國計民生，至爲重大，教育部特決定在首都創立國藥專校，以資研究，而廣醫物應用，十四日開首次籌委會議，議決該校經費預算及草訂該校組織大綱等案，送請部長核定，據悉該校預算除國家預算內所列之萬六千元爲經常費外，尚列有臨時費四百餘元，預定本年暑假後開學，暫租屋爲校舍初次招生額定三十名。

鄞江象貝合作社

行將瓦解

（鄞江通訊）鄞江貝母合作社，爲國內僅有之大規模合作社

，前因金融週轉不靈，無形停頓，已有月餘，當局亦無切實救濟辦法，以致無法復興，茲聞該社已在清理賬目，在最短期內，將宣告解散。

晉江中醫公會 常務主席辭職

（福建晉江通訊）晉江中醫公會，自成立迄今，將歷三載，對於會章規定之應辦事宜，如調查新舊藥物，出版醫藥刊物，籌設醫校醫院，及醫藥圖書館，創設學術研究社，取締假藥等，皆未實行；會員因感及此，故不願照交會費，最近該會常務主席黃潤堂，在此改選期將屆時，忽然分發傳單，宣佈將行退職云。

本社新社員

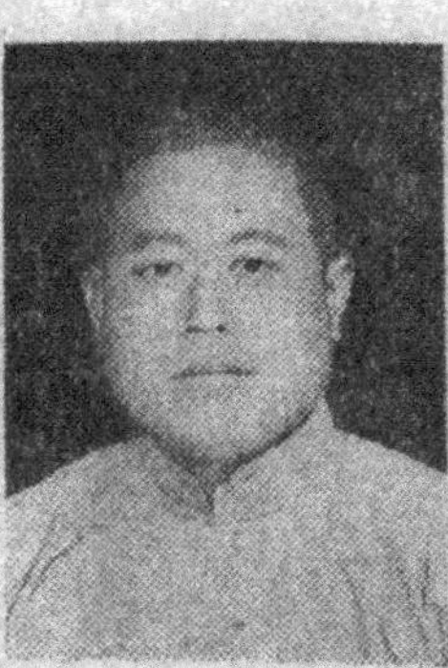

楊銘齋 河北高邑

＝各地消息＝

杭市國醫公會改組 中醫公會開始登記

（駐杭記者通訊）杭州市國醫公會，自市黨部令停止活動後，已二月餘，疊經會方常務委員曹楚鈞，潘健民等催促，始於七月一日由中國國民黨浙江省杭州市執行委員會名義，委派邢熙平，陳紹裘，王澤民，李椿榮，蔡松岩，李天球，仇北崖前來接收一切，同時並改正名稱為杭州市中醫公會，即日下午成立整理員辦事處於杭州市黨部，開始辦公，並規定七月二十一日起至八日二十日止為會員登記時期，茲將登記手續分列調查如下：（一）時間，每日上午九時至十二時下午一時至四時（星期例假），（二）（登記點地：第一區信餘里二十五號陳紹裘診所，第二區皮市巷永甯院永安里四號仇北崖診所，第三區和合橋二十號李椿榮診所，（三）隨帶杭州市政府本年度登記證暨最近二寸半身相片三張，登記費一元（如審查合格移作會費不合格退還）

救濟貧病 京市社會局訂定 送診施藥辦法 先領憑證可享優待

（南京通訊）京市社會局，以貧苦病人，無力醫治及購藥，情殊可憫，爰特商請市內各中西診所醫師及藥號，送診與廉價購藥，予以救濟，並由該局印製送診廉價購藥證，交由各警局各區公所發給貧苦病人，茲將社會局製訂之送診廉價購藥證規則，覓錄如下：一、凡市內貧苦病人，無力醫治者，可至本局及各警局各該區公所，請求發給送診廉價購藥證，憑證持赴就近中西醫處免費診治，並將藥方持赴中西藥號廉價購藥。二、就診時應將此證三連一併交由醫生察閱，以憑診治。三、持此證者，須按照各醫生診病時間，前往就診，在醫生停診時間，概不適用。四、各中醫每人每日診治十人，各西醫每人每日診治五人，過限次日再行診治，或赴其他醫生處診治，倘各醫生願意多診者聽，但就診者不得强迫。五、此證每人每日准用一次，並須本人持用，不得有轉借情事。六、購藥時，除由藥號按照方開各藥，國藥以七折計算，新藥配合劑在一元以內者，對折計算。七、就診人不得爭先恐後，應由醫生按病就診。八、購藥人應向各該區公所區域內之藥舖購買之，不得任意逾越範圍。

本社新社員

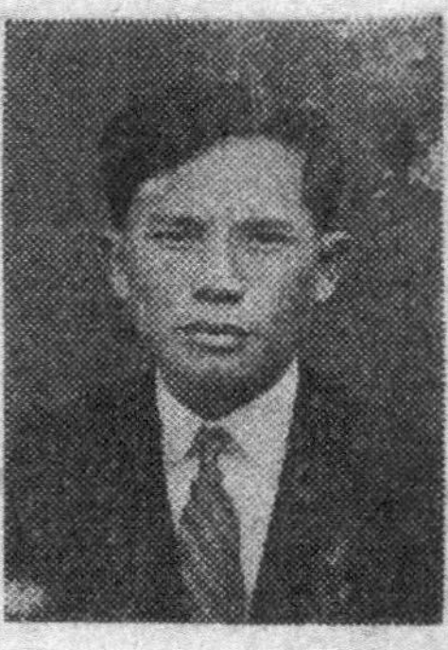

林紹岐　廣東文昌

荷屬巴達維亞籌設國醫分館

（南京通訊）中央國醫館成立數載，各省市國醫分館，現已次第成立，茲仍積極進行，使中醫中藥，日向海外發展，南洋菲律濱，美洲三藩市等處分館，甫經籌設，現中館又委派荷屬華僑盧瀚如君爲巴達維亞國醫分館籌備員，並函請外交部轉令駐荷屬巴達維亞總領事　就近保護並贊助，俾利進行云。

無爲縣國醫公會將成立

（無爲通訊）安徽無爲縣國醫界，上年曾已組織國醫公會，終因種種關係，陷於停頓，茲有國醫同人，鑒於各省市縣，均有國醫公會之設，特聯絡起來，在六月廿六日，就本城藥王殿會址，開第一次籌備會議，到城鄉醫師五十餘人當經議決進行方法，（1）推籌備人員分股担任，（2）呈請黨政機關備案，（3）僱工招集四鄉遠道同志，來城出席，（4）定七月廿二日，舉行成立大會。

南昌施醫所添聘醫師

南昌市中醫公會平民施醫所，自成立以來，頗爲一般平民所信仰，每日就診者，絡繹不絕，現該所因夏令炎熱，時症益多，特加聘劉開霖，車而齋，梅秋圃，徐譽予四君，每日自早八時起，至下午四時止，在該所輪流候診云。

（南昌記者特訊）

靖江藥業公會將重行整理

（江蘇靖江通訊）本縣藥業公會。於民國十六年。經盛明桐劉泰和等發起成立。近年來因農村破產。經濟恐慌種種關係。鄉村藥號營業不佳。公會亦因之而受影響。致停頓二載。最近罌盛明裀等有重行整理之說。記者特走訪盛氏。據云。至遲於廢歷六月內備案。一俟縣府批准。即召集籌備會進行一切。

蘭溪藥材營業衰落

（浙江蘭溪通訊）近年來蘭溪藥材營業，頗形衰落，推其原因一以農村經濟破產，貧病之徒，無力延醫購藥，同時更因西藥日漸盛行，買架鹿茸，稱點洋參的人，現時實寥若晨星云。

本社新社員

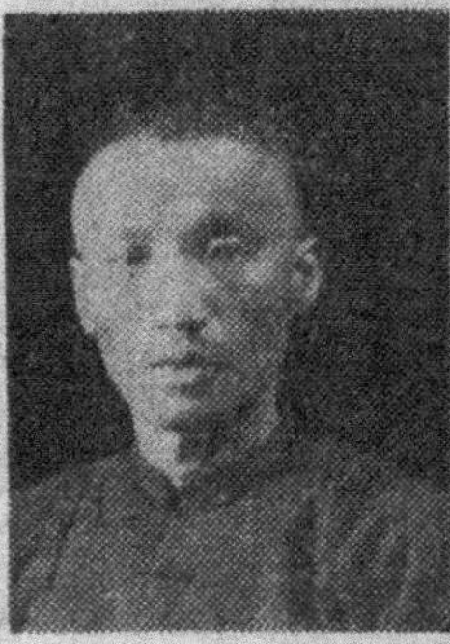

林邁夫 廣東萬甯

胡毓秀著傷寒金匱集註折衷
——發行預約——

河南信陽胡毓秀先生，近有傷寒論金匱要略集註折衷傑作，內容取材宏富，有下列三點特色，一、標明節次，斷節分章二、不襲成言，闡發眞理，三、文字簡當，說明透徹，並經河南教育廳評語贊許，給予獎金三百元，以示鼓勵，可知此書之價値一斑，現該書准於廢歷年底出版，定價國幣十元，自即日起至出書時止，特發行預約特價國幣五元，逾格優待，凡欲購者，可託上海愛而近路祥新里十六號中醫科學書局代爲預約。（河南信陽通訊）

掘港紅卍字支會
聘請中西醫施診

（江蘇如臯掘港通訊）世界紅卍字掘港支會，因時屆夏令，一切病疫。最易發生，並鑒於今歲爲霍亂流行年，防疫工作應特別注重，以期減少民衆疾病，該會特於日前召集全體會員議決，派人赴滬購辦防疫各種藥水施送，組織防疫施診所。聘請中醫季少三，陳朗淸，西醫竇澤人，周星五等施診，現滬地大批防疫藥品已經運掘，施診所已於昨日（七月十八日）成立，所址在碧霞山上，一般貧病就診者，絡繹不絕云。

＝本市消息＝

法租界重行國醫登記
國醫團體反對此舉
分函各界請求援助

（本市特訊）本埠開業之國醫，均經市衞生局審查合格，發給執照，惟居住特區者，又須向各當局再行登記，第二特區，曾於民國廿年，與國醫團體商定一次登記之後，終身有効，不意近又有所謂「管理國醫執行業務章程」之頒布，將有効時期，改爲五年，登記費由二元增至五元，尙有衛生捐，調查費，等名目，稍一遲緩，動遭罰鍰，以致該區國醫，紛向上海市國醫公會，上海市國醫學會，中華國醫學會，神州國醫學會，報告，請予交涉，取銷新章，改善待遇，亦經該會等聯席討論，決向法當局交涉，並聯名分函上海市衛生局，法租界公董局，第二特區納稅華人會，及杜月笙，張嘯林，陸伯鴻，齊雲青，張覲先，錢新之等，乞爲援助，並登報公告會員，報告[illegible]，茲錄其致上海市衛生局，及法租界公董局，納稅華人會各華董原函如下，謹啓者，敝會等迭據居住本市等二特區各會員，紛紛來會訴稱，最近法工部局忽以法國總領事署令第五十八號公布，「管運國醫執行業務章程」，不問已登記與否之國醫，均須照章重行登記，不但收費倍增，抑且手續麻繁，其他如衛生捐調查費等，稍一遲緩，動遭罰鍰，平時外員譯人，蒞臨調查時，每每聲勢凌厲，自由職業，不堪壓迫，米珠薪桂，不勝負担，請予交涉援手，取銷所章，改善待遇等詞，先後同因到會，按該會員等，均經鈎局（上海市衛生局）正式登記之國醫，居住第二特區，已經繳納營業捐稅，（即衛生捐每年二元）本不應再受其他強迫束縛，（第一特區之醫生登記，聽醫生自便，）在民國二十年，法租界創行醫生登記時，嘗經敝會等交涉，結果，由法當局愼重宣告，一次登記之後，終身有効，始各忍耐讓步，照章登記，相安至今，曾幾何時，甘食前言，示人無信，忽有所謂「管理國醫執行業務章程」之頒布，不但改終身爲五年，由二元至五元，尙有衛生捐調查費等，倍增國醫不應担負之負担，並處處將國醫職業自由，剝削殆盡，敝會等爲會員維護業務起見，受多數之囑付，不得不代爲伸訴如左（一）民國十九年，法租界舉行醫生登記，是概指西醫國醫牙醫獸醫而言，今則單就吾國醫矣，不曰國醫登記章程，而曰管理國醫執行業務章程，顧名思義，其意可知，特區雖稱租界，職業仍有自由，今惟居住法租界之國醫，既受己國政府之管轄以外，復須受法租界雙重義務，（營業稅衛生捐之外，今更增五年一次之登記費用，故曰雙重）重林疊屋，豈得謂平，（二）新章程載，登記之時，除將上海市衛生局開業執照作證之外，復須出生日期國籍及籍貫之證明文件，（第二條一項）此項證明文件，華人當然無有，不時引起登記之困難乎，此亦手續麻繁之一也，（三）新章第十一條，既謂「國醫之營業，應以依向例就其行業範圍內之行爲爲限，」而復有第十二條，「國醫非得特許，不得配製或售賣藥品，或與藥師或國藥商合夥營業」之嚴酷限制，向例外科傷科及內科之習用藥品者，豈不均受無謂之束縛，而將不能執行業務乎

本社新社員

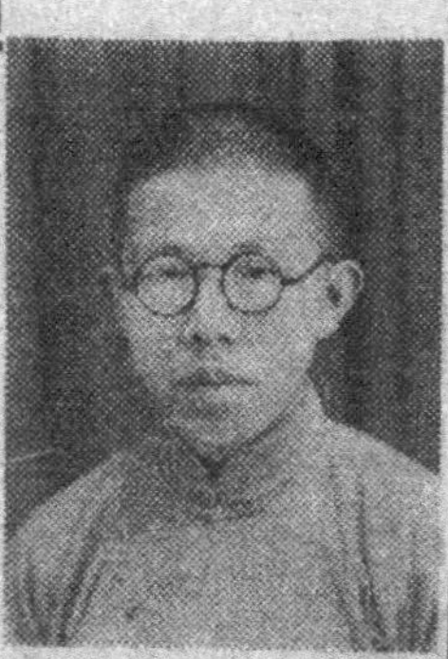

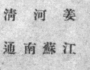

姜河清　江蘇南通

，不得合夥營業，尤屬剝奪營業之自由，爲任何法治所無有者也，(四)新章第十四條，「國醫非經預先通知法公董局衛生處長，不得遷移診所」，所以有此規定之原意，固不得而知，惟於實行此條時，必多引起糾紛與困難，此項規定，尤難照辦，(五)第二條登記之聲請書，須繳費領用，第八條之繳納捐稅，第十條之展期時之捐款等等，究竟數額若干，並未載明，本爲一次終身，今改五年一次，然則五年中，每人須担負支金若干，在此市面不景氣，百業凋敝之秋，實屬不勝，(六)新章第十條，「行業執照有効期間五年」者，明明五年須重行登記一次也，觀本條一惟以……之捐款繳呈者爲限」云云，可徵其目的全在收款耳，夫國醫職業，本屬自由，國醫之性質，又近慈善，在衛生行政上，固屬自利無弊者也，顧何以居住法租界之國醫，偏須受此重床疊屋之束縛與負担，苟非法當局之寓徵於禁，卽係歧視國醫耳，總之，新章程之頒佈，於法於情，兩無禆益，凡吾國醫，萬難忍受，爲特提出陳述，務乞鈞局據理力爭，轉咨法租界公董局，(納稅會)貴會主張公道，轉函公董局(公董局)貴局董事會，迅予俯順輿情，體恤艱難，收回成命，取銷新章，重諾尊信，仍照向例，不勝迫切待命之至，」云云。

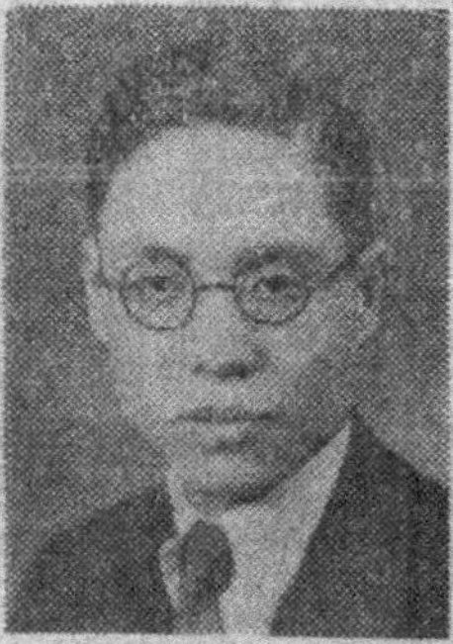

赴日考察醫學事業之本社名譽編輯　葉信誠氏

上海市國醫團體聯合會議紀

（本市特訊）上海市國醫團體，於七月十八日午後九時，在辦事處舉行第五次代表聯席會議，出席者，上海市國醫公會　盛心如，張贊臣，上海市國醫學會　俞同芳，賀芸生，中華國醫學會　陸士諤，施濟羣，神州國醫學會　蕭退庵，程迪仁，主席　陸士諤，紀錄　程迪仁，(甲)報告事項，(一)保管科主任報告募款計一千九百八十五元，已收者一千三百五十九元，已解者一千元，(二)中華復函，(爲贊同前次議決案事)(三)各界來函，(乙)討論議決案件，(一)法租界重行登記國醫案(甲)俞同芳報告交涉經過(乙)賀芸生程迪仁報告函發情形，及二十年份交涉情形，(議決)(甲)另函法租界納稅會五華董請求援助，(乙)定俞同芳，賀芸生，推爲代表，備函當面請求納稅會主席杜月笙先生，主張公道，援助交涉，(丙)登報通告法租界會員，靜候交涉，毋庸驚擾，(封面五行，新中各一天，稿由神州担任，)(二)市黨部令飭組設「新生活勞動服務團」案，「議決」應由各會酌量辦理，(三)上次移交中華學會轉張懷霖等提議，本市國醫應受軍事救傷工作速成訓練案，並附簡說，推程迪仁起草，擬定簡則，徵求同意人數後，再定行否，一稿交下次會議討論，(四)勸募購機祝壽，繼續進行案，函各會籌募委員，努力工作，俾便如期結束，(已繳者除外)

·海港檢疫處最近報告

全國疫病死亡人數

（本市通訊）本埠海港檢疫總管理處，關於七月十一日午夜前一週內，全國各港傳染狀況，業經調查竣事，茲檢錄其病別及患者與死亡數字於下，上週（上海）天花患者華人二八，外人一人，華人死亡一人，腦膜炎患者華人二八，死亡一人，傷寒患者華人二十人，外人一人，華人死亡十六人，細菌赤痢患者華人十二人，外人一人，華人死亡三人，猩紅熱患者華人六人，外人三人，外人死亡一人，白喉患者華人五人，外人二人，華人死亡二人，（南京）天花患者華人四人，死亡三人，疹傷寒患者華人一人，死亡一人，腦膜炎患者華人三人，死亡二人，傷寒患者華人八人，死亡九人，細菌赤痢患者華人三人，猩紅熱患者華人二人，白喉患者華人一人，死亡一人，（杭州）天花患者華人一人，腦膜炎患者華人一人，細菌赤痢患者華人三人，猩紅熱患者華人一人，白喉患者華人二人，死亡二人，（漢口）腦膜炎患者華人四人，傷寒患者華人十一，細菌赤痢患者華人十六人，白喉患者華人一人，（甯波）傷寒患者華人二人，（天津）天花患者華人一人，疹傷寒患者華人五人，傷寒患者華人三人，細菌赤痢患者華人二人，猩紅熱患者華人四人，（塘沽）傷寒患者華人一人，（廣州）腦膜炎患者華人二人，傷寒患者華人十三人，死亡三人，白喉患者華人二人，（廈門）腦膜炎患者華人一人，死亡一人，傷寒患者華人一人，死亡一人，細菌赤痢患者華人六人，死亡四人，（汕頭）傷寒患者華人三人，死亡一人。

法醫學審議會成立

（本市通訊）司法行政部，為計劃改進法醫，及協助解決法醫學上疑難問題起見，特設立法醫學審議會，聘定國內醫學專家，分組担任，已於七月十一日假座上海銀行公會，開成立大會。

費子彬治愈肺病

（本市通訊）江西臨川朱壽楨，任職楊樹浦申新七廠，主持織布廠事務，因患肺病甚劇，乃赴紅十字會醫院用愛克司光檢查，查得痰中見血，左肺有穴，不易治療，朱遂改就靜安寺路鳴玉坊七號費子彬醫生診治，經服費氏祕製第四種肺癆丸藥及止血丸，並服湯劑一月餘，朱精神回復，一如平日，後至紅十字會醫院，由愛克司光部蘇醫生檢查，則肺部毫無疾病，其左肺之空洞，早已補全矣。

＝國外消息＝

英國科學大家
惠爾康爵士逝世

倫敦　英國著名科學家。考古家。人種學家。著作家。惠爾康爵士，今日因病逝世，惠氏現任惠爾康基金委員會董事長，並為惠爾康研究院。歷史醫學博物院。及科學研究局之創辦人，兼任董事，一九一三年時，惠氏將科學研究院，供政府之使用，一九一四年又創立特別委員會，從事研究軍用救護車設計及構造上之改良，並在同年造成活動化學微菌實驗車一種，供給英國軍隊軍醫處，應用於戰場中，上次大戰期內，在巴勒斯士巴子埃及兩地，曾付實用，頗著成效，惠氏曾於一九〇一年，親赴英埃蘇丹尼羅河上游流域，作考古及人種學探險，一九一〇年時，再度前往，賡續未竟之工，惠氏又曾發見以前無人知之上古依塞奥平人古城舊址多處，遂於其中四處，實施發掘及研究工作，後以大戰爆發，暫告終止，氏更爲空中攝影術之先進，蓋用之作探尋及測量各古城遺址及紀錄關掘地點之工具也，一九二七年會在中菲洲島干達創立史丹萊夫人產科醫院，一九〇五年創立惠爾康醫院藥局，均歸該會醫務員管理，惠氏並創立出版基金，由中國醫學會管理，供給醫學外科化學之標準教科書，譯成漢文，訂以廉價，使中國學生易於購置，惠氏且爲人類學院副院長，美術學會副會長，及其他許多會社之會員（二十五日訊）

蘇聯試驗心臟復活術

——試驗結果甚佳——

【莫斯科二十三日塔斯社訊】蘇聯現正在試驗恢復隔絕心臟活動之科學手術，聞該項試驗，係由莫斯科第一醫學院始創，結果甚佳，目前各方正在研究恢很心臟活動與其他部份之關係，並擬發明藥品，可使心臟恢復活動，至於在幾小時內方可施用此項手術，心臟活動恢復後，能持久若干時間等問題，亦已作研究，聞經七十一次之試驗後，認爲年齡愈輕者，則手術愈早臻功，一個月之小孩經試驗成功者計百分之八十，六個月之小孩，百分之七十一，一歲之小孩百分之五十五，五歲之小孩百分之三十五，又據試驗所得，因患肺炎及痢疾而死之心臟，最易恢復(百分之七十成功)患猩紅熱而死之心臟，比較難於恢復，凡在死後二十八小時內皆可施用手術，聞施手術之方法如左，一先以死孩之心臟繫於一特製器具，用滋養之水質從皮管中輸入，當此種滋養水質(tirod)至心臟時，即可將心臟中之毒質洗去，並使心臟收縮，終至恢復活動，但此法若不發生效力時，則可用 Adrenalin 注射，此項試驗情形，係由奥新諾夫斯基氏告知塔斯社記者，奥氏云，余等現正努力，擬戰勝死神，俾用科學延長人類之生命云。

醫藥教育消息

新中國醫學院 創設施診所

（本市特訊）本市王家沙花園路新中國醫學院，自開始招生以來，報名者頗多，最近據該院負責人稱，該院現已設新中國醫院，尚不敷學生實習，下學期擬添辦兩施診所，俾貧多多臨症，增加經驗，同時該院研究院，亦擬擴充設備云。

研究資料

懷遠人葛星五 嗜蝎成癖

每次可啖二三十尾

（蚌埠通訊）記者頃至友人楊君處，遇懷遠縣人（現寄居本埠國慶街）葛星五，正大啖蝎，津津有味，食法特奇，如牆壁發現活蝎，用手執下，不用洗濯，出其尾際之鉤納入口內，如嚼肉脯，據葛君自述嗜蝎成癖之經過，係孩童時，其住宅後牆，忽然傾倒，時値夏令，發現紫蝎多尾，俗謂生啖活蝎，可除內臟諸毒，余母强令生啖兩只，年長遂成習慣，每夏必出資雇玩童多人，四處捉蝎，飽余朵頤，去年曾食三百餘尾，今年尙未交大暑，捕捉不易，只食數十尾，以靑色小蝎味最淸香可口，紫色母蝎味次之因腹內有子，嚼時如魚子也。余每頓可啖二三十尾，奈此物一時不易尋獲，未能常飽余之口腹，甚以爲憾云。（七月十六日）

病人忽然斷頸而死

（安徽無爲通訊）無爲橫木橋，洪大油坊同事，尹某，年四十餘歲，在上月初旬，卽染疾病，食慾頓減，體溫增高，口渴心煩，延醫診治，毫無效果，詎知到了六月廿六日，頸項之間，忽現一條紅圈，至翌日，就自動斷下，鮮血淋漓不止，如同刀砍，但前面只連一筋，而斃，厥狀至慘，曾是寄聞，特誌之，以供醫學家研究焉。

社訊——本社第二次社務會議記

七月十五日本社舉行第二次社務會議出席者謝利恆方公溥龔醒齋徐愷盛心如朱松徐公魯沈石頑章鶴年倪維德列席者李仁淵程兆晨由謝社長利恆主席（甲）報告事項（略）（乙）決議事項一、聘請郭柏良先生爲本社董事二、聘請沈宗吳張夢痕邱治中辜占梅爲本社特約撰述三、擴大徵求組織分社，俾資聯合，而利研究學術，交總務部辦理四、聘請張炳文，卓振强爲宣傳幹事五、成立社員服務部，爲內地社員服務，聘請王子南擔任該部主任六、本社名譽編輯葉信誠先生東渡考察醫藥事業，本社特請同時考察日本漢醫藥狀況，以資借鏡。餘略議畢散會。

編後話

徐愷

（一）章叔賡，喬俊良，繆俊德，邢錫波，錢公玄，薛定華，鄭軒渠，葉橘泉，蔣景鴻諸位先生，創刊號卽爲本刊撰稿，實在感幸得很，現在第二期又出版了，相信諸位看見後，一定有更好的稿子寄來，增光第三期的篇幅，這是編者深爲盼望的。

（二）本刊承秦伯未沈宗吳兩先生，答應每期做稿，編者深爲感激，特在此道謝，以表微忱。

（三）郭紹仁，沈治邦，黃錫昭，程紹典，李爲彭，劉淑士，樓載訢，諸位先生稿，都是富有研究性的，我希望諸位常常爲本刊寫稿，諒能允許我的吧。

（四）本期四川實驗民間治療集，是四川某名醫珍藏的，一向沒有公開，現在承田體仁先生，商懇在本刊批露，也是一件快事，編者特在此提及，以申田君之熱忱，同時並表示一些謝意。

（五）編者正在進行特約各地優秀的作家，至少每期總得添些有價值的作品，這我可以告慰於讀者之前的。

（六）本刊的園地，絕對公開。不論任何人投稿，均所歡迎。

（七）投稿訂有章程，在第八條上規定：「本刊負改進醫藥學術使命，爲鼓勵作者作稿興趣起見，規定每發行六期後，通告全體讀者，舉行優稿選舉，（用函選，詳細辦法另訂之），以得票之前十名，分別給獎，其標準如下；（甲）一二三名以大中小銀盾分配之：（乙）其餘四至十名各給實用書籍。（同時在刋上公佈得獎人姓名）」這件事我們準定舉行，並決以嚴格週密的方法辦理，還請作稿者特別注意。

（八）下期擬添讀者園地，專供讀者討論學術，（讀者問病亦在該欄答覆）

＝最後消息＝

星洲中醫中藥聯合會第八屆執監委員選定

新加坡「星洲中醫中藥聯合會」，剏辦以來，已閱八年，爲南洋醫藥團體規模極大歷史極老之一，歷來關於學術貢獻，及社會服務，成績頗著，茲屆第七屆職員任滿，經於六月廿八日舉行全體大會選舉第八屆職員初選，當經選出執行委員三十五名，候補委員十五名，至七月十二日復行複選各股負責委員及主任，結果選出監察委員劉願可，黎伯概，周蘭記，虎標永安堂，梁如山，當務委員爲梁少山，張伯賢，林雲仙，陳占偉，曾有源，經濟委員爲仁愛堂，永福安，余仁生，信義行，何長春，文書委員爲王首選，饒少欽，陳懿吾，總務委員爲羅曉川，李德豐，謝頌彭，李仁春，曾和生，萬春和勳記，南茂發，醫務委員爲鄧頌如，鄭雨蒼，王鐵漢，陳子英，王文卿，藥務委員爲仁愛棧，培元堂，杏春堂，萬山棧，羅奇生，又聞全體職員不日將行宣誓就職矣。（星加坡通訊）

中央國醫館調查祕傳古方

函各省政府轉飭調查 以便編輯成册廣爲流布

（南京通訊）中央國醫館，以吾國醫藥，具有悠久的歷史，匪特流傳古方，著有特殊效驗，即一般簡單祕方，亦可以活人，該館特分函各省政府，請通知各地人民，以後如有簡單祕方，或得諸鄉老口授，或訪自醫家祕傳，若其功效準確藥品普通，且又爲合理的民間單方，儘可隨時函送到館，以便編輯成册，廣爲流布，使散失良方，一轉移間，而成爲醫林鴻寶，實於人民康樂，社會衛生，兩有裨益云。

醫學家 陳煥寰 主編

壽世醫報

普遍定戶。不惜犧牲。定閱全年。繼續半價。

本報聘請全國醫界開人百餘位為撰稿

△是增進醫家經驗學說的導師！

△是保障民衆幸福健康的南針！

內容豐富※印刷精良

9.5.1. 自由論壇　方藥討論　醫藥要訊

106.2. 長篇名著　實用方劑　杏林文藝

117.3. 學術研究　衛生常識　書報介紹

128.4. 臨床實驗　民間治療　醫學廣告

原價

每月一日出版一冊，全年十冊，6 12兩月停刊

零售每冊大洋五分　訂閱全年通郵大洋五角

△繼續徵求一週紀念新訂戶三千戶！

△訂閱全年只取半價連郵二角五分！

△自即日起二月為限過期照收原價！

△第一卷全年存數不多欲補大四角！

附啓

本報為擴充銷路起見招請各書局等設立分銷處欲願為本報推銷者來函接洽酬金從優

發行所：蘇州臨頓路北桐芳巷念三號壽世醫報社

邱治中主辦 家庭醫藥社

婦女病療法重金徵稿

本社以灌輸醫藥常識，促進婦女健康，振興民族為宗旨，特發行婦女病療法一書，除特約國內外著名著作家撰稿外，茲特擴大繼續徵求，凡對於女科有經驗者，均請惠賜鴻文，字數體裁不拘，酬金甲等A十元，B六元，C三元，D一元，乙等本書十冊至一冊，又各地醫藥界擬登本書廣告者費用從廉請逕函本社接洽

社址上海北京路八三〇弄十二號

于右任先生題眉　譚次仲先生校對　王藥雨先生作序

郭若定著「漢藥新覺」上集不久出版開始預約！

本著內容：總論篇—(一)藥理總論，(二)製劑要義，(三)漢藥漢方概說，(四)配合禁忌詳表。各論篇—(一)興奮藥類，(二)發汗藥類，(三)解熱藥類，(四)清涼藥類，(五)強壯藥類，(六)健胃整腸藥類，(七)催吐藥類，(八)通下藥類，(九)利尿及泌尿器消毒藥類。全集凡三十餘萬言。

用紙及裝訂：上等道林及瑞典紙兩種，廿四開本，四號鉛字，最新式排印，共三百餘頁(六百餘面)。道林紙印者，布面金字精裝；瑞典紙者，紙面洋裝。

定價及預約：道林紙精裝，每集實價四元瑞典紙洋裝二元，四角。預約概售七折，另加掛號郵費二角三分。(郵票不收)

出書日期：預約截止期，本年八月十五日。出書期，九月十五日。

預約處：北平什剎海後井胡同七號明日醫藥社

朋友！

中國各種海軍旗，商船旗，海關旗，是怎樣的你知道麼？

世界各國軍旗，商旗，有多少式樣，你知道麼？

天文台懸掛的各種信號，你知道麼？

各式各種的手旗，你知道麼？

如果你要知道這一切的事情，請購買

朱松先生所編著的

要塞燈旗號

定價一元八角(如聲明由本刊介紹可打七折)

代售處 南京　軍用圖書社　武學書局　拔提書店

上海　作者書社　錦文堂書局　三益圖書文具公司

總代售處　中醫科學書局

定價

全年十二冊定價二元，半年六冊定價一元寄費在內（國外寄費另加）為統制出版數起見，另本不售，郵票以九五折計算以一分至五分為限。

廣告價目

本期校對者　李仁淵　程兆晨

董事台銜

名譽編輯

本社特約撰述

中華民國二十五年八月一日出版

中醫科學第一卷第二期

社長　謝利恆
副社長　方公溥
　　　　龔醒齋
總務兼編輯主任　徐　愷
醫學主任　盛心如
藥學主任　朱　松
編輯　章鶴年
　　　沈石頑
　　　倪維德
宣傳主任　徐公魯

出版者　中醫科學研究社
地址上海愛而近路祥新里十六號
印刷者　中醫科學書局

注意

定閱諸君如有詢問事件或更改地址通信時務將（一）定單號數（二）定戶姓名（三）原寄何處三項詳細開明方可遵辦實因定戶衆多簿冊繁重非此三項無從檢查難免仍有誤寄特告

中央國醫館理事兼編審委員陝西孔教會副會長

黃竹齋傑作

中央國醫館審定

鍼灸經穴圖考出版廣告

題簽者 作序者

章太炎 于右任 邵力子 謝利恆 吳廷錫

焦易堂 彭養光 周柳亭 周岐隱 黃星樓

羅哲初 陳无咎 周禹錫 鄒雲溥 葉橘泉

張贊臣 趙玉璽

以上諸序業經擇尤陸續登於國內醫報茲彙列其要於左可見此書內容之完善

中央國醫館館長焦易堂序云黃君竹齋研究國醫垂二十年前撰傷寒雜病論集註業已風行一時今復出其所著鍼灸經穴圖考一書文顯而義幽言簡而意賅論經穴則腧如指掌論考證則根據內經更能正各家之錯誤示後學以津梁有此書而中國之絕學以傳有此書而黃君之醫術以傳懿歟盛哉

中央國醫館學術專任委員南京市政府國醫考試委員陳遜齋序云黃君此書確切詳明有條有理其考證經穴根據古經無附會無杜撰此與唐宋以後各有師承各出花樣積習相沿莫由知其錯誤者不同也其運用鍼法也删繁就簡悉中肯綮此與諸家鍼法混亂無次方法愈多而治療愈謬者不同也其書可以醫病可以醫醫可以合一切鍼灸書籍望而卻步

中央國醫館常務理事謝利恆序云吾國鍼灸治病常著奇効早為海內外醫家所公認但能舉其全說者極少雖有鍼灸大成等書未免仍多掛漏長安黃竹齋先生治學夙重實際不殫艱深於集註傷寒雜病論之餘復取古來鍼灸學說上起黃炎下迄近世旁徵博引萃於一編統系分明為吾國空前未有之傑作洵醫家之鴻寶也

中央國醫館編審委員周柳亭序云黃君竹齋精研究醫理經方之餘兼擅鍼療所著鍼灸經穴圖考八卷其書以內難甲乙諸經為宗主譜出經脈孔穴之統系擷千金外臺銅人明堂資生圖翼大成金鑑及唐宋明清鍼灸諸書之菁華正其錯誤補其脫闕參以近世生理解剖新說窮原竟委融會古今綱舉目張條理井然得此書而再讀內經則成有體有用之醫學歧黃之道將由是而大放光明有功醫林實非淺尠誠壽世之寶筏醫學之要典也

全書八卷鉛印漢裝分訂八冊每部定價國幣八元（外埠加郵費三角）

竹齋醫學叢刊每部一冊定價國幣七角

代售處 中醫科學書局上海愛而近路祥新里十六號

▲醫學雜誌彙訂▼

本雜誌。出版十有餘年。風行中外。資望最老。信用最著。實緣負改進中醫之使命。恰合現代之需要。又蒙各地同志。努力推行之結果。方能有此盛況。現本會為貢獻改進中醫辦法。以資各地同志之參考起見。特集中材料。分別彙訂

△第一集 係集合五十一期起。至五十六期止。十九年份所出版者。

△第二集 係集合五十七期起。至六十二期止。二十年份所出版者。

△第三集 係集合六十三期起。至六十八期止。廿一年份所出版者。

△第四集 係集合六十九期起。至七十四期止。廿二年份所出版者。

△第五集 係集合七十五期起。至八十期止。二十三年份所出版者。

△第六集 係集合八十一期起。至八十六期止。廿四年份所出版者。

△內容 共分特載。會務紀要。論壇。醫藥學說。生理衞生。病理。診斷。藥物。治療。醫案。來件。星期徵稿選刊。叢談。驗方叢錄。會務報告等欄。

△定價 每集定價一元五角。郵票九五折算。郵費加一。

△優待 合購六集者。每集只售一元。郵費加一。

▲醫學雜誌▼

風行中外 全年六期

信用昭著 特價一元

『宗旨』發揚中國醫學之精粹 促進中國醫學之健設

『內容』蒐羅宏富取材嚴謹 注重實用不尚空談

優待特價

本雜誌自民國十年發行。為國醫藥界歷史最久之刊物。兩月一期。全年六期。現出至第九十期。首尾齊全。優待讀者。特價發售。自第一期至第五十四期。每期一角五分。五十五期至現期。每期二角。預定全年。特價一元。郵費加一。郵票九五折算。以一分至五分為限。

地址 中醫改進研究會 山西太原市新民中正街

中醫科學第一卷第二期畫報第二版

本社新社員玉照

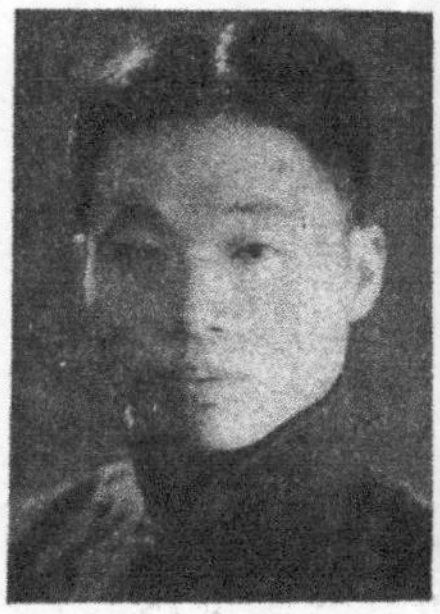
馮克元
江蘇武進

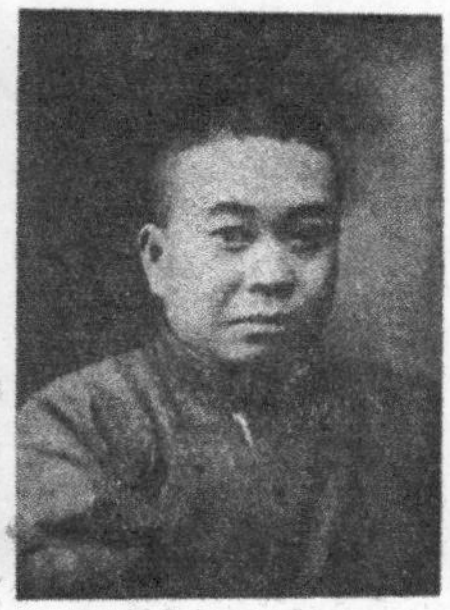
吳性中
湖北沔陽

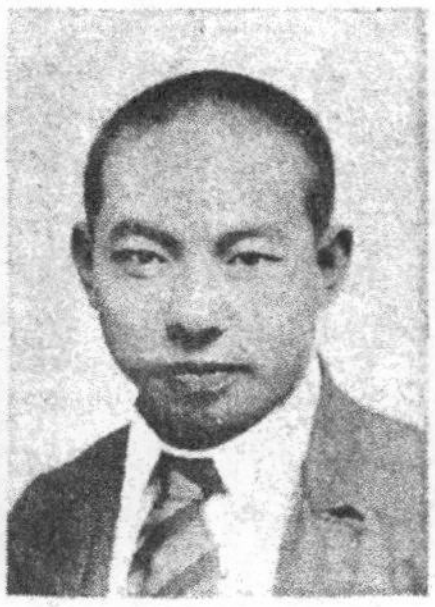
皮樹鈿
江西唐江

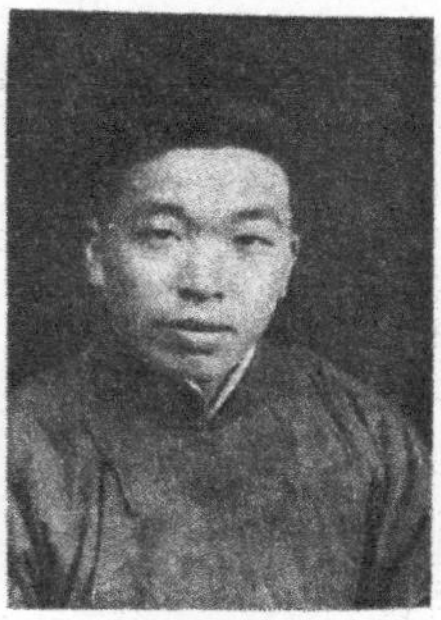
奚澤民
江蘇武進

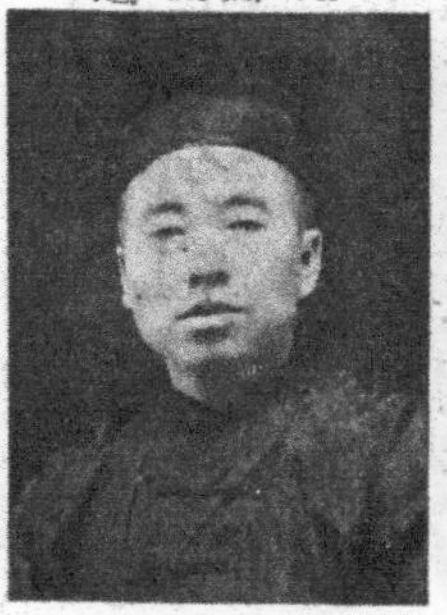
孫學海
貴州天柱

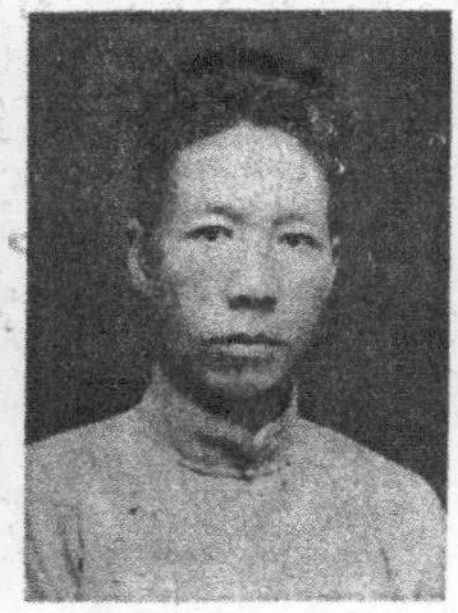
陸紀鶴
浙江蕭山

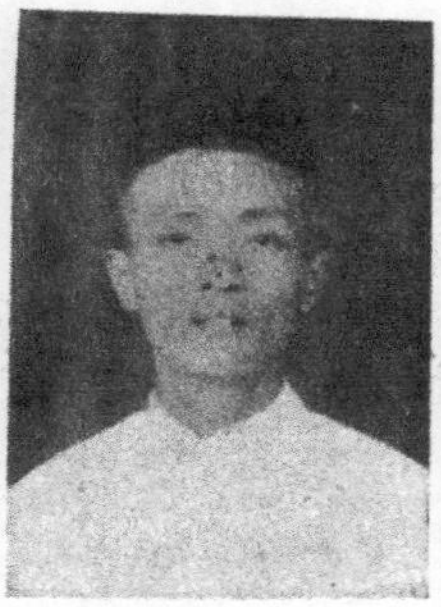
崔毓桐
江蘇宜興

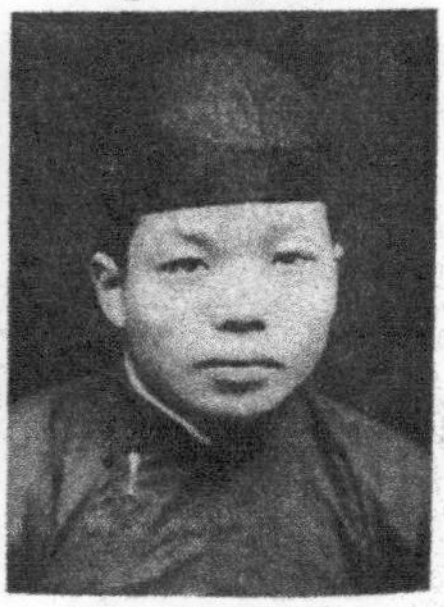
胡頤年
福建閩候

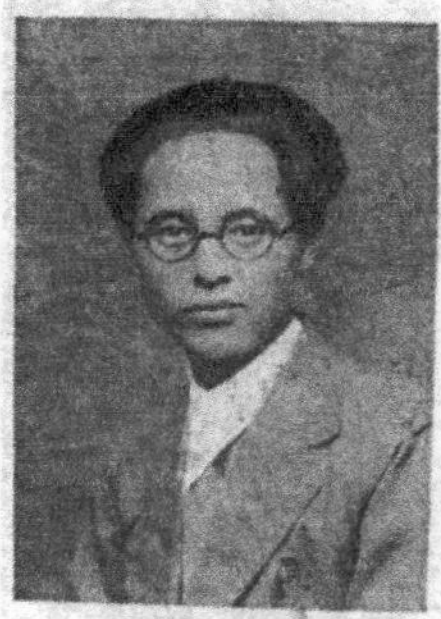
楊日輝
福建上杭

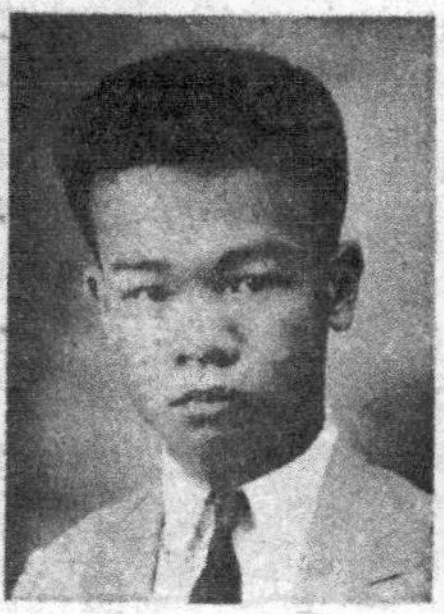
吳仰生
廣東潮安

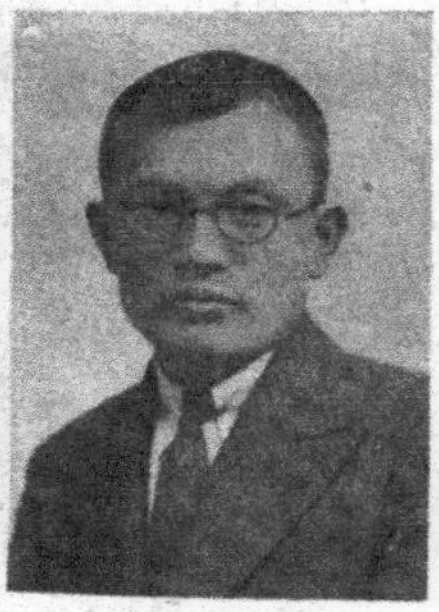
許耀慶
廣東台山

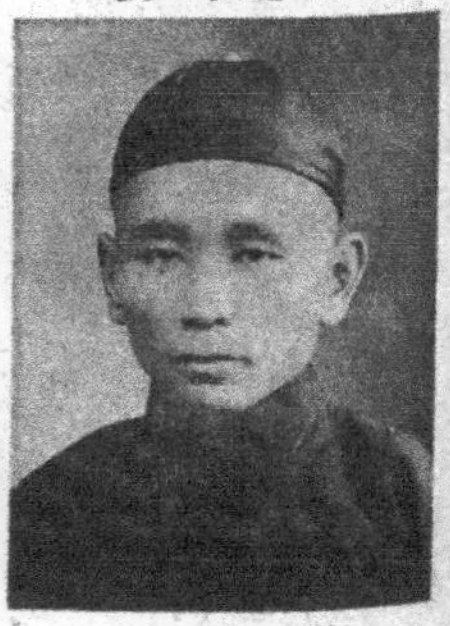
崔傑卿
山東歷城

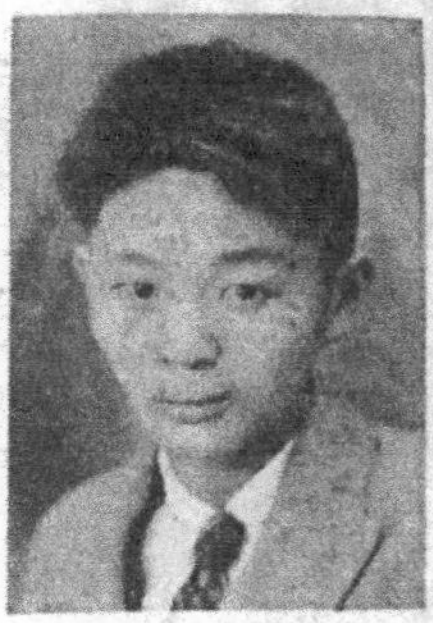
陳雁霁
廣東潮安

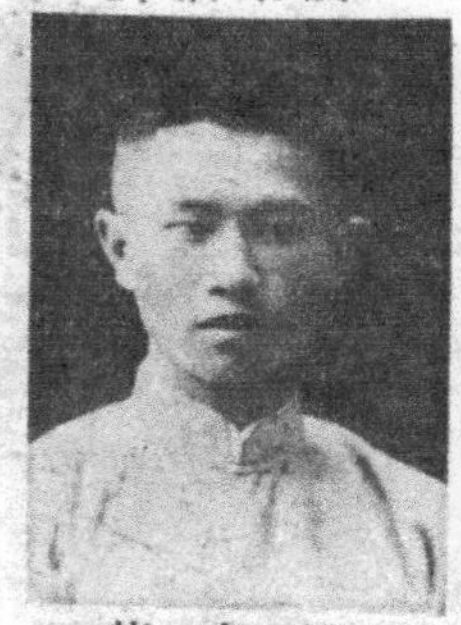
楊春芳
江蘇如皋

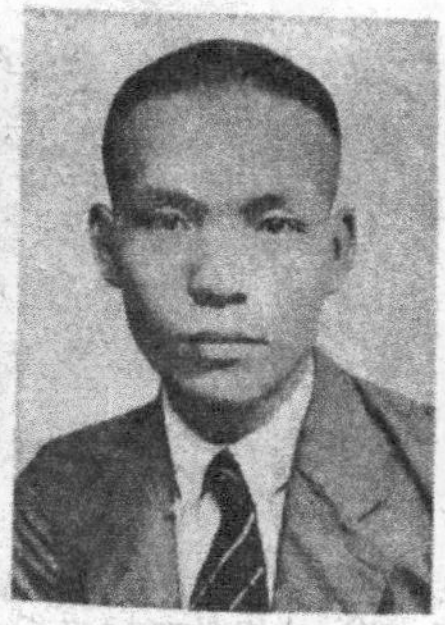
林幼山
廣東潮安

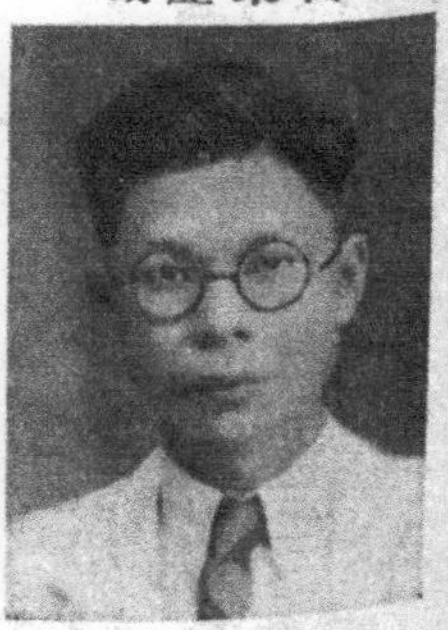
李蘇民
廣東台山

本社擴大徵求組織分社啓事

本社自成立以來，爲時不到兩月，各地醫藥界同志來函接洽組織分社者，已有十數處，或將近成立，或正在進行，殊深佩慰，惟研究醫藥學術，同志多多益善，對於國內外各地，確有普遍設立分社之必要，茲特擴大徵求熱心同志參加，發起組織，共同奮鬥，爲醫界爭光榮，爲人羣謀幸福，本社有厚望焉，此啓。

中醫科學研究社總務主任徐 愷

（章程宣傳品函索卽寄）

中醫科學研究社聘書

茲聘

先生爲本社分社長此聘

社長

副社長

中華民國 年 月 日

本刊呈請內政部登記
中華郵政特准掛號認為新聞紙類

中醫科學

于右任

第一卷第三期

小言

責任重大之一

中醫國大代表 全國中醫界應慎選賢才充任

徐愷

國大代表選舉法規定醫藥師代表八人，包括中西醫在內，那末中醫界依法得選出相當名額的國大代表，出席國民大會。

這次中醫國大代表，責任重大，關係至鉅！就國家論，憲法的制定，憲法所賦予職權的行使，以及國計民生諸大端；就醫藥論，確立中國醫藥的基礎，如中醫列入教育系統，衛生行政須中西平等各問題，皆有賴乎國民大會，討論解決，任中醫代表者，既須對中西醫知識有深刻的認識外；同時須於國情有深切的瞭解，政治常識有相當的研究，並且要口才流利能操國語等條件，方足以勝任愉快：如果不三不四一無學識的人，斷不能担任偉大的任務，當然絕對不可做國民的代表！尤其絕對不能做我們中醫的代表！

我全國中醫界同志，務須認識這次國選的重要，而中醫代表的產生，就是整個中醫的生命，交給代表身上！所以在選舉的時候，應該嚴格考量，絕對不能放鬆！不徇情面！不為威迫！不受利誘！發揮至公無私的大無畏精神！選我們理想中認為確能代表我們的人物！

中醫科學研究社出版

中醫科學第一卷第三期畫報第一版

本社新社員玉照

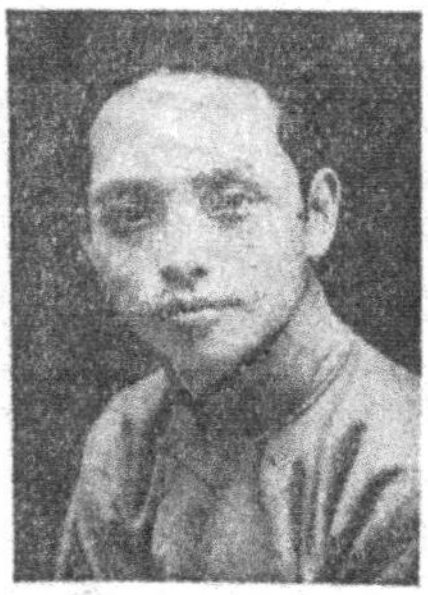

林傳滄
福建閩侯

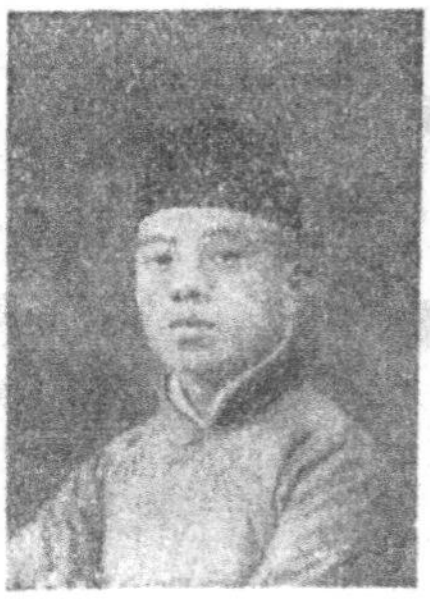

楊秉楓
四川綦江

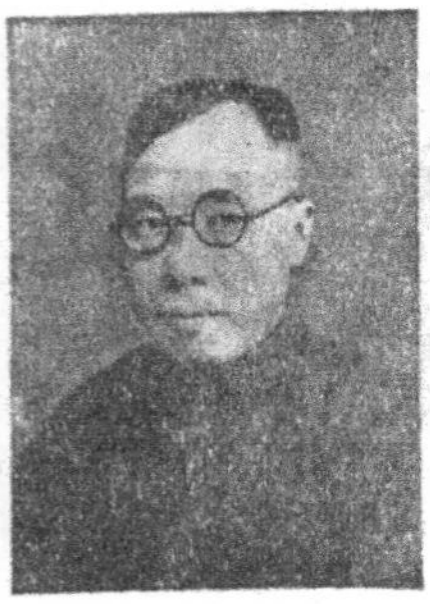

余子仁
湖北宜昌

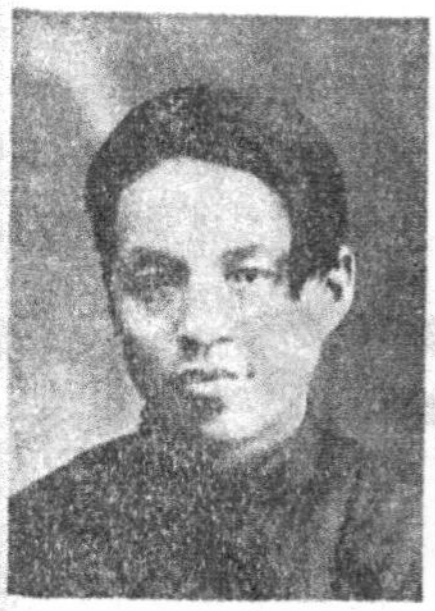

楊育才
河北定縣

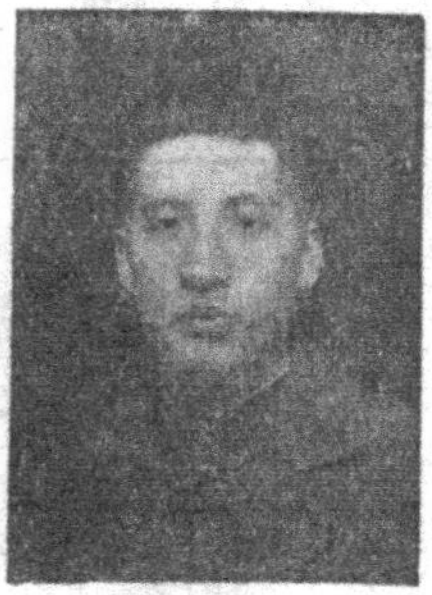

林家珽
福建長樂

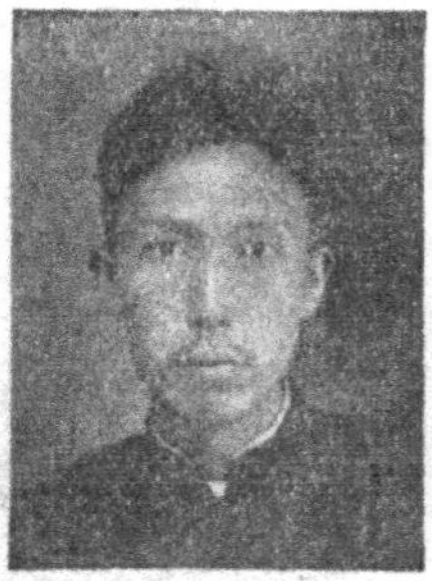

蕭仲有
浙江象山

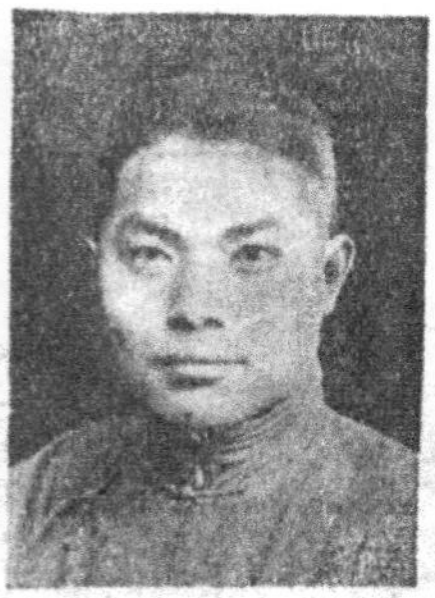

吳守銘
江蘇淮安

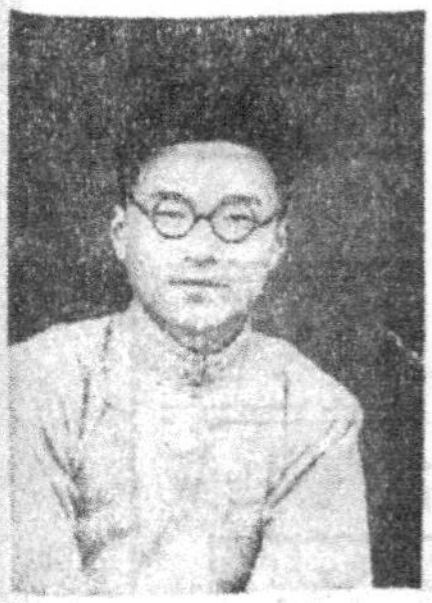

葛亞摩
江蘇南通

◀福州中醫專校第二組學生歡送畢業同學大會攝影▶

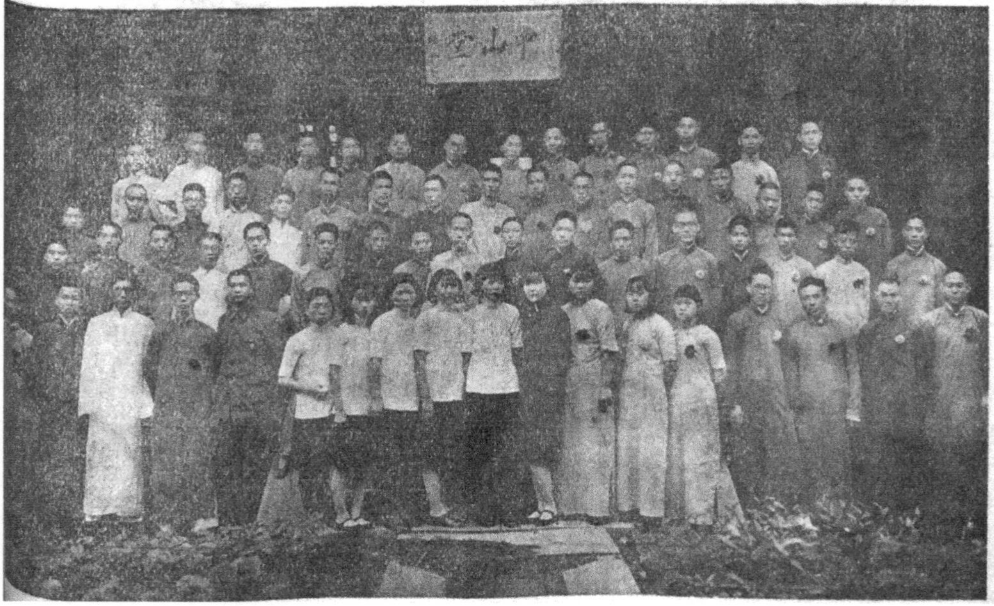

1957. 6. 2 6.

本社贈送對聯銀盾啓事

本社自成立以來，爲時僅兩月有餘，社員及定戶，紛紛參加，殊形踴躍，並承熱心同志轉輾介紹，足徵提倡發揚醫藥事業，具有同情也，利恆等服務醫界數十年，平時對於固有醫藥，提倡改進，不敢後人，兼以本社各部主任編輯徐愷盛心如朱松沈石頑章鶴年倪維德諸同志，均屬英俊多才，富有辦事能力，全體同人，在同一目標之下，始終努力奮鬭，以達到中醫完全科學化之目的，玆爲酬答不受佣金之熱心同志起見，特訂贈送對聯一千付，銀盾一百座，以資鼓勵，辦法如下：(一)凡介紹社員(或全年讀者)三名，贈本社對聯一付：(二)凡介紹社員(或全年讀者)十名，贈大號銀盾一座，上列辦法，自九月十日起，至十二月底止，即請海內外同志査照辦理爲荷，此啓。

社長 謝利恒

副社長 方公溥 龔醒齋

同啓

獎勵葛亞摩先生銀盾一座啓事

南通石港葛亞摩先生，熱心醫藥事業，不遺餘力，自加入本社後，即努力介紹同志十餘名，本社深爲感佩，特書「醫界先鋒」四字，製贈大銀盾一座，以表謝忱，同時並聘葛同志担任宣傳幹事，以策共同奮鬥，特此啓事。

總務主任徐愷

請本社社員速補照片啓事

本社自成立以來，荷承海內外同道，贊成宗旨，惠然加入，佩慰良深，惟同志中多有不能明瞭手續，如應用照片而未寄下者頗多，（國內繳費三元五角國外繳費五元均得在本刊登載照片）此事曾經函達各同志查照，茲查接信後立即補來照片者，固爲多數，而尚未補照片者，猶有不少，務請各同志趕速補下（須在本刊出版前十天寄到上海，方可從容製版刊登，遲則不及）以便製版登刊，幸勿遲延爲荷此啓。

附啓：陳琢如先生等照片來時，本刊第三期蠆批照片製版已竣，即將付印，照章只能於四期刊登，旋經設法，始能於三期刊出，此告。

總務主任徐愷

獎勵熱心社員啓事

宜昌吳性中，南洋張見初，高邑楊銘齋，瓊州林邁夫，宣城周芝山，永嘉胡軼凡，信陽胡毓秀，漣水徐尚白，淮安孫式厂諸位先生，皆係本社社員，贊助本社，不遺餘力，先後均各介紹同志入社，具見熱心醫藥事業之一斑，佩慰之餘，謹此公告，以申謝忱，此啓。

總務主任徐愷

中醫科學書局爲疾病問答集展期出版啓事

敬啓者，本局承印徐愷先生著疾病問答集，原定本年八月底出書，茲因該書材料，本局前次估計，一時失於精確，致排印結果，覺得嫌薄，不克准期出版，殊深抱歉，現特再由徐先生繼續補充材料，展期至本年十一月底出書，決無有誤，尚乞諸君鑒諒，並自即日起，再繼續發行預約，至出書時爲止，以副諸君之雅意焉，此啓。

中醫科學書局謹啓

爲發給新聞記者證啓事

本社自發表徵求新聞記者以來，各地醫藥界熱心同志來函接洽担任者，甚爲踴躍，殊深感激，所有記者證書，刻正在製印中，並定於九月十五日郵發，惟新聞記者愈多，則醫藥界消息愈靈通，茲特繼續徵求，凡本社熱心讀者，或醫藥界熱心人士，情願担任者，希來函接洽，幷先行試稿，如合本社取材標準，即行照聘，諸希查照是荷，此啓。

兼編輯主任徐愷

中醫科學第一卷第三期目錄

緊要新聞

國大代表選舉總所解釋

醫藥師團體代表

包括中西醫藥師在內

□西醫引用醫師名稱於法無據

□醫藥師代表之產生混合選出

（本社駐京記者專電）記者今日驅車赴國選總所訪晤某要員，詢其國民大會關於醫藥團體代表之疑義如何解釋，承告如下：「本所近據各地中醫團體呈請解釋國民大會選舉法第十八條附表四，所載醫藥師團體及其代表名額問題，達數十起，經即彙案審查歸納，不外下列二點，（一）原表所謂醫藥師，是否包括中醫醫藥師在內，（二）原表所載名額，中西醫藥師，如何分配，（多數均主張按人數比例分配）關於第一點，查中醫條例及西醫條例，對於執行各該業務之人，均只稱中醫西醫以為區別，並非某條例特有醫師之名稱，而藥師暫行條例，亦無專指西醫藥師，或中醫藥師之規定，則原表所稱「醫藥師」一語，中西醫藥師，自應均包括在內，關於第二點，選舉法及其施行細則，既無若何規定，中西醫藥師，自應混合選舉，不必再行分配名額」云云（八月三日）

警告

中醫界選舉國會代表，是破天荒之事；警告中醫界切勿賄選！貽中醫界莫大之羞！

國大代表選舉事務所發表

國民大會自由職業團體代表選舉辦法

（南京通訊）國民大會代表選舉事務所，發表自由職業團體選舉辦法，頗關重要，茲特錄如下，查國民大會代表選舉法附表四規定之律師團體，會計師團體，醫藥師團體，新聞記者團體，工程師團體，教育會國立大學獨立學院教育部立案之大學獨立學院之教員團體等（依照選舉法第十九條之規定，以在廿五年五月十四日本法公佈前依法成立者為限）代表選舉，現值開會期迫，所有各該自由職業團體，依照選舉法施行細則第二十二之規定，應限於八月十五日以前，造報記載左列各款之簿冊，送由各該團體原立案機關審核宣布呈由該管省市政府於八月二十日以前，核轉到所，一、組織章程，設立程序及其經過，二、立案機關，及立案年月日，三、職員及其經歷，四、會員姓名、年齡、籍貫、住所，及其從事該職業之年期，五、會員有同時為其他團體會員時，其他團體之名稱，及依選舉第五條末段擇定之團體云。

國選事務所宣佈

自由職業團體選舉進行程序

▲限十月十日前選舉完畢

▲選舉票向指定機關預取

（駐京記者快信）國民大會自由職業團體代表選舉事務所，茲發表自由職業團體代表選舉進行程序如下，（一）登報通告省市自由職業團體，并分電各省市政府，轉飭依照選舉法施行細則第廿二條之規定，立時造具簿冊送由當地立案機關審核宣布之，并由該機關隨時用最迅速方法，呈由省市政府於八月二十日以前轉送到所，（預算費時一月）（二）各該自由職業團體應根據宣布名冊，向指定當地行政機關預取推選票。依照同細則第二十三條之規定，立即推選候選人，其委託在各該省市事務所開票者，限八月三十一日以前由各該所將開票結果用最迅速方法轉送到本所，較遠省市不及寄者，應於開票後依限電報本所彙報，（預算費時十日），（三）本所於各該團體候選人推定後，應彙造候選當選人名冊，呈送總事務所轉呈國民政府指定，於九月十日以後依法公布之，（預算費時十日）（四）本所奉到上項確定候選當選人通知後，應立時製成選舉票、分發各該省市選舉事務所，於九月二十五日以前轉電各該團體如期投票，（預算費時十五日（五）各該團體選舉人應照各該省市選舉事務所指定日期，（在十月十日以前）依法選舉完畢，（預算費時十五日），（六）各該省市選舉事務所，除參照同細則第八十四條造具報告書，及各種選舉書類隨時送轉本所外，應先將開票結果電報本所彙核，由本所造具當選人名冊，呈送總事務所核定公告，并於十月十五日以前通電各當選人（預計費時五日其餘悉照選舉法及其施行細則辦理）。

各省市國醫公會在京開會

商討國選進行步驟

（南京快信）國選代表規定中西醫混合選舉，中醫選票，如何集中，事前宜有接洽，首都醫館特電各省市國醫公會派代表來京，計到上海江蘇福建北平等處代表二三十人，於本月（八月）十五日在本京國醫醫公會開會，商討國選進行事項，並爲辦事便利起見，特在京設立全國國醫聯合辦事處云。

編者按：國民大會關於醫藥前途，至爲重要，本刊抱爲全國醫界服務，除撰述評論，喚起同志注意外：同時不日擬出「國選與國醫特刊」一面刊登緊要評論，同時兼載醫界國選重重消息，（本社於各重要都市，均派有記者，隨時報告醫藥國選消息）快郵贈送讀者，（各地同志來函附郵資即寄）以廣見聞，再本刊讀者及全國醫界同志，對於國選產生醫藥代表，如有意見貢獻，或有疑問討論，及當地有新聞發生，均可賜稿，本刊當儘量發表。

上海國醫公會 全體執監委員暨會員 舉行公民宣誓

（本市特訊）上海市國醫公會，遵令於日前舉行全體執監委員暨會員公民宣誓，自上午九時起在靶子路該會會所大禮堂舉行，計到執監委員丁仲英，郭伯良，謝利恆，顧渭川，陸士諤，丁濟萬，沈琢如，蔡香孫，方公溥，傅雍言，張贊臣等及會員一千六百餘人，由丁仲英主席領導，行禮如儀，次由監視員喻仲標致詞，王國屏指示登記事宜，當晚完畢。

全國西醫界開會一致反對混選

▲再推代表晉京

▲要求確定名額

全國各地西醫師公會，爲反對中西混合選舉國民大會代表問題，由上海市醫師公會發起，聯合鎮江吳縣醫師公會，特於前日下午二時，在上海池浜路會所召集全國各地醫師公會常委，舉行聯席會議，商討國選進退辦法，茲將會議詳情

贈送銀盾對聯

本刊爲酬答熱心醫藥人士起見，特贈送對聯一千付銀盾一百座，詳細辦法，請看前面啓事。

，探錄如下。

代表題名　計到永嘉管樞，閩侯陳光樺，鎮江汪元臣，李紫衡，如皋丁志中，吳縣楊和慶，南京臧夏民，狄畫三，廣州吳紀舜，台山陳義雲，鄞縣孫莘墅，青島尹志伊，濟南尹莘農，江都許普及，唐健民，江陰李宏之，紹興李大楨，杭州余德蓀，徐祖毅，泰興康壽甫，武進蔣樹忠，西京劉步青，漢口夏齊生，吳江張堅忍，上海徐乃禮，汪企張，蔡禹門，朱仰高，金問泗，等三十餘人，公推徐乃禮爲主席，狄畫三司儀，章詩賓，朱菁基，紀錄。

會議經過　行禮如儀後，首有主席徐乃禮報告開會宗旨，略謂今日蒙各會員不遠千百里而來，可見重視此會意義，對於中西醫混選，一致反對，應如何力爭，分配名額，請各委員從長計議，繼後各代表陸續發表意見，開始討論，當經一致議決，由全體到會各地代表，連署反對混合選舉，並推原代表徐乃禮，汪企張，蔡禹門，胡定安，金鳴宇，五代表第二次晉京請願，誓必要求確定分配名額，不達目的，即一致放棄選舉，末由各地代表，擬推候選名單，至七時許始議畢散會。（本市特訊）

上海國選事務所解釋
醫藥師候選人推選辦法

本市西醫師公會，前以得悉律師公會推選候選人，應由常委担任推選，該會亦屬委員制之組織，將來推選候選人時，是否亦須按例辦理，頗滋疑義，如此呈請本市國民大會代表選舉事務所解釋，該所以律師公會所以規定由常委推選候選人，緣於各地律師公會均爲會長制，而上海獨爲委員制之故，該醫師公會原爲委員制，自可依照規定，仍由執行委員爲醫藥師團體代表候選人之推選人，開已令復知照云。（本市特訊）

編輯部代郵

體仁，渠深，定華，錫波，鐵花，軒渠，文希，各位先生，本期承源源賜稿感激得很，惟因篇幅所限，不克盡量照登，只得於下期刊出，抱歉之至，諸希鑒諒爲幸

國選與國醫要評

國民大會代表
關於中醫推選候選人的幾句話

▲國民大會關係整個中醫的生命▼

▲推選候選人應以人才為標準▼

章鶴年

中醫在過去，固然靠努力奮鬥而生存，但一方面還是政府要人，熱心提倡，作有力的維護，方不為仇者所快，而達到消滅的程度。

現在，中醫要生存，完全要靠自己的實力去奮鬥，掙扎，一向所維護而愛我者，反感覺「愛莫能助」的困難，因為這次國民大會，是全國民意最高集中的機關，國家大事，一切的一切，將取決國民代表，醫藥問題，當然是國家要政之一，中西醫目前雖得到平等待遇的混合選舉，但向來所仇視中醫者，未嘗不「虎視眈眈」而欲一貫其主張，冀達最後之目的，小之則鼓其如簧之舌，麻醉一般代表之腦筋，如汪精衛氏所云：「提倡中國醫藥，不但有關國內人民生命，亦有關國際體面若授國醫以行政權力，恐非中國之福。」。……大之則伎倆橫施，極盡運動之能事，由此以觀，這次國民大會，關於中醫生死存亡的關頭，是否在此一舉呢？

中醫界的同志們，醒來吧！要澈底認識這次國民大會與中醫存亡的嚴重性！那末當推選候選人做出席代表之先，對於人選問題，應該大公無私，打破感情觀念，嚴密審慎地攷慮，以人才為標準，因為出席代表，是代表整個的中醫，掌握中醫的生命，不有「精明幹練」的才能，何能戰勝於唇鎗舌劍的場所，所以當選代表的那天，就是整個中醫之生命付託的一日，「或重於泰山，或輕於鴻毛」，成敗在此一舉，全國中醫界，尤其是一般青年的中醫，應該一致起來，以清晰的頭腦，公正而尖銳的目光，去擁護理想中人才合格的代表實現其條件如下：

一、合於法定候選人之資格者。

二、富於科學知識，對世界情形有相當之認識者。

三、有政治知識者。

四、對中西醫學理，有深切研究者。

五、能說流利國語，而富有辯才者。

六、有交際才能而富於辦事精神，能貫澈始終者。

最後，希望想當選做代表的人，對於自身的才能，應先反省一下，——或者先自己照一照鏡子——能否勝任？……

……

國選爲國醫生死存亡所繫之危言

蔣文芳

中國醫藥在歷史上既有攸久之紀錄，在國課上又有鉅大之輸將，而操斯業者，雖能得民衆之信仰，而於政治上絕無地位可資憑藉，不啻一私生子女，在後父晚娘手中討其生活，升沉俯仰，不由自主，惟有力者之鼻息是循，於是乎學校既不准立案，公立醫事機關，難尋國醫之蹤迹，衛生行政，更不能問鼎，全國同道，混混噩噩，不識不知，生息於此種環境之中，苟延其欲絕之殘喘，雖有風頭十足汽車代步之同道，論其地位，直與吳鑑光先生，等量齊觀，事之悲痛羞辱，詎有甚於此者乎。

近數年來，國醫忽邀天眷，一般黨國要人，以提倡金鋼時輪法會之情緒，移來提倡中國醫藥，惡之欲其死者，一變而爲愛之欲其生，好惡由人，生殺予奪，於是乎泥塑木雕偶像之前，香烟繚繞，鐃鈸叮噹，於是乎同道國醫，或則低眉合眼，垂拱平章，或則笑逐顏開，皆大歡喜，競競焉以支配俎豆胙肉爲急務，如何利用時機，自獻自拔，以臻自立，不遑計焉，用是憂心之士，目擊心危，向之認爲否極泰來者，竊恐將成迴光之返照，良以把握時機，努力自勉，庶有成功之希望，若竟以時機爲能造就事業，因循坐誤，則所謂時機者既稍縱而即逝，且圖我者正有人利用此時機，制我死命，時機乎時機乎，時至今日，適成我全國同道「盲人騎瞎馬夜半臨深淵」之時機而已，言念及此，不禁毛骨悚然。

中國醫學被人杜撰罪名，不勝枚舉，一則曰玄虛空洞，不合科學，再則曰落伍不前，有損國體，三則曰深閉固拒，不合世界潮流，四則曰……循至罪惡滔天，雖有好者，不敢公然汲引，俾濺土頭土腦之識，朦蔽官廳，媒孽民衆，中國醫學之沉冤，非俟三年不雨，六月飛霜，將無以昭雪，乃者全國最高機關之國民代表大會，即將開幕，而我國醫同道，爲自由職業之一種，依法可出代表四人至六人，出席會議，一申其不白之奇冤，所謂時機者，又復陳列目前，當此提倡生產教育，恢復本國本位文化之聲浪，揚溢乎中國之際，全國同道，果能愼選適當之代表，聯絡議士，將中國現有中西醫事混亂狀況，確立賓主之分，製成決議，則可以表示全民之擁護中國醫藥，雖有巧者，亦不能助長喧賓奪主之勢，而中國醫藥之基礎，遂得建築於磐石之上，可以安如泰山，若使圖我者利用此項時機，提出不利國醫之提案，獲以通過，或中醫代表之提案，不能入程，或雖入議程，而遭不利之決議，則中國醫藥，在法理上亦已表明遭受全民之唾棄，死刑立刻宣告，向之苟延殘喘者，因以噎氣歸天，是則國醫之存亡絕續，已迫眉睫之間，其命運更繫於代表之口角腕底。

不佞為國醫之一份，固不敢妄自尊大，顧亦不敢妄自菲薄，平心論之一般國醫之程度——包括常識——實與理想中之水準，相差過遠，除看病外，關於政治之認識，團體之生活，議場之技巧，素無修養，欲其周旋於千餘代表之間，勝任快愉，既有才難之歎，加以候選人之推舉，限於各公會職員，而公會職員之選舉，一般都以聲望為標準，故代表之人選，極感困難，雖然十步之內，必有芳草，要在全國同道，各盡知人之明，各量自己之力，善為選舉長才，以應付此項時機而已。

所謂知人之明者，首須明瞭代表所負責任之重大，因事擇人，以免自誤，所謂各量其力者，亦須明瞭責任之重大，考慮自己之才力，能否勝任，以免求榮反辱，自誤誤人，譬諸不佞，自信絕無政治手腕，且無控制千人以上議論之經驗辯才，自應謝絕候選，俾免羊公之鶴，當筵不舞，陷中國醫學於萬劫不復之境，必須交遊廣闊，頭腦靈敏，學識豐富，辯才無礙之人士，負此艱鉅，庶克有濟，以中國之大，同道之多。慎為選舉，當能拔眞才，以折衝壇坫也，

國醫為自由職業之一，其名稱固雖自由，然為營業計，則既不能請假庖代，實無一日之自由，卽不能一旦離其診所，此次代表責任重大，欲其完成使命，舉凡議案之交換，議士之聯絡，不特開會日期，不能缺席，且於事前，須有充份準備，苟以代表為名器，以當選證為飾品，當選之後，戀棧診務之收入，不能按時出席，則不特受全國之唾罵，抑且為百世之罪人，我知此次當選之代表，必能惕於使命之重大，痛洗尸位之惡習，犧牲小我之收入，完成大我之期望也。

我國醫健全之代表，固如人望而選出，而準時出席矣，顧國民代表大會，為全國最高機關，軍國大計，，取決於斯，則我代表而欲有所提議，其立言，應如何偉大得體，俾成大會之議案，勿拘泥小節，致被主席團之擱置，尤須作事前之聯絡準備，以期編入議程，凡此種種，為代表應有之知識，固不待曉曉之瀆，願代表為國醫之代表，自當先事徵求同道之意見，庶可製為議案也。

雖然人之謀我者，亦抱劍及履及之志，在會場上苟有中西醫事上之提案，其衝突勢所不免，知己知彼，百戰百勝，彼方固已熟諳內難，尋瑕蹈隙，陳我之短於大庭廣衆之間，我賢明之代表，當仁不讓，不吝齒芬，為國醫爭地位，是則代表中西醫學之認識，及言詞之準備，又復不容或緩者矣。

國醫已由政府賦與選權矣，其能善為運用乎，代表產生，立於主人之地位矣，其能不辱使命乎，當此生死關頭，一則以喜，一則以懼，願我同道，臨時而慎，好謀而成，勿以國民代表與中央國醫館理事，作一例之看也可。

大聲疾呼

希望全國中醫界同志 注意中醫之國大代表的選舉問題

近來(對方)爲了國選代表的問題，幾乎天天在報紙上發表言論，呈請政府解釋，走訪要員等等，眞是熱鬧得很，並且常常指摘舊醫，(他們自稱新的，當然要把舊的徽號加到國醫的身上)這種現象，總與國醫們不大利吧!?的確，中西向來是抱着互相攻擊的態度，對方現在的活動，無非是要想盡量產生代表，而他們的用意，我們也正可從此透視出來，說得明顯些，國民大會舉行時，將不免有中西之爭吧!?中醫的生死存亡，也就在那時決定了！假使中醫不欲生存亦已，否則，就應該早爲之計，努力準備，以博最後勝利，然而如何才能達到目的，不得不鄭重討論，現在特將管見寫在下面，希望全國醫界同人注意。

(一)國民大會是中醫生死存亡所繫之解釋

上面說，國民大會，將不免有中西之爭，爲何中醫生死存亡，也就在那時決定呢？請申其說，因爲國會是全國國民行使政權最高的權力機關，國民是處於主人的地位，國會的議案，交由政府執行，使「對方」代表在國會提議不利於中醫的議案，而邀通過：那麼中醫在法理上已遭全民的唾棄，以前還可說野心家故意摧殘中醫，現在遭全民的唾棄，就是民衆不容於中醫，中醫界還有何說，還不是立刻判決死刑嗎!?苟使達到這個地步，眞要給一般野心家笑煞了！上面的話雖是假設；如果中醫界產生代表非人，竟是濫竽充數徒掛虛名的人當選，本人連代表些什麼，都莫名其妙，國民大會舉行，既沒有在會外聯絡活動的能力，更沒有在會內折衝壇坫的口才，那時「對方」代表眞的把不利於中醫的議案提出來，這般中醫代表，根本沒有才能去反對，袖手旁觀，坐視議案的通過，而整個中醫的生命，必然要毀於一旦：反之，倘有賢明的代表，在會外能夠聯絡活動，在會內能折衝壇坫，使謀我者無所施其技，而已所欲者無不達，那麼中國醫藥的生命。便可立時建築於磐石之上，此代表人選，非特別注重不可！而國民大會，對於中醫生死存亡的意義，亦可明瞭。

(二)注意代表名額問題

國民大會醫藥師團體代表選舉法，是根據第十八條「自由職業團體國民大會代表之選舉，不分區域，其名額依表四之所定」中西醫藥師，自應均包括在內，又中西醫藥師應混合選舉，不必再行分配名額，這樣看起來，好像有許多懷疑的地方，中醫屬於自由職業團體，合併西醫及其藥劑師得選出代表八人，惟此八人名額如何分配呢？若根據上述的一條說起來，那麼這八人的當選，也許都是中醫，或是西醫，或是藥劑師了，這樣必定就發生一種爭執的地方，幷且在候選人呈報圈定的時候，那主管人就有點難能圈定的困難了，也許因此就會發生流弊。所以此次八代表的名額，應按照各職業之總共數量以爲比例，譬如醫藥師總共數量爲二萬人，則每一名額代表二千五白人，由二萬人中再分別屬於中醫者若干，屬於西醫及其藥劑師者又若干，比例推舉，那麼產生的代表，算是平均，這點中醫應當注意的。

(三)選舉代表須泯除畛域觀念

現在中醫的推舉代表候選人，好像帶些地方觀念，這點確是不該的，既然不分區域，何必甲地一定要幾人，乙地一定要幾人，這眞是有點爲地方而爭人數的意氣用事了，以我的意見，只要人才集中，不必有什麼江蘇，浙江，上海，南京等之區域之分，應當在人才多的地方，多選幾個，人才少的地方，少選幾個，這樣人才就可集中，所以這問題，關係中醫整個存亡，中醫也宜注意的。

(四)要怎樣的人才能做中醫代表

這次國選的中醫代表，是代表現在與未來的中醫的一切，他們的責任，是非常重大，前面已經說過，自然那些庸儒之流，和求私利的人，當然不可以做我們的代表，所以這次的人選，全國中醫應當加以十二分的審愼，除掉國民大會代表選舉法第一章，第四條，一，背叛國民政府經判決確定或尚在通緝中者，二，曾服公務而有貪汚行爲經判決確定，或尚在通緝中者，三，褫奪公權者，四，禁治產者，五，有精神病者，六，吸用鴉片或其代用品者，等各款情事之一，不得有選舉權外，我們的中醫代表還必須要有。(a)有聲望地位而富辦事精神。(b)能操流利國語能有辯論才能。(c)具有政治常識。(d)具有科學見解。(e)確能始終出席開會等五個條件，才可替中國醫藥爭生存，求光榮，才可以做我們的代表，全國中醫界應該特別的注意，要選出合乎上面條件的人來做代表，才不坍我們中醫的台！

(五)沒能力的人不要想做代表以免求榮反辱

這次國民大會，關係中醫生死存亡，做代表的人，即握中醫整個的生命，其人選問題，自井傑出之士，不足以勝任，前面已把代表的使命及人才的標準說過，這裏不必多贅，因爲有一般頭腦頑固的人物，不管自己是什麼東西，鑽頭伸脚，拚命運動做代表，這眞是莫明其妙，太看輕我們國代表大會的意義與價值了，也許是中醫們的卑鄙齷齪的劣根性表現吧！最近更有某某大大的吹牛，這眞是好笑之極，人面獸心，中醫的人物，竟有如此的角色，我也是破天荒第一遭看見的，要知道幾位中醫代表什麼的，如果爲了自私自利出當代表，雖得到一個冠冕堂皇的國民代表的台銜，但沒有實在的力量現實，那麼在對方攻擊之下，就可以拿這冠冕堂皇的國民代表大會議決的名頭，來克服中醫，消滅中醫！那時中醫非但沒話說，簡直連屁也沒有給你放了！這多麼冤枉呢？所以我十二萬分熱情地，敬告中醫界勿受自私自利者的運動，應當用理智剋服感情，勿馬虎選出不成器的東西來，免貽中國醫藥於萬刼不復之境地。這是我爲中國的文化教育經濟以及民族存亡而着想，所以毫不顧忌，大聲疾呼，中醫們大家應該嚴格注意！同時並希望想做代表的人，應當自量自己是否有能力出席？如果力有未逮，還是退讓賢能，勿事鑽營，以免求榮反辱，不才如我，因愛護中國醫藥之切，如骨鯁在喉，不得不一吐爲快，知我罪我，亦不遑計及了！

(六)全國中醫界應作一致的行動

前面把中醫國大代表的人選問題說得很明白了，假使全國中醫同人，能照鄙人的意旨，一致以人才爲重，選出了相當的人做代表，不但是中國醫藥前途之福，直可說是幾個國家民族之福，但是有了相當代表之後，全國中醫界還須作一致的行動，擁護這爲大衆爭生存謀福利的代表，做他的後盾，然後才能發生力量，而不負全體付託的使命，不然雖有十足全才的代表，而沒有廣大羣衆的力量做後盾，也等於無用的人做代表一樣，以鄙人的意見，國民大會討論中醫提案之日，全國中醫界應該作如下列的表示，1. 全國中醫界應一致停診，2. 在重要都市如南京上海杭州廣州鎮江等處，中醫界須結隊遊行示威，3 各地中醫界組織宣傳隊演講，一面引起全國民衆的同情，和國民大會全體代表的注意，同時中醫代表再能在大會上折衝樽俎，則中醫界的提案可順利通過，中醫的新生命，可由此開展，所望中醫界同志善爲行之。

(七)題外的希望

我預先聲明我這希望如果可以實現，當然上面的亂七八糟的話都可不必說了，但是在過去與現在的事實上看起來，眞是東西相背馳的說起希望還遠着呢，我何必多此一舉，但這一點確因了開國民代表大會正是中西醫藥握手講和的好機會，所以在這一線的希望中，我分萬在着祈禱，如何的希望呢？(1.)那中醫的玄說一概廢除，當根據科學的理論來融會，(2.)西醫貴族化的外國藥一概勿用，一方把中國實驗的藥物與方劑，加以理化的製造，以適應中國環境，(3.)中醫列入教育系統後不必分列中西醫學校，應當合併取各的特長的東西作講本，(4.)什麼國醫公會醫師公會一概廢除另組有系統的中國醫藥師公會。包括中西醫藥衛生等在內。(5.)宜嚴密審查中西醫藥師的資格，如資格不合，而現行醫領有醫士或通字醫師執照者均與以相當行醫辦法此後必有國立公立或私立立案學校畢業經過會考及格證書者，才可得登記行醫，(6.)設立藥廠以化驗製造中國藥物爲主，如有行醫執照醫師均可有臨床實驗之權利，在必要時推行國外，(7.)如留學外國中西醫回國行醫時亦當再行登記試驗，以證實學，(8.)在未舉辦此項登記手續以前，所有通字執照醫師，及四十歲以下的中醫，都宜與以非常時期的醫學知識，與集中軍事訓練。(9.)醫生的手續費宜視地方生活推算，規定相當的價格，全國劃一，以利民病，上列八條希望，老實說中醫因了沒有深刻知道理化的人才，及西洋的學說，當然，單獨而談不到實行的，西醫也因了沒有人深刻知道中國的藥物，與方劑的好處，要實行，也有同樣的困難，并且人數極少，絕對不能普及全國，所以中西醫兩方的人，宜互相組織，由政府執行，那麼中國的醫藥，在世界上必定能放異彩了！

一九三六，八，十八日脫稿上海

國民大會代表之選舉及吾中醫應有之認識

沈韶笙

(一)國民大會之組織及職權

國民大會由國民大會代表組織之，爲全國國民行使政權之最高權力機關，國民大會制定憲法及行使憲法所賦予之職權。依立法院通過之中華民國憲法草案第三十二條之規定：國民大會之職權如下(一)選舉總統副總統立法院院長副院長監察院院長副院長立法委員監察委員(二)罷免總統副總統立法司法考試監察各院院長副院長立法委員監察委員(三)創制法律(四)複決法律(五)修改憲法(六)憲法賦予之其他職權，依同草案第一四六條規定：其第一屆國民大會之職權，即由制定憲法之國民大會行使之。故於本年十一月十二日將召開之第一屆國民大會，除制定通過憲法外，并將產生民選之政府，以完成中華民國之憲政，其意義之重大，足使我國政治史另闢一頁。

(二)國民大會代表之選舉

國民大會除中國國民黨中央執行委員中央監察委員爲當然代表外，其代表之選舉名額及方法，依國民大會代表選舉法及其施行細則之規定，可分述如下：

(一)選舉名額　國民大會代表之總額爲一千二百名，由三種選舉方法產生：依區域選舉方法產生者六百六十五名，依職業選舉方法產生者三百八十名，依特種選舉方法產生者一百五十五名，各省市各種職業團體應出國民大會代表名額共三百八十名，內中包括農會及漁會代表一一〇名，工會代表一〇八名，商會代表一〇四名，自由職業團體代表五八名，此自由職業團體代表五八名中，又包含律師團體十名，會計師團體五名，醫學師團體八名，新聞記者團體一一名，工程師團體六名，教育會及各大學教育團體一八名，吾醫藥師團體八名，依國民大會代表選舉總事務所之解釋：所稱醫藥師自係包括中西醫藥師在內，其八名代表，應由全國中西醫藥師混合選舉，不再分配名額。

(二)　選舉人及候選人　國民代表之選舉，以普通平等直接無記名投票之方法行之，凡中華民國人民年滿二十歲經公民宣誓者，均有選舉國民大會代表之權，但有下列各款情事之一者，不得有選舉權，1.背叛國民政府經判決確定或尚在通緝中者，2.曾服公務而有貪污行爲經判決確定或尚在通緝中者，3.褫奪公權者，4.禁治產者，5.有精神病者，6.吸用雅片或其代用品者。每一選舉人不得有二個以上選舉權，凡於區域選舉及職業選舉均有選舉權者，應參加職業選舉，於職業選舉有二個以上選舉權者，任擇爲一個團體之選舉人。自由職查團體國民大會代表之選舉，不分區域，其參加選舉者，以在二十五年五月十四日（卽國民大會代表選舉法公布之日）前依法成立，幷經當地主管機關立案者爲限。得充各職業團體之候選人者，應具有下列資格：1.有選舉人之資格，2.年滿二十五歲，3.從事各該職業滿三年以上，4.現爲各該團體之會員。

（三）選舉方法　自由職業團體之選舉由內政部部長爲選舉總監督，設置國民大會自由職業團體代表選舉事務所，監督選舉事宜，先定期通告各自由職業團體依限造報選舉人名冊，送由原立案機關審核宣佈之，幷由該機關呈由該管省市政府轉送至選舉總事務所。各自職業團體之機關職員（以執行機關之職員爲限）應根據宣佈名冊，向指定當地行使機關領取推選票，推選其應出代表名額之三倍之候選人，用記名連記法，以通訊方式行之，送由各該主管行政機關轉送選舉總監督所指定之地點開票，彙轉選舉總事務所覆核，再由選舉總事務所呈由國民政府就中指定二倍於各該團體應出代表之名額爲候選人幷公布之，然後由選舉總監督製成選舉票，分發各省選舉事務所轉分各該團體爲期依法投票，其選舉票應載明國民政府所指定之候選人全體姓名，由選舉人就中圈定一人，以得票比較多數者當選爲代表。

（二）我中醫對於選舉國大代表應有之認識

國民大會爲全國行使政權之最高機關，國民代表之產生，卽爲代表國民之意思，國民大會旣兼採區域及職業選舉方法，職業代表之產生，卽爲代表全國同業者之意志，我中醫爲自由職業者之一，中醫人數之地在全國各地者，何止數十萬，較諸其他自由職業者如律師，會計師工程師等之人數，超過不下數十倍，第以中醫散佈各地，不若律師會計師之集中於都市，其於鄉僻區域，或以資格未甚確定，或以職業團體之向無組織，未能有詳細之人數統計與堅强之團體組織，然但就通商各大都邑，資格確定團體成立之職業中醫估計，人數亦必不止二三萬人，今規定醫藥師團體應出代表共衹八人，較諸律師，會計師，新聞記者等自由職業者所出代表人數，於比例上似屬較少，況此八名代表中，乃包括中西醫藥師在內，此八名代表地位之重要，責任之重大，由此可知，我中醫界對此代表之選舉，尤須鄭重考慮也。

自來吾中醫之通病，往往漫無聯絡，不問政治，所謂「各人自掃門前雪，莫管他人瓦上霜」以致常受西醫之壓迫，政府之輕視，中醫之地位，無由增進，雖近年以來，由於各地同道熱心者之倡導，政府當局之獎掖，吾中醫始知組織之重要，力求自身地位之提高，各地公會紛紛先後成立，中央並有國醫館之設立，以指導全國中醫事業之改進，本年一月國府又有『中醫條例』之頒布，我中醫始得法律上明確之保障也。今者國大代表之選舉，已期日迫近，各省市各團體正分頭進行選舉事宜。關於醫藥師團體八名，旣經國選總事務所解釋包括中西醫藥師在內，並應混合選舉，我中醫自應競選產生相當之名額，以代表吾同業之意志，同時亦所以求吾中醫地位之增進，對於此次國大代表之選舉，欲求競選之勝利，當注意於以下三點：

（一）不棄權　國民選舉代表，固屬國民政權之一，亦卽爲國民對於國家應盡之義務，吾中醫同道經宣誓，呈報有選舉權者，自應行使其權利，絕不能以爲無足輕重而放棄其權利，吾中醫代表之能否產生，端賴乎各同道之能否依法行使選舉權利，吾同道之有選舉權者全國何止萬人，能人人認清此次國選之重要，不自棄其權利，團結集中，則吾中醫代表之產生，可操左券，自來吾人漫無聯絡不問政治之病恥，亦可雪洗於一旦也。

（二）鄭重候選人選　候選人由各自由職業團體之執行機關職員推選，其人選自應鄭重考慮，其資格當具：

（1）德高望重爲吾同道所尊信者。

（2）熱心國事能代表吾同道之意志者。

（3）辦事幹練能副衆望者。

候選人非具上述各點資格，不足以孚衆望，更不足以爲吾中醫界之代表，故吾中醫團體執行機關職員推選候選人時，務須鄭重對於上舉三點加諸意焉。

（三）集中選票　全國中醫分佈各地，欲求選舉之勝利，勢非集中選票不可，而欲求代表名額之產生較多，更非集中選票不爲功，各地中醫團體，自應統一步驟，集中選票以產生最強力最大多數之中醫代表出席於國民大會，以顯示吾中醫團結之力量，幷發揚吾中醫對於國家之貢獻也。

醫學研究

泄瀉病之研討

唐鐵花

定義 泄瀉卽西醫病名急性腸炎Latanrhus intestinalis acut-us區別爲飧泄，洞泄，濡泄，暴注，水液，胃泄，脾泄，大腸泄，小腸泄，腎泄，鶩泄，瘕泄，火泄，直腸泄等名。

病原 脾臟虛弱，受害於不適應體溫的風寒濕熱，則其失司作用流爲此因，西醫所說由飮食不攝生，生冷果實，强烈瀉下藥而來，或與急性胃炎併發，他如中毒，蛔蟲，便祕，及窒扶斯霍亂赤痢，皮膚大火傷等病，亦能發生，小兒最易罹之，國醫指遠因，西醫指近因，同因而異議遠近之所以然也。

症候 風邪干胃，脾虛陷下，不能收復，下利清穀，則爲飧泄，水襲脾中，失助消化，下利清水，甚而轉筋血傷，則爲洞泄，濕氣侵入腸胃，脾虛不能制，則爲濡泄，腸胃過熱傳化失常，火性急劇，脾虛不能尅則爲暴注，腸胃受寒，水穀不化，脾虛不能恢復溫度，則爲水液，飮食不化，色黃，則爲胃泄，腹脹滿悶，食卽嘔吐，則爲脾泄，食巳窘迫，大便色白，腸鳴切痛，裏急後重，數至圊而不能便，莖中痛則爲大腸泄，溲而便膿，血少腹痛，則爲小腸泄，腎虛失司閉藏，五更溏便，久而不愈，則爲腎泄，中寒糟粕不化，色鴨糞，澄澈清冷，小便清白，則爲鶩泄，瘕留於肺，大腸不固，脉必弦滑，以藥探吐，其人神必不瘁，色必不衰，則爲瘕泄腹痛，瀉水腸鳴，痛一陣瀉一陣，則爲火泄，食方入口而卽下極爲難治，則爲直腸泄，西醫內科云：頭部疼痛，亦有發熱類似傷寒，腹部皮膚持續作痛，鼓脹繃硬，雷鳴下瀉，屎像稀粥，又像濁水，色素淡黃，含有饒多之上皮，粘液，並不消化食物呈酸性反應小便減少，或發嘔吐，若侵大腸，則發疝痛，裏急後重，小兒患此，且發虛脫，或患驚風，故當小心在意，夏天溽暑，易罹且多，此中西醫討論消化器病中泄瀉症候之大同小異也。

經過 數日。

類症 腸窒扶斯，赤痢，霍亂。

豫後 成人無妨，小兒患重症者不良。

治法 治瀉之大法有九一曰淡滲，經云：治濕不利小便，非其治也，又云，在下者，引而竭之，宛像農人治澇，導其下流，雖於卑地，不憂巨浸，故使濕從小便而去，一曰升提，地上淖澤，風之卽乾，故風藥多燥，且濕爲土病，風爲木藥，木可勝土，風亦勝濕所謂下者舉之，氣屬於陽，性本上升，胃氣注迫，輒爾下陷，升柴羌葛之類，鼓舞胃氣上騰，則注下自止，一曰清涼，當溽暑伊鬱之時，而商飈颯然倏動，則炎熇如失矣，熱淫所至，暴注下迫，苦寒之劑，用滌燔蒸，就是熱者淸之之格言，亦斯意也，一曰疎利，經云：實者瀉之，卽痰疑氣滯，食積水停，皆令人瀉，隨證祛逐，勿使稽留之良法也，一曰甘緩，急者緩之，卽瀉利不已，急而下趨，愈趨愈下，泄何由止，甘能緩中，善禁急速一曰酸收，酸之一味能助收肅之權以治瀉下有日，致氣散而不收，無能統攝，注泄何時而已之病狀，奏效速成，一曰燥脾倉廩得職，水穀善分，脾虛不培，濕淫轉甚，卽經云虛者補之之意也，一曰溫腎，腎火不强，不能運行三焦，熟腐五穀壯火能行實脾消寒，一曰固澀，注泄日久，幽門道滑，雖投溫補，未克奏效，須行澀劑，則變化不愆揆度合節，所謂滑者澀之是也，西醫消化器病云：成人須卽安臥，貼溫巴布，施行溫浴，服溫茶湯，用小粉灌腸，飲粘滑料，均可酌量用之，其由於飲食物者，宜卽投下劑，廢止飲食一日，飢餓治法之實現，腹痛甚者可服夏日救急痧藥水或仁丹，大便祕結者用蓖麻子油灌腸如係小兒須先服甘汞瀉去大便，後服救急痧藥水，次硝蒼等，倘患嘔吐，不能服藥，或雖不嘔吐，服藥亦不奏效者，可用收斂劑灌腸，又嘔吐者，可含嚥碎冰塊，虛脫者用興奮劑，愈仍須留意食物衞生，成人小兒俱當如此，中西醫消化器病泄瀉治法不同之大略情形云爾。

國醫診療處方

胃苓湯　治暑濕停飲，泄瀉，小便不利。

製蒼朮　一錢五分　製厚朴　廣陳皮　各一錢　粉甘草五分　炒白朮　八分　雲茯苓　一錢五分　福澤瀉　各一錢　眞肉桂　三分　豬苓　一錢

水二茶杯薑三片棗二枚煎八分服。

薷苓湯　治夏月暑瀉，欲成痢疾。

香薷　一錢五分　薑汁炒黃連　薑汁炒厚朴　炒扁豆　各一錢　豬苓　澤瀉　各二錢二分　炒白朮　茯苓　各八分　甘草　五分

水二茶杯薑三片煎八分服

六一散一名益元散　治傷暑水瀉　加紅麯名靑六丸，加薑末名溫六丸。

水飛滑石　六兩　甘草末　一兩

新汲水調服

戊己丸　治肝脾不和，濕鬱氣滯，脘腹作痛，吞酸，嘔吐，熱痢熱瀉，消化不良等症

川連　酒炒　吳茱萸　泡炒　各四兩　白芍　二兩

右提精以神麯末適宜爲賦形藥，調劑爲丸。

升陽除濕湯　治受風飧泄，及虛弱不思飲食，小便黃赤，四肢困倦

蒼朮　一錢　柴胡　澤瀉　豬苓　各六分　升麻　五分

水一茶杯半薑三片煎七分服

漿水散　治暴瀉如水，一身盡冷汗出脈弱，氣少不能言，甚者嘔吐，此爲急病。

薑製半夏　二兩　良薑　二錢五分　炙乾薑　肉桂　炙甘草　炮附子　各五錢

右爲細末，每服四錢水二茶杯，煎一杯服。

連理湯　治自利不渴寒多而嘔腹痛便溏或厥冷拘急或結胸吐蚘及感寒霍亂脾寒便血等症。

人參　白朮　各一錢五分　炒乾薑　一錢　炙甘草五分

茯苓　一錢五分　炒黃連　一錢

水二杯煎一杯食遠服。

茱萸斷下丸　治臟府虛寒，腹痛泄瀉，大效。

炒吳茱萸二兩　赤石脂　乾薑　各一兩五錢　炒艾葉

縮砂仁　肉豆蔻　製附子　各一兩

右爲末，麵糊丸，每服三錢，米飲送下。

固腸丸

醋炙樗皮　四兩　水飛滑石　二兩

研爲末，粥丸，此丸性燥，滯氣未盡者，勿服。

四神丸　治脾腎虛寒，大便不實，飲食不思。

麵煨肉果二兩　補骨脂四兩　五味子二兩　吳茱萸　浸炒一兩　研爲末生薑八兩，紅棗一百枚煮熟取棗肉去皮和丸如桐子大，每服四錢空心米飲下。

葛花解酲湯　治酒傷吐瀉

青皮　三錢　廣木香　五分　橘紅　人參　去皮豬苓

茯苓　各一錢五分　炒神麴　澤瀉　炒乾薑　白朮　各二錢　白豆蔻　葛花　砂仁　各五錢

共研爲細末，每服三錢白湯調服，得汗即愈。

枳朮丸　消食止渴

枳實去瓤麩炒一兩　土炒白朮二兩

共研爲末，荷葉裹燒飯爲丸，如桐子大，每服三錢白湯下，加木香砂仁各二兩，名香砂枳朮丸。

西醫診療處方

方一　甘汞　藥剌巴末　各〇、五　乳糖　一、〇　前藥拌勻頓服

方二　吐根鴉片散　三、〇　白糖　二、〇　上分拾包每三時服一包

方三　古倫撲根煎(一〇、〇)一八〇、〇鴉片酒　三、〇糖漿　二〇、〇

右一日三次分二日服

注古倫撲eournba爲一種樹根乃苦味健胃劑

方四　單那爾並　三、〇次硝蒼六、〇　上分六包一日三次每次一包

方五　托汐氏散　一、〇古倫僕撾　〇、五單那爾並　一、〇(或用單甯酸〇、五)　糖漿　二、〇前分五包每小時一包

方六　撒魯兒　水楊酸蒼鉛　重曹各一〇、〇前分爲三十包，一日二次，每食前服一包

方七　單甯酸　一、〇—三、〇　汽水　一〇〇、〇—三〇〇、〇

右內服藥無效時灌腸

方八　煆性苦土　白糖　各二、〇　大黃　一、〇

右各研為細末，混和，分三包，一日三次，各服一包，臟脹甚者用之，以治小兒最妙

方九　Botulismus Sntitoxin 泄瀉血清，主治消化器中停頓腐敗食物，致起腹痛吐瀉昏厥，皮下注射立奏功效。

方十　消食化痰丸又名仁丹卽清快丸

甘草末　一磅　精製樟腦　五十公釐(提神)　滑石末適宜(粉於丸面)　桂皮末　三百公釐　薄荷油　一百公釐　清涼　糯米粉　適宜(使粘合)　砂仁末　三百公釐

阿拉伯巴護謨末　二百公釐

右共研為細末，做丸一萬五千粒，如桐子大。

方十一　夏日救急痧藥水

阿片丁幾　一〇、〇　番木鼈丁幾　一〇、〇　薑根丁幾五、〇　薄荷油　二〇、〇　樟腦　二〇、〇　酒精五〇、〇

右混和川淋紙濾過裝入小瓶每人用之十滴或五滴

附言　印煙雲土川土，浸水煎成的阿片膏，中國拒毒會或禁烟委員會取締人民吞吸，且不堪為道地藥物，方中所云阿片，由中央政府衛生署註冊的藥房藥劑師，採集罌粟果實，陷取漿，凝成固體，研為細末，且和別藥混合可用，又無醫師處方印，不准買也。

鍼灸治療法

腸鳴

三里　足陽明胃經膝下三寸針五分灸三壯

陷谷　足陽明胃經足大指次指本節後陷中針三分留七呼灸三壯

公孫　足太陰脾經足大指本節後一寸內踝前針四分灸三壯

太白　足太陰脾經足大指內側內踝前核骨下針三分灸三壯

三陰交　足太陰脾經內踝上三寸針三分灸三壯

水分　任脈臍上一寸針八分留三呼。

神闕　任脈臍中禁針灸三壯

胃俞　足太陽膀胱經十二椎下兩旁去脊一寸五分針三分灸三壯

三焦俞　足太陽膀胱經十三椎下兩旁去脊一寸五分針五分留七呼灸三壯

章門　足厥陰肝經大橫外直季肋端針六分灸七壯

腸鳴而泄

神闕　任脈臍中禁針灸三壯

水分　任脈臍上一寸針八分留三呼

三間　手陽明大腸經食指本節後內側陷中針三分灸三壯

食泄

上廉　足陽明胃經三里下三寸針三分灸三壯

下廉　足陽明胃經上廉下三寸針八分灸三壯

暴泄

隱白　足太陰脾經足大指內側去爪甲一韭葉許針三分灸三壯

洞泄

腎俞　足太陽膀胱經十四椎下兩旁去脊一寸五分灸三壯

洩泄

太衝　足厥陰肝經足大指本節後一寸五分針三分留十呼灸三壯

神闕　參觀腸鳴條文

三陰交　參觀腸鳴條文

泄不止

神闕　參觀前條文

出泄不覺

中脘　任脈臍上四寸針一寸二分灸七壯

大便不禁

丹田　任脈臍下二寸灸二七壯針八分

大腸俞　足太陽膀胱經十六椎下兩旁去脊一寸五分針三分留六呼灸三壯

痢疾與瘧疾之研究（續）

黃錫昭
程紹典

反觀西醫之治療。首用硫酸鎂或蓖麻油以導下。正與中醫痢無止法之說脗合。又如腹痛裏急症劇時。用鴉片酊鹽酸嗎啡等麻醉劑。中法行氣和血如木香川楝當歸白芍亦爲鎮痛療法。下痢之後。西醫必續進鞣酸劑。則中藥下劑中之大黃含有鞣酸。既能排泄糞便。又能收斂腸膜。豈非佳品。他如用重曹水白陶土水鹽水之洗腸。則中醫用清化濕熱及導滯之品。又西醫治痢常用炭劑。中醫則用銀花炭地榆炭等。亦皆不謀而合。惟其特效藥中。細菌性赤痢有多價免疫血清之注射。於內服不能奏效時收功。變形蟲性赤痢則有吐根素 Emetiw 之注射。而使變形虫之大營養型死滅。此二者。固爲中醫之所不能及者。至於休息痢併發之肝膿瘍。危險萬分。非乘其體力未衰時施行手術。冀其幸免。否則一過此關。則扁鵲亦將束手無策矣。

疫痢：此外小兒之發高熱下痢。兼見精神症狀者爲疫痢。勢甚急劇。當以排除毒素及强心爲急務。倘各種症狀齊顯。病勢已深。殆無救矣。

（註一）　家祕和中丸

芙蓉　肉荳蔻　去油　肉桂　訶子　蓮核　砂仁　白朮乳製　白芍　生乳製　白茯　乳製　川芎　阿膠　蒲黃炒　川附　製　丹皮　歸身

大人用一錢或七分小兒或一二三分

用耘田渡子（一名細筋子）煎湯下

瘧疾

病名A中名：核瘧　瘧疾　脾寒

B西名：間歇熱　瘧

病原A中醫病原——可分爲風、暑、浴、寒，除陽不調五種。（一）風——內經曰。夫核瘧皆生於風。（二）暑——

內經曰。夏傷於暑。秋必痎瘧(三)浴——內經曰。夏傷於暑。熱氣盛藏於皮膚之內。腸胃之外。此榮氣之所舍也。此令人汗空疎。腠理開。因得秋氣。汗出遇風。及得之以浴。(四)寒——內經曰。瘧者風寒之氣不常也。(五)陰陽不調——內經曰。瘧者陰陽更勝也。

內經論癉瘧曰「肺素有熱。氣盛於身。厥逆上衝中氣實而不外泄。因有所用力。腠理開。風寒舍於皮膚之內。分肉之間而發。發則陽氣盛而不衰則病矣。其氣不反於陰。故但熱而不寒。氣內藏於心而外舍分肉之間。令人消爍脫肉。故命曰癉瘧」。論溫瘧曰「得之冬。中於風。寒氣藏於骨髓之中。至春則陽氣大發。邪氣不能自出。因遇大暑。腦髓爍。肌肉消。腠理發泄。成用所用力。邪氣與汗皆出。此病藏於腎。其氣先從內出之於外也。如是者陰虛而陽盛。陽盛則熱矣。衰則氣復反入。入則陽虛。陽虛則寒盡。故先熱而後寒名曰溫瘧」。

B西醫病原：本病係一種寄生於人體赤血內之瘧原虫。(Malaria)爲一八八〇年法軍醫 Laveran氏最初發見。後 Golgi 復闡明寄生原虫之發育與臨床之關係。繼由英醫Ross氏發見瘧蚊之刺螫爲本病感染之媒介。學者多宗之。本病原因遂告無疑。

本病原虫有三種。(一)三日熱原虫 (二) 四日熱原虫 (三)熱帶熱原虫。此三種原虫均寄生人身赤血球內。其初入血球時。其體甚小。逐漸發育增大。至占血球之半部或全部時。遂以赤血球爲營養物。取血色素消化而破壞之。至成熟分裂。構成胞子。胞子脫離舊赤血球。再入新赤血球。發育繁殖。是謂無性發育。此外成長寄生虫之一部。別有雌雄兩性。爲較大之生殖細胞。胞呈球狀。含可染質之排列。雌雄不同。此球在人體。初不成熟。必俟黑蚊吸患瘧病者血液之際。共入其胃。始化大小兩種之生殖球。此兩種球中。大者屬雌性。小者屬雄性。因之互相交接而有孕。是謂姙孕體。此物在蚊體內。漸次發育。構成卵囊。中生無數之幼虫。既而卵囊破裂、再成無數之鐮狀芽胎。出體腔而集於唾液腺。一旦此蚊刺入人體。則其唾液中所含鐮芽胎。移殖於人身體內。而營兩性生殖。發生無數新個體。如此蔓滋延生。其人遂發周有症狀。

症狀：自生殖性芽胞潛入人體血中增殖。至發周有症狀之熱候之日止。爲潛伏期。

據諸家視察。潛伏期之日數。三日熱爲十日至十四日。四日熱十二至二十一日。熱帶瘧五日至十日。

記載其症狀以次序爲便(一)三日熱及四日熱(二)熱帶熱(惡性瘧)(三)慢性瘧(四)瘧性惡液質(五)假面瘧(六)黑水熱

(一)三日熱及四日熱——三日熱緣三日熱原虫發育。需四十八時。故隔日即每三日發作。四日熱原四日熱原虫發育需七十二時。故以二日之間隙。每四日發作一度也。

多無前驅症狀。或以多少之全身違和。陡起強度之戰慄。（戰慄期）顏面蒼白。皮膚厥冷。脈頻小。體溫四十至四十一度。約三十分至一點鐘之戰慄而停止。同時皮膚纖起灼熱感。（灼熱期）顏面反現潮紅。脈腹充實頻速。呼吸亦稍增加。季肋下明晰觸知脾腫。食思缺之。或見嘔吐。胸部每起輕度枝氣管卡他之症狀。及多少咳嗽。心音聞熱性收縮期雜音。顏面恆見匐行疹。體溫升騰後歷二時至五時。多量發汗。（發汗期）體溫開始下降。脾腫消失。諸症忽去。平均經八時至十二時。體溫全復常態。十八時至二十四時後。降至常溫以下。此等症狀。若在未施行相當治療之前。其在三日熱則於四十八時後。四日熱於七十二時後。如初次同樣症狀發作。

(二)惡性瘧（熱帶瘧）：主要見於熱帶地域。故有是名。初起與三日瘧略同。然大多數僅以惡寒而起發熱。然亦有以戰慄開始者。而三日熱及四日熱時之劇甚戰慄則不之見。（按此病近於古醫書所稱之瘴瘧）其次體溫昇騰達三十九度以上四十度至四十一度。面紅身熱。頭身疼痛。骨節痠楚。暖氣吞酸。其熱須三十時達四十八時始復平溫。較三日熱及四日熱持續時間特長。經數時至十數時。復見次回發作。常第一發作尚未全畢。第二發作即已踵至。或現重複傳染。因之呈弛張性。間歇性。及稽留性熱型。又各發作之高熱。時有隔日反覆者。所謂惡性三日熱是也。又有發熱後未達二十四時。或只十數時體溫便復常調。而日日反覆。作每日熱之狀者。如更加以三日熱或四日熱原虫之混合傳染。則其熱型愈益複雜而凌亂無次焉。脈搏隨體溫昇騰。自一百至。達一三〇至。胃呆口渴。疲憊昏懵。或放譫語者。脾腫多能證明。肝亦行腫脹。感壓痛。或稍見黃疸。鼻部有甚夥之匐行疹。

(三)慢性瘧：本症由於熱帶型轉來者最多。而因三日熱及四日熱未施適當治療而轉成慢性瘧者。間亦有之。症候。發熱持續。時有惡寒戰慄。固有之熱型。僅餘形跡。或全不見。體溫降低。熱型無定則。僅憑熱型。殆不能斷其爲瘧。（按此即古醫書所載之久瘧）反之脾腫則次第增鉅。達於極大。（按此即古醫所載之瘧母）肝亦多少腫脹。時併來輕度之黃疸。赤血球破壞頗夥。故其數大減。一西西中有有五十萬以下者。被破壞而遊離之血色素沈著於皮膚之他部。併有貧血及黃疸。故慢性瘧患者常呈固有之蒼黃褐色。外此屢兼發慢性腸胃卡他之症狀。慢性枝氣管卡他慢性腎炎等。或幼年而血管硬化。遂因衰弱或種種併發症而死。然亦有不少完全恢復者。

(四)瘧惡液質：因熱帶瘧二三次再發之結果。或慢性瘧經過中有呈高度惡液質者。特於小兒見之最多。患者營養衰退。高度貧血。羸瘦甚。四肢或全身。來惡液質水腫。或致衄血。皮下出血。見衰弱性梗塞之發生。皮膚色素沈着顯明。體呈灰色。肝脾腫脹俱甚。脾屢達臍下部。又有起門脈鬱血而致腹水者。肺有枝氣管卡他。以至卡他性肺炎。皮膚起皮下膿瘍。以及四肢末端之壞疽。不過此諸症狀一經呈現。皆漸衰弱而死。無生還之望也。

（五）假面瘧——症狀與間歇熱發作無異。最多見者爲神經痛殊爲三叉神經痛。而其間亦有伴輕度之熱候者。緣內障礙之反覆而襲來。用金雞納霜確奏實效。其他有作半身不遂。失神。痙攣之發作者。然本病診斷非於血液中證明病原虫殆難決定也。

（六）黑水熱——類瘧者。或未受充分治療而荏苒經過者。屢致黑水熱。一部學者謂本病之由於服規甯劑爲規甯之溶血作用而誘發者居多。未惟嘗罹瘧者不發此症。然有瘧患者毫未服用規甯。而經過中亦可發生。是知瘧之爲病。可造成罹黑水熱之素質。而規甯則爲其誘因無疑。故本病是否卽爲瘧之一異型。尙有議論之餘地。

本病之定型者。通常規甯服用後一至五六時。突起强度之惡寒戰慄。體溫四十至四十一度。頭痛背痛。嘔吐及下痢。患者呈不穩狀。發病二三時。便見黃疸。皮膚作黃褐色。屢感瘙癢。最固有者爲尿之變化。呈醬油樣黑褐色。比重加高。達1030－1035（Bnge氏）。除證明多量蛋白污染之顆粒圓柱腎上皮細胞外。以分光器可見血色素之吸收線。卽致血色素尿間有兼血尿（卽於尿中認多數之赤血球）者。血液中赤血球隨之盛行破壞。赤血球數降至常態五分之一。約在百萬之譜。血色素亦隨之減少。達20.0%或其下。肝脾均腫。大感壓痛。酷似發作性血色素尿症。重症每陷心肌衰弱。呼吸急促。數小時可死亡。輕者發作後數時。諸症悉退。惟皮膚及粘膜之黃疸著色則須經若干時後始行退盡。此種黑水病大都僅一次爲止。然間亦有因中止規甯後仍復發作者。可測知預後不良。

診斷：本病診斷極易。有一定型之寒戰。發熱汗出。體溫騰升及定期間之間歇諸點。以及脾臟腫脹。皆足確定。然對於敗血膿毒症。結核。傷寒急性心臟內膜炎。黃疸。囘歸熱。熱性胃腸病肺炎等。皆不可不鑑別診察。

預後：三日熱四日熱多佳良。熱帶熱重症者預後不良。慢性瘧。惡液質假面瘧黑水熱之重症者。亦多不易樂觀。

看護：本病患者。多經寒熱汗戰之後。往往恢復如常人，能自由動作。看護尙稱不十分困難。而本病之直接傳染者。蓋亦甚稀。多因蚊蟲之爲媒介。故對於病人臥室。宜密置蚊網。以防蚊虫之流通外。其家宅及附近與外交通之處，尤宜注意水道之淸下。防汙水之瀦積。黑蚊之寄殖。庶一地方之傳染。可以防患於未然。

治療：瘧治通則。撲之於古。有表有和。有淸有補有截。有雙兼法。隨症而施。未合混論。

（一）三日熱及四日熱——本病主要症狀。爲寒戰。發熱。汗出而退。其治瘧通則。當以驅寒退熱爲主。如小柴胡湯加味。柴胡桂枝湯（柴胡。桂枝。人參。黃芩。芍藥。半夏。甘草。生薑。大棗）。千金蜀漆丸（蜀漆。知母。白薇。地骨皮。麥冬。升麻。常山。石羔。香豉。萎蕤。鱉甲。烏梅。甘草）。食思缺乏者。宜局方柴平湯（柴胡。黃芩。人參。半夏。蒼朮。厚朴。甘草。生薑大棗）。及準繩柴胡湯（柴胡。厚朴。蒼朮。黃芩。陳皮。藿香。獨活。前胡。茯苓。半夏麯。甘草）。氣弱者人參。白朮。食下克化者加神麯。山查。麥芽。有枝氣管卡他而咳嗽者，宜有吳氏柴胡達原飲。以滌痰（柴胡。黃芩。知母。厚朴。常山。草菓。檳榔。菖蒲。青皮。甘草。）又準繩柴陳湯（柴胡。人參。茯苓。陳皮。半夏。甘草。生薑。大棗）。張氏柴胡枳桔湯（柴胡。黃芩。人參。半夏。桔梗。生薑。大棗）沈氏柴胡枳桔湯（柴胡。黃芩。枳殼。桔梗。麻黃。杏仁。半夏。知母。石羔。葛根。甘草。生薑）。以四方爲瘧病之多痰者良。

(二)惡性瘧(熱帶瘧)——本症以持續性發熱爲主要症狀。兼見呑酸骨楚治當以退熱爲主。副症兼及。適應劑如保命桂枝石羔湯(桂枝。石羔。知母。黃芩)。金匱白虎加桂枝湯(石羔。知母。甘草。粳米。桂枝)。嚴氏清脾飲(青皮。厚朴。柴胡。黃芩。半夏。甘草。茯苓。白朮。草菓。生薑)。瘧不止加(常山。烏梅。大渴加麥冬。知母)。備急竹葉常山湯(常山。竹葉。小麥）。柴胡白虎湯（柴胡。黃芩。人參。半夏。知母。石羔。甘草。粳米。生薑。大棗。）若肢節煩疼甚者宜肘後除濕湯（半夏。厚朴。蒼朮。白朮。藿香。橘紅。茯苓。甘草。生薑。大棗）。皆爲佳良之劑。

(三)慢性瘧——凡瘧之遷延日久而不愈者。難免正氣衰弱而呈虛象。故自古對是症治法。亦特側重扶正達邪。所謂養其正而邪自除也。方劑如沈氏袪瘧散（即截瘧飲）黃芪。人參。白朮。雲苓。砂仁。草菓。陳皮。五味子。甘草。烏梅。生薑。大棗。）簡易四獸飲（人參。法半夏。雲苓。陳皮。白朮。烏梅。炙草。生薑。大棗。）景岳何人飲（人參。首烏。當歸。陳皮。生薑。大棗）追瘧飲（青皮。陳皮。柴胡。半夏。當歸。首烏。甘草。）休瘧飲。（人參。白朮。當歸。首烏。甘草。）新定人參烏梅散（人參。黃耆。烏梅。當歸。茯苓。陳皮。鱉甲。製首烏。白朮。其脅下有塊者曰瘧母。宜金匱鱉甲煎丸（鱉甲。黃芩。芍藥。赤消。䗪蟲。牡丹。鼠婦。紫威。厚朴。半夏。大黃。蜂房。葶藶。桃核。瞿麥。射干。阿膠。石葦。桂枝。人參。柴胡。乾薑。蜣螂。鱸灰。清酒。）濟生鱉甲飲子（鱉甲。川芎。炙耆。草菓。檳榔。白朮。陳皮。白芍。甘草。厚朴。烏梅。生薑。大棗。）聖濟鱉甲丸（川朴。半夏。柴胡。黃芩。鱉甲。首烏。青皮。廣皮。三稜。莪朮。常山。草菓。山查。青芽。神麯。）至於兼有慢性胃腸滲出物者。宜酌用平證養脾丸（人參。茯苓。白朮。陳皮。青皮。法夏。蒼朮。厚朴。黃芪。柴胡。猪苓、澤瀉桂枝。常山。鱉甲。甘草。草菓）。有慢性枝氣管滲出物者。宜用局方常山飲（常山。草菓。檳榔。知毋。貝毋。烏梅。生薑。大棗。）準繩祛瘧飲（貝毋。紫蘇。橘紅。山查。枳實。檳榔。柴胡。甘草。知毋）等。

（四）瘧惡液質——本症爲慢性久瘧之深一層者。其治療則視前更覺棘手。其在營養衰退貧血症狀顯著者。宜注重滋補養血。法以前列治瘧劑中。合滋養劑。如八珍湯（當歸。地黃。白芍。川芎。人參。白朮。茯苓。甘草。）十全大補湯（八珍湯加黃耆肉桂）滋補養榮湯（人參。白芍。遠志。黃耆。白朮。熟地。五味子。川芎。當歸。山藥。陳皮。茯苓。生地。山茱萸）。補中地王湯（人參。黃耆。當歸。白朮。茯苓。地黃。山茱萸。澤瀉。牡丹皮。升麻。生薑。大棗。）有水腫者宜兼用五皮飲（陳皮。茯苓皮。薑皮。五茄皮。）胃苓湯（蒼朮。川朴。陳皮。白朮。茯苓。澤瀉炙草。化桂。猪苓。（濕菀湯）白朮。半夏。茯苓。獨活。羌活。甘草。香附。川芎。生薑。）等

（五）假面瘧——本病除一面施用治瘧劑外。宜注意神經痛之治療。如除濕蠲痛湯（蒼朮。羌活。茯苓。澤瀉。白朮。陳皮。甘草。生薑。竹瀝。）羌活勝濕湯（羌活。獨活。川芎。甘草。蔓荊子。藁本。防風。）頭部三叉神經痛甚者。宜寶鑑川芎散（川芎。細辛。羌活。槐花。炙草。香附。石羔。荊芥。薄荷。菊花。防風。茵陳。）祕方茶調散（川芎。細茶。薄荷。白芷。荊芥。片苓。）或加（細辛。藁本。蔓荊子。）有作半身不遂痙攣之發作者。宜小活絡丹以舒之（川烏。胆星。草烏。地龍。乳香。沒藥。）

（六）黑水熱——初發症狀如三四日瘧而帶嘔吐及下痢。此時宜作瀉心湯症論治以濟其急。二三時後見黃疸病已轉重。濟急之法。亦以黃疸治之。惟本病殊爲少有而危險。不獲施救者居多數也。

作者案先哲以瘧屬少陽。千言萬語。不出六氣之外或風。或寒。或暑。或溼。後世醫家。演用故說。薾然守之。因循不變。迄至今日。四千餘年之間。醫道未弛。賢哲如鯽。未聞有一人敢開疑竇。而究之者。毋亦爲聖人範圍所束縛。賢哲之言不敢違也。雖泰西初亦以土壤蒸氣蘊結而成之說。與我國發於濕氣同出一轍。然西人富於科學精神。有隙則疑。由疑而究。由究而明。率於一八八〇年爲Laveran氏所發明。千古疑案。一日告宣。以視吾華人之墨守故說。頹唐苟且。不禁爲之慨嘆焉。

雖然。寸有所長。尺有所短。我國醫於病理雖未闡明。然於治療一層。視西醫則未見有遜色。自黃帝迄漢唐以下。載之方書。治療之績。斑斑可考。其特長在於百數十種不同之藥物。相牽相掣。相助相協。而湊

成一完善之驗方。較之西人之用特效藥。單刀直截。一擊不中。則有袖手旁觀之憾。要在醫者之善能運用。自有不可思議之妙也。

西人之治瘧也。首用金雞納霜。據稱為獨一無二之靈藥。我國則專主柴胡。按之今日醫化學。其成分效用。悉與金雞納霜相等。此則吾人不能不佩服古人經驗之偉大。而知凡百事物。不能盡是之而或盡非之也。且服柴胡劑無副作用。而服金雞納霜則屢見有脫髮耳聾之餘患，此亦足見我國藥物之佳良。或亦由於配合之功有以致之歟。

患瘧疾者其必與發病前一二小時先進藥。其理蓋當瘧原蟲破裂此赤血球。而將占據彼赤血球時。以中途之間。一遇藥物之撲殺。失其崇勢。病可銳減。如水之遇火。冰之逢炭。其不消滅者鮮矣。故若距離時間太長。往往原蟲尚未與藥物相遇。而藥力已先漸行消失。雖服藥與無之等。醫家病家所不可忽視也。(完)

痢證的探討和療法

馬廠 邢錫波

痢症內經謂之腸澼，古名稱為滯下，滯下者，謂濁膩濕熱，與寒火凝結下焦，釀成膿血，留滯不下，而寒火交戰之力，又逼迫之，以使之下也，致痢之成因，雖有多端，而其主因不外肝胆積熱，脾胃蓄濕，肺氣不宣所致，其誘因每從風寒濕鬱，飲食不節以成，故其發也，下痢赤白，裏急後重，或如膏脂，或如魚腦，或成五色痢，或為奇恆痢，或為休息痢，總視其感之淺深，積之輕重，為稍異耳。

西醫論痢，以細菌為主因，以飲食為誘因，其潛伏期，自二三日至七八日，漸至腸膜紅腫發炎，其初期，不時下痢，排洩少量之黏液，或膠狀之血液，便前腹痛，裏急後重，一晝夜間，排洩十數次，或達百餘次不等。

由斯觀之，中西醫論痢之主因雖不同，而其誘因則無少異，以西醫主於細菌，中醫主於氣化，舉氣化原可以包細菌，舉細菌不可以包氣化，如患痢無體內醞釀之氣化，原適於痢菌之繁殖，故凡檢察患痢者之體內，非虫即菌，原非荒誕無稽也，以患者腹內醞釀之氣化足以生菌，非先生菌而後患痢也，如蟋蟀之生於秋，蛄虫之化於霧，足為鐵證，以蟋蟀感秋氣而生，非生蟋蟀而後天始行秋令也！蛄虫感霧氣而化，非生蛄虫而後始降煙霧也！此盡人皆知，不待智者而自明矣。

至於其外現之證候，雖中西之說相同，而其證候之澈底剖晰，迄今尚未顯然揭露，當茲醫學競爭，一日千里之際，關於此項問題之根本探討，義有不容或已之勢，愚不揣固陋，謹就管見所及，略為伸述，以供醫界之研究，痢症無論赤白，無不裏急後重，其所以裏急後重者，以人身臟府之氣化，肝主疏洩，肺主收斂，脾胃主升清降濁，若肝胆積熱，輒迫肝疏洩之力太過，則暴注裏急有不能待之勢，其或大腸通暢，則直下洩矣，乃大腸爲肺金之腑，其排洩之力，全恃肺氣之下壓，若肺氣不宣，收歛之力過盛，肝下洩，而肺歛之，則滯塞而不通暢，遂成裏急後重之證矣，若人脾胃不傷，居中以統制上下，肝雖下注，有脾陽以撑懸之，其迫注之勢，必不至若是其急也，肺雖收歛，有胃陰以傾導之，其收歛之力，當不至若是之甚也，故治痢者，必開其肺氣，清其肝火，調其脾胃，而裏急後重自愈矣。

查痢之種類基繁，其最普遍而易發現者：爲赤白痢，及五色痢，方書謂『濕熱傷於氣分，則爲白痢，傷於血分，則爲赤痢，五臟俱傷，則下痢五色，而爲五色痢』，其說雖不甚詳盡，而於此實已開治痢之法門，濕熱傷於氣分，則肺氣不暢，而收歛之勢愈盛，肝邪迫注，而肺金歛之，使腸中之糟粕欲下而不得下，而肝邪迫注不已，卒將附腸之脂膜，擁壁擂出，而爲白痢，若傷及附膜之絡，血卽隨之而出，則爲赤痢，故熊聖臣曰：『白色者其來淺，浮近之脂膏也，赤色者其來深，由脂膏而切膚絡也，純血者，陰絡受傷，多由熱毒以迫之，故隨溢隨下，此最深也，紅白相兼者，是淺深皆及也』。此說理論精湛，堪爲後學之嚆矢，惟痢症雖屬濕熱者多，而夾雜他症者，亦復不少，大都諸血鮮紅者多熱症，以火性最急，迫速而下也；紫紅紫白，色黯不鮮明者少熱症，以陰凝血敗，漸損而致然也：純白清淡，或如膠凍鼻涕者，無熱症，以臟寒氣薄，滑而致然也，蓋以患痢之劇者，其腸中之黏膜必有紅腫之處，其處生出濃液，卽白痢也，若血管破爛，血液流出，卽赤痢也，膿血兼下，卽赤白痢也，若青黃赤白黑雜下，卽五色痢也，其青者爲胆汁，黃者糞，赤者血，白者膿，黑者縮垢，爲最重而難治之證。

致此證之療法，雖各有不同，然其大法，不外疏導，攻裏，去濕，清熱，解表，活血，補氣，溫中，八大法門，對於白痢，宜偏重疏導，清熱去濕，如潔古芍藥湯，或張氏化滯湯之類，皆可採用，若遇身形壯實，脈搏有力者，可加大黃芒硝各三錢以下之，以此二方皆以芍藥爲君，而必重用至一兩，方能有效，以芍藥能疏肝滯，平肝熱，歛肝急也，關於赤痢初起，多屬實熱，或瘀血積滯，宜以桃仁承氣湯，去桂加酒芩金鈴子散之類，虛熱無滯者，宜白頭翁湯和四物湯，若脾濕痢疾下血，宜蒼朮地榆湯，惟赤痢日久，肝傷不能藏血，血色紫，成塊者，宜逍遙散去朮加烏梅炭，白殭蠶，玫瑰瓣之類，再於諸方之內，斟酌加入生地榆白頭翁鴉蛋子等品，以地榆之性，涼而且澀，能涼血兼能止血，方書多炒爲炭，而後用之，取其黑能勝紅，以制血之妄行也，不知地榆之效，在於性之涼澀，炒爲焦炭，失其本性，則無斯效也，况赤痢之證，其劇者腸中或至潰爛，林屋山人治湯火傷，皮膚潰爛，用生地榆末和香油敷之有效，夫外敷能治皮膚因熱潰爛，而內服亦當有此効也，白頭翁性寒涼而味苦澀，於涼血之中，大寓收濇之意，况其莖挺然直上，能治下重，以其能使肝氣上達，而不下注也，鴉蛋子卽苦參之子，其性善涼血止血，兼能化瘀生新，凡痢之偏於熱者，用之皆效，而以之治下鮮血之痢，或瀉血水之痢則尤效，若下痢腹中絞痛，便帶爛炙，是其腸有潰爛之勢，若以鴉蛋子與三七末服之，尤爲神效，故張壽甫先生謂『痢之偏於熱者，以鴉蛋子爲最要之藥，偏於寒者，以硫黃爲最要之藥，以此二藥皆有消除痢中毒菌之力也。

痢之最凶險而難治者，自古稱爲噤口痢，推其致噤之由，頗不一致，有因暑熱塡胸者，有因胃津枯竭者，有因肝胆之火挾胃氣上逆者，有因實熱充塞胃腕者，醫者若能審症處方，使藥與病機息息相脗合，其胃焉有不納食之理，故僕對於斯證之治法，其暑熱塡胸者，恆治以加味益元散，以振興其食慾，胃津枯竭者，每用生山藥天花粉石斛元參之類，以滋養其胃液，肝胆之火挾胃氣上逆者，用張氏開胃資生丹以降胃鎭肝，胃腕實熱者，重用鴉蛋子，以淸胃腑之熱，體驗以來，莫不隨手奏效，應如桴鼓。

痢疾發熱證，服淸火藥而熱不休者，中醫多諉爲不治，以內經有『腸澼便血，身熱則死』之文也，此證不但中醫畏之，卽西醫於此證，亦是坐觀其死，不思治果對證，其熱焉有不休之理，查此證初起兼寒熱者多係濕熱內鬱，風寒外束，治以人參敗毒散加黃芩以淸內熱，再加杭芍以平肝疏土，自能隨手收効，若此期因循失治，使外感之熱，隨痢深陷，永無出路，以致痢爲熱邪所助，日甚一日，永無愈期，不知此證此時若與以白虎人參湯加減，亦能治愈，以人參與石膏同用、能助石膏使深陷之熱邪，徐徐上升外散，消解無餘，加芍藥甘草，以理後重腹痛，再加生山藥以滋陰固下，連服數劑，熱退而痢亦自愈、此愚體驗有得，故敢貢諸醫界同仁

也、

奇恆痢，卽吾國近日之疫痢，亦卽日德醫所謂之赤痢也，以此證熱毒蘊伏最深，其發最暴，治療稍不如法，恆至體發高熱，心機亢進，神識昏朦，言語不淸，此後寖至心音衰弱，脈搏微細，終至虛脫而死，致此證原非難治之證，而西醫畏之如虎者，以其但知用治痢之套法，而不知稍爲變通耳，查此證原係痢而兼瘟，西人不解治瘟，又安能治痢而兼瘟者乎，故西人對於斯證之輕者，用灌腸淸血等法，類能奏効，若遇證之重者，身發高熱，體溫達三十八度以上，卽束手無策，任其虛脫而死，良可悲也！愚對於斯證之療法，其輕者恆用喻氏倉廩湯，吳氏檳芍順氣湯兩方加減，其重者則用變通白虎加人參湯，罔不應手奏効，致此證之正式療法，於初起之時，其邪熱與病原菌醞釀之毒，充滿腸內，宜先以通利之劑，掃蕩腹內之鬱毒，而後以調理之劑，作肅後之療法，方爲至當之順序，設若當下不下，日久而痢不止，外見煩熱口渴自汗，舌苔滿布黃厚芒刺，腹痛拒按，胸滿嘔吐，不思飮食，痢見敗色，一日夜數十行，後重裏急，面垢神慘，脈息或沉微欲無，乍隱乍見，或數而鼓指，或堅大若革，按之反空，此皆疫痢之兼症，應下失下之壞病也，當此之時，邪熱一毫未除，元神搖搖欲脫，補之則邪毒愈甚，攻之則元氣不支，攻補不可，淸導無濟，兩無生理，殊可慨也。

休息痢，時作時止，如人之休息故名，此證大抵皆不甚重，而不易除根，治愈之後，恆屢次反覆，其成因多由內邪未淸，服藥兜濇太早，其邪毒菌，伏於大小腸曲折之處，是

以愈而復發，惟有用藥以除其餘邪毒菌，則不反覆矣，至於除之之法，察其脈證之實者，可以大承氣湯下之，近於熱者，可用鴉蛋子仁，以治痢之藥佐之，偏於寒者，可用硫黃末而以治痢之藥佐之，使餘邪蕩盡，寒熱平均，而自愈矣。

至於夾雜之證，自當因症施藥，其偏於濕者，不得不側重去濕，偏於熱者，不得不側重清熱，偏於食積者，則注重攻裏，血不舒者，兼以活血，氣不足者，急於補氣，而虛寒者，急於溫中，補偏救弊，使歸和平，再能審機應變，運用入微，則於痢症一途，無餘蘊矣。

暑病概說

晉江　鄭軒渠

內經說：『在天爲熱，在地爲火，其性爲暑。』按「暑」字從日(卽太陽)，日懸空中，凡屬太陽系的星類，都受它的熱力的照射，而有溫度。就地球來講，地球繞行日的軌道爲橢圓形；所以在其兩焦點的一軌道的平面和赤道的平面相交，適成二十三度的角；故日出入於赤道的南北，在赤道南最低的地方，時爲冬至。在赤道北最高的地方，時爲夏至。適至赤道，時爲春分和秋分。自春分到五月，稱爲熱令。一交夏至，大暑小暑臨，稱爲暑令。暑令爲火，日光最烈，天時乃熱，人感其氣，卽發生暑病。

然古人論暑，往往弄不清楚，多以熱和濕合，才叫做「暑」，其實暑就是暑，濕自是濕，因暑濕兩氣，主令的時候，前後連接，當酷暑炎炎的天氣，適礎潤濕蒸的時節，淸代王孟英於此分之最精，誠有功於醫學。

夫暑病通常的症狀，大概爲頭痛，口渴，面垢，自汗，嘔逆，洩瀉，少氣，倦怠……等。而內經謂：『脈虛身熱，得之傷經。』一般人多不能了解「脈虛」的原理。在我的揣究，大抵是因爲心臟的博動，乃藉酸素輸致的力，夏天的空氣稀薄，酸素比較少，心臟比較弱，冬天就和夏天對反了，冬天氣寒，血脈行走捷快，夏天氣熱，血脈行走緩慢；同時又因爲汗出陽虛，心轉的力量不夠鼓舞，血脈就有一點懈憊了，故傷寒脈盛身寒，傷暑脈虛身熱，這不但有病的人是這樣，卽沒有病的人，冬天和夏天血脈的運行也不相同。所謂「寒傷形而不傷氣，暑傷氣而不傷形。」我們能夠明白這個理由，那末就可以知道暑病「脈虛」的原理了。

暑病照朱丹溪分爲冒暑，傷暑，中暑三種，這是以感受暑氣的輕或重所發生的疾病而論。至如張潔古，李東垣輩，則創有陰暑，陽暑之說，雖立名未當，然分症實有獨到的地方。蓋人們的環境，貧富不均，勞逸不同，其治法豈可同日而語哉。

今我將陰暑，陽暑，冒暑，傷暑，中暑的大概，分述於下：

凡靜而得暑病者，如避暑於高堂大廈，飲冰吃瓜，其症

：頭痛，惡寒，身形拘急，肢節疼痛而煩，肌膚大熱，無汗，脈浮大而虛，這叫做「陰暑」。

若動而得暑病者，如行走田野，勞役日中，其症：頭痛，惡熱，大渴引飲，身熱，汗大洩，無氣以動，脈浮大而實，這叫做「陽暑」。

按這兩症，雖同爲感受暑氣而發生的疾病，然而一動一靜，恰爲對反。蓋靜而得者，身體不但過於安逸，且外而揮扇迎風，以遏其皮膚間的暑氣；內有冰瓜生冷，以遏臟腑中的暑氣。內經謂暑當令其汗出，陰暑汗不得出，是暑邪壅遏於內外而爲病，故治宜先發汗。若動而得者，是因汗液發洩太過。夫汗液爲心精的變體，心氣虛則沒有抵抗的能力，最爲傷感，所以行於日中，忽然中暑，而爲猝倒昏厥。（治法見後）。

至於冒暑，乃偶然感受暑氣；症見腹痛洩瀉者，脾和大腸受之，治宜發汗清暑。

傷暑的病，較重於冒暑；症見身熱，頭痛，煩躁不甯，治宜清涼消暑。

中暑的病，更重於傷暑；乃中受酷烈的暑氣，致腦部充血，顏面潮紅。凡自覺煩亂欲仆的，即爲中暑之漸，急嚼生薑嚼約三錢許，滾水送下。如已悶亂者，急嚼生蒜一枚，如不會嚼的，搗汁灌服，即醒。倘中暑若已顛仆途中，昏閉不省人事，呼吸迫促，口吐白沫，或更發嘔吐者，不可給予冷水及使臥濕地，須速移到涼靜通風的地方，高墳其頭部，而令平臥，然後用蘇合香溫湯送下，（牛黃丸，至寶丹也可選用。）設一時沒有這藥，急用生大蒜搗爛，加路上熱土，攪水去渣，灌之。再取路上熱泥，壅臍築窠，令人放尿窠中，使暖氣傳透臍裏，便會清醒。

陰暑，陽暑，冒暑，傷暑，中暑，已如上述。茲再將暑氣侵入何部，發現何種症狀，應如何治法，摘其要者，略述於下：

暑入氣分，微煩稍渴，乾嘔頻作，舌白邊絳，治宜於清解之中，兼以宣達。

暑入衞分，煩渴益甚，身熱頭脹，脘悶嗆咳，舌苔中白邊尖起刺，治宜於清潤之中，兼以輕泄。

暑入營分，身發壯熱，心熱煩寃，面赤舌絳，甚則牙衂鼻衂，赤癍紅疹，治宜清熱解毒。

暑入膻中，妄笑不寐，搖唇弄舌，耳聾目竄，時起坐臥，這乃是暑傷心營，最怕內閉外脫，急用紫雪丹或牛黃丸或至寶丹灌之。若誤用溫熱的痧藥，則立斃命。

暑入胃腸，如冒飲酒，吐瀉煩渴，一時昏憒者，宜白湯送下梔子金花丸三錢或五錢，切勿誤認爲痧穢，用溫熱的藥，治酒食的病。如有冰瓜生冷者，可合用平胃散。

暑入膜原，忽寒忽熱，或嘔或利，汗下如雨，饗冷而粘，譫語喃喃，舌白厚膩，脈象模糊，好像傷寒中的少陽症；然少陽症須知解表裏之邪，暑入膜原則應分消上下之邪，可用藿香正氣散或六和湯。若暑氣化熱，則須改用六一散或雞蘇散。

暑入厥陰，淹纏難愈，飲食與之亦可，不與之亦可，其症有時煩躁，有時靜默，四肢不暖，心頭如焚，嘔噦吐蚘、寒熱如瘧，舌苔光絳，中起黑點糜腐，或齒血唇瘡，此乃陰津已脫，症最險惡。治法，惟有酸苦洩熱，甘寒養陰。

暑入下焦氣分，少腹宛悶，小便不利，治宜宣通利滲。

暑入下焦血分，尿血癃閉，治宜清解血分的熱。

以上所述，尚屬比較單純的暑病，至於暑氣兼挾他氣爲病者，茲再摘要分述於下：

暑風，爲風激痰涎，勢必阻塞心包而發厥。其症爲手足搐搦，神昏目張，舌弔身熱而嘔逆，脈象弦勁或滑數，舌苔紅絳或白膩。治宜消暑清熱，平肝定風，而滌痰通竅，也不可少。

暑寒，因夏令納涼過度，或夜臥貪涼，致感受寒邪，其症頭痛惡寒，肢體拘急，灼熱無汗，脈象弦緊，舌苔白潤，治宜辛溫發散。倘如因內傷生冷，又感寒邪，則必腹痛吐利，身熱煩渴，而成霍亂。即如上面說過的張潔古所謂陰暑症。

暑濕，江南最多這病，因爲暑和痦極易連合的緣故，其症狀，胸悶嘔噦，口渴不喜飲，身熱易汗，頭或痠癢，腿膝痠楚，大便易溏，小便多清，脈洪數而左勝右，舌苔白黃而膩，純熱不退，勢必出痦。治宜消暑利濕，雙方並顧。

暑燥，即葉天士所謂秋涼引動伏暑症，這病多發於秋季，先寒而後潮熱，乃伏暑踞於募原。其症爲頭痛脘悶，漸至唇燥齒乾，口雖渴而不甚飲，苔膩，多痰涎遏鬱則逆冷，得汗則身涼，大便易溏，小便欠利，脈洪數或虛數。治宜外祛寒邪，內化暑濕。至其變化則爲瘧，爲痦，爲瀉，爲痢，難以盡述。

暑熱的症，壯熱，大汗，渴而索飲，鬱於氣分則出痦，鬱於營分則出疹，甚則發痙，脈象洪數，舌苔黃燥或紅，治宜清涼重劑。

除以上所述的暑病之外，各家醫書中又常見有暑咳，暑瘵，暑瀉，暑痢，……諸名目，豈知道乃是症名，並非病名，由以上各節推求可得，本文爲節省篇幅起見，不事複述，希讀者諒之！

廿五，八，十三夜，稿於却疾醫學研究社。

瘧痢一得

張夢痕

每年夏秋之交，常多瘧痢，無論都市與農村，到了那個時期，總有許多病瘧病痢的人，爲什麼別的時期不病，偏要病在夏秋之交呢？是有以下的幾種原因。

夏令天氣很熱，熱天誰都貪涼，喜歡吹風涼，吃冷飲，多吹風涼，就是造成瘧疾的原因，多吃冷飲，就是造成痢疾的原因，人在沒有睡著的時候，多吹些風涼，似乎是沒有關係的，到底人體有強弱的不同，強的人多吹些風涼，果然不成問題，弱的人多吹了風涼，他的抵抗力抵營不下，被風邪襲入腠裏，改日就要病瘧了，體質強健的人，到底是很少的，有般人，體質原來是很好的，因爲他太不知衞生，嫖賭逍遙，通宵達旦，積之既久，好身體也變成體弱多病的份子了，至於體質稍弱的人，第一要自己明瞭自己體質的不健，在夏秋之交，能夠加倍注意衞生，就可減少許多疾病，所以夏秋之交，體質强的人，萬不可自恃其體質佳健，任意蹧蹋，體質弱的人，第一要注意衞生，不知先事預防，到了害病的當兒，始想避免痛苦，已經遲悔莫及了，講到衞生事項，最宜注意的，要算女色和飲食兩種，一個人能夠節制性慾，少近女色，他的體質自然强健，就是一朝不愼，受了些感冒等風邪，內部的抗病能力充足，也是容易解決的，外强中乾的人，非但容易有病，並且有了病是難痊愈的，予有一事實可以證明，友人陸君體質尙健，某年夏，天氣很熱，他在晚飯浴罷之後，常喜歡約得多數友好，練習中國音樂與拳術等技，興高采烈，時常不知東方之既白，那知到了秋天，他就病起瘧疾來了，多方治療，殊難奏效，直至重陽節後，病魔始漸漸告退，大好身軀，已變爲病骨支離之弱者，當他病重難愈之時，曾有一長者從旁誡之曰，汝曹之病瘧，完全因爲深夜不眠，積勞傷神，把人體中抗病素消滅無多，以致風露寒邪，得於長驅直入，作祟於今日，倘然能鑒前車之覆，作補牢之計，將來的夏天，能夠先有戒心，保全金水兩臟，不使精神內虧，再能到晚即安臥，勿多吹風涼，勿多吃冷飮，就永遠沒有瘧疾痢疾了，陸君深服其言，照例行之，二十年中，從未病過瘧痢，衞生之道，盍可勿乎哉。

春生夏長，秋收冬藏，天地時令之常，人生小天地，人在氣交之中，當然不能例外，夏長云者，長者漲也，夏令天熱，人體生理組織，常隨著時令而擴大其放溫效用，所以一個人到了夏天，誰都出汗甚多，換一句話，夏天的人體，大有重門洞開之候，所以外來的風邪感冒，比較容易侵襲，倘然那個人，再不知愼其房闈，調其飮食，體質更虧，病邪更容易侵犯他了。

講到天地待人，可謂體貼入微而愛之至矣，夏令天熱，乃生著許多甜而涼的瓜果，給人消暑，人類不知感激天老爺的優待，把一衆瓜果恣意貪吃，反而因此害病，美意反成惡意，人類罪有應得，罪輕而小者，病瘧病痢，不難痊愈，罪大惡極者，遂因此而長眠不起矣。

講到成瘧成痢之『病理』，即因夏令天熱，毛竅鬆疎，易受感邪，熱天過分納涼，多吃冷飮，及瓜果等，腸胃中消化力疲乏，故易病瘧痢。

預防的『方法』，最宜少近房闈，勿多食油膩，及一切瓜果生冷之物，小兒腸胃薄弱，更不宜多食瓜果生冷，無奈兒童生性，類多喜食瓜果，爲父母者，鍾愛兒女，往往因著天熱，喜歡給瓜果生冷之物給小兒作消暑之品，所以夏秋之交，小兒病瘧與痢者更較成人爲多，死亡率亦高，倘然爲父母者，人人有豐富之衞生常識，知道一點小兒生理上組織的嬌嫩，不令多吃生冷瓜果，並愼其寒暖，小兒之病自然減少，小兒之死亡率，又何至若是之高哉，唉！人孰不愛其兒女，愛其兒女，任意令其多食瓜果，多吹風涼，使之多病夭扎，愛之適以害之，做人家父毋的，亦何這樣糊塗而不加一點考慮呢？

至於一般摩登化之青年，夏令非但不慎房闈，且恣意飲冰，納涼，以致瘧痢淹纏，呻吟牀第，喪身家而不自知者，亦何太無常識乃爾。

都市中人，金錢比較農村中人來處容易一點，夏秋之交，都市中瓜果攤頭，在在皆是，晚上露臥於路旁堦下者亦多，所以都市中人，夏秋之交，病瘧痢的必多。

農村中人，因為瓜果隨地出產，勞作之後，必取瓜果為冷飲佳品，日中工作忙，無敢怠荒，晚上亦有貪涼露臥者，有喜在河池中冷浴者，所以農村中人，夏秋之交，瘧痢亦多。

如果醫藥常識，能夠普及了，則人人有了衛生常識，不但都市中之瘧痢，可以減少，農村中之瘧痢，也可以大為減少，那時膂力方剛之健兒，在在皆是，東亞病夫國之頭銜，可以一朝嗍去，豈不快哉，豈不快哉。

方今吾全國醫界同人，一面受新醫之排斥，日在風雨飄搖之際，一面又互相傾軋，不克團結一致，振興醫藥，以重民命，醫藥常識，安能普及，休談農村，就論都市，有醫藥常識者，實不數數覯，以致疾病衆多，死亡率日高，民族日益衰弱，國難日益嚴重，言念及此，深為痛心。

至於治療方法瘧疾當然比較痢疾容易，治瘧不宜執守柴胡湯古法，察其寒熱多少，有無痰食，思過半矣。

痢疾有紅白兩種，且有其他雜色，傷營傷氣，固宜辨別，至於痢下無度成直腸陰候者，以及產後元氣虧敗，均不執守痢無止法之古訓而貽人夭扎，當隨機應變，對症書方，乃克有濟，曾憶前友人之婦，產後病痢，由胎前而得，產後痢益劇臨圊呼號，疼痛難忍，醫者均謂兼有瘀滯惡露，自當通行為要，而友人固亦稍知醫理者，見其婦疼痛莫支，乃敢吞阿芙蓉膏，醫者僉謂誠如是，必將留邪誤事，而友人之婦卽以此次第痊可，當時有與友人之婦同病者，從醫戒，主通利泄邪喪身者多矣。

霍亂中醫療法的檢討

孫式厂

(一)本病在中醫病理史上的經過

霍亂者。揮霍撩亂之謂也。因胃腸起局部變化。其病變之傳遞。異常劇急。數小時足以致人死於非命。其傳染力亦非常强烈。故世界醫壇上。莫不認為人類的大敵。到了十九世紀。因文化發達。交通便利。傳染力更强。世界各國。靡不有霍亂菌的足跡。我國最古的一部醫書「黃帝內經」上也曾說過。可知本病的原始。已滋生在數千年前了。

本病在中醫病理史上，古書素問六元正紀大論上說「土鬱之發。民病嘔吐霍亂」又云「太陰所至。為中滿霍亂吐下」據此。可知本病在中國醫藥進化史上，不過以「霍亂」二字來形容本病的症狀而已。對於本病的原因。仍是含糊籠統，沒有明白的認識。若照以五行來解釋。不外是「春肝夏季夏脾。肝木心火脾土。夏日赤帝施威。火傘高張，地下濕土，被蒸發而成惡沴之氣。民受之。即病霍亂」。如此尙可强解。若再以六律來談。那眞是玄之又玄。奧之又奧。眞入「無何有」之鄉而後已。靈樞五亂篇云「清氣在陰，濁氣在陽。營氣順脈。衛氣逆行清濁相干。亂於腸胃。則爲霍亂」此段對於本病已有見解。而爲後世醫家研究霍亂的圭臬。在民以前的各家著述。總不出這個圈外。然而以現代醫學知識言。這一段仍逃不了『空泛』。可是「土鬱之發」。這句，確含有傳染的義意。直到後漢醫聖張仲景。纔把本病發揮得光大。對於本病的證狀。不但有詳實的記載。且能發明方藥治療。「理中丸」「五苓散」「四逆湯」等。均爲後世治療本病的鼻祖。這點在中醫學的過程上。實堪重視，所以造成了最光榮的一頁。醫聖所以成爲醫聖。必有其成功之眞理存在。此段即爲一證。嗣後巢源方。千金方。對於本病均有發明。研究本病之原因無遺。如「飲酒食肉，腥膾生冷過度，露臥濕地。當風取涼，復飡乳酪。海陸百品無所不啖。眠臥冷席。多飲寒漿。胃中諸食，積而不消陰陽乖離」等語。至此本病。才成爲一個系統。在中國醫藥史上。本病才得到整個的解決，嗣後金元諸家對於本病亦各有研究。偏寒主寒。偏熱主熱。雖各有心得，然亦不免過偏，其學理。總不脫這古來相傳的氣化學說。後來到了明清武林王士雄於本病益加研究，撰成「霍亂論」二卷分論寒熱二證。輯附驗案。條理分明。尤多闡發。至此霍亂遂成了一部洋洋大觀的專書。後來丹徒姚訓恭著「霍亂新論」類似「霍亂論」嘗用紫雪丹治熱霍，及心腦受病之昏糊症，後來又有一位許起著「霍亂燃犀說」二卷亦分論寒熱。到了現在醫學進步更快，歐西醫學對於本病的研究，定爲一種弧形菌。本病的研究，才得到其明如鏡的境地。

（二）本病的原因及其症狀

要明瞭中醫對於本病的治療。是否合理。必須先要把本病的原因。本病的症狀。和現代的病理學說，詳細的說明一下。

本病（霍亂）西名叫做（虎列拉）由希臘來。是含有吐瀉的意思。由此可知道本病的病灶作怪在胃腸了。又名叫做虎疫。是形容本病的兇猛。及傳染力的强烈。所謂有談虎色變之概。

（本病的原因）是一種霍亂菌。最初由科和氏。於一八八三年，始證明爲一種霍亂菌所誘起之症。本病的原菌。形狀粗短，兩端鈍圓。長不過如結核菌二分之一。彎曲度不定。或兩個連結。則成S狀。具鞭毛。營活潑的運動。彎曲度最著的殆成半環狀。故又名弓形細菌。若菌與胃酸，常與本症的感染上，有密切的關係。因胃酸本有制菌的作用，胃液中鹽酸之多少，作用之强弱。與本症的輕重。均有連鎖性，所以恣啖冷食。取風貪涼的人。往往促成消化機能失職。胃酸分泌減少。本菌極易生存。一肆蕃殖起來。便成爲上吐下瀉的霍亂病。這時患者的大小便中。及吐出的液體。均含有無數的病菌。因此本病的傳染。蔓延。也就來得容易而廣泛了。其媒介本菌的機會甚多。如病人的排泄物。濫投水中或病人的看護。或洗滌病者的衣物。或用病者的物品而不消毒，或同呼吸。或坑厠接近井河之傍等而與水極有關係的魚蝦等類。亦往往而作本菌遞傳的媒介。他如蒼蠅亦極有關係。

本病的傳染。以幼兒老人。胃腸素弱者。極易感染。强壯者少。男女幷無差異。患本病後可暫得免疫。二三月後其性卽消。甚有感染三四次者。本病以夏秋流行最盛。春冬較少。

（本病的症候）潛伏期。大約二日至八日。往往以下痢爲前驅。所以有前驅下痢之稱。這時候。患者常覺腹鳴。口渴食慾不振。精神倦怠不善動作。到了一兩天後。就發生本病的症狀。先覺頭暈作噫。腹部窘痛，繼則劇烈的上吐下瀉。每日一二十回之登厠。大便始呈膽汁色。繼如水漾，混有無數細菌及腸粘膜之上皮等。故甚類米泔水。這時雖仍然泄瀉。因腸腹空洞。而無痛覺。體中水分排泄無度。一時不及補充。血液濃厚。血循環遲緩。體溫不能隨血行以達四肢。加以造溫機失職。體溫之來源告絕。一時不及救濟。而爲四肢厥冷。眼球陷沒，口唇指甲現淡白色，手足麻木等，此時水分更形乾涸故羸瘦速甚，面龐削小。鼻梁隆突。眼淚唾汗。均不分泌。脈沉伏微細，終至知覺全失。冷汗直流，水分脫失。心臟麻痺而死。

此外亦有因霍亂菌而引起全身中毒症狀的如體溫著升，精神恍惚。發熱頭痛。類似傷寒，以及發斑發疹等。

本症的合併病，及貽後病甚多。其最顯著的爲霍亂腎炎。發疹皮膚之瘡瘤。蜂窩織炎。或壞死，內藏出血。身體及腸胃之衰弱，以及精神病等。

（三）本病的診斷及其治療

診斷　本病的診斷極易，病者患輕度之吐瀉時，亟宜赴醫生處診斷之，眞性霍亂之特徵，在最短期間吐瀉暴作，體溫節節低降，心悸不定，消瘦甚速。目眶深陷。且繞有黑色的暗紋。指頭螺癟。聲音嘶啞，四肢逆冷者。爲眞性霍亂。其外如吐瀉雖作，而無脈伏目陷。螺癟音啞之現象者。爲類霍亂卽俗所謂發痧。口渴欲冷飲脈洪大舌紅者偏於熱。腹痛舌白。口乾不欲飲者，偏於寒。若要以細菌學來診斷這瞬息存亡的霍亂病，用顯微鏡檢查決定後。再行治療。恐怕已來不及應付而有誤了。

療法　本病在中醫療法上向分作寒熱兩種，熱者宜五苓劑。寒者宜薑附劑。仲聖霍亂篇云，「頭痛發熱。身疼痛，熱多欲飲水者，五苓散主之。寒多不用水者理中凡主之」。又云「吐利汗出，發熱惡寒四肢拘急手足厥冷者。既吐且利。小便復利。而大汗出。下利清穀。內寒外熱，脈微欲絕者。四逆湯主之」所以本病的治法。不外此三方。列舉如下。

本病如陷入假死期之眞性霍亂時如四肢厥冷。冷汗出。脈沉細或脈不出。神志昏迷。知覺麻痺。唇青爪白。俗所謂霍亂轉筋者。不論寒霍熱霍。急治以仲聖四逆湯。强心以回陽。附子爲極有力之强心藥。能振起全身細胞之生活力。乾薑爲健胃殺菌藥。有制止吐瀉之作用。甘草有緩解腹腸攣急之故、右卅八八 參以救虛脫。小便不利而成尿閉者。本方宜與五苓散同用。服本方而能徐徐轉好。則必以他藥調息之，或進而用通脈四逆加豬胆汁湯則較本方爲重。

本病之所謂屬於熱者如口渴心煩，脈洪大舌紅者。吐瀉而小便少者。熱多而不腹痛者此卽俗謂類霍亂，治以五苓散或佐以白虎芩連之類。白朮爲健脾利尿藥。能促進胃腸組織之吸收。茯苓澤瀉均爲利尿藥，能排除血分中尿酸毒素。且茯苓兼有營養成分。而能鎮靜退熱。豬苓爲止渴利尿藥，有解熱排毒作用。桂皮爲芳香藥有防腐制酵作用。白虎湯可清胃熱卽制止細菌之活動力。芩連等爲消炎藥有厚腸止瀉作用。

本病初起之屬於寒者。如吐瀉腹痛，屬虛性者。口不渴，寒多不用水者。脈緩，舌白者身形寒覆衣者急以仲聖理中丸。佐以分利止瀉法。方義較四逆爲輕。四逆主强心止瀉，本方主溫中健脾止瀉。

其外通治本病之方如梅附瀉心湯等。均爲上方之化裁不能逐一闡述。總之仲聖示後人三方。爲治本病之鼻祖，不過在各人之善於運用與化裁耳。所以本病至今日。治療之法。益臻完善。湯劑方藥。代有發明。然亦不悖乎仲聖之法。

暑濕的正規和轉變

蔣景鴻

今年的天氣，要比往年涼得多，可是暑雖大減，濕却反重，所以濕的病，也比往年來得多，這次，本刊囑我寫點稿子，我想，除了這暑天濕病，——暑濕——再沒有旁的好資料了。

空氣中，本來含有相當的水蒸氣，暑天呢，因爲太陽的熱力强，吸收水分的力量也大，彌漫着暑令天空的盡是太陽蒸晒地水的水化氣，暑天的水，容易不潔，不潔的水化氣，普通叫做濕濁，簡單的，就叫做濕，濕着人體，鬱則化熱，暑天濕熱交蒸的病起初，我們總把它叫做暑濕。

濕是流體，屬於陰邪，陰邪感人，驟不卽發，鬱久化熱，勢便留戀，有因汗後浴後，感涼而發，有因生冷瓜菓，傳食而發，這是暑濕的正規病，同時就把它叫做感涼暑濕，和傷食暑濕，大概不加轉變，痊瘉很易，倘使轉瘧轉痢，甚至久戀成濕溫，深伏成伏邪，都是暑濕的轉變，治不得法，都難痊愈。

以上乃是常見的普通症，然而，越是普通，越有研究價值，但是在學識經驗未孚的我，祇可以約略的和諸君談談。

正規的：

感涼暑濕，原因已不煩細說，症象見頭昏胸悶，氣機不利，汗少尿多，此當發汗利氣。香薷飲治之。

傷食暑濕，固是不愼飲食，但有時因感涼，而食不化，亦成傷食，症見嘔吐泄瀉，腹中隱痛、治當消食利氣，藿香正氣散治之

轉變的：

瘧的原因，我國舊諺謂「無痰不成瘧」，痰由濕生，所以濕病留戀而成瘧，西說謂係一種麻拉利亞胞子虫所襲，破壞血球而發，總之，濕熱生蟲，自是定例，我國古無顯微鏡，所以不言蟲而但言濕，症見寒熱有定時，或一日發，或二三日發，發後，但覺色黃乏力，別無病態，大概可分寒熱兩種，寒以溫散，熱以涼解，又有寒熱幷成，則當以和解，溫散桂枝湯，涼解白虎湯，和解則小紫胡等湯，均爲相宜。

痢的起因由於積，也是舊諺所稱，積爲食積，滯在腸腑，積阻氣滯，所以大便不暢，西說謂係老賀氏赤痢桿菌，和阿米巴原虫所襲成，雖有赤白兩種，實在就是寒熱二路，寒以溫通，熱以涼潤，溫通枳朮丸，涼潤芍藥湯，其寒熱渾清，以木香梹榔丸。

濕溫病因複雜，其症，熱勢最爲留戀，甚則便祕譫語，

先是陽氣不化濕，而後反是濕鬱陽亢，爍津液，此乃溼濁鬱熱，反爍津液之故，所以不宜發汗，汗則津愈涸而熱愈熾，西說謂係傷寒菌，侵襲腸部，腸膜腐爛，影響血循環，故稱爲腸窒扶斯者，症見呼吸困難，飲食不運，治當宣肺和胃清熱利小便，應用方劑，還當隨機取裁，

伏邪大勢與溼溫同，惟熱不如溼溫之甚而已，往往邪機透達，發爲白痦，少至一二次，多至十數次，西說稱爲傷寒發癍，此當視邪機之透達爲標準，如邪不達，咳不暢，當重宣肺，如邪達不澈，痦見便隱，當重和胃不必清熱，但求通陽，小便暢達，溼濁下降，上脘氣機自利，熱亦退矣，用方總當隨時配合。

區區片段，自愧難登大雅之堂，但蠹知我愛我，因此也就不再藏拙。

暑濕病治驗

胡埭 馮克元

胡埭張世良之媳婦。年約三旬。於六月中旬。忽然惡寒發熱。無汗。頭昏胸悶。溲赤短少。欬痰不爽。兩脅引痛。始延本鎮杭君診治。乃效未應。後即特延雪堰橋名醫陸某等處方。乃效仍杳。延至本月二十七日。淹淹一息。僉謂不起。於絕無辦法中電邀不佞往視。以決死生。至則欬嗽頻頻。痰多面浮。胸悶嘔噁。頭汗淋漓。他處絕無。頸項白痦密佈。餘無一粒。診脈濡弱細數。沉而不揚。症脈合參。此是暑濕鬱伏。伏而不能外達之重候也。治法還當細究汗痦之有而未佈。宜因其勢而導之可也。

淡豆豉 三錢　苦杏仁 各三錢　連翹殼 三錢　廣玉金 二錢
杜蘇葉 五分　益元散 三錢　知貝母 各錢半　姜川連 五分
薄荷葉 錢半　佩蘭梗 錢半　川朴花 八分　姜竹茹 錢半

一劑即暢汗出。二劑白痦遍佈。欬嗽胸悶嘔噁等症皆退，但正未復。後以靜養調理而愈。

暑病表解

譚馬述

傷暑

- 陰證
  - 症狀——脈浮弦有力。或浮緊。頭痛。惡寒。身形拘急。肢節疼痛而心煩。肌膚大熱而無汗。
  - 病因——富貴安逸。不愼風寒。
  - 療法——辛溫解表法。（防風，蘇梗，杏仁，陳皮，淡豆豉，葱白，）減防風。加香薷，藿香。(1)嘔逆。加茯苓半夏。(2)便瀉。加厚朴，木香。
- 陽證
  - 症狀——脈浮洪有力。或洪數。面垢。喘欬。壯熱。心煩。口渴欲飲。蒸蒸自汗。
  - 病因——辛苦勞役。觸冒暑熱。
  - 療法——清涼滌暑法。（滑石，生草，青蒿，扁豆，連翹，茯苓，通草，西瓜翠衣，）去扁豆，通草。加石膏洋參。(1)嘔逆。加竹茹，黃連。(2)便瀉。加葛根，荷葉。

冒暑

- 一
  - 症狀——頭暈。寒熱汗出。欬喇。
  - 病因——暑熱初冒於肌表。
  - 療法——清涼滌暑法。加杏仁，蔞殼。
- 二
  - 症狀——周身煩躁。頭脹。身燒。或身如針刺。或有赤腫。
  - 病因——暑熱之邪。入於肉分。
  - 療法——祛暑解毒法。（茯苓，半夏，滑石，銀花，甘草，參葉，黃連，連翹，菉豆衣，）
- 三
  - 症狀——腹痛水瀉。小便短赤，口渴欲飲。嘔逆。
  - 病因——暑熱之邪。入於腸胃。
  - 療法——增損胃苓法。（蒼朮，厚朴，陳皮，猪苓，茯苓，澤瀉，滑石，藿香，）佐黃連。

中暑

- 症狀——忽然悶倒。昏不知人。體熱。汗微。氣喘不語。牙關微緊。亦或開口。狀若中風。但無口眼喎斜。脈洪濡。或滑而數。
- 病因——赤日下行。暑動其痰。致阻心包。
- 療法——清暑開痰法。（黃連，香薷，扁豆衣，半夏，厚朴，杏仁，陳皮，益元散，荷梗，）汗多除香薷。

暑厥

- 症狀——中暑而手足厥冷。
- 療法——(1)蘇合香丸。(2)來復丹。研末。白湯灌之。(3)蒜水灌之。(4)剝蒜肉納鼻中。(5)俟其人事稍甦。進却暑調元法。（石膏，粳米，甘草，麥冬，洋參，半夏，茯苓，滑石，）

暑風

- 症狀——卒然昏倒。四肢搐搦。神識不清。脈多弦勁。或洪大。或滑數。
- 病因——暑熱動其內。
- 療法——清火定風法。（連翹，竹葉，生地，玄參，菊花，桑葉，鈎勾，木瓜，）佐鬱金，川貝。(1)角弓反張。牙關緊閉。加犀角，羚羊。(2)痰塞喉間有聲。加膽星，天竺。(3)服藥後。依然昏憒。加遠志，菖蒲。按此證。若誤汗之，變證百出。

暑欬

- 症狀——脈濡滑而數。兩寸有力而強。欬逆乏痰。卽有亦少。或身熱口渴。或胸悶脅疼。
- 病因——暑熱襲肺而欬逆。
- 療法——清宣肺臟法。（牛蒡，川貝，兜鈴，杏仁，瓜蔞，桔梗，桑葉，枇杷葉，）加滑石，甘草。(1)有濕痰者可用溫。果因痰而致嗽者。

宜加味二陳法。(茯苓，陳皮，半夏，生草，苡仁，杏仁，生姜飴糖)(2)以暑為濕。誤因溫藥致損。吐血。宜却暑調元法。去西參，半夏。加杏仁，花粉，旱蓮，生地。

暑瘵

症狀——驟然吐血。衄血。頭目不清。煩熱。口渴。欬嗽氣喘。脈浮取則洪。中取則空。沈取復有。

病因——暑熱刼絡而血上溢。非眞陰虧損之虛癆可比。

療法——(1)初起體實者。宜清宣肺臟法。加黑芩，黑梔。(2)體弱者。宜却暑調元法。去石膏，半夏，粳米。加鮮地，鮮斛，鮮藕。如未止。再加丹皮，旱蓮草。(3)雖非癆瘵失血。復潮熱欬嗽。其陰分不虧亦虧。宜甘鹹養陰法。(生熱地，龜版，阿膠，旱蓮草，女貞子，丹皮，淡菜，)

暑溫

症狀——身熱有汗。或口渴。或欬嗽。右脈勝於左部。或洪。或數。舌苔微白。或黃而潤。

病因——溫者熱之漸。熱乃溫之極。較暑熱為輕。

療法——清涼滌暑法。加杏仁，蔞殼。(1)汗少微汗。或頭痛。宜透肌透膚之冒。去瓜蔞。加藿香，香薷。(2)口不渴者，兼濕。加米仁，半夏。(3)舌胎黃燥。渴喜飲。宜清胃熱。用涼解裏熱法。(蘆根，豆卷，花粉，石膏，甘草，)(4)舌胎光絳者津傷。宜清熱保津法。(連翹，花粉，石斛，生地，麥冬，參葉，)加西洋參，北沙參，元參。

淚囊炎之研究及療法

鄒壯學

淚囊炎是淚器病之一，即俗所稱之眼漏，囊在靠近鼻的眼的內眥之內，當鼻淚管上端膨大處，直徑十二粍，橫徑六粍，淚腺泌出之淚液，藉着目的瞬動，導引入囊，由鼻淚管排泄而出，是淚液集散的所在，所以同為淚器病，淚囊具有這樣功能，那末，發炎的原因，不難循着這個途徑，資以研究，並且資以探討治療上正確的方法。

淚液從淚腺排出時，不能直接輸入淚囊，必定要靠着導淚器的導引，方可輸入，結膜染菌，或結膜患者，染菌之淚，由導淚器竄入淚囊，或因為再受着風烟砂塵寒涼的刺激，馬上會在囊壁發炎腫脹起來，把粘膜粘連做一起，這是由淚液的輸入而發囊炎的原因。

淚囊的淚，由鼻淚管排出鼻外，鼻孔吸入不潔的氣體，以及不潔指頭接觸，把菌類介入鼻中，鼻粘膜受了刺激，以致發炎，或因鼻患瘜肉，及鼻下甲肥大，影響了鼻淚管腫塞或狹窄，妨礙淚液排出，淚囊的淚儘管輸入，涓滴的液無由輸出，腫脹發炎，勢所必至，這是由淚液輸出閉塞而發囊炎的原因。

淚囊炎有急性慢性之別

(一)急性淚囊炎　此症症狀，他覺方面，囊面堅腫色紅，重者，蔓延兩臉附近，尤重者，半面盡腫，往往易誤認為他症，自覺方面，觸之則痛，或不觸亦痛，發熱而或惡寒，全身不爽，化膿是很快的，不過三數日光景而已。

（二）慢性淚囊炎　此症症狀，伷覺方面，時有淚流，以手撳之，內眥就有稠粘之液，及黃白色之膿，自淚點沁沁而出，或由鼻淚管排下，自覺方面，並無若何苦痛，僅覺微癢微脹而小不自在，把內面的膿液擠出，就告舒暢了。

急性囊炎說者多稱由慢性而來，這固然是爲着有易於發炎的素因，但是陡然發生，沒有慢性疾患的也是很多，患肺炎的兼患這症的也數見不鮮，然而慢性患者，却無一不由急性者轉變而成。

淚囊炎，初起多爲限局性，對於視覺，沒有什麼妨害，故人多忽視，不急切地求醫治療，遂由急性而陷於慢性，由慢性而成瘻管，纏綿不已，或波及隣近組織，危險很大，這病起始，病者切須迅醫，醫者也要注意，以免徜徉於病魔糾纏之境。

淚囊炎的原因，大抵由併發病而起者居多，治療上自以療其併發病爲先，一經發炎，很容易地腫脹化膿，當腫脹之始，須把囊中的淚擠出，施以滴劑而按摩之，不惟可以減輕疼痛，且可免於化膿，設不便行此法，須服藥消散，並酌用冷熱敷法，已成膿者，切之，切口以防腐紗布充塡，一日一換，重症及頑症，必施手術，方克有效，如淚管切開術，淚囊摘出術等，但非有充分經驗，不可輕施妄爲，茲將應用方劑列下。

處方

（一）竹葉瀉經湯

柴胡二、○梔子仁三、○川羌活二、○升麻二、○甘草二、○黃連二、○茯苓一、五澤瀉一、五赤芍一、五草決明二、○車前子二、○黃芩三、○大黃二、○竹葉三、○

右用水二百西西，煎沸去滓，分二次食後溫服。

（二）碧雲散

鵝不食草一○、○青黛五、○川芎五、○

右爲細末，用少許裝入吹藥器，先含水滿口，嗃入鼻中，功能刺激鼻淚管，誘出淚涕，宜時嗃之。

（三）洗劑

Sodii Bicarlonat　1,0（炭酸重鈉）

Sodii Biborat（硼砂）1,0

Sodii chloridi（食鹽）1,0

Glycerini　（甘油）4,0

Aq　destill（蒸餾水 240,0

和勻洗眼

（四）滴劑

Zinc Sulph（硫酸鋅）　0,06

aq destill　（蒸餾水）　30,0

和勻，用於淚液擠出，前列洗劑洗後，每滴二三滴，隨徐徐輕摩囊部，則此藥水被吸於囊中，此種按摩法，如掐吸水筒然，施行甚簡，頗饒興趣也。

（五）滴劑

Protargol（埃他戈）　1,0

aq destill（蒸餾水）　10,0

和勻滴之，功能消炎殺菌，結膜炎用之。

(六)塗劑

Jodium	(碘)	1,5
Holi Jodi	(碘化鉀)	10,0
Glycerinum	(甘油)	100,0
Oleum menthae	(薄荷油)	10滴

右用棉球浸漬塞於鼻腔中，隔日一換。

中醫外科學（續）

沈宗吳

雜症證治

(二)肋膜炎

肋膜炎卽脅癰。古謂怒動肝火所致。外科正宗以梔子清肝湯。柴胡清肝湯。已成用託裏消毒散。潰後用八珍湯。此症初起。兩脅肋刺痛異常。甚則惡寒壯熱。潰後膿水從脅肋骨縫而來。內膜傷者。極難收口。故乘其初起。當急用內消爲佳。按素問云。脅癰兩胠下滿。臥則驚。不得小便。又曰。期門隱隱痛者。亦爲脅癰之現象等云。語也不詳。後陳遠公云。此人素多鬱怒。致二脅脹滿。發寒發熱。繼而脅疼。手不可按。脅部之皮。如現紅紫色。當投以化肝消毒湯。丹溪治法。用復元通氣散。柴胡清肝湯。潰後八珍六味補脾等劑。法雖稍備。亦未詳明。夫二脅之部位屬肝。肝氣怒火。動忘灼爍。以致氣血凝滯。作痛作脹。釀成脅癰。初起雖手不可按。此時毒聚而未成。若皮現紅紫之色。則內膿已成。發於外之象矣。夫嗜酒之人。最易患此。蓋胃居兩脅之中。酒入於胃。胃中酒濕。上薰脅膜久之則成脅癰。再有內氣之人。亦易患此。內則氣滯而血亦滯。久而不愈。則成脅癰。又時溫病後。亦有此患。古謂邪勢留於肝絡所致也。又有小兒痰熱。聚於肝絡。始則咳嗽而復脅肋腫脹。今有最應注意之點。爲此症初起兩肋刺痛。醫家總以肝氣治之。一脈辛香耗氣傷血之藥。迨至脅肋腫脹。始知生癰。斯時已成敗症。不知脅癰一症。必呼吸不利。轉側不能。手不可按。再診其脈象肝火。甚者脈必弦數。挾瘀者脈必弦濇。夾痰者弦而兼滑。治法。與肝氣逈殊。今將本症應用方立於后。並說明其方解。

(一)化肝消毒湯　當歸尾 三錢　赤白芍 各三錢　銀花 三錢　黑山梔 五錢　甘草 三錢

此方歸尾赤芍行瘀。白芍止痛。銀花山梔甘草解毒。

(二)柴胡清肝湯　柴胡 五分　黃芩 一錢　桔梗一錢　黑山梔 三錢　甘草 一錢　川芎 一錢半　南沙參 三錢

此方柴胡疏肝達兩脅。川芎活血桔梗排除毒素。南沙參黃芩黑山梔甘草解毒。故亦爲脅癰初起消散方。

(三)復元通氣散　小茴香 一錢　甲片 一錢半　延胡索 一錢　白丑 一錢半　陳皮 一錢半　木香 八分　甘草 八分

此方二香止痛。延胡甲片丑陳皮消瘀活血。甘草解毒。

亦脅癰之消散方。

（四）八珍湯　路黨參 三錢　白朮 三錢　茯苓 三錢　甘草 一錢　熟地 三錢　川芎 三錢　當歸 三錢　白芍 三錢

此方氣血二補。治脅癰潰久氣血俱虛脈弱者。又凡脅癰初潰。不可驟用參耆。蓋肝火甚則傷陰。參耆補氣助熱。膿反難出。腫痛不減。惟宜養陰淸肝。內膜傷者。呼吸出氣。用補膜之法。參耆內托之中。加白芨象牙屑百合。間亦可愈者。再外治斷不可用升提撚紙藥條。以重傷其裏。（未完）

金匱之研究（續）

劉淑士著

瘧病脈證并治第三

瘧爲少陽證之一，而少陽證未必盡是瘧疾。如少陽中風，傷寒，肺勞，瘰癧，及鼎濕等外邪之入少陽經者，其寒熱往來皆有定時，似瘧而實非也。後人不明瘧疾之眞象，見寒熱往來略有定時者即謂之瘧，如韓善徵之瘧疾論立各種瘧名，而瘧之眞象益晦。此辨症之不可不注意也（所謂時瘧，究非瘧也，即少陽症，仍是六淫病）。

西醫於一八八〇年始發明致瘧之原由於寄生紅血球內之一種微生蟲，由安歐非蚊種於人體，因而致病。中醫於二千年前，即有鱉甲煎丸，蜀漆散二方，撲殺瘧蟲。千金方更於鱉甲煎丸中加海藻大戟，去鼠歸赤硝，蓋深知瘧邪能病淋巴腺，故於破血劑中加碘劑以散淋巴淋之結也。鱉甲燒烟，能熏殺蚊蟲。常山煎汁，外用能殺牛馬之蝨。肘后方用鱉甲醋炙研末，加雄黃，每服方寸匕，治老瘧，則又兼用砒劑矣。至於白虎加桂枝湯，治無寒但熱之溫瘧，不過清熱解炎之劑，非根本之方也。而小柴胡陽，柴胡出半夏加括蔞根湯，柴胡桂薑湯等，乃中風傷寒邪入少陽之治法，與瘧疾本無干涉。蓋治瘧疾以殺蟲，破血，利水爲正法耳。素問刺十指出血，法亦佳。

瘧疾之脈弦，瘧疾之證，惡寒，發熱，熱已出汗。其特別之狀，則氣管發炎，出團瓣或瘀斑，唇與鼻發泡。脈證合參，自得瘧之眞象。更能用西醫驗血之法，則更覺精到。若見其寒熱往來略有定時，即斷爲瘧疾，未有不誤者。

考金雞納雖能止瘧，然服大量則發耳鳴，且有猝盲之慮，對於妊婦亦有落胎之患，瀉厥陰大甚故也。且注射成服金雞納病已後，往往復發，作者經手不少。久瘧虛甚，服常山，鱉甲，金雞納等不効，則宜用傷寒論烏梅丸，或當歸四逆湯，以溫補厥陰。楊氏家藏方，用穿山甲一兩，乾棗十個，同燒成性，爲末，每服三錢，發日五更，水下。山野間人用常山五六錢，紅棗二兩，燉米酒，發日分二三次服下，均效。此二方，深得安中攘外之法，故能治久瘧（中，指血室丹田言，非脾胃也）。又外臺秘要治勞瘧積久不止，用長牛膝一握，生切，以水六升煮二升，分三服，清早一服，未發前一服，臨發一服。蓋瘧病既久，必有瘀血，非用消堅破積之品不止，故用牛膝治之，如鼈甲煎丸之治瘧母也。西醫用金雞納亦是此意，故妊婦忌之。

吾於此而悟常山，蜀漆，鼈甲，牡蠣，海藻，昆布玄參，知母，貝母等，可治瘧，幷可治瘰癧，肺癆等病。凡屬外邪(微生物)致淋巴腺失功或腫大者，均可用常山等藥，考之本草，昭然可見。嘉氏內科亦言魚肝油，青林(即金雞納)可治瘰癧。般鑑新醫藥顧問治肺病之回生湯，神靈湯，均采用金雞納。可見中西醫者之治瘧疾，肺癆瘰癧等病，其用藥均有相同之趨向也。殺寄生，削痰積，利水攻血，爲治此三病之總綱；弱者更以補厥陰之品佐之。

(未完)

醫海一勺(二)

如何是現代的幼科醫學

江南太平

一、幼科醫學之重要

各科醫學之發達。以幼科爲最遲。各種診療之收效。亦以幼科爲最難。脈法雖云。「八至爲和平。十至爲有病。」然小兒脈微難見。醫爲持脈。又多驚啼。而不得其審。但脈既難憑。必資外證。而骨氣未成。形聲未正。悲啼喜笑。變態無常。即問而知之。醫之工也。而小兒都未能言。言亦未足信，藥未下喉。而病已變化。且藏府柔弱。易虛易實。易寒易熱。苟有相當治法。散在各書。又多臆說。汗漫難據。求其要妙。固非易易。最可惡者。尤在病家之父母。失於看護。名爲愛之。實以殺之。蓋小兒諸症。如發熱。無汗，煩躁，神昏。譫語之頃。或戰汗，大汗，將至之時。或嘔吐、泄瀉之後。筋厥漸甦。或便久閉而適然大便。或灌藥之後。往往昏昏欲睡。懶於言語。氣怯神弱。身不轉動之狀。斯時當養其元神。冀其邪退正復。乃病家父母，偏於此際。張皇驚恐。因其不語。而呼之喚之。因其鼾睡。而頻呌醒之。因其不動。而搖之拍之。或因微有昏譫。而必詳詰之。或急欲以湯飲進之。或屢問其痛癢之處。嘵嘵不已。使其無片刻安甯。如此，必輕變爲重。重變爲死矣。——更有豪富之家。延醫數人。問候者多人，房中聚集多人。或互談病情病狀。夜則多燃燈燭。大開電燈。成對之哭泣不已。或信巫不信醫。祈禱疊興。舉家紛擾。或西藥既服。而中藥又投。藥石亂下。漫無主見。雖其養護之法不一。要在病家之不能細心體會。醫者之不能諄諄告戒。亦未可一概而論。顧社會上對於各種醫療之輕視。復以幼科爲甚。以爲兒童體屬純陽。既無七情六慾之內傷。又未經五味八珍之漬潤。祇須見症施治。信如是也。則少者病。而壯者衰。其根源莫不在乎童年。然則其重要之點固何在?

兒童在人生之重要

凡小兒三歲或四歲。以至六歲。已能行走。又能說簡單語言。其於各種之心理狀態。漸次發現。而對於四周之接觸。旣然擴大。家庭以外。自然界，實際社會，等等。日益增多。其刺激也必起各種之反應。此一往一復之刺激。與反應。莫不與兒童直接間接之關係。在生理上。最爲危險。正如初放之芽。饑虫易蝕。在心理上影象亦深。幾乎一生不消。昔布落伊德。以生理分析。而醫神經病類。大概都由幼年所受之惡影響所致。苟得在幼科醫學上有相當之訓練。其影響之所及。當亦有同等之偉大。

兒童與國家社會之關係

西哲有言曰。「以三等之體格。不能負一等之國家」。試思體格之强弱。孰不由童年造成。此其一。—各國人口之調查。兒童自三歲至六歲。其死亡率最大。雖優勝劣敗。難逃天演。而國家社會。實受其影響。苟得在幼科醫學上。有相當之治療。相當之調養。使之長成。人盡其才。足以促國家之進步。此其二—。愛國之熱忱。發於情感者多。理智者少。而足以達情感之目的。非從小養成其健全之體魄。必不能永久而而國家服務。此其三—然則體格培養最初之開始。其責在誰屬。曰惟幼科之醫家。

幼科在醫學上之地位

古語曰「甯醫十丈夫。莫醫一婦人。甯醫十婦人。莫醫一小兒。」元醫危亦林云。「爲醫之道。大方脈爲難治。幼科爲尤難」。故自越人而後。始有宋之錢乙。別爲小兒科。元設，十三科。稱小方脈。明設，十三科。又爲小方脈。別有痘疹科。清分，十一科。仍爲小方脈。而痧痘又爲一科。近國民政府考試院。公布高等考試法。西醫選科。有兒科學。即各省現行之國醫登記法。均認幼科爲專科。此其與他種醫學。有同等重要之象徵也。

二、幼科之意義

幼科。究以人之初生至若干年歲。爲其研究之對象。爲其業務之範圍。此古今醫家。中外醫書。所不道。僅顱顖經脈法云。「凡孩子三歲以下。呼爲純陽」。巢氏病原云。「經說六歲以上爲小兒。十八爲少年。三十爲壯年。五十以上爲老年也。其六歲以還者。經所不載。是以乳下嬰兒。病難治者。皆無所承接故也」茲更就幼科之異名及年歲。詮釋焉。

(子)字義上之分析

幼科之幼 釋名，幼，少也。言生日少也。如何謂生日之少。而少之時限何在。(1)說十歲。—曲禮云。人生十年曰幼學」。(2)說十九以前。—冠禮云。「棄爾幼志」。(3)說十五歲以下。—喪服禮云「子幼」。鄭康成疏爲十五歲以下。

兒科之兒 說文「兒。孩子也。象形。小兒頭囟未合」。按孩字，說文「本作咳。從口亥聲。小兒笑也」。孟子孩提之童。謂幼童也。是兒之意義。雖不拘以年歲。而視其頭囟之合否爲斷。

兒童科之童 (1)未有室家。—集韵韵會。「獨也。言童子未有室家也」。(2)十五齡以下。—增韵 (3)八歲以上。—穀梁傳昭十年。「覊貫成童」。(4)十九以下。—詩童子佩觿疏。童者未成人之稱。年十九以下。皆是也。(太平接)自始生至六周歲爲兒。六周歲至十六歲爲童。

是兒童科。以始生至十六歲爲其業務範圍。餘則歸靑年科或內科者也。

(丑)法制上之年歲

計算年歲。係用周年法。爲非歷年法。

刑法上　念四年七月一日國府公布之刑法第十八條。未滿十四歲人之行爲不罰。（違警罰法第三條未滿十三歲）十四歲以上。未滿十八歲之行爲。得減輕其刑。是十四歲八歲爲刑法上之丁年也。

民法上　十八年國府公布民法總則第二章第一節第十二條。滿二十歲爲成年。第十三條。未滿七歲之未成年人。無行爲能力。—滿七歲以上之未成年人。卽有限制行爲能力。—未成年人已結婚者。有行爲能力。

學制上　十八年敎育部公布系統圖四歲至六歲爲幼稚園。六歲至十二歲爲小學校。十三歲至十八歲爲中學校。幼稚園三年。初小四年。高小二年初中爲三年。高中又爲三年。而小學校法第一條。小學校敎育以留意兒童身心之發育。是兒童爲小學敎育之時代也。

(寅)名義上之辨別

孺嬰科　孟子「今人乍見孺子。將入於井」是孺子爲童稚之通稱。

小兒科　專治小兒疾病之醫術。亦稱兒科。按史記扁鵲傳。聞秦人愛小兒。卽爲小兒醫。此今稱小兒科之所本也。

小方脈　醫凡十有三科。一曰大方脈。謂雜醫科。二曰小方脈。謂小兒科也。

雖然自兒童以至成人。在生理學上無定律。在習俗上。則男子二十歲謂弱冠。女子十五歲而加笄。在婚姻上。古時男子三十而娶女子二十而嫁。現行民法親屬篇第八九〇條。規定「男未十八歲。女未滿十六歲者不得結婚。」但研究幼科學者。當以身體成熟時期爲標準的。此時期恆在十八九前後發現，但亦有遲至三十後者。其界限也。初非絕對肯定。蓋其始也。多在春機將次發動之際。而春機發動之期。非特男遲女早。卽同一性屬。亦往往參差不齊。欲求一肯定年限。誠非可能之事。

三、幼科之命名與進化

嬰孩自出胎後。至其一切神經聯絡處。及意志統一力建設穩固時謂之幼稚時期。此時期之長短。在乎進化之過程。高等動物之幼稚期。恆長於下等動物。文明人之幼稚期。較長於野蠻人。水族中之魚鼈。無幼稚期。鳥類雖有。亦不過二月。雞之出卵。卽能步行覓食。至滿一年。已完全發育。至於人類。則爲期更長。爲期長。則所習愈多。而神經愈複雜。思想愈靈敏。禦外之力愈長。而生成之日愈久遠。於是骨肉之情愈深。家庭之關係愈密。社會之團結愈堅。

然則，何以人類幼稚時期如是之長。曰惟環境複雜故。—何以使環境複雜。曰惟機械之增加。社會之演進故。—何以適應此環境。曰惟人性易變故。—生理學家云。「人之體性。至二十五歲而定。腦性至三十五歲而定。其變性之最無定期者。厥惟兒童」。此幼科命名之關於進化者也。

兒科類症鑑別治療法（二）

秦伯未

痲疹（續）

是以麻疹欲出未出之間。藥有五禁。一忌辛熱。二忌滲下。三忌溫補。四忌酸濇。五忌大寒。蓋痳屬陽毒。辛熱之藥。能助火邪。如丁香木香之類。滲利之藥。能止汗止瀉。使熱毒不得宣越。如猪苓澤瀉之類。溫補之藥。能壅氣助火。使陰血受其燔灼。如人參白朮之類。酸濇之藥。能引邪入內。陷伏不出。如烏梅呇藥之類。大寒之藥。能剝削元氣。使毒邪遏抑。肌表冰伏。如大黃芒硝之類。於其當出難出之時。當辨六因。一曰毒閉。因時氣惡厲。毒盛發熱。宜解毒化毒。牛蒡連翹靑蒿之類。二曰肌閉。因兒肌肉堅厚。宜鬆肌透表。如麻黃葛根之類。三曰腸閉。因藏府熱甚。大便不通。經絡閉塞。宜清熱潤腸。如杏仁蔞仁之類。四曰塞閉。因天時嚴寒。腠理閉密。血脈凝濇。宜疏表散寒。如桂枝麻黃川芎之類。五曰食閉。因恣啖飲食。胃口停滯。不能運動氣血。宜寬中化食。如食枳殼萊菔子之類。六曰病閉。因兒有本病。復感時氣。如夾食夾驚。雜症雜瘡。宜照本症兼治之。或從急者先治之。惟痘漿見痳。登瘄爲先。保元大忌。瘧疾見痳。治瘄爲急。截瘧大凶。宜審愼焉。

痘瘄交出。病勢最險。因再補述一二。凡痘後瘄者吉。瘄後痘者凶。蓋痘後出瘄。則腠理疎而毒易出。無形之毒邪易洩也。瘄後出痘。則陰血虧而漿難灌。有形之營血難成也。症如痘瘄一齊出者。謂之瘄夾痘。先治其瘄。後治其痘。瘄潮一日。忽夾痘苗。謂之瘄噴痘。痘苗初見。忽又發瘄。謂之痘噴瘄。治宜先發瘄潮。不論痘苗。三日潮完。痘始蒸長。但治痘藥中。必須滋養陰血。切不可用參芪甘芷朮桂溫補之藥。蓋瘄無補陽法也。若痘出一日至四五日內。忽然瘄出痘中。所謂瘄合痘也。發表起痘之藥皆同。瘄發則痘自蒸長。若出六七日內。漿未灌。或灌未足。忽然瘄出痘中。所謂痘離瘄也。若助痘漿則瘄悶而難出。若攻瘄潮則痘靨而不漿。既欲其潮。又欲其漿。正所謂陰陽兩傯。氣血奔命。症必上喘痰壅。下瀉膿漿。神昏厥逆。百無一生。若痘少兒大。見瘄不失時刻。連發瘄潮。痘雖遲滯。至三日完潮。痘復復蒸漿回合。以其元氣壯實。待瘄潮完。痘乃自漿自靨而愈。此蓋百中一二也。若痘多兒小。元氣怯弱致此。用補則瘄閉悶。不補則痘痒塌。施治兩難。故曰逆也。若痘至九日十日十一二日後。漿雖回而痂未落。忽然出瘄。所謂瘄趕痘也。治宜微發表。不可大發汗。如喘急無汗而瘄不起者。麻黃亦可權用。如服汗藥。皆成水泡亦不妨。至瘄後結痂而落。宜多服滋養血藥。若痘痂落盡而出瘄者。痘後瘄也。。瘄潮已完而痘出者。瘄後痘也。

麻疹之吉凶。倘無雜症參合其間。可於下列各症中鑑別之。一或熱或退四五日而出者輕。二噴嚏泄瀉有微汗者輕。

三吐瀉交作者輕。四淡紅滋潤頭面勻淨而多者輕。五先從肚腹出起而後發於四肢者輕。六發透三日而漸沒者輕。七大熱昏沉七八日出者重。八煩躁狂亂譫語者重。九頭面不起者重。十紅紫乾燥者重。十一無汗乾嘔者重。十二神昏鼻扇者重。十三咽喉腫痛者重。十四睛珠血紅者重。十五夾斑者重。十六冒風沒早者重。十七先出於手足後及肚腹者重。十八熱利變痢者重。十九黑暗乾枯一出即沒者不治。二十鼻扇口張目無神者不治。二十一鼻青糞黑氣喘心前吸者不治。二十二皮裏癮至二日者不治。二十三因風沒早面青厥冷痰喘神昏服麻黃無一潮者不治。夫治病首重鑑別。而兇麻疹。變化俄頃。尤不容忽略也。（本節未完）

診餘偶談

盛心如

（一）溫病重證治療經過

余在前年四月間。診一崔姓幼童年。約十一二歲。患溫病重症已經二十餘天。各種險症。如譫妄神昏。大渴引飲。大便溏薄如醬色。齒乾唇焦。舌紅無液。根有灰胎。虹口醫家如朱某張某等推為絕望。有一線生機。總不能視而不救。余始用黃連解毒合竹葉石羔再加鮮生地元精石寒水石塊滑石。等處方。另用西洋參鮮石斛煎以代飲。鮮藥石藥量以兩計。僅以紫雪丹另加犀羚計算。前後月餘。約至五兩餘。舌無苔而生胎。由白轉黃轉灰計三四次。肌膚斑疹並發。色為青紫。至將愈之際。肌如蛻解。在病中進以鮮馬乳或米湯以養胃氣。西洋參約三五錢一日。鮮石斛約一兩一日。迨至病轉機。在處方之時。逐漸退步。亦頗費心機。退其虛熱。確亦非易。在此時期。則以三甲出入。又如青蒿鱉甲之類。始得完全收功。翌年春復來診視。云於病後兩目閃霎。乾澀而不能遠視。可見營陰之傷極矣。

（二）濕溫概述

濕溫病者。太陰陽明合病也。其證如身重、胸滿、頭疼、妄言、多汗、兩脛逆冷、古人治以蒼朮白虎湯。燥濕清熱。兩者兼用。凡病必須辨其初中末之三期。此蓋介於中末期間。為濕與熱兩停之治法。所謂濕溫忌表者。應指此時期而言。倘在初期。則頭疼。（或暈或重。）身重。（或身痛。或首節痠疼。或肌肉煩疼。或肢體倦怠。）胸滿，（或痞或悶。）發熱而必微兼惡寒。或無汗。或有汗。此則當先用解表發汗者也。仲師之麻黃薏甘。麻黃加朮。防己黃耆湯。皆發汗之劑也。若在初期而大便溏泄。則如表裏同病。並當分利小解。所謂治濕不利小便。非其治也。若但熱不寒。則表邪已解。當以清氣利小便為主。三焦為水道。故胸痞煩滿。都為氣機不利之證。若但熱而無汗者。則濕遏於表。或鬱於上。亦當先以汗解。內經於濕上甚而熱。治以苦溫。佐以甘辛。以汗為故為止。此以舌白者為宜。若舌黃或黃白相兼。則當改用辛涼苦燥或兼苦寒。或仍佐以淡滲之品。從小便分泄。故發汗利小便。實爲治濕溫病之兩大法門。但當辨其濕勝於熱。或熱勝於濕。或濕熱兩停之三者。以作用藥之標準。濕勝於熱。苦燥爲主。以苦寒爲佐。熱勝於濕者。以苦寒爲主。苦燥爲佐。濕熱兩停者。清熱燥濕。兩者亦必須相停。內經於濕化於天。熱反勝之則曰治以苦寒。佐以苦酸。濕司於地。熱反勝之。則曰治以苦冷。佐以酸淡。以苦燥之。淡泄之。此爲濕溫病之正治法也。既屬太陰陽明合病。亦有偏於太陰。偏於陽明者。其偏於太陰。則大便溏泄。所謂濕溫忌下者也，若偏於陽明，則大便閉結，則先以下之爲宜。不得拘於濕溫忌下之說也。至於發爲白瘖及痙厥等現象。都爲治療失宜。未期之壞症。倘能明瞭於此法。則治濕溫。無不於三五天內可以奏效。

藥學研究

中國藥用植物培植法

徐愷
倪維德 編著

徵求

予等對於國產藥用植物培植法，頗有研究興趣，爰搜集資料，編著「中國藥用植物培植法」，先於本誌第三期發表，按期續刊，將來再出專書，以廣參考，玆因所搜材料有限，特徵求全國同志，惠賜資料，俾充實內容，來稿披露時仍具應徵人姓名，專書出版，應徵人均有贈送，聊資酬勞。

附言：如承 惠稿，請仿照本篇討論肉桂培植法，詳列細目，分清內容，以免混統，且須切合實際，庶足以資參考，惟本篇肉桂培植法有論及移種……等項，在其他藥物，不需要此種手續，自可不論，故細目多少，當然不能一律耳。

(一)肉桂

產地 肉桂產地之最著者，如廣西越南交趾等處。

氣候 桂性最喜溫熱，故盛產於熱帶各地，種時宜陽，獨立不受寒氣，方得暢茂，故其部位，宜取背南，或背西南，而面北向者最佳。

土壤 土質以上面黑色，下面黃色，土層鬆舒而深厚者最佳，若土質堅結乾燥，而性味肥鹼，即不合用，至於地點，最好爲層耕疊翠之峯巖間，若家園土質，合宜者亦可。

整畦 培植秧苗時，可取不高不峻之地爲宜，其如山坡之地略次，蓋便於工作也，先於去冬深耕其地，至翌年驚蟄時，方細細打碎其土，然後平勻地面，分作長二丈至三丈寬二尺許之畦。

擇種 種子又名桂米，以熟老而大小均勻者爲佳，否則，即無良好之成績，且種子採取後，其保藏法，亦關至鉅，當詳述於後。

播種 播種之期間，絕不可過穀雨後五日，故大致總在清明前後，先在整好之畦上，以竹刀橫劃一行，右手執竹刀點穴，左手握桂米，每寸許點穴一粒，隨點隨播，隨撥土覆之，一行既畢，復距第一行六七寸許，點播第二行，其如三四五六……行，均如法種之，待點畢，再於每行用蕨草插蓋，以防炎熱及雨水之過多，或用高約一尺八寸之草棚，遮之均佳。

移種 桂苗既碩壯，即須分開移種，大約在第三年春分驚蟄前後之天雨時將苗掘起，先摘去邊旁之小葉，祇留頂梢之葉二三枚，對於根部須略去主根，多留鬚根，隨用黃泥糊裹，常令濕潤，不可乾燥，以免枯死，選苗既畢，即移植於預定之地點，嗣後每年須巡視桂苗之發育。未否，則至翌年三月間即須補種，至第四年時，枝葉自然繁茂，可於霜降前摘去旁葉，可以促進長大之速度。

施肥 桂性清癯故於肥料無甚重要，祇須於第一年八九月間燒去雜木亂草，再將泥耕鬆使其腐爛，即足以爲肥料，尤其於第二年春初移植時，絕對不可使用肥料，否則，必易青翠爲槁木矣。

除草 第一年播種後，五月九月間，將畦面之雜草，淨除一次，第二年四月，即可撤去畦上之蕨草，同時亦刈薙他時，第三年春季移植後，於九月間除草一次，至第五年五九兩月再各除草一次即可。

中耕 木本植物，多不須中耕，若其他之草本，殊不可少

除害 肉桂之害蟲共有二種，大概均發生於每年夏至時，一種係甲克羽蟲，形似莎雞，色淡黃而身有毛，常嚙破桂皮，產卵其中，故此時常宜巡察桂皮有無此物，如有卵，即宜以小鐵鎚打死，若待至卵化蟲出，即不勝其捕捉搜求之煩矣，另有一種裸蟲如小蠶，先食桂葉，既老則吐絲捲束枝葉，結成窠巢，可用烟梗老糠臭草百部等，於樹下燃烟薰之，自能消滅無噍類矣。

採取 採取肉桂，約其六七年後，惟採法殊非容易，且有手法刀法火候等之技術，故非擅於此者不易採，至於採取時間以陰曆計，約在春之三四兩月，秋之七月八月，爲桂樹收漿之時，亦即採取之時，若過此時期，則灌漿開花，其皮肉膏潤不堪收取，即強採之，其皮必破碎不成片而無油脂，故必須在春秋二季中，將桂樹伐倒，或在山中，或運回家中，剝取其皮，劃成長方條形，惟桂樹近根之二三尺處，常有於泥虫紋破氣枯油劣，多不堪用，至若上節開枝處之外，氣散無膏，均可棄爲柴薪，惟廣西桂平平陽產者，其枝葉可蒸製成油，他處者無用。

製法 肉桂之製法，亦有數端，茲姑述越南廣西最普通之筒桂板桂，製法先取桂樹皮片，以溫水洗之，置風前水氣陰乾一夜，再用木箱一隻，四面周圍，墊以棉絮，復置肉桂葉二三寸，後將肉桂扎成圓筒形，外以芭蕉葉裹之，放置箱內，四面周圍，仍用桂葉充滿，以免走氣，惟此時日夜最須注意，因恐有生熟老嫩之弊，翌晨當啓箱視察上面半段必紅潤可愛

，是乃已熟之象，仍封好將箱倒置之，次日仍如前法啓視亦必紅熟，蓋過早則嫩而不熟，若水不盡，過遲則老熟油散不結，故將熟之際，雖在夜間，亦須常常啓視，此卽所謂火候，非熟於此道者不易爲，若二頭熟，中段未熟，亦不可用，必須油氣均勻，始可取出箱外，則渣氣苦水，因受鬱蒸盡出皮外此時卽用熱水洗盡，並以利刃切齊邊沿，再將桂片裹於舊竹筒外面，以粗繩節節扎緊，懸置通風處，每日并須解開視察竹筒上有水氣否，蓋此水乃桂中之苦水，故須以乾布揩淨，緊扎如前，如此視察十數日後，其苦水既盡，則收漿矣、所謂收漿，乃皮肉分明，氣香而味甜辣，乃以竹皮縛緊，分別置於通氣疏風之高處，待十數日後，其外皮已乾，再分對扎好，藏之箱中，至此則肉桂之製法已告完竣矣。

計算

肉桂收穫之計算殊無確數，因有土質管理採取製法等之技術問題，但極重要，一不留心卽難收好結果，不若他種植物，可以按畝計算其收穫之產量也。

鑑別

此物總以肉肥色紫油厚氣香味辛辣而甜者爲極品，苦氣枯油耗，卽無異於朽木。

貯藏

此物在越南廣西之民間貯藏法，係以汗衫汗巾裹之，藏於近人氣處以採生氣，絕不可優劣新舊，同藏一處，蓋恐氣味油液之耗散雜亂也，至於藏處最忌潮濕，及別種香品接近，故宜擇乾淨而通風氣處貯，庶可久藏，至如密封後，不可開封，既開封卽須去，而於買賣鑑別時，僅可嗅之以算，不可用刀切開，藥商販運及藥店之藏法，係以長方形之小錫箱底貯白蜜約四五分厚，距蜜之寸許處，按以圓竹片編成之竹簾，然後將肉桂置其上，錫箱之蓋則用合面套式，以免泄氣，肉桂收藏之最要者，厥爲獨藏，絕不可同藏並收而耗散其氣味油質。

種子之貯藏，亦屬重要，玆再爲贅述之，桂之種子在春分前後，方熟勻可採，採取後用水洗淨其外層黑皮，僅存其核，是名桂米，乃攤開使其陰乾後，裝入竹籮內，其裝法須先將竹籮內撒濕潤細沙一層，乃撒桂米一層，復撒細沙再撒桂米，如法裝完，靜置通氣處，如細沙乾燥，可略以水潤之，至播種時，卽可取出應用。

中藥雜誌（三）

朱松

汞

汞，因其狀如水似銀，故又名水銀；又其性極流動，丹竈家名之爲澒。古方術家以汞和牛羊豕三脂杵成膏，以通爲灶，照於有金寶處，據云可知金銀銅鐵鉛玉，龜蛇妖怪，故謂之靈液。汞在道家書中，別名最多，如「石藥爾雅」云：汞一名鉛精，神膠，姹女，元水，子明，流珠，元珠，太陰流珠，白虎腦，長生子，元明龍膏，陽明子，河上姹女，天生，元女，青龍，神水，太陽，赤汞，沙汞，等。民國二十一年十一月，教育部公布「化學命名原則」，定名為汞，因汞從水，適合汞在常溫中，液態者從水的定名原則。

汞之記載於中國書籍，約在西曆紀元前五世紀。史記，吳太伯世家，宋裴駰集解，引越絕書，有：

「闔廬冢在吳縣昌門外，名曰虎邱下，池廣六十步，水深一丈五尺，桐棺三重，澒池六尺」。

吳王闔廬死於魯定公十四年，為周敬王二十四年，當西曆紀元前四九六年。汞，古人煉自丹砂。葛洪「抱朴子金丹篇」云：

「丹砂燒之成水銀，積變又還成丹砂，其去凡草木亦遠矣；故能令人長生，神仙獨見此理矣。世人少所識，多所怪，或不知水銀出於丹砂，告之終不肯信，云丹砂本赤物，從何而成此白物，又云丹砂是石耳，今燒諸石成灰，而丹砂何獨得爾」。

以丹砂燒汞，其實施方法，各家都有記載，如本草綱目所引之宋，蘇頌「圖經本草」，胡演「丹藥祕決」，以及明，宋應星「天工開物」，「雲笈七籤九還金丹」，「抽砂出汞品」等，均載有煉汞之方法，同於今之焙燒法。

汞在歐洲之發見，約在西歷紀元前三百餘年「恩柏多克利氏」「Empedocles之門人，由天然產的辰砂（即一硫化汞 mercuric sulphide HgS）而提取汞。法將辰砂强熱，次將所生成汞的蒸氣濃縮，築成煉金術 alchemy 的基礎。近世化學方法進步，已知汞的原子價有一價及二價。一價之化合物與二價之化合物，性質大不相同。其化合物之特性，受熱能昇華。現中藥店出售之紅升丹（一氧化汞 HgO），輕粉（一氯化汞 $HgCl$，即甘汞），白降丹（二氯化汞 $HgCl_2$ 即昇汞），都用汞作原料，利用汞之昇華特性而製成。

汞之硫化物，天然生成者為丹砂，人工製造者為銀朱。天工開物：「凡朱砂水銀銀朱原同一物，所以異名者，由精粗老嫩而分也。上好朱砂出辰錦與西川者，中即孕澒；然不以升煉，蓋光明箭鏃鏡面等砂，其價重於水銀三倍，故擇出為朱砂貨鬻；若以升水銀，反降賤值，唯粗次米砂，方以升煉水銀，而水銀又升銀朱也」。

汞之用作藥品，外用者多。自六零六劑發明後，汞又視為療梅毒之良藥。西藥中汞劑之內服者，有：

藥名	分子式	一次量（單位為克）	一日量（單位為克）
黃碘化低汞	HgI	0.005—0.01	0.03
紅碘化高汞	HgI_2	0.005—0.01	0.03
紅氧化高汞（紅降汞）	HgO	0.005—0.015	0.05
氯化高汞（昇汞）	$HgCl_2$	0.001—0.005	

柳酸高汞	C6H4<COO / —O—>Hg	0·002—0.02	0.05
氯化低汞(甘汞)	HgCl	0.025—0.5	
汞白堊		0.05 —0.25	
溴化高汞	HgBr2		

外用者有：黃氧化高汞(黃降汞)HgO，用製黃氧化高汞軟膏，單質汞，用製汞白堊，汞軟膏，複方汞軟膏等。含錏(氨)氯化高汞（白降汞)HgNH2Cl，用製含氨氯化高汞軟膏。油酸高汞，以黃氧化高汞(第五號粉)，醇(90%)及油酸製成。

汞除藥用後，在日用上應用亦廣。汞有溶化金銀之性，用混汞法以煉黃金。又因其受溫寒而能升降，用製溫度計等。古人曾以汞殮屍。宋史，李宸妃傳：「宸妃薨，殯洪福院。呂夷簡謂入內都知羅崇勳曰：宸妃當以后服，殮用水銀實棺；崇勳如其言」。又明，費信「星槎勝覽暹羅國條」云：「人死氣絕，必用水銀灌養其屍，而後擇高阜之地，設佛事葬之」。

蘋果之止瀉作用

松江 吳文希

泄瀉之爲病，四時均有之，治之之法：不外實則攻之，三一承氣湯神朮散之類，虛則補之，香砂六君湯七神丸之類，苟其辨證明確，鮮有不投劑而效者」，每當夏秋之交，以多啖瓜果而致瀉者甚衆，尤以脾胃薄弱消化不良之小兒爲多，小兒以天性未肯服藥，故醫治較爲困難，而日人所倡食養療法，於茲更爲適用」。

蘋果爲小兒喜啖之果品，對於止瀉之功效甚鉅，日人蜂谷太郎曾發表其實驗報告，其結果甚爲滿美，可作藥學上之一助也。

蘋果含有鞣酸，具有腸管運動神經鎮靜作用，蘋果粥有吸着作用，蘋果酸有防止腸內菌發育作用，又有Pektin作用，及Pektin保護下之鞣酸之作用等等，蘋果所具之作用，既如上述，則止瀉之功能，定有相當之效果，殆如我國醫所慣用之消食化痰之山楂相似乎。

考瓜果之中，大都具滑腸利尿之性質，尤其對於小兒有腸胃病者，切忌與食，而蘋果之性質，適得其反，謂爲可口之果品可也，謂爲止瀉之藥劑亦無不可。(完)

厚朴湯討論

潘北辰

千金上婦人雜治欄內，有一個厚樸湯，是：

『厚樸如手大，長四寸。以酒五升煮兩沸，去滓；取桂一尺爲末，內汁中調和。一宿勿食，旦頓服之，』千金作者表牠，治：

『婦人下焦勞冷，膀胱腎氣損弱。自汗，小便俱出。』

「下焦」指下腹言，「下焦勞冷」者，就是下腹因積勞而致有結寒也。「腎氣」指元陽言，「膀胱腎氣損弱」者，就是膀胱間元陽因遭結寒傷損而衰弱也。這種意見，在金匱上也曾說：『……結在關元，始時尚微，年盛不覺；陽衰之後，營衛相干，陽損陰盛；結寒微動，腎氣上衝，咽喉塞噎，脅下急痛。……』照這幾句話推想，可是「下焦勞冷，膀胱腎氣損弱，」也需年在衰的「婦人」身上才得找到這種病因；至其見證「自汗，小便俱出，」我以爲這上頭却脫去「欬而上氣」一候。「自汗出」固然跟着「欬而上氣，」而「小便出」亦必跟着「欬而上氣，」那才合乎情理！

若問厚樸湯的力量，能不能對付「欬而上氣？」這倒不容不答覆哩！千金大續命湯之下，曾告訴我們說：『上氣加……厚樸一兩。』小品獨活當歸湯之下，又曾告訴我們說；『若上氣者加桂枝二兩。』足徵桂枝合厚樸，當然有對付「欬而上氣」的可能！再照別錄表厚樸『消痰下氣，』則知金匱所謂『咽喉塞噎，』有時需要厚樸負責。又表桂枝主『心痛脅痛，』則知金匱所謂『脅下急痛，』有時需要桂枝負責。況且千金上治『婦人產後上氣賁豚，——積勞藏氣不足——胸中煩躁，關元以下如懷五千錢狀，』的氣賁湯，一下手，便把厚樸桂枝二物先抬出來，這也是不容掩沒的一個事實！

至論「自汗出，」要算是汗腺弛緩，也算是衛氣失職。「小便出，」要算是膀胱括約肌弛緩，也算是腎氣不振。其實呢！腎氣與衛氣本來是一家。內經上不是說過：『衛氣出於下焦』麼？出於下焦的衛氣，起初則名以腎氣，或稱元陽；上行至胸中則名以宗氣，或稱大氣；布敷於體表，則名以衛氣，或稱衛陽。今照厚樸湯說，衛氣雖然失職，尚未至「汗出不止；」腎氣雖然不振，尚未至「小便不禁」若關涉小便不禁，或汗出不止，恐怕汗腺與膀胱括約肌都會演出一齣「麻痺」的把戲來哩！到了這種光景，但靠酒的力量，幫助厚樸桂枝，也是無濟於事，勢非用附子不可！

不過這些話，設使被湯本氏瞧見，它一定會說：汗出不止，與小便不禁，作興有石膏證的！因爲它在討論苓薑朮甘湯之下，曾駁辯尾台氏主張用苓薑朮甘湯，治「遺尿」，有這麼一節說；『本方有治遺尿之效，雖如尾台氏說，然非特效藥，不可漫用！以余之經驗，則此病者，反多石膏劑之證！』我也曾仔細推想，石膏是驅逐酸毒的。酸毒能令人「煩」，煩則亦能使汗不止；（證以肘後石膏甘草散自知我這話不謬）酸毒能令人麻痺；膀胱括約肌麻痺，亦能使小便不禁。

如果要辨別石膏劑與附子劑的用途不同，並不怎麼十分爲難；有前證而神經衰弱，則需要附子劑；有前證而神經興奮，則需要石膏劑。神經維何？即前所謂腎氣衛氣者也！（完）

非常時期的醫學研究

非常時期的醫學（續）

朱松

（五）消毒

凡傳染病及創傷之化濃潰爛，其始必有病原菌之存在；因病菌之傳染，在體內發育繁殖，逞其兇威，遂致疾病；消毒卽係滅除病菌之方法。消毒可區分爲物理的消毒，和化學的消毒兩種。

物理的消毒方法，包含日光，煮沸，蒸汽，燃燒四種：

日光消毒法：日光具有消毒能力，能使直接作用於細菌之成形質，俾細胞之生活停止。在直射日光中，連續曝晒八小時以上，大約須費兩天。如需殺細菌芽苞，通常須三十小時。此法適用於笨重物品，而不能蒸煮者。

煮沸消毒法：傳染病菌，用攝氏一百零四度之高熱，施行煮沸，經十分鐘之久，槪可死滅。被消毒之物品，如病菌有藏於內部摺疊處時，須煮沸至半小時之久，消毒始爲完備。

沸汽消毒法：攝氏百度之飽和蒸汽，殺菌力最大，各種病菌，在蒸汽內數分鐘卽死滅，且蒸汽消毒，無損害物質之弊，而有滲透物質之性，爲物理消毒法中最優者，但欲達此要求，消毒器內之蒸汽，須飽和而充實，且能流通爲佳。

燃燒消毒法：凡爲傳染病毒所汚染之物質，如患傳染病或屍體所用之衣服，臥具，紙片等，以及病人所生之物質，如痂皮，膿液等，均有傳染疾病之可能，最好付之一炬，法簡而易行，效力亦確實；然被消毒之物質，不能不因之灰化；惟須注意燒剩的灰燼，以及易於飛揚之物品，不可任其飛揚，再有傳染之虞，故應有適當的處置。

化學的消毒法，係以藥品殺滅病菌的消毒方法。應用之藥品，稱消毒藥劑。其種類西藥多至四十餘種。玆將通用之西藥消毒劑略述之；至於中藥之消毒劑，當在「中藥雜誌」一文中闡述之。

酒精(alkohol)能凝固菌體內蛋白質，故有殺菌力，以含水分百分之六十至七十五著佳。酒精百分比愈高，殺菌力愈弱，因無水者，不特不能膨脹菌體，且吸收菌體內之水分，故殺菌力薄弱。通常用於洗手消毒，擦抹消毒，以及盛置外科用具盤皿之消毒，法浸酒精少許，點火燃之。近見醫家，有用酒精以消毒注射器者，消毒恐難確實，殊不宜用。

昇汞(Sublimat Sol)製成千分之一溶液，無色無臭，毒性强烈，常加紅色(Foesin)，以資識別，而免誤用。昇汞溶液製成後，稍經時日，消毒力減弱，故應稍加食鹽。通常用於洗手消毒，對於金屬器械起酸化，有腐蝕作用，故不宜用於

非常時期的防毒學(續)

章鶴年

外科器械之消毒。又昇汞與含有蛋白質之物體相接觸，成不溶解性的蛋白化汞，減弱殺菌力，故不宜用於病人之吐瀉物的消毒。

石炭酸(Cardoric acid Sol)爲白色之結晶體，通常製成百分之三至百分之五溶劑，亦有至百分之十者。石炭酸有强烈之腐蝕作用，與空氣接觸，漸成赤色，有揮發性。遇光線，易分解，故應裝置於有色瓶內。通常用以消毒病人之吐瀉物(吐物大小便等)，排洩物(咳痰，膿液，分泌物，鼻液，血液等)。此外亦可用於揩拭地板，桌椅；消毒擔架用具，皮革橡皮物品，以及衣服，被褥(浸以六小時至十二小時後，再以清水冲洗之)。此外尚有粗製石炭酸Kresolate其主成分爲「克來沙爾」Kresol，通常用4%溶液。

來蘇爾(lysol)爲油狀液體，殺菌力强大。通常用百分之一，作洗滌劑，洗滌傷口，消毒皮膚。百分之一至二溶液，可用作洗手消毒，及消毒外科器械。

漂白粉(bleaching Powder)爲白色粉末，鹼性，消毒力强。遇光線發散，而失其效用，故置於有色瓶內。百分之五之水溶液，用以消毒痰，糞便，尿等。溶液宜新製，因放置稍久，生沉澱，用時須振盪之煩。漂白粉尚大量應用於消除毒氣，爲防毒藥品中必需之物。

碘酒，以純碘溶解酒精而成，通常所用者，爲5-10%溶液。其功用能將皮膚表面之病菌撲滅，且可使潛伏於深部之病菌封閉於其內，以防止其侵入於手術切開面。惟其濃厚溶液，常使皮膚燒傷，是尤不可不注意者。

雙氧水(過氧化氫H_2O_2)用以洗滌化膿傷口，效力最佳。因溶液內之氧分子，與腐爛組織氧化，而生消毒作用，其百分之三溶液，可作嗽喉用。

石灰水(calcium)用生石灰製成10-50%溶液，用時可將石灰溶化水內，成石灰乳。惟石灰放置於空氣中，能攝取空氣中之炭酸，成炭酸石灰，消失其消毒效力，故生石灰不宜失之透氣。用以消毒病人之吐瀉物，分泌物及坑厠溝渠等。價廉而效力大，禁忌與危險亦少。

此外常用者尚有黃碘粉(iodoform)，用於腐敗性創傷，及結核性病竈之腐敗性産生物，因分解而使碘游離以消毒。蘇打，消毒法係將消毒之物品，浸於1%之蘇打水中煮沸，有强大的殺菌力。福馬林(formolin)含有40%蟻醛，如液中見白色浮塊者，乃失效者。通常所用者爲3%水溶液，用作室內消毒，亦可應用於古畫，紙幣，毛織品等之消毒。過錳酸鉀，用作防腐滅臭之藥品，其0.3-1%水溶液，多用於有惡臭之潰瘍；其1%溶液中加1%之鹽酸，殺菌力更大。餘如亞硫酸(殺鼠蚤用)，鉀肥皂(消毒衣服)，無機酸，有機酸(消毒糞便，汙水等)，亦時常應用者。

丙、風之測量，必須報告。風向平穩時，每隔三小時報告一次。如風向不利，則須每半小時報告一次，報告之式樣舉例如下：

A.測風報告表（樣張）

戰字第六七號　　年　　月　　日

時間	風向	每小時風速	附註	簽字
上午六點	西	二哩	不定	某某
九點	西	五哩	不定	某某
正午十二點	西北・西	五哩	不定	某某
下午三點	西北・西	一〇哩	定	某某
六點	西北・西	一〇哩	有變換	某某
九點	北	一〇哩	有變換	某某
十點	北・北東	五哩	不定	某某
十點半	北・西北	二哩	不定變換	某某
十二點	西	五哩	不定	某某

B.風候測驗表（樣張）

號數	每小時風速	自然界狀況	旗的狀態
〇	〇哩	炊煙直上	不動

一	二哩	煙形傾斜	不動
二	五哩	風勢拂面	稍動
三	一〇哩	地上紙片飛動	飛起
四	一五哩	小樹稍動	起落不已
五	二〇哩	樹稍動搖水起波紋	多起少落
六	三〇哩	水起浪紋	飛騰起落

C.測驗空氣中之一氧化炭氣之方法——一氧化炭氣是一種無色無臭無味，無刺激性之氣體，往往不易發現。普通利用感受此種氣體最靈鳥類，如芙蓉鳥及白鼠等，在陣地中豢養數隻，以偵測此種氣體之有無。空氣如含有少量一氧化炭氣，此項小鳥，便立有氣悶之現象。

(三)溫度(晴雨)

甲、較熱天氣，不固持毒氣效力較小。

乙、冷氣候，不固持毒氣，效力較大。

丙、炎熱天氣，蒸氣濃厚，利於固持毒氣。

丁、炎氣利於芥氣。

戊、天氣冷不利於芥氣，因其凝固點，為攝氏三有九度。

己、雨時不適於用毒氣，原因有三；

一、將毒氣在空中冲洗。

二、加水分解。

三、在地上毀滅。

所以大雨不利於毒氣，小雨或可一用。因此氣象觀察，甚有價值。

二、地勢

(一)高草、叢林、樹木、房屋等……可以遲緩毒氣行動，使其愈加固持。

(二)毒氣在地壕、窖室、房屋殼洞、建窟，以及樹林中，要比在空曠地固持時間較長。

三、時間　晚間最適合於毒氣襲擊。須要特別防守，凡睡覺之人，須有防禦毒氣之設備。

四、毒氣襲擊之暗示。

(一)注意敵方李氏射出體，(Livens Proiutiles)同毒氣圓管等之準備，以及敵方某部份之人數增加。

(二)須注意敵方戰區內活動增加。空中照相，可爲顯示器械之準備。

(三)飛機偵察可以發現敵方異響及重要情報。

五、毒氣放出之豫徵。

(一)毒氣自洞口逸出時，每有嘶嘶聲音。

(二)敵方陣地呈煙霧瀰漫之狀況。

(三)發生固有之臭味。

(四)對於氯氣類之氣體，用烟草試驗呈陽性。且在有毒氣空中吸烟，嘗爽失固有烟味，並使吸烟人失去吸烟之念頭。

第四款　毒氣檢驗法

毒氣檢驗之方法，依毒氣之種類，而有差異，茲將其方法，分記於左：

(一)顏色　毒氣中有特殊顏色者，卽可根據其顏色，推斷其種類，如氯氣成黃綠色之雲烟，溴素液體及氣體作赤褐色，㷍溴甲㷍毒彈在炸裂時，變成淡黃色之粉末。

(二)臭氣　有數種毒氣，發出特殊之臭氣，可根據其氣味斷定之。例如：氯氣，溴素及溴化乙基甲其酮等發出有刺性，使人生不快之臭氣。福斯珍，福地斯珍，氯化甲烷基蟻酸等發出腐敗肥料之臭氣。氯苦味質發出木酮之臭氣。二㷍基氯化砒輕發出葱臭，錆氫酸之臭氣頗似苦偏桃油，芥子氣則有芥子臭氣。

(三)化學檢驗法　任何毒氣由化學原料製成，皆可由化學方法檢驗之。如氯氣通入碘化鉀和澱粉稀薄水之溶液中，立使游液變成青藍色；又氯氣和酮共熱，放於本生燈(Bunsen burner)無色焰中則發出美麗之綠色。氯苦味質之化學性質雖比較安定，然可先通入石英管中強熱，使氯氣分離，再照上法檢定氯氣，然後可斷定其氯氣之化合物，芥子氣爲無色而有劇毒之毒劑，故各國對此種毒氣檢驗法尚無完善方法，茲將普通檢驗之方法，述之於後：

1. 收集此種毒氣於銅鍋器中，放在無色焰燃燒，便呈綠色。

2. 塗料之色彩吸受芥子氣後能變色，故可利用此法檢查。例如德軍將塗着黃色漆之板，配置於塹壕中，如黃漆發有黑色，卽知有芥子氣之襲來，又白漆板遇芥子氣卽變赤色，此外德軍在坫瑯上塗混合緋紅色油(Oil Scarelet)戊醇(Amylalcohol)硝化纖維素(NitroCellulose)等物，此混合物遇芥子氣卽變暗赤色。

福斯珍檢驗法如下：

a. 遇水分解而爲炭酸及鹽酸。

b. 和鹼精化合而成尿素及氯化錏。

c. 遇阿尼林卽成重𩐈基化合物。

（未完）

本社各地分社籌備主任均鑒

敬啓者，本社自成立以來、承各地醫藥界熱心人士，紛紛籌備組設分社，熱烈介紹同志，足徵提倡發揚醫藥事業，具有同情，殊深感幸，尙祈積極依章進行，早覩厥成，以便塡發分社長正式聘書，而利奮鬥，再分社愈多，則力量愈大，發揚學術，而收發更宏，如承各處醫藥熱心人士，來函接洽組織，尤所歡迎此啓。

備有章程宣傳品函索卽寄

總務主任徐愷

生理學研究

動物試驗的報告

脾臟的生理及其變化(續)

沈霽春

(四)失落了脾臟之後，動物身體裏的變化

我們已經在前面提到過，脾臟的割除對于動物的身體是沒有什麼多大的關係的。在乳哺動物裏，脾臟雖則是這樣的一個龐然大物的器官，可是牠並不能夠分泌一種重要的內分泌出來，足以喚起吾人之注意：我們早已知道，脾臟大部份的機能，還是在於紅血球的製造與紅血球的破壞這兩者。但是一朝等到脾臟截除了之後，這兩種責任，就馬上由身體內的別的器官來負擔了；所以脾臟的截除，除了使身體暫時發生一次貧血症外，其他實在沒有多大的禍祟。有人說，在割除了脾臟的動物，牠的血液中的胆脂素增加，膽色汁的製造受到了障礙；抵抗溶解紅血球的物質(Haemolytie Agents)的力量也增加……。

也有人做過這樣的試驗，把動物的脾臟割除出來了之後，重新再把這些脾體素種到牠自己的身體的皮下體素裏面去，也很容易使這一塊被種入的脾臟，很容易地養活。這樣種在皮下體素裏的脾塊，其生活的命運是當因動物的年齡而差異的。在年青的兔子，要是在移殖時，把這整個的脾臟完全截除掉的話，那末這種入的脾塊是很容易活着而且繼續生長的。在已經成熟的兔子，情形就反是：種在皮底下的脾塊，但不大有繼續生長的希望，而且還有不能苟活與逐漸地被收吸的危險。同時，在幼年的時候種活的脾塊一到了這個動物長成的當兒，這塊脾體素就逐漸地縮小其範圍。這就是說，年幼的動物，比之年長的動物，更加需要脾臟；也就是說，在年長的動物裏，脾臟的機能，是比較得更容易由身體中別種的器官來代替。另外還有一件事實是很有趣味而且有意思的，假使我們種一塊脾體素在幼兔的皮底下，而且這幼兔自己的脾臟則讓牠保存着而不加以割除，那末這塊寨在皮底下的外來的脾體素，雖則也能夠種治，可是牠並不能夠生長。不過倘若我們隨後就把這幼兔的自己的脾臟截除了，那末這脾塊馬上就得繼續生長的機會。這個試驗的結果明明白白的告訴我們說：脾臟的缺乏乃是使種在皮底下的脾塊繼續生長的必需的條件。從這樣看起來，使種入的脾體素生長的刺激，乃是從血液循環裏帶來的，而並不是靠在中央神經系統的。

記得我們在中央大學的時候行爲生理學的實驗班上，曾與同學們仿了Binet氏的玩意兒，做了一個關係『脾臟的割除，對於動物行爲紛亂時紅血球的數目的影響』的問題。在這試驗裏，我們所用的是兔子。先在兔子平靜安逸時，從他的耳朵裏取了些血液來，放在數紅血球數目的儀器上，復放在顯微鏡的底下觀察及計算：每立方耗裏究竟有多少個紅血球。隨後又給以相當的刺激，令牠行爲紛亂（如嚇之使跳，刺之使痛，或以以脫閒之使氣促等等），牠的行爲紛亂後，馬上就依了前法而取血，而數紅血球。在行爲紛亂的時候，紅血球的數目是的確要比在正常的時候，來得多。以後，我們就將這兔子的脾臟割去，而再完完全全依了前法試驗。我們所得結果，是與Binet及其學生的報告相符合的：在沒有了脾臟的動物裏，行爲的紛亂，不能夠使牠血液循環中的紅血球約數目加多，這結果很明顯的告訴我們說：在行爲紛亂時，血液循環中所增加起來的紅血球，都是從脾臟裏跑出來的；這些紅血球，原來都是貯藏在脾臟裏面，平時也並沒有多大的用處；但是等到突然變故發生的時候，牠們才有爲身體効勞的機會。反轉來說，這類簡單的試驗重新又證明了巴氏的論調——脾臟乃是紅血球的貯藏所。

（未完）

月經的研究

楊懷珍

月經的功用　普通的論月經，是表示生殖器發育底完全，已達到做母親的可能性了。按醫學上的論理，月經是預備子宮的受卵懷孕的一種工作，故每月子宮裏面更新一次，使子宮營養充足，卵子在子宮裏，有良好的地位，使子宮裏容易應卵的刺激生蛻膜，同子宮孕時的發育。

行經的原理　婦女的月經，是因什麼緣故來的，這個問題，引起許多的議論。

（一）是Pfluger同Bischoff氏所提倡底學說，他們講，行經是因卵子成熟，卵脬腫脹，刺激的緣故，當卵子成熟時候卵脬腫脹，在卵巢面凸起大如荷蘭豆，各處神經大受卵脬的興奮，生殖器，同生殖器血管神經更受刺激，就起充血的現象，子宮的粘膜變厚變軟，子宮腺腫脹，毛細管充血，巢卵也有同樣的充血，子宮粘膜充血到滿足一定時期的時候，就出血行經了，所以行經的時候，卵子還未遊離。

（二）Benhesk氏，把上種的理由改變點，他論子宮的行經，是受卵脬的刺激，起一種退行性的萎縮，壓迫子宮粘膜出血，以後卵子就遊離到子宮裏，子宮適在恢復吸收的現象，卵子在子宮裏，就得着優好的地位，所以行經的時候・比卵子的遊離還要早一點。

（未完）

病理學研究

「疰夏」之科學原理

耿鑑庭

疰夏之症狀。乃食慾減退。面黃肌瘦。倦怠嗜臥。懶於動作。頭眩眼花。入夏則病。秋日則愈。甚則痿軟。雷氏時病論釋之曰。三月屬辰土。四月屬巳火。五月屬午火。火土交旺之候。金水未有不衰。金衰不能制木。木動則生內風。故眩暈頭瞪。金爲土之子。子虛盜母氣。脾氣困頓。故身倦體熱。食少。水衰不能上濟乎心。故欲呵欠。當此科學昌明時代。倘仍用運氣以解釋病理。未免不合時宜也。

根據近世生理病理。參以上述症狀。尋繹其究竟。可武斷言曰。疰夏乃生理之冒病也。欲明其說。不得不先論體溫。吾人乃體溫不變之動物。非若蛙蛇等體溫隨外界溫度而高低。夏日外界氣溫高。人體乃三十七度。冬日氣溫低。仍爲三十七度。因自身有調節機能。故能使放散與補充相等。然何以能測定熱度之高低及多少乎。則不得不仗體溫計與熱量表也。

測體溫之高低。用體溫計。此器共有三種。即攝氏。(以巳爲符號)華氏。(以F爲符號)列氏。(以R爲符號)所論之卅七度。乃攝氏表也。三表度數之不同。盡人皆知，故不冗述。(鑑庭案測體溫應注意者有數點。直腸內溫度較皮膚略高。平均約37.2°c。在腋下爲 36°c。在口內約36.87°c——37°c。但除此之外。早低晚高。運動高而休息低。食後高而食前低。亦不可不知)。

測體溫之多少。用熱量表。此表之單位。不曰度。而曰卡路里。halorie凡一千c c之水。經攝氏表○度升高一度。即爲一卡路里。以百斤體重之人。置熱度表內一小時。則其中所存之百斤水。正好增高一度。可知其人於一小時內。放棄溫度一百卡路里。一日之內。則放棄二千四百卡路里無疑。換言之。即每斤體重。每小時放散一卡路里也。吾人之體溫。既有損失。亦有補充。補充者何。即食物中有機滋養料燃燒也。其燃燒之價值。列表於下。

1gm脂肪能供給九Coe熱量

1gm蛋白質能供給四Coe熱量

1gm木炭素能供給四Coe熱量

百斤體重之人。則每日需二千四百卡路里熱量。試列食單如下。

一百gm蛋白質　（能供給四百卡路里熱量）

四百gm水炭素　（能供給一千六百卡路里熱量）

五十gm脂肪　（能供給四百五十卡路里熱量）

如上所述。放散補充之原理。已渙然冰釋。所謂調節機能者。乃大腦紋狀體中之體溫中樞也。其調節方法有二。（一）物理式。即在寒冷中減少放散。使血管收小。減少呼吸。及心躍。在暖空氣中。則增加呼吸及心躍。利用出汗以排泄溫度。（二）化學式。即寒冷時增加燃燒。溫熱時減少燃燒也。因此二種作用之維持。故體溫可固定。此體溫之大略也。

今體溫之原委既明。更進當論及與蛀夏之關係矣。冬日外界氣溫低於體溫甚遠。故放散者必多。所以冬日喜食肉類等滋養豐富之物質。夏日氣溫甚高。倘其人不事勞動。則體溫之放散者必少。因其放散少。無需充分補充。故食慾減退而成蛀夏。吾人肌肉之運動。與汽車輪滾動理由相同。即物理學上能力變移之結果。汽油經燃燒而發熱。利用熱以鼓動車輪。汽油所蓄之力。曰潛力。變而爲熱。曰動力。汽車之行。乃汽油之潛力變爲動力。肌肉之運動。亦潛力變動力。但燃燒者非汽油。乃水炭素也。誠如前述。則滋養料之攝取甚少。營養既不足。潛力與動力當然減退。故倦怠而嗜臥。久之必全身萎軟也。肌肉瘦削。亦基於食慾減退。而致營養不良。蓋血液中之葡萄糖。不能超過千分之二。若所食水炭素過多。血液不能容。則化爲動物澱粉。貯於肝臟。又不能容。則化爲脂肪。貯於體內。營養不足時。則動物澱粉及脂肪。皆還化爲葡萄糖。以供血液之需要。故顯肌瘦也。蛀夏之科學原理。大略如此。因徐主編索稿。匆促草成此編。謬誤之處。在所不免。務望高明不吝教言。是幸。

和漢醫藥學研究

歡迎投稿

和漢醫學眞髓（續集）

松園渡邊熙著
石頑沈松年譯

本欄編者言

本欄徵求同文惠稿，惟以關於漢和醫學之譯著爲限，如有創作，尤爲歡迎。（石頑）

經誤診斷爲子宮癌，直腸癌者頗不之人。良堪浩歎者也。（切片檢查亦多誤診）此誤診之外科手術。雖極罪過。然而非常流行於世也。如余輩同業中每年至少有一二次挽救類此之被誤診斷與治療者。現代之外科雖亦以治療人類爲目的。但如此以上所希求之目的不易達到。故對於人類生存大目的之倫理。不得不加充分之考慮也。

德國卞誰爾市之公立醫院中。昔有妙齡女郎一人。因診斷係屬結核症。漸次將手足均行割去。以致一切如飲食以及月經之始末無不須看護婦照料之也。又其他之病院每因摘去左肺而動及心臟之病人等耳聞目見。無時無之。然則手術之巧雖足誇耀。但對於病人切身之幸福將作如何之感念哉。以傍觀之意論之實爲至可抱歉之事也。（以上爲三十年以前之事）故諸如此類之大手術雖於西方現代醫學界中博得暫時之權威。徹底論之僅如痔疾之用外科手術。其目的尙原欲有助於人。不知反有害於人者。是宜充分靜默考慮之事也。

東方醫學以內服藥學痔疾之局及全身之血液療法。達到痔疾之根本治療目的。此外無論痔出血，痔核，脫肛，切痔等。均以內服藥與平和無痛之外用藥以療之。無不全愈。雖如稱爲蓮痔之痔瘻亦能用合理之瘻法使漸次向上之瘻孔得以閉塞。潰腐之潰瘍亦可以內服與外用之藥以改善肉芽而達於全愈也。因此東方醫學專心於肉芽面與血液方面以求和平之全治療法。一切之外科病必先於內科學方面反覆研究而企求其原因之治療也。故凡遇不易治療之疾病即委諸外科手術則實爲一大弊害也。箇中猶以婦人科病爲多。余至以爲憐惜。故以漢法醫治婦人病之處方載於各種通俗之婦女雜誌中。雖屬偶然而今日漢藥之流行非無因也。有婦人病者謂余曰，最初以法之三月雖經各種方法之治療終未獲愈。最後醫師乃追命速用手術以爲根治之。類似者有醫師二人勸之甚般云。如彼之遇子宮內膜炎，子宮後屈症。必立將腹壁切開以施手術。雖經過三月之後。依然如舊。又如彼之治胸骨或肋骨之加利愛斯雖經五六次外科手術之後反而漸次榮養惡化。絕無原因療法。若以我東方醫法治之。在三箇中用內服藥或僅用外科藥治之即可使之全愈。榮養亦可恢復矣。故如瘰癧，脊椎加利愛斯等以及種種輕重之外症用藥與養生並重，無不救治之疾也。

（未完）

漢方藥典（續）

栗原愛塔編述
沈石頑譯

（主效）辛溫無毒，入肺胃腎三經，具補溫，發散，興奮作用，脾胃虛寒，反胃，胸腹痛，癥，肺病，腰膝冷，小兒吐瀉，痘瘡等用之佳，忌與鬱金同用，其血氣旺盛即俗說火氣有餘者不可用。

（用量）一回量〇，五——一，〇　母丁香者即其果實之熟者。

土茯苓（漢）

甘淡平　（和名）サルトリイバラ，サンキライ

（學名）Heterosmilax Japonica. Kth. 山歸來（同）Smilax China, L.（日本之山歸來爲サルトリイバラ）中國產之土茯苓在日本所產謂之菝葜。

（主成分）スミラチン樹脂，色素，澱粉，單甯等。

（釋名）產於海岸山谷間，以其皮似茯苓故名，又名山歸來亦由此。

（品質）以白柔輕虛者爲佳，又內部切碎時有櫻花色粉末形圓者佳，色白堅而無粉者爲下品，廣東所良，琉球產堅無用，日本產土茯苓即菝葜，根長中色白，有黃色之筋。

（異名）仙遺糧，奇良，草薢，菝葜，土茯苓在臨床時可以鑑別使用之。

（主效）消水銀毒，關節疼痛，風濕病，筋骨拘攣等用之佳，亦可用於瘡毒。

（用量）一回量四，〇——六，〇

中國中世醫學史（續）

廖溫仁著
沈石頑譯

（三）

醫學之起源與人類之起源同在草昧時代。近世因人類智能活動力之促進。同時以哲學與科學之進步。至十九世紀之末葉爲止。異常發達進步。醫學史中包含者爲歷經各方之變遷及閱歷。已述之如前。醫史學苟僅述醫家之列傳與斯學之通例議論，以及批評著作則不成立。醫史學與醫學之文獻自有不同之所在。

醫史學之大概已述之如前。其敍述之範圍於人類疾病之智識。治療法之歷史。醫學之理論及醫學實際變遷之歷史。以明醫學全體之發達進步。研究其事實。雖然學術之起原無不始於蒙昧時代。經盲求冥索巫祝怪誕之變遷而來。但醫史學嚴格之意義不能僅限制學術範疇之中。凡關於蒙昧迷信時代之事蹟等亦有補敍之必要。

醫學之發達距前途尚遠。生物界現象之複雜非現有各種法則所能支配。非單純之數理所能律之也。爲學者應有之認識。（未完）

國內外醫藥新聞

濟南國醫公會派代表入京 出席全國醫聯會議

（濟南通訊）濟南國醫公會，奉中央國醫館電，着將會員名冊及章程，造具二份，以一份呈送國醫館，以一份呈市府核轉，又國醫館以國選代表規定中西醫混合選舉，中醫選票，如何集中，事前宜有接洽，特在京召集全國國醫公會會議，該公會已推定代表張西園，剋日進京，出席全國國醫公會聯合會議云。

本社新社員

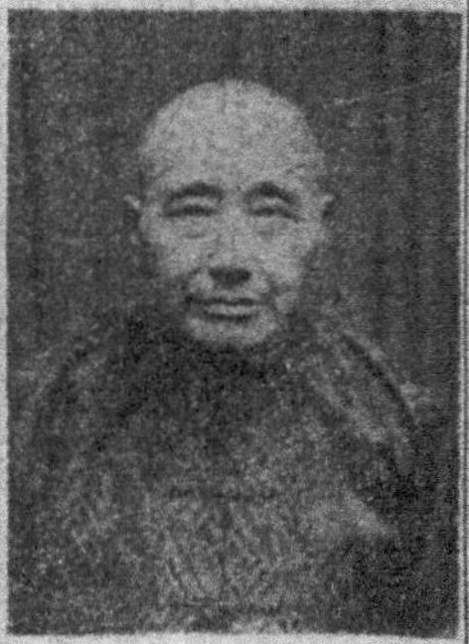

胡瑞生 江蘇南通

江都夏季清潔 防疫委員會成立

（江蘇江都通訊）江都縣政府。鑑於本地既無衛生機關。且乏施醫處所。特召集各關係方面會議。歸納其議決事項重要者大略分以下數點。（一）推馬縣長。黨部郁常委。公安局張局長。建設局舒局長。教育局辛局長。衛生指導員胡守仁。戒煙所長劉德健。區長汪注。清道隊長陳保庸。醫師公會唐健民。國醫學會林芝庭。等十一人。為夏季清潔防疫委員會委員。（二）每分駐所指定西醫三人。中醫六人。就地施診。中醫方面。由國醫學會指定一分所。周勵庭。王奇珍。孫瀑琴。卞效珍。臧鴻齡。蔣再春。等六人。二分所林芝庭。（國醫學會主席）耿鑑庭（本社駐揚記者）脫希曾。蔣頌南。樊天徒。張筱春。等六人。三分所陶貫齡。陸佩曾。陸亞藩。王九春。張明謙。陸秉鈞。等六人。四分所。夏豫謙。曾惠民。謝紫受。謝紫石。王星甫。陶景齡。等六人。担任施醫。並指定中醫耿鑑庭蔣再春。張明謙。曾惠民。李振庭。五人。兼打防疫針。（三）購買十滴水一萬瓶。臥龍丹一百瓶。午時茶五千塊。紅靈丹一百盒。藿香正氣丸十斤。紫金錠一百錠。蘇合香丸一百粒。萬應錠二百粒。浩然正氣丹半斤。交各中醫臨時應用。其他之議案甚多。皆與中醫方面無關云。

南通衛生委員會分診所工作緊張

（江蘇南通通訊）南通夏令衛生委員會，中西醫均有參加，自成立以來，工作極為緊張，各分診所均於八月一日成立，幷由該會印發處方箋號簿掛牌宣傳品分發各所，該會特派縣黨部幹事朱畏軒，公安局消防組長陳紹興，赴申購買藥品，以便施送，陳釆階三常委，俟各分診所開診後，擬分別視察，督促各所之進行，又聘定各鎮熱心人士為勸募員云。

重慶市中醫籌組 國醫學術研究會

（重慶通訊）本市中醫謝全安，龔霖廉，周復生等以國醫學術，昌明最早，學理深邃，治效偉大，利濟羣倫，，數千年，種族之繁衍，民衆之健康，胥賴夫醫學之保障，惟近世以還，西學東漸，趨時之士，競尚西醫，於是國醫衰微，迄於今春，中央頒佈中醫條例，國醫之地位始固，然學術本無古今，無國界，特擬組織重慶市國醫學術研究會，草擬章程，積極籌備，以期早日成立，刻已具呈市黨部備案云。

本社新社員

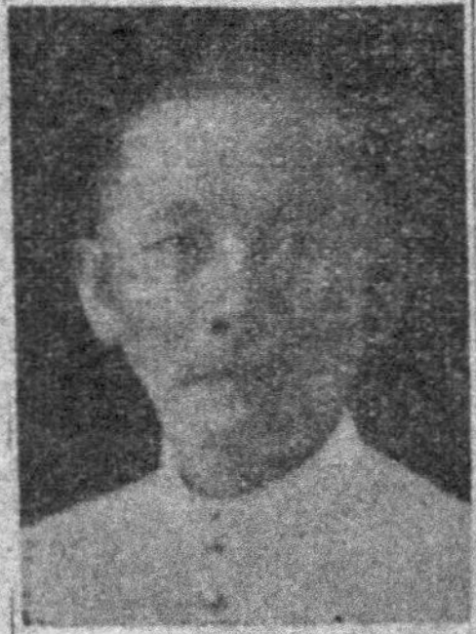

薛仁龕
廣東潮陽

寶應縣中醫公會 改選執監委員

（江蘇寶應通訊）寶應縣中醫公會前月十五日舉行會員大會，並改選職員，經黨政機關派員指導監視，計出席會員四十四人，已過半數，即經投票結果，計居紹仙，田陽谷，吳杏芳，張曉齊，錢楚卿五人當選執委，其次多數張仲侯，李仲芳，張秉千，當選候補執委，繼又選舉楊遂伯，田仲益，楊願伯三人當選監委，其次多數李季賓，吳曉芳當選候補監委，即於是日分別互選，居紹仙，田陽谷，吳杏芳三人為執委會常務委員，並抽籤居紹仙為主席，當選監委互選田仲益為監委會常務委員，業於前月十八日宣誓就職，分配工作云。

南通石港國醫發起 組織中醫公會

（南通石港通訊）江蘇南通石港區國醫界周月峯，葛亞廉，湯繼陳，王士良，朱從周，宗寶賢，徐景湖，鑒於該地國醫界毫無聯絡，特發起組織中醫公會，以研究醫學，服務社會為宗旨，業已向黨政機關申請云。

王紀統等呈縣府 請免薄荷吊鍋稅

（江蘇太倉通訊）太倉以土質相宜，薄荷品質較他處為佳，譽滿全球，中外物品展覽會屢獲獎章，故銷路頗廣，年來百業凋敝，社會經濟衰落，農民仍墨守舊法，不加改良，致素負盛名之薄荷，有一落千丈之勢，廠家又壟斷其間，致農民無利可圖，遂相率改種他物，薄荷產額，年少一年，農業前途，殊堪憂慮，茲有南鎮郊人王紀統等，有鑒及此，乃有合作吊鍋之設立，自行吊油，以避廠商把持，既非營業性質，自無徵收營業稅之必要，如錫常蠶戶烘灶爲例，性質相同，此倡彼效，產量勢必增多，農民藉爲利賴，業由王紀統等具呈縣長請求免稅，並求出示保護，以惠農村。

本社新社員

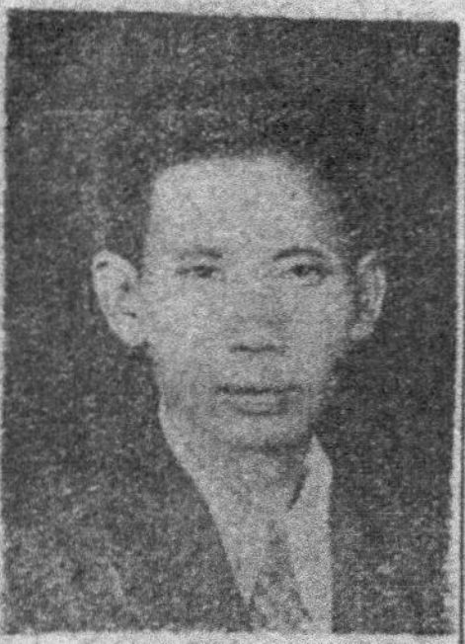

林綬綿 福建南安

杭國醫界熱心救濟貧病

（駐杭記者通訊）杭市國醫界，對社會救濟事業，素極熱心，近因鑒於時屆夏令，疾疫難免叢生，爲救濟貧病起見。曾於市區暨附郭一帶設立施醫局多所，完全免費治療，玆採誌如下，一，同濟施醫局，設佑聖觀路，醫士湯士彥施容川，施辰諾，沈叔野，曹楚鈞，二，佛慈施醫局，設岳坟，醫士華則民，偕一泉，陳楚珩，三，壽安醫局，設缸兒巷，醫士樓藏訢，董志仁，蔣掄元，四，存信施醫局，設白馬廟巷，醫士趙鑫棠，蔡變陽，孫伯仁，王心原，林炳華，五，道濟施醫局，設淨慈寺，醫士馮雯波，包仲梓，劉鼎

泉州公立中醫院新院落成聘鄭軒渠爲醫務主任

（福建泉州通訊）泉州公立中醫院，創辦二十餘年，成績頗佳，故諸董事熱烈向南洋募捐二萬餘元，規模日形擴大，因感舊院址不敷應用，是以重再建築新院，去年開工，現告落成，不日喬遷，並特聘國醫鄭軒渠爲醫務主任云。

國醫張簡齋熱心教育捐助獎學金五千元

京市府令社會局請獎

（南京通訊）南京市府據本市國醫張簡齋函稱本京地瘠民貧，自奠都以來，人口驟增，百物昂貴，以致清寒子弟，往往無力求學，頻年鈞府極力建設，既已推廣小學，又復有獎學金之設，所以爲市民謀文化之進步者，不遺餘力，曷勝佩仰，簡齋世居本京，勉守成業，服務社會，粗能自給，每與家鄉父老談及今日求學之難，輒爲浩嘆，爰本親仁之義，節縮私人用度，勉先湊集五千元，專儲市民銀行，作爲廣額獎學之基金，用特將該存摺繳呈鈞府，發交社會局生息備用，惟區區之獎金有限，名額恐不能多，敢求以京籍爲限，固知杯水車薪，無濟於事，但盡心力所及而已，除函請本京與地方自治研究會擬具簡章，呈請定例遵行外特貢獻愚忱，亦以贊助鈞府提倡文化之微意也等情，市府當以張君移生活撙節之資，爲清寒獎學之用，藉宏作育，期有惠於桑梓，樹之風聲，實有功於棫樸，除復函申謝外，特將五千元存摺，令發社會局，關於所捐獎學金，其一切保管支撥辦法，應俟本京地方自治研究會擬具簡章，送由該局妥爲核擬訂定呈核，並應由該局依例呈請褒獎，以揚仁風，而昭激勸云。

南通石港組防疫醫院 聘中西醫担任診務

（南通石港通訊）石港區第十三區黨部宗常委，以時屆夏令，疾病蜂起，爲防患未然，特附設防疫醫院一所，以濟貧病，已於本月成立，邀請該地醫士宋耀南胡蔭軒，張子秋，周月峯葛亞摩，湯繼陳……等十餘位，值日担任診務，一律施診。并又請西醫李賓谷晉仁安二位，於每日下午施打防疫針，又爲除害起見，特舉行捕蠅競賽，公布辦法五項，規定每日下午二時至四時，爲收蠅時間，凡捕蠅最多者，可得條蚊帳料一項云。

本社新社員

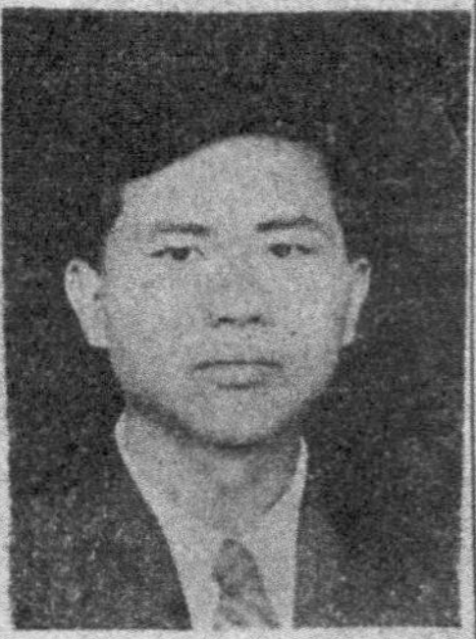

盛國榮 福建南安

黑熱病蔓延皖北

（安徽靈璧通訊）流行蘇北之黑熱病，年來蔓延既廣，染者益衆，死亡之數，殊堪驚人，蘇省府經組設黑熱病防止總隊，籌定經費八萬餘元，從事撲滅工作，乃最近數月內，黑熱病竟由蘇北延及皖北之宿縣，靈璧。等縣，事前多疏於預防，及此病發現，因醫藥人才及設備方面，俱感缺乏，對於患者之施行診治，殊感困難，以是流行頗烈，死亡甚多，各縣人民，僉望皖省當局仿照蘇省防止辦法，迅爲設法撲滅，以免蔓延。

南通掘港各界 舉行臨時防疫會議

中西醫均出席並担任施診

（南通掘港通訊）江蘇南通掘港區區公所昨日（八月十六）下午四時，召集各機關團體鹽垣碧霞兩鎮保長，及中西醫士，開臨時防疫會議，出席者郭正平，繆驥超，丁樹堅，汪少軒，黃步瀛，馮友蕃，季少三，陳朗清等四十餘人，列席者蠙山日報記者吳誨掘港報社社長蔡珏等十餘人，主席郭正平，紀錄馮友蕃，行禮如儀，主席報告開會情形，開始討論事項如下：（一）據醫學專家云，本年爲時疫流行年，本區應如何實行防疫宣傳，以期防患未然案，「決議」，由各機關團體代表，作防疫宣傳，并由區公所製貼防疫標語，俾衆通知，以免發生時疫，前所組織防疫施診所，現已聘定中西醫士季少三，沈慕周，歐香巖，季正卿，周星五，陳仲華等廿餘人，分班施診，地址仍借上真廟，定於本月十八日開始施診，（二）鹽垣碧霞兩鎮，爲本區各機關所在地，商店櫛比，居民衆多，值此夏秋之交，應如何注重公共衛生，以免發生時疫案，「決議」（一）本月十八日上午十時，在中山堂舉行清潔擴大宣傳，注重防疫，並遊行全市，（二）區公所劃定清潔運動防疫區域，通知軍警中心民衆學校各小學校鹽碧兩鎮公所，於本月十八至二十日，在其劃定區內，一律打掃清潔，於二十二日舉行清潔檢查，嗣後每週檢查一次，以免發生疾病，（三）由區公所公安局會銜佈告，禁售易生疾病之食品瓜菓等物，（四）取締路天糞坑，（五）由公安分局加僱清道夫二人或三人，專打掃街道，以重衛生，議畢，即行散會。

江津民報副刊增設國醫論衡

（四川江津通訊）四川江津民報，由縣黨部主辦有年，惟副刊除文藝而外，別無所有，本年七月，該縣醫學研究社社長任應秋氏，特向縣黨部接洽，增設國醫副刊，以發揚固有醫藥文化，定名曰：「國醫論衡」，每逢星期四出版，縣黨部已正式許可義務登載，並準於七月三十日出創刊號云。

本社新社員

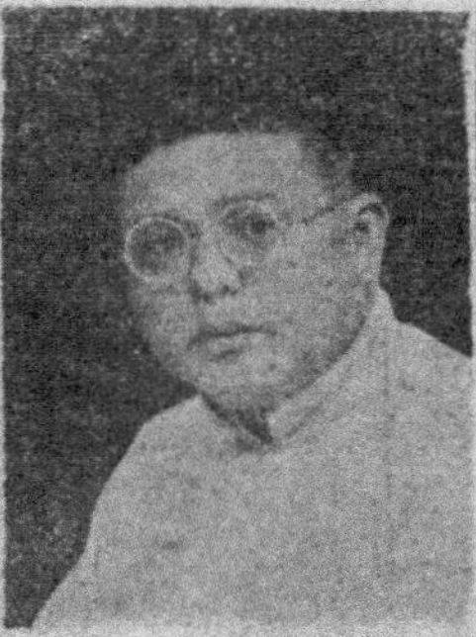

陳琢如　福建閩侯

江津救濟院施醫所成立

（四川江津通訊）江津救濟院，在民初年，早已成立，惟該院院長關少懷氏接辦以來，經費虛耗，事業未舉，以致遂告停頓，本年二月，經縣行政會議議決，公舉鄧變康氏為院長，於縣東門外新建院址，并於城內五福街另設施醫所，保障貧民健康，所內分中西醫兩組，每組各設主任一人，醫士若干人，現已正式開幕，每日男女就診者不下百人云。

江都兒童診所成立

（江蘇江都通訊）江都兒童診療所。由江蘇省立醫政學院。院友會。揚州通訊處。發起籌備。經該處常會議決。推胡守仁為所長。張明謙為痘疹幼科主任。耿鑑庭為喉科主任。曾惠民為內科主任。蔣再春為傷科主任。吳竹樓為牙科主任。李振庭為內外科主任。各設助理若干人。所址設敎場買春巷內。於七月一日行開幕典禮。由馬淑芳女士剪綵。鳴炮後。首由主席報告。繼由各機關來賓相繼演說。末由喉科主任耿鑑庭答詞。（詞長從略）時已上午九時旋即開始應診。聞當日求診者甚衆。共診一百餘號云云。

江都縣設立推拿學術研究會

（江蘇江都通訊）江都推拿學術研究會。由江都丁海珊。陸耀堂。兩君籌備。迄今月餘。會員參加。甚為踴躍。於七月廿六日。假縣黨部開成立大會。到各界來賓甚衆。首由陸耀堂主席致詞。繼由黨部代表孫毅。敎育局長辛芳。國醫支館代表耿鑑定。相繼演說。（詞長均從略）隨即票選丁海山沙伯良陸耀堂。尤峻之。等九人。為理事云。

無為縣國醫公會改期舉行成立大會

（無為通訊）安徽無為縣國醫界，籌組國醫公會，各情曾誌本刊，並定於七月廿二日舉行成立大會，現因鄉區同志緣天氣炎熱，未能全到，故改期開成立大會。

漣水縣政府奉令徵求祕方

（江蘇漣水通訊）漣水縣政

府，奉江蘇省府民字二〇七二號訓令，案准中央國醫館公函內開，吾國醫藥，具有悠久之歷史，匪特流傳古方，著有特殊效驗，即一般簡單秘方，亦隨在可以活人，（中略）請令飭各縣長通知各地人民，以後如有簡單秘方，或得諸鄉老，口授，或訪自醫家秘傳，若其效率準確，藥品普通，且又合乎民間單方，儘可隨時函送到館，以便編輯成冊，廣爲流布，等情到府，除分令外，仰該縣長即便遵照辦理云云。

本社新社員

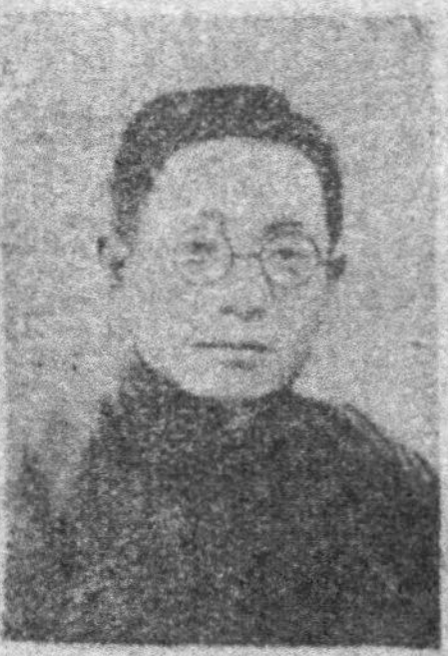

山東單縣　李恕彬

國外通訊

英國空中醫院創造

（倫頓通訊）空中飛行時，常不免於發生意外或遭遇疾病，英國近創空中醫院一所，設於飛機之中，全身塗以白色，迅捷非常，有兩個九十五匹馬力之引擎，內裝各種新式醫藥及看護之機件，並有養氣及輸血設備。

赴日考察醫藥事業之葉信誠夫婦抵東京

（本社駐東京記者通訊）本社名譽編輯葉信誠，於七月二十五日偕夫人景芸芳抵此，（編者按即東京）現寓市外吉祥寺內云。

醫藥教育消息

中醫學院畢業同學會定期舉行成立大會

（本埠通訊）本埠國醫公會設立中國醫學院畢業同學會第三次籌備會。業於前日在新院會議決定。九月六日舉行大會。並推定朱殿沈耀先等三人。爲大會主席。沈宗吳爲大會秘書。謝斐予爲大會事務。章鶴年等爲大會幹事該院歷屆畢業同學甚多。屆時開會。定有一番熱鬧云。

湖南國醫專校近訊

一、何主席捐款補助

湖南國醫專科學校，自前年成立以來，因係私人集資創辦，經費雖不十分充裕，然以辦事人之精神團結，辦理頗具成效，去春中館彭理事長（養光）蒞湘視察，對於該校極爲讚許，當彭氏蒞校視察時，湘省主席何芸樵（鍵）氏，亦陪同到校，何氏當以該校能以私人少數之財力辦理，成績亦頗不惡，對該校辦事人員，深爲嘉勉，幷慨捐國幣二千元，用以擴充設備，故該校去年下期，添置圖書儀器實驗器械甚夥，內容更加充實，本年春季，該校又以國難日亟，決加授救護學，幷請求政府派遣教官，予以軍事訓練，且以第一期學生畢業期近，亟須臨症實習又特約醫院診所，增聘實習指導教員，故本期經費之支出，較前更大，何氏特於本期結束時，又捐法幣一千元，以爲本期經費之補助，幷聞下期倘有鉅額之捐助，以資擴充，如此亦可見何氏熱心提倡國醫藥學術之一斑也。

二、學生赴嶽集訓

該校第一二班學生，呈准參加本屆湘省專科以上學校暑期集訓各情，業紀前期本刊，茲悉該校此次集訓地點，已決定設在衡山縣南嶽山之嶽雲分校，其入隊日期，原定七月十三四日，嗣因房屋佈置未妥，當經延期兩日，故該校此次應受集訓之學生，直至十六日午前十二時，始各自集合四十九標，由軍訓會派車運赴南嶽，其開學日期，亦經展至二十二日，屆時該校正副校長，均擬前往參加開學典禮云。

（湖南長沙通訊）

本社新社員

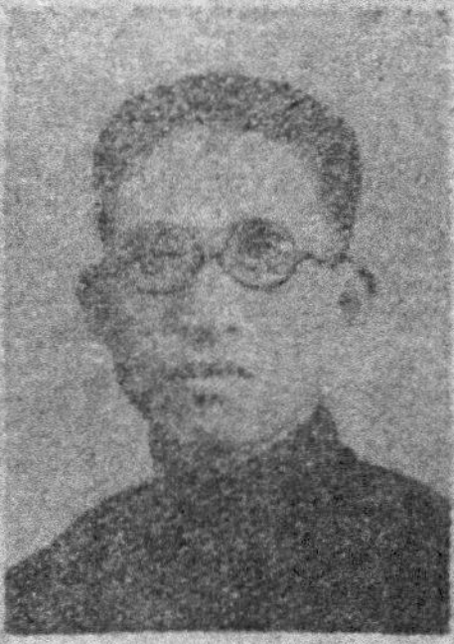

梁鳳岐　山西介休

北平國醫學院新猷

北平國醫學院，自成立以來已有六載之歷史。迨至廿三年。因經濟不敷，乃由孔院長伯華出負全責。改組院務等等事項，但至本暑期已虧墊甚鉅，院務不振，積弊日增，幸經該院蕭院長龍友，不忍睹此劣政，乃召開董事教職員全體聯席會議，商討補救之策，經衆會議結果決定改組，其內容如整頓院政，清除過去積弊，籌劃將來新策，分頭籌募基金，等等事件，務使於最短期間內，促其實現云云。

（北平通訊）

華北國醫學院察省設立分院

華北國醫學院。院長施今墨氏，熱心醫育。茲爲擴大造就人才起見。特在察省設立分院。定名爲華北國醫學院察哈爾省張垣分院。聞內部正在設備之期。已聘請多人担任教師。其經費現正由施氏等分頭募集。俟募齊後。即可正式成立云。

『北平通信』

＝研究資料＝

女子一百五十天不吃飲食舉動依然如故

無爲縣沙埧灣，農民宋某之妻，年十九歲，在去年二月時，即感覺腹腔上脹下痛，飲食下咽即吐，每日不過吃點鍋粑，而在此過去中，時進之湯藥，亦能接受，延及七月間，胸口處微隆起，大若手背，腹稍脹大，從此即將飲食之品，完全斷絕，然每天對於家庭之工作，還是照常，身體一毫不見瘦弱，月經到月即來，經過十餘醫士診治，均皆罔效，待至十二月間，向該地搖串鈴買幾粒丸藥吃下，即將此重病治痊，可見我國醫簡單秘方，極爲有效云。

（安徽無爲通訊）

懷孕九年產出貓首人身埋後挖出付之一火

湖南新寗通訊　本縣第三區煙鄉村小地名長坪。有農民許第云。娶妻蔣氏。於民十六年。身懷一孕。數年不產。咸以鬼胎目之。迨去歲。胎蠕動。始知有物在焉。然孕婦面黃肌瘦。似現病態。幸食量甚宏工作仍舊。昨陰歷六月初旬。忽告臨盆。一產五日。終不下胎。第云恐其有誤。特請產婆接生。產婆以平昔經驗。知其有異。命產婦食飯以安之。旋產婆以手入產門接生。竟遭噬傷。產婆乃以藥毒斃。用稱鉤托出。其形如貓首人身。遍體生毛。有獠牙兩個長寸許。銳如虎齒。鄉人詫為精怪。既埋而復挖出。焚燬其身。以絕其異云。此係友人親見而述之者。並非虛構。以動聽聞也。特誌之以供生理動物學家之研究。

本社新社員

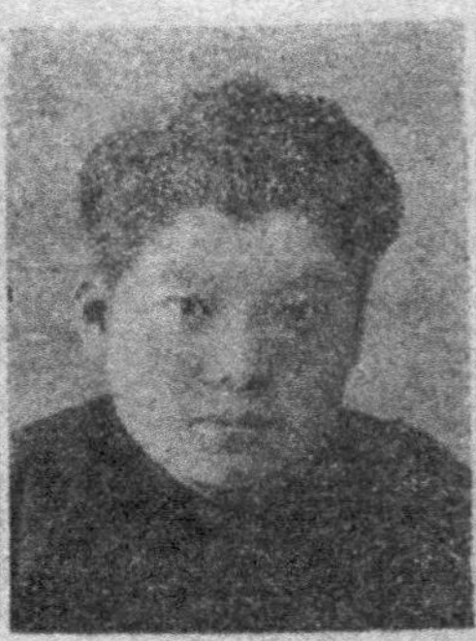

莫繼宗

浙江紹興

社訊

本社社務會議紀

本社舉行社務會議，出席者方公溥，龔醒齋，徐愷，盛心如，朱松，徐公魯，沈石頑，章鶴年，倪維德，王之南，列席者李仁淵，程兆晨，缺席者謝利恆，（謝社長因事赴京）由副社長方公溥主席，（甲）報告事項（乙）議決事項一、聘請薛立夫，湯士彥，裘吉生三先生為本社董事二、聘請薛仁倉鄭軒渠薛定華劉淑士先生担任本社特約撰述三、社員葛亞摩介紹同志多名除已依章贈給銀盾外並聘為本社宣傳幹事以資鼓勵，再由總務部登刊申謝之四，宜昌吳性中，南洋張見初，高邑楊銘齋，瓊州林邁夫，宣城周芝山，永嘉胡軼凡，信陽胡毓秀，漣水徐尚白，淮安孫式厂，均各熱心介紹同志，殊深佩慰，由總務部登刊申謝之（五）、本社為酬答不受佣金之熱心同志起見，特訂贈送對聯一千付，銀盾一百座辦法，以資鼓勵，由正副社長聯署登刊發表之餘略，議畢散會。

〔本社代郵〕

淵蛟先生：

大函悉。台端有志投考醫校，志殊可嘉，閣下文理頗為通順，所舉問題，鄙當代為設法，可無關係，另寄上章程一份，即請參閱，如有意者，決當代為効勞也。（心如）

聘卿先生：函悉囑事誠屬要圖，惟鄙人現正從事他種重要工作，俟完成後，再遵命進行。並請先生對於囑事意見，盡量貢獻，以資參考，俟事着員調查確實後，另行奉告（愷）

康甯先生：

前上一函諒荷　台收。敝社貴處尚無分社設立，竊以先生頗為熱心，如承同情代為組織，曷勝感激。（來函接洽後隨即奉上籌備聘書。）（愷）

信華先生：

令友學習國醫初步自修，宜讀生理學，解剖學，藥物學，三種書籍。（愷）

＝最後消息＝

晉江組織新中醫學社

（晉江通訊）晉江中醫界，因不滿意黃潤堂等包辦中醫公會，本年春初，吳金陵，郭國昌，鄭軒渠，黃中坤，葉永栽，傅維雲等，二十餘人，組織晉江中醫研究社，創辦醫藥週刊。今鄭軒渠又招集受業於上海及各埠中醫學院者，如：呂文起，朱瓊珍，丁逸致，詹振宗，詹炳裕，蔡錫桂，留杰等，與在地有新中醫學識者，如：楊碩鵬，何穀仁，王洪濤，董健華等，共十餘人，組織為新中醫學社，已於八月一日開第一次籌備會云。

本社新社員

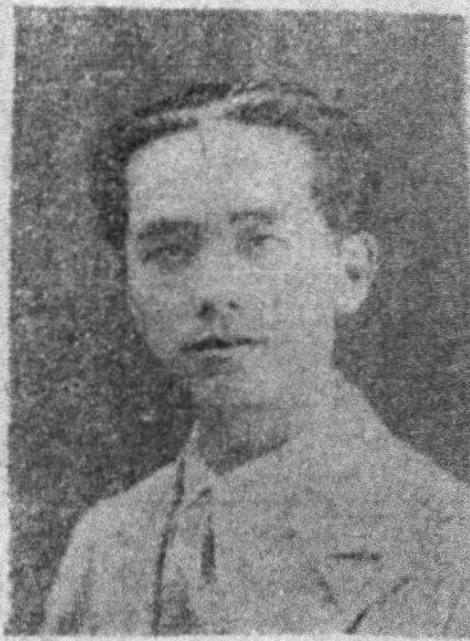

莫信華　廣東番禺

浙江新昌國醫公會新聞一束

(一)開成立大會

新昌國醫公會，由呂成丹陳誦三等於六月間發起組織以來，積極籌備，一切手續，既經完竣，乃定於八月二十日，在先賢祠大禮堂召開成立大會，出席醫生計俞仁宇呂光遠等六十餘人，各界來賓三十餘人，縣黨部常務委員俞渭川，親臨指導縣政府由建設科長何書紳涖場監選，主席王國芳，開會如儀，首由主席致開會詞，並報告籌備經過，次由指導員監選員訓詞，大會代表王士傑致答詞，繼討論會章，當經一致通過，即發票選舉，開票結果，王士傑，呂成丹，呂伯逵，呂毓春，王國芳，陳誦三，潘國均，王文獻，商一之，等九人為執行委員，王慶三，沈錫恩，呂梅汝等三人為候補執委，何壁齋，俞仁宇，呂六甫，俞鼎昌，陳中仁等五人為監委，董心鑑，竹之喜等二人為候補監察，畢，攝影比散會，時已暮色蒼蒼，萬家燈火矣。

(二)執監委員宣誓就職

新昌國醫公會執監委員，王士傑，呂成丹等於八月二十一日上午在先賢祠，舉行宣誓就職典禮，計到全體執監委員十九人，各舉右手宣誓後，旋告攝影禮成云。

(三)舉行首次會議

新昌國醫公會，於八月廿一日上午宣誓就職禮成後，旋於下午一時接開第一次執委會議，主席王國芳，開會如儀，(一)主席報告，(略)(二)分配職務，推王士傑王國芳陳誦三等三人，為常務委員，呂毓春為財務股主任，呂成丹為調查股主任，王文獻為庶務股主任，文書設計，審查三股，由三常委担任之，(三)各區分辦事處應如何組織案，議決，第一區推潘國均辦理之，第二區推董心鑑辦理之，第三區推王慶三辦理之，第四區推王士傑辦理之，(四)擬訂章程細則，議決，推王士傑起草，議畢散會，(又訊)該會監察委員會亦於同時舉行第一次會議，互推呂六甫為常務理事，俞仁宇主幹文書總務等項云。(新昌通訊)

定價

全年十二冊定價二元，半年六冊定價一元寄費在內（國外寄費另加）爲統制出版數起見，另本不售，郵票以九五折計算以一分至五分爲限。

廣告價目

等第	地位	全面	半面	四分之一
特等	底封面之外面	八十元	四十元	
優等	封面底面內面對面	六十六元	三十六元	
普通	正文後	三十六元	三十元	十六元

廣告概用白紙黑字　如用色紙或彩印價目另議

繪圖刻圖工價另議

本期校對者　李仁淵　程兆晨

中華民國二十五年九月一日出版

中醫科學第一卷第三期

社長　謝利恆

副社長　方公溥

龔醒齋

總務兼編輯主任　徐　愷

醫學主任　盛心如

藥學主任　朱　松

章鶴年

編輯　沈石頑

倪維德

宣傳主任　徐公魯

出版者　中醫科學研究社　地址上海愛而近路祥新里十六號

印刷者　中醫科學書局

注意

定閱諸君如有詢問事件或更改地址通信時務將（一）定單號數（二）定戶姓名（三）原寄何處三項詳細開明方可遵辦實因定戶衆多簿冊繁重非此三項無從檢查難免仍有誤寄特告

中醫科學第一卷第三期畫報第二版

本社新社員玉照

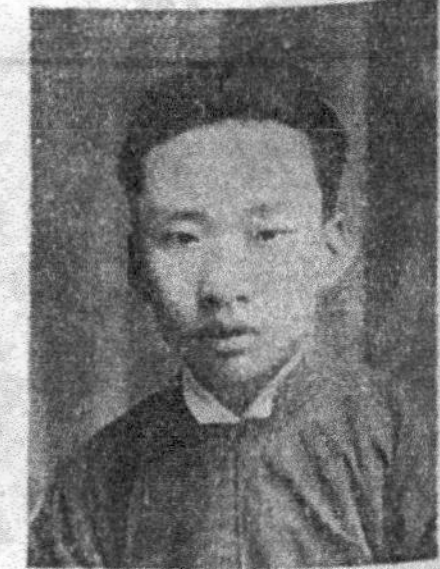
任應秋　四川江津

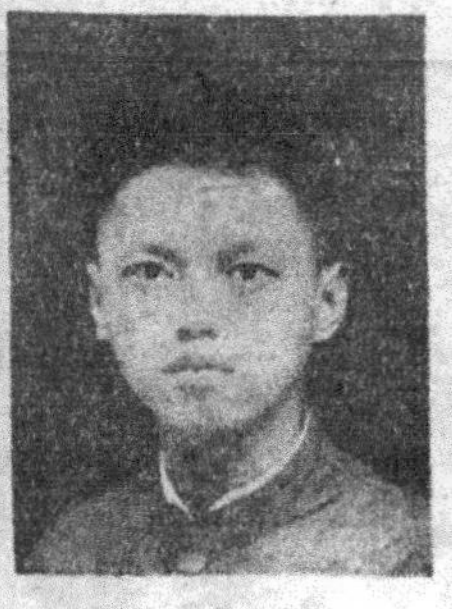
陳木天　江蘇東臺

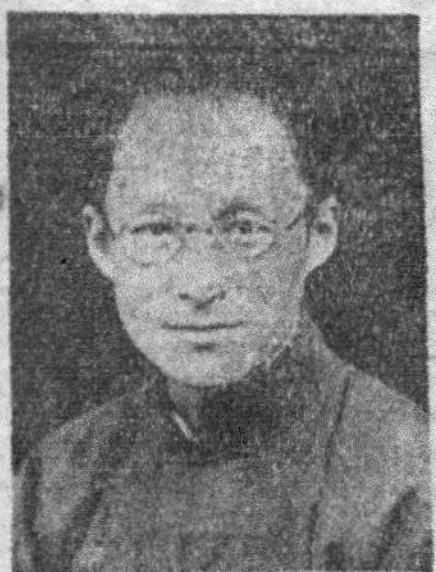
繆小臣　江蘇東台

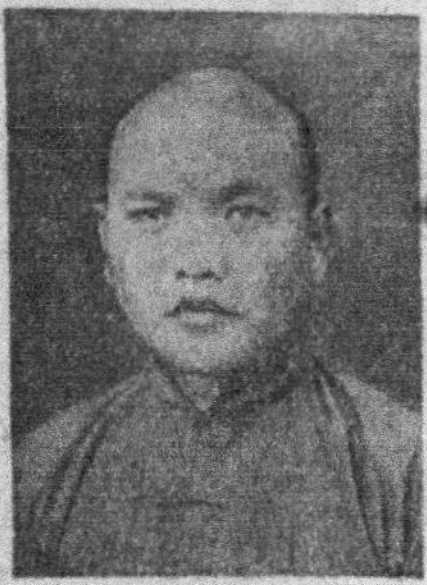
吳楚欽　湖南華容

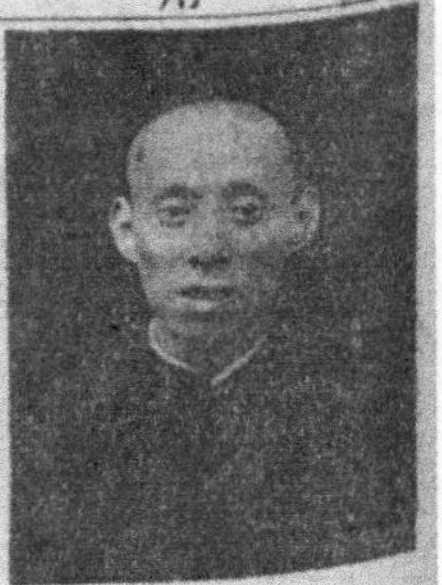
趙芝霖　江西都昌

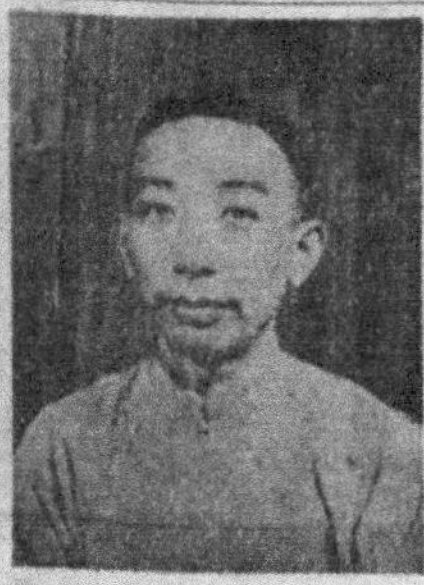
謝翰卿　湖南湘江

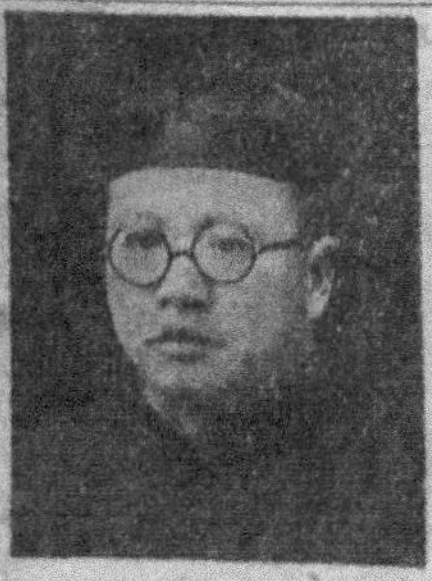
柯蔭藩　福建長樂

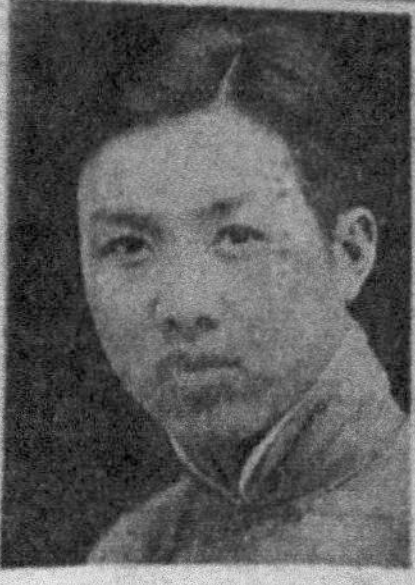
陸志偉　江蘇松江

本刊呈請內政部登記
中華郵政特准掛號認爲新聞紙類

中醫科学

于右任

第一卷第四期

中醫審查規則內容之注意點

徐愷

衞生署擬訂之中醫審查規則，已經正式公佈，從此中醫條例，得以實施。不侫對於審查規則內容，認爲有可注意之點，特提出公開討論，以供同道研究。

關於開業領照資格，中醫條例上規定，在中醫學校畢業，得有證書者，或曾執行中醫五年以上，即可合格，今中醫審查規則第三條云：「中醫條例第一條第三款所稱中醫學校，指經敎育部備案，或地方敎育主管機關立案者」若此，則必須敎育機關立案之中醫學校畢業者，方能免試請領執照；反之，未經立案之中醫學校，畢業文憑，不能有效，此種規定，自屬正當。然現今中醫學校，概未經過敎育機關備案，畢業學生，自不得享受免試權利。竊以當前中醫敎育當軸，亟應趕緊向敎育行政機關備案，惟各該學校，首宜謀基金穩固！設備齊全！方可邀准備案。今後招收學生，尤須嚴格注意學歷，不得濫收充數！至於現尚未立案之醫校學生，更宜努力上進！應一日考試，乃能有備無患！又行醫五年以上，可享免試領照之權。但此不過適用於條例初行之際，因條例實行以後，凡行醫者，須先領照，若無執照，即不能開業，更何能有五年以上，由此以觀，將來免試資格，勢必祇限於學校畢業，而私授學徒，當然不能享受免試權利，從此私授學徒制，勢將逐漸消滅，希望政府及中醫界熱心人士，廣爲籌設醫校，培植人才，爲社會應用。

關於管理機關，中醫審查規則附錄內云：「中醫審查給證事項，暫由中央主管機關授權地方政府辦理」——節錄要義並非原文——此與中醫條例，所規定中醫由內政部審查給照，完全不同，此點最爲遺憾，蓋以前中醫領照，本由各地方政府辦理，惟甲地之執照，不能通行至乙地，苦多不便，中醫條例規定由內政部給照，當可通行全國，乃條例尚未實行，衞生署又提議管理中醫，凡審查給照，均由署辦理，此時全國同道，紛紛反對；一致主張仍由內政部辦理，乃者中央仍授權地方政府辦理審查給照事項，是中醫執照，既非向內政部請領，又非由衞生署發給，事實不能通行全國！與中西平等原則仍相違反！而請求目的，仍未達到！吾人對此，斷難緘默，應再據理力爭！中醫[illegible]照，須歸中央機關發給，但同道不當如過去堅執由內政部發照，儘可申請！歸衞[illegible]發照，同時須力爭衞生署設置中醫部份，容納中醫人員辦事，則中醫執照，既可遵行全國，而在種種方面，亦可顯示中西平等，關於此點，不侫早當衞生署提議管理中醫時已爲文論之，余認此甚爲合理，尚望全國同道，一致注意焉！

中醫科學研究社出版

中醫科學第一卷第四期畫報第一版

本社社長謝利恒近影

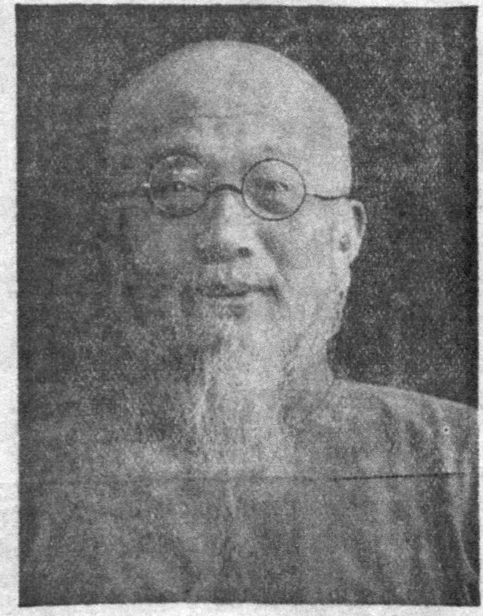

本社副社長方公溥近影

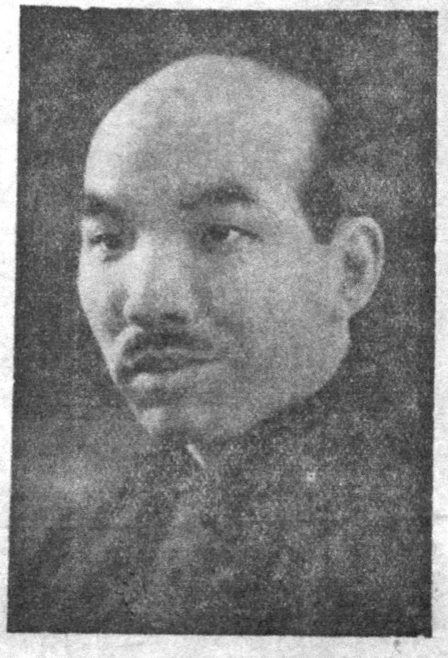

本社副社長龔醒齋近影

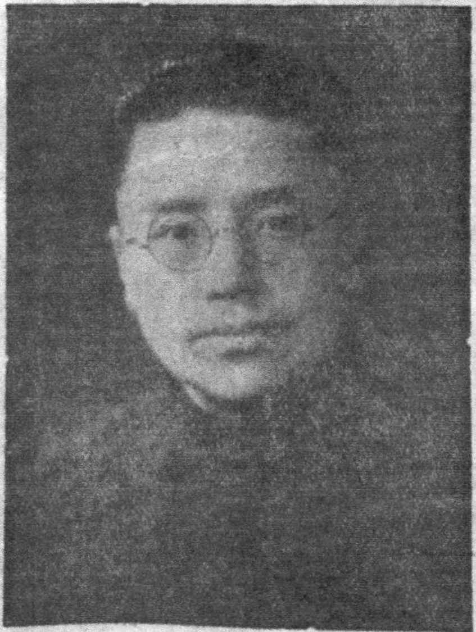

肝胃氣痛病患衆而苦無適效之藥鍾靈製藥社之心靈丹純粹采取國藥純無麻醉成分而能於五分鐘內建立奇功洵病家之福音也特此証明並為紹介

廿五年九月二日 秦伯未

代經銷處 中醫科學書局

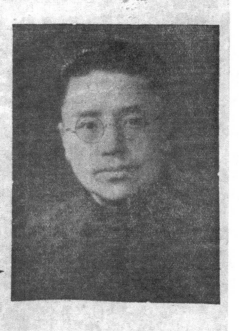

1957. 6. 2 6.

醫界最切實用之參考書

徐愷著

疾病問答集

十一月底出版

每册定價八角

繼續發行預約每册五角

（加寄費二分掛號另加）

著者自序

敬告讀者的幾句話

（一）這本書的材料，是我主編光華醫藥雜誌的時候，有許多直接答覆讀者的問病信，沒有在雜誌上披露過。這些病問，很有不少是特殊問題，朋友對我說，搜集起來，整理一下，單行出書，給大家參考，豈不好嗎？我聽了他們的話，所以就把一大堆的直接信稿，整理起來，交給中醫科學書局出版。

（二）讀者諸君，在這本書內尋不到什么有系統的學術，也尋不到有什么高深意義，不過尋得一些疾病問答的研究而已。倘能藉此引起讀者思考，增進研究的興趣，自己心願已算達到了。

（三）本書並蒙謝利恒、盛心如兩先生加以校閱，費去心思不少，使我非常感激，謹附此謝謝。

徐愷 二五、六、一〇。

武進謝利恆先生傑作

醫學歷史巨著

中國醫學源流論

內容之一斑

醫學大綱　神農本草經攷證　五運六氣說　難經學　金匱學　辨症學　喉科學　虛癆病　醫話　地方病

儒學比例　傷寒雜病論攷證　劉河間學派　傷寒學派　本草學　清代學派　眼科學　導引術　醫家考訂學　結論

醫學變遷　金匱要略攷證　李東垣學派　唐宋學說之異　醫方學　女科學　傷科學　養生法　醫家叢刻

上古醫派　古代脈經　張景岳學派　宋學之弊　鍼灸學　幼科學　脚氣病　鈴醫祕方　中西匯通

素問攷證　古代鍼灸經　薛立齋學派　靈素學　解剖學　痘疹學　霍亂病　祝由科　東洋醫學

難經攷證　隋唐間醫籍　趙獻可學派　傷寒溫熱之別　脈診學　推拿學　痧脹病　醫史　民國醫學

靈樞經攷證　宋明間醫方　李士材學派　溫熱學　驗舌學　外科學　鼠疫病　醫案　時代病

定價全書一册售實價大洋一元外埠郵費壹角

代售處中醫科學書局上海愛而近路祥新里十六號

本社贈送對聯銀盾啓事

本社自成立以來，爲時僅兩月有餘，社員及定戶，紛紛參加，殊形踴躍，並承熱心同志轉輾介紹，足徵提倡發揚醫藥事業，具有同情也，利恆等服務醫界數十年，平時對於固有醫藥，提倡改進，不敢後人，兼以本社各部主任編輯徐愷盛心如朱松沈石頑章鶴年倪維德諸同志，均屬英俊多才，富有辦事能力，全體同人，在同一目標之下，始終努力奮鬪，以達到中醫完全科學化之目的，茲爲酬答不受佣金之熱心同志起見，特訂贈送對聯一千付，銀盾一百座，以資鼓勵，辦法如下：(一)凡介紹社員(或全年讀者)三名，贈本社對聯一付：(二)凡介紹社員(或全年讀者)十名，贈大號銀盾一座，上列辦法，自九月十日起，至十二月底止，即請海內外同志查照辦理爲荷，此啓。

社長 謝利恆
副社長 方公溥
龔醒齋
同啓

醫界著作家均鑒

本局爲溝通醫藥文化起見，搜集中西各科醫藥書藉，以備醫藥界購辦，參考研究，茲爲更求普通計，擬徵求國內外醫界著作家之私人著作，代爲發售，特擬法於下：(一)凡有著作之人士請先寄本局若干部開明價目折扣：(二)本局收到著作家書籍後，隨即函覆：(三)本局與著作家，每三個月結賬：(四)期滿時如書未銷去，著作人欲收回，本局得照辦：(五)本局收到著作人託售書藉，隨即在中醫科學雜誌刊登廣告，遇編印目錄時，隨時將書名編入，以資宣傳。倘荷著作家同情，即請委托辦理爲荷。此啓

中醫科學書局啓

中醫科學第一卷第四期目錄

緊要新聞

衛生署正式公佈中醫審查規則

共計正文八條附錄六項　審查發照歸各省市辦理

業已咨請各省市政府查照

（駐京記者專電）　衛生擬訂之中醫審查規則，業經正式公佈，記者探錄此項審查規則全文如下：

規則　中醫審查規則，（第一條）本規則依中醫條例，第一條第二項之規定制定之，（第二條）中醫條例第一條第一款所稱攷試或甄別，凡老試甄別檢定審查等具有測驗學識經驗意義之事項皆屬之。（第三條）中醫條例第一條第三款所稱中醫學校指經教育部備案，或各地方教育主管機關立案者。（第四條）中醫條例第一條第四款所稱五年以上應有執業地主管官署之證明（第五條）依照中醫條例第一條第一項之規定請領中醫證書者。應備具左列。文件費款呈送執業所在地，或原籍所在地市縣政府核轉省政府，或者衛生行政機關轉送衛生署審查。（一）履歷書三份，（二）本人最近正面脫帽半身相片四張，（三）資歷證明文件，（四）證書費五元，（五）印花稅費二元，前項執業所在地或原籍所在地，為直隸行政院之市時應逕呈市政府，或市衛生行政機關核轉，（第六條）審查資格應就請求給證人提出之資歷，證明文件行之，但認為必要時，得通知請求給證人提出補充證據，或逕行調查或予以考詢，前項考詢得就左例科目範圍參加請求給證人，所習科目選派專門人員，以口頭或書面行之，（一）內難概要，（二）本草概要，（三）古方概要，（四）傷寒概要，（五）溫病概要，（六）疫症概要，（七）婦科概要，（八）兒科概要，（九）眼科概要，（十）喉科概要，（十一）外科概要，（十二）傷科概要，（第七條）中醫證書及度格式如附圖規定，（第八條）本規則自公布日施行。

附錄　（一）中醫審查規則第五條第六條所規定之審查給證事項，遵照中央政治委員會第十次會議決議，第一項暫由中央主管機關授權地方政府辦理，（二）地方政府指省市政府或管理公署，其在已設有衛生行政主管機關之省市，則為其所屬之衛生行政主管機關，(三)地方政府收到請領中醫證書文件後，應即依照中醫審查規則第六條之規定辦理，(四)經審查合格之中醫由地方政府發給中醫證書，(五)中醫證書由地方政府照定式印製使用證書署名爲省政府主席，市長，或管理專員，並由該管衛生行政主管長官副署。(六)凡經給證之中醫姓名人數，由地方政府按月列表彙報衛生署查考。（九月三日）

（南京快信）衛生署最近公佈之中醫審查規則，刻已將全文抄錄函請各省市政府查照。（九月五日）

首都國醫公會

舉行推選「關於執行職員資格」

臨時奉令僅以常務理事爲限

◆又自由職業團體選舉總所解釋「自由職業團體推選疑義一節」

◆影響各地國醫前已推選候選人之各理事「推選票權一律取消」

首都醫會特快函各地醫會入京共商救濟

（南京快信）南京市國醫公會於九月九日舉行推選，臨時忽奉訓令，關於執行職員資格，僅以常務理事爲限，經當場口爭無效，乃一面書面呈訴，一面快函全國醫會派代表入京與議，因同時自由職業團體代表選舉事務所解釋「自由職業團體推選疑義一節」，足以影響各地醫團前已推選候選人之各理事推選票權一律取銷，但西醫則仍照全體委員計算，如此則國醫落選無疑，事關整個國醫存亡，義意重大，應共謀救濟，茲將首都醫會呈件快函及選舉總所將解釋疑義等文合併探錄於後。

呈中央國醫館

具呈南京市國醫公會常務理事楊伯雅張簡齋郭受天呈爲國代選舉令出兩歧，懇予轉函持平處理事，竊查本會關於國代推選候選人之執行職員資格問題，初奉國民大會南京市代表選舉事務所，市字第一一二號訓令本會以理事爲限，並訂於九月九日下午四時半至五時半，在市府大禮堂舉行，迨及期全體理事十一人，齊集會所，正擬出發前往，忽又奉到國民大會南京市代表選舉事務所市字第一六四號訓令，以常務理事爲限，並以西醫醫師公會，俱採委員制，自應以全體委員行使推選等因，先後令出兩歧，固已大惑不解，尤妙在西醫醫師公會之組織，亦復置有常務，事實俱在，有案可稽，而竟目爲俱探委員制，何以昭示國人，彼時全體理事，羣集會所，受此揶揄，不勝憤慨，伯雅等誓以據理力爭必求平允，婉言相勸，始各散歸，伯雅等遂相率赴指定場所，面請監選人員說明理由，亦苦不能置答，惟有瀝情具呈，伏乞俯賜轉函選舉總事務所持平處理，非准本會全體理事，予以補推機會，卽應將西醫醫師公會非常務之推選票權，一體除外，必如此方昭公允，否則實無以仰副國府十日明令，樹民權正鵠，植憲政初基之本旨，冒昧陳詞，不勝惶悚待命之至，除呈：國民大會南京市代表選舉事務所外，謹呈。

致全國醫會函

逕啓者，本月九日，京市國醫團體，舉行推選，臨時忽奉 訓令，關於執行職員資格，僅以常務理事爲限，當場口爭無效，退而訴諸書面，經卽分呈中央國醫館，南京市選舉事務所，及總事務所在案，正擬油印呈稿，分寄各會間，又見本日報載有「自由職團推選疑義」一則，乃各地國醫在前，已經推選候選人之各理事，推選票權一律取消，而西醫仍照全體委員計算，如此則國醫落選無疑，喚起全體國醫一致起而力爭，斷難有效，玆將原呈底稿，及報載全文，分別印達，卽望查照通告全體，共謀救濟，國醫存亡，在此一舉，努力前驅，幸勿稍懈，此致

公會。南京市國醫公會啓九，一八，

選舉所解釋文

國民大會自由職業團體代表選舉事務所，前爲自由職業團體推選候選人後，如對法令仍有疑義，續請解釋，應如何辦理，請求國大代表選舉總所解釋，玆准總所函復，特於感（十五）日代電各首市選舉事務所查照，原文如下，各省市代表選舉事務所鑒，本所前以各自由職業團體對於執行職員，紛紛請求解釋，如遇有已前奉總事務所解釋正轉行在途，而各該團體已舉行，推選候選人到所，其執行職員，有與解釋抵觸者，將來彙核時，應否遵照解釋辦理，予以剔除又如有正在請求解釋尙未奉復，而各該團體已辦理推選手續者，其彙核時，應如何辦理，又如有已屆核定推選候選人之期，而各該團體對於法令，尙有疑義，呈請解釋者，應否仍予照轉，其有逕呈總所請求解釋者，又應如何辦理，於八月二十六日函請總所核示遵行在案，玆准總所二十五年九月十一日第四零八號公函開，（上略）查自由職業團體推選候選人，旣規定須於八月三十一日以前推定，是現已過期，所有各該團體對於執行職員疑義，除前已有解釋案飭遵者外，不必續予解釋，免致延誤，至各該團體對於執行職員疑義，在未接到本所解答，或未經本所解答，卽已辦理推選手續者，將來彙轉時，仍應依照解釋辦理，以符法令，而免紛歧，准函前由，相應函復，卽希查照，爲荷，等由准此，自應遵辦，除分電外，相應代電奉達，卽請查照，爲荷，自由職業團體代表選舉總監督蔣感（十五日）印

編者言

此次中醫國大代表選舉，爲中醫「生死存亡所繫」全國同道，對於選舉權利，决不能漠視，任令支配，應團結一致，據理力爭，達到公允之目的。

捏名信何來

上海市國醫公會
發現有以執監委員名義對外之書信
▲內容否認公會派人往各地爲丁某非法活動交換國選
▲全體執監委員閱信否認有此舉動一致主張澈底查究

（本市特訊）上海市國醫公會，最近忽發現有以執監委員名義對外通信，內容係否認公會派人往各地爲丁某非法活動交換國選事，全體執監委員閱信，咸否認有此舉動，且非常震怒，一致主能澈底查究，但至本刊截稿止，偵查尚未有何眉目，茲將公會翻印之捏名信節錄於後文云：各地國醫公會均鑒，頃聞有人假借本會名義，前往各地爲丁某非法活動，交換國選，殊深駭異，查國民代表責任重大，同道中果有足以勝任者，則衆望所歸，毋庸鑽營，如果眞有是項怪劇，同人等決不承認，務請各公會勿受其愚爲要上海市國醫公會執監委員薛文元，秦伯未，顧渭川，張贊臣，夏理彬，包天白，沈心九，黃寶忠，許半龍，嚴蒼山，包識生，盛心如，夏重光，程迪仁，蔣文芳，蕭退庵，朱鶴皋，江仲亮，戴達夫，任農軒，朱小南，俞同芳，施濟羣，楊彥和，謝利恆，朱子雲，徐小圃，沈琢和，陸士諤，朱南山，方公溥，吳克濟，蔡幼笙，馮明權，丁筱蘭，蔡幼笙，張潤生。

杭市府舉辦第六屆國醫審查

（杭州通訊）杭州市政府舉辦之國醫審查委員會，現已屆六期，規定自九月一日起三十日止每日上午八時至十二時，下午二時至五時爲報名日期，定十月十八日上午八時筆試，同月二十五日下午一時口試，經評定及格者，即可依照手續呈市府領開業執照，正式行醫。

溫州西醫公會
反對中西混選

（溫州通訊）本埠西醫公會，日前開會議決，反對本埠中醫參加國大選舉，散會後，當通電上海西醫總會及行政院省政府請求將中醫劃分，西醫獨立選舉云。

中央國醫館潮安縣支館成立

正館長蔡壽祺副館長許少士

（廣東潮安訊）中央為發展吾國醫藥起見，經國府設立中央國醫館，現各省市縣分支館籌辦，業經次第成立，本縣支館幷經委定蔡壽祺為正館長，許少士為副館長，陳錫文為董事主席，李醉石，鄭銘石，梁淡如等，為常務董事，許伯元，劉少伯，陳韞香，林幼山，江友雲，楊建彬，等為董事，特聘朱乃鑾為祕書，該館已奉頒發鈐記，於九月二日就職，積極整理改善國醫藥發展事宜云云。

國選總所解釋

中西醫團推選候選人辦法

（南京快信）自由職業團體代表選舉事務所，前准中央國醫館函，以國大選舉法第二十條所載，推選候選人之職員，其資格有謂屬於執行委員者，亦有謂屬於常務委員者，究應如何規定，以昭一律，請核示遵行，當經該所擬具辦法兩項，（一）凡醫藥師團體執行機關，採用會長制，或理事制者，其參加推選候選人之執行職員，應以正副會長，或正副理事長為限，（二）凡醫藥師團體執行機關，採用委員制者，其參加推選候選人之執行職員，應以常務委員，或常務理事或常務幹事為限，如未置常務委員，常務理事，常務幹事時，亦以執行委員，或理事，或幹事為限，函請國選總所核復，茲准函復稱，查所擬辦法，均屬可行，至西醫醫師公會，俱採委員制，自以全體委員行使推選權，不受本項辦法限制，該所准此，已電各省市代表選舉事務所查照矣。

莊長恭研究男女內分泌素

論文送德化學會發表

德派員來華共同研討

（南京通訊）中央研究院化學研究所長莊長恭，近致力研究男女內分泌素，曾著論文兩篇，送德國化學會發表，德方極注意，已派員來華，與該所研討。

我們：歡迎入社　歡迎訂刊　歡迎介紹　歡迎批評

社訊

本社社務會議紀

議決要案八件

本社新社員

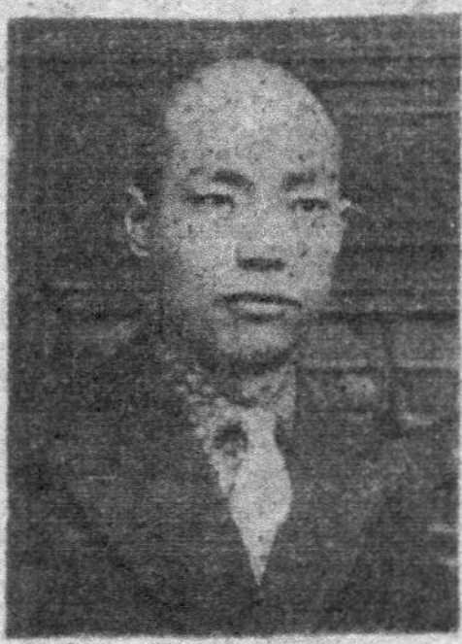

顏澗民　四川瀘縣

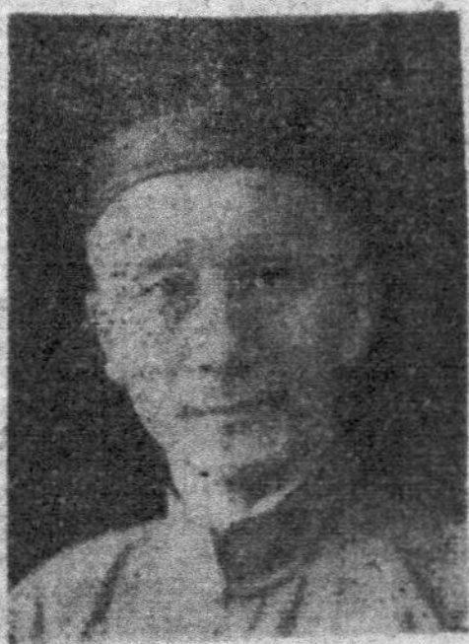

段慕韓　雲南安甯

本社新社員

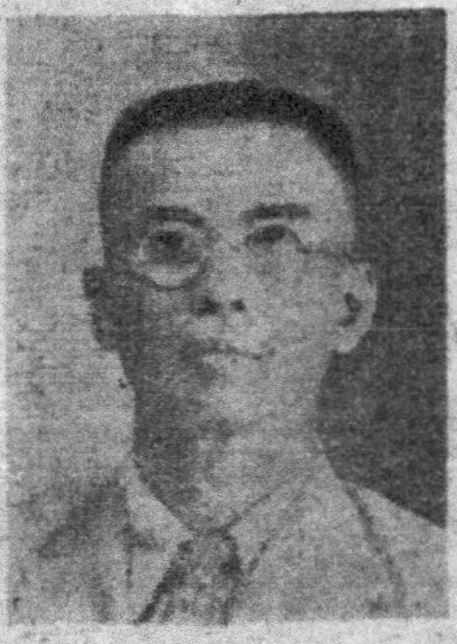

張見初　廣東潮安

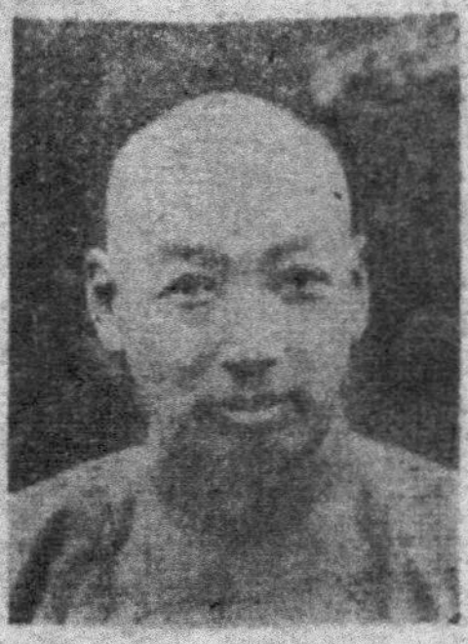

丁育濤　山東日照

九月十五日舉行社務會議，出席者謝利恆，方公溥，龔醒齋，徐愷，盛心如，朱松，沈石頑，倪維德，章鶴年，徐公魯，王子南，列席者李仁淵，程兆晨，由謝社長利恆主席，(甲)報告事項，(略)(乙)議決事項(一)聘請狄福珍女士，為本社日本漢醫藥事業考察員，(二)聘請田禮仁蔣景鴻先生，為本社特約撰述員，(三)擴大徵求組織分社，並修訂章程，交總務部辦理之，(四)閩侯穆迪民，依章組織閩江區分社，除致發正式分社長聘書外，應由總務部登刊獎勵之，(五)高邑李天錫，楊銘齋，晉江鄭軒渠，南洋張見初，諸先生，熱心介紹同志，由總務部登刊獎勵之，(六)國民大會有關醫藥前途，極為重要，本社擬特出特刊，登載緊要評論，及醫界國選重要消息，散發海內外同道，俾衆明瞭，(七)國民大會開會時，除着駐京記者努力採取醫藥新聞外，並派要員赴京，協助採訪新聞工作，(八)本社社務發展，總務部事務紛繁，添聘吳近仁為辦事員，餘略，議畢散會。

評論

全國慶祝中醫條例聲中
關於中醫審查規則之檢討

蔣文芳

中醫條例公佈之後，中央國醫館通知全國各醫團。開會慶祝此曠世榮典。各地醫團奉命執行。興高采烈。以爲從此中醫可登衽席。安如泰山。更以爲從此中醫已可出人頭他。巍巍乎有不可一世之概。於是乎自命領袖者。憧憬粉紅色的迷夢。手足並行。希望攀登最高之峯。睥睨一切。

各地開會慶祝中醫條例之公佈。既盛極一時。而中醫條例之施行。却遲遲其不果。微聞管理權之誰屬。頗足引起爭論。而京中同道。且通告各地。反對衛生署給照。請爲一致要求尊重條例。應由內政部管理藉以抬高中醫之地位。乃致引領翹企之中醫條例。幾將成爲水月鏡花。可望而不可遽接。於時國選問題。既盤旋腦中。條例題題。遂置腦後。循至淡然若無其事。所謂領袖也者。目擊國選之熱鬧。一心以爲有鴻鵠將至。更難稍分心緒。研究條例之實施。其勢然也。

中醫條例雖經公佈。祇以程序法之未備。無從執行。已開業者固屬無妨。期待登記者。實有迫不及待之勞。各地方衛生行政機關。既未奉中央命令。無所依據。各醫會主持人員。正復別有所圖。無暇及此。遂使請求登記開業者。呼籲無門。

乃者中醫審查規則八條及附錄六項。均於本月公佈。從此中醫之欲開業者。可以依此請求給照。所謂中醫條例。亦從此得以施行。謹誌於歡忭慶祝之餘。將條例規則。一檢討之。

給照機關　在中醫條例未頒佈前。各地方政府。各製單行法規。審查考試及格之後。即由各該地方政府發給開業執照。因此甲地之執照。不能通行於乙地。同道頗引以爲苦。中醫條例規定。由內政部給照。庶有通行全國之望。中間曾有改由衛生署給照之傳說。各地團體。羣起非議。但果由衛生署給照。尙不失全國通行之資格。醫團之反對。似可不必多此一舉。今者中政會議決。審查給照事項。暫由中央授權地方政府辦理。是以附錄第五項明白規定中醫證書。仍由地方政府製發。姑不論內政部不能給照。即前所反對之衛生署執照。亦沒由領取。與中西醫師同等待遇之原意相反。且於事實上。仍領地方執照。能否通行全國。頗滋疑義。

領照資格　中醫條例第一條各款規定行醫五年以上。成學校畢業者。方可請領執照。對於未經行醫五年以上。或從師習業者。應依何種手續請領。未經規定。似屬遺漏。以意度之。當經考試及格。方可領取。似無疑問。故依條例規定。則學校畢業。或行醫五年以上。可享免試領照之權。否則須經考試。而行醫五年以上之資格僅能適用於初辦之際。良以一經執行條例。凡行醫者須先領照。斷無未領執照而可行醫至五年以上也。故嗣後免試資格。似僅限於學校畢業一項可行。今者審查規則。明白規定條例第一條第三款所謂學校。指經教育部備案。或各地教育主管機關立案者。換言之。即未經備案之學校。其畢業文憑。絕不發生效力也。夫學校須經教育行政機關備案之後。其畢業文憑方生效力。固爲一般學校之通例。是項規定。自屬正當。但中醫學校。從未獲得教育部之備案。且中醫好高騖名。所辦學校。多稱學院。苟欲繩以管理獨立學院規程。則各學院雖欲備案。亦不及格。無庸諱言。且於備案之後。畢業文憑。送請蓋印時。依法必須附呈各該畢業生高中畢業文憑。此層亦難辦到。故不論過去及未來之學校畢業生。不能免試。事實上業已確定。所有學校畢業之免試資格。不過具文而已。依據審查規則。除第一次審查時尚可援引行醫五年以上。請求免試外。嗣後中醫之開業。無論學校畢業。私人傳授。均須經過開業試驗。已極明顯。願今之學習中醫者。須努力用功。勿以爲有恃無恐也可。

總觀中醫條例暨中醫審查規則。與從前各地單行法。無大差別。所謂領取中央執照。通行全國之希望。已成幻想。不過使各地業已依照單行法規登記之中醫。照樣納費。再來一次而已。其相差者。免試範圍較前狹小。審查試驗較前嚴厲。所謂提高中醫地位者。其在斯乎。

讀汪先生對於國選的主張書後

朱

汪企張先生，有「吾醫界對於國選抱消極的主張說」一篇文章，載在廿五年八月廿五日的申報醫藥專刊第一八九期內。文中對於國選，分甲乙丙丁四說，令就甲乙丙三項提出討論，餘者從略。

原文甲說；「……律師，會計師，工程師，醫師，藥師，新聞記者，教育團體，大學教授等一類的人物，都須經由本國或外國正當的學校出身，且得該職業考試的執照的，方算有資格，這是一個很重要的問題。這次選舉，在我們醫藥師一格內，糊裏糊塗之中，忽然將中醫夾入。講到中醫呢，他們大都是徒弟式出身，或自修自成的。內有幾個，自稱學校學院的，也並沒有得到政府教育部的認許，也並沒經政府劃入教育系統；而這類出身的人物。正和工程師相類的泥水木匠，會計師一類的管帳老先生，律師一類的法院代書訟師惡吏，新聞記者一類的賣朝報的，藥師一類的藥工，教育團體，大學校教授一類的鄉下門館先生，說是可併入有資格，有學問，有科學知識的醫師一格中，使他們競選，眞可說倒盡其霉……」原來加入職業團體的國選，是要有學校出身的資格，方算合法，不是學校出身的職業員，是不應加入競選，不知根據國選法上那一條？推主張甲說的人，要從事職業，必須經過三年五載的學校生活，否則即不配從事自由職業，應讓本國或外國學校出身的人充當。前清沒有洋學校的時候，國家表面上尙似强盛，現在多了許多洋學校，增加了許多洋貨消耗者，國家的土地，反日見縮小了。一批一批地留學生回國，除極少數人外，其餘對於國家社會有些什麽貢獻?!請主張甲說的人，從我國留學醫師中，指出那些替我們的國家，做了些什麽事業，爲社會服過了多少的事務？「出類拔萃」，的人數，估百分之幾？我們再看一看古今中外爲社會造福的人，是否盡如混幾年學校生活的人？中國古代，學校制度不完備，不必去講它，近人如王雲五輩，都是靠自修成功的。外國的例子更多，法拉第，愛迪生等，在化學電學上的貢獻，恐彼正式學校出身的，亦甘拜下風呢！靠文憑吃飯的人，以前我們被你的外表所炫蔽，盲目地崇拜你。現在大衆文化，已深入人們腦中，我們不再有封建的思想，不會再像從前那樣崇拜文憑主義，我們需要的國選代表，是眞能替我們服務的人們。我們不需要混了幾年學校生活，而自以爲紳士，不願爲大衆服務的人！

原文乙說：「……照同業公會的組織法，凡同一區域內，不得有第二個同性質的同業公會存在。所以我們認中醫所組織的國醫公會，是不合法的團體。……假使說，地方的主管機關，竟容認了他們的組織，而許他們立案。我們可以說，一定是認他們的組織，不和我們醫師公會同一性質的同業公會……」

中醫公會和醫師公會，是同一性質

的同業公會，因爲它們都是醫病的，治病的方法，雖不相同，但爲人治病是一致的。這次國選規定混合選舉，是以同業性質作基礎的。但爲什麼同一區域內，有二個同性質的同業公會存在呢？這因以前一般人，不明瞭醫業的性質，祇從表面上來區分，造成此種局面。過去的錯誤，不能再讓它錯下去，我們要有勇氣來改過。混合的選舉，是兩公會合併的初步，亦是消滅彼此派別的最好辦法。

原文丙說：「……現在國內有一班人士，偏要把玄學的中醫，抬得來八丈高。……假使說是要提倡科學醫，而圖國家富强的話，那麼應把時代落伍的玄學醫廢除……」

醫生所應用治療的方法，是學和術混合在一起的。世上祇有科學醫，沒有所謂玄學醫。說中醫是玄學醫的，好像鄉下人沒有看見過飛機擲炸彈，還說是天鵝正在下蛋呢！

末了，借用汪先生的原文，作本文的結束：「政府對於民衆，當然一視同仁，無所好惡。萬一西醫（此兩字添加）因憤慨而消極，雖選舉事上，不發生障礙，而選舉史上，終究留了一個汚點。所以我希望大家，還是平心靜氣些，再考慮考慮，似乎較爲妥當」。

（完）

怎樣叫做中醫科學

徐壽人

「中醫科學」之名稱，在原來的中國學界，向無聯用者。自海禁開放以來，科學輸入中國，西洋醫學，隨潮流而流入東洋，中國醫學，突受擠軋，於是乎一部份之中醫，倦眼醒鬆，奮力高聲喊着「中醫科學化」，實際上恐還未望見「中醫科學」的項背，大概是爲着業務上的關係，或是敷衍同行的應酬而已。雖有少數之眞正熱心分子，也不過事大人微，無濟於事。現在「中醫科學」出版，吾友湯君叫我在上面寫點稿子。我以爲先要認淸「怎樣叫做中醫科學」，方才可以做「中醫科學」的朋友。

「科學」二字之字義，在中國辭書上，是這樣的解釋：「以一定之對象，爲研究之範圍，而於其間求統一確實之知識者，謂之科學。從廣義言，則凡知識之有統系，而能歸納之於原理者，皆謂之科學，故哲學史學等，皆科學也；從狹義言，則科學與哲學史學，三者對舉，科學究其所當然，而哲學明其所以然，史學述其所已然者也」無論其爲廣義或狹義，而其條理，須能歸納統一，實事確切可靠者，方得謂之「科學」。其有辭涉迷離，模糊依稀，事蹈空泛，不着實際者，皆不得謂之「科學」。「科學」二字之義意，極其嚴格，不散漫而不收，不變動而無紀，具有一定之體系，不變之理則，顯明之事實。至於醫學者，爲一極純粹之科學也，狹義之科學也，謂爲廣義的科學固非，謂之爲哲學，則更爲可笑。日本杉田氏謂：「醫學是現代科學之花」。而我以爲竟是現代科學之果。因爲醫學是用純正科學所探得的原理，要將人生的諸問題，合理的歸納起來，是與人生全面接觸的園地，而施以實用的一種科學。所以我以爲醫學是現代科學最碩大的果兒。

學術本無國界，不過在名義上，凡是有中國的國籍，說中國話，穿中國衣，吃中國飯的親愛同胞，無論其學說之來自何方，而有適當之資格者，皆謂之中醫。中醫者，中國的醫者也，並不是說中國的醫學。醫學豈有中國的，外國的，任何國家，決無專利學術的理由。同是一種學術，我得之則爲中醫，日人得之則爲日醫，美人得之則爲美醫，俄人得之則爲俄醫，雖其來源之採取不同，而其歸根應用則一。一般由古書堆裏鑽出來的醫生，決不可指談西洋醫書的是西醫，也不可單以這知道一些中國古代傳下來的醫書，就可代表了整個的中醫。凡在學術的研究上，第一先要剷除成見，虛懷若谷的探求眞理，這要此種學說合乎科學，並無中外新舊之分，儘量吸收。單是擁抱咀嚼於舊學說書籍中，一切新知識，推而出之門外，無論其眞假是非；這態度脫不了「固步自封」，「因循苟且」。人家的醫學，一日千里地在科學大道上前進，而夢魅於科學化的舊中醫，還信口喊着中醫本是科學醫，整理中國的舊學說，就是中醫科學化，被人家聽見，豈不要笑掉了牙齒。我並是說，不應當整理舊學說，我們須要知道，古來的學說，這可作我們已往的成績，整理工作，止可作我們已往的師承，將來的新發現，前途無量，一味的整理繼往，其結果縱不至於「一蟹不如一蟹」，亦止如「一蟹仍如一蟹」而已，中國醫學界的改造前途，還有什麼希望可說。雖說溫故而知新，然必先有了新知識，而去溫故，方能發現新舊學說之彙通，決沒有毫無新的色味而能溫故知新，我不知他們所說的新字，是怎樣的解說。

科學不是文學，也不是藝術，牠有一定之體系，不變之理則，顯明之事實，絲毫沒有通融的地方，完全是機械性的。疾病上之狀態，雖有千變萬化，而牠確有一定之原理，所謂神而明之，精微玄妙，這可意會，不可言傳的色彩，和科學風馬牛不相及。我們不可站在科學的門外，而說外行話，硬派定舊學說之完全合於科學，斬釘截鐵地說舊中醫學說自有中醫科學之精神。無論其舊學說之創造者，有沒有夢想到今日世界上有所謂科學；即在科學的原則上，根本不允許沒有依據的學說而有容納的餘地。中國古代醫學學說，止可作中醫科學化的預備資料，其有暗合於科學者，發揚而光大之，有與科學背道馳者，剔除之，萬不能夜郎自大的以爲中醫本是科學。總而言之，說中醫舊學說有合於科學則可，說原是科學則不可。

讀者諸君，我並不是袒護現在一般自稱自量的新醫。他們的所稱爲新醫者，多少總帶有帝國主義之奴隸色彩，在我們看來，眞是不屑入眼。至於我個人也並不是已經跑進了中醫科學的本部之內，也不是科學的行家，不過是站在中醫的立場上，希望中醫眞正的成爲科學化的一分子，將中國的醫學文化，捧到科學的冶爐裏，熔成一個具有一定之體系，不變之理則，顯明之事實的科學醫學，表現出中國學術界的眞精神，趕到時代的面前，給現時代的社會欣賞與應用。我們要認定，「墨守舊章」是我們「中醫科學化」的大惡魔，大障礙，不屈不撓的向前，擺定公正態度，化除偏執成見，消滅眼前對於我個人地位的自私觀念，謀中醫界的整個發展，爲大衆求幸福，犧牲小吾，收獲大吾。如果自己沒有勇氣，決不可妒忌而妨礙他人。

這樣；我們大概可以明瞭：「怎樣叫做中醫科學」。「中醫科學」是全中國醫界的責任，我不過提出一個原則，與大家討論一下。

二五・九・一・於世界

卍字醫院常熟陰沙分院

研究醫學之先決問題（續）

從進化原理說到技術合作

盛心如

(一)藥界合作之進行方法

工欲善其事。必先利其器。醫家之利器。惟恃藥籠中物。自昔醫家。藥物類多自備。所謂入山採藥。以及壺公韓康之流。雖云賣藥。實爲行醫。卽內經司歲備物之旨。亦爲疾疫流行年預防之用。是以對於藥物之產地形狀。以及性味功用。靡不從體驗得來。藥果對證。立奏奇效。草澤鈴醫。猶有遺蹟存焉。迨後人事日繁。醫與藥始劃分爲二。而採取泡製。仍由醫者處於指導地位。合作之精神猶在也。馴至各行其是。而醫與藥離矣。爲今之計。先宜從藥界方面。求其進行合作之步驟。自藥農以至於藥肆。如種籽之剔選。培植之改良。以及採取運輸收貯，切晒，泡製，以應售於市。皆當設具體之計劃。促其一一實現。卽如前數年之鄞縣象貝合作社。未始非進行之初步。無奈以市儈之劣技。出之於壟斷以致藥農埋怨。藥商誹議。病家受累。其失敗也固宜。竊以爲在今日形勢之下。仍當由醫者處於指導地位。先從調查入手。漸以喚醒。漸以促進藥農與藥肆之間。處於一貫地位。至於藥肆之工技人才。一而培植有化學之學識者以充任之。一切培植採取貯藏泡製提煉。皆基於科學方法。藥界之工技人才。亦正式躋於藥劑師之地位。誠能如是。則醫與藥兩界人才始可攜手合作矣。

(二)醫藥兩界以及中西醫藥界合作之進行方法

以上步驟。果能實現，則中醫中藥。已漸入於科學之途徑。諸凡各種動植礦類之藥品。始由每種。分析其成分。確定其效能。其實施如何。混合成方之後。其功效又如何。此種學理之研究。以及技術上之合作。必須中西醫藥界。共同進行。又必須國家予以經濟之扶助。行政機關。予以督促。則中國醫藥。方由新的生命。新的途徑。而進於發皇燦爛之地位。是各種藥物。如麻黃，當歸，大黃，鹿茸等。在治療上原已確定其效能。一經科學方法之分析與實驗。加以證明。而功效更顯。其他各種藥效。亦未始非然。苟能從技術方面。互相合作。謂非事半功倍之計乎。竊思凡履在中華民國國土之人民。靡不希望國族之發揚。則凡處於同一技術同一職業之人。受學雖有所殊。而爲民衆時代所需要。則無殊也。所學有殊。究各有所短長。互相借鏡。互相灌輸。當必有更新之發現。如日本之皇漢醫學一派。匯德醫漢醫於一爐。所以在德英美醫之間。又獨樹一幟。今吸取東西技術之長。

與吾固有之技術。鎔鑄為一。其必大放燦爛。可斷然無疑。否則徒隨人之後塵。亦步亦趨。非特永無進步。且殊違總理迎頭趕上之訓。或更以麵包問題。而互相攻訐。其結果如何。則吾不欲言矣。現值非常時期。醫藥界中果自認頭腦清醒而負有氣血之倫。當不以斯言為狂妄。願吾同志。一致奮起。至於進行之詳細計劃。還望同志共同努力。於最短期間。促其實現。不特醫藥界本身之幸。抑亦國家民族之大幸也。

（完）

本社總務部緊要分類啓事

（一）徵求組織分社　本社自前次徵求組織分社以來，先後各地來函接洽者，為數極多，國內如蘇，浙，皖，贛，湘，鄂，冀，閩，粵，陝，滇，等省，外國如舊金山，南洋等處，均正在積極籌備進行中，惟上開各省，有分社組織者，係各該省之都市或大縣，而大部份之偏僻縣市尚未有相當人選，接洽組織分社，殊未普遍，茲為發揚醫藥學術，宣傳醫藥文化起見，特再擴大徵求，凡各省各縣市鎮醫藥熱心人士如願為本社組設分社，一經來函聲請，卽隨時將社章宣傳品郵奉，以利進行。

（二）組織分社手續　本社各地籌備組織分社主任先生均鑒，查組織分社，所有辦理程序，已於本社上次徵求社員特刊內「組織分社章程」中，詳有規定外，茲再摘要說明，並加以補充如下：（甲）組織分社，凡社員，或全年讀者均可，（乙）社員或全年讀者，得隨時介紹，隨時報來，惟必須手續完全，以憑核發各件，人數足額，當卽頒給正式分社長聘書，（丙）津貼分社之二成經費，或於分社成立時扣除，或隨時扣除，各該分社籌備主任，得酌量實際情形决定之。

（三）獎勵分社長　閩江穆迪民先生對於醫藥事業，非常熱心，自擔任閩江區分社籌備主任後卽努力宣傳，認眞介紹，不數日卽將分社正式組織成立，殊堪佩慰，茲特遵照社務會議决議，由本部登刊獎勵並希繼續努力奮鬥。

（四）獎勵熱心社員等　社員南洋張見初，河北高邑李天錫，楊銘齋，及本刊特約撰述鄭軒渠諸先生，贊助本社不遺餘力先後介紹同志多名，具見熱心醫藥事業，佩慰之餘，特遵照社務會議决議，由本部登刊獎勵，兼表謝忱。

總務主任徐　愷

醫學研究

水治法之原理

渠深

今夫水者，爲無機化合物之一種，其純粹而無理學的化合者（冷水），對生理固有種種之作用，而不純粹而有理學的化合者（溫水），對病體實有中和之能力，醫者利用其種種之作用，亦得爲治病工具之一種。蓋前者，即今人所謂「冷罨」古人所謂「冷水潠之」而後者，即今人所謂「溫罨」，亦古人「溫湯內服」之法也。此種方法於治療上日見重要，是其原理，有不可不申說之者：

冷水（純粹之水）與溫水（理學的水），在治療之應用上果大異其趣，而其對病體有效之原理，亦各自不同，不可混爲一端，今先述冷水而後再言溫水。

冷水於生理上非無爲之物，其他學之親和力甚强，而對局部之刺戟作用亦甚顯著，然綜其對病體有效之故，則不外三端：（一）能溶解消化器內之內容物，而改良生理的各個吸收作用；（二）觸動物體之組織，與組織之成分營他學的結合，可使腐蝕其局部；（三）有引血下行，消退病理底高溫之作用；以此三端，而釋古人治療上之冷水治療法，幾乎迎刃而解，請試舉例以明之：

史託倉公傳：『菑川王病，召臣意診脈曰：「蹶上爲重，頭痛身熱，使人煩懣」，臣意即以冷水附其頭，病旋已，是爲上部充血，而以寒冷之刺戟降之也。肘後方：『傷寒時氣溫病熱極，猝未可解者，以冷水漬青皮罨之』；是亦調節體溫之中樞神經，而不使之興奮者也。儒門事親：『小兒患瘡疱，黑陷，腹內喘者，使睡於寒冷處，以新汲水潠其面目手足，膿水盡去，如是救活者，奚啻千數』；是取冷水漬入組織中，以腐蝕其局部濃毒，而使滲濾之於體外之方法也。王

經驗實錄

霍亂病治療之經過

劉淑士

霍亂，時令病之一種也。今年自春徂夏，尋鄔縣南諸區，霍亂盛行，經余親手診治者，約有五六十人之多。就中死者二人：其一男性，年二十餘，身體强健，患霍亂二日，始延余診，兩手巳無脈，神識甚清醒，似乎可治，延半點鐘，竟不及服藥而死。其一女性，年五十餘，身體素弱，患霍亂一日，即延余診，右手巳無脈，左手脈甚微弱，神識昏迷，且發熱不止，余斷爲不可治，歷三時許竟死。

經余所治五六十人中，除上述死者兩人外，餘皆得生全。對於各人因症處方，雖無一定規型，總以溫膽湯合左金丸加藿香爲主方，而視其人體質之强弱，病機之從陰從陽，爲之進退加減焉。茲將原方及加減法抄錄於後：——

溫膽湯——陳皮，半夏，茯苓，甘草，

孟英醫案：『夏月治暑溫病，令服冷西瓜汁，而愈者甚多』；夢醒錄：『一婦人病疫，而赤聲啞，幾絕，醫令服冷水一碗，一飲而蘇，始能言，汗出如洗，明日愈』；是乃急慢性胃炎之病，給以適當之純粹水，則能使病的胃上皮細胞脫落，而促成健康組織之新生，不特此也，此時又可藉水之刺戟，以亢進胃之蠕動，與胃腺之分泌，而同時可使口腺諸液分泌之旺盛，故可得汗出，而能言語也。華佗別傳：『有婦人長病經年，近世所謂寒熱注病也，冬十一月，佗令坐石槽中，用寒冷水汲灌，云當滿百，始七八灌，戰欲死，灌者懼欲止，佗令滿數，至將八十灌，熱氣乃蒸出囂囂，高二三尺，滿百，佗乃燃火，溫床厚覆，良久汗洽』若此則又爲以寒冷之刺戟，引起體工之反射，以亢進造溫機能而取汗，是古人冷水治病中之奇特者也。

冷水治熱病，爲近人所大忌，而傷寒論亦有明訓，蓋冷水適足以引起體工之反應，而更加其溫度之速升，是忌之亦宜！然於熱度大張，危害心惱，而消耗體液之際，不可不用冷水以除去之，以消退熱度，維持體力，使自然治愈之機能，得以發揮，亦要道也。前人治驗昭著，爲醫者當視病體而爲之使用也可。

然而冷水之副作用誠强大也，不特使體溫增高而已，尤能使細胞中之鹽類溶解，膨大其原形質，甚者能使細胞完全失去其生活力，於胃則刺戟黏膜而爲嘔吐，對腸則令泄瀉。本草拾遺謂：『時病浴冷水損心胞』，是乃冷水有害心藏之明徵，李時珍嘗言：『顧閎遠行，汗後渡水遂成骨痺，瘻癖數年而死』，此則，冷水滲入骨組織，而障礙細胞生活力之雞侯，是誠不及溫湯治病之穩妥也。

古人以溫水治病，大抵取其發汗之作用，如傷寒論『多服煖水以取汗』，又如寇宗奭曰：『凡患風冷氣痺之人，以熱湯淋脚，至膝上，厚覆取汗乃愈』，溫水何以能取汗。對病體所以有效之故，則如右例：

蓋服溫湯後，身體內之水分增加，細胞內外之循環因以旺盛，而生活機能爲之亢進，且以多量之水之排泄，將滯於體內組織中之代謝產物一時洗出，腺之分

竹茹，枳實。

左金丸——吳萸，川黃連。兩方合併，再加藿香。

加減法

嘔逆大甚，加丁香。腹大痛，加延胡木香。吐蚘，加烏梅，轉筋加木瓜。爪紫擘紫，加木通，口大渴，去半夏，加烏梅，麥冬。

以上方法，簡單之極，竟能施諸實用，治療至五六十人之多。余固不學無術，對於患斯病者，至腦力脫失，或心功停止時，竟無拯救之技，殊覺抱憾萬分。設或諳習注射術，在此千鈞一髮之頃，施以樟腦注射，或士的年注射，冀拯救於萬一，彼一男一女，或不至奄然長逝也。再，鴉片，樟腦，烏梅，山查，濟衆水等有酸效的藥品，內服，確有卓效。米類飲食物，及生薑湯切不可服

據王孟英氏言，霍亂分寒熱兩種，病症治法各不相同，似冰炭然。照余經驗，霍亂之有寒熱二症，完全關係病人平素體質之强弱，體强者，現熱症；體弱者，現寒症；純由人事，不關天時。同一時也，同一病也；而所現症狀寒熱

泌機能，卽因之而亢進，唾液胃腺液汁諸腺，皆隨之亢進，諸液腺亢進之結果，將不潔物隨痰液排出，使肺部清潔，如是則散溫機能得以放散而熱可解，代謝物與病毒從速由組織及諸臟器功能排洩於外，而身可和。如此則病理機轉可復，而爲生活機轉矣。

內經云：『其有邪者，漬形以爲汗』，中藏經云『煖洗生陽』，以及聖濟總錄謂：「藉溫湯疎其汗空，宣導外邪』，之類，其對溫水取汗而有效於病體之故，因亦言之有據，不可非之者也。

溫湯洗澡、於皮膚病有特效，近世凡痙攣，痲痺，疥癬，以及表皮脫落，創傷潰瘍，悉以溫湯浴而自療，其應用實頗合原理，蓋在於水浴之際，水則浸潤表皮上層，使之柔輭，而授輕微之刺戟於皮膚，有病之皮膚，卽能促其病組織之破壞，扶益組織之新生，且一方面則以湯水熱度之運行，而生活機轉得以旺盛，另一方面使局部清潔之結果，可以防止細菌之繁殖，故其得取效於皮膚病也有如此。

古人以溫湯洗浴治病，類皆加入以藥味，如千金治傷寒淋浴方七首，治客忤馬通浴方，本草治咳嗽以生姜沐浴，小兒直訣治肥體之熱，用白礬青黛等，爲浴體之類，然本草衍義曰：『雖別有藥，亦終假湯氣而行也』。則以藥味和湯中而得效之理，其大半仍不外溫湯之作用，無庸疑似者也。

要之：溫湯有效於病體，其理皆藉溫度之運行底理學作用，對生理實爲中立之物，誠不若冷水對病體有直接的作用，而有强烈之副作用也。

承漢草於七，二八，

腦疽之原因及其治療

高伯華

(定義原因)腦疽，一名對口疽，西醫謂腐蝕性潰瘍，或僅稱之曰疽瘍。其原

不同，已數見不鮮矣。醫者見其症狀之有寒有熱，而用藥卽有溫有涼，增加其本體之自然療能以祛除病毒，間或以撲殺微生物藥品佐之，更盡美善。若硬將該病截然分爲二種，則大不可。蓋症有寒熱之分，而病無寒熱之別也。

經驗效方

蕭養然

臍風一疾爲小兒初生第一障礙，每歲之中，死於斯疾者，不知凡幾，稽古籍多以爲得之母腹之中所用藥品，不外鉤籐姜蠶全虫蟬退等品，用咸鮮效，敝人長次三子，均死於是，或五天七天不等四子將生，誠恐又罹斯疾，乃悉心探討，此病既由母體中得來，何能生成，落地時又何以不病，由是知古人之說未盡是，蓋小兒初生，皮膚未堅，臟腑不實，易受風寒，因其抗毒素衰弱，偶一被襲，卽外閉皮膚，內干臟腑，經所謂虛邪賊風中人多死者此也，四子初生五日，果又病臍風，與小續命湯一服知，二服已，嗣後對於斯疾，咸以小續命湯隨其寒熱虛實加減，歷應如響，由是乃知醫學之精微、而前人之說未必盡是也

因大別為二，一為外因，如外感風溫，襲於皮脂腺毛囊汗腺之周圍，而發生炎症，或初起小瘡時，因指甲搔破而侵入各種之化膿菌，如葡萄狀球菌，連鎖狀球菌等。一為內因，如食膏粱厚味，醇酒炙煿，致熱毒蘊積血液中，或陰精消涸，火毒內生，均易罹是症。

（症狀）可分四期，第一期為成形期，第二期為釀膿期，第三期為腐脫期，第四期為癒合期。茲細述如下。

（一）皮膚之表層生一疙瘩如粟米狀，周圍潮紅而腫脹，且發生疼痛，一二日後，微寒身熱，旋即中央隆起現黃色小泡，表皮破裂，中呈堅硬白色之腐肉，其病毒浸及多數脂腺毛囊，周圍之組織充血，而腫脹愈形加劇。（二）瘡面漸呈暗赤色，四週開大，生多數之膿泡及膿點，稠膿增多，蔓延漸定。（三）根盤腫硬漸覺寬鬆，壞死肉與好組織界限分明，嵌入瘡緣內四圍之腐肉漸次脫落，成一廣大之著明空洞。（四）瘡孔及四緣漸呈鮮紅色之顆粒狀，為幼嫩肉芽組織，其後肉芽長滿，漸次萎縮，覆以新生之上炎細胞，成瘢痕組織而愈。

（治療）分內治外治。

（一）內治，通常之輕症，無全身症狀，經過一二期，膿腐自囊口排出，只須外治，旋即全愈。惟劇甚者，每致亞寒壯熱，胸痞噯啞，脈搏弦數，舌苔白膩，患處赤腫焮痛，宜仙方活命飲以攻化火毒，方用穿山甲皂刺歸尾草節金銀花赤芍乳香沒藥花粉防風貝母陳皮白芷等。如舌乾絳赤煩渴飲冷，大便祕結，是火熱傷液，宜犀角地黃湯以清營解熱，方用犀角鮮生地白芍丹皮或加銀花石斛黃芩山梔連翹菊花等。如至第二期瘡色紫暗，膿腐未多，蔓延擴大，脈搏細數無力，此為周圍組織衰弱，缺乏抵抗力，氣血虧損之人，往往見此，宜託裏消毒散，補虛托毒，方用人參川芎白芍生黃芪當歸白朮伏苓金銀花白芷甘草皂角針桔梗等。如患處冰冷不作腐潰，脈搏細弱，身涼者，宜神功內託散，溫補託毒，方用當歸白朮黃耆人參白芍茯苓陳皮附子木香甘草川芎山甲等。如膿腐雖脫新肉不生色呈光

民二十年，有一賴姓婦，年三十餘歲，初患頭痛，纖頭部知覺全失，施以木杵擊之始快，，病經五年，諸藥無效，請余診視與之頭風摩散，摩患處，五次即愈，經方之神，其驗如斯吾人豈可忽諸。

溫病變瘧之治驗

閩平潭李健頤

吳某者，余執友也，患溫病，初起微微畏寒，頭痛困怠，胸膈窒硬，食慾不振，自投藿香正氣小柴平胃等湯，症變日重，甚至每日午後，大發戰寒，寒退而熱，熱退而汗，退汗口渴，精神衰頹，血氣萎疲，即溫病之變瘧疾也，換以治瘧藥方，並雜以西藥金雞納霜，及唐氏寒熱丸，富陽四日兩頭丸，連治一星期，病愈增重，每至寒熱退後，即大汗不止，四肢厥硬，如昏似迷，以參湯灌之漸甦，以是者五日矣，即延余診，見其瘧邪太旺，正氣又衰，服藥是屬兩難，考瘧蟲多在血管、湯藥由胃而入，藥之精微，比至血管，只有萬分之一，見效故難，惟用注射直接血管，即可中

白板亮，脾氣不復，漸有腹痛便泄等虛怯現象，急宜大補氣血，十全大補湯，桂附八味丸等均可酌用。十全大補湯八參白朮茯苓川芎當歸白芍熟地黃芪肉桂甘草桂附八味丸肉桂附子生地山萸肉茯苓山藥澤瀉丹皮等。

(二)外治初起可貼千搥膏，或於其周圍敷以金黃散，或塗以沃度丁幾(碘酒) Tinctura godatum 如無效，則宜迅速施以手術切開，須廣大十字式，或放線狀，使膿毒易於外泄，但愼勿侵及健康組織，次用銳匙或鑷子對其壞死組織，外面皮瓣有焦紫壞死者剪去之，以千倍或五百倍雷佛奴耳液 Rivanol 或千倍昇汞水(過氯化汞) Hydrargyrum bichloratumsubimat 將病竈消毒，然後以紅昇丹摻入患處膏貼，如病竈深，則用沃度仿 Jodo form 紗布塡塞之，但不宜過緊，緊則新生肉芽發生障礙，俟肉芽發生則改用沃度仿軟膏，或硼酸軟膏，或以生肌藥黃連膏等均可。近時有嘗用癰疽之摘出法者，於腫處周圍相隔二三粍 (mm) 之健康部，施以切開，將癰之周圍自基底至皮膚全部摘出之，惟此法只能施於限局性小癰疽，似有良效，再新藥方除可注射血清伐克辛外，用一千倍之雷佛奴耳液注入炎症部中心與周圍，亦能收消散之效。

(豫後)本症發生於四十歲以內之强健體質者，其結果皆良好。惟四五十歲後之氣血虛弱之人，其周圍組織往往缺乏抗毒力，致蔓延擴大，瘡面呈紫暗色，觸之冰冷，漸陷入敗血性壞症，多致毒陷，內浸腦部，旋起神昏譫語，泒沉身冷者，都屬不救。

作者按：此爲中西醫藥並用之法，蓋醫之治病，總以治愈疾病爲目的，本無中西醫術之分，惟中醫重理想，詳症候學，重原因療法。西醫重實驗，詳手術學，重對症療法。兩者似乎都屬不完全醫學，例如此編腦疽一症，其原因：中醫謂或膀胱經積熱，或濕熱上壅，或膏粱厚味，熱毒上攻，或陰虛火熾，或風溫外感，其學說錯綜，絕無透徹系統之載，而西醫謂其原因，爲各種化膿菌，如葡萄狀球菌，連鎖狀球菌等，往往因器械之刺激，指甲之搔破而浸入，但其學說亦僅述

肯，若用六零六注射，以吳某久病體弱，故不敢用，或用撲瘧母星，及那奎液注射，亦可直接血管，殺除瘧蟲，勝於服藥萬倍矣，病者不信余言，遂延美國醫博士蘇某，診治二次，並驗血，即斷其血內有瘧蟲，與撲瘧母星片，並西藥水牛乳等，如法服用，殆一星期，絲毫無效，復診即辭不治，亦不投藥，舉家哀慟不已，又來延余，因拙荊患病，無暇顧及，致稽數日，不到審病，故不知其病之變重也，既見病者形容枯焦，肌肉衰瘦，大汗喘滿，氣息奄奄，心頓一驚曰，病何至此耶，吳君曰，吾病殆矣，恐不久人世，余一面勸慰，一面診脈，脈弦數，舌燥黃，津液枯乾，斷爲瘧邪久踞血管，內灼傷陰所致，先疎竹葉石膏湯，爲內服劑，再爲注射撲瘧母星二西西於皮下，午後注射新亞賀爾賜保命二西西，至次日寒熱不發，十餘日計注撲瘧母星二十瓶，賀爾賜保命八瓶，竹葉石膏湯十劑，諸症盡却，繼以猪肉汁鮑魚湯，調養月餘，身體恢復健康，余治吳某之後，益想醫之治病，專在學識經驗，以及臨症小心查考已矣。

其誘因，——，中醫之所謂風溫外感者近是，因中醫無細菌學識，故僅謂風溫外感耳——而其在最初發生此炎症之主因，亦未詳及。惟以余見解。其所以致此症之主因大半起於膏粱厚味，醇酒炙煿，蘊積火毒，隨其津液而分佈四週，遂致混合於血液中，而發生種種之急性炎症，經云：「膏粱之變，足生大疔」其理更確。而其陰精消涸，火毒內生者，考其陰虛之原理，多由人體中水素減少，例如血液，津唾，淋巴液，乳糜，滑液，漿液等減少，水素減少，則其細胞組織缺乏營養而死滅，以致發生是症，此種症象，根盤散漫，色呈紫暗，膿稀不腐，而在高年五十歲外之體質衰弱者，每易罹此，陰虛發火毒之理，其火毒內生者，恐亦膏粱厚味蘊積之故，而西醫之所謂細菌侵入皆，不過其一種誘因耳。他如內治，以中醫之攻化火毒，清營解熱，補虛化毒，溫補提託等種活法，良非西醫專以呆板治療者所能及。而西醫外治，其切開法，消毒法等之種種手術，則遠勝於我中醫。今以其學說溝通之，以其治療混合之，務使以愈病爲目的，以成完全醫學。際此中西醫學競爭時代，一切咸宜積極改進以圖存，海內諸同志，諒不以余爲騎牆派也

流行性耳下腺炎之研討

鄒壯學

本病俗稱炸腮，又名發頤，流行盛於春秋，殺於夏冬，病原至今尚未究出，惟知因媒介感染，或直接傳染，其發也，風寒每爲之誘因，多患青年小兒，男兒則較女子爲多，據一般論述，咸謂本病一次感染後而免疫，或先天免疫，先天免疫，事實果有，至後天免疫，則不可信，不佞猶憶二十歲前，頻頻患此，尤奇者，曾於民十二年正，火樹螢花時節患之，翌年斯時如之，越年又復爲患，此事在不佞爲創見，不敢倡言此病有休息發作性，亦如休息痢者然，然近數年來，於臨床上所見，屢患之者，亦不乏其人，是本病後天免疫，乃事實所不許。

父子醫室治驗錄

安亭李岐堂

鄉人曹左業農，年卅餘，患便血症，已經八年，初請附近某醫治療，服藥十餘劑不應，後經友人介紹於余，按其脈沉濡，苔白滑，便血色紫，腰俞痠痛，頭眩肢軟，斷爲脾腎雙虧，寒濕互滯中宮，血失循經所致疎方安桂末吞八分雲茯苓三錢製於朮三錢製附片八分側柏炭三錢粉猪苓三錢製川斷三錢焦苡仁五錢參三七五分當歸炭三錢炮姜炭八分伏龍肝四錢青布包煎服藥三劑便紅已減，痠楚亦止，又三劑而愈。

徐姓少年，患兩足麻木痠楚，步履艱難，納少色痿，漾漾泛嘔，雖專門針科針治無效，乃迨於予，按其脈遲滑，苔白膩，乃斷曰，兩足麻木者，營虧寒濕滯絡，氣痺不宣也，色痿泛嘔者，乃脾虛痰濕內阻胃失降和也，於今當投溫營宣絡，化瘀和胃，則症自已，方爲：生黃芪四錢全當歸三錢淮牛膝三錢秦艽三錢虎威骨五錢附片八分北細辛八分枳實炒竹茹三錢川桂枝八分炮山甲三錢製

本病初起，發熱惡寒，旋於一側耳下腺腫脹，越一二日，他一側繼之而腫，亦有單獨患一側者，腫勢緊張，則耳下垂爲之牽舉，咬筋部有痛感，遂至牙關強硬，談話咀嚼，均起障礙，此時兩頰膨隆，而呈異狀，可謂爲本病緊張期，過此時期，則徐徐消散而愈，爲時至多半月，少者亦須一週旬日。

當緊張之時，局部每現紅赤色，有灼熱感，勢維可怖，但少化膿，其有化膿破潰者，乃溫熱重症，及口腔炎等所續發，與此迥異，當作別論，至本症併發症，睪丸炎，中耳化膿，腦膜炎，則恆見之。

本病在吾鄉(如皋)小兒，則稱之爲胎兒風，意謂由先天胎毒所蘊發，初起大多請教鄰熱學究，爲之書符於腫處，同時口中喃喃有詞，爲之唸咒，所謂搜胎兒風，斯乃祝由之遺旨，有效有否，其獲效者，非因搜而致，乃本病之輕者耳，不搜而亦能自己也，本病正當治法，自以乞靈於藥石爲是，當初起寒熱交作，頭痛發腫之時，宜內服荊防敗毒散，外塗硼酸 Lanolin ol olivarum， 發熱口渴，局部紅赤，宜內服牛蒡芩連湯，外塗 Ichthol ，併發病，施對症療法。

[redacted]

衛生格言註解

揚州 耿鑑庭

江蘇省立醫政學院衛生特別訓練班。乃召本省三十五歲以下之中醫。受一年科學訓練者也，去歲七月七日。第一屆畢業。全班同學。要求院長[redacted]規定處方用箋式樣。以示一律。[redacted]遂書衛生格言八句。令各生遵式刻用。其詞曰

調和冷熱。 清潔飲食。 屏除嗜慾。 充分睡眠。
日光多照。 空氣新鮮。 雖無醫藥。 益壽延年。

香附三錢廣陳皮錢半絲瓜絡三寸另兩膝鬼眼穴貼陽和膏，并囑其每晚臨臥時炒香附子四兩滴入陳酒少許熨之，服藥五劑，泛噁已止，痠楚亦減六七，復診加減而愈，

本埠王左，年廿餘，患虎口疔於右手，焮紅作痛，腫勢延及全臂，疔頭紫黑，壯熱煩燥，初經某醫診治，所投乃荊防敗毒之味，服後煩燥灼熱，口渴欲飲，合家不安，移人邀余往診，按其脈洪數不勻，擦其患處紫黑堅硬，脈症參合，斷爲誤汗劫津，已犯瘡家誤表之禁，勢將毒散之虞，症勢緊張，乃急於患處用針砭出瘀血頗多，另用黑虎丹滲之，疎方爲，鮮鮮生地八錢鮮鮮沙參八錢細川連八分，大連翹三錢金銀花三錢西赤芍二錢紫花地丁三錢草河車三錢山慈菇八分肥知母三錢花粉三錢西粉草八分清洩心肺蘊毒而化疔滯，以冀挽於什一，服二劑，次診，全臂腫勢已退六七，身熱亦清，擦其患處，中心稍軟，以刀開之，得膿少許，出一膿頭，狀如粒粟，其硬如釘，因悟名疔者，職是故也，滲藥用黑虎丹合九丹於膏貼之日換二次

以上八句。對於個人衛生。大概已綜括在內。鑑庭不敏。妄為之註解於下。

(調和冷熱)此冷熱二字。包括衣食住三者而言。設冷熱不均。即能受病。原始時代人類。夏着樹葉。冬着獸皮。已知調和冷熱。殆文化發達。則有夏葛冬裘。夏日則飲水。冬日則飲湯。荷淨納涼。茅簷曝日。等等。無他。皆適應氣溫之高低。使身體不致受疾也。玆將衣食住三者。分析述之如下。(一)(衣)衣服之重要任務。即調節體溫。吾人之體溫。因不斷放散與產生。故能保持一定。若氣溫昇降。過於強烈。則天然之調節機能。亦有不足之感。而賴人工方法。以輔助。故冬日着衣。須釋傳溫力弱。乃能保溫。通氣佳良。使二氧化碳。水蒸氣。及新陳代謝產物。等。不致堆積。宜着黑色。因黑色之溫性強也。夏季着衣。須釋放溫性強大之質料。比重輕而空隙多。以防止體溫汗液之蓄積。宜用白色。因其吸溫性弱也。此寒溫二季着衣衣之大略。倘驟涼驟冷。當隨時適宜增減之。(二)(食)食物之冷者。即瓜菓之類。熱者。即辛辣等品是品也。過食瓜菓。易成腹瀉。及消化不良。過食辛辣。口內食管。及胃部。易生炎症。此外。人體之體溫。由滋養料燃燒以補充。故須擇營養價値豐富者食之。否則。則缺乏造成體溫之原料矣。(三)(住)屋之功用。乃防禦雨雪。遮蔽日光。保持室內溫度。最善者。為茅屋。既流過空氣。又不受冷熱侵襲。有冬暖夏涼之益。其為瓦屋。最劣者。為金屬所製之屋。既易傳道以溫熱。且阻礙空氣流過。故不適宜。富貴之家。有避寒避暑於水濱山上者。法雖至善。然非一般普通人所能達到者也。

(清潔飲食)飲食之目的。乃供給活力。構成身體組織。調整生活機能。保全體內水分。諺曰。病從口入。旨哉言乎。試思吾人之疾病。消化器最多。溯其原由。大都皆飲食不潔之所致也。分述於下。(一)(飲料之不清潔)吾人每日所飲水分。約需三瓩之多。但水中所含毒物。及病原體甚夥。設若飲之。焉有不中毒染病者耶。水內之毒物。為氰。阿丹尼亞。亞硫酸。亞硝酸。工廠附近。往往夾有鉛砒。鋅。銅等。其病原體。有霍亂菌，赤利菌。十二指腸蟲。住血吸蟲。蛔蟲

，每次洗滌，內服藥略為加減而愈。

余戚陽關生介紹一張姓嬰孩，詢知曾患痢症，今已全愈，近則煩燥啼哭，時止時作，已經旬餘，面色痿頓，按其脈弦中帶滯，舌苔白滑，指紋青淡，脈症參合，斷為痢後脾胃受伐，中州氣機窒塞不通，不通則痛無疑，疎方：雲茯苓三錢米炒於朮一錢五分焦苡仁二錢焦蔞皮三錢陳皮錢半白芍二錢七香餅一個煎湯頻服，中機獲愈。

還讀齋醫話

湯荻芬

中惡腹痛

腹痛一症，有寒熱虛實之分，治法有溫涼補瀉之異，此乃治平常腹痛為一定不易之方，然近年來每有中惡腹痛，甚則滿而且脹，治若稍緩，往往不救，其主要症候，即腹部劇痛，便閉，膨脹，嘔吐或吐糞，呃戀性腸蠕動，尿量減少，呃噎虛脫等，今將臨床所見，詳述於左。

中惡腹痛突然而來，或痛自肛門緩緩而起，此可分為急慢性二種，急性之

蟯虫。旋毛蟲。蟯蟲等。及其產卵。故飲水需用濾過之自來水。但窮鄉僻壤。常缺此等裝製。最好代以眞正純良之地底水。必需擇無色。透明。無味。無臭者。方可用。人烟稠密處之地表水。(即河水湖水池沼水等)非經煮沸沉澱。或濾過。化毒殺菌等。不可飲也。(二)(食之不清潔)食物之中。往往會有各種有害物質。即毒素與病原體。毒素者如河豚產卵期之素毒。蕈類之毒素。腐敗肉類及魚類之毒素是也。病原體。包括細菌及寄生蟲二種。蛔蟲多附着於蔬菜。姜片蟲多附着菱及茭白。絛蟲。或寄生於魚肉。或寄生於牛肉。旋毛則寄生於猪肉。結核傷寒等菌。多存於牛乳中。脾脫疽與丹毒菌。多存於獸肉中。霍亂菌。常存於魚類。不可不注意及之。

(屏除嗜慾)嗜慾二字。合而言之。即性之所好。但此句須分解。即嗜好品與不正當之性慾。二者之為害。盡人皆知。新生活推行。已在積極剷除中。而內地此風仍盛。良可慨也。分述其害於下。(一)「嗜好品之害」嗜好品者。乃無滋養料。而能增進食慾。興奮精神之品也。最著者。莫如烟酒茶。三種。以雅片烟之為害最烈。內含毒質廿餘種。嗎啡佔其多數。被害之情形。無容多述。其他煙類。皆含有尼古丁。易中其毒。中毒之狀。頭痛心跳。失眠。四肢作顫。總之。以屏除為宜。酒內含有酒精。飲少量紹興酒及啤酒。能增進食慾。旺盛血行。若飲而致醉。往往發生意外。常飲不休。易成慢性中毒。能使動脈硬化。而成中風。不但本身受害。且能貽累於子孫。(鑑庭按高粱汾酒內含酒精60%紹興酒含酒精10%啤酒含酒精5%)茶與咖啡。為普通飲料。飲之過多。易成失眠。含有鞣酸。足以礙胃。空腹不宜飲之。「色慾之害」大凡生物皆有性慾。從生理方面說。適當的性交。有助於健康。因由內分泌的結果。可排泄性慾毒素故也。性交過度之弊害。在男性發生肺癆。性神經衰弱。以及腦病。脊髓病。心臟病。脚氣病視聽障礙。腎臟病。陰痿。消化器病。遺精等等。在女性。易發生陰門炎。膣炎。子宮病。卵巢炎。月經異常。腎臟病。等等。正當性交。過度尚且如此。至於不潔

痛，如絞如割，最為劇烈，有早發而夕斃，夕發而早亡，慢性之痛，初不加意，由漸增劇，有延半月一月而死者，兩證始起，腹部不甚脹滿，及至加劇，便意頻摧而不得，病人之苦悶益劇，且發嘔吐，所吐之物，初尚胃內所容，繼似胆汁，酸苦不堪，最後帶有臭氣之糞樣物，同時則腹部堅硬，腫大如鼓，而胸腔臟器，為所壓迫，以致呼吸困難，呃噫頻頻，血行障礙，血壓低降，脈搏細小，四肢厥冷，面白無神，眼窩深陷，尿量短少，卒至冷汗暴露，虛脫而死。

按此病情，無非風冷惡毒之氣，由口鼻直入中道，與積滯互阻心胸腸胃，中宮旋運失職，厥氣乘勢橫逆臟府壅塞，正氣不行，成為寒實證，考金匱有痛而閉者，厚朴三物湯主之，又按之心下滿痛者，此為實也，當下之，宜大柴胡湯，又腹滿不減，減不足言，當下之，宜大承氣湯，又脇下偏痛發熱，其脈緊弦，此寒也，以溫藥下之，宜「附子」大黃附子湯，按法治之，尚不能盡收效果，蓋因其藥力太輕也，乃於客秋油印腹痛症情，散發各地，偏求治法，在國醫

之性交。（狎妓終難免病毒傳染之機會。譬如淋病。梅毒。及軟性下疳。種種恐怖症狀。就中必有一種。緩緩而發現。不但對己有害。且能貽累於妻子。故不正當之性慾。以屏除為宜。

（未完待續）

夜尿症的研究

松江 吳文希

患夜尿症者，以兒童為多數，婦人亦或有之，成人雖不多見，然於兒童時代，為父母者不加注意，亦可養成其習慣，憶吾國同胞大都以無關生命，往往忽視之，我醫界亦以少有是症之求治者，亦不加以研究，但各國學者，以為足以造成「精神薄弱兒，」及「精神劣等兒，」竟可影響於民族之前途，故有泌尿科之設立，對夜尿症亦有相當之研究，斯篇之作，或不容緩也。

（原因）1. 夏季多汗，故尿量減少，冬季少汗，故尿量增多易感本症。

2. 冬季榮養上多攝取食料，故尿量亦可增多。

3. 冬季晝短夜長，睡眠時間較多，故易患本症。

4. 兒童攝取食物中之水分，60%皆成尿，故尿量多而易患本症。

5. 兒童以活動力增進，故多啖糖菓及各種食物，較大人進食次數為多，故尿量亦因之增多，而致本症。

6. 兒童膀胱狹小，不耐容多量之水，故易於排尿。

7. 乳母於乳兒時代，尿布濕後，不即換去，而放任之，則不啻養成本症之惡習慣。

8. 於睡熟時膀胱括約筋弛緩者，易患本症。

9. 潛在性脊椎破裂者，亦多患有本症。

10 體肉酸度過强時，則亦易患本症。

11 兒童於夜尿後，大人加以叱責之，則能使其精神亢奮，精神亢奮，亦能

報告，病屬陰寒成聚，宜溫下法，在西醫則認為盲腸炎，下劑無效，外則手術，內則灌腸，後於去冬又發現兩人，因思前者未獲治愈，知我罪我，後者復蹈前轍，於心不安，乃再三考慮，方晤出外臺走馬湯，可治中惡腹痛，大便不行，查此方藥僅二味功效特著巴豆辛溫大毒，峻猛攻下之品，杏仁苦溫，以利肺腸之氣，毒病毒藥攻，俾得邪從便出，一掃而蠢也，即以此方加味治之果獲奇效，眞可謂神劑矣，余巳驗過，兹述朱君一症，附誌於後。

朱麗天常熟人，任塘橋鄉師校長，體素怯弱，然間於勞瘁之後，偶發血證外，無他疾，居恆健於飯，操作常人，歲甲戌，臘將盡，忽覺少腹作痛，未劇，不加意，至除夕，前二日，腹痛驟然加劇，上攻胸脘，嘔吐竟夜，呃逆亦連續而來，且腹部脹滿，大便不解，乃延余診脈象弦濡帶泣，舌苔薄膩微灰按之腹痛更甚，病家尙未吃緊，余則知其危矣，蓋朱君於寒假期內，雜務冗繁，徧帶口舌，寒氣積滯，變阻腸府，氣道閉塞旋運乏權，腹部巳成癥結，腸壁巳覺

中国近现代中医药期刊续编·第一辑

促進排尿，而成本症。

12睡眠中因尿充溺膀胱，介脊髓而反射性的傳至腦中樞，由意志命令式而致排尿。

13腎臟膀胱炎或膀胱炎患者，亦可引起本症。

14婦人妊娠時代，往往患有本症，但產兒後，即可復原。

15婦人產兒後，以致子宮的位置異常，(即後屈)由子宮頸部，壓迫三角部，且成刺激而引起夜尿症。

(療法) 當施原因療法，改良其習慣，並加以誘導之。

1.於下午四五時後，禁與兒童各種食物，及勿飲多量水分。

2.晚膳後切勿立即就寢，須於二三小時後方可。

3.就寢前須令兒童小便。

4.小兒尿布濕後，立即更換，務試常常乾燥。

5酸性多時，投以鹼劑，如重曹等，鹼性强時，當投與燐酸 Limonade.

6.產後患本症者當就診於泌尿科，用顯微鏡檢查而施治之。

至於小便不禁之症，與夜尿症有間，故不多贅，該種治法，散見於各方書中，學者隨症施治可也。

狹窄，西醫名之曰盲腸炎，理亦近是，於此時不得借重西藥急救，故首先注射巴畢那爾，(Pawinal) 半西西，以止劇痛，並以油類鹽水灌腸，因腸壁狹窄糞已膠結，灌而不解，隨書熟附片，巴豆肉，枳實，沉香、杏仁，全瓜蔞，元明粉，青皮代赭石，硃茯神，塊滑石等，(惟巴豆重用計有三錢打碎不去油恐油去力不足也已經驗過並非余之杜撰)投劑後，嘔呃略平，胸腹稍寬，氣機已有下降之勢，然積垢仍不得下，再進原方減巴豆二錢，至乙亥曉，方得下達，且內挾如石之物，其大如豆，後以調氣和中之劑收功，幸矣，未履險地，余心安焉。

喉症秘方

楊灼光

凡喉症不論白喉蛾子，「除虛癆喉症陰寒喉外」及一切險惡喉症，用此藥一分，吹入喉間，頃刻吐出喉中痰膿血而愈，惟人盡秘密，不肯公開

熊胆五錢　牛黃四錢　上片一錢二分

射香三錢　月石八錢　雄黃二錢　寒水

一兩　砂硃二錢　黑粉六錢　黑粉即燈

腦膜炎(春瘟)之病理及治療

江浦清

概論

在一般的學理上，中西醫的截然不同，中醫專攻氣化，西醫獨重實驗，稍關心於醫學者固已知道，不用贅述，其內容上不謀而合的地方，在詳細研究之後，

也有許多發現，單就細菌說：細菌之生活要素，是比濕與溫度，光線和空氣之流通否，故凡是濕度多溫度高的地方，為細菌產生良好處所，反之，若濕溫度少而低或濕度多而溫度不高，或濕度不多而溫度高的地方，細菌就不易生長，又因為地方氣候之不同而人民之體質亦異，如甲地的一種傳染病，關於人民生命有極大之危害，在乙地却淡然置之，不足為奇，或在甲地的一種病，是不易或不能治愈者，病人轉居乙地，則不生問題，短期中可以治愈，即現時最甚行之轉地療養之原因也，而所以要轉地療養者，即使氣候之變換，使身體受氣候之刺激而增其抵抗力，且能令細菌不易繁殖，而易拍滅，然則在現在貧困如我國者，其人民何能享到如是之福澤哉。

再說我們中醫有沒有這項治療與研究呢？在中醫籍裏也有着，「濕生虫」這是中醫說生虫之原因，所濕生者，和西醫之細菌生長要素相吻合，而西醫治療藥劑，為殺菌，中醫則為袪濕清熱，使外界之濕氣與溫熱不能有害於身體，身體之抵抗力增加而拍滅細菌，試看本草所載，不是有毒質的藥可以殺虫以外，就是凡可袪濕清熱的藥可以殺虫，不過有毒質的藥，吃下去不適量，或者會有中毒危險，比較的還是袪濕清熱的藥來得妥當，總括的說，中醫是治具生產要素，所謂原因療法，而西醫治者，為細菌之本，這就是中西醫觀點不同的地方之一例，

原因

本病之起因，西醫謂從傳染而來，由於和病人對面談話，或咳嗽噴嚏時，從口鼻呼吸而入，細菌侵入人體後，潛入腦脊髓中，繁殖而產生毒素，刺激腦脊膜發炎，因發炎而分泌液體，過多則內壓過高，神經遭其影響，而生該症，若在人體自然抵抗力薄弱時，體中各項機能不能殺滅細菌，抵抗力强盛時，細菌無由生殖，就可避免本病，而抵抗力之薄弱，必先有內傷外感而然，即物腐而後虫生之謂，現在有人推翻這種說法，謂虫生而後物腐，此種說法，也有相當理由，不過

心燒灰

共為極細末以瓶貯之不可走氣

臨床治驗

惠蘊明

朱右　二十五歲　住無錫第三區太平鄉

八月十七日

病名　產後惡露上衝肝胆之絡

病原　新產旬日惡露未盡偶然操作復感風邪以致惡露上衝

體溫　一百另二度・二五(華氏)

脈搏　八十九

呼吸　三十一

證狀　作噁嘔吐綠水味酸神情恍惚兩目呆頓言語糊亂有恐懼狀夜不能寐脈弦虛細無力舌苔濁膩

診斷　產後惡露乃裏見汚血今不下而反上逆為勞動及遇風邪所致婦人大全良方（宋陳自清撰）云「產後血暈者由敗血流入肝經眼黑花頭旋暈不能起坐甚致昏悶不省人事」素問陰陽應象論「——肝主目——在竅為目」金匱眞言論「肝開竅於目——其味酸」靈樞本神篇「肝藏血血舍魂肝氣虛則恐」是以可知該症之所

將他用於人之生病，終覺不很確當，何以呢？試想人之抵抗力是天然的，人在活動不息，抵抗力之產生，當然也無間斷，在抵抗力生生不息的時候，縱有細菌侵入人體，抵抗力當不容其生殖繁營，其能生殖而危害身體者，是抵抗力不能勝敵可知，抵抗力不能勝敵，必由先期之內傷外感諸因消耗其能力無疑，抵抗力弱則細菌可勢無憚忌的殖繁了，倘有一例確鑿明顯，如現代之防疫注射是，其注射液爲採取各症細菌，使之繁殖，練取而來，注入人體，以藉此鍛鍊抵抗力，使抵抗力因之增大，然注射之初必先注意其人之有無疾病，如無方可注射，由此看來，人之生病是物腐而後生虫之一例，不然這種防疫注射，不是促人死之之催命符乎，所以物腐而後生虫，是指有生活機能的動物說，虫生而後物腐是指靜的無生活機能，或雖有生活機能而在動物之外者說，似覺稍合理些。

在中醫之病理上說，這是外感不正之氣，或者爲外邪引動體內伏邪而起，有說牠是春溫，有說牠是溫疫，看牠的症象與春溫見症比較，類似實多，春溫這名詞，雖很確當，然不能顯出其傳染之意，不若給一「春瘟」名詞，既示人本病多發於春，而又示人本病是有傳染性的，兩者兼顧，本病主因，爲冬不藏精，至春又感非時之氣而發，冬不藏精這語，近人有很多議論和懷疑，我看這冬不藏精須貧富兩階級講之，不知高明以爲如何？貧者勞力。時蓋嚴寒，奔走於風雪之下，汗出薄衣，寒涼犯於皮毛，雖有強盛之抵抗力以禦之，而抵抗力爲其消耗可知，如此者再，當然抵抗力之產生也稍減，時至春令，陽氣發泄之時，天氣寒煖不常，再感外寒而病，富者係不能鍛鍊其身體抵抗力而生病，因其將屆冬令，已重裘擁褥，密室火爐，其抵抗力能拒止外邪乎，既感外邪，再因接近腦膜炎之患者之排泄物，以及對面談話，被染毒厲之氣，併發而爲本病。

症狀

本病約可分爲三期，第一期，初起惡寒發熱，食思缺乏，困倦，睡眠不安煩

由來肝與胆相表裏臟腑同病況胆生於肝臟右側難經則云胆在肝之短葉間(四十二難)雖一臟一腑實則相連「有管通肝以輸胆汁而助消化」見中國醫學大辭典」

治療　擬交加散以清營(婦人大全良方)古拜散以祛風(王荊公方)幷參入平熄化瘀之品

處方　鮮生地六錢打汁炒生姜渣　鮮生姜一錢打汁炒生地渣　炒荊芥穗一錢五分　石決明　一兩五錢先煎　製半夏三錢竹瀝一兩拌炒　紫丹參三錢　當歸尾二錢川雅連三分炮姜炭二分同炒　京赤芍一錢五分　辰砂拌茯苓茯神各三錢　桃杏仁各二錢去皮尖　茺蔚子三錢　另無參囘生丹一粒　西血珀二分　仝研末調服

覆診　服二劑後八月十九日

體溫　九十六度·五

脈搏　八十一

呼吸　二十七

證狀　嘔噁已止神情較慧尤能熟寐唯於寤寐初醒時言語依然糊亂無序舌苔

悶。有汗或無汗，頭痛，頸項轉運不自如，脈浮滑或數，舌苔白膩，其次爲第二期，惡寒漸罷，現高熱，頭項强痛不可以俯仰，不思食，嘔吐下痢，渴而飲水，神昏譫語，叫號，面熱目赤，耳聾衄血，唇乾羞明，舌苔黃燥而厚，脈弦數，病至此諸症悉現，療治不當，遂入第三期，唇焦苔燥舌絳，脈似有似無，知覺全失，厥逆脊强，頭仰而不俯，四肢拘攣，卽所謂角弓反張之症現，牙關緊閉，此爲最危險時期，治之得當，或可漸見痊愈。

病理

外感之邪先傷皮毛，皮膚上之調節排泄各機能失效，汗腺弛張或收縮。成無汗或有汗之症，體內廢物不能儘量排出，而起酸化作用以發熱，體內外之溫度相差太遠，致有惡寒之感，內熱甚則睡眠不安而煩悶矣，久之體內廢物愈聚愈多，而發熱更甚，溫覺中樞受高熱之刺激，而不惡寒，內熱上薰，以致頭項强痛而不可俯仰，叫號神昏譫語，面目赤等症，內熱甚則風生，風甚則挾木勢而克土，以致不思食而嘔吐下利，繼則風火相扇，灼傷陰津，筋失所養，土受木克聚液而成痰，上蒙清竅，而起拘攣痙厥牙關緊閉，知覺全失等症。

治療

本病初起爲外邪，熱甚脈數，以辛涼解表，如銀翹散之類，如熱不甚而脈不數，可稍用辛溫刺激汗腺，及皮膚之排泄機能，如桂枝加葛根湯，本劑爲太陽病，項强几几之主劑，故可漸用，第二期者用銀翹散加瓜樓，梔子知母，石羔，生地玄參黃芩黃連等，或犀角地黃湯，龍胆瀉肝湯等，第三期則加羚羊角石菖蒲竹瀝玉金，及紫雪丹等，清熱息風，開竅袪痰，藉以清醒腦神經，若四肢厥逆，神昏不語，諸機能衰退症，可用附子干姜之辛溫，刺激神經，使其興奮，而後按法施治，猶西醫之打强心針也。

尖邊已化根仍厚濁脈亦緩和

病情　有轉機之兆

治療　再從前意略爲增損

處方　鮮生地五錢打汁炒姜渣　鮮生姜七分打汁炒生地渣　炒荊芥穗一錢五分　石決明一兩先煎　辰砂拌茯苓茯神各三錢　辰砂拌連翹三錢　當歸尾二錢　京赤芍一錢五分　製半夏二錢　鮮生瀝一兩拌炒　川欝金一錢五分　合歡花一錢五分　紫貝齒五錢　炒棗仁三錢　金器一具懸煎　另琥珀多寐丸一錢先服

效果　服二劑後神情已清言語亦有次序惟產後氣兩虛脾胃失運化之權乃進八珍湯加健運之品半月而痊愈

經驗的特效單方

張燮祥

(一)婦人帶下久而不止，以炙芍藥五錢研末，酒調和服之，有立止帶下之效，（凡白帶用白芍藥，赤帶用赤芍藥，）如腹痛下利，所下粘液，或血液者，用之有緩解腹痛，減漸下利之效耳。

(二)小兒生疣蟯蟲，蟲等，寄生蟲病，

結論

本病最灼津液，以其高熱薰蒸，津亡堪慮，必以保津爲先，而小兒尤易遭罹本病，亦以其津液未充，抵抗力薄弱之故，且本病初愈，現羸瘦，頭重脚輕，搖搖若倒，宜清養脾胃以化精微，保津潤燥如麥門冬之類以補之，灸煿辛辣，切忌入口，（完）

中醫外科學（續）

沈宗吳

雜症證治

（三）鶴膝風

鶴膝風膝部高腫，腿部細小，形如鶴足，故名，患者不拘老幼，腿脚無力，膝部痠痛，此症病源，屬於結核性者居多，間有由於梅毒所致，古謂足三陰虧損，風寒濕三氣襲於經絡，留注關節，故其治法，惟以辛溫開發，宣通經絡，參以溫補，但舌苔黃厚白膩，卽屬夾有濕熱，辛溫參補之藥，極不相宜，大抵鶴膝一症，病果由虛，有僅發一膝有雙膝俱發，如肝腎陰虧陽旺濕熱下注膝腫熱痛者，切不可進辛溫助熱耗陰，以致腫潰成爲敗症，先宜通絡利濕，繼以養陰清絡，若初起腫痛，按之不熱，兼寒熱者，最宜萬靈丹汗之，或用獨活寄生湯，防已桂枝湯，日久腿足枯細者，古之大防風湯，三因勝駿丸，三痺湯等方，均可選用，大凡脈見細數者，雖風寒濕之症，亦不可過餌溫熱，恐寒濕化熱，致釀成膿，若經外潰，必至膿水常流，氣血日耗，漸成勞損殘廢，若調治得宜，間亦有可愈者。

通絡利濕湯，治鶴膝腫痛作熱。

大豆卷三錢　防已錢半　獨活一錢　黃柏錢半　赤芍錢半

秦艽錢半　萆薢二錢　歸鬚二錢　地龍五條　白茄根錢半

用使君子肉，三錢，煎湯服，有殺除腸內一切寄生蟲類之效。

芙蓉山館醫話

鄞縣　范文甫

丈亭袁漢卿，患瘧十二年，日以爲常，憔悴不堪，余到丈亭診別人病，邀余過其家，閒談幷訴其久病之苦，亦不思治愈，以待天命，余吃其茶，覺荷香撲鼻，余問之，答以朝荷開以茶葉實其中，晝則合，夜復開，明早收下，用陰乾錫罐儲之，一年廿缸荷花，有五斤茶葉可收，一取其香，逐日泡吃，其味稍苦，回味極清，余非此茶不吃，笑漢武帝承露盤不及也，余曰，先生之疾欲愈乎，漢卿曰，誰欲愈也，日以爲常，年久如此，恐先生無此神手，且愈疾必須服藥，口苦不堪，疾尙未愈，而口先受苦，且寒儒少錢，藥非錢買，不能到手，病未愈而錢已空，不如買魚肉吃，大家歡天喜地，先生到此，非百金不可，雖是朋友，何以爲情，卽便肯來，豈一二次可愈，每次車費，終須應償，我亦無力，我亦不想病愈，聽先生神其說，余曰，我自有妙法，備有特別藥料，此

桑枝五錢　牛膝錢半

養陰清絡湯　治鶴膝腫熱日久夜分甚者

鱉甲錢半　黃柏錢半　赤芍錢半　當歸二錢　萆薢二錢
牛膝錢半　龜板錢半　獨活一錢　秦艽錢半　地龍五條
中生地四錢　桑枝五錢　薏苡五錢　川石斛三錢

獨活湯　治鶴膝因風寒濕寒熱初起腫痛寒熱者

獨活一錢　防風一錢　蒼朮錢半　黃柏錢半　川牛膝錢半
赤芍錢半　當歸二錢　防已二錢　秦艽錢半　萆薢錢半
桑枝五錢　陳酒三兩

防已桂枝湯　治鶴膝寒濕初起腫痛無熱者

防已二錢　桂枝八分　蒼朮錢半　當歸二錢　獨活一錢
川牛膝錢半　秦艽錢半　沒藥一錢　威靈仙錢半　萆薢二錢
赤芍錢半　白茄根二錢　桑枝五錢　陳酒三兩

大防風湯　治三陰不足邪乘之二膝作痛膝腫而腿細生

黨參二錢　防風一錢　白朮一錢　附子一錢　歸身二
黃耆二錢　牛膝錢半　川芎一錢　羌活一錢　熟地二錢
杜仲二錢　甘草五分　桑枝五錢　生薑二片

二陰勝駿丸　治膝腫腿細手足寒攣走注疼痛三陰不足寒濕氣侵者

大熟地三兩　附片一兩　當歸三兩　蓯蓉一兩　巴戟一兩
破古紙一兩　蒼朮一兩　全蠍一兩　木香五錢　射香一錢
牛膝三兩　檳榔一兩　萆薢一兩　乳香五錢　天麻三兩
棗仁三兩　沒藥五錢　羌活五錢　防風三兩　木水四兩
甘草五錢　上藥煉蜜爲丸

養榮湯　治潰久體質虛弱身熱食少者

去後我贈先生仙丹，愈則謝我荷花茶一斤，不愈來我處取茶葉價，即歸家買向日葵子二斤，炒香送去，云聊以薄物報荷花茶，仙丹後奉上，葵子味倒可口，不可不吃，漢卿亦喜吃，未盡一斤，而病愈，來我處叩謝曰，寒儒吃葵子，不料久病得愈，先生宏運，不必復須仙丹也，予曰先生服仙丹而不覺也，漢卿愕然問詳細，余曰，子病即由茶葉而得，荷露極涼，久服惡得不病，露見日即乾，其涼氣亦即消，葵子向日，受太陽之精氣最重，以日曬露，必有明驗，露氣消先生之病愈矣，漢卿大悟，九頓首以謝，乃曰，此眞大糊方，余服之而不覺，亦大糊配大糊，相與大笑。

重要驗案一束

安福王耐寒

陽虛發狂證

民國十年六月，四姪樸純初病時，微感不適，身體覺倦甚，予就睡椅診其脈沈而微，無熱，不嘔，不渴，余予以乾薑附子各二錢，得湯後，病勢如原狀。半日許，現發作性神經證，揚手擲足

黨參三錢　生地三錢　牛膝錢半　杜仲二錢　山藥二錢
白芍錢半　茯苓二錢　女貞子二錢　炒冬朮錢半　歸身二錢
炙草四分　紅棗三枚

虛陽和痰濁的連索

蔣景鴻

虛陽和痰濁，每每有不可思議的連索在，我們從這問題去推求，倒也是一段耐人尋味的好資料，最先的，是把這兩個名辭，來作解釋。

虛陽，既不是陽虛，更不是陽盛，乃是體溫（陽），失去了陰液的營養，孤陽離根上浮，局部體溫亢進，引起充血等症，所以古籍相傳，就把它都歸於肝，因爲它是無陰之陽，無液之氣，是以其質爲燥，燥氣稀薄，行動一無阻力，是以其性則急，前人稱爲肝氣，肝火，肝風，便是此故。

痰濁兩字，初視之，仰乎一個名稱，其實，痰和濁，劃然有界，痰是人體分泌的津液，因寒而凝結，它的質地是清的，濁是物質在人體，因熱而糜炓，它的質地是渾的，然而，往往接連形成，所以大概含糊不分。

以上，單是解釋了名辭，至於究竟怎麼會成連索，還請寬容的讀者，靜心的，看完了我的拙見吧。

連索的起點，在陰液虧乏，或是陰液凝結，致使湯無陰以容納，氣無液以收藏，浮遊無定，是謂虛陽，虛陽性急，所遇皆受其刺激，腺體分泌，更爲不正規的多量分泌，而週身氣體，盛衰不齊，盛則固爲刺激分泌，衰則分泌便卽停留，是謂之痰，痰阻經絡，燥氣上灼，清液消爍，濁質膠結，因此成濁，濁腐發酵，氣體膨脹，虛陽愈亢，如是循環無端，是以其病難愈。

病起津液虧乏，卽是陰虛，起於津液凝結，卽是陽虛，治病必求其本，陰虛宜重補陰，陽虛亦當補陽，治虛陽，以潛陽爲準，治痰濁，以芳香疎化，濁盡後

，神識異平時；其揚手也，初則輕似揮扇，不藥則漸甚，仍予以前湯，手不揚，神識亦清，且可理店事。半日間發作三數次，得湯則和，若進藥遲，則狂奔外出，發作一次，則現證增重一次；但入夜則安眠如常，余咬定傷寒論五九條『下之後復發汗，晝日煩燥不得眠，夜而安靜，不嘔不渴，無表證，脈沈微，身無大熱者，乾薑附子湯主之，』之法，且屢次發作，得藥卽止，於是屬家人煑藥以待，遇發作時，則投之。每發祇須一匙入口，便鎮靜如常，兩日之間，用薑附至五六兩。時從弟在旁，謂薑附之用量旣多，病勢發作時，雖得湯則止；然停藥不久，又必發作，此湯恐非根本治法？余以傷寒論五九條云云答之，從弟終懷疑，以本條上文，猶有『下之後復發汗』云云，不能完全的對也。余謂大論凡云若汗若下後大抵爲示其大意，此子秉賦虛，雖未汗下可以虛例之，其所以不能竟全功者，以病重藥輕，不能與病相得也。大姪聽余言論，亦贊同，卒予之。越二日獲全愈。由此觀之，治病果能選用經方，則神效昭著，然必

，再商養液，諸方列后。

補陰，六味地黃湯，補陽，四逆湯，潛湯，救逆湯，芳香疎化，陳平煎，養液，生脈法。

（完）

須有持續之毅力，乃能克奏全功。否則又歸咎經方之不適用也。

（未完）

瘰癧治驗的檢討

唐鐵花

定義 瘰癧 Scrofula of the neck 一症，因病狀之殊，定名不一，蟠蛇癧 P'an she scrofula，流注癧 Liu chu scrofula，單窠癧 Tank'o scrofula，蓮子癧 Lien tsu scrofula，重臺癧 Chung ta iscrofula 燕窠癧 Yen Ko scrofula，馬刀瘡 Matao ulcer 都是發現的具體名辭

病因 本病以一，窮思竭慮，甚則心焦膽寒，致耗血傷氣；二，手少陽三焦經氣血忒旺，三，好吃膏粱之味；四，鬱氣之積聚等爲前因，變壞淋巴腺失去淋巴液，新陳代謝，及產生白血球的作用，致使組織分裂，發生腫脹結核桿菌乘機侵入，橫行腐化，淤成七式八樣小小的痞塊，或發炎成膿爲後果。

結核桿菌的形性 德人洛部脫殼 Robertkoch，善用顯微鏡檢查病原微生物的性狀，於一八八二年始發見結核桿菌 Bacillus Tuberculosis，形狀細長，活像直線形的槓杆狀，或略成曲線形，橫徑約〇.〇〇二乃至〇.〇〇五公釐，直徑約〇〇，一五乃至〇.〇四公釐被被油質之膜，以護全身，各個體吸收人和獸諸器官病竈內的黏液，營獨立生活，或聯合成么麼不定形的塊狀，營共同生活，且其中含有一個或二個細小的假胞子，能於最短期間化生爲二，此菌的個別與集團，均不具茸毛。又不能自由運動，無性生殖，於寸陰最短時間，繁殖整千整萬，生存於溫度攝氏三十七度乃至三十八度發育及生殖最良，病人和病獸，於體溫未變的期間，最合宜於此菌寄生的興盛哩，散布方法，無千萬的本菌，隨病人及病獸，排泄作用驅出體外的尿屎痰鼻涕唾液汗液眵淚等廢物，一經相當熱度的乾燥，飛騰空中，依空氣食品衣裳等的媒介，引進到別人身的五臟六腑中，侵入淋巴腺巳失醞釀抗毒素的作用，爲患極大，消滅此菌方法，受烈日三十小時的照度，遇攝氏百度一小時以上的乾熱，攝氏百度五分鐘以上的濕熱或受百分之五之石炭酸 phenol 二十四時的蒸發，便失生活力而滅亡，惟施行此法，務須愼密實現，始克奏效。

結核桿菌之檢查

一染色法 尋得病人吐出痰中之黃色小塊一二粒，用針挑撥，攤於載物玻璃面上，再取一載物玻璃下壓，輕輕摩擦，使痰塊破碎混和，就把覆蓋玻璃疊置搯過使成菲薄之膜，

放置此覆蓋玻璃標本於空氣中，聽牠自乾復以此夾薄膜之玻片，烘於酒精燈火上，過通三次，則薄膜乃固定，遂放置於小面積長方形銅片或鐵片的一端，而小心細做滴落石炭酸弗克辛液於薄膜上，使牠色素液恰附着於薄膜而不外溢，乃舉鐵片炙於酒精燈火上，須距離適當，足使色素慢慢兒蒸發一點氣體但不可使其至於沸騰，照此約經五分時，乃以小鑷子鉗取標本，瀝去其過剩之色素液於吸水紙上，又以一大杯之汽水冲洗之，而置於二五%鹽酸液內十秒時，取出以枚企來特酒精 Methylated Slcohol 洗之直至無紅色洗出爲度，放入清水中漂之，再把小鑷子箝住，而滴以枚企倫青水溶液 methlone Dlue於薄膜上，經三十秒時，染着後，瀝去其液，速以水洗之，取吸水紙兩片，輕輕夾住吸乾乃舉之於酒精燈火上烘乾燈焰之高低依以手不覺灼燙爲度，乾後可用綏魯爾拔爾撒謨封閉之，用此法者，結核桿菌染成紅色而一切他種有機體，染成藍色，上述之法，乃用覆蓋爲玻璃標本，因檢查細菌，大都須用放大八百倍至千倍之顯微鏡（德國 C Yelss 製）此等大力之鏡，載物臺和接物鏡之距離非常之近，若覆蓋玻璃稍厚，或封閉之拔爾撒謨稍多，或所攤標本不薄，均有礙於檢視，故初學者，以用覆蓋玻璃調製標本爲妥，若在老手，善於勻攤薄膜，及拔爾撒膜並知揀極薄之覆玻璃，則亦未嘗不可用載物玻璃調製標本也。

二培養法　本菌之培養基，當以洋菜一分，甘油三分，蒸溜水九十六分，混和，煑沸濾過分盛於試筒殺菌存儲，用時宜加溫使溶，又加以苛性鉀液，使其反應與所檢查可疑之痰爲同性，乃傾入於有蓋扁玻璃盒，俟凝結以少許之痰攤布於其表面，置於孵溫中，一二日卽可見本菌所成之聚落，爲鱗屑狀濁暗灰色斑點。

症候　多結於頸項之間纍纍大小不定發作寒熱，膿血潰漏，或此沒而彼起，初時或赤或白，成沉或浮，始生如豆，久則似核年月歷久，其大如梅，或雞卵，排行成列，或生二三，或生六七，或則轉爲九漏，多堅少軟膿白如稀糊似泔水，灼熱疼痛，官能障礙，而膿漿乃血球之變化，及組織之溶崩者，富氮及炭氧，無氧及氫。

治法　初覺憎寒壯熱，咽項絕痛，腫結不消者，當服五香連翹湯，或牡蠣大黃湯疏下三兩行，患上貼十香膏烏犀膏及用溻法，如此救療，卽可消散，或使發炎部，及結核塊之官能休息，宜安靜局部，飲食宜清潔，使之呼吸新鮮空氣，運動身體須合度，並內服魚肝油，沃度鐵低磷酸鐵，麥精膏等品，而膿血潰漏局部，儘可施行濕罨法之制腐液，結核纍纍大小不定，施以電氣療法之感傳電氣，能使其減少疼痛，消解炎性滲出物。

中醫處方

一連翹散堅湯　治馬刀瘡及一切瘰癧

當歸酒洗生黃柏　連翹酒炒黃芪　京三稜細剉同黃芪酒洗一次微炒以上各半兩

酒炒土瓜根酒洗草龍胆各一兩　柴胡根一兩二錢酒炒黃芩七錢炙甘草六錢　酒炒黃連　蒼朮各三錢芍藥一錢

右一半爲細末，煉蜜爲丸，如綠豆大，每服一百丸，或一百五十九，一半剉碎，每服半兩，水一盞八分，先浸半日去渣，熱服，臨臥頭低脚高，去枕而臥，每口作十次噙留一口送下丸子，服畢如常安臥。

二益氣養榮湯

人參　茯苓　陳皮　貝母　香附子　酒拌當歸　川芎鹽水拌炒黃芪　酒拌熟地黃　炒芍藥各一錢　炙甘草桔梗　各五分炒白朮二錢柴胡六分

右嵩水煎服

三桔芍湯

桔梗二錢　白芍藥　一錢　夏枯草　一錢　酒炒白芥子一錢　酒炒昆布　一錢　川貝母去心　一錢五分酒炒瓜蔞仁一錢　玄參　二錢　龍胆草　一錢五分　廣陳皮　一錢加燈心十根，河水煎服，濇撈起，服數帖愈。

鯽魚方

大鯽魚一個，皂角嵌入牠的肚內，用爛泥塗糊，火燒成炭，剝脫泥，將魚乾硏末，紹酒沖服，立奏功效

蝎桃散

全蝎廿一個去頭足　胡桃廿一個荷葉水澆淨全蝎嵌入既挖脫肉的胡桃殼中，用泥塗，火燒成炭，存性，研此炭為末，再取桃肉九錢，川山甲九錢研爲細末，粽子打爲丸，如菉豆大，滚水送下，食後服五六丸，至十日加二丸加至二十丸爲度，忌食鮮魚蛋等，孕婦忌用。

西醫處方

處方一　沃度仿膜二，五龍胆末及龍胆羔各適宜右爲五十九石以松子末爲衣一日三回每回一丸

處方二　亞酸化鉛五，○華攝林　羊毛脂各一五，○右細細調和，製爲軟膏日敷患處，外紮綳帶，功能收斂生肌

處方三　Ltmphomin　本注射劑爲主治瘰癧的特效，皮下注射奏功立見。

中醫膏藥處方

處方一　白夏枯草一斤半　紅夏枯草一斤　黃花郎連根二斤右藥三味，備細淨清，盛大鍋內，滿水煎濃，約至三四大碗，換用炭火煎厚，至中碗六分之譜，置於冷處凝冏，成膏，攤貼搽塗，有拔毒退腫之效。

處方二　木鱉子　帶殼炒存性去殼　栢葉焙頭髮灰　煤鏤紙錢灰　飛羅麵　各一錢　共硏細末，用好陳米醋調塗成膏藥，於爛癧外用桑皮紙帖有拔毒生肌之功，所謂烏龍膏是了，

針灸治療法

少海　心手少陰經，肘上廉大骨外，去肘端五分，針三分，追核刺入，打消其團結的毒力。

天池　心包絡手厥陰經，腋下三寸，乳後一寸，灸三壯，針二分。

章門　肝足厥陰經，大橫，外直季脇肋端臍上二寸，兩旁六寸，側臥屈上足伸下足，舉臂取之，針六分灸百

壯。

臨泣 胆足少陽經，目上直入髮際五分，陷中針，三分，留天井七呼。

支溝 三焦手少陽經，腕後三寸，針二分，灸二七壯。

陽輔 胆足少陽經，外踝上四寸，針三分，留十呼，灸三壯。

手三里 大腸手陽明經曲池下二寸灸三壯針二分。

肩井 胆足少陽經肩上陷中五針灸分五壯。

大迎 胃足陽明經，曲頷前一寸二分，針三分，留七呼，灸三壯。

曲池 大腸手陽明經曲肘橫紋頭陷中針五分留七呼灸三壯。

三焦手 少陽經，肘上一寸，針一寸，留七呼灸三壯。

三陽絡 三焦手少陽經臂上大，交脈支溝上一寸灸七壯禁針。

陰陵泉 脾足太陰經膝下內側輔骨下針五分

附言本拙作之目的，在適應病家之心理，信仰何方法，就運用何方法以治療，倘其要中西合璧之治療。亦可參酌，應用裕如，如是診療，不但免中西之爭，你我之見，且存治病速愈，快復健康之良心，以盡醫工之責任；意同道所一致贊成也。

兒科類症鑑別治療法（三）

秦伯未

瘋疹（續）

若論麻疹餘毒。保幼集云。痦出潮時。五液俱全。則經絡宣通。無有留邪。否則各有餘邪也。汗不足則發熱。涕不足則鼻淵·淚不足則珠管。吐不足則牙疳。瀉不足則腸澼。此皆痦毒餘邪。當隨症而治之。故痦後主方。以滋陰解毒湯犀角地黃丸爲主。其有出不收斂者。或紅久不退。爲血不歸經。用解毒清涼斂陰收血之藥。或跡變青紫。爲血死肌表。用活血涼血溫經解毒之藥。有痰嗽喘急者。邪人肺臟。毒氣內攻。如身涼無汗。用麻黃開洩。身熱煩渴。用涼膈攻下。有發熱成疳者。每至日晡。面紅神倦。嗜臥微熱。得汗安然。用黃連解湯。有走馬牙疳者。落齒穿腮透鼻。一二日即能致命。急用加味涼膈散。並頻飲金汁。有痦疳入眼者。由熱毒上攻眼目。其症有五。入肝迎風流淚。畏日羞明。入肺白睛赤腫。胬肉攀睛。入心兩眥翻花。目腫潰爛入腎瞳人昏陷。視物不見。入脾胞腫如桃。外障赤痛。用柴胡解毒湯。並以鳳衣散點之。有痦後痢下者。毒歸大腸。以五色分五臟調治。惟傷腎音啞者不治。餘用清積消毒飲。有煩熱消渴者。五心煩熱。咽乾口燥。因津液消爍。營血乾枯。延遲則成牙疳矣。用麥冬湯。有咽喉腫痛者，或心煩大熱。乾嘔咽痛。用犀角大青湯。或咽腫口瘡。眼赤腫痛者。用滋陰潤燥湯。又有痦啞。咽乾聲音不出。最爲難治。有痦後癰毒者。發於頸項胸背。在三日以前者凶。發於四肢。在七日以後者雖重無害。用射干鼠粘湯消毒飲輩。有急慢驚風者。或熱毒蘊肝。宜瀉火化痰。或寒涼傷中。宜和中保元。有瘄後吐瀉者。寒藥太過恣啖生冷。傷胃則吐。傷脾則瀉。脾胃兩傷。吐瀉並作。用八味平胃散。有瘄後浮腫者。多因冒風而作。上腫屬風。下腫屬水。用加味五苓散。此外有成鼻衊者。有生瘢瘕者。有爲終身風淚。年規痉夏者。變化滋多。不能盡述。要其主因。則不外瘄毒不清。與復感別因也。夫痲疹一症。未出當出之時。用藥旣不可游移。已出之後。症變又若斯紛繁。潛心於幼科者。烏不可精究耶。

（未完）

金匱之研究（續）

劉淑士著

中風歷節病脈證并治第四

金匱中風病，包腦充血，腦出血，腦貧血及痺四者言之：如防已地黃湯，治腦充血之方，用地黃汁爲君，以清降血壓；用防已利尿，使熱氣下行；用防風入腦，桂枝入心通脈，宣通上充之血，使之速下；甘草佐防已，直達尿管。原文謂治病如狂狀，妄行獨語不休，無熱，其脈浮者，分明是血充於腦，亂其神明之府也，幸未至腦出血耳。

風引湯，治腦出血之方，用諸石之重鎮，大黃之瀉下龍牡收濇，總以沉潛亢陽爲目的。又佐以溫中止血之乾薑，溫中下氣之甘草，補中益氣之桂枝，必使氣血能通而後能降也。方下言除熱。癱，癇，乃腦出血甦後之餘症。後人之三化湯，防風通聖散不及此。

侯氏黑散，治腦貧血之方也。以入頭腦，利血脈之菊花爲君，臣以人參桂枝當歸川芎，皆補血之品，佐以礬石澀血，乾薑止血，牡蠣補而能降，清鎮神經；而細辛防風桔梗引藥上行，黃芩茯苓利水下滲，皆其使也。初二十日用溫酒調服者，助其消化，使藥力易入血也。以後四十日宜冷食者，恐藥氣急於下行，不能鎮降邪火也。喩氏解爲塡塞空竅，似是而非。安有藥積腹中經四十日而不被胃腸消化之理；人身血氣本宜流通，通則平，平則和，如塞潭之水，貌止神清，內經謂之「陰平陽祕」，和之至也。若有偏實處，則有偏虛處；有偏衰處，則有偏盛處。如腦充血，腦出血，因腎虛也，下虛則上實，故急瀉其下（風引湯瀉大便，防已地黃湯利小便），治實邪也，然未嘗不顧其虛。腦貧血，因心虛也，仲景謂之心氣不足，上衰則下盛，腎中邪火必上犯矣，故方中用牡蠣礬石以鎮澀之，薑桂以溫斂之，黃芩茯苓以滲利之，而菊花歸參大補血液，防桔芎辛承上啓下，總以達到補心血，鎮腎邪，安撫神經之目的而已。常宜冷食以助藥力，助其雍容鎮壓腎家邪火不致上犯耳，何有空竅之可塡塞哉？此治虛邪也，又何嘗不顧其實？嗚呼！上下，內外，理可相參，緩急，補瀉，用藥宜審，豈特治中風然哉！

（未完）

爛喉痹痧—猩紅熱

永嘉 薛定華

緒言——爛喉——痹痧——猩紅——熱。在牠的名詞拆開看起來，就很顯明地知道這是一個很凶險的疾病，牠的病原體，在這科學權威澎湃的現在，還沒有正確的認識牠，只知本病爲絕對容易傳染的疾病罷了！在中國的疫痧草裏面，載着陳耕道說的：「疫痧之證，變幻不測，傳染無巳」等句，在那清朝的光緒時候，就知道我們中醫也說牠是傳染而來的，那麼中西的醫藥，今古的學理，誰說是不相同的誰說中醫是不合科醫的？但是聲明一句，這不過是科學皮毛的皮毛而巳，還要我們學者切實在化驗室裏做工夫，那麼在最近的將來，可以歸根結底明白地！猩熱的病原菌，就在我們的手目中降臨了！

猩紅熱的釋名——爛喉痹痧，是依其所發之症狀而定名因牠發病的時候，喉頭必紅腫腐爛，身體必發出痹痧，德國名之 Schailach 日本名之猩紅熱，牠也是形容症象而定名的，那就是牠發出猩紅痧的緣故。

猩紅熱的原因——當然，本病的原因，在世界上迄今是未發現，雖說 Dohle氏報告，以爲血液中見有 Amoeba 狀運動之寄生物，卽爲本病病原，但 Baginsky 則謂連鎖狀球菌(Streptococcus)所作祟，兩者迄今尚無確實證明，惟只知道本病對於連鎖狀球菌已有相當的關係了，總之猩紅熱病之許多險惡症象，若無連鎖狀球菌作崇，決無如此之甚，可敢斷言。至於中醫的見解，當然也逃不了傳染，所以有什麼天時的不正，什麼疾風氣毒的所觸，什麼盛暑濕蒸，什麼屍穢冲人。不過中醫還雜些不可思索的玄說在裏面，這就是中醫的學理缺點的地方呢？

猩紅熱的傳染——本病傳染的傾向，略比痲疹及天花廣闊，年齡愈大，他的傳染的傾向愈減，未週歲的小孩，也甚少染及，不過在二歲至十歲的中間小孩，最容易被牠毒害，本病的傳染力甚强，不定須衣服玩具臥床書籍等動用什物，卽與病者同室少時，亦可傳染，而以有熱及恢復期中最甚少，其病原菌多存在於血液淚液喉頭氣管枝分泌物等處，且壽命的長久，患者所用物品，，雖經過數年後，其傳染之力，仍然存在，所以若消毒不全備，仍能傳染，其最奇特且危險者，往往於一割開之創口中傳入，故產婦在產褥期內，甚易傳染，蓋胎盆創口會陰部破裂處，均有傳柴的機會哩！近來猩紅熱遍及全球，四季流行不絕，最盛行的，以歐羅巴與北阿美利加爲代表，雖素稱注重衞生的歐洲德國，然仍於每歲的秋間，發現流行，牠，確實是一個很可怕的急性傳染病！

猩紅熱的症狀——本症潛伏期難能指定，速者一日至四日，較長者四日至七日無定，前驅症不甚顯著，故本症不發則巳，一發卽高熱頭痛，頭痛嘔吐，（這時正是毒素巳侵入血行中的表示）扁桃腺腫脹，且有覆蓋物於軟腭上發出紅斑，或呈紅色線條，一二日皮膚隱隱紅疹，漸次顯明，不久就變成一片通紅的猩紅疹了。Scharlachnates Erythsm）但口腔周圍，沒有紅疹，當這個時候，全身的症狀，就是體溫上昇，脈搏洪數，頭痛發暈，胸悶泛啞喉頭愈形惡化，甚或神昏譫語，口渴喜飲，小便短赤，這時若醫治得法，那麼數日後猩紅疹漸退，熱度下降，於是咽喉也較舒適，到了後來，猩紅退盡的時候，表皮漸次脫落，手足部盡至像手套似的脫落，這般症狀，算是順利的經過，不然，若於第三病週的熱度反覆再昇，就可以知道必另有續發症加入，如結膜炎，氣管枝炎，身體各部之淋巴腺腫，脾臟腫大，蛋白質尿，白喉等，醫生於這時，非詳細診斷，就難能應手而愈病了！

猩紅熱的診斷——本病的診斷，非常顯明，如舌苔，疹子，喉色，脈象等等，均有很著明的表現，今分述於下：

（一）舌苔　猩紅熱病的舌苔檢查，於診斷上亦頗有價値，初起白膩，不久脫落呈大小相等之紅色，略形高起之小點，非常乾燥，舌尖與兩旁，其色特別鮮紅，不久又自然剝離，舌面全部作深紅色，如覆盆子形，所謂覆盆子舌，或貓舌，楊梅舌，猩紅熱舌，這種舌苔，是牠特有的症狀，一看舌苔，對於本病的認識，就可以有三分之一的把握了。

（二）疹子　猩紅熱發疹，也是必具的條件，（世上亦有無疹猩紅熱一病但决不如猩紅熱之屬）初時隱約皮裏，不久發出小疹，漸次密佈連絡，變成癬瘢的樣子，一片通紅，在燈光下視之，比較在太陽下更覺緋紅，但最宜注意的一件，就是面部的口圍唇及頷部，不爲傳及，所以猩紅熱患者，在病程中，他的口腔，必呈三角形白色圈，此外還有一種最易診斷的，就是用針劃於猩紅部，則現白色線條，久之才行退去，所以醫生診斷猩紅熱時，可以在患者的背部書寫字碼，卽現出白色之字碼，非常顯明，那時就可以懷疑是猩紅熱病了！

（三）喉色　喉頭的腐爛，是猩紅熱症狀之一，初時不過像遍桃腺腫脹普通的發炎狀態，在軟腭及硬腭與小舌上，發現紅色斑點，喉頭腫脹，以至兩面之扁桃腺互相接觸而成，喉頭潰爛，或壞疽組織脫落狀態，以至變成潰瘍，甚像白喉，深的就有出血的危險了！甚或波及全口，而成口腔炎，蔓延頸部，而變成頸部蜂窩織炎，這等症狀發現，就有生命的危險了！不過猩紅熱的喉症而誘發白喉症也是不足爲奇的，據 Roley 氏的統計報告，謂猩紅熱之併發白喉者，占56%，因而死亡者33%，可見以喉色來診斷猩紅熱與否，就有點難能順手了！但是白喉必灰白色而略帶光澤之炎膜，如果在診斷猶豫莫决的時候，就快些去請教顯微鏡先生了！那末就可以找到白喉桿菌的存在，與猩紅熱或白喉的水落石出！

（四）脈色　脈的表現，在熱病熱度高的時候，大都總是洪數的，所以猩紅熱脈搏的跳動，是隨熱度的昇降而緩速，若到了第二星期，熱仍沒有減退，必有合併症的關係，脈搏每分鐘約可百二十至到百五十至，這樣快跳的脈搏，就可表示病勢的嚴狀了，到了這個時候，若脈搏轉變現細軟弱的現象，那麼就可斷定心臟有衰弱的趨勢，就要快些設法救治了！

猩紅熱致死的原因——猩紅熱本是一種極凶險的急性傳染病，當然死亡也是特別容易現實的，但一般的醫生，以患者的死，都是死於猩紅熱本身的，所以專門治咽喉潰爛，實在是遠水救近火寃枉於病人了!?咽喉潰爛出血，果然是猩紅熱致死的原因之一，但本身致死之外，在普通最易見最確實的猩紅熱致死原因，還是有下面兩種的症狀！

A.心臟衰弱——心臟的强弱，當然就可以決斷人的生死，尤其是猩紅熱病這樣的苦楚。當心臟衰弱的時候，第一種的顯徵，就是脈搏濡細，與心音的微弱，心臟衰弱之後，腦神經必障礙，故到了那時，往往神識昏憒，夜眠不甯，小兒則易起痙攣，這個時期，眞是危險了！所以本病之重症，往往在發病之初，有皮膚疹子未透，而循環衰弱而致死者，這種地方，負救人疾苦責任的醫生是不可不注意到的，但本病在經過期中，亦往往循環障礙及心臟炎（心臟發小疹子）而致於死，所以本病致死的原因，確實對於心臟是很有關係的！

B.腎臟炎——腎臟炎，是猩紅熱最危險的併發症，腎臟炎的發作，大概在本病的十九日左右，有的甚輕，幾不被人所注意，但有時雖極輕，而亦得致死，所以德國醫界有一定例，凡患猩紅熱病者，姑勿論其有否腎臟病之變化，但必須時時檢查病者的小便以作未雨綢繆之計，這確實是好處的地方，當腎臟炎發生的時候，第一個見症，就是熱度忽然重高，直達40°C，血壓也增高到130—150，眼皮浮腫，漸及四肢全身，因此肺部也水腫了，變成肺水腫之後，當然橫膈膜阻礙而呼吸因此困難，結果水分集中胸腔及腹腔或全身除呼吸困難之外，心臟被其壓迫，心力愈形薄弱，小便也短少，呈暗色渾濁而帶血，所含蛋白質也非常豐富，書籍中所謂蛋白尿，甚或小便全無，這時候最可畏的，就是尿酸中毒了！ vrämie 尿酸中毒，必發生腦症狀，知覺漸失，神志不清，患者發尿臭，眼睛有時發黃糊塗，不過多少時候，就可以一命嗚呼哀哉！

上面兩種症狀，就是猩紅熱致死的最大原因，故治療猩紅熱，對於循環系與排泄系，是必須注意的地方，中醫的詳細診斷脈搏和小便，雖沒有說出心臟與腎臟的關係來，但對於治療猩紅熱，亦早有預防這兩種症狀的意思了！可見中醫的舊診斷，也是逃不去新科學的圈子呢？

猩紅熱的治療——說起治療方面，西醫自己說是非常簡單，自Antistreptococcussercum問世以來成名Scarta tiva ferer anti tosin 巳認爲專門藥品，因價格太昂，在我們的農村經濟破產，市面營業蕭條的現在中國，那能夠可以普及呢?!成人普通，均以 10000 單位起，行肌肉注射，這藥只好專供少爺小姐們的猩紅熱病，換一句話說，也就是富貴階級的猩紅熱治療劑，至於市醫普通用的 Omnadin 與 Elektrargol 等退熱藥，但對於猩紅熱，利少弊多，也不過是應付病家的一種治療營業化而已，對於局部的療法（喉頭療法）可用不值十銅子的硼酸水或雙養水揩喉好了，假使疼痛厲害，不妨用 2070 的高根液（Cocaim）揩喉，潰爛可用藥特靈粉末敷之，不過這藥的價格，也是貴族化，至於應付心臟衰弱與尿酸中毒，如烏羅多拜等處方罷了！（方列后）

Rp. Nrotropin 3.0 Potass Atric 2.0
Digalen 3.0 Coranin 3.0
Tirct anravti 4.0 Sirupns 10.0
Agna a d 100.0
DS 一日三次一次1/6

西醫的療法，都舉在上面了，但照十張中央法幣，還是有點不夠呢！大家再看平民化的中醫療法吧！

中醫的內服藥。最初用的，（根據一般時醫的處方）是加味桔梗湯，（銀花薄荷酒芩連翹甘草山梔桔梗赤茯苓竹叶）方中有銀花連翹等之解毒作用，有赤茯苓竹叶之類之利尿作用，有薄荷山梔之屬之解熱作用，一方數治，可見中國方劑組織之處，熱毒盛極兼到腦症狀的時候，就可用淸瘟敗毒飲，（生石羔犀角山梔黃芩赤芍連翹丹皮川連生甘桔梗知母元參竹葉）方中雖有石羔的仰壓心臟，但丹皮之類，亦含有葡萄糖及安息香酸等。此類方劑，見於中國方書甚多，如加味翹荷湯，涼血解毒湯，陳氏淸肺飲，四虎湯，活血消瘀湯等，今不勝枚舉，上列二方，就可作其代表例好了，至於局部療法，用外治異功散，少置膏藥上貼喉外耳下軟肉處，六小時去膏藥，皮上起泡，用針刺出毒水，其喉痛卽鬆此卽喉科所謂吊毒法，噙漱用土牛漆根取汁，用溫開水溶開，時時漱口，吹喉藥，用爛喉去腐散，錫類散，或珠黃十寶散之屬，照這種方法治之，藥資不過一兩元就可以解決猩紅熱了，惟中西對於猩紅熱兼心臟衰弱者，仍沒有很顯明的藥物做代表，這也許是化驗藥物博士的不力，或者就是中藥自身太馬虎的弊害罷！我引以爲憾!!

猩紅熱的預防——猩紅熱的毒素，持久的時間，是很長久的，並且是極容易傳染的，也是難消滅的。所以病人的房間，和一切用物，要完全消毒，那才能夠將病疫的遺孽，殲撲得乾乾淨淨，消毒的方法，最好把病人用過的東西，倘使可以銷毀的，一概用火焚化，衣服被褥一類先用藥水消毒，再在熱水中煮沸一個鐘頭，房屋傢具一概用福馬林或硫磺薰過，燻的時候，必定要將門窗等緊閉，那末有消毒的作用，可以完全，燻的時期，至少有八小時，才能有效

一九三六·八·五·寫于上海大衆診療所

生理之狀況與藥物之作用

高淵 張見初

燈下與諸友談醫經，及素問臟氣法時論曰：「肝欲散，急食辛以散之，用辛補之，酸瀉之。心欲軟，急食鹹以軟之，用鹹補之，甘瀉之，脾欲緩，急食甘以緩之，用甘補之，苦瀉之，肺欲收，急食酸以收之，用酸補之，辛瀉之，腎欲堅，急食苦以堅之，用苦補之，鹹瀉之」。云云；友人問余曰：食從口入，經胃臟而過小腸大腸，其渣滓由肛門而排出，消化系之道路固如是，凡稍具衞生常識者，類能知之，乃食物入胃竟能及於各臟器，雜五味而飲之，竟能視各臟之病而治之，豈食物之入胃，果能飛渡而過於他臟耶？余曰善哉君之問，此關係於生理之狀況，與藥物之作用，乃爲醫者所宜知之問題也。醫而不知此，則與村嫗之知食飯療飢，飲水止渴，其常識何所異？此我輩所以不可不詳細而研究之事也。今試爲文以述之，我言雖未盡中肯，然或可供研究之一助也。

我人之四肢百骸，五臟六腑，皮肉筋骨，莫不由多數之細胞所組織而成。故有毛細胞，皮細胞，骨細胞，肉細胞，等等之異稱，細胞周緣有液汁，即所以與外境相交通，如吸收滋養料，排泄殘廢物，即爲交通之能事也。細胞在組織生活中，似具有極靈敏之知覺，。凡見有適合其需要之營養物，則立時伸長而吸取之。以蕃殖其組織，發育其機能，苟遇有不適之激刺，或足以害己之物質，則羣起而抵抗之，或努力而排逐之，其忠誠之工作，雖終身而未曾或止息。

人體之各部，各具有其獨立之機能，故各部之細胞，各營其生理之分業，各吸取其獨具之嗜好，以繁殖其集羣，而與各部細胞相供給，相聯絡，所謂分工而合作，以形成生活之現象者是也，至於由各細胞所組織而成之各部，各有其獨具之機能，與感受性所需要之營養物，各宜其特殊之成分，於是各成分之入腹，由各機能所需要而被吸收，內經謂「陰之所生，本在五味，陰之五宮，傷在五味」，實指生理之細胞所喜惡之自然性而立言，其理由正與科學原理相脗合，我人之治病。即視各官能之欠缺者，用藥以補之，各官能所剩餘者，用藥以去之，各官能所障礙者，用藥以解除之，素問曰：「因其輕而揚之，因其重而減之，因其衰而彰之」。其理由固無異也。

明乎組織細胞之生理，然後當詳及消化之機能，與血液淋巴傳送養料之作用，消化器者，所以消化食物，而分析其養料，以供體工之吸收，幷排泄殘廢之渣滓也，食物入於口中，經牙齒之咀嚼，唾液之混和，而化生糖化酵素 Ptyalin 又由舌之捲送，經咽腔食道而入胃，由胃液中所含之鹽酸，與酵素之攪拌，使蛋白質消化成 Albumose 及 Pep+one 又使脂肪質分解成脂肪酸及甘油，全數成食糜而過幽門，經括約肌之徐放而流入小腸，混以膵汁，胆汁，及腸液，食物之消化與分析，至此極完全，吸收之機能，此處亦最強盛，小腸粘膜有無數之皺緺，膜面又有多數之絨毛，是爲吸收之工具，能溶解之物質，大部分由腸粘膜而吸收，然後入血管及淋巴管，隨循環而分佈於全身，所餘殘渣及廢物，乃向下輸送，入大腸而爲糞便，吸收之化學作用，是滲透，及擴散，入於血液中，而流行於各部，各組織細胞由是而得到營養物之供給，細胞得到之手續，卽俟血流淋巴之經過時，胞體發生吸取之傾向，及化學之作用，使所需要之分子，因同化之作用而依歸，依歸之程序，大概爲滲透及沈澱。

巳上爲食物消化與血液吸收之大略情形，而藥物嚥入以達病所之徑途，其情形亦不離如是，蓋各部所之細胞，各有其特殊需要之感受性，在生理方面，隨時能生化學之反應，以吸取所需之營養物，在病理方面，有自尋解除阻礙之自然性，故投藥於病體時，恆能達病所而奏愈功。

國醫談藥理，向以氣味而决其性能，或疑與各臟器化學作用之理由，未能符合，此也應解釋者，藥之性能在於氣味，而氣味卽爲各原素化合之所生，此理論余曾爲文發表於醫航而述及，可知天然界之原素極多，因同化關係，由若干種而組成一種氣味，科學家之探討，卽用化學手續將原素分析，我國神農之探討，卽由其氣味而測定其性能，此僅爲手續與主觀之異殊，其藥物入體以治病，所生之化學作用，罔無差異，素問曰「陰之所生，本在五味，陰之五宮，傷在五味。此理由本從探討自然界化合眞諦而來，非信口雌黃之說，夫而後可知古聖立言之不朽，然古人著作重簡質，只數字而祇其眞髓，蘊義太深，非俗人所能一旦貫通，我輩非聖人，學業必由淺顯而漸入深邃，不得特聖人不朽之言，以作言談塞責之資，而棄基礎常識，致終身作一欺人自欺之僞人，故我輩身爲醫者，應明白生理之狀況，與藥物之作用，然後臨床處方，對症用藥，胸次洞然，毫無岐路徬徨之嗟，而奏如影隨形之效，莊子曰：「物物而不物於物」我輩勸求之希望，應作如是觀。

廿五，八，脫稿於高淵

經理黃山眞正野白朮告同道書並優待中醫科學社社員及讀者啓事

藥學研究

中國藥用植物培植法（續）

徐愷 倪維德 編著

徵求

予等對於國產藥用植物培植法，頗有研究與趣，爰搜集資料，編著「中國藥用植物培植法」，先於本誌第三期發表，按期續刊，將來再出專書，以廣參考，茲因所搜材料有限，特徵求全國同志，惠賜資料，俾充實內容，來稿披露時仍具應徵人姓名，專書出版，應徵人均有贈送，聊資酬勞，再予等所討論培植法，或有未詳盡之處，敬祈同志補充，毋任感幸

（二）人參

產地 人參之最著產地，爲吉林黑龍江一帶之崇山峻嶺中，野生之參，當推長白山最佳，茲爲專述人參之人工培植法於后：

氣候 此物之性，最忌溫熱，而喜寒冷，故盛產於東三省一帶，以其爲冷帶之植物也。

土壤 培植人參之土質，以略含砂礫者，最爲相宜，若他種土質，每不適其發育，即勉爲之，其品質收量亦無良好之結果，是植物與土質之關係，實有莫大之影響。

整畦 東北山民稱種參之圃曰參營，又名板子營，其地址宜擇背陽之斜面地，耕鬆其泥，築成高二尺，寬五尺，長三丈之畦，每畦相距三尺，以爲排水及人行之用，畦上鋪以軟質黑色之鬆灰土，再以牛馬糞和勻，細佈其上，每畦之周圍，依地勢之斜面，樹以前高後低之木架，架上以木板蓋之，作傾斜勢，以便流水，至此參圃之整畦已成；惟其用有三，各因其應用之不同而分別名之，其用爲播種發苗者，是曰苗圃，用爲發苗後之移種者，是曰第一本圃，用爲三年後再行移種者，是曰第二本圃，此蓋爲應用上之便利耳。

播種 芒種後，在苗圃畦上每間一寸五分，播下種子數粒，上以灰土撒之，或以乾草樹葉之類蓋之，約十日

後，芽苗即崛發蓬勃而出，此時最宜愼防烈日水濕及雜草蟲鳥之害，待培養至秋分後，即可移植。

移種

第一次移種時期，爲當年抽苗之參秧於秋分後移至第一本圃之畦上，每株距約四五寸，成行排列以植之，至第三年後，當再移植於第二本圃，其每株之距離須一尺以外，蓋因移植後，其發育甚速，另有一種年份不足之野參，山民亦往往取而植諸畦內，是即爲移山參，凡參移種參營後，每年春秋二季，須揭板三五次，略受陽光；惟亦祇能適可而止，不能過度，以免枯死，有時亦宜放雨乙二次，以澤潤其乾燥。

施肥

以人工培植之參，當須施以相當之肥料，其肥料以人糞人尿木灰堆肥等爲主，於種子未播之前，每畝用木灰五六百斤，人糞尿四五百斤，混合之，先以三分之一施於畦上，以作基肥，待發芽生長時，將其餘之肥料分作三四次施之，以助其生長。

摘芽

參苗栽經三年，其葉旁即抽出花梗而開花，此花梗當將根部之養分吸去，以致根部(即人參)之質量均瘦劣而不豐美，是以此時宜以鋒利之銳剪，剪去其花梗，名曰摘芽，實亦爲重要的除害工作之一也。

採取

採取之時，約在第四年之八九月間，先刈去其四周之草，然後將四周之土，漸次用小鍬挖去；復用骨簪揚撥草根，蓋恐傷及參之草根而致參之形狀不正，品質下劣，則價格亦隨之減低也，採取既畢，剪去根毛，小心用毛刷洗滌乾淨，俟其乾燥後再調製之。

製法

取將乾燥之參，置沸水煮半熟，以毛刷刷去浮皮，另用白線小弓，剔盡參紋中塵土，再以冰糖煎成清汁，以人參浸漬其中，約三日取出，排列於用馬尾編成之蒸籠上蒸之，此時之火候須恰巧合度，蓋火大則參蒸爛，火小則參不熟，蒸後易虫蛀腐蝕，待蒸好後，將參取出，排於長方形之火盤內，以文火烘焙，約一晝夜，以不黏膩亦不乾燥爲度，以後再移於別器，置於坑上，待其緩緩收至八九分乾即成矣，又有不用水煮，不用糖浸，而僅刷淨蒸熱焙乾者，其製雖不同，而效則如一，固無軒輊之分耳。

編者按，上述人參之製法，乃書籍所載之成法，不過人參經此一煮一蒸，其效力恐大有損失，故望從事此業者，須研究至善至當之新方法，以代此陋習，則亦改革國藥之功勳也。

貯藏

貯藏人參之方法甚多，茲爲簡述數則於下：(1)人參之性，最忌頻見風日，如頻見則易虫蛀，可用盛過麻油之磁瓶，洗淨烘乾，將人參與細辛層層納其中，再以火漆或蠟密封之即可不蛀。(2)用石灰同貯磁缸中，亦不蛀。(3)最簡便之法，即以人參藏於茶葉罐中，亦能經久不壞。(4)至於預防顏色之變壞，惟於霉雨時，不使受濕，大暑時，不使蘊熱，爲至要祕訣，如受濕，即須焙乾，受熱則置於通氣處，又有夏季時，參身起霜，偏生白點者，祇須以軟布略離水拭去之卽可，不必多焙，多焙則色易老而成紫黑色，不免外觀受損矣。

參之種子，至秋季方熟，熟則色淺紅如丹，須揀其豐滿飽綻者，晒乾，以磁罐收貯密封之，掘地穴窖之，至次年芒種時卽取出播用。

中藥雜誌（四）

朱松

枸杞

枸杞(Lycium Chinese Mill)，爲落葉小灌木，生於原野，路傍。枸，杞原爲兩種樹名，因此物棘如枸之刺，莖如杞之條，故兼名之。別名有：枸檵，枸忌，枸棘，苦杞，甜菜，天精，地骨，地節，地仙，卻老，羊乳，西王母杖，仙人杖（據本綱目載：仙人杖有三種，一是枸杞，一是菜類，葉似苦苣，一是枯死竹竿之黑者）。

枸杞春生苗葉，如石榴葉而軟薄，堪食，俗呼爲甜菜。葉有柄，作披針形或倒卵形，其端有尖銳者，有圓鈍者。其莖幹高三五尺，小枝生刺。六七月開小紅紫花，漿果係橢圓形，色紅卽熟。果實中已發見 Betain 據陸機詩疏云：「枸杞一名苦杞，與枸棘不同。形長而枝無刺者，爲枸杞，圓而有刺者，爲枸棘。枸棘不堪入藥」。據宗奭云：「凡杞未有無刺者，雖大至於成架，尙亦有棘，但此物小則刺多，大則刺少，正如酸棗與棘，枸杞枸棘，其實一物。」

道書言，千載枸杞，其形如犬，故得枸名；因此詩人有千年枸杞吠山腰之句。述異記：「康熙三四年，霪雨連月，平湖馬子發室中牆壞，偶築牆址，掘出枸杞根一枚，正如狗形，重三十餘斤，衆以爲仙品上藥。」

剝取枸杞根皮，而乾燥之，稱地骨皮。其質粗糙輕鬆，有緩和之香氣，味微苦。採集其葉而乾燥之，稱枸杞葉；其果實稱之爲枸杞子。本草綱目，引「保壽堂方」載「地仙丹」云：春采枸杞葉，名天精草；夏采花，名長生草；秋采子，名枸杞子；冬采根，名地骨皮。

地骨皮及枸杞葉，能解熱；枸杞子，補虛勞。弘景曰：「俗諺云，去家千里，勿食蘿藦枸杞，此言兩物補補精氣，强盛陰道。枸杞根爲服食家用」枸杞酒，爲補虛强壯藥，外台祕要云：用生枸杞子五升，搗破，絹袋盛，浸好酒二斗中，密封，二七日服之。地骨酒，可壯筋骨。據聖濟總錄，枸杞根，生地黃，甘菊花，各一斤，搗碎。以水一石煮取汁五斗，炊糯米五斗，細麴拌勻，入甕如常封釀，待熟澄清，日飲三盞。

相思子

相思子，據本草綱目稱：「生嶺南，樹高丈餘，白色。其葉似槐，其花如皂莢，耳莢似扁豆，其子大如小豆，半截紅色，半截黑色，彼人以嵌首飾」。

古今詩話云：「故老言，昔有上歿於邊，其妻思之，哭於樹下而卒，因以名之」。相思子，圓而紅，故又名紅豆。四川成都產之甚夥，但不見經傳。當地人呼為「胭脂豆」，又稱「西洋紅豆」。市價每兩（有三十餘粒）約售川錢一千文，合滬市大洋五分。紅豆，可治瘧痺寒熱。惟江浙產量極少，頗不易得。據傳常熟芙蓉村錢牧齋先生莊上，有紅豆樹二枝云。

青竹茹湯與乾薑人蔘半夏丸

潘北辰

千金妊娠惡阻欄內，有一個青竹茹湯，是：

『青竹茹　橘皮各十銖　半夏三十銖　生薑　茯苓各一兩　右五味：㕮咀，以水六升煑，取二升半，分三服。不瘥，頻作。』

在我們粗粗地看起來，不過是小半夏加茯苓湯再加橘皮竹茹；似沒什麼可寶貴的地方。惟以千金作者表她治『妊娠：惡阻，嘔吐不下食。』却能於師論上所主『妊娠嘔吐不止』的乾薑人參半夏丸外，別開一條航綫；這又不容我們不加以注意哩！

且先來討論乾薑人參半夏丸：

『乾薑　人參各一兩　半夏二兩　右三味；末之，以生薑汁糊為丸，如梧子大；飲服十丸。日三服。』

「以生薑汁糊為丸」這一句話，很令我們感覺不妥；因為「嘔吐不止」的「不止，」便含有「急迫」的情形；「在作湯」方面講，就該用甘草；深師用橘皮甘草，療『病噦（噦即噦也）不止，』即其例也。千金生薑甘草湯治例內有『吐涎沫不止，』也是一個實例，臨到「為丸，」或以有蜜，即不需甘草。然照傳統的習慣上說：「丸者緩也，湯者盪也，」遂有人主張對於急性病宜作湯，對於慢性病宜為丸，若乾薑人參半夏丸者，本為應付「慢性嘔吐」的工具；故不需蜜代甘草，轉不如用「生薑汁糊」佳。依這說法，我們對於「嘔吐不止」的「不止」，倒可不必挑剔，但把半夏人參乾薑三物研究一下罷！

乾薑：在本經上表牠主『胸滿，』在別錄上表牠主『寒冷腹痛。』曰『腹痛』，曰『胸滿』，也許表示水毒作怪；惟其提出『寒冷』二字，怪不得師論上表甘草乾薑湯有『厥逆』之說。『厥』固指着手足冷，而『逆』則顯係水毒上迫；千金作者三黃湯下告訴我們說：『氣逆加人參，』又在竹葉湯下告訴我們說：『氣逆者加半夏二兩。』可是，乾薑人參半夏丸證之「嘔吐不止，」純粹在寒冷的水毒上迫啊！驅除了寒冷的水毒，則嘔吐自止。只怕在臨床時切實地檢查起來，倘不止於——嘔吐胸滿腹痛手足冷——這般現象。

誠再討論青竹茹湯；牠確建設在小半夏湯的陣綫上，因爲師論上曾表小半夏湯主『諸嘔吐，穀不得下，』較之青竹茹湯所治的「嘔吐不下食。」有同樣的情緒；「不下食」卽「穀不得下」也，也許受自「心下痞鞕」的影響。本經表半夏主『心下堅，』別錄表人參『破堅積，』堅，猶鞕也；我遂知道乾薑人蔘半夏丸當更有「心下痞鞕」的現象。至論青竹茹湯，雖不曾用人參，而半夏依然存在，亦不得少「心下痞鞕」一候。外臺上表小半夏湯與小半夏加茯苓湯，有兩節；據說還是採自師上論的。——那兩節是：

（一）『嘔吐，心下悸痞鞕，不能食，小半夏湯主之。』

（二）『嘔噦，心下痞鞕者——以膈間有水——頭眩，悸，小半夏加茯苓湯主之。』

若照我們分配起來，「痞鞕」「心下痞鞕」「不能食」要算是半夏的事；「頭眩」「悸」「心下悸」要算是茯苓的事；「嘔吐」「嘔噦」要算是生薑的事。然而「嘔噦」一項，又覺牽涉到小橘皮湯回話了！小橘皮湯（橘皮生薑）外台作者曾根據師論表牠療『乾嘔，噦若手足厥者。』

喂！這就奇了！考究乾薑人參半夏丸的結果，曾有手足冷之說，今小橘皮湯復有「手足厥，」則青竹茹湯亦必有「手足厥，」不消說了。請敎青竹茹湯與乾薑人參湯半夏丸的異點在那里？

不用性急！小橘皮湯之手足厥，也許因胸中結所致；「胸中結」則氣機不暢，作興手足會變冷的。考以千金朮茯苓湯，「胸中結」信是橘皮所幹的事。我們應該知道橘皮所治之「厥」係「陽厥」，如四逆散證。乾薑所治之「厥」係「陰厥」，如四逆湯證是。其間相去不啻天淵之別。

而且乾薑證多「吐逆」，橘皮證多「噦逆」。只怕「曖氣」亦歸橘皮所包辦。因爲曖氣與噦逆都係胸中結的反應。不妨，再把青竹茹湯證的「惡阻」放在面前想一想：「阻」是氣阻，應該認爲胸中結，需要橘皮；「惡」是惡心，却與「虛煩」相似，又當借重青竹茹了。

由這麼說來：青竹茹湯可以說她治「惡心，曖氣，嘔逆，心下痞鞕，悸，眩者。」其與乾薑人參半夏丸所治的「手足冷，嘔吐，胸滿，腹痛，心下痞鞕，」分明是兩種花樣。因此，我遂敢說：乾薑人參半夏丸，是治「慢性胃加答兒」的；青竹茹湯是治「急性胃加答兒」的。決談不到牠們應派老駁在「妊娠嘔吐」的圈子裏咧！

（完）

非常時期的醫學研究

朱松

非常時期的醫學（續）

（六）搜索傷兵

戰地救護工作，屬野戰衞生部，其主要之任務，可區分爲搜索傷兵，搬運傷兵救護傷兵三項。搜索傷兵者，係担架隊在戰區內四方搜尋受傷之戰士，抬回而救護之；故傷兵之搜索，爲担架人員最要之任務。依軍律，戰鬥士兵間，不准互相救護，如搜有受傷，同隊戰鬥兵奔來救護，則火力減弱，影響於戰鬥力者甚大，故輕傷者可自行綁紮外，傷重者祇能臥待救護担架隊（衞生隊）來救護而已。然在劇烈砲火之下衞生隊亦不易到達第一綫；在休戰時，因傷兵過多，衞生隊一時又忙不過來，因救護失時，而致爲國犧牲者，居其大半。

搜索傷兵時間，通常在休戰後行之，亦有因戰鬥劇烈，連日不息，不得不於戰鬥間施行，尤多於夜間實施搜索之任務，蓋因砲火猛烈，事實上不得不在夜間行之。夜間搜索，極感困難，既須顧慮頭上之流彈，又復不能使用燈火，因手電燈一亮，敵人之砲火，即刻來臨，自身反多危險。在此黑夜之中，以耳代目，惟一的搜索向導。聞傷兵之痛苦哀吟聲，循聲而往搜索之，如遇伏臥而無聲息之傷兵，未知其是死是活，以足輕蹴之，如稍有活動之象，則抬架之，否則俟休戰後，任埋葬隊爲之埋葬。受傷士兵，有時因神經過度刺激；人亦因傷而不能行動，如手中之兵器，尚未放棄，每見人即放鎗，担架人員在臨近此種傷兵時，須特別注意其姿態，用以搜索班長，除指示搜索方向外，遇有受傷者，必須先解除其武器，或將已上膛的子彈取下，以防危險。

在戰場廣闊之區，應由担架指揮官令各担架兵伕，劃區散開，密佈聯絡，使受傷戰士易於發見，個個得救治。泰西各國，養狗事業，較爲發達，歐戰中多有用狗以助人搜索，成績卓著。遇受傷衆多之區，本組之抬架兵伕不勝搬運時，可召隣近之抬架組協助之。在休戰時，可用小紅十字旗標示之，使他組人員，見此預定信號，前來協助救護。

總之，前線（野戰衞生部）任救護之工作，概依戰情，而異其處置。戰地救護之工作，係屬野戰衞生部工作之一，其性質與兵站衞生部完全不同，故戰地救護人員，必須身强力壯，動作敏捷，能當機立斷，抱犧牲之精神；對於軍事智識，尤應知其概略，否則傷兵未救護，而一己反需別人爲人救護必不能達其預定之任務。女子，幼年童子軍等，依著者經驗，必難從事於戰地救護之工作。一般從事於救護熱者，不可不知戰地救護工作之艱難。

非常時期的防毒學（續）

章鶴年

第五款　毒氣防禦

(一)個人防禦

(甲)非常時防護法

1.衣角手帕防毒法　遇有毒氣發生，速以手帕或衣角浸濕於水茶或煙類之中，次再罩於口鼻上，使呼吸之氣體，透過濕布，則能減輕其毒性作用，卽有最强之毒氣侵來，用此法防禦，至少可以減輕毒性。

2.破瓶防毒法　主要作用，在隔絕呼吸外間空氣。遭遇時用去底玻璃瓶，盛以相當潮濕之土，將瓶口插入口中以行呼吸，鼻孔須以手閉塞，且須注意瓶中土之濕度，蓋以過於乾燥之土，必無效力，過濕之土，則又不能透過呼吸。

3.人尿防毒法：卽取布片一二層，內塡土壤，澆以人尿使濕，然後用此布片以包於口鼻部，亦可稍解毒力。

4.避毒法：時間不許可時，可匿身於乾草堆內或麥稿中，或埋首於木炭中鋸屑內，或伏匿靑草中，同時輕輕呼吸亦可減輕毒力，如慮毒氣侵襲皮膚時，可用重炭酸鈉，或滑石粉，搽身體之液窩、會陰、頸項、腹部等處以防之。

5.紗布防毒法：預向西藥房購炭酸鈉一兩及次亞硫酸鈉四兩，甘油一兩，溶解於一面盆熱水中，臨時用紗布裹棉花一大塊浸漬該液內，稍擰乾以掩覆於口鼻，務令嚴密，使空氣由棉花內吸入，此藥液有中和毒氣之效，(加入烏羅託羅賓可防福斯珍)欲防芥毒，並須着用防毒衣靴，係以不透氣之油布製成，全個頭面均須保護，如防流淚性瓦斯，須防護兩目，戴用嚴密之風鏡，可以稍禦之。

6.猴血防毒法：據德國醫師報告：謂猴類之嗅覺，能察毒氣之有無，如預先儲備猴及猩猩之血，一旦遭遇毒氣，卽將血滴入人之鼻中，能解毒氣，應用亦甚便利。

(乙)平時防護法

1.防毒面具

A.循環面具　此面具不與外部空氣發生關係，故又稱爲獨立面具，蓋此面具中，注滿養氣，以便供給消毒人員攜帶，時間能支持一小時至二小時，

B.過養化鈉面具，亦爲循環面具之一種，呼吸上所需之養氣，化學化合，在過養化鈉中，經呼出濕空氣，過化養鈉卽供給養氣，約可支持一小時之久，惟使用時須先吹噓一分鐘，使炭酸流入養化鈉上，方能產生養氣。

C.防輕毒之濾過面具，爲防毒上之最普通及適用者。

帶面具人仍與外面空氣接觸，惟空氣中所含毒質，經過濾過器後，即被其截留，但空氣中所含養氣，最低須有百分之十三。

濾過器面具又分爲擺動呼吸及活塞呼吸兩種，擺動呼吸面具之呼吸道，皆經過濾過劑，換言之，即經過同一略線。

活塞呼吸面具，外面空氣將經過濾過器而吸入，吐出空氣由活塞重達到外面，則面具中無聚集炭酸之危險。

普通面具不能阻止烟霧小分子，故最初在濾過面具上又加一捕集蓋，以吸收烟霧分子，惟濃度太强時，則須用中含濾霧層之濾過匣，則濾過匣範圍擴大，分量加重，須在身側攜帶，不能直接繫於面具上。若以摺管結連濾過匣及面具，距離較遠，易成死區，故採用活塞呼吸，以減小呼吸之抵抗力。

如濾過匣中化學物質，將用罄時，則帶面具人，經一種强有力之亞采人冷氣警告，重換新濾過匣。

直接繫于面具上，若以摺管結連濾過匣及面具，距離較遠，易成死區，故亦採用活塞呼吸，以減少呼吸之抵抗力。

2.防毒衣：用油布或塗橡皮膠之布製或外套，以防毒氣滲透，舊用此種防毒衣，須對於糜爛性毒氣以能防護全身皮膚不使受毒爲要。

3.防毒手套及防毒靴：此種手套和靴有特別製造法，即衣手套和靴相聯接者，普通製造皆用橡皮，如醫生用之手套及橡皮靴，各藥店及洋貨店皆有出售，價錢亦甚低廉。

(二)集團防護

集團之防護，分爲軍隊與後方民衆兩項，茲分別述明之：

甲、軍隊集團之防護法

a.建築隔絕毒氣之障礙物。

b.使用力强之換氣法將襲來之毒氣飛散。

c.化學法：即利用化學之作用，使撒布之藥液和毒氣中口將毒氣分解，例如取次亞硫酸鈉及炭酸鈉之混合液，撒布於塹壕及其他藏身之地方，使次亞硫酸鈉消氯氣炭酸鈉，除去窒息性及糜爛性毒氣，惟此兩種化合物所合成之藥液，不能消除各種毒氣，故最近發明用硫化鉀(K_2S)硫化鈉(N_2S)製成之藥液，能中和若干種類之毒氣。

d.塹壕地窖以及軍艦上通風入口處放置濾氣具，例如以布侵入硫化鉀或硫化鈉鎔液中，在短時間內即可防止毒氣之侵入，或採用防毒袋，放製入口處，其可即取侵於綠油腦(Anthracene)中之木屑充塡於袋法，空氣經過此袋時，則所含之毒氣全爲袋中物吸去，能禦長時間毒氣之攻擊。

e.敵軍撒布芥子氣於地面時，持久性毒氣中以芥子毒氣之毒力爲最經久，沉降於地面往往一二月之後，人馬經過其上，尚被殺傷，故當敵軍撒布芥子毒氣於地面上時，即用綠化鈣末(漂白粉)或溶液末撒散地面，使與之生中和作用，污染毒氣之地面，或可變爲清潔。

除此法外，尙有激盪空氣法數種如下：

1.水珠噴射法——用救火幫浦以噴射水珠，使毒氣易於消散。

2.燃燒法——注煤油於柴薪堆置有毒區域，點火燃燒使烟燄升騰則毒氣爲之激動而消散。

3.其他——用機關搶掃射法，放鞭砲法，皆有效。

乙、後方民衆毒氣防毒法

1.臨時法：卽當毒氣侵入後，應卽撒布漂白粉或中和毒劑之藥液於街市屋宇民窖等處。

2.毒氣彈落下時，在其附近下風之人，必須立刻避至上風，有防毒面具時從速戴上，無面具或時間匆促時，速用濕手巾掩住口鼻。

3.各家庭中宜準備無罅隙之房屋，如設備不完全時，須遽至最高三四層樓上爲宜。

4.永久法：卽在空襲區域外指定一防禦區，在防禦區內須設置防毒室及家族避難所，公共避難所等，至於避難所及防毒室如何設備，容於避難一節述之。

（未完）

脾臟的生理及其變化（續）

動物試驗的報告

沈霽春

（五）意外的受傷，對於脾臟的大小，也有影響。

巴克羅氏在有一個實驗裏，他用了一條脾臟已經縫在體外的狗，把牠的腹部剖開，腸子拉出，停數分鐘之久，然後又將牠塞進去，縫好。（自然，施這類的手術時，一切都是極對的消毒的。）這樣施一次手術的結果，竟使得在體外的脾臟，縮小好幾天。

在另外的一條狗裏，牠的脾臟被縫到體外來之前，已經把一切的神經供給都剪斷的了。將這條狗，他後來施以截除頸上神經節的手術。在施手術之後，脾臟也縮小好幾天，復過了數日，脾就恢復到了原來的正常的容積。但是在距離施手術時第十九天的時候，脾臟突然地又縮小了。這縮小是因爲幫布把頸部傷處擦破的結果。這擦破的傷處經過了九天之久，才治好；而在這九天之內，脾臟老是維持着這縮小的情態。從這樣看起來，我們又得了一個證據，來證實：使脾臟縮小其容積的刺激是從血液裏來的，而並不是一種神經的刺激，因爲雖則脾臟的神經供給被截斷了，照樣牠還能夠縮小。第二，我們又可以知道，即使是表面的很輕微的受傷，也能夠令脾臟縮小。

巴克羅氏後來在實驗室中又找到了許多剛在施過手術的狗；這些狗的皮膚上面，有幾部份是壞死了的（Necrosis）。雖則這傷處也是屬于表面的，而且這些狗也不因爲有幾部份及皮膚的壞死而受多量的苦痛；牠們的精神都很好；牠們的食量者不減於平時，可是牠們的脾臟卻因爲了這些部份皮膚的壞死而老是緊縮着。由溫度的增高，而喚起的皮膚的局部的壞死，也能夠令脾臟縮小。通常脾臟可以在皮膚破壞之前，即先行縮小了。這就是說，脾臟之收縮並不是由微菌的作用所喚起的；因爲在皮膚還沒有破，微菌還沒有侵佔進去的時候，脾臟已經開始縮小了。

（六）雌狗受孕的時候，牠的脾臟亦有變化

尼那（Nina）是一只在巴克羅氏實驗室裏的雌狗；牠的

脾臟是已經截盡神經的供給，也是已經被縫在身體的外邊來的了。牠在情慾的時期中，脾的容積是很正常的，四月二十三號那天，牠受了孕。在受孕之前，就是在四月二十三號的早晨，牠的脾的容積是二十九·五立吋，但是到了受孕之後，其容積就減小到二十六立吋了。這次牠一共產下了六條小狗。第一條小狗產下來的時候，脾的容積減小到二十四立吋；到了第二天早晨，則甚至縮小到二十三立吋的光景。

隨後巴氏又用了台舍（Daisy，另外一條雌狗的名字）來作試驗的材料，這個被試驗者的脾臟雖則也搬出在外邊。可是脾臟的神經供給依舊還是存在著而沒有些微的阻礙的，他將觀察的結果，與前者相比較。從比較裏所找到的區別是如此的：（1）沒有神經連接著的脾臟，在娠姙的後半期是並不縮小的；但是正常的脾臟，到了娠姙的後半期，就異常縮小。（2）在情慾期中（Heat）那個沒有神經供給的脾臟其容積之改變是並不確定的，而正常的脾臟，則收縮得很厲害。（3）分娩之後，多少總有一個時期的收縮；不管這脾臟是有，或者還是沒有神經供給着。

此外還有件事實是頗有趣味的：在分娩之後，脾臟的收縮時間的久暫是與這動物的乳哺的時期的長短有極密切的關係的，台舍祇產下了一條小狗，而且這條小狗活了三天之後，就斷了氣。所以在台舍簡直不發生什麼乳哺的行為，牠的脾臟的收縮時期也比較來得短。另一條母狗叫做拉斯託（Rastus）牠一次一共生了十只小狗；在這十只小狗中，有七條是一直活下去的，在拉斯託喂其幼者的時候，牠的脾臟是收縮著的。

縱觀上述，我們可以說，脾臟有三種收縮是與娠姙的行為有連帶關係的，那就是：（a）情慾收縮（Heat Contraction）；（b）娠姙收縮（Pregnancy Contraction）及（c）哺乳收縮（Lactation Contraction）這三者。神經的割斷是會把前兩者取消掉的，但是却不會把哺乳收縮減小。

何以在姙娠的時期中，脾臟是會收縮的呢？依巴氏他們設想，這大概是因為血液都跑到母體的生殖器管那邊去，或者間接去製成胎兒的血液的關係，或者是這兩種原因都有相當的關係。

（七）結論

關於脾臟的生理，以及行為變遷時，脾臟的變化，我們已經是說了這麼多的一大堆。從這樣用眼睛可以看得到，用儀器可以記出曲線來的脾臟，自然要比想像中的脾臟，靠得住得多，也近乎事實得多。

科學永遠是前進著的，而且問題也愈研究愈精細。關於脾臟之生理的問題，巴氏還是在忙着要加以解決；如脾臟的節奏收縮（Rhythmic Contraction）這些節奏收縮的原因，以及其他種種。

關於這些問題，也許還有百數十年可以做。這誰能料呢？

（完）

月經的研究（續）

楊懷珍

（三）Riegel 氏同 Leopold 氏等所提倡，他們的意思，以爲行經同卵子的遊離成熟是沒有關係的，是二件獨立生理的現象，他們的證明，若把婦人的卵腺割去，有時仍能行經。

（四）Frum Rel氏所提倡他的學說，是子宮泗膜，受卵脬黃痕（黃體）所發出底內分泌賀爾蒙的刺激，就起充血行經的工作，行經後，子宮泗膜有吸着卵子的能力，扶助營養卵子的生長，他的證明，將一只兔子，卵子已經受孕還沒有遊離到子宮的時候，用電流毀滅他兩旁的卵脬黃痕（黃體），有孕的卵子就不能遊離到子宮內居住，子宮的泗膜，就顯萎縮的現象，若卵子已經居住於子宮內，用電流毀滅卵脬黃痕，卵子的發育，就被阻丁，如此，子宮底行經若沒有卵脬黃痕的一種內分泌賀爾蒙，子宮泗膜，就不起充血的現象，成孕的卵子，在子宮內若沒有卵脬黃痕，也得不到充足的榮養了。

上面四種的學說，有反對第一第二種的言論說，卵子的成熟，未必一定同行經的時期爲一同的，他們的實驗證明，有幾個沒有行經過的婦人，也能受孕，已經絕經的婦人，常常也有受孕的事實，也有幾個婦人，在她第一次受孕，直到第二次受孕的中間，沒有行過一次月經，反對第三種學說、論行經同卵子的成熟，既沒有關係，爲什麼推算分娩的時期，要從停經底日子算起呢，割除婦人的卵腺，他的行經不暢旺，不多日子就絕經了，這不是卵腺同行經有顯明的關係嗎，第四種學說，理由，比較充足點，新穎點，不過他說，行經若沒有卵脬黃痕的內分泌賀爾蒙，就不能起子宮泗膜的充血，同行經了，這個意見，未免太偏窄不完全呢，卵子的成熟，在行經底將終，或行經的時期，卵子的成熟，在卵子遊離後幾日，普通行經的時期，約三四日，如此，知道卵子遊離，同行經的時期，是同一時期，卵脬黃痕（黃體）的發生，在卵子遊離之後始漸漸的組織。試問婦人第一次的行經，卵巢內還沒有卵脬黃痕，既沒有卵脬黃痕。就沒有卵脬黃痕賀爾蒙的刺激，這第一次的行經不是一個大大的疑問嗎，不過卵脬黃痕對於月經延期，月經量減少的治療，是醫家所贊許的，而卵脬黃痕賀爾蒙的刺激行經學說，也不能完全淹沒、我們再試看，身弱的經少，經延期，經痛，不孕，用提淨卵體的卵腺製劑，內服，服後，經量加多，經期也准，卵腺的工作有康健現象，並有受孕的希望，從上述的幾種看起來，就可以知道卵腺的本身，也有賀爾蒙的刺激的工作，蝶鞍腺（又名下垂體）的缺功病，常顯經閉，體弱，目眩，血壓低，施用蝶鞍腺製劑後：月經按時暢行，血壓加增，身體漸漸强健，甲狀腺缺乏功效，生殖腺的發育就受阻，生殖腺的功用減低，有萎縮的現象，割治甲狀腺，月經異常，生殖枯瘦，甲狀腺過功，月經常過多，有時成血崩病，腎上腺分泌亢進，性慾早期發達，生殖器發育早，月經早來，從這幾處的實驗看起來，卵腺本質同甲狀腺蝶鞍等腺的賀爾蒙也有刺激的能力，使子宮泗膜充血，起行經的功作，胸腺，副甲狀腺，胎盤，乳腺，等的內分泌賀爾蒙，有調節同阻礙月經的現象。這一篇糊糊塗塗沒有學識經驗的東西，算不得甚麼，不過是拋磚引玉，冀望引起同道的研究，和高明的指教，這是作者當初的用意罷。

病理學研究

中醫陰陽四時六氣五行的科學解釋

鄭軒渠著
董健華校

現在一般西醫每詆中醫爲泥執於陰陽，四時，六氣，五行之說，空玄無稽，不合科學，而自詡其科學萬能，謂一切疾病多因黴菌爲患，此西醫用顯微鏡檢視的結果，自是無法否認。

然而西醫應用科學雖精，而治療疾病的結果，反不及他詆毀之下——不合科學的中醫。例如流行病，謂有細菌原蟲的作祟，必待確知所染的是什麼菌，然後才能施行某種的療法，但各種流行病，大多數有一定的程序：初爲潛伏期，次爲前驅期，繼爲進行期。而前驅期的症狀，無論什麼流行病都差不多一樣，這時期診斷倘不能確切，也不知道所染的是什麼菌，致也不能施行適當的療法，惟有採用對症治療，——用冰罨等法，以冀降低其熱度。或內服瀉藥，以減輕其胃力的負担。夫發熱而用冰罨，是引起生理的反抗，而增加其疾病。因爲生理機能，若使它興奮過度，必轉而沈重，而死亡。蓋寒之卽寒，熱之卽熱，惟死體卽能如是，若生體恐未必然。比方我們冬天怕冷，以手炙火，暫時雖得溫暖，然過後怕冷更甚，於此便可以證明發熱用冰罨的結果。至於表熱未解，而用瀉下，則病熱趨表的，因自然療能的救濟作用，必轉內趨而救其裏，由此互助作用，機能起紛亂的變化，而抵抗力衰弱，使病菌有繁殖的機會，於是重者死，輕者也必致纏綿。總之，西醫治療法的幼稚，他們雖能知道是有病菌，而不能施行適當的治療，安得而以示傲中醫!?

若以中醫的治療而論：在各種流行病的前驅期，大多有發熱，惡寒，頭痛，身疼，疲倦……等類的症狀。這類症狀，或僅因抵抗空氣中的溫度氣壓驟變所致，更或因乘此病理變化，致誘起病因肆虐……種種複雜的原因使然，此時治療，不論有沒有病菌，或所染什麼菌，卽依憑症處方的原則，深知這種前驅期的症狀，乃體上抵抗力集中於外表，卽順它向表的勢，用表散方劑以解除之，這表散方劑，有一定的法則和系統。蓋古人以經驗與理解所及，雖人體各各不同，然大概其表層及皮膚，不外有緻密和疏鬆的差別；其體質機能，不外有强壯和柔弱的異殊：皮膚緻密的，則汗腺閉塞，而爲無汗，乃卽憑其頭痛，發熱，惡寒，無汗等症狀，名爲「傷寒」，處用麻黃湯，以發其汗。皮膚疏鬆的，則汗腺開闢，而爲有汗，亦故憑其頭痛，發熱，惡寒，有汗等症狀，名爲「傷寒」，處用桂枝湯，仍取微汗法，兼攝斂汗脈的弛緩。倘因體質機能，或時令的關係，如反射力强，而生溫充進的，多為身心，口渴，頭痛，咳嗽，脈浮數等症狀，多為「風溫」，處用麻杏石甘湯，以解表而兼清內熱。如反射力弱，不足以驅病出表，則是惡寒，甚則脈沈，頭痛，發熱等症狀，名為「少陰傷寒」，處用麻附細辛湯，以解表而兼溫內寒。凡此皆各憑其整個的症狀，而為一總合解決的治法，這樣病理變化，轉為生理變化，既已復於生理的常態，抵抗力自然充足，雖有病菌，也自然消滅。正不必如西醫須待至進行期，驗知所染為什麼菌，然後施行某種的療法。

由此觀之，中醫的治療法遠勝西醫，而向來不講究什麼黴菌，單只注意病型，而病理的推究，惟習聞其所謂陰陽，四時，六氣，五行，這並非解剖所能知，又非顯微鏡所能見，西醫自是鄙視為不合科學，獨不思病菌乃細至無可再無的微生物。陰陽，四時五行，六氣乃是時令的氣候，沛然充塞乎宇宙之間。西醫但知從事於細微的研究，而忽略其粗大，故其治療成績遠遜中醫。

夫中醫的論病理，導源於內經，自來就是以自然界的陰陽，四時，六氣，五行的關係人體臟腑之變化，順逆，偏勝，盛衰，虛實……所發生的疾病，為推論的根據，演繹的標準。積有四千六百多年經驗的病理的根本原則——陰陽，四時，六氣，五行，到了現在西醫却詆為空玄無稽，這簡直就是他們不明白人體和自然界的關係了。按西醫的發達，不過由十八世紀末葉產業革命而來的。革命所重的，在物質，在分析，在科學，凡是看不見的精神，直觀和綜合觀念的，都認為不合道理的東西，所以對於我國醫學的根本原則，統統視為空玄無稽。而一般中醫又不能據眞理，以與抗議，雖或有一二志士，和他論戰，然主觀不同，而客觀的現象，亦為之顛倒錯亂，故所發表的論調，大多自憑臆想，不但遺失中國醫學的精神，反貽西醫以笑柄，雖自命為岐黃忠臣，究無裨於實際，復何益哉！更有一般中醫，對於古有學說，信道不篤的，甚至把國醫國藥所用的專門名詞，也披上西醫的衣服，更甚而將病理病源也儘量採用西醫，這種削足適履的所謂新中醫，他們以為四千六百多年的精華，反不如一百五十多年光景的粗貨。——可鄙！可笑！

我以為要研究中國醫學，而不先明白陰陽，四時，五行，六氣，則人體所屬，形氣所歸，疾病的原委，方藥的宜忌……種種不能窮達透徹，雖涉覽萬卷，亦屬舍本求末，終難入其堂奧。至於西醫的反對中醫泥執於陰陽，四時，六氣，五行之說，為不合科學。他們並不估量到中醫的學理和經驗，但一味妄加詆毀。試問我們中華民族處在這地球的溫帶地方，何嘗沒有四時：春，夏，秋，冬的溫，熱，涼，寒呢？如有的話，又要知道六氣，五行乃寓四時之中。更要知道四時又為陰陽的往復。陰陽者，即四時，六氣，五行的本始，所以要明白四時，六氣，五行，必先了解陰陽。

、陰陽是什麼？

太極圖說：『無極而太極，太極動而生陽，動極而靜：靜而生陰，靜極復動；一動一靜，互為其根。』

九家易：『元者氣之始也。』後漢書方術傳注：『元氣者，爲開闢陰陽也。』又公羊傳何休注：『元者氣也，無形以起，有形以分，造分天地，天地之始。』

是皆足以證明太極爲氣母，自太極而陰陽，陰陽卽在乎太極的裏面。這就是一元從陰陽兩面表出，看來好像是兩物，所以易經的哲理，就是一元兩面論。

然如上面所說，也只會知道陰陽是從一氣化出，但陰陽究竟是什麽？尙屬懸案，現在我再慢慢地敍述出來：

內經陰陽應象大論：『陰陽者天地之道也，萬物之綱紀，變化的父母，生殺之本始。』

從這幾句彷彿看來，陰陽兩字，又好像是很籠統的，而爲陰陽家的口吻；但是我們再詳細探討，就會知道陰陽的究竟。

中國哲學史大綱：『天地萬物的變化，都起於一個動字。何以會有「動」呢？這都因爲天地之間，本有兩種原力：一種是剛性的，叫做「陽」；一種是柔性的，叫做「陰」。這剛柔兩種原力，互相衝突，互相推擠，於是生出種種運動，種種變化，所以說「剛柔相推，而生變化。」萬物變化完全是自然的，唯物的，不是唯神的。』

觀胡適氏這段的意思，陰陽乃是宇宙間的兩種原力，萬物的運動，變化，都是起於陰陽的互相衝突，互相推擠。那末則不單是中國的陰陽學家，醫學家，……根據這種理由，卽近世紀的科學，也不能越出這種原理。現在我再引朱謙之氏的話來證實。

古學卮言：『天下之物，莫不含電。』

又說：『電具有陰陽二性。The electric yields are nagtrive and positive 就陰陽二電之未分言，則謂之太極；就陰陽二電之判然者言之，則謂之陰陽，；陰陽一太極，卽含陰陽二電，而有電之名，電氣和則靜 Elective State undisturled 故太極之旨主靜。……電氣不和則亂動，Elective Stateexcited 就陰陽之將判時言，不和可知。周子所謂：「動而生陽，動極而靜，靜極復動，一動一靜，互爲其根。」卽電氣不和而亂動也。』

朱謙之氏這兩段話，是說宇宙間無論什麽東西，都含有電，電具有陰陽二性，和則靜，不和則動，一動一靜，互爲其根。

總合胡朱二氏的話，我們可以知道宇宙間實有陰陽，並且可以明白宇宙間的至大至小的運動，變化都是由於陰陽的發動。然則內經所謂：「變化之父母」，並非過言。只因陰陽是氣，是電，是力，是無形的，所以我們處於宇宙間，享受陰陽，而不知有陰陽，正像魚在水裏，而不知有水。

陰陽繫日月篇：『夫陰陽者，有名而無形，故數之可十，離之可百，散之可千，推之可萬。』

這一段便可以證明陰陽不是物質了。假使我們要說陰陽是物質，是有形的偶像，那就大大不對了。比如說天以日爲陽，月爲陰，地以火爲陽，水爲陰，這乃是對着那氣，電，力而言。卽內經：『言人身臟腑中陰陽，則臟者爲陰，腑者爲陽；以肝心脾肺腎五臟皆爲陰，膽胃大腸小腸膀胱三焦六腑皆爲陽』。

（未完）

和漢醫藥學研究

歡迎投稿

和漢醫學眞髓（續集）

松園渡邊熙著
石頑沈松年譯

本欄編者言

本欄徵求同文惠稿，惟以關於漢和醫學之譯著爲限，如有創作，尤爲歡迎。（石頑）

加利愛斯(Karies骨疽骨瘍骨潰瘍)

加利愛斯者當譯作骨疽，骨瘍，骨潰瘍，因其病灶所在不同而異有種種不同之名稱也。如脊椎加利愛斯，腰脊加利愛斯。肋骨加利愛斯，胸骨加利愛斯等。各視其場所之不同而分其治療之難易也。唯在現代醫學以一切之加利愛斯均認爲難治之症。一如肺結核之無限恐怕也。所以然者。彼以其難治故也。現代西洋醫學以爲加利愛斯係發生於結核性腺病質之人。以外科病之法處置之。一再用以手術。同時竟有經六七次手術以上而漸次衰弱以死者。如以脛骨移植於脊骨。或遇留注之膿瘍。續行排膿手術以致不治者有之。此無他實用現代醫學一無足以信識之原因療法故也。有體格强大之男子自結婚之後罹脊椎加利愛斯。或年青婦人在生產以後罹脊椎加利愛斯者。痛苦無限。數年後仍不免因之而死者諸病例。悲慘已極。雖經千方治療終不獲痊。不能速愈不如速死。結果不死不生。無論本人以及親族之精神上均爲不幸之事。所以有因之家產蕩然。實爲人生最難堪而不幸者也。

余久睹此類之狀況。極力研究基於腺病質異種說之加利愛斯。重重實驗。其得以救治者。有三月而愈者。有半年而愈者。有經歲始漸痊癒者。或有完全絕望者。此等爲實驗治療所得。其有不能治愈者。因病者之養生幼年者不解所囑。成人之不守醫生之訓戒。不能善自攝生者多不治。

余每於治療加利愛斯時。常思打開畏氏主張加利愛斯爲不治症之說。而謀救此等病者之道、以下所舉之例示其梗概。以資熱心志士之研究。

脊椎加利愛斯第一病例　南河內中村人　某大學學生高橋忠雄　年二十五歲

患者生於瘠家十歲時罹心臟病三月而愈。中學時代康健無病。至高等中學時代受再罹心臟病卽治愈。廿歲之二月罹肺尖加答兒。用滋養療法治愈。（肺尖加答兒乃此患者心臟虛弱症之續發症也）廿四歲之九月起兩脚無力。十一月入京大整形外科經診斷爲脊椎加利愛斯而住院治療。

大正十四年一月行外科手續以脛骨於脊椎施整形手術。五十日後退院。五個月內幾至於死。左脚麻痺。腰部無力。朝起甚感疲勞。精氣不生。懶爲人事。

八月二十九日乞大阪之名醫佐佐博士診察。斷爲左肋膜炎兼肺尖加答兒病。自翌日起注射 Kalzium A 六次後再改用Kalzium B注射之。如法治療經一月餘覺身體肩部拘急。手掌足蹠灼熱如盛夏時。不離床第亦不得眠足蹠多分泌物。兩頸深部有硬結如筋瀝狀。且感咽塞呼吸爲苦。時或因之驚醒。（此類症狀多於潛伏黴毒卽三期黴毒者）

十月四日　症狀依然。且每朝全身倦怠痠楚。腰以下不覺疼痛而膝以下亦痠軟無力。足部沉重不耐步行。

診斷　先天黴毒性脊椎加利愛斯

中國中世醫學史（續）

廖溫仁著
沈石頑譯

扁鵲倉公之逝世已久，而文化發達而醫學亦隨之日進步無止境，輓近雖應用理化學以研鑽探索漸入玄妙之城，終以人類之能力有限欲窮無限之醫學。實爲難能之事，故專門科之分列，亦爲自然之趨勢也，醫學之分科今已多至極點，一方立專門科因有分業之利，他方而仍須作綜合之連絡亦至爲重要。否則分科愈多而此綜合存在之意義愈大矣。醫史學卽指整個醫學發達過程綜合之知識。較尋常之事務爲更重要。

（四）

醫史學中所討論者爲列代之事實，非玩賞骨董也，乃辨其事實互相之關係，而明瞭醫學全部何以造成，及其理由與過程之事蹟，此固以過去之智識爲主體，吾人欲捉得現在之眞相，爲未來之進步計，當以此爲基礎也。

其次關係醫史學之研究非一階段之變化而已，需依據自家心得之經驗爲判斷，使之條理清朗而組織化，立批判歷史之體裁，而以醫學之系統及論說之變動以增加勢力，如海克爾（hecker）氏（2）等諸家之著述是也，此類以史實之主觀再現爲主旨，而概論之則不外爲歷史之哲學，更下一轉語言之卽依據哲學考察之醫學歷史也，如寇脫斯猛，（Quitsmann）氏卽屬於此種，海克爾氏最初之歷史病理學之目以述國民病之歷史。及此始爲研究醫史學者辟一新途徑。

周代的醫學制度

大塚敬節稿
王可法譯

中國的醫學，尤其是醫藥學，制度從古卽有非常的進步。在周朝初期，已建立一般攝生，卽社會保健之域。

周禮天官，醫學中分，疾醫，瘍醫，食醫，獸醫等四科。醫官中分上中下士三階級。四科分階級的職能有確然的限定。疾醫治療體內的疾患，卽一般疾病。瘍醫治療體外的疾患。卽施行創傷，挫骨腫瘍等的手術。食醫留意於君王的飲食物：詳細說來。便是各醫局最高級的人員實行監督醫師之責。這裏有上士二人受統率的責任。下級的醫師從事處理局內關於醫藥上一切事件。設立倉庫，蒐集貯藏藥草。凡遇冒疾病，蒙創傷的，統由高級人員命令各本局勤務醫士前去施治一年終了。由高級人員考查各醫士的成績。下一結果判斷，規定他們的待遇。

這等高級人員，是政府雇用的官吏。「對於醫士的考查成績。也有一定方法。大概治療病人。十人十愈。沒有一人死亡的。便是他的技術超羣。若誤一人的。成績次之。待遇亦次之。誤二人的，成績更次之待遇亦更次之。誤三人者成績最底待遇亦最底。誤四人者成績全無。至於醫士。從事職務。對於病者的生死也有一定的紀綠。這時報告監督官。當時民間別無開業之醫士。但也沒有另外取締的方法。

食醫吟味君王之食物。調查六食，六飲，六膳，百羞以八珍等調味，配食的正確與否？以米飯要溫吸羹要熱，醬要涼，飲料要冷為旨。對於香味的選擇，春主酸，夏主苦秋主辛冬主鹹，更附加甘味的糖和麴以改善食物。

疾醫是處置一般人民內科疾患的醫局。對於疾病以分四季。各各現特異性。春天多頭痛，與神經病。夏天多皮膚病。秋天多熱病。冬天多氣管枝病以及肺病。而特主意於流行病。適用五味，五味，五穀以治療。同是豫示五氣，五聲，五色之結果。以外者九竅的變化九個藏腑的動搖亦為特別注意表示事項。病者由疾醫規定治療要害的結果。詳細報告於監官。

瘍醫的醫局是治療創傷，腫物，骨折打撲傷等病。他們施治方法。是用膏藥。搔爬針法，燒灼(灸點)等。對於腫物。在牛攻其病毒，用五毒以攻毒，用五氣以養銳氣，用五藥以治局所。而將五味以補內體，酸味主骨格，辛味主腱，鹹味主血液。苦味主呼吸。甘味主主筋肉。更用粘着性的物質以養各部的開竅。冀得療治腫物。

各醫局組織，配置妥當，令各醫士的職位，人員配當之數表如同（△醫師(上級監督醫局)上士(上級醫官)二人，下士(下級醫官)四人，府(倉庫員)二人，吏(書記)二人，德(佐丁）二十人，△食醫，中士(中級醫官)二人，△疾醫，中士(中級醫官)八人。　△瘍醫　下士(下級醫官)八人。　△獸醫　下士(下級醫官)四人。此外地方更設下級的醫局，和瘍醫局同。組織置下級醫官等。上面所舉的制度，其中對於食醫，地位特高，其組織大堪注意，宋代以後的官立醫學校，有宮廷尊屬的醫官，為養成侍醫的機關。他的性質，實濫觴於此。此外先立的醫局，則特與此以優先的權。

二・病院

病院的存在，明載於文獻，『管子在首都造屋，收容聾，盲，啞，跛，瘋，顛，畸形等不具者』這『不具者』即是冒疾病的人，他收容這種人，給與醫藥。希望他恢復原狀，實為看護有趣的事情，也就是病院等創設。後代慈善院的施藥，施療，對於健康的貧困者給與食物。許他住宿等等的慈善行為。實濫觴於此。但是關於這種制度，以及詳細方法和手妥，雖然散見於後代書籍，可惜多略而不詳，列能詳為說述。只好以最底標準，想係管病的情形至於內容的設備和組織，要有近代的意味，據我們的推想！認為是不能的（未完）

專載

四川實驗民間治療集(續)

蜀瀘田體仁輯

五皮風散

「主治」治哮喘遇寒卽發呼吸欲死

「藥物」五皮風　黃荊葉　馬蹄草

「用法」右藥冲爛煨水調蜂蜜水糖亦可

火眼方

「主治」治風火赤眼羞明疼痛

「藥物」猪苦胆一個　花椒四錢

「用法」花椒內入苦胆用麻線紮緊放入砂鍋內釣煨藥性煨出將水氣久薰又將水洗

火眼驗方

「主治」同上

「藥物」大紅蘿卜末八分

「用法」上藥泡去皮又將水硏細沉清點入眼中

玉莖銀粉散

「主治」治陽具生瘡梅毒魚口下疳女陰同治

「藥物」元粉三錢　老珠一錢　甘石二錢　火煅放地下退火　龍骨五分　魚口加洋片射香等錢

「用法」右藥爲末雞清調搽患處

牙落利骨丹

「主治」治牙疼難堪齒搖不落

「藥物」白茄干　白馬勃　白馬尾

「用法」將茄干馬尾燒灰。馬勃炙，共爲末點患處卽落。但宜注意好牙，不可令沾，沾則好牙亦落也。

玉莖消毒散

「主治」治陽具紅腫而亮

「藥物」川芎三錢　當歸四錢　白芍四錢　蒼朮三分　木瓜二錢　苡仁四錢　半下四錢　廣皮三錢　大合三錢　黃柏二錢　甘草三錢　牛夕三錢　萆薢三錢

「用法」水蒸服

取瘀骨散

「主治」治惡瘡日久生骨江浙謂之多骨西醫謂之腐骨症

「藥物」明雄黃三錢　滑石三錢　元粉四錢　吳于三錢

「用法」猪油共爲末敷爛處

花柳丹

「主治」治楊梅結毒癆頸下疳

「藥物」水銀二兩　牙硝二兩　白礬二兩　朱砂四錢　蒙石八錢

「製法」共爲末外加射香

狐臭方

中国近现代中医药期刊续编·第一辑

「主治」治腋下狐臭
「藥物」陰山大螺螄七斤　青礬　白礬　冰片　射香
「用法」上藥爲末放螺獅肚內滴出清水點耳內搽腋孔

治火燒方

一方

「主治」治被火灼傷
「藥物」白茨台根
「用法」去粗皮用二層皮冲爛調淘米水搽

二方

「主治」同上
「藥物」桐油石灰
「用法」先將石灰攪水，澄清取清水，入桐油數滴，急以竹枝攪之，半時起白色膠質，敷患部，清快異常，卽刻止痛。

治火燒成膿

「主治」治火傷失治成膿
「藥物」野油菜
「用法」調醋油搽卽好

治火藥傷方

「主治」治被火藥爆傷
「藥物」小柏醋樹葉
「用法」上藥爲末調麻油搽卽好

治毛鐵傷方

「主治」治毛鐵燙傷
「藥物」花臉貓草卽蓮草
「用法」右藥爲末調麻油搽

治硬疾病

「主治」待考
「藥物」狗噗草全身
「用法」右藥爲末外加艾碌油兌常酒服

治火毒攻心方

「主治」治大毒攻心煩燥欲死
「藥物」童便
「用法」急熱灌下

毒蚊傷方

「主治」治毒蚊咬傷瘡腫疼擾
「藥物」百草霜　馬辛　明雄
「用法」調末雞蛋清敷

醫藥界新聞

東台主要國藥出產 霪雨暴風損失頗鉅

（東台通訊）東台主要國藥出產，如旋覆花，薏苡仁，白蘇子，夏枯草，年出八百餘担之譜，今年入夏以來，雨量過多，屢遭暴風，該產物大都從根本腐敗，萎黃夭折，記者親往產區調查，秋收與去歲比較，僅得三分之一，照民廿年水災時，相差無幾，不得不謂東台國藥產額之一重大打擊也。

本社新社員

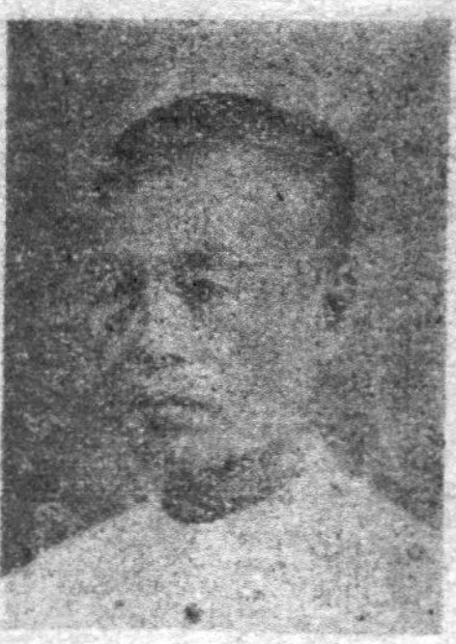

方炳欽 廣東普甯

江都國醫學會 歡宴駐蘇交際主任

（江都通訊）江都國醫學會，駐蘇州交際主任朱紹辰先生，於日前回揚，料理私務，由該會主席林芝庭，招集各理事及辦事人員等，假大新飯店歡宴，到該會林主席朱主任樊天徒談紫石等理事暨周勵庭耿鑑庭等，約廿餘人，首由該會林主席致歡迎詞，繼由朱主任答詞，旋即開始聚餐，杯觥交錯，談笑自若，直至夜闌方散，聞當日並討論醫學問題甚多云。

淮陰國醫學社近況

（淮陰通訊）江蘇淮陰國醫學社，創立二載於茲，成績斐然，課程分藥物病理衛生針灸內經……等科，淮揚青年負笈來學者甚衆。去冬該社當局為充實內容起見，特聘羅哲初王明頂等廿餘人組織董事會，公推羅哲初為名譽董事長王明頂為董事長，王慕陽等為常務董事，並呈請中央國醫館批令「准予存查」。本年暑假後開始招生，該社正社長馬星亭，副社長戴拱北，遵章召集全體董事會議，於八月卅日下午四時，在城內都天廟該社會議室舉行，計出席董事十餘人，主席王明頂，（馬星亭代）紀錄張靄春，行禮如儀，首由主席報告該社過去與現在之情形，暨開會意義，繼即討論議案略如下述：1.呈請當地行政機關備案，2.學生衆多原有校舍不敷應用，擬添建宿舍，3.添聘駱筱峯郭瑞堂萬景和三人為候補董事，4.組織經濟審查委員會5.公推代表出發京滬蘇杭一帶參觀醫藥教育狀況以資借鏡等案；決議原則完全通過。六時攝影聚餐，席間暢論國醫改進方針，九時盡歡而散云。

本社新社員

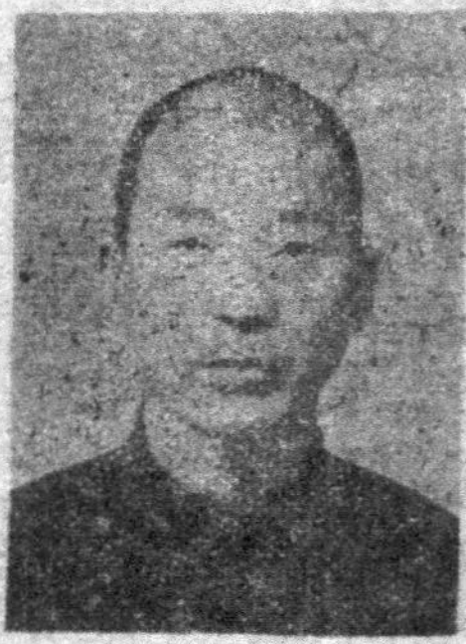

郭鳳文 江西南康

南匯中醫公會改選 新執監委員產生

（南匯通訊）本縣中醫公會，於八月十四日下午二時，假座本城東門文廟路縣立惠南小學大禮堂舉行第三屆全體會員大會，並改選執委委員，茲得悉本屆新執監委員，計執行委員，繙守廉，張近鷗，方見吾，孫立夫，龔漢聲，徐少楠，葉士彬，陳桐候，倪恩圃，沈銀樓，張延仁，王正章，唐檢侯，

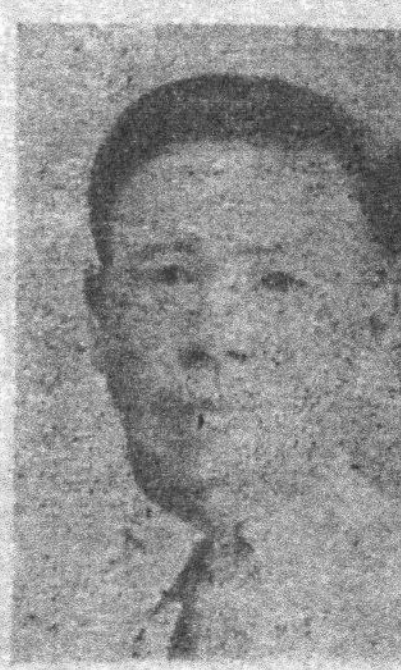

本社新社員

田修德 廣東普甯

陶可箴，楊夢熊，程利川，徐維慶，計大傑，唐志賢，范志剛，馬景園等二十一人，孫叔倫，張秉陶，朱麗賡，季橘先，石新畬，沈治邦，張錦銓，張伯良，葉峨璋，宋均佰，傅亦翔，以上十一人當選為候補執行委員，監察委員，林玉如，計大傑，朱麗賡，唐志賢，孫叔倫，顧漢天，饒湘濤，陶可箴，喬犢子，顧雁汀，張佐臣，等十一人，喬士昌，唐志廷，喬如冰，徐少補，沈應祥，以上五人當選爲候補監察委員云。

常德國醫公會

舉行會員大會

（常德通訊）常德國醫公會於二十五年六月十七日，開全體會員大會，依法改選第六屆執監各委員，並由常德縣黨部縣政府派員蒞會監選，開票結果，梅新甫，游次臯，劉劍青，李濟行，王潔山五人，當選爲執行委員，何雪僧，彭世銘，傅作霖三人當選爲候補執行委員，互推梅新甫爲執行委員會主席，楊榮昌，唐少堯，譚卓哉三人當選爲監察委員，譚貴陞一人當選爲候補監察委員，互推楊榮昌爲監察委員會主席，除由改選籌備處呈報黨政機關備案外，於六月二十七日宣誓就職，并於七月三日接收移交各項卷宗。

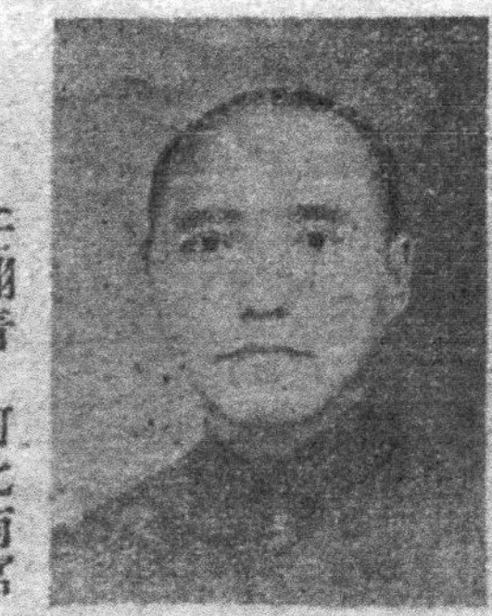

本社新社員

任翔青 河北南宮

福建連江小澳鄉村

中醫藥界的狀況

記者阮拯民

小澳鄉人口約有二千餘戶，藥店有六處，（西醫藥房在外）。有的專門售藥；店中沒有醫生；有的店中自己賣藥，兼作醫生。像寶芝園藥店，他的店東名字叫做林厚慶。自己兼做醫生，每年生意約有六七百元，他於鄉中，算是資格最老的，年紀約有五十餘歲。其次則推杏園藥店林文軒先生，年紀約有四十歲，他自己作醫生和店東，每年售出藥約有五六百元之款，他兩位，漸漸由藥店起家。置房屋，買田產，充裕起來了。第三藥店，即萬春他店東名邱登崇前在省中學校畢業，在鄉下開藥店做醫生，年紀有二十八九歲左右，他可算後起之秀，他的生意不大好，每年只有售二百餘元的藥，所入無多。又有德壽林藥店，前曾由楊吓佛醫生所設，生意頗佳，年約售藥三四百元，惟他同厚慶醫生兩位有收診金，不幸前兩年，已作古了，留他醫生守店，近來只有別處

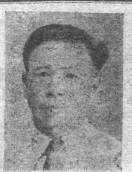

醫生，有時寄寓店中，故生意和萬春差不多。又有同仁藥店，店東名字陳波波，他專門買藥，爲人和靄，有韓康之概，所以人家，和外來醫生，都歡喜介紹他店買藥，每年售藥，亦有三百餘元，又有一處藥店，名仁舖，

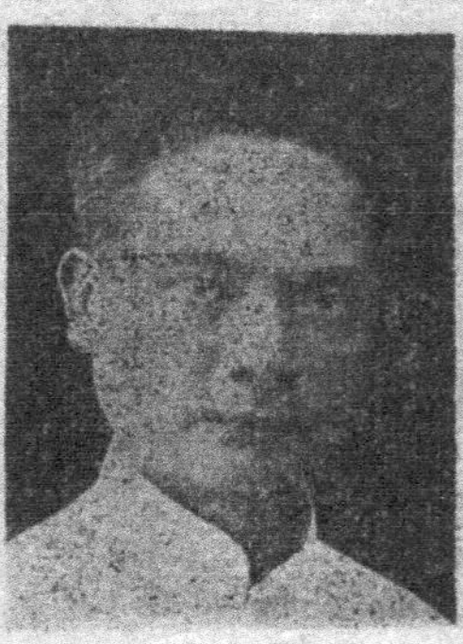
本社新社員
蒙介卿　廣東瓊山

店東姓施名依壽，是他父親手已有此店，原同同仁號波波合開的前數年纔各分一處，可是他藥的生意不好，售有百餘元，再加自已不會做醫生，所以逐漸不景，近日幸有販些鮮魚什貨，放在店裏兼賣，如此纔稍可度日。

溫州 神州國醫學會改組

（溫州通訊）本埠府前街神州國醫學會，因未呈請登記，由縣黨部呈請省黨部轉中央黨部請示，中央黨部令飭取締，而該會則以前已登記爲名，向黨部陳訴，現聞准備改組，並得黨部允許云。

杭湯士彥創辦 中國醫藥研究月報

（駐杭記者通訊）杭州國醫湯士彥君爲集合全國同志共同研究醫藥起見，時創刊中國醫藥月報一種，担任撰述者，均係醫界名流，內容計分評論，學說，專著，雜俎，新聞，問答，餘興等，第一期已定十月十五日出版，預定全年連郵一元，社址設杭州直吉祥巷五十二號，代定處設杭州新民路釘兒巷六十八號壽安醫局云。

中醫國大代表候選人 安徽第二區揭曉 胡德森等得票最多

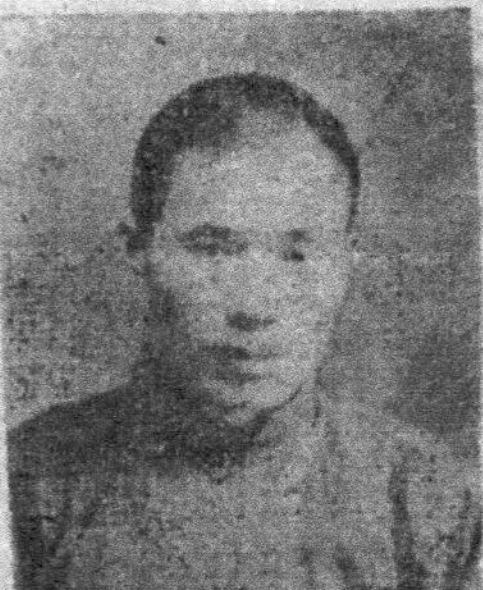
本社新社員
黃韶蒼　湖南湘陰

（蕪湖通訊）本區所轄無當銅繁廬蕪等六縣，自由職業團體，推選國大代表候選人，各該執行機關之推選人，業於前日來蕪，在縣政府大禮堂投票，並定今日下午三時，仍在縣府大禮堂舉行開票，至我醫界實投票數計有當塗中醫公會九張（餘四張），本埠中醫公會九張（餘一張），茲將每人所得票額統誌於後，計胡德森七票，汪飛白七票，陳幹生七票，余登甫七票蔣筱溥七票，滕松六票，李壽芝五票，陶靜山二票，韋曜華五票，張文景一票滕松如一票，楊仲華五票，孫開甲一票韋曜華一票，楊仲華票，鮑宇門一票，包識生五票，宋愛人一票，丁仲英五票，郭柏良五票，郭受天五票。

杭州青年會 國醫研究羣

（杭州通訊）杭州青年會，前有國醫研究羣組織，以研究國醫灌輸大衆醫藥常識爲九月廿日起訂定研究時間聘請鄭健菴君爲該社指導

宗旨，僅是指導者頗難其選，故無甚效果。今有國醫鄭健卷君贊成該會宗旨，願將生平力學經驗之所得，貢獻該會。於九月二十起，定每星期日下午二時至四時，與星期三下午四時至五時半，爲研究時間，歡迎各界有志研究醫藥者加入云。

本社新社員

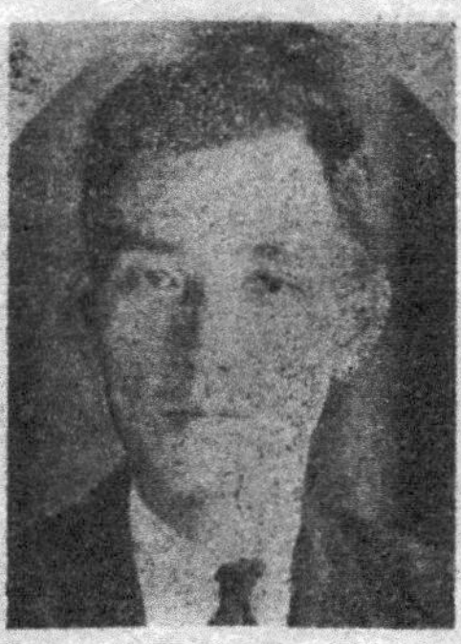

張子斌　南洋高淵

杭市中醫公會 正式成立尚無期

（駐杭記者通訊）杭市國醫公會，自經市黨部派員接收，改正名稱爲中醫公會後，開始整理籌備登記以來，因登記者尚不及原會四分之一，故欲正式成立，尚無定期。

蕪湖防疫運動委員會 中醫施診處治療忙

（蕪湖通訊）值此秋收農忙之際，各地瘟疫忽告紛起，死亡之數，數見不鮮，本埠各善堂各施診處，莫不連日有山陰道上人滿之患，尤以本埠各界夏令防疫運動會，中醫施診處爲最，近聞並又募得施藥一千餘百帖，大約決展期延至月底方可收診云。

湖南警察多患脚氣 局令改食糙米

（湖南通訊）湖南省會公安局，近通令各分局所吃糙米，文云，「近查各分局所員警患脚氣病者日增，尤以三分局之四六分所及五分局之一分所爲最，此病原因，多由乙種維他命缺乏所致，查半搗米及玄米（卽糙米）含一種維他命最富，爲治脚氣病之最效方法，嗣後各分局所，均宜改用半搗米或玄米，以維健康，除分令外，仰卽飭屬一體遵辦爲要。此令，」云云。

本社新社員

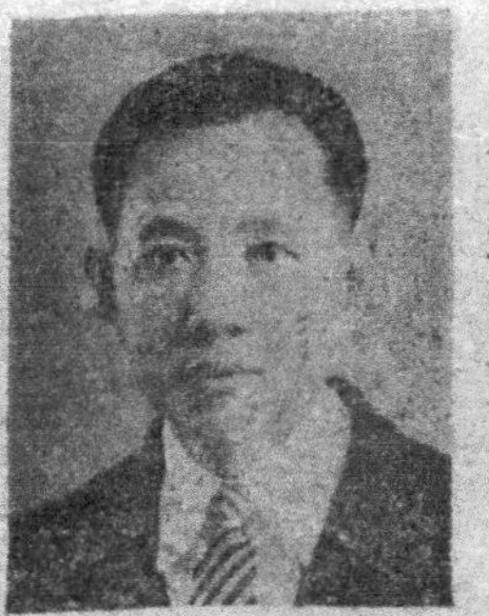

許慶雲　廣東普甯

爲無縣 防疫會設施診處

（安徽無爲通訊）無爲縣現值夏秋之交，時疫異常猖獗，尤其西北兩鄉，死亡甚巨，縣府當局，有鑒於此，特招集中西醫師，組織防疫會救濟貧民，設立施診處十二所，病者向本會索取診療證，可赴各所醫治，如有不能到施診所者，亦可請各大醫師，前往診治，至於旅費，由本會担任，縣府並令鄉區各區署，遵照辦理，現已購大批防疫藥品，分發各診所，施給病者云。

浙江醫藥師團體 推選候選人開票

（杭州快信）浙江醫藥師團體推選候選人，已於九月八日晨開票，計當選者，邢希平二二三票，謝利恆二〇四票，徐究仁一八八票，方亦元一八七票，劉崇邁一八七票，施今墨一八六票，陳遜齋一八六票，潘逸羣一二七票，胡定安四四票，汪企張四三票、餘得票者六十一人。

掘港紅卍字會 夏令施診展期半月

（江蘇如皋掘港通訊）世界紅卍字會掘港支會，辦理夏令施診給藥所等情，已誌本刊，茲悉該會往年成例，均係廢歷七月底截止，即告結束，近因鑒於時疫流行，每日往求診者甚多，根據慈濟原則，未便拘執成例，致使貧黎抱憾，爰於前日由該會施診給藥所主任醫師竇澤人，商承會長金無兢同意，決予展期半月，以應時需。

本社新社員

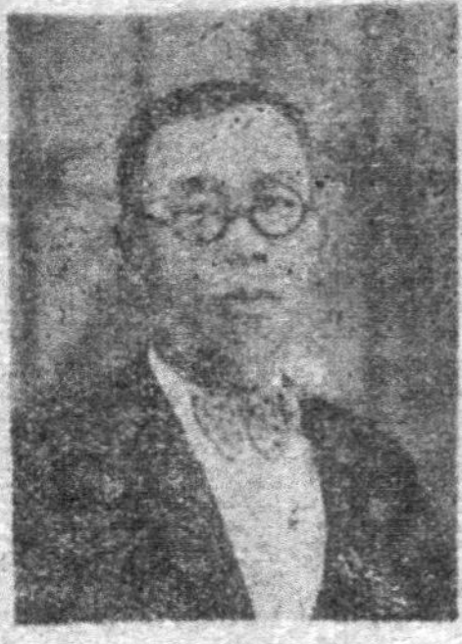

陳靜山 南洋高淵

＝研究資料＝

晉江開元鎮產怪兒

▲頭有玫瑰肉髻

▲下身似一豬蹄

▲無頸無生殖器

（福建晉江通訊）晉江開元鎮住戶江氏今年二十四歲，懷胎十二月，迨前（十六）日突覺異樣，腹中隱隱作痛，一連三日，出血甚多，胎兒尚未產出，家人焦急萬分，乃於（十八）日午後一時許延本市女醫吳瑞香，該醫即施手術，始將胎兒取出，時氣已絕，取出後發覺該兒與常人異樣，上半身，人體，下半身則僅一肉腿，長約三寸許，末分二叉，狀似豬蹄，無生殖器，頭連肩，無頸，頂生一肉髻，狀似鷄冠花，呈玫瑰色，頭髮長寸許，母身安完全，而胎兒由該女醫攜回醫院，裝置玻璃瓶中保存，以供研究云。

本社消息

一・組設分社近況 本社自成立以來，蒙各地熱心醫藥人士紛紛組設分社國內蘇浙皖贛湘鄂冀閩粵陝滇等省，國外南洋美國無不有分社組織，大半正積極籌備中。

二・閩江區分社成立 本社福建閩江區分社，經籌備主任穆迪民先生積極進行，已於最近成立，分社內部人員如下：分社長穆迪民，研究部正副主任王步深，鄭熹韓，文書部主任林自貴，宣傳部主任陳蓉先，分社社董陳琢如，倪雨騰，柯夢樵等，均由總社致發聘書。

三・聘狄福珍女醫東渡考察 女醫狄福珍，江蘇溧陽人，對於中西醫藥，研究頗有心得，今女士特赴日本東京，攻習該國醫藥學術，以宏造就，本社對狄女士深為贊許，特聘任為日本漢醫藥事業考察員，請其彙為考察漢醫藥狀況，隨時投寄本社，登載醫刊，以供大衆參

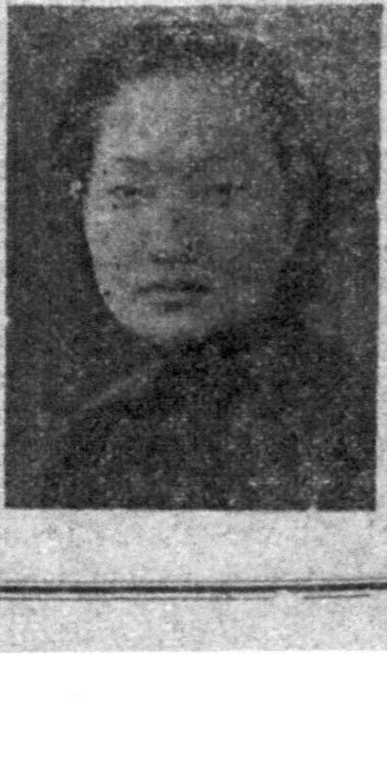

狄福珍女士近影

考，現女士已定九月廿五日放洋。

四．方副社長被聘任警備部醫官

本社副社長方公溥，曾任吳淞要塞司令部醫官，全國醫藥總聯合會監委主席，上海中醫大學教授，上海市中醫考試委員，現任中央國醫館理事，上海市國醫分館董事，國醫公會監委等職，淞滬警備司令楊嘯天，慕其名，近特聘為司令部醫官。

讀者園地

兩個病症求治

李希伊

徐愷先生惠鑒，茲有敝友魏徇業君，年廿三歲，亦吾之同道人也。因家境貧困日處悲怒憂思之中，患腦，心肺，腎病，頭全部暈疼，疼經暈甚，不論左右前後疼無定位，移時即休，頸項強，目有時現黑花，面部有時熱而發木，耳鳴嗡嗡，常健忘，思想妄亂不能自主持。往往失眠，夜間每獨語如對人者，而不自覺，喜則欲歌，悲則欲哭，驚則如人將捕之，往往厭世，心悸時身體之搖動，心部陣疼，不能深呼吸，欬則頭暈，全身肉跳，胸右上部有一處如同元大，常悶麻，移時亦愈，右背部一塊麻痒，身常發熱不出汗，咽嗌不清，口粘膩且臭，咳則有痰，或黃或黑，鼻涕粘黃不通，喉腥臭，欬時有如米粒之奇臭物雜於唾痰中，易飲易飽，心中嘈雜，食後即脹滿口渴涎粘，心悸頭暈，不能張目，甚則欲仆，惡心欲嘔，大便常燥，面黃白身瘦，晨脈緩大有力，暮弱數不任按，時欬止。貴雜誌既關問病欄，茲將魏君之病狀呈上，即希先生賜一良方，并望將魏君之病原病名，發表於第四期以廣見聞。

再者，鄙人年四十歲，自幼好讀書，以致腦筋受傷而弱，現下自晨時至午，腦力尚好，一到過午，即腦筋昏蒙，而微疼，下晚更甚，小有勞，即乾咳不已，記憶力與決斷力，均感不足，其餘飲食眠睡，均如常無恙，鄙人數年以來，茶酒俱不吃，惟喜旱煙耳，房事三兩月才一次，且不善戰，一交即洩，祈先生賜一良方，以醫吾腦弱與干欬，俾吾得以努力讀書，精研醫學，實為至幸，此問亦同時祈發表

專此敬請

撰安

中醫科學社社員證書19號

山東萊蕪魯西鎮李希伊頓夏七月初五日

本社新社員

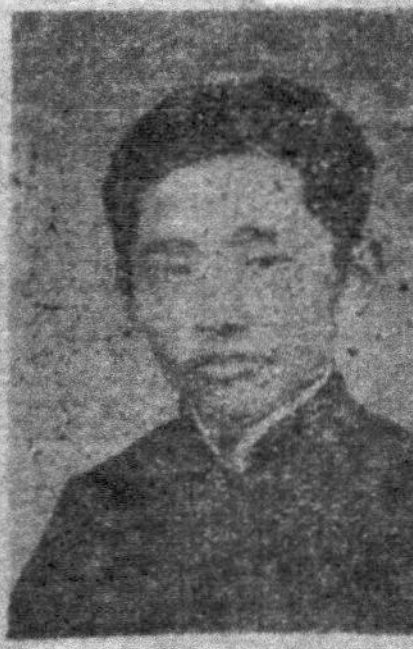

林自貴　福建閩侯

圖希伊先生：函悉。

魏徇業本係舊同志，患此證狀，殊堪惻惜，斯證在西醫原屬神經衰弱，中醫方面，百合病彷彿似之，而病之作祟，半在於頑痰，治本之法，當從心肺腎三經着手，用藥大致如：製首烏，川百合，遠志肉，硃茯神，川連，陳胆星，琥珀，天麥冬，川貝母，廣玉金，竹瀝半夏，橘紅，明麻，治標

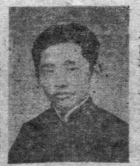

之圖，可間服礞石滾痰丸。先生病本在腎，可服八仙長壽丸，及瓊玉膏當可日見功効。(愷)

幾個藥物上的問題

柯蔭藩

藥學主任先生鈞鑒，敬啓者，茲有問題三則，敬請於讀者園地賜覆，不勝企禱，肅此，敬頌撰安

社員柯蔭藩謹啓八月廿八日

1 敝友林君，意擬創製中藥各種藥精，未知應用何種器械，能除水分，獨存原精，及該器價格若干，統乞示明，以便採購，着手進行。

2 製造丸散丹膏，未知需用何器，最合穩妥經濟，亦乞示明。

3 據光華醫藥雜誌，三卷八期，內載泊芙蘭一藥，(亦稱蕃紅花)此品於婦人生殖器諸病，爲特效藥，竊思一藥，若無君臣相配，焉能統治婦人諸病，請爲解釋，並請指明何處有此藥發售及詳產地。

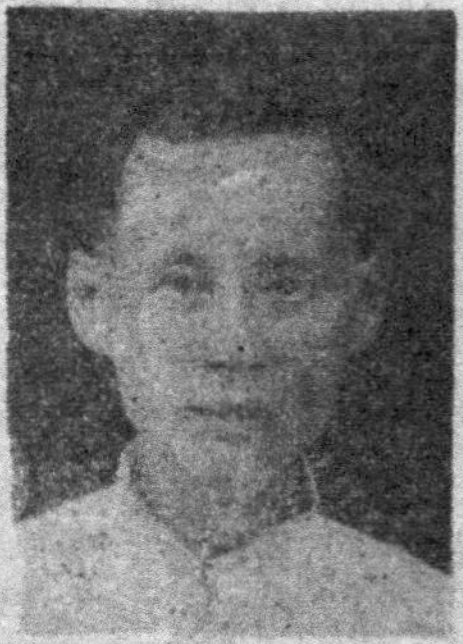

本社新社員

曾培梧　廣東潮安

圈 柯先生：函悉，分答於后：

(一)藥精因藥品不同，製造異其方法，有提煉其香味者，如薄荷佛手之類；有分析其原料者，如芫花當歸之類；有棄取其雜質者，如麻黃大黃之類。如祇提煉香味者，可向科學儀器館或西藥房購一蒸溜器，價約自二十餘元起，依該器之精粗而定。餘因提煉方法之不同，而異其器具。

(二)製造丸散膏丹，如用人工，器具極簡單，祇須炭爐，藥篩，車床，研鉢，切刀，竹籤等，全部器具，不過七八元。如用機械製造，祇以藥丸而論，有製丸機，磨研機，烘乾房等。

(三)特效藥係指專能治療某一種疾病，而有特殊之功效者，例如「金雞納霜」之治瘧疾。紅花似爲專治女子生殖器病，非能統治婦人諸病。中藥不重病名診斷，而重視類方鑑別，故同一登汗劑，有葛根湯，桂枝湯，麻黃湯之種種不同，因處方之組織，故有「君臣佐使」之學說。如用客觀方法，作正確病名之診斷，對於藥品，能悉其組成之成份，雖祇用藥一味，亦可療病。番紅花產於西藏，上海各藥材行，藥店均有出售(松)

最後消息

上海市醫藥師候選人推選結束

(本市特訊)國民大會自由職業團體醫藥代表候選人，本市方面，前已推選完竣，並將結果呈報自由職業團體選舉事務所，聞得票情形如下，尤彭熙一五票，徐乃禮一五票，汪企張(上海)一三票，胡定安一一票，楊和慶一〇票，蔡禹門一〇票，周夢白九票，周師洛九票，專勳八票，金誦盤(嘉興)七票，金誦盤(吳江)六票，盛佩蔥六票，尹子伊(山東)五票，郭受天，五票，陳愛棠五票，隨翰英五票，包識生五票，張丹天五票，丁仲英四票，郭伯良四票，茅子明四票，張雲漢四票，朱增宗二票，牛惠生二票，余雲岫二票，楊博儒二票，顧渭川，賀芸生，裘少白，劉文超，尹子伊(上海)，孫孝寬，林炯東，汪企張，(江蘇)宋國賓，郭琦元，以上十人各一票。

定價

全年十二冊定價二元，半年六冊定價一元寄費在內（國外寄費另加）爲統制出版數起見，另本不售，郵票以九五折計算以一分至五分爲限。

廣告價目

等第	地位	全面	半面	四分之一
特等	底封面之外面	八十元	四十元	
優等	封面底面內面對面	六十八元	三十六元	
普通	正文後	五十八元	三十元	十六元

廣告概用白紙黑字 如用色紙或彩印價目另議

繪圖刻圖工價另議

本期校對者 李仁淵 程兆晨

中華民國二十五年十月一日出版

中醫科學第一卷第四期

社長 副社長 總務兼編輯主任 醫學主任 藥學主任 編輯 宣傳主任

謝利恆 方公溥 龔醒齋 徐愷 盛心如 朱松 章鶴年 沈石頑 倪維德 徐公爲

英地文址 16 HSIN HSIANG GLGIN SHANGHAI. CHINESE MEDICAI SCIEWCE RESFARCH SOCIETY.

地址上海愛而近路祥新里十六號

出版者 中醫科學研究社

印刷者 中醫科學書局

注意

定閱諸君如有詢問事件或更改地址通信時務將（一）定單號數（二）定戶姓名（三）原寄何處三項詳細開明方可遵辦實因定戶衆多簿冊繁重非此三項無從檢查難免仍有誤寄特告

中醫科學第一卷第四期畫報第二版

本社新社員玉照

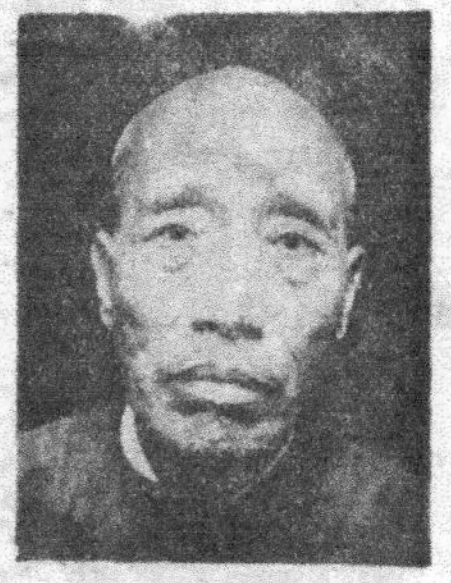

馮效先 陝西

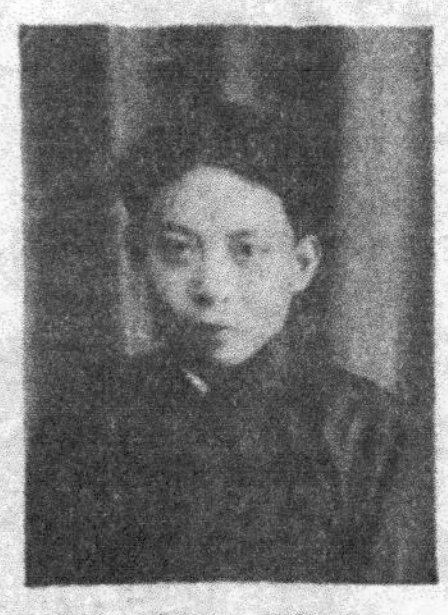

袁端平 江蘇無錫

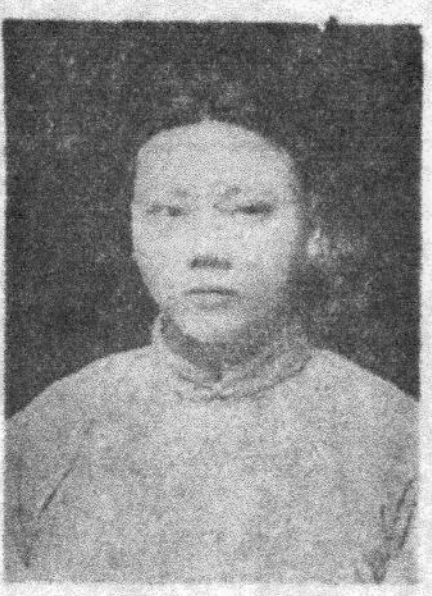

卞文寅 江蘇興化

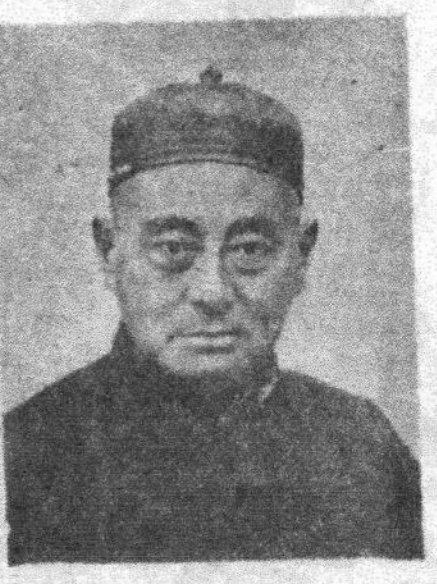

盧志和 江蘇靖江

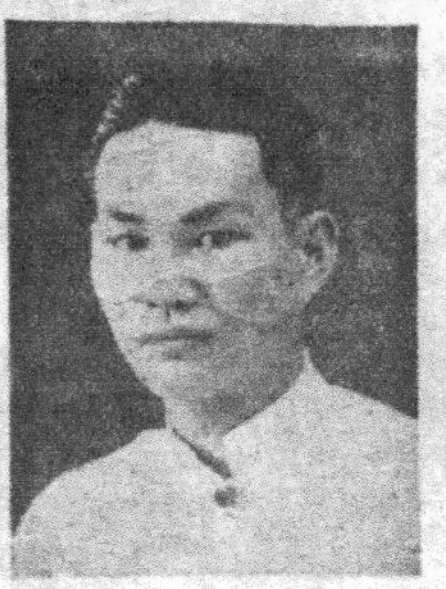

南洋中醫 陳少明

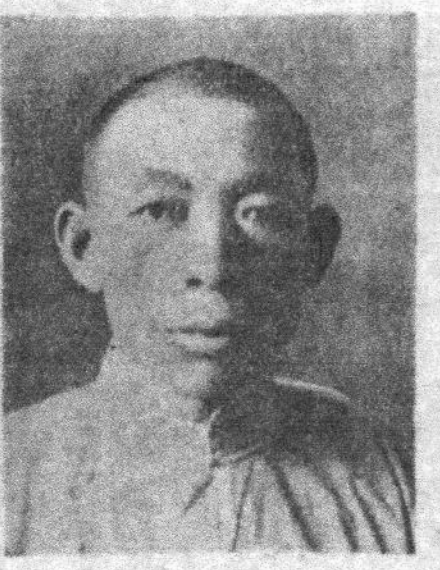

王修竹 河北高邑

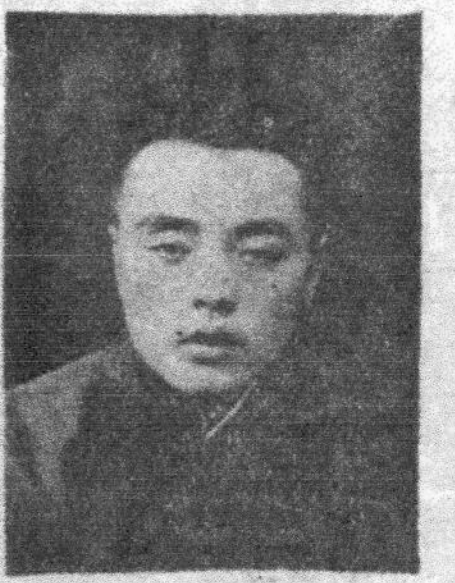

龐道生 江蘇江甯

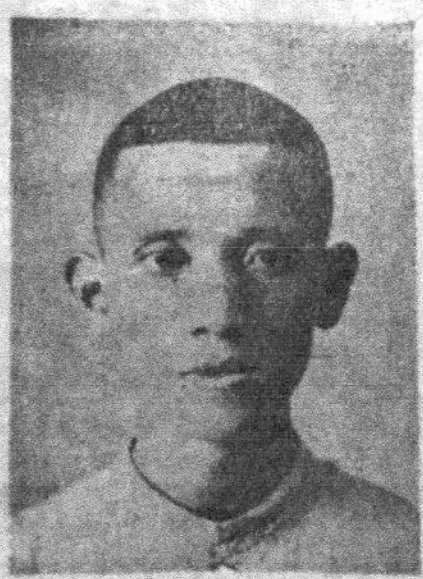

劉鳴山 福建武平

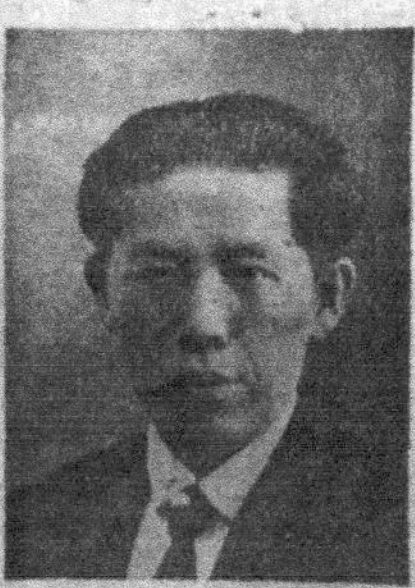

南洋中醫 李志宏

淮陰國醫學社董事會全體攝影

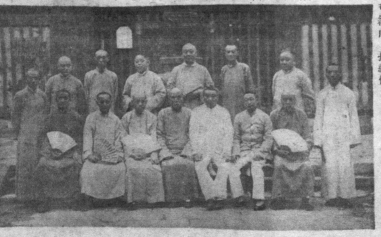

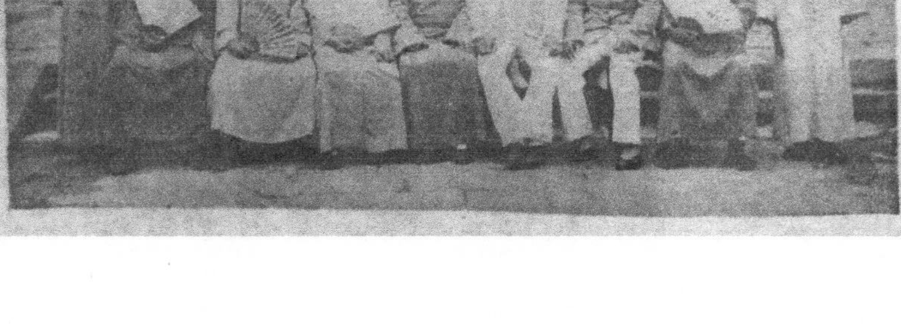

前排坐者由右至左 王慕陽 張伯英 張樾珊 郭子賓 路秀峯 孫綸仙 華續甫

後排立者由右至左 周子興 萬景和 馬星学 臧拱北（副社長） 馮養戩 沙亦恕 張鶴春 郭瑞堂（正社長）

本刊呈請內政部登記
中華郵政特准掛號認為新聞紙類

中醫科学

于右任

第一卷第五期

本社社務發展
聘蔣文芳担任主編
徐愷專任總務主任
並通過其他要案多起

社務會議決

十月十五日本社舉行社務會議，出席者謝利恆，方公溥，[illegible]驊聲，徐愷，盛心如，朱松，沈石頑，章鶴年，倪維德，徐公魯，王子南，列席者李仁淵，程兆長，吳近仁，由謝社長主席（甲）報告事項（略）（乙）議決事項（一）近來社務發展，總務編輯兩部工作繁重，為充分擴展社務計，主編另聘蔣文芳担任全權處理編務，（蔣氏歷任全國醫藥總會常委兼秘書主任，全國中醫學校教材編輯委員會主事，上海市國醫公會執委兼秘書主任，上海市衛生局中醫試驗委員，中國醫學院教務長，現任中央國醫館理事，上海市國醫公會執委。）徐愷專任總務主任掌握對內對外重要事宜，（二）福州王步溪，依章組織福州分社，除致發正式聘書外，應由總務部登刊獎勵之，（三）本社科學醫刊按月一日準期出版，當天大批發郵，（如一號遇星期日，則再二天寄出）絕不再延緩變更，所有截稿日期，亦須嚴格規定，以免延誤，並交編輯部辦理之，（四）為促進本社科學醫刊內容精優起見，每月舉行編務會議一次，除由編輯人員，總出席外同時正副社長及總務醫學藥學各主任，均須參加討論，俾收集思廣益之効，（五）本社徵稿規則，規定每發行雜誌六期後，通告全體讀者，舉行徵稿選舉，以鼓勵作者作稿之興趣，其辦法由總務編輯兩部會同擬訂，於六期後公佈實行。（六）江蘇興化卞則常，江西王山嘉子因，香港林德銘，山西當武秦紹先，長樂何陸濟，諸先生，熱心介紹同志，由總務部登刊獎勵之，（七）獎勵卞則常，林德銘，二位先生製聯各一付，交總務部辦理，餘略，議畢散會。

中醫科學研究社出版

中醫科學第一卷第五期畫報第一版

本社新社員玉照

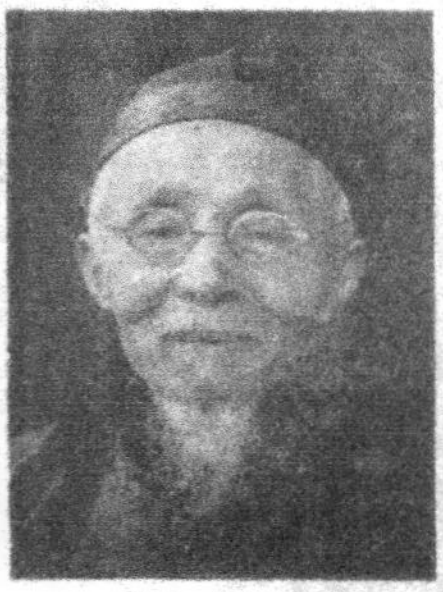
聶子因 江西玉山

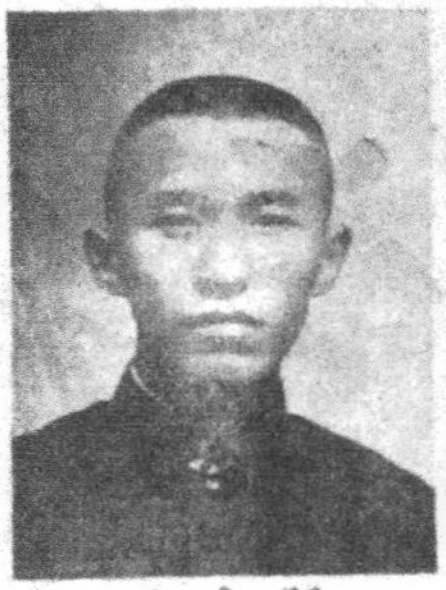
孫金山 河北南宮

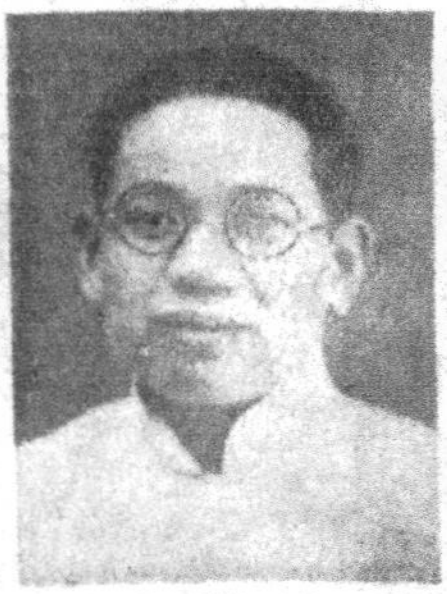
趙幹南 廣東新興

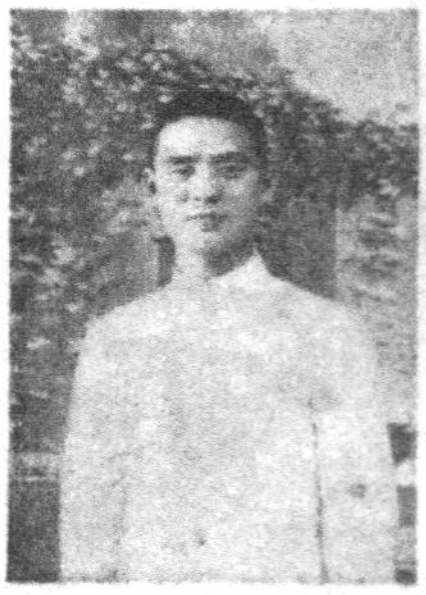
吳吉庵 北平

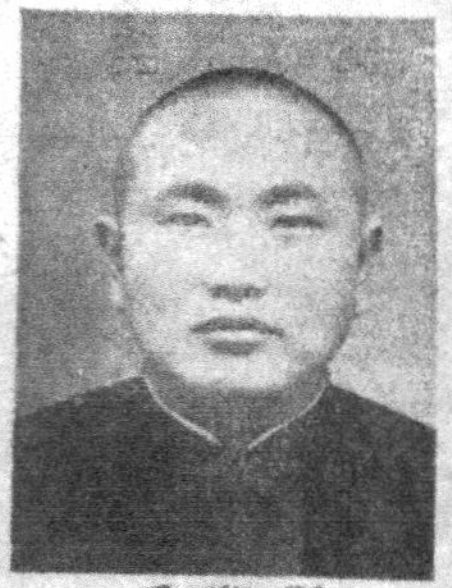
孫印千 河北南宮

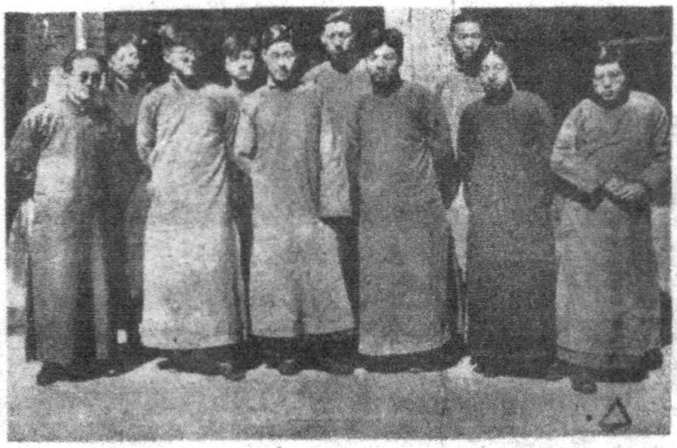
北平國醫學院藝光學術研究社全體同人合影

圖中有△者卽該社社長莫繼宗氏

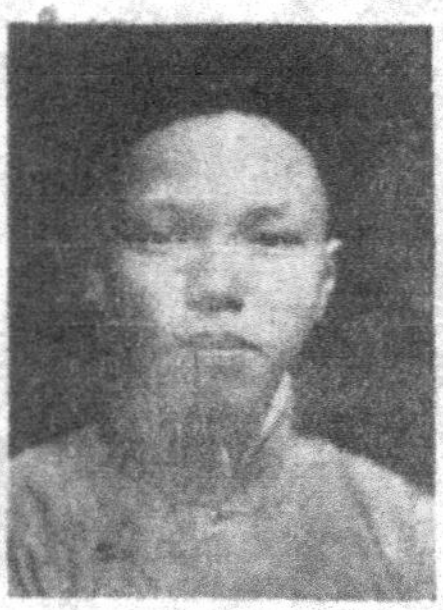
丁遂初 江蘇丹陽

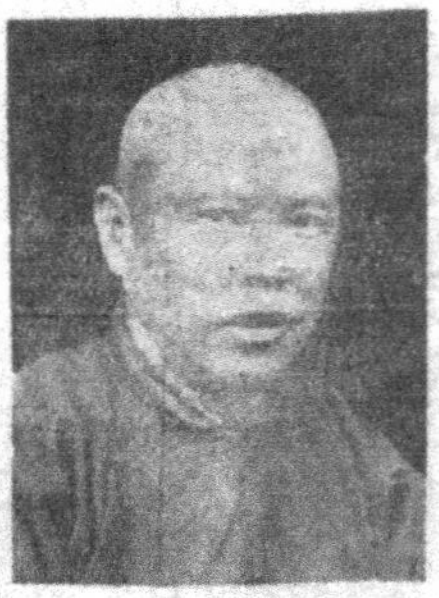
李竹軒 福建漳平

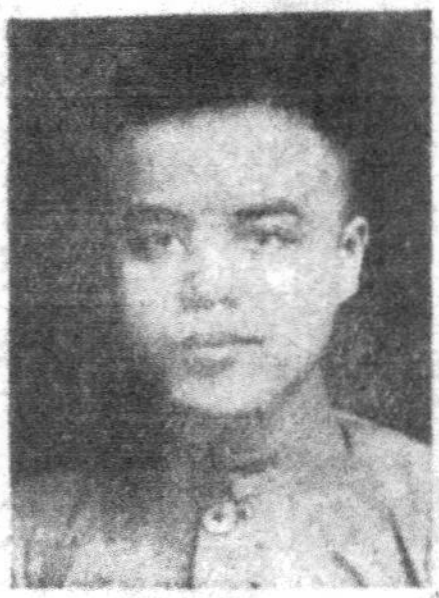
鄭振彩 江西玉山

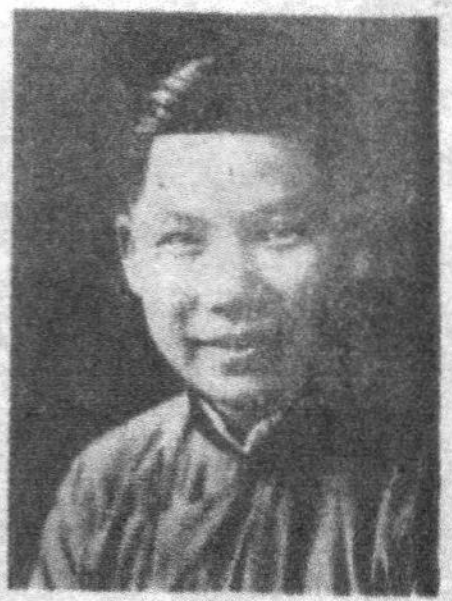
林德銘 廣東東莞

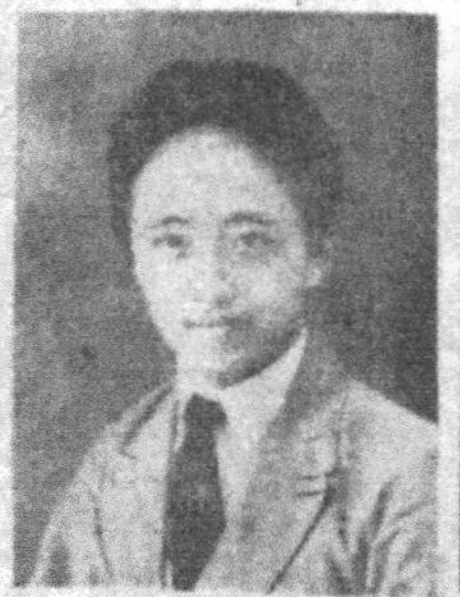
陳鴻孫 江蘇如皋

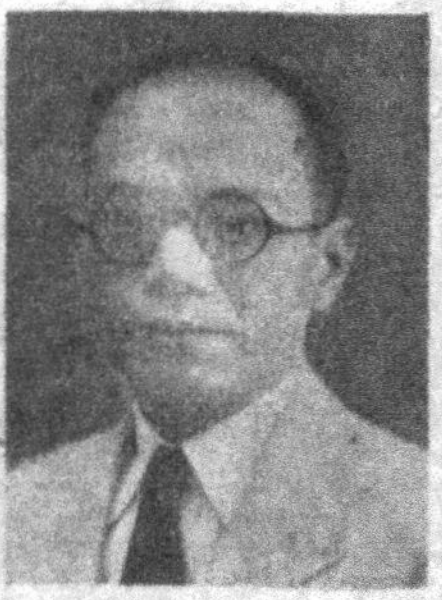
施甘仁 廣東東莞

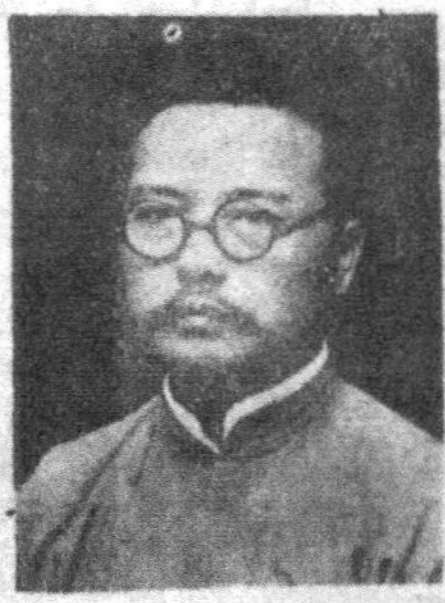
林道濟 福建長樂

獎勵分社長啓事

福州王步溪先生，熱心醫藥事業，本社成立時，承荷先生來函接洽組織分社，經本社聘爲籌備主任去後，卽努力介紹社員讀者，現已合章程規定，分社正式成立，殊堪佩慰，茲特遵社務會議決議，由本部登刊獎勵，並請繼續奮鬥。

總務主任徐愷

獎勵熱心社員讀者啓事

江蘇興化卞則潛，江西玉山聶子因，香港林德銘，山西甯武秦韶先，長樂柯蔭藩及本刊特約撰述鄭軒渠贊助本社，不遺餘力，最近介紹同志多名，熱心醫藥事業，良深佩慰，特依照社務會議決議，由本部登刊獎勵，以表謝忱，並請源源介紹，普及醫藥文化，喚醒同道，改進醫藥，尤所企幸。

總務主任徐愷

獎勵卞則潛林德銘對聯各一付啓事

敬啓者江蘇興化卞則潛，香港林德銘二先生。爲本社介紹同志多名，熱忱堪嘉，特贈送本社對聯各一付，以資獎勵，此啓。

總務主任徐愷

通告截稿日期啓事

本刊按月一日准期出版，當天大批交郵寄出(如一號遇星期日，則遲一天寄出)絕不遲延變更。所有截稿日期，亦不得不嚴格規定，以免偪促延誤，茲遵社務會議決特訂定每月十六日爲學術稿截止期，二十日爲新聞稿截止期，卽請投稿同志查照辦理是荷。

編輯主任蔣文芳

沈鏞大律師受任中醫科學研究社常年法律顧問

茲受上開當事人聘任常年法律顧問，嗣後關於該社一切法益事項，本律師負依法保障之責，此啓。

事務所 上海芝罘路益豐里六號
電話九四二一一 九二五一六號

徐愷啓事

愷著「疾病問答集」，交由中醫科學書局承印，原定八月底出書，詎被該局估計失確，致排印結果，覺得綿薄，通知愷補充材料，並展期十一月底出版，同時仍繼續發行預約，此事曾經第三期「中醫科學」公告，現所有補充稿件，業已完畢，正在積極排印，准如期十一月底出書，特此敬告，即請預約人士鑒察爲荷。

徐愷　廿五年雙十節

醫界最切實用之參考書

徐愷著

疾病問答集

十一月底出版

每冊定價八角

預約發行每冊五角

（加寄費二分掛號另加）

著者自序

敬告讀者的幾句話

（一）這本書的材料，是鄙主編光華醫藥雜誌的時候，有許多直接答覆讀者的函信，陸續在雜誌上披露過，這些病的內容，很有不少是特殊的問題，朋友對我說，搜集起來，整理整理，彙印成書，給大家參考參考，豈不好嗎，我家接受了他們的意見，就把一大堆的直接信稿，整理起來，交給中醫科學書局出版。

（二）讀者諸君，在這本書內尋不到什麼有系統的學術，也尋不到有什麼高深思想，不過尋得一些疾病問答的研究而已，倘能藉此引起諸君思考，從進研究的興趣，區區心願已算達到了。

（三）本書並蒙謝利恒盛心如兩先生加以校閱，費去心思不少，使我非常感激，謹附此謝謝。

徐愷　二五、六、一〇。

醫界著作家均鑒

本局爲溝通醫藥文化起見，搜集中西各科醫藥書籍，以備醫藥界購辦，參考研究，茲爲更求普遍計，擬徵求國內外醫界著作家之私人著作，代爲發售，特擬辦法於下：（一）凡有著作之人士請先寄本局若干部，開明價目折扣：（二）本局收到書籍後，隨即函覆：（三）本局與著作家，每三個月結賬：（四）期滿時，如書未銷去，著作人欲收回，本局得照辦：（五）本局收到著作人託售書籍，隨即在中醫科學雜誌刊登廣告，遇編印目錄時，隨時將書名編入，以資宣傳。倘荷著作家同情，即請委託辦理爲荷此啓。

中醫科學書局啓

中醫科學第一卷第五期目錄

蔣文芳啟事

芳以診務俗事蝟集一身，故於本年之秋，擺脫醫團醫校職務，俾將精神有所挹注，乃承中醫科學研究社以編輯主任一職相囑，原無餘晷，可供驅策，祗以本社宗旨，既與鄙人平昔抱負相同，重以謝社長暨同仁精誠所感，不得不毅然接受，用獻棉薄，嗣後定當努力於材料之擴充，體例之完備，俾本刊得以日益精進，藉副讀者之期望，如遇編務工作過分緊張時，仍由前主編徐愷同志會同主持，以期迅捷完善，尚希昔年舊雨，各地神交，時賜鴻篇，增光篇幅，不勝企禱。

小言論

續向全國作家呼籲的一件事

蔣文芳

「醫者意也神而明之存乎其人」這是中醫典籍裏常見的老調，爲着這種老調揚溢乎中國。深入了人心。於是中醫的學術。就被人斥爲理想而空洞。其實中醫的學術。並非是從試驗管裏推測出來的。實實在在完全從實驗的治效中遺傳下來的。所以某病的進程如何演變。應用某方去療治。這種記載是極忠實的實地紀錄。絕對不是理想所能造成。雖然在病理及藥理的演繹上。有時不免出諸理想。但是治病的醫術。確是十足道地由實驗而成功。不佞初入醫界時。即把此種意見。向同道竭力地呼籲。切勿人云亦云。自謅中醫爲理想的醫術。承受此種不白之冤。妨礙我國醫學的存在。其後西醫自詡爲科學的醫學時。我們同道。狠聰明地呼出哲學的中醫口號。以示對抗。殊不知醫學是物質文明的一類。是利用物質滿足人生享受的一種學問。無疑地是自然科學的一種。除開了辰州祝由科或精神治療術。可稱爲哲學的醫學外。用着藥物器械來治病。總不能跳出科學醫術的範圍。而且先哲作品。上自金匱傷寒。千金外台。下及本草綱目。醫宗金鑑。狠有秩序的把實驗所得。分門別類。翔實地記載下來。給人家依法援用。沒有一本不是科學的典籍。自已冤枉自己。何等危險而悲慘。在民國十八年全國醫藥團體總聯合會刊上。不佞發表「中醫與科學」論文一篇。翻復地闡明中醫是自然科學的一種。向全國同道作第二次的呼籲。血誠懇請勿再把中醫醫術目爲哲學。自墮地位。一直到了現在。我們同道中尚認中醫爲哲學的。雖非絕無。却已僅有。而中醫爲實驗的醫學一語。不但同道一致主張。就是外界的人士。也已經一致公認的了。

近三年來。印刷術進步普遍。瑞士紙減價傾銷。中國造紙廠大量生產。於是乎中醫著作。風起雲湧。雨後春筍般大量出版。在一折七扣類的書籍裏。也有近賢的大著。插足其間。中醫學說。普遍地廣播開來。確是一件狠好的現象。在此狠好現象之下。除開了雇工抄剪。計字算錢。投機販稿所謂解決生活的書儈外。不佞敬以十萬分血誠。續向真正作家。作下列之呼籲。

把我們一致公認爲醫書的聖經。仲景傷寒論來稽考一下。他老人家著作目的。並不在計字算錢爲着稿費。這是不消說得的。爲着濟世救人而著作。在握管下筆的時候。一定覺得一字一句的得失。有關千百人命的存亡。取材方面。自然而然的十分嚴謹起來。不敢自弄聰明。向壁虛構。誤掉人家的性命。非經實驗的藥方。不敢列入。非經實驗的藥物。不敢援用。所以方藥不及百味。情願不顧人家斥儉腹。不情願受到人家稱爲淵博。他依據着症象的變遷。狠有次序的編製排列。有法挽救過而確有效驗的。才敢繫以藥方。否則甯缺。而絕不臆造。狠粗淺的病理。在自已知能上說得出的。簡單地解釋一下。說不出的絕對不敢引用五行八卦。五花八門強不知爲知的。免强附會去解釋，當時尚未發明的病理。因爲象徵派的解釋。極易引起後人捫燭扣盤般的歪纏。曲引比附。貽誤人家的生命。早在仲聖防範之中。所以傷寒論是一件中醫界偉大的科學作品。任何人不能否認。後來註釋傷寒論的。不下二百家。競以象徵派的理論。埋頭訓詁。究竟對於仲聖有多大的功績呢。這種訓詁式的文字。大都從傷寒病人身上體驗出來。而從傷寒論條文中咬文嚼字地咬嚼出來的。離開科學工作。既極窵遠。他的記載。就缺少價值了。可見科學研究。決不是肆力訓詁就算了事。必須要從事實上病人身上去尋求出來。分晰歸納。實地研求。才有結果。才算合理。把西洋醫學的名詞或理論。來解釋中國醫學。不佞認爲極難合拍。即使成功。不過成爲一種洋訓詁罷了。究於中國醫學。有多大裨益呢。還是一個絕大的疑問。

所以不佞在這裏作第三次呼籲。懇請全國諸大作家。肆力於科學研究。從病人身上實地研究起來。對於新發現的疾病。詳記其症象轉變的狀態。有効的方藥。作適當的歸納編列。並統計其治效。著爲文字。公開研究。古書原有的疾病和療法。怎樣改進。可以縮短病期減少痛苦。藥物的種植泡製。怎樣改進。可以增加效能。減輕成本。把研究所得。忠實地著作論文。公開研究。放棄老式訓詁或洋訓詁的作風。致力科學研究。中國醫學才能進步。民衆康健。才得保障。這也是努力中國本位文化應有的覺悟呀。

本社擴大徵求社員讀者啓事

敬啓者，本社自宣佈成立以來，迄今數月，社員讀者，紛紛加入，極爲踴躍，良堪欣慰，惟衆志成城，同志愈多，則力量愈大，庶幾研究學術，易收集思廣益之效，茲特擴大徵求，尚希海內外同志踴躍參加，或爲社員，或爲讀者，均所歡迎，此啓。

總務主任徐愷

社員入社及讀者定刊須知

（甲）社員

（一）手續

凡國籍醫生，或非醫生，但對於醫藥有研究興趣，皆得加入本社爲社員。欲加入本社，須將姓名，籍貫，詳細通訊處，開明，交於本社，以備查考。入社時須納入社費一元五角，（倘不須贈佩掛證章及贈登照片祇須繳入社費五角，）常年費二元（以後每年繳常費二元，不收他費），一併繳齊，（即入社費與常年費）由本社發給證書後，即爲正式社員。

（二）權利

1.本社出版中醫科學雜誌，定價全年二元，社員得享受贈閱之利益2.本社社員贈送佩掛證章一枚。（若繳入社費五角，則無贈送）3.社員有疑難問題詢問，本社予以登刊答覆。4.社員如有研究心得，經本社審查認爲有價值者，可代其出版，以廣流傳，或於本社發行之刊物上發表之。5.社員入社時，並得將本人最近照片，交於本社，代爲義務製版登於本社發行之刊物上，俾社員互相聯絡，增加感情。（若繳入社費五角，無登照片權利）6.社員購買本社出版之書報，得享受特別折扣，並可托本社代辦物品，本社在可能範圍內，當代爲辦到，絕無延誤之弊。

（乙）讀者

（一）手續

1.開明姓名及詳細通訊處2.定閱全年者國幣二元定閱半年者國幣一元

（二）權利

1.讀者有疑難問題詢問，本社予以登刊答覆2.讀者如有研究心得，經本社審查認爲有價值者，可代其出版，以廣流傳，或於本社發行之刊物上發表之。3.讀者托本社代辦物品，本社在可能範圍內，當代爲辦到，絕無延誤之弊。

附註：南洋國外社員須另加郵費一元五角全年讀者另加一元二角半年減半（香港照國外減半）

評論

對於國醫科學化的一點感想

陸以梧

世界日新，文化日進，一切的一切，皆有革新之必要，那才不致淘汰而落伍！國醫藥學，當然不能跳出範圍，故步自封的！前日我瞥見了國醫科學，心中欣喜萬分，此種創舉，固然是我國醫之新徑，當然！欲謀革新，非科學二字不可。

今後吾國醫應該時時刻刻注重在科學，不合理的陳腐的書籍，可以不必入目，譬如我們研究黃疸病，照古人說起來，是逃不了「濕熱」二字，然此「濕熱」如何能成黃疸呢？那就不能澈底的解決！照現在的科學說理，則是病之成，有因輸胆管閉塞而起，輸胆管閉塞，胆汁不能通行，於是胆汁外溢，混入血汁中，環循全身而成黃疸，又有因中毒傳染病及血液病而起者，此乃赤血球破壞，血色素減少的緣故，前者可說是茵陳蒿湯證，後者是麻黃連軺赤小豆湯證，茵蔯蒿湯有大黃梔子，牠有間接通輸胆管之功効，茵陳則排除黃色素之特効藥也，麻黃連軺赤小豆湯中，有連軺赤小豆，生梓皮，皆有清血變質排去黃色素之功，麻黃能擴張末梢毛絲血管，增加末稍赤色球之力，以上是舉一個例，當然免不了舛誤，及遺漏，不過是說國醫，應該如此研求病理及治療藥理罷了！

然有幾位先生們，他們口口聲聲說國醫根本是科學化不必改良，若是用科學的方法去研究，他們却說是投降西醫，我以為此是大大錯誤了，以古說之五行六氣為科學，當然是不能通行，就是以科學的方法去研究國醫藥，說是投降西醫，也是太誤解了！要知學術是無國界的，而且是蒸蒸日上的！所謂西醫者，他的學

讀後書尾

陳黃谿

豪徐愷兄賜我中醫科學三本，我閱讀一過，不覺拿起筆桿兒，在尾巴上寫了幾句。

「中醫科學化」一個名詞，差不得變成同道口號，而且，喊得震天響了。這些把戲，我當初也算一個「跑龍套」的脚色。不，是一個「點火把」的夥計，現在，時移勢易，許多名角，已上場了。我雖則落伍，還站在旁邊，敲敲破鑼破鼓，湊湊興頭。

不過，戲雖這般做，唱得妙，唱得不妙，還要隨各人眼光和耳朵。我們老鄉有一句俗話，叫做「看得過」，上海人呢，却是叫做「聽得進」。那麼，看得過嗎，聽得進嗎？不該自己吹，還該憑大衆來評判。

偏有幾個「不入行」的東西，沒路可走，也想搭草台班，唱彭彭戲。沒有白玉霜老板，那般面孔，和曲線波浪。居

理及治療，是西洋各國發明的，是根據科學的原理的，科學是世界所公有的，並不是限於外國的，我國科學之發達，遠不及他國，然近來國人亦在努力提倡，如航空建設……等，亦無非是他國學得來的，已經學了來，那就算我國所有，不能說是投降外國的，我們既然了解學術是無國界的，科學是世界所公有的，那末用西醫的病理說理，是不可以說投降西醫，剷除國粹的，換一句話說，他們要保存吾國國醫數千年前的國粹，那末除醫學外，其餘如教育，建設……等，也可說要保存國粹，不必參照他國，則我國的前途，及現在，變成了如何的一個國家呢!?

（未完）

然嫋嫋妞妞，說什麼「六屁出氣」，和新角門台。無如倒楣得狠，祇有二個乞丐般老倌，想湊一個抓荒的黑妞兒，也找不到。三脚班「鷄哥戲」，也不成功。

沿門乞唱的老調，終是「八仙過海浪蕩蕩」，一些漏風爛曲，着實難聽。想討幾個銅子，如何能夠？有人勸他不要這般，還是規規矩矩，喊了幾聲老爺奶奶，討些殘羹冷飯，救救目前飢荒。誰知他倆不服，反而拍手罵人，甘爲惡丐。

者般形形色色，都映上我的眼簾。你想，我是一個跑龍套點火炬的脚色，當然要吶喊：「新戲上台，老調閉幕」。

末了，如果眞有本領，應該自編劇本，賣些氣力，陳言爛調，一掃而光。就是掛出「中醫科學」，金字招牌。（二五，九，二五，作於上海。）

從復興中醫說到編輯中國病理解剖學

鄒壯學

溯自歐西醫學昌明，如狂潮巨浸般浩浩蕩蕩流向亞東而來；曾幾何時，我具有五千年悠久歷史的皇帝子孫，不斷地朝夕精究，而能在實際上建立起死回生之偉大功績的醫學。不幸喧賓奪主，任意橫加摧殘，險些兒生命不能存續，幸賴我醫界志士，揭竿於前，同志們聞風興起於後，得以苟延殘喘，未遭覆巢之危。現在呢！已漸漸露出復興的光芒，長足的動向着復興之途，不久的將來，會在世界醫學系裏，占有中華醫學系的一席，可斷斷言之。

前車之鑑，後事之師，我們沿着過去的過程，察觀，很明白地感覺得到復興中醫，就應該着眼以下的兩件事，否則，就淪於和富人爭坐底一樣可笑了。

(一)自金元以降，侈談陰陽五行，把我國固有如日月經天，江河行地的醫學，導入玄虛之境，這種浮泛不踏實際的學說，應該把他洗刷個精光，而代之以切實精當的學理，這是所當着眼的第一件。

(二)我們的中醫，終於能戰勝惡勢力，不爲之泯滅，而且能漸漸放射復興之光，雖然由於同志們掙扎，然而實際上能建非常之功的醫學本身，是有他相當不可磨滅的價値，存在，這是所當着眼的第二件。

原摧殘我者，他所恃的什麼用來做利器的呢？也並沒有什了不得，不過精於解剖而已。他把解剖認作世界上再沒有誇乎其上，用來睥睨一切，不可一世的傲人，在歐西猶可，傘到亞東五千年文明古國國家來擺威風，進而摧殘人家，那裏知道中華醫學，最初也是從解剖而來，茲把內經關於解剖的一片斷錄下。

「腸覃者，寒氣容於腸外，與衞氣相搏，氣不得榮，因有所繫，癖而內著，惡氣乃起，瘜肉乃生，其始起也，大如雞卵，稍以益大，至其成，如懷子之狀，久者離歲，按之則堅，推之則移，月事以時下，此其候也」。

「石瘕生於胞中，寒氣客於子門，子門閉，寒氣不得通，惡血當寫不寫，衃以留止，日以益大，狀如懷子，月事不以時下，皆生於女子，可導而下」。

由上面二條條文觀之，假使古人，不曾經過解剖，完全以意爲之，那末寒客於腸外，和生於胞中，客於子門，什樣知道，瘜肉乃生之瘜肉，惡血不下之惡血，又什能知道，又曰：因有所繫。從這有所繫三字，存意味之，不惟知道曾經解剖，並且知道解剖上是很精微的了。

呀！誰說中醫是氣化醫學，不是解剖醫學呢？在此我更敢武斷說，這是切實精當不可磨滅的醫學，也就是我們應該着眼的所在。像這一類的記載，散見在往古醫經載籍裏，一定很多，把散漫的各個片斷搜集起來，很有系統的編輯成書，那便是一部病理解剖學。他日成功以後，使摧殘我者讀之，定使他短氣；那時豈惟不敢摧殘我，倒轉來崇拜我，又何嘗不在意料中。不佞，對於醫學，不是當行，編輯工作，力有不逮，我醫界同志，懷抱復興的同志！如果贊同拙見的話，希望你從這兒努力！努力！把有俾復興中醫內在力量的中國病理解剖學編輯起來！！

本社服務部緊要啓事

本社設立宗旨，係爲內地社員及讀者服務，凡在可能範圍內之事，均可代勞，綜計成立二月有餘，委托辦理事務日必數起，無不盡力迅速代理，今後益當貫澈斯旨，努力以行，凡我社員讀者，儘可盡量委托，毋任歡迎之至，此啓。

主任　王子南

附告本部代辦事宜範圍

（一）關於採辦各項物品，（二）關於承印文件，（三）其他事項。（又凡詢問事項，須附郵資，以便答覆。）

醫學研究

瘟疫與傷寒相異的治驗中西討究

唐鐵花

病名　瘟疫西名Plogue，譯名發疹腸窒扶斯，傷寒西名 Typhoid 譯名腸熱病又譯腸窒扶斯因潛伏延遲至春間名溫病西名 Fever

（1）瘟疫治驗的大旨

定義　瘟疫，疫癘，時氣，時疫等，都是瘟疫的別名，西名或譯腐敗熱，班點熱獄熱船熱，軍陣熱等名。

病因　春夏天氣，有倏變爲短期間的嚴寒，秋冬天氣，有驟變爲短期間的酷暑，因此四時發生客氣邪風，溫帶人民，生活於斯一歲之內，性無論男女，年無論長幼，不幸觸此客邪，就致疫癘，率相類似，此卽時行之毒空氣，俗語話天行時疫是也，西醫傳染病云，發疹窒扶斯，大有接觸傳染性，其原因未詳，然最近察知其傳染毒，乃以蚤及壁虱爲媒介，故下等旅館監獄等，人多而汚穢之所，多有此病，中醫言遠，西醫言近，大同小異之病因也。

瘟疫傳染蚤蝨做媒的概覽

蚤蝨吮嚙瘟疫病人身內的血液，同時吸收病毒，盡量飽食，避入叢積，休息無幾，消化血食，腹空腸飢，但所得此疫，毒未消，氣未化，覺不適意，奔出外行，尋健康人的身體，叮咬喫血，反抽疫毒，注射此人，瘟疫傳染，蚤蝨做媒，蔓延無疆，橫行天下，簡述蚤蝨的生態於後：

經驗實錄

經驗良方

陳无咎

「惡性癉疾」，在內經名爲「瘴癘」係肝脾與脾葉（髒）腫大。記得拙著內科治療學中，曾有此方，鄙人用過好久，實在有效。現將原方錄出如下，請登載貴刊，偏告同仁。

炒絡石藤五錢　淸竹茹　炒香櫞白茶塊　炒桑枝各四錢　荳蔻花一錢烏梅炭三個　澤蘭葉六錢　士茯苓三錢

此方：一日吃兩三劑都可，尤其是絕早，必須要服。但不能吃飯粥，祇宜吃淸茶蘿蔔湯以充飢。愈後，須吃幾天麵食，更須煲熟。惟乾茶箬乾湯，病中病可，皆不忌。

病減後，加扁豆花三錢　厚朴花一錢。

吐血秘方公開

顧汝駿

桃仁三錢（研）　懷牛膝四錢　降香一錢　參三七一錢　阿膠二錢　黛蛤散

蚤的生態　昆蟲類Tnsecta or hexapoda微翅類Aphoniptera蚤Pulex Trritans. L.　寄生人體皮膚，吸吃血液，或棲牀第生息，惟早秦暮楚，遷寄無恆，全體宛像一粟，色赤褐有光，頭小，嘴吧細巧，含有毒腺，利用刺螫，分泌蟻酸，Formic acid HCO OH 六足，前後股退化爲小小的鱗片狀，大抵善跳，卵子色白，雌者較大於雄者所卸，約經卅日，就孵化爲成蟲，不避四季氣候，年中寒暑，皆能生殖繁榮，非若白蝨臭蝨的有時蕭索也。

衣蝨的生態　有吻類Bhynchota無翅類 Aptera 衣蝨 P.vestimenti Burm 體小無翅，口爲小小的肉狀吸盤，內部設備，和蚤相若，無複眼，有跗節二，體較頭蝨稍長，全體白色，成蟲俗名白蝨，普通冬生夏死，在暮春天氣，產卵於衣裳帳被的襞積，無論雌雄，皆壽終正寢，迄秋底冬初，全孵化爲成蟲，繁殖極盛，誅不息也，或說成蟲，過春夏眠。

床蝨的生態　半翅類Hemiptera陸棲類Yeocoros床蝨又名臭蝨舊名壁蝨誤 Acomthia lectularis. L. 全體圓而扁平，半翅退化，只存翅痕，色赤褐，長二分許，周緣簇生極短的粗毛，一嘴和六脚，都變爲么麼玲瓏的肉狀吸盤，內部裝置，和衣蝨髣髴，刺螫人體，注射蟻酸較多，且發臭液，日棲暗處，夜出尋吸人血，被咬局部，痛癢赤腫難堪冬眠夏醒，或說冬死夏生，成蟲於秋間，產卵於木製牀簀或木器的罅隙，入冬不論雌雄，皆自老死，迄春天和暖，孵化爲成蟲，入夏繁殖蓁蓁，擾人清霄安臥云。

頭蝨的生態　類同衣蝨腹爲卵形，各環節之周緣，呈褐色，長一寸五釐許，爪大於牠蟲其卵緊黏於髮搔之不脫，口器式樣與衣蝨相同，頭蝨學名 Pediculus Capitis Dey

務除蚤蝨爲豫防瘟疫傳染的良法

(一)清潔法　(1)常用藥肥皂，湢浴身體、和換着用藥肥皂洗淨的衣裳，(2)洗刷帳簾被褥枕席常行工作，前述二條文，能防止蚤蝨生存蔓延。

五錢(絹包)　杏仁四錢　炒茜根三錢　茅根五錢　藕節五個　生白芍三錢　仙鶴草三錢　有表症者可加生麻黃八分　防風二錢　荊芥二錢　有內熱者可加鮮生地一兩　黑山梔三錢　石羔一兩便閉者可加瓜蔞仁五錢　煨枳實二錢　生大黃三錢　虛寒者可加炮姜一錢　附子一錢　桂枝一錢

此方爲敝業師達三氏所傳，以血症屢用屢效，且能斷絕病根，永不復發，誠斯症之金丹也。按咯血原屬胃壁孫絡破裂不能阻遏營血，令無所避，馴至血從上溢矣。此方一派消瘀活血之品，俾脈隧通暢，氣血流行，復其常度，猶夏禹治水，疎浚河道，氾濫決口自息也。時醫以血症舉發，一味投以固濇收斂之品，以致瘀血不澈，新血不生，轉輾難瘳，勞瘵以成，此乃禹父水來堤掩之末技，豈可與禹壆順水性之大經大法同年語耶。現國醫歷斯時代，驗方公開，爲當務之急，上方經實驗以來，成績極佳，故敢投寄本刊，望同志參考之，惟茲方專治胃出血，似胸悶脅痛漉漉有聲之屬。當然不治肺結核病之痰血也。

(二)胡桃　蚤之幼蟲，恆在蓆下蕃殖，舖胡桃葉於蓆下，得免其患。
(三)烟草　巵菸草浸汁，洗刷木製牀簟桌櫈，易於驅除臭蝨白蝨，
(四)二硫化炭素 CS_2　盛二硫化炭於玻璃杯內，閉藏臥室，揮發臥室之中，能滅蚤蝨惟有礙人生，宜遠避之，
(五)除蟲菊　撒除蟲菊粉於牀上，蚤蝨卽麻醉，捕之極易。
(六)猛汞 $HgCl_2$　把猛汞一分和豚脂三分的混合物，塗於牀簟櫈凳，能殺蚤蝨。
(七)藥肥皂 Garbole soap　一名石炭酸肥皂，乃由軟肥皂加石炭酸調製而成適用於驅除疥癬蟲頑癬面蚼蟲，蜹蝨，蚤，蝨等類的害蟲，歐美各國所製驅除害蟲的著名肥皂，舉例於後：
(1)喀拉喀氏害蟲用肥皂　Clarks insect soap
(2)麥直喀氏肥皂　magic soap
(3)腦利史害蟲用肥皂　Norris Insect soap
(4)盤福耳達石油肥皂　Burfocds kcrosene soap
(八)納富太林　Naphthalin　殺死蚤蝨，功用極大，宜閉置室中，聽牠揮發，大有毒害，人當遠避，以防傷身。
(九)馬醉木　Andromeda japonica　此樹的浸汁，能撲滅蚤蝨。
(十)海水鹽水　這兩種鹼水，都能消滅蚤蝨，以此洗刷衣裳器用，最顯驅劑功效。
(十一)安息香酸 Benyo　功用與八條文云云髣髴。

症候　症爲頭痛身熱，口乾，骨節痛楚，小便赤澀，陽脈濡弱，陰脈弦緊，西醫傳染病，云感染後十日至十四日(潛伏期)發現頭痛倦怠不眠等之前驅症，或以猝然寒熱(四十度至四十一度)而始，繼則頭痛眩暈，精神恍惚，譫語喃喃三日至七日後，全身密發薔薇疹，更經二三日，疹破裂而出血，本症之疹有特徵二：其一先爲薔薇色之丘疹，繼變爲出血班，有時斑與疹同現，其二則疹之色青紫，而無

一九三六年九月二十九日脫稿
于石灣退思廬

濕熱病危證治愈驗案

劉淑士

劉丕承，廣東興甯縣官莊人，年八十一，男性，素體强健敦厚，喜動作，善寫字，於今年古曆四月間患溼熱病，初起大便先祕，繼而頭痛，發熱，間或發冷而無定時，舌苔黃白垢泥，脈洪大有力。其頭痛時劇時止，此乃溼邪由下犯上致之。蓋溼爲陰邪，先犯下部；溼性滯濁，爲素體敦厚者所易患，既入人身，甚難祛出，不比風寒淸邪入易而出亦易也。且頭爲淸陽之部，非溼邪所易犯，然大便既不通順，則又不能不上犯矣。(病者不汗出，小水亦不淸利)此時著用利溼通便之劑，收功甚易。奈何治者五六人，見其頭痛時作時止，皆認爲內傷，因病者在兩年前曾患咯血，遂從事淸補，遷延三月。殊不思內傷者之頭痛發熱，舌無苔，而大便不祕。肺病發熱，脈必細數，而不洪大。藉使兼冒風寒，脈或洪大，頭或作痛，但不致時劇

定形，亦無分明之輪廓，又恍惚在皮下，中西醫討論的症候相異，而亦有相同也。

豫防瘟疫法　避疫之法，惟在節慾，節勞，或於房室勞倦之後，尤不可近，仍勿忍饑以受其氣，皆要法也，却疫之法宜張鼻取嚏以泄之，或受氣於室，則泄氣於外，而大吸精氣以易之，則邪從鼻去，毒氣自散，此却邪於外之法也，最驗一法，以福建香茶餅，不時噙口中，大辟傷寒瘴氣穢惡，中醫豫防瘟疫之概要云爾。

經過　輕症約十四日以分利的退熱而諸症狀輕減，重症必須三星期或併發肺炎而死。

類症　腸窒扶斯，痲疹。

合併症　中耳炎，耳下腺炎，腦膜炎，肺炎，肋膜炎，心病。

豫後　由熱之高低及合熱症之如何？而不一定，其死亡數，約六%至二十%，老年人，酒客，有心臟病者，豫後多可慮。

治法　瘟疫之治法不同，所施寒熱溫涼劑亦異，不可拘以日數，發汗吐下隨症施行要之治熱以寒，溫而行之，治溫以清，冷而行之，治寒以熱，涼而行之，治清以溫熱而行之，以平爲期，不可以爲過，此爲大法，凡用發散湯劑，春感寒，邪在肝，升麻葛根湯，夏感涼，邪在心，調中湯，秋感熱，邪在肺，蒼朮白虎湯，冬感溫，邪在腎，葳蕤湯，若表不愈者，用羌活沖和湯，正氣散，冲和羌活散，芎蘇散，選而用之，西醫傳染病云：此疫尙無特效治法，宜如治傷寒法治之，惟本病神經症狀，及衰弱之情形，較之傷寒尤爲著明，故退熱劑如安知必林弗那攝精安知歇貌林等能障礙心臟之品，均絕不可用若熱度至四十一度以上，久不少退者，或爲老人酒客心臟有病之人等不耐高熱而熱已至三十九度以上者，則可謹愼用阿私必林（一次〇，三至〇，五），刺苦篤勿甯，（一次〇，五至一，〇），然退熱究以冷水療法爲最要，（冷水浴冷布裹身冷囊鎮頭）對於衰弱，當早用毛地黃，咖啡涅，有人喜用白蘭地酒類興奮品，然不如咖啡之妙，若早期譫妄重劇者，則

時止，可斷言也。乃或者又誤認爲血虛發熱，故脈浮洪，以有力爲無力，大用黃芪當歸黨參等峻補之；溼本濁邪，得峻補堵遏，伏於下焦，暫不上犯外發，故頭痛止，熱亦暫退，益信溫補有功，遂進細野山人參至三十餘元之多，服歸芪黨參至十餘兩，不數日，大熱復發，大便更祕，五六日一行，必用大力努責始能排出些須，小便短數燒熱，神識昏迷，不甚省人事，乃延余於百里之遙。余至，診得六脈洪大而數，每分時百十餘搏，非常有力，兼見促家，右關尺呈釜沸狀，左寸呈蝦遊狀，高熱不退，正午尤甚，此種危險狀態之下，攻之則恐脫，補之則助桀，且以老邁之身病經三月之久，幾何而不敗哉？所幸者，口不甚濁，舌尙有黃白苔，知其陰液未全涸或有一線生望。余乃用三才三甲合方，（以西洋參代人參）加人中黃蜂蜜，連進數劑，乃得大便通流，小便長快，熱退神清，生機大復。以後兩足腫木，不良於行，此由溼邪化熱，久踞下焦，灼乾兩足陰液之故，用大鼈魚一隻服之而足腫亦退，但木强不活，彳亍而行。余

用抱水格魯拉兒有卓效，此外如保持口腔清潔，用清涼之酸性飲料，豫防蓐瘡之發生，虛脫之注射樟腦，以及隔離消毒，均與傷寒治法大同。

中醫瘟疫對症治療法處方

(1)治瘟方　大黃　黃連　黃芩　人參　桔梗　防風蒼朮　滑石　香附　人中白

右為末，神麴糊丸，每服六七十丸，分氣血與痰，煎藥服，氣虛者四君子湯，血虛者四物湯，痰多者，二陳湯送下

(2)十神湯　治傷寒時令不正瘟疫，妄行感冒發熱，或欲出疹，不問陰陽兩感風寒，並皆治之。

川芎　麻黃　赤芍藥　葛根　紫蘇　升麻　白芷　陳皮　炙甘草　製香附
各一錢半

右作一服，水二鍾，生薑五片，煎至一鍾，不拘時服，發熱頭疼，加蓮鬚葱白二根，中滿氣實加枳殼煎

(3)至寶丹　治疫癘瘴毒，時邪內陷，熱入心胞，舌降神昏，囈言妄語，伏熱吐嘔，煩燥喘急，或中風卒倒，氣絕不語等症。

烏犀角　飛硃砂　飛雄黃　生玳瑁　琥珀　各一兩　麝香　龍腦　各一兩

金箔　五十片　西牛黃　五錢　安息香　一兩

右應用新科學的製藥方法，提鍊其精華，調製為片，以便化水內服成人每服二三片用熱水化服。

(4)武侯行軍散　治霍亂痧疫　山嵐　瘴癘　頭痛　牙痛　咽喉痛　胃痛腹痛，及一切痛症，本劑係蜀漢諸葛亮孔明征蠻時所用之軍中祕方，藥味貴重，效方確實。

西牛黃　當門子　珍珠　梅片　蓬砂　各五錢　飛雄黃　八錢　火硝　三分

飛金箔二十頁

右精製成極細粉末以便定量分服。

見濕邪退淨，尿清白，舌無苔而紅，乃用虎潛丸方去干姜虎骨羊肉，加鹿膠鹿筋巴戟，為丸以治其脚木；用六味丸方加釵斛阿膠懷牛膝品濟血行，滋陰液，早夜間服，為善後之計。治此一症，煞費苦心，特公佈之，供給同人研究。

重要驗案一束（續）

安徽　王耐寒

瘀血病證詳案

民國十二年春，三姪堅純年十七，初患感冒，自述頭痛，項強，身疼，腰痛，無汗，照仲師法應予麻黃湯；因念時行感冒，或者不須經方，乃處局方五積散與之。不應，次日並述有微煩，依法予以大青龍湯，一時疏忽，未囑付得汗即止後服！盡劑後，大汗出，神情困憊，日晡時，長嫂以姪之病，狀增劇告，趨視之，見其大汗如注，增見肩背强急，不能平臥；臥則呼痛。按其脈，大而有力，咳嗽吐痰時，亦氣足余念傷寒定法，大青龍發汗太過，有用眞武湯救之之文；惟鄉居距藥肆遠，急不能待，家藏有參附朮者，乃合參附耆附朮附三

(5)純陽正香丸　治時行疫癘，霍亂吐瀉，絞腸腹痛等症。

藿香　肉桂　陳皮　半夏　公丁香　小茴香　紫蘇　茯苓　製茅朮　生白朮　各一兩　八寶紅靈丹　五錢

右各味應用科學提精爲丸，成人每服二三丸，重者加倍。

(6)八寶紅靈丹　治時疫霍亂，暑毒下痢，頭痛腹痛，腰痛濕受傷等一切疼痛等症。

硃砂　牙硝　各一兩　飛明雄黃　蓬砂　各六錢　礞石　四錢　梅片　歸門子　各三錢　飛眞金箔五十頁

右八味提練爲片成人一次一片用熱水吞下小兒減半孕婦忌服。

(7)辟瘟丹　治時行痧疫初起，噁嘔，霍乾吐瀉，絞腸腹痛，中暑卒倒，肝胃氣痛，傷風感冒，頭痛牙痛，及一切疼痛諸症。

羚羊角　朴硝　牙皂　木香　黃柏　茜草　薑半夏　文蛤　銀花　川蓮　犀角　川朴　川烏　玳瑁　大黃　藿香　元精石　廣鬱金　雲苓　香附　桂心　各三兩　赤小豆　降香　鬼箭　硃砂　毛茨菇　大棗　各四兩　甘遂　大戟　桑皮　千金霜　桃仁霜　檳榔　莪朮　胡椒　葶藶子　西黃　巴豆霜　細辛　白芍　公丁香　當歸　禹根石　滑石　山豆糧　各一兩　麻黃　麝香　菖蒲　水安息　乾薑　蒲黃　丹參　天麻　升麻　柴胡　紫蘇　川芎　草河車　檀香　桔梗　白芷　各二兩　紫菀　八錢　雌黃　琥珀　冰片　廣皮　腰黃　各一兩五錢　班毛　三十只　蜈蚣　七條　石龍子　三條　芫花　五錢

右提鍊爲片，成人每次四至六片，重者可加至八片，用溫水吞下

(8)太乙紫金錠　治時邪瘟疫，山嵐瘴癘，中暑昏厥，霍亂吐瀉，纏喉風痺，頭痛牙痛，胃痛腹痛，及一切內外科諸疼痛等症，凡動令行軍的兵將，爲必備的良藥。

山慈菇　川文蛤　各二兩　紅芽大戟　白檀香　安息香　蘇合香油　各一兩

方進服：汗漸止，余家世知醫，從叔行醫，稍有時譽，其子能繼其學，於是一面用藥，一面促從弟歸。蓋以從弟素研醫道，且臨證較多，從弟回，我以此病醫治經過，略說，並謂今病之大勢已定，參附耆朮頃刻間已進不少，我意今夜不能再進，暫時休藥，觀病狀之進退，以擬後方！從弟主再進眞武湯，當時我不贊同，我睡後，竟盡一劑，次晨新增咳唾見血，而背筋強急，臥不着席之痛苦益甚。與從弟商治法，毫無所主。我念此病由我治之而增劇。解鈴繫鈴，其責在我。就用藥方面推攷，大青龍湯固屬過汗掇津；參附朮耆眞武諸救法，又爲救治太過，致有新增之證，乃用喻嘉言先生清燥救肺法予之，服後血不再見，而背筋強急亦漸緩。四五劑後，飲食如常，唯行動甚喫力，步行三數武，便氣喘不能支。時我正任復眞小學校教務，不能坐家久待，乃屬其暫停藥數日，到校後，仍將病情始終，仔細探討，中間數日，由大姪函告病狀如前，無變更。二周後，乞假回家，再詢病情。病者自訴，不能行動；行動時便吸吸少氣，

五錢　千金霜　一兩　明雄黃　琥珀　各五錢　梅片　當門子　各三錢

右提精調合爲片，成人每二至四片，用溫水吞下，或化水冲服，外敷瘡瘺，及蛇，大諸傷。

上述丸散，丹錠，上海佛慈藥廠所處製，最爲精格。

西醫瘟疫對症治療法處方

(1)方　毛地黃浸(○·五)一○○·○　斯篤落仿司丁幾　一——二　蚝糖漿八·○

右爲一日量，分三次或數次服之。

(2)方　白蘭地三○·○——五○·○　雞蛋黃　二枚　水八○·○　橙皮糖漿一○·○

右爲一日量，分數服吃之。

注刺苦篤勿甯Lactophenin白色之粉末有退熱止痛作用

(2)傷寒治驗的大旨

病因　天無一歲不寒暑，人無一日不憂苦，故有傷寒天行瘟疫之病，蓋冬令爲殺厲之氣，善攝生者，當嚴寒之時，行住坐臥，護身周密，故不犯寒毒，生物大概潛藏，君子固密，不傷於寒，毋耐嚴寒，而過勞形，且過勞神，務行於消寒，潛熱爲本，一有不愼，而犯寒威，則殺厲之毒，乘襲肌膚，就失排泄機能積於身體中之老廢物，不能排泄，變成熱毒，若彼奔馳荷重房勞辛苦，當閉藏而反擾動之，則鬱發腠理，津液弱漬，爲寒所迫，膚腠致密，寒毒與榮衛相混當是之時，壯者氣行則已，怯者則著而成病矣，不卽病者，寒氣藏於肌骨之間，春則病溫，夏則病熱，此皆一氣使然也，西醫傳染病云：本症由傷寒菌傳染而發，該病毒來自飲食物，惟飲料水最多數，中醫話的始於受暫時的嚴寒，則皮膚倏密失排泄機能，而血脈司斯陳代謝機能，所當棄的老廢物小毒質等，不能分泌體外，時間較長，則筋肉乍僵，血液驟凍，甚則全身血液，凝固而死，西醫話的旣犯嚴寒，而血脈中的白血球，失抗毒作用，終則適於寄生此體的傷寒菌，隨飲食物侵入，橫行

仍如往日，咳時肩背與胸肋間有微痛，其他無所苦。於是乃悟初病時之背項强急，是爲此病之根源。卽服眞武後咳唾見血，亦有蛛絲馬跡之可尋。乃參用唐溶川先生之血證論，謂失血背痛，乃督脈之瘀血，宜用血府逐瘀湯。桃仁紅花以及各藥均用至三錢，每日一劑，至第五日，咳唾如米粥狀，吐後人覺快暢；繼續服至第七劑，則行動如常人。二周以後，可從事農作矣，病愈後，血症亦不復發，體亦甚健。此病幸我一手診療，得從容研究，以收全效。若中途更醫，諸藥雜投，必弄至不可收拾。然而以此種之感冒病，亦竟爲瘀血所釀成，中間雖有可尋之跡，若不細心尋求，誰有疑及瘀血者？善哉！日人湯本氏有言水毒食毒血毒爲萬病之原，眞一語破的矣！

白喉症案

五中高師科學生王樸患喉症，外面結喉旁有微腫，惡寒，無汗。診其脈浮而數，問其所苦，答曰：咽梗。說話不清爽，余以曾讀惲鐵樵先生傷寒研究，

猖獗，糜爛其體中矣，傷寒菌B Typhosvs的生態 西歷(公元)一八八〇年愛倍爾脫氏Aipeiert's發見原微菌科Protomycetes桿狀細菌屬Bacillus傷寒菌，彩色不一，惟無葉綠質，全體細微，宛像小小的桿狀，兩端平坦，或鈍圓，或尖銳，橫徑〇·〇〇五乃至〇·〇〇八公毫，直徑〇·一乃至〇·〇三公毫，通常各個體孤立，或集合爲羣簇，各個體中含有胞子樣小體，然已證明祗非眞胞子，具有茸毛，能自由運動，遇平常氣溫，就能生長，達三十七度，發育最良，抵抗外界刺戟力極弱，受六十度之熱，時間十分鐘，百分之石炭酸水，均足自死，但抵抗乾燥之力特强，寄生於傷寒病人的腸臀中，蔓延汜濫，禍及胃肝胆肺皮肉等等，而脾和淋巴腺，能產生白血球，連合於血液，有抗毒力，故傷寒菌，極難寄生於血液中也，病人的傷寒菌，由腸臀排泄於體外，散布於一切衣物河泉之中，轉附飲食物的媒介，直達傷寒病人的腸臀，本菌在體外，壽命甚短，故感病之原因，多由病人之直接傳染，迄一八八四年，軋夫基氏yafuchi行本菌之純粹培養，故又名牠愛培爾脫軋夫基氏菌。

（未完）

公布麻杏石甘湯爲治白喉特效藥，即用麻黃四分杏仁甘草各二錢石膏四錢得湯後，喉間痛減，說話亦清亮。二劑而全愈。此案療法簡單，本無須記載，惟以中國有歷來所傳白喉忌表之書、以至乘人盲從，一味恣用寒涼，甚至不可救藥者；即有愈者，亦不知經過多少痛苦，其不罹於死者幸耳！余恐世人多持先入爲主之念，不敢用惲先生發明之良方，故特誌之，以爲醫家勸，至於本方之學理，另有惲先生之書，茲不多及。

（未完）

衛生格言註解（續）

揚州 耿鑑庭

（充分睡眠）吾人經一日之作業。身心常感多少之疲勞。熟眠一宵。次日其疲勞即爽然若失。但腦之過度使用。以後睡眠往往不安。睡時亦因而縮短。次晨起身。疲勞即不能完全消去。睡眠愈熟。則恢復疲勞之力亦愈大也。至於睡眠之時間。則因人之健否而異。通常健康之人。每日廿四小時。應有八小時之睡眠。但有人睡眠五小時巳足。普通青年。亦有睡七小時者。與其八小時而未熟睡。反不如充分睡眠七小時。老人與小兒、其睡眠之時間宜延長。固不待言。又睡眠之時間。晝與夜常常不同。晝寢恢復疲勞之能力。往往不如夜寢之大。從事夜業之人。腦之健康。極易被損。故晝業與夜業者。宜輪流交換。方合衛生也。且主張午睡。曾云「一日之間。每兩小時。工作連續的做下去。有了廿分鐘散心的休息。還是不夠。所以應該再有半小時的午睡。有此比較長時間的休息。則於身體極有利益。每天有了這回午睡。精神上必定格外振作。而工作的效能。也格外增加。這也是很合乎生理的休息方法。」（見醫事公論十六號合理化的休息一文中）倘夜寐不適。或徹夜不能交睫。次日日間。肉體困倦。心緒惡劣。腦昏耳鳴。目眩頭重。思攷遲鈍。做事厭倦。勉強爲之。乖舛百出。其精神上之不快感覺。有非楮墨所能形容者。所以睡眠必須充分也。玆將妨礙睡眠之原因。及其療法。分述於下。

(甲)妨礙睡眠之原因

(一)睡眠以前。茶或咖啡攝取過多。蓋此等飲料。有興奮神經作用故也。

(二)心情過於愉快。或過於煩悶。

(三)地位之遷移。及床舖之變動。

(四)大小便充盈之時。

(五)聲音之喧鬧。蚊蚤之刺螫。

(六)睡前讀艱深之書報。以致精神興奮。

(七)室內過於明亮。刺戟眼球。

(八)常習失眠。往往由神經衰弱。或受重大之刺戟而起。

(乙)失眠之療法

(一)就眠之後。如不易入睡。則應集中精神。不可胡思亂想。集中精神之方法。最簡單而有效者。爲數字之默數。自一至百。反覆背誦。則精神自可集中。自然入眠。此外如默數自己之呼吸。或伸縮自己之足趾。或以時計置於枕側。而聞其滴搭之聲。若在天雨時。卽可細聽雨聲。與簷際之滴水聲。亦爲催眠之良法。

(二)若已用上述方法。仍不入眠者。可起身整理被褥。重新入睡。或開放窗戶。交換室內之空氣。往往有效。

(三)若高度睡眠障礙之患者。或雖易入睡。睡而不安多夢者。可於就寢以前。先行溫浴。及濯足。稍息後。入床安睡。蓋沐浴能使皮膚充血。溫暖減少腦部之血液也。

(四)睡前宜作短距離運動。或散步。使身體稍覺疲勞。亦易入睡。或睡前行全身之摩擦。以促進血液循環。亦與運動有同樣之效力。

(五)枕宜稍高。幷須輕軟。

(六)臨臥用鹽含口溶化。或飲鹽湯一盃。有鎭靜神經之功。

(日光多照)日光由三種光線而成。卽第一。爲藉寒暖計得以感知之溫線（赤及赤外綫 Warmestrahlen）第二。爲藉綱膜得以感知之視線。（七色尤以綠黃二色爲顯明Optische strahlen）第三。爲藉照相乾片上之綠化銀。得以感知之化學光線。（靑紫及紫外線Chemische strahlen）此三種光線之波長。以溫線最長。視綫次之。化學線最短。玆將熱綫與化學線二者之作用。分述於下。（一）熱線之波長甚長。能侵入組織之深部。不爲皮膚色素所吸收。玻璃亦不阻其通過。此熱線能與血管系統。以溫熱之刺戟。先使其自動充血。長時間應用。則引起他動充血。由熱線之刺戟。而顯之皮膚潮紅。發現速。其退亦速。（二）化學線之波長甚短。凡波短之光線。對細胞之刺戟必强。其侵入力。則較皮長者爲弱。易爲皮下組織所吸收。故其作用不能達於深部化學線能增進皮膚細胞之機能。促進其免疫力。而予身體以良好之影響。同時因新陳代謝旺盛。全身機能亢進之故。其白血球增加。呼吸加深。睡眠佳良。食慾亢進。貧血及衰弱者。亦可因而恢復。對於結核患者。化學線能破壞其病灶之組織。及結核菌產生之毒素。並能防止結核之蔓延與繁殖。準此言之。無論健者與病者。多與日光接觸。皆與身體有益也。

（未完待續）

胃病概論

啓東　蔡家本

一、胃之功能

二、胃病之原因

三、胃病之證狀及治療

胃之功能　胃形如囊，而司受盛，內經稱之為倉廩之官，水穀之海，經脈別論云，「食氣入胃，散精於肝，淫精於筋，食氣入胃，濁氣歸心，淫精於脈，脈氣流經，經氣歸於肺，肺朝百脈，輸精於皮毛，毛脈合精，行氣於府，府精神明，留於四臟，」又云，「飲入於胃，遊溢精氣，上輸於脾，脾氣散精，上歸於肺，通調水道，下輸膀胱，水精四布，五經並行，」蓋脾合胃，磨化水穀，以資生氣血，氣血營衛，為養命之原素，故人以胃氣為本，而胃以磨化水穀為能，夫胃之所以能磨化水穀者，以胃中津液，有酸素作用，能引起水穀發酵，而熟腐之也，

胃病之原因　凡嘔吐泄利，飢嘈飽脹，以及痞滿噫膈，噦呃腸澼，皆胃病也，病之原因，可約之為二，曰自病，曰轉屬，自病者，槃飪之邪，從口而入，以致胃氣不和也，轉屬者，經絡受邪，傳入藏府，而使胃能失却也，蓋飲食不節，冷熱不調，外受六淫之浸，內以七情之過，皆足以致胃汁稀薄，發酵功能減退，磨化水穀遲鈍也，而胃病以成，變證百出。

胃病之證狀及治療　泄利者，泄瀉水沫，下利清穀也，飢嘈者，食時默默，食後似噉蒜之狀也，飽脹者，食則覺飽，而脹悶不舒也，嘔者，有聲無物也，吐者有物無聲也，痞滿者，胸中痞氣，心下積滿也，噎膈者，喉間津枯，得食則噎而不下，胃液乾涸，不能發酵運送，與脾格而不通也，古人稱關格者，即陰格陽，關脾之陽津而格胃之陽氣也，噦呃者，胃氣上逆也，噫氣頻頻也，腸澼者，胃弱脾衰，失磨化機能，腸受未化之穀，留滯難下，腸熱增高，傷及氣血，而奔迫下注也，證狀雖多，要皆不出胃病之範圍，是以治療之方，仲聖小柴胡一湯，足以當之！其有兼證變病，則隨證增損可也，余故嘗曰，小柴胡湯，胃病之主方也！若夫大半夏湯，吳茱萸湯，烏梅丸諸方，則以之濟小柴胡湯之窮也！

胃強脾弱的核心

蔣景鴻

中國醫學的傳統，把脾胃兩字，代表着整個的消化器官，凡是食物的受盛—消磨—分化—運用以及排泄等等的作用，都包括在這個範圍以內，所以被稱做脾胃病的，就是消化器病，消化器的範圍很廣，關於它的病也很多，就以上列的幾種，無論那一部分那一作用起病態，總歸是消化器的病，也就是脾胃病。

脾胃病，是整個的消化系統病，脾和胃，既是一個系統，那末為什麼又要把它分開來，而且居於相對的地位呢，原來，古人把食物的倉庫堆棧叫做胃，把食物化養料的機械叫做脾，實則，指消化器的體組織屬胃，消化器的作用屬脾，用為陽，體為陰，所以有脾陽胃陰的名稱。

好了，現在有了這個不同而且也是相對的稱呼了，我們就從這上面去着想，問題是大概一定會解決的，其實，這一點祇可以作一條探討的路線，還當不得這問題的核心，那末究竟什麼才可以當得這問題的核心，還有這條路綫，是應該怎樣去經過法，關於這兩件，我們就必須不妨推開天窗說亮話，不能再一味的弄鬆讀者摸暗衕堂了。

胃强脾弱，照字義的解釋，胃强是胃口强大，食物的容納量加多，脾弱是脾運衰弱，食物化養料的作用遲鈍，甚至於停頓，照例，食物不化養料，停留在消化器內的，勢必過剩，又那裏再能容納得下，這種反會加多之畸形，原來自有道理，所以說，這不過是一條探討的路綫，而不是問題的核心啊，大凡有生機的食物，雖然得不到化的作用來化它，可是等到醞釀了長久，它自己也會發生酸化作用，（氧化作用）這種不正常的酸化，便就是腐敗，食物腐敗，我們就把它叫做濁，原來這個濁，才真是這問題的核心呷，因為酸化，就是氣體膨脹，正常的氣體膨脹，是產生體溫，體時便可以放散，這種的氣體膨脹產生壞的熱力，放散不得，聚而成火，便是濁火，因為有火，所以必須得飲食以供消爍，易飢多納，因為是濁，不能化成人體所需的營養液，營養液的來源斷絕，供給不足，使人體日漸委頓，前者的象徵就叫做胃强，後者的病態，便叫做脾弱，胃强脾弱的核心是如此，所以見到這病，祇要認清這個目標去治，那有不能速愈之理。

（完了）

血症之檢討

——讀證治彙補劄記——

潮安 程紹典

1.定義：凡由口腔，鼻腔，肺胞，氣管，食道，胃腔，腸腔，肛門，陰道，尿道，子宮，膀胱，腎臟，輸尿管，大動脈，皮膚微血管，等處之出血，以及貧血，榮養不良，衰弱，婦女月經障礙等，統名為血症。

2.症候：(一)血熱——吐血，衄血，咯血，溺血，午後發熱，月經先期，發斑，脈弦數。

(二)血寒——痲木，疲軟，皮膚不澤，手足清冷，心腹怕寒，腹塊痛得熱止。

(三)血虛——唇白，皮膚乾澀，甲錯，朝涼暮熱，月經不調，脈細無力。

(四)血瘀——少腹滿，小便清長，大便黑而少，煩躁，譫語，發狂，舌黑，跌仆疼痛，經停腹痛，產後少腹脹痛，癥瘕。

3.治療：(一)血熱涼之——天冬，生地……

(二)血寒溫之——肉桂，乾姜……

(三)血虛補之——枸杞，蓯蓉……

(四)血瘀下之，破之——桃仁，紅花，蘇木，丹皮……

(五)血滯——玄胡索，香附，蒲黃，牛膝……

(六)血溢——藕節，側柏葉，小薊，童便，茅花，京墨汁……

(七)血崩——續斷，荊芥穗，阿膠，艾葉……

(八)便血——地榆，槐角……

(九)血痛——
- 肢節——乳香，沒藥……
- 心腹——蒲黃，五靈脂……

(十)血燥——乳酪，蜂蜜……

4.治療術語及原則：

(一)『陽常有餘而陰不足』——朱丹溪。

(二)『妄行於上則吐衄，衰涸於內則虛勞，流滲於下則便血，熱蓄膀胱則溺血，滲入腸間則痔血，陰虛陽搏則崩中，濕蒸熱瘀為血痢，熱極腐化為膿血，濕滯於血為隱疹，熱極沸騰為發斑，蓄在上令人喜忘，蓄在下令人如在墮恐，跌仆則血瘀凝結，內滯痰污則癥瘕積聚』——玉機微義。

(三)『凡上下血溢大出不止者，宜甘補之品急補元氣』——醫學六要。

(四)『活血必先順氣，氣降血自下行，溫血必先溫氣，氣暖而血自運動，養血必先養氣氣旺而血自生』——證治彙補。

(五)『血症有脾虛者當補脾以統其血，有腎虛者當壯水以制其陽，有腎中陽虛者，當益火以引其歸』——證治彙補。

5.脈搏：(一)血注於脈少則『濇』

(二)血注於脈盛則『滑』

(三)血虛甚則『微』『細』

(四)失血後則『芤』

6.預後：(一)血病於內，瘀則易治。

(二)血走於外，下流為順。

(三)血症身無潮熱者輕；有者重。

(四)九竅出血，身熱不能臥者死。

(五)無故卒然暴厥，九竅出血者死。

(六)久病之人忽然上下見血者死。

(七)婦人產後，瘀血妄行，九竅出血者有逐瘀而愈者，不必死。

（八）大失血後脈滑小沉弱者生，實大急數鼓指者死。

7.選方：（一）四物湯：統治血症，補血，通經，鎮痛。

當歸，地黃，芍藥，川芎。

（二）犀角地黃湯：實熱血溢，吐，衂，發斑。

犀角，地生，赤芍，丹皮。

（三）四生丸：衂血，吐血。

生地，艾叶，側柏叶，荷葉。

（四）歸脾湯：怔忡，健忘，崩漏，腸血諸虛證。

人參，白朮，黃芪，當歸，甘艸，茯神，酸棗仁，木香，龍眼肉遠志。

（五）理中湯：血症持久見衰弱者。

人參，甘艸，乾姜，白朮。

（六）補中益氣湯：血症久元氣下陷兼有微熱。

黃芪，白朮，當歸，陳皮，柴胡，升麻，人參，甘艸。

（七）黃土湯：便血久見虛羸。

伏龍肝，熟地阿膠，白朮，附子，黃芩。

（八）抵當丸：大黃，桃仁，水蛭，蝱虫。

（九）桃核承氣湯：大黃，芒硝，桃仁，桂枝，二方攻瘀。

紹典按：國醫論血症之範圍，包涵甚廣，其顯而易見者，厥惟一切之出血，統名曰『血症』。究由於口腔唾出之血液，或鮮紅，或紫黑，或夾於排出物中，或單純不雜，其為舌出血乎？為齒出血乎？其為口腔粘膜出血乎？為喉頭粘膜出血乎？肺出血乎？胃出血乎？抑食道氣管之出血乎？不問其病竈安在？病因若何？但以其所見症候而泛稱『吐血』，『咯血』，『咳血』……；甚至『溺血』一辭，包括全部泌尿器之出血疾患，『崩漏』一語，統稱自陰道壁流出之血液，此固以出血為主，猶屬易明者也貧血一症，為營養不良乎？為寄生虫所引起乎？基於赤血球之增生不逮而血色素之減少乎？凡此皆不縷析詳列，厘訂正名也，而概稱曰『血虛』，『血寒』；又以女人月經之對象是血，故一切經病亦悉入『血症』之列；其又甚者，跌仆疼痛，必曰『瘀血』，所以『攻瘀』者如乳香沒藥當歸俱能鎮痛；如紅花川芎俱有收斂血管之作用對於打撲外傷而起之表皮血管出血能湊止血之效；如大黃桃仁能起瀉下引起腹腔充血以間接減止破裂之皮膚血管之出血，藉防血栓血塞之生成；而產後腹痛亦曰『瘀血』曰惡露未盡，紅花，益母艸，川芎之投與非能收縮子宮血管側止出血乎？當歸之投與且有麻醉大腸之作用，而腹痛焉得不除？月經閉止，謂有『瘀血』，應用當歸，非所以促進子宮充血而經自至乎？又如桃核承氣湯抵當湯丸之諸症，皆因『瘀血』使然，少腹痞塊諸癥瘕亦為『瘀血』之一端，『瘀血』『瘀血』，究屬何種神祕莫測之物質乎？吾人試一觀所謂桃核承氣湯抵當湯丸之證候，曰少腹急結，少腹鞕滿，曰煩躁，曰譫語，曰發狂，曰大便祕結或下紫黑色，曰小便自利，曰喜忘，所謂少腹滿結者，有燥屎壅積也煩躁，譫語喜忘，發狂者，糞便毒素之吸收，引起自家中毒也，小便自利者，明少腹滿非由於積水也，便下紫黑色者，糞便在腸腔蓄積多時致之也，凡此諸症，其治療之鵠的，以峻瀉爲主，腸垢瀉盡，則諸症冺解矣，試更觀抵當湯丸桃核承氣湯之藥物，其主要者乃爲大黃與芒硝，一爲植物性下劑，一爲鹽類下劑，兩者幷用其力愈峻，他如桃仁爲油類下劑桂枝之揮油爲制酵防腐劑，水蛭蝱虫雖未經化學研究，據其藥效推測，多爲神經興奮藥，與瀉劑同服，其有效成分之吸收，亦屬幾希，由是觀之，所謂『攻瘀』之方，乃下劑耳！所謂『瘀血』之症，乃腸積之自家中毒耳！狂妄也，譫語也，腹鞕滿也，小便自利也，果於『瘀血』何有哉?!所謂『血熱』者多指吐，衄，下血，溺血諸症，依國醫治療術語，『血熱者涼之』，故如側柏葉，地榆，藕節，槐花，茅花，諸類皆稱爲涼血之藥，其實斯類多含有單甯酸，有收歛血管消炎止血之作用。古人施治診斷之經驗，良有足多，若夫擷精華而闡揚之，亦何荒誕之有焉？

『血寒』與『血虛』皆爲貧血之症候，亦指內分泌障礙與營養不良，之三者本有聯繫，故所以『補血』『溫血』之劑，無非促進之，補給之。

以血液之變化爲脈搏變化之原因，失之簡單，脈『濇』者血少，固是血管中血液之不充盈，然有時亦因血壓而影響，血壓低者每現濇象，其所以低，有因神經性，有因心臟衰弱，心飢收縮弛緩，血液之噴射無力，他如脈『滑』雖徵血盛，脈『微細』微虛甚，要亦不可離開心臟，血壓，血管運動神經與夫體溫之關係而立斷也。

脈『芤』見於大失血後，經驗卓著，『芤』者喻中空如葱管，蓋難捉摸，夫血液所以循血管，流全身，血液充盈，則脈如常態，一旦排失多量，血管因不充盈，可斷言者，是故『芤』脈殆軟弱無力而已；苟能體會其中空，思過半矣！失血後脈實大急數，可知失血之量太多，血循環驟起障礙，心臟因起代償作用，竭力噴射，俾血液輸達四末，此時苟不急救輸血及阻止血液流失，勢難挽救。血大溢不止，錫三有甘補固氣之法，揣其意欲顧全心臟，然而血不止則强心亦又何益？仲景黃土湯有附子阿膠幷用，斯爲良策。

所謂『血瘀易治，血乾難醫，』乾者指癆瘵而言，故爲難治，『血上流者逆，』亦多指瘵症之咯血，他如大動脈瘤破裂，胃潰瘍肺臟癌等之出血亦極險要；『血症身無潮熱者輕』亦多指瘵症；貧血者不見發熱，其貧血之程度亦輕淺也。

胃病證治之研討

俞愼初

引言

夫人之生長，端賴食物之營養，食物之能營養，基乎胃腑之運化精微，而輸佈於全身，諺云「一日不食則飢，七日不食則病死」，是則吾人欲求身體之健康，而不病者，於胃腑之衞生，所宜當注意也，不佞鑒於晚近國人之患斯病，十居八九，不揣譾陋，爰草是篇，聊供病家之一助爾。

內經之論胃

胃者倉廩之官，五味出焉，見靈蘭祕典論。

胃者水穀之海，六府之大源也，五味入口，藏於胃，以養五藏氣，見五藏別論。

平人之常氣稟於胃，胃者平人之常氣也，見平人氣象論。

人以水穀爲本，故人絕水穀則死，脈無胃氣亦死，見平人氣象論。

五藏者。皆稟氣於胃，胃者，五藏之本也，見玉機眞藏。

食氣入胃，散精於肝，見經脈別論。

食氣入胃，濁氣歸心，淫精脈，脈氣流經，見經脈別論。飲食入胃，游溢精氣，上輸於脾，脾氣散精，上歸於肺，通調水道，下輸膀胱，水精四布，五經並行，見經脈別論。

陽明者，十二經脈之長也，見熱論。

陽明者，五藏六府之海，主潤宗筋，宗筋主束骨，而利機關，見痿論。

人迎者，胃脈也，逆而盛，則熱聚於胃口而不行，故胃脘爲癰也，見病能論。

腎者，胃之關也，關門不利，故聚水而從其類，見水熱穴論。

足陽明，五藏六府之海也，其脈大血多氣盛熱壯，見經水篇，榮氣之道，內穀爲寶，穀入於胃，乃傳之肺，流溢於中，布散於外，見榮氣篇。

人受氣於穀，穀入於胃，以傳於肺，五藏六府，皆以受氣，其淸者爲榮，濁者爲衞，營在脈中，衞在脈外，見營衞生會篇。

平人胃滿則腸虛，腸滿則胃虛，更實更虛，故氣得上下，五藏安定，血氣和，則精神乃居，故神者，水穀之精氣也，見平人絕穀篇，穀入於胃，胃氣上注於肺，見口問篇。

人所受氣者，穀也，穀之所注者，胃也，胃者，水穀氣血之海也，見玉版篇。

胃爲五藏六府之海，其淸氣上注於肺，見動輸篇。

五穀入於胃也，其糟粕津液宗氣，分爲三隧，故宗氣積於胸中，出於喉嚨，以貫心脈，而行呼吸焉，見邪客篇。

中醫外科學（續）

沈宗吳

胃之生理

胃處於橫膈膜之下，腹腔之上，自左橫右，宛如囊狀，上連食道，下接十二指腸，長約十寸許，闊深各約四寸許，基左端稍闊通食道之部者，曰賁門，右端略狹，通十二指腸之部者，曰幽門，賁門之下，幽門之上，爲胃體，胃體與幽門交界處，有一凹節，名爲角溝，上緣短而凹者，稱小灣，下緣長而凸者，稱大灣，胃壁由四層之膜，組織而成，外層爲漿膜，乃分泌一種液體，以潤澤胃底外面，次爲肌肉層，肌肉層在彎曲之外較厚，如賁門與食道及幽門與十二指腸之交界處，其周圍之飢肉堅韌，名爲括約肌，括約肌職司開闔，再次爲蜂窩層，乃起蠕動之作用，其內層爲黏膜，係分泌胃液於胃腔，胃液爲無色透明之液體，有一種臭氣與强酸性，其成分爲多量之水及胃液素，鹽酸，鹽化鉀，食鹽等，當飢餓時，每點鐘分泌二至五十立方糎，此由神經作用之分泌也，當消化時，每點鐘分泌多至二百立方糎，此由化學作用之分泌也，食物入胃，則胃壁之蜂窩層，起蠕動作用，同時胃液亦漸漸與之混和，經過二小時，或四小時之消化，把食物變成糜粥，而幽門括約肌弛緩，將胃中之糜粥排出十二指腸，此胃消化之程序也。

胃之病理

胃之病理，於各症已論及矣，玆述其梗概於下。

（一）胃之畸形及位置異常之病頗少，畸形之病，通常所見，爲胃體過大，或過小，他如幽門狹窄之變成索緊狀，位置異常者，係胃之全部，從膈上轉於肋膜腔內，或下垂至腹腔也。

（二）腺胃質之消耗，乃由慢性胃病所致，於是分泌之機能，因之而減退。

（三）胃之嘔吐，先有反胃之感覺，及流唾之現象，繼則作噁，作噁乃喉門蓋關閉，而作抽肌之深吸氣，於是胸膜下降，以壓擠胃臟，而同時胸腔底負壓增加，腹肌與幽門括約肌收縮，賁門括約肌弛緩，而在胃之食物，便起嘔吐於外。

（四）胃之結核，多生於胃黏膜，或幽門之部，其形體甚小，係從傳染以來。

（五）胃之中毒，視毒物之性質及輕重而異，如砒中毒後之胃黏膜溢血，燐中毒後之胃黏膜肥厚，腺質脂肪變性，硫酸中毒後之胃黏膜肥厚，變爲炭化，結成黑色痂皮，且組織脆弱，容易出血，石炭酸中毒後之胃黏膜呈乳白色，若毒物長留，侵入內層，以致穿孔。

（六）胃之循環障礙，如全身貧血之影響胃黏膜貧血，食物刺激而起之胃粘膜充血，肝臓硬變，門脈栓塞，或心臓肺臓病波及之胃黏膜鬱血。

（未完待續）

雜症證治

(四)麻風

麻風古稱癘風。西名癩病。又名斑紋癩者。顏面四肢及臂部發生赤斑色。結節癩者。先生結節。或消散或潰敗。後知覺麻痺。神經癩者。先知覺過敏。或神經痛。後知覺脫失。營養障礙。神經肥厚。或顏面麻痺。因近世無特效藥。故豫後多不良。中國方書。俱以風藥治之。如蘄蛇虎骨山甲蜈蚣等藥。夫此類物品。類皆辛熱含毒。服之未有不嫉發者。大抵是症有風濕毒癘諸種。及肌表經絡之殊。肺主皮毛。胃主肌肉。肺氣虛則腠理不密胃氣薄則肌肉疏豁。易觸受或暴露陰濕晦霧。或坐臥溼地。氣血滯而不行。初起肌膚一點麻木。不知痛痒。毛竅閉塞。汗孔不透。漸次延及遍身。斑如雲片微微扛起。或白或紅。在上者多風。風爲陽邪。陽從上受。白而紅者。風兼熱也。在下者多溼。溼爲陰邪。陰從下襲。紅而扛者。溼兼熱也。毒癘則由口鼻吸入。陽明獨受其邪。血壅熱蒸。起初身面疙瘩。成塊扛起。日久脚穿。指掌起泡。鼻柱崩壞。節肌氣穢。肌膚瘍腐。其始均宜汗解。開通腠理。用萬靈丹汗之。風勝者。消風散。蒺藜丸。溼勝者。苦參丸。滲溼湯。毒勝者。雙解散。通聖散。羚羊角散。解毒湯。俱可選用。以上皆發於肌表。肺胃受病居多。若在經絡。則四肢指節作麻。拘攣肉消。日久足破掌穿。上部面頰麻木。口喎目淚。眼翻。皆風溼入於經絡之見症。初起亦宜汗解。次以苦參丸蒺藜丸消風散利溼通經湯選用。忌辛辣炙煿酒醋等物。避風雨。戒房事。十中猶可保全六七。患者勿以初起而忽之。

(一)萬靈丹　治癘風麻木不仁。

茅朮二兩　首烏三兩　川烏(製)　全蠍(炙)　川石斛　天麻　當歸　甘草　羗活　荆芥穗　防風　麻黃　細辛各一兩　雄黃二錢　硃砂六錢　煉蜜爲丸

(二)雙解散　治陽明吸受毒癘。顴面四肢腫起塊壘。唇翻目紅多淚。

大黃　銀花各三錢　防風　荆芥各一錢　連翹元參　花粉各二錢　赤芍　黃芩各錢半　甘草一錢　甘菊三錢　熟石膏四錢　淡竹叶卅片

(三)苦參丸　治麻風發於腿足。雲斑麻木。或紅或白。

苦參一斤　川牛膝　蒼朮　當歸　稀薟草　浮萍各四兩　大胡麻一斤　荆芥穗楓子肉各二兩　甘草二兩

(四)解毒湯　治麻風面腫出水。掌穿臭穢。足腐腫脹者

黃柏　木通　甘草各一錢　丹皮　花粉　萆薢　雲苓各一錢　赤芍　澤瀉牛膝各一錢半　小生地四錢　馬齒莧　桑枝各三錢

(五)蒼耳膏　治諸種麻瘋。初起有奇效。

蒼耳子一味濃煎煉膏

(未完)

痰飲診療的世界觀

唐鐵花

痰飲，分別爲痰症飲症，或以此爲飲症中之一，濕痰，燥痰，風痰，熱痰，寒痰，皆痰症也，痰飲，懸飲，溢飲，支飲伏飲，皆飲症也，張仲景劉守眞李東垣朱丹溪，已將此理論實驗，作爲長篇的佳文；垂示於後世矣，姑不轉錄，而痰飲西醫名慢性胃炎Gastritis Catarrhalis Chronica今整理此中西的學識略述於後：

病因　痰因於火，有熱無寒，飲因於濕，有熱，有寒，人身熱鬱於內氣血凝滯，蒸其津液，結而爲痰，皆火之變現也，水得於濕，留戀不消，積而成飲，究竟陰症；熱濕釀成者多，寒濕釀成者少，西醫消化器病云，飲食失宜，貧血，萎黃病，胃癌，胃潰瘍，肝，心，肺病，胃鬱血急性胃炎經久不治，或再起等症而發，中醫探其賾，西醫索其隱，中西醫識別原因之不同云爾

症候　痰隨氣而升降，氣血調和，則流行不聚，內外感陽，則壅逆爲患，新而輕者，形色青白，稀薄，氣味亦淡，久而重者，黃濁稠粘凝結，咯之難出，漸成惡味，酸辣腥燥鹹苦，凡痰症初起，頭痛發熱，類外感表證，久則潮熱夜重，類內傷陰火，惟胸滿食減飢食如故脈滑不勻不定爲異耳若不切脈須視察病人眼皮及眼下，倘有烟灰黑色，則斷他患痰飲病了，西醫消化器病云：此症候的特徵有二：一自覺胸骨下部，或心窩頗覺頑痛，胃部起一种不快的感覺，食慾缺乏，呑酸嘈雜腹部膨滿便祕不通，食後每覺胃部緊滿而重壓，少時復發惡臭之噯氣，加之素有神經病者，往往頭痛頭重，肩強，眩暈，心氣亢盛，身肢倦怠，精神憂鬱而怠惰人夜不眠，或過於嗜眠，時或嘔吐，時或發依卜昆埊里及惡心欲嘔嗜酒者患此每早必吐出多量之粘液，此爲鹼性之反應也，尿爲酸弱性或中性而含尿酸鹽燐酸鹽有紅色沉澱但於本症發自發性胃癌者甚少；若發此之時可以胃潰瘍症探治之，一他覺舌苔表現不一，舌之後部覆黃色之苔或覆後苔或滑澤成爲濕潤之赤色，按其胃部則沿胃部之大彎曲間皆智覺過敏而發痛或疼痛且於食後尤然體肥者病此，往往可觸知胃壁之肥厚，胃之分泌，通例因胃之血行障礙而減少，反增粘液之分泌，此所以起食慾缺乏呑酸嘈雜等也，又胃壁因病之變狀，致蠕動機能衰減且致消化不良，或竟起黃疸，此症俟中西見地的略有異也。

治法　風痰可用防風丸一切痰症可用二陳湯五飲可用倍朮丸，西醫消化器病云第一須治療原病其次則調節食物並須實行悠久，忌食油膩物苛辣物酒類豆類少食蔬菜，嘗用牛乳半熟雞蛋易消化滋養食物，去油肉湯，營坐作業者宜常散步野外每日調勻大便以溫水重曹水撒酸水硼酸水等，行適宜之胃洗滌爲最良貧血服鐵劑，此外行器械療法(胃唧筒)按摩術，冷水療法，又可常服人工鹽稀鹽酸亦爲此症的要藥，

清氣化痰丸　順氣化痰消食

半夏　南星(去皮臍)白礬　皂角　乾薑　各四兩　先將白礬皂角乾薑等三味，用水五碗，煎三碗，却入半夏南星浸兩日，再煮至半夏南星無白點晒乾，研細末，糊丸桐子大，

茯苓丸　治痰滿膈間兩臂抽痛如神

半夏二兩　茯苓一兩　枳殼去瓤麩炒五錢　朴硝二錢五分

以硝散竹盤中少時盛水，置當風處，卽乾如芒硝，刮取用，前藥爲細末，生薑汁煮麵糊爲丸洞子大，每服三十丸，薑湯送下，

滾痰丸　治一切痰百種怪證

大黃蒸少頃不可過　黃芩　各八兩　青礞石硝煆金色　沉香　百藥　各五錢　共研細末水丸梧子大白湯空心服三錢此藥但取痰積自腸次第而下，並不刮腸大瀉，爲痰家聖藥，

胡椒理中湯　治虛寒痰多食少

款冬花（去梗）　胡椒　炙甘草　蓽撥　良薑　細辛去苗　陳皮去皮內白　乾薑各四兩　白朮五兩研爲末蜜丸梧子大每服三十丸加至五十丸米飲下日二服，

薑桂丸　治寒痰咳嗽

南星（洗）　半夏（洗）　官桂（去粗皮）

右共研細末，蒸餅丸梧子大，每服五十丸，風後生薑湯下，

小黃丸　治熱痰咳嗽

南星（湯洗）　半夏（湯洗）　黃芩　各一兩

共研細末，薑汁浸，蒸餅爲丸桐子大，每服七十丸，食後生薑湯下，

川芎丸　消風痰淸上利膈

薄荷葉（焙）川芎　各七兩半　桔梗十兩　炙甘草　三兩半細辛（洗）五錢　防風去苗　二兩半

右共研細末，煉蜜丸，每一丸，重三分，食後臨卧，細茶嚼下，

防風丸　治一切風痰　硃砂研水飛半兩　天麻酒浸二宿炙甘草防風　川芎　各一兩

右共研細末，煉蜜丸，硃砂爲衣，每服一丸，重一錢，荊芥湯化服

利金湯　治氣壅之痰

炒桔梗　薑汁炒貝母　各三錢　去白陳皮　三錢　茯苓　二錢　甘草　五分　麩炒枳殼　一錢五分

右水一杯薑五片煎一杯不拘時服

導痰湯　治痰涎壅盛痞塞不通，

半夏湯（洗七次）　南星（炮去皮）　枳實（去瓤麩炒）赤茯苓（去皮）　橘紅　各一兩　炙甘草半兩

右藥用水一大碗，約一斤，煎八分，食後服

理中化痰丸　治虛寒嘔吐泄瀉飲食難化

人參　炒白朮　茯苓　甘草　乾薑　薑製半夏

右藥共研細末，水丸桐子大，每服三錢，白湯送下，

二陳湯　治脾胃不和一切痰證

半夏湯（洗七次）　橘紅　各五兩　白茯苓　三兩　炙甘草刃五錢

每服五錢，水二碗，薑七片，烏梅一枚，煎八分，不拘時服，

白朮丸　治濕痰咳嗽

南星　半夏　俱湯洗各一兩　白朮　一兩五錢

右共研細末，浸湯，蒸餅爲丸，梧子大，每服四錢，食後生薑湯下，

二賢散 治一切痰飲
橘紅 二錢 炙甘草 食鹽
右水五碗，慢火煑，焙乾，搗爲細末，白湯點服，

溫中化痰丸 治停痰留飲，胸膈痞滿咳嗽痰涎，
陳皮 青皮 良薑炮各二兩
右共研細末，醋煑，糊丸，桐子大，每服三十丸，空心米飲送下，

澤瀉湯 治心下支飲眩暈
蒼朮 八錢 澤瀉 二兩
右研末每服三錢水煎

甘遂半夏湯 法溜飲心下痞堅脹滿者，
甘遂 三分 半夏 一錢 芍藥一錢五分 甘草 五分
右爲煎藥

桂苓朮甘湯 治心下及脇脹滿而目眩者，
桂枝 五分 生薑 五分 甘草 五分 白朮一錢
茯苓 二錢
右爲煎藥

西藥對症療法的處方

方一 列曹爾珍 〇・二撒魯兒 〇・五
右爲一包三次

方二 大黃浸(四・〇) 二〇〇・〇 列曹爾珍 〇・四
薄荷水 五・〇
右貯黑色瓶一日六次二分服

方三 硝蒼 一・〇 鹽莫 〇・〇五 重曹 白糖 各一・〇
右分五包，早晚各服一包，治吞酸嘈雜，及胃痛

方四 人工鹽 一五・〇 水 二〇〇・〇
右分爲三包空腹時服一分十五分時後又服一分倘不大便更服一分但服藥後宜運動

方五 重曹 三・〇 煆性苦土 〇・五 莨菪膏 〇・〇六
右分三包，每食後四十分時，服一包，兼治便秘或加大黃末〇・四亦妙

方六 列曹兒珍 五・〇 番木鼈酒 二五・〇 苦味酒
右每二時服十滴至十五滴治胃窩脹滿

方七 規那皮煎(四・〇) 一〇〇・〇 稀鹽酸 一・〇 百布聖 〇・五單糖漿 八・〇
右一日三次分服
治急性胃炎的處方，亦可參用，

方八 重炭酸鈉 二〇・ 酸化鎂 二〇・〇 薄荷油糖 四〇・〇
右爲藥粉每食後服五克

方九 芳香酒 二〇・〇 括矢亞酒 八・〇 菖蒲酒 八・〇
右爲藥水每食後服三十滴

方十 蕃椒末 〇・八 大黃末 四・〇 重炭酸鈉 二〇・〇
右爲藥粉十二包，每食後服一包，

鍼灸治療法

一・濕痰

脾俞　膀胱足太陽經十一椎下兩旁去脊一寸五分灸二十壯針三分

肺俞　膀胱足太陽經三椎下兩旁去脊一寸五分灸二十壯針三分

膻中　任脈玉堂下一寸六分卽兩乳之間灸五壯

中脘　任脈臍上四寸灸五壯

二・燥痰

經渠　肺手太陰經在腕後五分寸口脈上針二分至三分留三呼

尺澤　肺手太陰經肘中約橫紋上動脈中針入三分留捻二分鐘

魚際　肺手太陰經在大指本節後，內側白肉際，散紋中，針入三四分留捻一分鐘。

解谿　胃足陽明經衝陽後一寸五分針入三四分留捻二二分鐘

陶道　在第一椎之下針五分灸五壯督脈經也

太冲　肝足厥陽經足大指本節後一寸五分入三分留捻二分鐘

曲泉　肝足厥陰經膝股上內側輔骨下針入四五分留捻二分鐘

三・風痰

大敦　肝足厥陰經足大趾端去爪甲一韭葉許針入一分留捻一分鐘

行間　肝足厥陰經足大趾縫間針入二三分留捻二分鐘

關元　任脈臍下三寸灸三壯

中脘　任脈臍上四寸灸五壯

膻中　任脈玉堂下一寸六分

百會　督脈正頂中

大椎　督脈在第一椎上之陷凹中灸三壯

水溝　督脈鼻下溝之正中針入二分留捻二分鐘

四・熱痰

經渠　詳燥痰下

陽谿　大腸手陽明經腕表上側兩筋間陷中針入三分留捻一分鐘

陽谷　小腸手太陽經手外側腕中銳骨陷中針入二分留捻一分鐘

支溝　三焦手少陽經腕後三寸針三四分留捻二分鐘

間使　心包絡手厥陰經掌後三寸鍼入三四分留捻二分鐘

靈道　心手少陰經掌後一寸五分針入二三分留捻二分鐘

五・寒痰

命門　督脈十四椎下灸十數壯

腎俞　膀胱足太陽經十四椎下兩旁去脊一寸五分灸十數壯

六・痰飲

膻中　任脈玉堂下一寸六分灸三壯

肺俞　膀胱足太陽經三椎下兩旁去脊一寸五分灸十數壯

天樞　胃足陽明經，在臍兩旁，各二寸，灸十數壯。
中脘　任脈，臍上四寸，灸五壯。
命門　前寒痰下已詳
膏肓俞　膀胱足太陽經，四椎下一分，五椎上二分，兩旁去脊各三寸，灸十數壯。
氣海俞　同前十五椎下兩旁去脊一寸五分，灸十數壯。

七·懸飲
大椎　已詳前風痰下
陶道　詳前燥痰下
至陽　督脈七椎下灸三壯
靈台　督脈六椎下灸七壯
肝俞　膀胱足太陽經九椎下兩旁去脊一寸五分針入三分留捻二分鐘再灸七壯

八·溢飲
水分　任脈臍上一寸灸五七壯
關元　同前臍下三寸灸五七壯
神闕　任脈臍中灸三壯
肺俞　詳寒痰條下。
命門　詳痰飲條下。
中脘　詳痰飲條下。
足三里　胃足陽明經膝下三寸灸五壯

九·支飲
依照溢飲治療法

十·伏飲
膻中　詳前
中脘　詳前
關元　詳前
腎俞　詳前
脾俞　詳前
膏肓　詳前

附言　化驗鴉片Opium的成分，隨土性的宜不宜，種法的良不良，而大大的有異：而嗎啡亦隨提製法之精粗，而分優劣，惟鴉片嗎啡，都毒物也，中國拒毒會中國禁烟委員會，會同防止人民，藉口毛病，私自吞吸，或皮下注射中央政府衛生署特准的藥房，得備此藥病家無醫師用此和別幾味藥物的處方印，該藥房亦不准單買，茲以鴉片的普通成分，開列於後：

嗎啡原素Morphine C17H19No3HcI3H20 含·〇五一·十二
拷梯原素K'aoti C18H12No3·〇〇五一·〇〇五五
梯月姆原素Tiyachmu C19H21No3 所含之數未詳
啞畢寗 Yopining
克婁拖品 K'olout'opin ⎫
米脫摩沸 Mitomofei ⎭ 原素C23H25No5·〇一
配弗爾林 Peifuerlin
納苦定原素 Narcotine C22H23No7·〇四一·〇六
哪辛原素 Nosin C23H29No9·〇〇三
泊反路辛原素 Pofanlusin CnHn Non所含之數未詳。

洛但尼素 Lotanni C20H25No4所含之數未詳。
米考甯原素 Mik'aoning G10H4No4·〇〇三
米考甯酸原素 Mikaoningsnan C7H4No7·〇四一·〇八
梯薄來克酸 T'ipolaihesuan Gnn Non含數未詳
松香油 C10H16Owrpentine
自散油 Esscncs NC10H16

疥瘡之原因與治療

晉江 鄭軒渠

引言

國有戍防，家有垣墻，皆所以保內而禦外；故籌防惟恐其不精不衆，修墻惟恐其不高不堅。就我們的身體來講，皮膚爲身體的墻垣，四肢爲身體的戍防，所以四肢皮膚必求其健全。

然而我國的醫學，素來對於皮膚上諸病，以爲無關緊要，如一般人說：『疥瘡之疾，不足慮也。』而不知疥瘡的傷害肌肉和血液，很有障害身體的健康；且汚穢和痛痒，不但自巳討厭，其傳染的容易，尤爲引起人家的憎惡，所以患疥瘡的，不可不趕快治療。

疥瘡的原因

發生疥瘡的原因，據我國舊說，以爲大多由於各經蘊毒，日久生火，兼受風濕而發；或由傳染而生。如心經血熱或凝滯，則生砂疥。腎經濕熱或脾濕盛，則生膿疥。肝經風盛，則生蟲疥。脾經濕盛則生濕疥。肺經燥盛，則生乾疥。

而在西醫則大別爲水泡生膿疱性乾燥性三種，其言發生的原因，皆由於疥蟲，謂因人和人互相傳播者居多，其次則由於犬馬……等家畜而傳播的。至於非由人畜傳播的，大多因身體不潔的人，因組織的廢料和汗液，積於皮膚，以致發生疥蟲。

疥蟲

疥蟲分雌雄兩性：雄的，長約〇·二五粍。雌的較大，長約〇·四粍，如用顯微鏡來觀察牠，可以看見疥蟲的背部高凸，腹部平坦，恰和甲蟲的形狀相像，牠的表面有很銳利的刺，有脚四對，前後各兩對，

這種疥蟲，最喜歡寄生在人體上，等到寄生以後，牠就穿孔在皮膚層下棲息，挖起洞來，於是使皮膚上生出劇烈的瘙痒，因爲劇痒而抓搔，皮膚上就生出粒狀的小疱來，用手指壓它，就有清淡的膿水傾瀉出來，這原是指水疱性的疥瘡而說的。

至於膿疱性的疥瘡，則皮膚生出顆粒膿疱，裏面釀有黃而帶綠包的膿汁，和天花差不多。

疥瘡易發的部位

患疥瘡者，如皮匠鐵匠和製造香煙的人，患者很少，牢獄等處，則蔓延最甚。

身體是容易發生的部位，大多先由手上兩指間的孔隙中

，和手足關節的屈曲處，此外如腋窩，臀部，腹部，和男子的陰莖，女人的乳房，也很容易發生，至於頭髮部內和顏面足蹠等，雖較不容易發生，然皮膚軟弱的人，有時也會發生。

疥瘡的徵候和經過

中醫分疥瘡爲五種：如乾疥，瘙痒皮枯，時起白屑。膿疥，形如豆粒，便利癢痒，膿清淡白(屬腎經濕熱)，或頂含稠膿，痒痛相兼(屬脾濕盛)。蟲疥，瘙痒徹骨，撓不知痛。濕疥，骨腫作痛，破流黃水，甚流黑汁。砂疥，形如細砂，焮赤痒痛，抓之有水。

疥瘡雖屬有餘的症，然體虛的人，也會發生。虛實辨別的法：大概以便祕者屬實，便利者屬虛，但也有虛的便燥者，如風閉則便燥，血分枯燥則便澁。又如疥瘡色重爲實，色淡爲虛。脈息有力爲實，無力爲虛。

西醫大抵以膿疥蟲爲膿疱性的，濕疥砂疥爲水疱性的，乾疥則爲乾燥性的。

然無論何種的疥瘡，每到天氣溫暖的時候，成夜間睡在被窩裏，瘙痒灼熱，甚於平時，勢必用手搔抓，雖則血肉淋漓而不惜，由是而傳播於全身，這是患疥瘡的最顯著的徵候。

至於每個疥瘡的經過，大約可分爲初中末三期，乾燥性和水疱性的，雖則不甚顯明，膿疱性的則顯明可據。初期，含膿或未含膿，四周暈紅或不暈紅，有時微覺瘙痒灼熱。中期，膿疱長大，裏面正在釀膿，四周暈紅，瘙痒灼熱，甚則疼痛。末期，膿疱更大，雖瘙痒灼熱和疼痛稍遜中期，然含淡黃而帶綠色的膿汁，和天花差不多；且成熟時，膿疱破裂，排出膿汁和汚血，表皮剝離，有時自剝離處變成潰瘡，遇熱則瘙痒灼熱，遇冷疼痛異常。

疥瘡的預防

(1)最忌與發生疥瘡的人接觸和不潔的家畜接近。

(2)患疥瘡者的衣服，切不可穿着，被褥尤不可貸用。

(3)宜常用炭酸藥皂洗浴身體。

(4)勿住濕房，床褥又須時晒日光。

(5)衣服宜天天更換，被褥也宜常洗，臨用時又須行消毒法。

(6)面巾和浴巾，不可隨便貸用。

(未完)

疫病研究

馬廠 邢錫波

瘟疫與寒溫不同，溫病感時序之正氣，不過因衛生之道，與時令之寒暖失宜，而感受天之風寒暑濕燥火六淫之氣，而現發熱，惡寒頭疼身痛等證，以其邪從皮毛而入，爲太陽經所司也；瘟疫感天地之癘氣，由饑饉兵凶之後，歲運失和，其惡濁穢戾之氣，含毒釀菌，防禦不慎，恆由口鼻襲入肺胃，故疫病以肺胃爲發源也。六氣爲天氣，天氣輕清，但中皮毛，不入口鼻：瘟疫爲地氣醞釀之毒菌，菌質重濁，故但入口鼻，不中毛竅，致邪之所入，雖區域不同，而其初發之現證，則無少異，若不於同處別其異，則六氣之寒熱，皆可混指爲疫，是不可不首先辨之。

疫病之細菌，據歐醫細菌學家之調查，謂疫菌種類頗繁，形狀不一，如白喉菌，霍亂菌，痢疾菌，等，各具性體，惟對於瘟疫之細菌，迄今尚無證實之發明，診治亦無特效之療法，而國醫能根據原因，隨症疏方，輒能應手奏效，以歐醫未識細菌之性類，而國醫轉有辨別細菌生殖原素之可能，以國醫根據天時氣候之變，而菌類生殖死亡之原理，不難推究而得矣。

說者謂氣化之說，不合於二十世紀之科學化，吾茲即西醫沛登考否氏三因鼎立之說以證之，沛氏曰：『所謂三因鼎立者，一爲細菌潛入人體，二爲氣候不適於人類生活適於病菌之繁殖，三爲人身之抵抗力薄弱，不能抵禦疾病。凡此三者，幾成鼎立，缺一即不能成病。』沛氏所謂氣候不適於人類生活，而適於細菌之繁殖者，非即國醫根據六氣，推究萬病之原因，而施治療之方鍼乎？

致治菌之法、西人只知殺菌，國醫則不注重殺菌，而注重調其氣候，適其寒溫，以減退細菌之繁殖力。如喉風桿菌，能耐常期之燥空氣，雖加以消毒，不足促其生命。由是可知該菌既稟燥氣而生，自然能耐此常期之燥空氣，而不足稍促其生命，若以濕潤之劑，變其空氣，該菌必不殺而自滅矣。此吾國醫之探本療法也。

瘟疫之邪，既爲戾氣釀毒殖菌，散佈空中，隨呼吸之氣，侵入肺胃，沿門闔戶，互相傳染，故一歲之中，長幼之病，多相似者。致說文釋疫字云：『疫者，民皆病也。』方書謂：『挨戶挨村，病狀皆同，若徭役然，故名疫也。』菌既由口鼻而入，口爲胃之關竅，鼻爲肺之所司，邪從口鼻吸入，必先犯於肺胃，肺胃清通，皆以下行爲順，肺胃受菌，阻滯氣機，胸膈必滿，甚則兩脇作脹。肺胃失於下行，勢必上衝，不爲惡心，則爲嘔吐。迨至邪氣深入，由肺胃而傳心包，(即心肺相連之脂膜)由心包而傳三焦，(上焦心上膈膜，中焦包脾連胃之脂膜，下焦爲絡腸包腎之脂膜。)成爲手厥陰少陽相傳之總樞。

查人之稟，賦各有盛衰，宿病各有寒熱，使體强多熱之人，其發多傳入少陽而成溫疫，若體羸多寒之人，其發多傳於厥陰而爲寒疫。然疫之現證，熱者多，而寒者少，患寒疫者，不過僅百中之二三焉。少陽爲相火所司，若毒菌深入，盤踞其間，則三焦之氣化不宣，內外之經絡壅遏，故其現證初起，便有發熱惡寒，頭疼身痛，胸滿脇脹等候；雖六氣中人，初起亦有發熱惡寒，頭疼身痛，而決無胸滿脇脹等之裏症，縱兼有夾裏證者，亦必四五日後，經氣鬱久而成，初病則未常有也。疫證初起，諸裏證與寒熱俱見，以疫證由口鼻襲入，病自內發，無關於表，故見證與太陽之自表而入者不同也。得其所異，辨其所同，則是疫非疫，可一診而決矣。

或問疫自口鼻而入，無關於表，何以又有發熱惡寒等之表證？蓋以邪氣由肺胃而內入募原，募原爲胸膈之油膜，屬少陽之部位，所以通行營衛，調劑寒溫。今以膜膝受邪，阻礙氣機，營衛被壅而錯亂，所以發熱而惡寒。少陽相火之氣，爲邪所遏，不能通循油膜以下溫腎水，反挾熱毒以上衝頭面，故頭痛面赤。經氣阻遏，周身之衛氣不通，故身痛。此證不獨於異處可辨，即同處亦能可辨，六氣之寒熱，邪由外來，故寒熱特甚；疫則邪自內壅，故惡寒不甚，半日內，便只發熱而不惡寒，其熱初起在肌肉，由內漸及於表，裏閉而表通，雖體灼熱而有汗；六氣之頭痛身疼，爲表邪之衝擊，故痛爲特甚；疫邪之頭疼身痛，爲衛氣之壅遏，故雖痛不甚也。

（未完）

金匱之研究（續）

劉淑士著

據上理由，則風引湯與候氏黑散之位置宜對調乃得。金鑑竟將原文竄改，昧之甚矣。

「寸口脈浮而緊，緊則爲寒，浮則爲虛，虛寒相搏，邪在皮膚」。腦充血與腦出血，證狀雖有輕重分，皆因丹田之精氣不足，虛於中者實於外，故脈見浮緊，邪在皮膚也。

「浮者血虛，絡脈空虛，賊邪不瀉，或左或右，邪氣反緩，正氣即急，正氣引邪，喎僻不遂」。邪實皮膚，因皮膚血虛也。凡人之外皮無血，眞皮有血，眞皮血管至微至小，即絡脈也。「浮者」指血言不指脈言。喎爲口斜，僻爲眼偏，不遂即半身不遂。

「邪在於絡，肌膚不仁；邪在於經，即重不勝；邪入於府，即不識人；邪入於藏，舌即難言，口吐涎。」微絲血管爲絡，較大者爲經，皆回血管也。凡傷寒金匱中「藏」字，皆指子臟言，即女子之孕宮，男子之精室，道家謂之丹田，本草經謂之中。膀胱大腸中間有一夾室，在女者較大，在男者較小，男子以藏精（睪丸造精，藏之精室，輸出者曰輸精管）女子以繫胞，雖經謂之右腎命門屬厥陰經，以別於屬少陰經之左腎（腰子）。蓋越人以背爲陽故稱左，腹爲陰故稱右也。（後人分稱爲內腎外腎，宜於男子，不宜於婦人，不安）。丹田胸中（心包）上下有氣相通，藏即丹田，府即心包。傷寒論小柴胡湯條文云：「藏府相連，其痛必下，邪高痛下，故使嘔也，」理如相參。臟藏精，府藏神，精先虛矣，神失所憑，厥陰風起，擾亂精神，故不識人，舌難言，而口吐涎。「重不勝」即是猝倒（吾嘗診一病者，左乳旁被木頭碰着，則兼見囊縮症。又治一縮陽症者，兼有胸滿之苦。可見藏府相連之理）。

「寸口脈遲而緩，遲則爲寒，緩則爲虛。榮緩則爲亡血，衛緩則爲中風」。腦貧血症，因心中血力弱，運行至四肢頭頂極難，故脈見遲緩（遲以至數言，緩以形狀言，金鑑謂遲緩不能兼見，非也）。榮血既弱，故衛氣不鼓，不能禦邪，因而中風。亡通無。

「邪氣中經，則身癢而癮疹。心氣不足，邪氣入中，則胸滿而短氣」。邪氣入經，若血足者，則體重不勝，猝倒於地；若貧血者，則身但癢，發癮疹耳，不致猝倒也。「心氣不足」，卽心功不足，血力乏也。入中，入胸中也。心血虛者，風自右腎生而爲寒邪，則見腦貧血症。比之腎精虛者，風自心包生而爲熱邪，見腦充血，腦出血症者，虛實絕既不同，治法相反。因此腦貧血之豫後法宜戒淫慾；腦充血出血之救急法，宜耳後放血，從三焦經洩心包之熱邪。

風起於內磅礴於外，風起於下，衝激於上，上下內外，互相吸拒，故見中風諸症狀，自然以治內邪爲主，內安則自能攘外，惟宜分別虛實，以爲補瀉耳。如諸續命湯，皆從金匱雜療蒿還魂湯增釜而出之，究竟爲治腦貧血之方，因各方皆有增高血壓之效也。三生飲加人參，黑錫丹，地黃飲子，資壽解諸湯加味六君子湯，治效亦同，皆非腦充血出血者所宜。惟喻氏祛風至寶膏，可治腦充血。若腦出血者，則宜先用刺法大瀉其血，繼用風引湯或三化湯佐之。

礬石湯治脚氣衝心，而雜療蒿又用治卒死而壯熱者，是亦腦充血外治法。

劉河間主火，用白虎，三黃，通聖，雙解，此卽腦出血治法。李東垣主氣，用六君子，補中益氣加減，此卽腦貧血治法。朱丹溪主痰，用滾痰，二陳，加二朮竹瀝薑汁，此卽腦充血治法。三子各有所見，各自成說，不相蒙也。尤在涇中風八法，合三者而一之，臨症宜分析爲是。奈何張景岳指爲「非風」陳修園斥爲「類中」，認中風病爲外邪，分「中經，中府，中藏，中血脈」四種，與金匱大左。彼等所謂「中經」，「中府」，卽外感風邪之表證，此乃傷寒論中大陽中風陽明中風，何可扯入金匱？所謂「中藏」，分閉脫二症，卽腦出血，腦貧血也。所謂「中血脈」，卽偏面癱，唇舌癱或肌枯症，雖皆爲腦系部病，然不可一概扯入中風範圍內，蓋諸症非必定爲腦出血之餘症也。

微數之脈，大有研究價值！風痺脈微數，百合病脈亦微數，三陰中風脈俱見微。夫脈數主心力大過，微主腎氣大弱，究竟所謂腎氣，左腎乎，右腎乎？造化之道，先有氣後有形，先有性後有質，故無極而太極。右腎命門，人之太極也。其氣無形其性主生，靜則生陰，動則生陽，陰變陽合，而生水火木金土，五行一陰陽也，陰陽一太極也，太極本無極也。左腎腰子主行水，乃五藏之一，卽五行之一，脈生于心，心亦五行之一。五藏百骸一切有形，皆爲陰質，而全身中之生活力藏於命門者則屬陽。微脈卽由命門之動力大弱也。惟此處動力大弱，故腦系失功而病百合；衞氣不鼓，榮血無力，不能抵抗外風，因病風痺；三陰經失職，因病三陰中風。右腎命門之動力之關係，豈不大哉！

脈數固由于心力大過，然亦有虛有實。如半身不遂一症千金方先用蠶沙蒸熨後用羊肚釀粳米葱薑椒豉等，爛煮熱吃，日食一具，十日止。聖惠方服仙靈脾酒，延年祕用祿附子浸酒飲之。此皆治半身不遂脈微者或數而無力者，虛症也。外臺祕要治半身不遂，一用蓖麻子油煮酒中令熟，細細服之；一用桃仁浸酒中二十一日，取出晒干爲丸，以原酒吞服。二方，一主下毒，一主攻瘀，均藉酒力行藥勢，必脈數有力，不見徵者方可用之實症也。因半身不遂一症，有在腦出血後見之者，脈必數而有力，決不微也。有因精氣大弱血力不足致之者，脈必見微，雖數亦無力。治方因此不同。

再觀口目喎斜，舌强，唇緩，失音，左癱右瘓，手足不隨，頭風等症，古來治方補瀉溫涼不同，玆分述之，以備考核：

（未完）

兒科類症鑑別治療法（四）

秦伯未

驚風

驚風一症。立名先有討論。世知驚有八候。搐搦掣顫反引竄視。搐者兩手伸縮。搦者十指開合。掣者勢如相撲。顫者頭偏不正。反者身仰向後。引者臂若開弓。竄者目直似怒。視者睛露不活是也。於是小兒傷寒病痙。外證有頭項强。背反張。目上視。金匱所謂能仰不能俯者。屬太陽。則稱天弔驚。眼目下竄。即金匱之頸項几几。海藏之低頭不視。屬二陽合病。則稱看地驚。兩脚掣跳。海藏所謂肘膝相搆。屬陽明。則稱馬路驚。兩手牽引，海藏所謂左右搐搦。屬少陽。則稱彎弓驚。傷寒病痙。誤藥耗其津液。筋脈受傷。遂致兩手拘攣。已爲不治之症。乃稱鷹爪驚。虛證肆行攻伐。乃致脾敗胃絕。四肢嚲曳。奄奄待盡。猶稱撒手驚。至於陰寒腹痛。面青口㖞。口吐白沫曰鯽魚驚。脾虛生熱。舌絡緊急。不時舔舌。曰蛇絲驚。諸如此類。不勝枚舉。豈僅有違古訓。實屬巧立名目。欺蒙世俗。幼幼集成因謂設有人病陽明胃實。踰垣上屋。則將名飛天驚。陰極發躁。欲臥泥中。則將名擗地驚。少陰昏沉嗜寐。則將名睡睡驚。中消多食無厭。則將名饕餮驚。語雖滑稽。而於醫家之不究病源。妄立名色。悉以驚字目之。未始非當頭棒喝也。

然則驚風之病源。究在何處。吾先就各家所論。納之爲三。一爲痰盛。二爲風盛。三爲熱盛。所謂驚生於心。痰生於脾。風生於肝。熱出於肺。熱盛生風。風盛生痰。痰盛生驚。蓋大要以飲食難節。喜怒不常。又兼外感寒邪。則痰凝壅塞。鬱滯熏蒸。心家熱盛則生驚。肝家風盛則發搐焉。抽見以爲小兒驚風。不必由驚嚇而起。亦不必混合飲食喜怒寒邪。就所分急驚慢驚兩端而言。急驚由外感發熱。熱盛則耗傷津液筋脈。失其濡養。遂現抽搐之象。慢驚由內傷虛弱。虛盛則氣血不充。筋脈亦失濡養。而同樣現抽搐之象。抽搐本筋脈病。心主脈。肝主筋。後世因有肝風心火交爭之說。實則所謂驚。僅指與受驚而所現之狀態相似。其所謂風。僅指與風性之搖動不靜相類。若必以驚爲驚嚇。風爲外風或內風。未免呆滯。而驚風之病。乃陷於紛亂而不可解矣。或曰。外感內傷。人俱有之。何以驚風之症。獨入幼科，則應之曰。小兒臟腑未堅。氣血不充。既不能耐高熱之消灼。又不能耐營養之缺乏。故易發而易見。豈僅限於幼科哉。特相沿幼科稱之耳。

釋中風用小續命湯之方義

胡健公

引論

中風一症，前賢言之甚夥，其言論大多各執一端，用藥亦各偏一是，紛囂雜沓，使後學者徘徊歧路，無所適從，即如小續命一湯，吳雲峯云施之於中腑，陳修園則云施之於中經，而其方藥所施治之眞正標準，則不能言出，今本所知，並從小續命湯之藥效上研求，當可得施治之標準，茲將小續命湯方列後。

桂枝　麻黃　杏仁　甘草　白芍藥　防風　防己　人參　附子　川芎　黃芩　薑棗

以上諸藥簡釋之，亦不過驅風，除溼，消炎，強心，之劑，然竊有疑者，以中風之現猝然昏到，人事不知，口眼喎斜，手足抽搐等全身麻痺險象，而投此湯能生者，恐百中無一耳，否是，則千金以後之醫家，見中風症，未有不投此湯者，若用之驗，則劉河間，李東垣，朱丹溪等，又何必主火，主氣，主痰，而另闢新門徑耶，觀此，可知小續命湯不可施之於眞中風症，苟施之，亦必不驗，然則此方究治何症，曰，有之，即內經金匱所言之痺症是也，然則何以知其治痺症，此乃從其湯藥之藥效方面得之，但若不研究其病理，亦難瞭然指掌，故初一步當研究其病理，進一步再研究其方藥，以明此湯治痺症之眞確標準。

總論

內經痺論篇云，「風，寒，溼，三氣雜至合而爲痺，」金匱云，「夫風之爲病，當半身不遂，或但臂不遂者，此爲痺」，此二論不啻示人痺之病原，及痺之形狀，後賢因金匱有夫風之爲病句，以爲即是中風之症，必因所投之藥不效，並見所有中風症各有不同之症狀，遂分出中臟，中腑，中經絡，中血脈等，而所謂中臟，中腑，等之病理，及醫治方法湯藥，仍不能言出，雖見顯然之痺症，亦必言其爲中風，不言其爲痺症，而內經之義益不彰，痺症之治法益不能得，今以管窺之意，可得而言者如下。

中風症，乃係體內之內分泌及神經血管等爲病，然其所病之總樞紐卻在腦部之神經血管，而造病之由，爲自身憂鬱斲喪等動作而來，因此等動作皆能消耗體內之內分泌，因內分泌之缺少，致使神經血管等易病，而釀成中風之症，然此病係全身病，故所現之症狀極爲惡劣，因各臟腑皆有牽連故也，至於痺症，內經雖云風寒溼氣而成，淺者不明，必以爲全係外界之風寒溼氣，而不知內部之風寒溼氣爲患也，蓋古人言風，大都責諸肝臟，即神經是也，寒，即指體內之機能衰弱，溼，即指體內之水分老廢成分而言，因神經及各種機能衰弱，不能照常動作，致使體內之老廢成分不能充分排泄，復感外界之風寒溼氣，故發而爲病，而其顯偏左偏右之不遂形狀，則爲神經之作用也，而其造病之由，亦與中風症一般，惟此爲局部症，彼爲全身症，故後人復有眞中類中之分，亦卽於此也。

桂枝，麻黃，杏仁，防風，防己，黃芩，諸藥，其功用爲解表，驅風，除溼，消炎等作用，卽所以治外感之風寒溼邪，附子，人參，白芍，甘草，川芎，薑，棗，等之功用，爲强心補虛，緩急，行血，通滯，卽所以治內部之風寒溼氣，然桂枝兼有强心刺激之作用，防風亦能刺激鼓舞神經，故與附子人參等行血强心興奮神經鼓舞細胞產生血球之藥同用，對於神經痺痛血行障礙，及一切機能衰弱之症，其效更彰，蓋一方面喚起機能之工作，一方面卻藉麻黃防己等之藥力，使體內之老廢成分由汗尿排泄而出，而其用黃芩，必有炎症，用杏仁，必有咳嗽，蓋此等藥，不過隨副症加減耳。

結論

藥之治病，如開鎖然，鑰對則開，若不對，而妄投他鑰，未有不壞其關鍵者，苟治病不明病原，而以雜藥亂投者，亦只敗壞其內藏而已，中風既與小續命湯之藥效不合，則小續命湯必有治他症之標準，欲明白其施治之標準，則非研究小續命湯之藥効不可，若已知其施治之標準爲某症，尤須將某症之病理詳加研究，明其是否投此湯而其能能愈，反覆推求，方能肯定，而後可大膽用之，不獨小續命湯，卽他種湯藥亦如是也，然則觀以上之論，可以知小續命湯之方藥不適治於中風，而適治於痺症，明矣，玆再引醫案一則證明之以作結論。

橘窗書影云，「郡山侯臣北條彌一右衛門，年七十餘，平日肩背强急，時覺臂痛，一日右肩强急甚，方令按摩生療之，忽言語蹇澀，右身不遂驚而迎醫，服藥四五日，自若也，余診之，腹候快和，飲食如故，他無所苦，但右脈洪盛耳，與金匱續命湯，（按金匱續命湯方藥爲麻黃，桂枝，當歸，人參，石膏，乾薑，甘草，川芎，杏仁，九味，其方意與小續命湯同其不同處在於利尿除溼，然方藥之配合，覺小續命湯較之續命湯爲得，惟此症用續命湯，因方中有石膏，其着意處在脈洪盛故也），四五日，而言語滑，偏枯少差，脈不偏勝，得以杖而起步矣」，

藥學研究

地黃桂枝湯的系統

潘北辰

千金小兒傷寒欄內，有一個生地黃湯，是『生地黃，桂枝各二兩。以水三升煮，取一升。期歲已下服二合，已上三合。』我以為生地黃湯這名稱，在千金裏委實太多了，不如改稱牠以「地黃桂枝湯；」倒反覺得乾脆些。又齒病欄內，治『齒根動且痛，』那個方劑，是『生地黃，獨活各三兩。以水一升漬一宿，取含之。』（本方煮服有效）千金作者不會出什麼名字，我便稱牠為「地黃獨活湯。」這麼，獨活地黃湯與地黃桂枝湯，不是可以當做弟兄看待麼？

我因考較到獨地黃獨活湯，却悟出地黃的作用，惟最在「制動。」何以呢？地黃獨活湯本來是治「動且痛」的方劑；如果信服本經表獨活『止痛』的話不錯，則我所說的地黃制動，也便可以相因成立。只有一層：痛的表現，固然起點於動；而動的表現，又起點於什麼呢？那必輪到「衝」的關係了。本經又曾揭示獨活能治『奔豚癇痓。』試想痙啊，癇啊，奔豚啊，這一套症候：不是「衝」的表現，是什麼呢？於是我敢說：獨活的主作用在「止痛，」副作用在「鎮衝。」……

若要認真注意到「鎮衝，」那麼，就非藉重桂枝不克。防己黃耆湯方下有言：『氣上衝者，加桂枝三分。』可是桂枝擅長鎮衝，已成為老生常談。

的確！地黃桂枝湯本來是鎮制衝動的方劑；千金作者表牠治『小兒寒熱進退，啼呼腹痛。』就照，「寒熱進退，」便反映出衝動的發作和休止；休止則熱進寒退，發作則寒進熱退；稍具病理常識的，都會道這話。至論「啼呼腹痛，」則純係精神不安；也許是水毒和血毒衝動，而影響到腦神經使然。不得認為腹筋腸管有時拘攣，痛苦難言。如果認為腹筋腸管有時拘攣痛苦難言，那便需要加入芍藥；本經表芍藥主『邪氣腹痛。』不消說，這腹痛是出發於「拘攣」的。

地黃桂枝湯加芍藥，便落到千金芍藥湯的範圍了。千金芍藥湯：是『芍藥，乾地黃，牡蠣各五兩；桂枝三兩。以水一斗煮，取二升半去滓，分三服。日三。……』其所以有牡蠣構造者，大概取重牡蠣能幫助地黃制動：千金三黃湯方下有言：『心悸加牡蠣。』可是牡蠣制動的話，尤覺較地黃普通些。因此，千金作者對於芍藥湯，除在方後說牠治『腹中拘急痛』之外，特別撰一條，表牠治『產後虛熱頭痛。』這頭痛，當然要說是水毒和血毒衝動及腦神經使然。

但是，說到水毒和血毒衝動及腦神經的話，只怕不止於「頭痛。」還會令人「精神昏亂。」不信，請更觀察考驗防已地黃湯：

『防巳　甘草各二兩　桂枝　防風各三兩　生地黃五斤別切勿合藥漬——疾輕小一斤　右五味。㕮咀，以水一升漬一宿，絞汁著（著字下有闕文）一面取滓著竹簀上，以地黃著藥滓上，於五斗米下蒸之，以銅器承取汁；飯熟。以向前藥汁合絞取之。分再服。（此方錄自千金，却與金匱所載不同。）

也係建設在地黃桂枝湯的陣綫上。金匱作者表牠治『病如狂狀：妄行獨語不休；無熱，其脈浮。』千金作者表牠治『言語狂錯，眼目霍霍，或言見鬼，——精神昏亂。』這等「精神昏亂」的現實，不得說不是水毒和血毒衝動及腦神經所致。

防巳地黃湯之用甘草者，殆以甘草合桂枝，抵制上衝急迫；多少能夠阻擋水毒和血毒侵犯腦神經的野心。若更考以桂枝甘草湯證——其人叉手自冒心，心下悸欲得按者。——其義不難推測而知。

至論防風：本經表牠主『大風頭眩痛。』又表牠治『風行周身骨節疼痛。』然則防巳地黃湯之用防風爲「止痛」也。防巳：別錄表牠療『水腫，風腫。』又表牠『散癰腫，惡結。』然則防巳地黃湯之用防巳，爲「消腫」也。唉！那得說防巳地黃湯具有「衝」「動」「痛」「腫」四候呢！腫根於痛，痛根於動，動根於衝，徵諸病理，固然有這樣說法；但不知防巳地黃湯的腫症發現於何部？發現於腦部而成所謂「腦水腫」麼？

我見千金芎藭散（芎藭朮防巳）所治的『小兒夜啼，至明卽安寐。』曾認爲「腦水腫性號泣。」假使挪芎藭散與治『虛勞煩擾奔氣在胸中不得眠』的酸棗湯（酸棗仁知母茯苓人蔘桂枝生薑甘草石膏）聯合起來，或可活用於腦水腫。若謂防巳地黃湯有對付腦水腫的用途，我是不敢開命的。

以我的經驗說，防風合防巳，能振起淋巴循環，而排水毒；較諸芎藭合當歸，能振起血液循環，而去血毒；其理相同。這些例子，我於千金外臺中可以找到許多，但在這裏是不便一一舉出來呢。

現在所要舉出來的，別錄表防風治『四肢拘攣，』又表防巳治『手足拘攣』可是防巳地黃湯證——精神昏亂——却少不掉「癲癇機痙攣」的。

總之，防巳地黃湯與芍藥湯的構造，都不離地黃桂枝湯爲中心；則其症候，當然也都不離衝動的表現。這衝動的名義，是不是近於古人所說的奔豚症？或者便說是奔豚症的一個支派。

奔豚症的一個支派
- 地黃獨活湯
- 地黃桂枝湯
  - 芍藥湯
  - 防巳地黃湯

我記得日本渡邊熙氏發表奔豚症，曾有這麼一節說：『東方自太古以來固有之奔豚症：此病西洋所無，不見記載，强作比擬，則彼之發作性神經性心悸亢進症，庶幾近之。此病日本現今患者甚多，無論情形如何，在現代醫學上皆難下明白診斷；或云神經昏亂，或云神經性心悸亢進，或强斷爲脚氣病，心臟病，子宮病等。歷一年二年而不瘳者，比比皆是。蓋本症無他覺的症狀可徵。自覺的症狀：惟覺異常苦惱，坐起既懨懨不支，就臥亦四肢動悸。頭目暈眩如乘舟遇風；而精神恍惚，又若墜身深谷。心頭煩悶，莫可名狀。且動悸不限於心胸，就床時覺跳動達於手足尖端，而不能入睡。加以腹筋腸管及四肢腰際時覺拘攣，痛苦難言。元來此病自覺的症狀，非常劇烈；縱訴其苦悶於醫師，而醫師想像亦難中肯；往往認爲神經昏亂者之妄訴也。』

我由這一節，便聯想到奔豚湯（甘草芎藭當歸半夏生薑甘李根皮葛根黃芩芍藥）其所治的『奔豚：氣上衝，胸腹痛，往來寒熱。』較之地黃桂枝湯證——小兒寒熱進退，啼呼腹痛。——好像是一樣情形。然則我們擬將地黃桂枝湯的系統，納入奔豚症部門裏說；也許，沒有什麼不可吧。

中藥雜誌（五）

朱松

益母草

益母草 Leonurus Sibiricus, L. 以其宜於產母，有補陰之功，故名。此草及子，皆茺盛密蔚，故又名茺蔚。其莖方類麻，故謂之野天麻；豬喜食之，俗因呼爲豬麻。夏至後卽枯，故有夏枯草之名。其別名尚有益明，貞蔚，蓷，火杴，鬱臭草，苦低草，土質汗等。

益母草係一年草，自生於原野。葉有長柄，方莖，夏日開紅紫色唇形花。莖高約一米餘，近水濕處甚繁。本草綱目云：「此草有白花紫花二種，白者入氣分，紅者入血分。按閨閣事宜云，白花者爲益母，紫花者爲野天麻。……蓋不知其是一物二種」。

益母草係集帶花之全草而乾燥之者。茺蔚子乃其種子，表面呈灰黑色，爲稍長形之粒子，長約二毫米，有三稜；古藥肆常冒作「巨勝子」出售。同屬植物 L. Cordiacus, L. 在美國名 Lotherwort 亦爲婦科藥品。

日人久保田，中島兩氏，在益母中分析出 Leonurin 係一種結晶性的鹼性物（alkaloid），其分子式爲 $C_{13}H_{20}N_4O_4$ 對於子宮，可增加其緊張性，並可使子宮增高運動之度數；且有利尿作用

益母草明目益精，解熱順氣，調女子經脈，產後血脹。久服令人有子。李東垣言瞳子散大者禁用。藥肆中有將益母草火熬成膏，色如沙糖色，治婦人經脈不調，胎產氣血諸病，服食法亦簡便。

江浙一帶，婦女產後，多服苦草湯。苦草生湖澤中，長二三尺，狀如茅蒲之類，與益母草不同。本草綱目祗云，主治婦人白帶，江浙婦女產後服苦草，未悉其根據何書？閱者諸君，如蒙見告，不勝感謝。

百草霜

白草霜乃竈額及煙爐中之墨烟，其質輕細，故謂之霜。其別名有竈突墨，竈額

墨。

本草綱目云：「百草霜，釜底墨，梁上倒掛塵，皆是烟氣結成，但其體質有輕虛結實之異；重者歸中下二焦，輕者入心肺之分」。此說依據物質之密度，而區別輕重之質，再以輕重之質，意測其入心肺，或歸中下焦，不可信也。

舊說百草霜，治陽毒發狂，消化積滯，止上下諸血，婦人崩中帶下，以及瀉痢噎膈等症。

古方治陽毒發狂，用黑奴丸（參閱沈氏尊生書方），其藥品爲百草霜，釜底墨，梁上塵，麻黃，大黃，黃芩，芒硝，小麥奴等。此方古人謂攻解三焦結熱，兼取火化從治之義。百草霜之消積滯，亦是取其從化；其治失血諸症，以血爲紅色，黑爲紅色之反，故血見黑可止，斂又以其從化之理。古人此種意測之藥理，在今日學術競爭之時代，學醫者似不宜再爲引用也。

中國藥用植物培植法（續）

徐愷 倪維德 編著

（三）玄參

產地 玄參乃浙江省之特產，其產地如杭縣之筧橋喬司，及臨平等處，若他處之氣候土質相宜者，當可得相等之成績。

氣候 玄參爲溫帶植物，故其性喜溫和，惟微兼寒性之地帶，亦可應用，至若熱帶及嚴寒之地，均不適其生長。

土壤 最適宜之土壤，以含有砂質之鹵土爲最佳，其產出物，必形質佳良而粗長，次之以略含砂質之碎土，植之亦可。惟其成績，已不能如鹵質之佳，至若植土及壚土等，却絕非所宜。

整畦 畦之長短，可隨地形爲之，至於幅闊，約須四尺。其畦面既耕調勻整，即用點播器點穴，每株縱橫之相距約七八寸，以後即可擇期下種。

擇種 元參有羊角種與蘿蔔種兩種，均有雌雄之別，雄者無大根，亦不生種子惟雌者生根，供藥用，即元參也，又生子芽，以作種子，第一年生者收穫雖豐，而質劣，二年生者收穫雖少，而品質較優，故欲改進藥物之志士，而欲試植元參者，切勿貪收穫之豐，而必以改良品質爲要圖。據聞杭州筧橋喬司產，其參作黑色，若臨平產之玄參，則色帶灰白而心空，其質已較遜，尚望有志諸君力謀改進。

施肥 肥料當以窒素肥料最適其性，故多數即施以人糞尿，以促助其生長，其施肥之期間，在下種之前，先施第一次肥料，是爲基肥，至霜天時，施第二次，並上肥一次，至伏天前再作第四次施肥，以後可不須施肥，或再略施稀薄之人糞尿，總之元參自下種至收穫，衹須施肥三四次，再察其生長之肥瘠，而定其施量，若肥施過多，不過徒增其莖葉之繁茂，於其根部之生長，殊無若何之裨益。

除草 除草之工作，可視雜草之多少，而隨時芟除之，惟元參有雄雌之別，其雄者既無根可採，又無種子（即子芽）可收，如果任其生長，徒耗地中之養分，其害實等於雜草，故宜趁日光猛烈之時，即將畦上之雄元參拔棄之，即可枯死，蓋利用元參之畏日光而除之，庶免蔓延也。

除害 元參之害蟲有數種，就中以一種青蟲，為害最烈，蟲長約二三分，屬半翅類，呈青綠色，專食元參之葉，可於每日清晨當其大食特食時，即用捕蟲網捕而溺斃之，或用他種有効之殺蟲劑灑之。

採取 每年之九十月間，元參已長育可採收取之法。以手捏其莖而拔起之可使元參無碎損之虞，或有以耙鋤挖掘者，則常傷壞而不能全整，得全部拔完，即運至廣場中，以去其莖葉，同時即剝下子芽，擇其肥大者，以作種子，再將元參之細毛剪去之，置日光曬四五日即已乾燥可售矣。

鑑別 此物以肥壯堅實性糯無蘆，煎煮時微有香氣者佳，若內有白心，性剛不糯而氣不香者劣。

計算 每畝種子約需百斤左右，其收穫量須視種植者之方法善否，其最佳者每畝可得二千數百斤，次之約一千六七百斤，如照市價平均之，每石可售十五元，如每畝平均二千斤，可售洋三百元，有志改進醫藥，增加生產者，曷一試之。

貯藏 玄參祗須曬乾，即可久藏，惟其種子之貯藏，須擇其壯實者曬八九日，待其乾透再在乾燥之土地，掘一深及尺許之穴，穴之大小，可隨種子之多少而為之，掘好後即將曬燥之種子，納入其中，上以稻藁覆之再覆，以乾燥之土，此種藏法，既便且佳，雖至翌年播種時，亦無何種之損壞。

播種 玄參有一年生及兩年生之別。一年生者為本年驚蟄時下種，二年生者為上年冬至時下種，當播種之時，須擇天氣晴朗，而陽光不過烈者最佳。至若雨天亦不相宜，種子播下後，可覆以半寸許之土，蓋之不可過厚過薄，而妨其發芽生長。若能以灰泥蓋其上，尤足增速其發育。

兩個合理的民間丹方

顧汝駿

藥品 石榴皮（樹皮根皮果皮均可）

主治 小孩蟲攻腹痛。

製法 將曬乾之石榴皮，研末，空腹吞下，小孩因其苦澀，難於下咽，可用豆腐皮及龍眼肉，包裹吞下，每次一錢至三錢。

實驗 鄰孩喜食生冷，馴至恆有腹痛，飽則稍緩，飢則益劇，面皖吐涎，脈洪大，爰斷爲蟲積，囑服石榴皮三錢，下蛔蟲甚夥，豫後極佳。

理由 石榴果皮經化學分析，含有鞣酸，護謨，越幾斯，等成分，技皮及根皮含配來推林，(爲一種植物鹽基，無色或微黃，狀如油)，及多量之單寗酸，澱粉質等，在胃中能制止胃內酵素過量之醱酵；入腸能收縮腸粘膜，使腸之分泌減少；絛蟲遇之，卽被殺死，而向大便排出。

禁忌 不可多量內服，因其極富甯酸，故易發嘔吐瀉利，及腹痛，甚至眩暈昏瞶，及全身痙攣之神經現象。

藥品 梹榔子

主治 消食殺蟲。

製法 切片煎湯飲之，或去皮生嚼嚥之，最多三錢。

實驗 吾妹邇來面黃肌瘦，腹瘕納懈，時溢腹痛，諒是腸胃薄弱，寄生蟲繁殖，故購梹榔與食，不期旬餘，轉弱爲强，殊出意外。

理由 檳榔中含有阿來可林，及阿來加茵之植物鹽基，餘爲單甯酸及揮發油。據日醫謂其亞爾加魯一度，爲揮發性有液狀，逢酸則成結晶鹽，爲有效成分也，用動物試驗之生理作用，則刺激迷走神經，(甚至心藏休止)增進分泌(似唾涎)及腸蠕動，醫療作用，爲殺死絛蟲，及消食積。

禁忌 有心藏衰弱病者少用，大量有礙腸胃及縮小瞳孔也。

非常時期的醫學研究

非常時期的醫學（續）

朱松

（七）擔架搬運傷兵

擔架搬運傷兵，爲傷兵搬運方法中最重要，最基本的一種。擔架之搆造，通常概用帆布製成，作長方形，長等人身，闊二尺左右，布之兩邊，各縫一管，通以較長之木桿，桿之長度，較帆布長一尺有餘。木桿露出於帆布管外之部，依擔架兵面立之方向，區分爲前柄後柄，柄之兩端，各置帆布帶或皮帶一條，名曰負帶，用以肩負擔架者。兩端尙有鐵製之橫檔（亦有木製者），以掌開布床之用。下有四脚，以防床底之沾泥。擔架之中央，有一扣帶，用作固定傷兵之身體者。

帆布担架

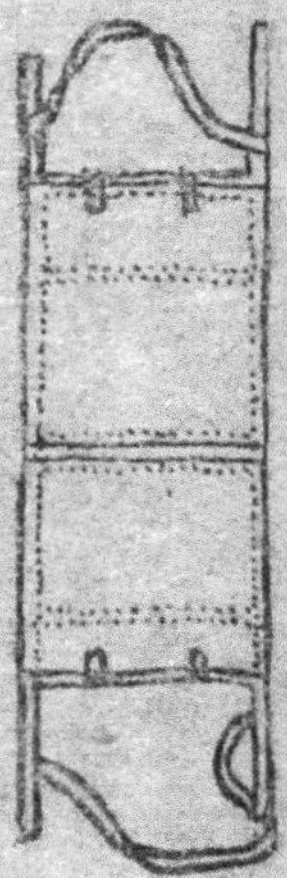

有時因帆布材料之缺乏，尤以西北諸省區域爲甚，可以繩索所製的擔架代之，但其缺點，不易摺合，又須墊以棉被或軍毯，惟其材料易獲，價又特廉，此所以繩索担架，在軍用上之價值，反優於普通帆布之擔架。

担架伍之編成　担架伍之編成，有以四人爲伍者，有以三人爲伍者，亦有以二人爲伍者。四人伍，在二列橫隊時：單數之前列爲第一號，其後列爲第二號；雙數之前列爲第三號，其後列爲第四號。三人伍；單數之前列爲第一號，其後列爲第二號；雙數之前列爲第三號，其後列缺伍。二人伍；前列爲第一號，其後列爲第二號。

繩索担架

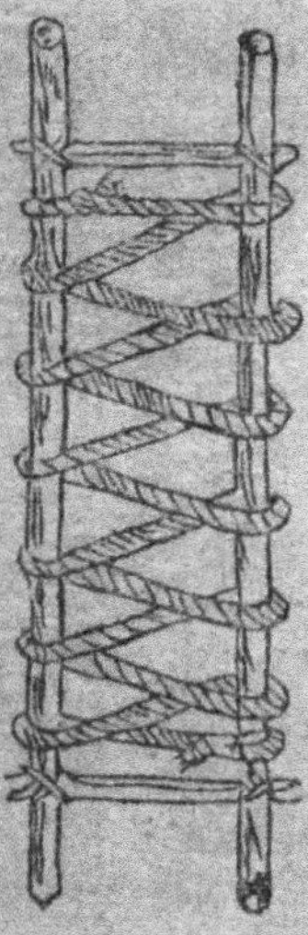

欲編成担架伍，則下如之口令：

口令「集合！」「報數！」

聞「集合」口令，各兵成二列橫隊。俟集合完畢，如爲三人伍，則雙數後列者，退下一步，候令。（在教練時，可跑步至排尾，另成新伍）。

欲賦予號數於各兵時，可下如左之口令：

口令：「各担架伍報數！」或簡發「報數！」口令。

聞此口令，由前列單數，從右順報數。

各担架兵之位置，如左圖：

担架兵之位置

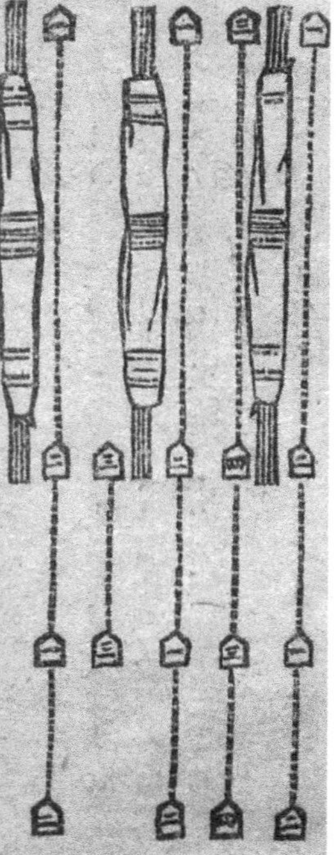

欲令各担架伍，往取担架時，發如左之口令：

口令「取担架！」

聞口令後，第二號担架兵，跑步到儲存担架之處，將担架之中央，負在右肩，跑回伍前，面向右側方向，左膝跪地以担架之一端，置於前列者足尖線前五十厘米處，單數與雙數者之中央後，經列前左側，跪回原位。如為二人伍，以担架的一端，放置於前列者左側十厘米處。

擔架既放置列前，可下如左之口令：

口令「向担架！——走！」

聞此動令，前列者前進二步後，後列者跟隨前進（三八伍之第三號，同於後列者），到達担架前後柄之兩側。其位置如「担架兵位置圖」。

各担架伍既至担架兩側，如欲準備担架，則下如左之口令：

口令：「準備！」

聞此動令，第一第二號向左轉，以左膝跪地：第三第四號向右轉，以右膝跪地。第一第二號解開束帶，張開担架，鑲入橫檔，將其緊張之。第三號協助第一號：第四號協助第二號；兼各將負帶套於前後柄上，而後仍將此負帶置於担架上；末則全起立。

如欲將已張開之担架，收摺之，則發如左之口令：

口令：「撤收！」

聞此動令，各担架兵跪下。第一第二號退下負帶，置担架上；除下橫檔，放入担架中部。第三第四號協助之。末則第一第二號捲起担架，固定束帶。

如欲檢查擔架，則發如左之口令：

（未完）

非常時期的防毒學（續）

章鶴年

第六款　防毒訓練

（一）各個訓練

（甲）防毒面具之訓練

a.檢查面具

（一）面具套鐵圈，鐵鉤，務須妥適，面具綳帶須牢固。

（二）藥罐不可有沙眼或生銹。

（三）面殼活門須密合。鏡片，下顎，須適中。

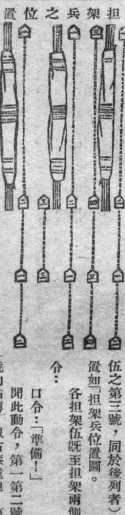

b.試驗面具

(一)選擇適當大小面具（面具約分大中小三號，中號者民衆百分之八十可以適用，各面具上之鐵口圈上印有大小號數）

(二)以面具測量器作愼重之適合試驗。

(三)求雙目在面具上鏡片中央之前。

(四)密度檢查，以手緊覆于口圈，作急促深呼吸，如緊密時，則面具週圍陷入貼面，反之卽有一處不密，故最妥善之方法，以在毒氣試驗室中舉行，面具稍有不密，則立刻發生效力也。

c. 面具帶法

(一)將面具由匣中取出，並將濾過器或濾過匣旋上口圈。

(二)如係新面具，注意將濾過器上油紙撕去。

(三)將攀帶掛於頭上，以手提其他帶。

(四)先將下頷伸入面具內，再將其他帶推向頭上。

(五)將各帶放平，以手按摸面具框是否貼實。

(六)後頸帶掛起，一切手續均完畢後，可將濾過器再行上緊。

d. 面具帶上練習次序

(一)十分鐘至三十分鐘靜坐。

(二)十分鐘至三十分鐘靜坐中說話及唱歌。

(三)十分鐘至三十分鐘柔軟體操及步行。

(四)十分鐘至三十分鐘輕工作，負擔二十啓羅重量物件，作上下台階運動。

(五)十分鐘至三十分鐘重工作，搬運至八十啓羅重物件，跑步戰鬬等。

此外對於特別工作習慣訓練，如在面具下閱看地圖，抄寫命令與報告，觀測，繪圖，使用測量器，打電話，瞄準，射擊等等工作皆是。

e. 面具取下法

當取下面具時，應舉行以下之三種試驗，完畢後，方再將面具取下，以昭愼重。

(一)視覺試驗——舉目細觀，如見空氣中仍有毒氣痕跡，則不可將面具取下，夜間宜以手電燈照明，卽可知空氣中含有毒氣與否。

(二)嗅覺試驗——如已不見毒氣之痕跡，少頃，可將一指插入腮部及面具中間，將口緊閉而以鼻息，作急促呼吸，驗是否有刺激性之感覺及嗅味，以判斷毒氣之有無。

(三)取下試驗——如既不見，又聞不到（對於芥子氣毒應特別注意因嗅味極小故也）毒氣時，可試將面具取下，假使感覺仍有毒氣存在，宜迅速帶上面具，嗣後取下試驗，可重複舉行。

(四)取下面具時，先將頸帶放鬆，然後向上舉起，離開面部。

(五)取下面具後，應平心靜氣不宜作過度之呼吸。

f. 面具清淨法

(一)面具用過後，翻過拭乾。

（二）透明板切勿拂拭，恐化學質磨去，卽失潤濕作用。

（三）放入透明板時，僅能以手執其邊沿。

（四）不能用汽油或其他相類物刷洗。

（五）外面的汚穢可刷去之。

（六）上凍面具，可使在暖處漸次融開，切勿在爐上烘烤。

（七）如所用面具有中間輭，則取下後以淨水冲洗之，吐氣活塞以洋蜜溶液（一分洋蜜十分水）淸淨之。

（八）每裝面具匣底上須有一能容收濕氣之布塊。

g.面具消法毒

（一）以一與千分比的溶液支那索耳油（Chinasal）拭之。

（二）或用特製面具消毒劑。

（三）消毒後確實涼乾。

h.面具保藏法

（一）藥罐須嚴密保護。不可受潮致失效用。

（二）面殼、鏡片、活門及橡皮管，均易受傷，配帶時及收藏時務須仔細。

（三）面具袋內不可貯藏他物。

（四）保明劑及擦鏡布須妥爲保存，不令遺失。

（五）貯藏面具處應風涼乾燥。

（六）勿使沾染灰塵。

（未完）

生理學研究

古籍所謂肝藏之今釋

無錫甘露 周詠南

生理之學，古書鮮少論及，靈素難經諸書，雖間有述者，而又語焉不詳，空洞無實，如五藏之部位，腸胃之短長，雖有說明，而往往與事實不符，質之現代生理，輒屬相左，姑以古人之所謂肝藏而言。

肝藏之部位，古人謂生於左部，如內經云：「肝生於左，肺藏於右」，質之現代生理，適屬相反，其實肝藏位於膈之下，腹之右上部，其左乃胃也。而古人何謂「肝生於左」，有此謬誤，大概由古時鮮少解剖機會之故耳，難經載其形態，亦屬錯誤，如四十二難云，「肝…左三葉右四葉丸七葉」攷之生理則否，蓋肝有五裂罅，此即肝之五葉，五葉分右葉，左葉，方葉，及兩尾狀葉，而古稱七葉，古書與其妄載，後人亦與其妄從，此肝藏部位之誤也，若論其官能功用，更有甚於此而大相逕庭者，現代謂肝藏係消化器，乃分泌胆汁以鹼脂肪同化，澱粉爲糖原質，使之留於細胞中，以供全身之消費。對於腸管所輸入之有害物質，使之中和，而呈爲解毒作用，據此而論，可知肝藏係純屬一消化器官，但古人謂肝之功用，與此說不同。內經云：「肝者將軍之官，謀慮出焉」，又云「肝藏魂」「肝者罷極之本魂之居也」，夫謀慮者思想也，爲大腦意識神經之作用，魂舍即意識，或智慧之謂，按意識者由大腦神經所出，經謂肝能藏魂，魂舍於肝者，即今說所謂意識作用，出於大腦之交感神經也，如上所述，可知昔日之所謂肝藏作用，即今日之神經作用，推之疾病之上，舊謂肝病者，亦即指神經而言，試觀金匱眞要論云；「東方色靑入通於肝，開竅於目，藏精於肝，其病發驚駭」，按驚駭者亦即於腦神

醫林文藝

補獻

中醫科學研究社的祝辭

卻疾醫學研究社社長鄭軒渠

太陽的熱力，推動文化進展的輪齒；
優勝劣敗的巨潮，澎湃無已；
中醫們！在這日子，
時代給與這偉大的使命，要我們共同負起！
我們中國的醫學，蘊藏着科學的眞理，哲學的意義；
這四千六百多年的金壙，要我們努力發掘，整理。
起來吧！接受時代策進的鞭子；
開展我國醫學的眞價，闡明我國醫學的玄祕；使它跑進科學的康莊大路，
和西醫在世界上並駕齊驅！
時代給與這偉大的使命，我們不要放棄，
負發揚國粹的天職，秉保障民族健

經失常，刺激運動神經，乃使驚駭發矣，俗謂肝陽眩暈之疾，起於肝火過旺風陽上僭之故，其實即神經總樞被受刺激，血液循環失司，腦部見充血，而四肢軀幹見貧血，此即神經衰弱後引起之虛性刺激也，又如本草謂羚羊角能治瘂厥之證，以其能鎮肝熱，其實亦即能鎮靜神經之故，又觀內經以愉悅舒暢爲肝德，憂愁鬱怒能傷肝，細加探討，其所謂愉悅能益肝，憂愁能傷肝者，亦即指神經而言，以愉悅能使神經弛緩故不病，憂鬱能使神經刺激故欲病，綜上歸納，可知古籍之所謂肝者，非指今日肝藏乃消化器之功用而言，乃專指神經而言，此醫者不可不知者也。

詠南作於甘露之夢悟軒（廿五，十，）

握管倊促拉雜而述自知才疏學淺謬誤必多尙希同仁有以政之　作者識

康的意旨；

中醫科學研究社諸健兒，他們願意做我們的先驅；

五律一首

愷翁先生郢政

劉生歸佛後，尙慕長桑君，粲指探肌雪，凝眸掠鬢雲，求方思海島，律讀叱羅裙，拭目瞻徐稚，高名世外聞，

病理學研究

中醫陰陽四時六氣五行的科學解釋（續）

鄭軒渠著
董健華校

這也不是呆版地對那物質而言，比如我們說：桂，附，乾薑，吳茱……等是陽藥；知，柏，生地……等是陰藥。然而我們拿出這幾種藥來看，怎會見得陰陽之所在呢？所以我以爲陰陽在形體上是看不見的。但是這幾種藥，以他的效能在治病上，却看得見，如桂附，乾薑，吳茱……等，陽虛寒盛，六脈微遲的症，服之則宜；陰虛脈大者則忌。知，柏，生地……等，陰虛熱盛，六脈洪數的症，服之則宜；陽虛脈細者則忌。推而論之，則舉凡一切藥物在治療上，所以會奏効的原因，即以其具有陰或陽的性氣，故藉之以矯正人體陰陽的偏勝盛衰……。其以所能矯正人體的偏勝盛衰……，這就是他的効能的表現。所以我又以爲陰陽在表現時，我們或者可得而見之。以人類的疾病時講：面赤，畏熱，好飲冷，好動，喜明……這是陽病的表現。而黯，怯寒，好飲熱，好靜，喜暗……這是陰病的表現。以電機來講，陰陽兩電我們的眼睛看不得見，而其表現則在我們的視覺，聽覺或觸覺，嗅覺總可以知道。而這種表現的原理，即胡適氏所謂：『互相衝突，互相推擠。』或即如朱謙之氏所謂：『不和則亂動，而生出種種變化，種種運動。』雖然，陰陽由互相衝突，互相推擠，或不和則亂動，而生出種種的變化，運動，使可以知道宇宙間的事物有陰必有陽，有陽必有陰，不會單獨的。其成偶的原因，乃以陰陽是相生的，相長的：陰生於陽，陽生於陰，互爲相生，氣化乃成。論對立，則可爲偶。二氣之分，即一氣之運。

春秋繁露：『凡物必有合，……陰者陽之合也。……物莫無合，而合各有陰陽，陽兼於陰，陰兼於陽。』

簡直說，宇宙間萬有的事物，既沒有單獨的陰，自然也沒有單獨的陽；然所謂陰，所謂陽，也乃是相對的，一切悉爲陰陽的集合。無論甚麼東西，斷沒有中性的，必有陰陽多少存焉。即使偶然偏離，也不能舒暢發達，比如我們把一盆花移在沒有日光的地方，不過幾天，便見萎黃，甚至於死。即吾人幽禁暗室，不見日光，也是如此。這猶是對人身體外的陰陽偏離而論。若就人身體內的陰陽偏離來說，則：

生氣通天論：『陽氣者，若天與日，失其所則折壽不彰，故天運當以日光明。是故陽因而上，衛外者也。……』

內經這一段所說，人身的陽氣，乃是衛氣；人有陽氣，猶天的有太陽，陽氣失所，四時必傷邪氣而爲病。

又說：『凡陰陽之要，陽密乃固。兩者不和，若春無秋，若冬無夏，因而和之，是謂聖度。故陽强而不能密，陰氣乃絕。』

於此可知人體的陰陽，不可偏離，不但不可偏離，也不可偏勝。

生氣通天論：『陰者藏精而起亟也，陽者衞外而爲固也。……內外調和，邪不能害，耳目聰明，氣立如故。』

又陰陽應象大論：『陰勝則陽病，陽勝則陰病；陽勝則熱，陰勝則寒。』

此又可知人體的陰陽不可偏勝：陽勝則熱，陰勝則寒。更進一步言之：陽虛亦熱，陰虛亦寒。這四者爲百病的總則。所以陰陽之道，貴乎平和，而能互相施化。比如自然界的雲雨。

易：『雲行雨施。』荀爽注：『乾升坤，曰雲行，坤降於乾，曰雨降，乾坤二卦，成兩既濟，陰陽和均，而得其正。』

蠡海集：『雲爲陽。陽主施；雨爲陰，陰主化；陽施而陰化，故雲密則雨降；陰施而陽不化，則有雲而無雨；未有陽不施而陰能化者，故有雨則未嘗無雲也。』

按所謂乾升於坤者，乃地面上受日光的晒曝，水蒸氣升騰空中，遇冷而凝結爲微細的水點，浮遊空中而成雲。（離地不高者則爲霧。）所謂坤降於乾者，乃雲愈積愈重，而下降爲雨。即陰陽應象大論所謂：『淸陽爲天，濁陰爲地；地氣上爲雲，天氣下爲雨；雨出地氣，雲出天氣；故淸陽出上竅，濁陰出下竅；淸陽發腠理，濁陰走五藏；淸陽實四支，濁陰歸六府。』

觀內經這段的意思，是說人體的陰陽也必要互爲施化，它乃先說雲雨，更使我們得了一個顯明的例證。

前面我既說陰陽的互相施化，現在又要說陰陽的互相循環。陰陽的互相循環，我們在時間空間上都可以觀察得到。如春溫，夏熱，秋涼，冬寒，我們在地球溫帶地方的人，最感覺着這四季氣候的光景，這四季氣候光景的不同，據氣象大論說是：『陰陽往復，寒暑迎隨。』

按這「迎」字，是來的意思，「隨」字，是去的意思，內經說寒暑的來去，就是陰陽的循環。這四季不同的原理，新學者誰都會明白是由於地球的旋轉。按地球爲一個圓球形而懸於宇宙的太虛中，所以內經五運行大論說：『帝曰：「憑乎」？岐伯：「大氣擧之也」。』太陽系有九大行星，地球排次第三。繞太陽一周，名爲公轉，時間約三百六十日，又一日的四分之一。月繞地球一周，時間約二十九日，又一日的二分之一。而地球自轉一周，約二十四時許。夫地球繞行太陽的軌道爲橢圓形，所以太陽在其兩焦點的一軌道的平面和赤道的平面相交，適成二十三的角，故太陽出入於赤道的南北；在赤道南最低之處，時爲冬至；在赤道北最高之處，時爲夏至；適至赤道，時爲春分和秋分；所以四時溫，涼，寒，熱的不同乃因地球受太陽熱力繞射赤道南北斜正的原因。而這四季的循環，就是陰陽的往復；陰陽的往復，就有生殺的本能。在宇宙間的生物，都受其生，長，收，藏的過程。

四時調神論：『春三月，此為發陳，……此春氣之應養生之道也。……夏為寒變，奉長者少。夏三月，此為蕃莠，……此夏季之應養長之道也。……秋為痎瘧，奉收者少。秋三月，此為容平，……此秋氣之應養收之道也。……冬為飧泄，奉藏者少。冬三月此為閉藏，……此冬氣之應養藏之道。……春為痿厥，奉生者少。』

這一段是說四時的生，長，收，藏和疾病的關係。近人惲鐵樵氏生理新語謂：『內經以四時為本，全書皆以四時為說。』蓋「四時者，萬物之根本也。」

內經又以手足的厥，少，太配合四時，按厥，少，太者，就是多少，強弱的意思。蓋厥者盡也，少者小也，太者老也，由厥而漸生少，由少而漸至於太，由太而至於厥，如此循環，終而復始，如足厥陰風木配足少陽膽，而主令於春。手少陰君火配手太陽小腸而主令於夏。手太陽肺金配手陽明大腸而主令於秋。足少陰腎水配足太陽膀胱而主令於冬。脾與胃則足太陰與足陽明獨旺於長夏。因為孤陰不生，獨陽不長。陰或陽沒有獨生獨長的理由，所以每個時令也必須互相配合而主之。

（未完）

對於五行之我見

孫學海

1.木，火，土，金，水，五者，何以謂之五行？

木，火，土，金，水五者，實為大自然界中主要之原質。惟此五者，能相生相尅，相制相化，換言之，即能互為因果循環，互為新陳代謝，用能生生不息，是謂五行。

2.五行中之木，火，土，金，水，其含義各若何？

中國古代文學，至簡括，故其命名取義，亦至為含渾。如謂凡具曲直之性者曰木；即凡屬植物，而為有機性者，皆屬之。凡具炎上之性者曰火；即能起養化作用，而有燃燒性者，皆屬之。凡具稼穡之性者曰土；即能與木，火，金，水，起混合作用，而含中和性者，皆屬之。凡具從革之性者曰金；即凡屬礦質，而具堅硬性者，皆屬之。凡具潤下之性者曰水；即凡屬液體，而含潤下性者，皆屬之。

3.生火之物，非獨木也。如火山之噴火，燐之發光，有多種氣體（如輕氣）着火，亦能舉燄，而經獨曰「木生火」，其說似未能概括；必有更深之義者？請作進一步之解釋！

水為與火相敵之物，其不能生火，無論矣。即土，金，二物，無論如何，亦必不能舉燄而燃燒。惟植物，則遇火固能燃燒；即人古鑽木取火，由摩擦而生熱，由生熱舉火，是起養化作用，而亦能燃燒；此木生火之說也。燐之發光，乃係養化作用，亦必着於木，始能燃燒，此即火易所謂「火麗木則明」之理也。有多種氣體（如輕氣）着火，亦能舉燄燃燒者，亦係養化作用，并非氣體自能生火也。至於火山，乃係地心含有熱性之溶汁，由地殼噴薄而出，自另屬一問題，非火即由火山生也。

4.火生土者，其例固顯而易見。然石經風化潮解亦爲土，各種有機物體腐化後，亦能溶解於土中，似不能獨曰火生土者？請闡明其義，以破舉世之疑團！

石之經風化及潮解而爲土，非風及潮解，能化石而爲土也。蓋風化潮解中，實藉日陽蒸發之力量，始能充其分解作用，至於有機物之能腐化，亦必藉日陽之蒸發。蓋日陽者、火精也；謂土非由火生乎？

5.金者，埋藏於土中之物也。其產生之理，據化學的解釋，乃由各種金屬原子化合而成；而曰土生金者，其理安在？請解釋之！

各種金屬，固各由其同類之金屬原子化合而成；然此原子者，固皆混合於土中，必以土爲居間物，而後能成其化合作用也，又烏得以理藏論之？

6.木生於土中，攝取土中所含之養分以生長。是曰水生木，固可；曰土生木，亦未嘗不可。請更詳釋獨曰水生木之義！

木雖由土中產生，實藉土中之水分以滋長，是水乃直接生木者也。故枯燥無水之土絕無生物，其理可知矣！

7.請更舉例以明金生水之義！

凡金屬俱能溶化爲水；曾見有人曾投銀戒指於市經解剖死囚之膽中，則立化爲水，尤爲最顯明之例，此盡人皆知之者也。

以上言五行相生之理也。至於五行相尅之理，即日用常識中，均能見之，茲不贅論。

按經云：「天食人以五氣，地食人以五味。」蓋五行之性，本於五氣，五味之性，本乎五行；是五行與人身生理，固有密切關係，非國醫故爲攝弄玄虛也。茲特設爲問難，分條發明，以見五行生化，實含理化作用，未嘗無科學根據。深願海內賢達，於此益有以指正之，精闡之，務使我國數千年深晦精蘊之哲學，大明於世界，則豈惟國醫之幸，抑亦國學之大幸也。然則是篇之在今日，亦不過雜劇登場，漫引其端而已！

再按西人動斥五運六氣之說，至爲荒誕，與人生理無關，不思病人者，六淫也。而六淫中之風，寒，燥，濕，火，五者，皆五行之本氣也；而暑亦濕熱化合之氣也。西醫盛倡細菌之說，不知細菌，要亦風濕燥火之所化生。觀於流行性病菌之發生，多在夏秋之令，斷無有冰天雪地中，而能發生細菌者，可得其理矣。又烏得謂爲無關乎？

編者按：五行的取義，本爲自然界中之物質與原子，現在科學家所說的炭·硫·氫·氧·氮·等，同屬一類的名詞，但從前儀器未臻精密，不能詳細分析，與現代相較，自覺簡單含渾，至於生尅云云。亦無非各種原子互相混合之化學作用，彼此名詞不同，還望同志將雙方物理加以精密之比例，當可獲得共通之結果也。

和漢醫藥學研究

歡迎投稿

敬啓者，本欄稿件，此次經鄙人暨徐主編分向友人徵求，渥蒙不棄，佳作絡繹見賜，源源不絕，非常踴躍，茲因篇幅關係，編者稿件，爰暫停一期，諸希鑒察，再如承各方同文賜稿，仍極歡迎之至。

（石頭）

千年前之漢藥

藥學博士 中尾萬三著

周洵譯

奈良正倉院之御庫。為世界無二之寶庫。歐美所共知也。其美術品之渡重洋而介紹於世者亦已多矣去今千百七十餘年前。寶庫中即有漢藥叮嚀保存。此不比埃及古墳中所出之古藥。毫不分其頭緒。其所藏之漢藥。對於「何故要在此寶庫中納漢藥如何納此漢藥」「所納之漢藥。如何分量等事」分斷明瞭。頭緒清楚。此漢藥為當時朝廷對於民衆備遭病者之用。非最良之史料也。但從醫學上專門方面觀之。當時之藥。記載清楚。且附以本草之說明。便於種種研究。實可貴重之材料。裨益學界。殊非淺鮮。

寶庫中何故要納此漢藥乎？此則與聖武天皇建立東大寺大佛大有關係。當時之佛教。與今大異。從其事蹟觀之。為極實務的。僧侶大多具有常人以上智識。關於土木，建築，工藝，開墾，醫療，等事，咸有力量。而教育慈善等事。又似為彼等之專業，故佛教即最上之學問。最高之技術。宏揚教佛，即以所求增高。我國（指日本）之文華。同時圖增民衆之幸福。

聖武天皇深信佛教。決心發佛之大慈心。行一切平等。公平圓滿之政事。以增進民衆之福利。奈良大佛之建立。即為精神之表象。更希望國民一心虔誠。如佛之心於天平十五年十月治天下云。「天下之富有者朕也。天下之有勢力者朕也。以此富與勢力而造大佛像。固極容易之事。但苟無至誠之心。則亦徒勞心計耳」。

聖武天皇於天平勝寶八年駕崩。六月二十一日。為其四十九日忌辰。天皇從其遺意。將其遺物與圖寶施入大佛。此等物品。即為正倉院之實庫。記載此物品之薄冊。即係有名之東大寺獻物帳。帳中有一光明皇太后手書墨蹟。書清秀逸。大有子昂之風。有種種之漢藥。藥有御書文字。記其施入之理由。其藥帳中有云。「合計六十漆櫃。櫃盛二十一合」以意譯之。即為謂施入之藥。為數計六十種。分為六十櫃。每櫃納二十一合是也其下一段記載藥之名稱。或一列。或二列。其下記筒數式斤量。又其依物品之異記其小袋壺合子碗等容器之數。

第一櫃中除麝香之外。金納三十種之漢藥。第二櫃中除鐘孔床之外。尚有八種。第三，第四，第五，櫃中合計桂心五百六十斤。第六第七第八櫃中芫花三百二十四斤餘。第九，第十，第十一櫃中人參五百三十四斤餘第十二第十三，第十四櫃中大黃九百九十一斤餘。第十五第十六櫃中蜜瀾五百九十三斤餘第十七第十八櫃第十九櫃中甘草九百六十斤，第二十櫃中芒硝百二十七斤餘之外尚貯漢藥十四種。第二十一櫃中貯狠毒與治齒之毒藥三十二斤最後記其大體之意味云。此等藥均安置於大佛殿內。供養於盧舍那佛前之藥。如苦害病。欲用此藥者。須先請求於東大寺掌管此藥之僧。得其許可。而後可用。用此藥後萬病悉除，千苦皆救。諸善成就。諸惡斷却。稟深者經無限之壽命而不死。死則生於靈遮那佛之花藏世界。而享幸福」。以上為御書，其後有藤原仲麻，等等副署。藥帳全面有天皇御璽之押印。一見印可知為孝謙天皇光明皇后所御施。

從右之御書文中可以見御庫中所納種種漢藥。重在弘救病人。量多如桂心（五百斤）芫花（三百斤）貴重如人參。均為潤澤病人切要之藥。而大黃甘草。亦達九百斤以上。亦可知其大量矣。此皆為漢方醫療必用之藥劑。故施入甚夥也。

麝香之價值。雖年有變遷。但從成尋和尚天台五山記觀之。則每麝香十三個。換日本米五百石其後天平時代。麝香之值愈高。每十三個換日本米二千石以上。成尋和尚於宋熙甯亦年入唐。其所記載。雖在施藥之後。然於以見當時之價值已不低矣以如此巨價之藥品施之佛殿。無非為民衆圖幸福耳。詎知聖武天皇建立大佛之後。後世佛徒。不知弘揚此旨。徒斤斤於祈求冥福。以達其愚劣之目的。不思及全般國民之幸福。其想之拙劣。何欲何亡。

天平寶字三年三月十九日有孝謙天皇御書（宜）字之手跡。此手跡為批准續領桂心用者因其前施藥院曾請求天皇云。桂心一百斤。此藥為施藥院之用。既用盡後求之市場。不得。故請求撥付」云云。天皇依之。故有此「宜」字之批准也桂心即今之肉桂。去其紅皮。取其中之肉。味較良。現寶庫中尚有幾分殘存也。

（未完）

病名異同辯

劉鐵章譯

腦水腫。漢名稱為解顱。入門曰，解顱者小兒之頭逢開。俗呼之惡特利可） 張開之義。言頭蓋中液之潴溜也。先輩解不合也。主腎與髓及腦髓缺少。遂如木之根如過千日遂為以驚風與腦水腫相對照。雖漢醫之稱驚風者。特指小兒之搐廢人云。按解顱乃天窻（一曰顖會，又曰顖門，或名伏鼓泉掣而言。故與腦水腫相對照。頗穩當。

四射病。漢名稱中暍。又單稱暍或中暑，中熱，熱暍，火暍，說文謂傷暑。玉篇書中熱。醫言曰。暍乃炎夏酷熱之時。或旅途奔走疲勞。形似咽喉灸。或田畝之農夫。竭力耕耘。汗漿浹體。赤日爲魃。淸風不來，熱地如爐。寒泉難覓。精神疲絕。筋力困頓。忽然爲暑氣所壓。重者眩暈悶倒。人事不知。入門曰。勞動而得之中暍。按東垣論中暑。蓋言感冒也。

半身不遂　漢名扁枯。又稱風痱。病源曰。四肢拘收。神智昏亂。一臂隨之者。風痱也。此時口中能言者治。不言者不治云。按岐伯之說。偏枯與風痱自無區別矣。

兩脚麻痺。漢名稱之痿輭。素門所謂痿厥。痿躄是也。後世以爲脚氣之別名者誤也。

頭痛。漢醫以其部位而別其名。卽前頭痛陽明之謂經頭痛。耳瘀近傍之痛，稱之少陽經頭痛。漢家之所謂眉稜骨痛者。蓋謂眼窩神經痛也。

肋間神經痛。漢名稱之脇肋痛。專其左側者。曰左肋痃癖。或謂肝血痛。(以上淺田立翁之說)又內祕所載。所謂胸痺者。斥肋筋僂麻質斯歟。本間玄調云。胸脾者。胸肋間隱隱疼痛也。或徹脊膂。或牽引胸下。或走痛無定處。或從呼吸俯仰而疼痛云。

急癎。漢名有搐搦，瘈瘲。發搐，驚搐。風搐等之分別。方考之癎門曰。搐者四肢屈曲之名也。搦者十指開握之義也。入門曰瘈瘲者手足牽引也。大成論鈔曰。瘈瘲爲搐搦之輕名云。又方書中所載之掣引，蹉攣，拘急等之名，亦屬搐搦。

小兒急癎爲小兒之搐搦症。發因於麻疹，痘瘡，解顱，及其餘熱性病者也，此症有緩急之分。急性謂之急驚風。慢性謂之慢驚風。又本事方以急驚風稱陽癎。以慢驚風稱爲陰癎。方書中名驚癎者。蓋謂小兒遭鬼忤夢魘。或外物所驚而發之搐搦也。書痙漢名指痺又稱痙痺。此據對照淺田立翁之說。俗醫有以指端之痙攣爲癎之起因者。

局發筋肉痙攣。漢名轉筋。源病式曰。轉筋者反戾也。又有一痃癖者。一名脊强。俗呼之爲拘肩或打肩。發於婦人者呼爲血肩病。按此病症若非肩背部局所之假性充血。則必爲筋肉攣急。

橫隔筋痙攣。漢名吃逆。爲後世之稱呼。古則單呼爲噦。素問，傷寒論，金匱等書。皆載噦。噦說文之語氣也。又玄珠所載之吃忒及入門所載之逆亦同。醫學綱目之景岳類註中左之噦爲呃逆。咳喇爲咳逆。

吃音。漢名吃。說文所言蹇難也。和名類聚抄名名古度之毛利。陽墳塞。漢名口中轉尿。彙解曰。口中轉尿者。小兒從口中出尿也。大人亦有發之者。有人以關格與癃病對照者。然不甚穩當。關者塞也。格者閉也。卽壅塞之義也。就靈樞素問及八十一難經等查考其症狀。亦與壯糞病不合云。

腸結膜。漢名脾腎瀉。亦稱五更瀉。鷄鳴下痢。皆在曉曙催便夜夜下痢之謂也。

腸出血。漢名有下血便血　腸風　腸風便血　腸風下血　臟毒下血等名稱。回春曰。腸風之下血必在糞前。名曰近

漢醫學研究之種種相

南拜山著
史景賢譯

血。膿毒之下血。必在糞後。名曰遠血。丹溪曰。近血從大腸。遠血近小腸。

腸神經痛。漢名疝氣。出自素問內經。馬玄臺注曰。疝俗名小腸氣。疝源中類別爲石疝。血疝　陰疝　妬疝　氣疝五種。又分爲厥疝，癥疝　寒疝　盤疝　腑疝　狼疝六種。而後名稱百出。不遑枚擧矣。金匱載寒疝之痛達臍。方青云。此症因多食冷物。或冒雨露。或以涉水。致腰下厥冷而後發痛者也。此即西醫之所謂僂麻質斯性疝痛。或風氣疝云。又一說謂此即西醫所謂腹膜炎。究屬是否。姑誌之以備考證云。

大便祕結。漢名大便閉。或單稱祕結。大成論鈔曰。祕者經數曰不通也。結者使雖通而結澁難於暢達也。漢醫別祕結爲云。即悞尿脾約虛祕是也。

寄生虫病。漢名虫病證。神農本草始稱之虫。曰蟯虫。寸白虫。蟯虫至巢元方始有九虫爾是說漸濫。甚有八萬虫之說。而妄誕之甚也。條虫譯名寸白虫。其形寸寸有節顏色白。故稱寸白虫。蟯虫漢名除蟯虫之外亦名短虫。蟯虫之名。出自史記倉公傳。又穀道虫。大孔虫皆蟯虫之別名也。婦人陰中生細虫搔痒難忍。爲醫家屢屢所見之病。是蟯虫出肛門侷閭入膣內之所致。俗醫往往認爲陰痒者誤也。

腹膜炎。漢名衝疝。又稱卒疝。骨定論曰從小腹而上衝於心之痛爲衝疝。日人今折亮曰此病發時疼痛之劇烈。如切如刺。手不可近。在寒戟者。有便祕者。有膈膜脹者。前輩有認爲即西醫之腹膜炎者。是否正確始待證實矣。

腹內壅積。漢名積聚。名出靈樞。論詳難經。按積聚者即是所謂癥瘕。癖積疝塊，癥結，痃癖塊癖之類也。癥即是積。積即是癥。義因同也。瘕即是聚。聚即是瘕義亦同也。但癥瘕雖均爲積聚。究屬不可混同。癥之義積聚於腹裏之物。但腹裏以手按之。顯然有塊可癥者也。瘕者何聚之義能有聚之象其形式。現式隱。不能確定之謂也，後世稱小兒之腹中有物爲塊者曰癖。

黃疸　本係漢名出自素靈難經金匱等書。一名黃疸。景岳全書所載之瞻黃。亦黃疸也。俗醫說其原因。謂食鼠糞或生黃瓜而發生此病亦極無稽之臆說也。

嬰兒黃疸　漢名胎黃。醫通云。胎黃者毋體受熱。傳於胎兒。兒遍體面容皆黃。其黃如黃金之色。身上發熱大便不通。小便如梔子汁。不思食乳。急性肝臟黃色萎小。漢名急黃。病源云。脾胃有熱。穀氣鬱烝。因熱毒而卒然發黃。心中氣喘。命在傾刻。故名急黃。

祕尿器病　漢名可概括爲五淋。氣淋　血淋　石淋　膏淋　勞淋是也。

腎臟出血　漢名尿血。大成論鈔日尿血者。小便出血也。玄珠云。尿血不痛。痛者血淋也。醫言尿血。血淋之症因府蒼而出血者忿意說也。

（未完）

（一）醫科目

東洋古醫道之醫科目。為大方脈，小方脈，婦女科，瘡疾鍼灸　眼　口齒　接骨　傷寒　咽喉　金鏃　按摩　祝由

各科中今有不傳者。凡有再興之價值者。宜加新研究。以供國民保健之用。尤以祝由科屬於現代語：精神醫學可加以研究。

（二）異法方宜

岐伯提倡異法宜方論。主張醫學依地方而異。東方用砭石。西方用毒藥。北方用灸病。南方用微針。中央用導引。不歡迎世界無差義流行之醫法。從國民保健上安全着想。不得不佩服岐伯之論。

（三）治病知本源

欲治病達成。不可不知天地之道。萬物之綱紀。變化之父母。生殺之本始。神明之府。現今流行之醫學界。類無斯說。蓋所謂動物醫學。未敢云其近於完備也。至於人間醫學。則今後要加幾多之新研究。同時探究東洋古醫道之要義焉。

（四）小宇宙觀

人在小宇宙中。可知究人為大宇宙之縮圖。此為醫學上之要論。岐伯聖醫在二千年前於陰陽應象大論中編人為小宇宙。苟醫士亦於如斯見地以診人。必能癒人。否則徒從事於醫之技葉末節。術雖上。而不能達治人之道妙。其草有如此者。

（五）現人病之妙藥

現代之人。慾望（物體慾）念蓋無限擴大。欲求有限之物體界以充足之。殊感焦慮。為此焦慮。感不滿足。而形成一種病症。予診此種病斷為現代病。其治療方法。時時實行而靈物轉地療法。同時常用左之時的妙藥。

吸今日之點滴。成他日之清水。

（六）人間觀法

予懷斯人間觀。帶提倡人間醫道。予常力說灸體界物體物二界併存之醫道。茲列系統如左表。

- 人
  - 靈體界
    - 生命＝靈我＝心我＝人我
    - 意想
      - 靈學
      - 精神觀念
      - 受想行識
      - 宇宙識
      - ＝德目
        - 善惡邪正七情
        - 尊神自營齊家治國
        - 永遠生命之渴望
  - 前腦　後腦　脊髓
    - 小腦　延髓
  - 物體界
    - 性慾
      - 本能識
      - 四候衣食住
      - 生殖睡眠
      - 我執
      - ＝能目
        - 強弱非利害得表
        - 功名疾病老衰夭壽
        - 自暴自棄損死滅息
    - 生命＝胎我＝獸我＝人我

和漢藥之用法

魏人驥譯

近來我國盛行藥草療法與民間療法。婦人雜誌或娛樂雜誌。中常載有種種和漢藥之方劑。與其用法。加以普通的說明。某種藥草可治心臟病某種藥草可治喘息。但讀者果依言服用。往往發生極危險之事。蓋藥性往往有急烈作用者。危險作用中毒性者。苟對於藥草之服用。不能充分注意。必致陷於濫用藥草之弊是故對於藥草療法之單純的。或普通的說明實新聞雜誌記事者應有之責任。

例爲朝鮮朝顏別名曼陀羅華。或名狂人茄子。此種植物。含有阿篤洛並成分。祇可適量的用於喘息腹痛。或外用於痔疾。確實有効但平常誤用或多用之。則必至爲狂人之發狂。故俗名狂人茄子云。且此植物有烈毒。手觸之而轉觸於目。則瞳孔忽爾散大其阿篤絡並之成分。爲一瓦一萬分之一。人數目不能見。去年傳聞朝顏之果實善治喘息。於是一時有煎飲二個果實而起非常激烈中毒者。蓋藥不宜過其總量。過必中毒。中毒則藥効亦無也。

昔人有毒藥變藥之說其意謂因藥之發見。而出發研究毒藥之動機也。例如非洲土人。所用之毒矢。有非常之强毒於是研究其植物之種子。成今日重要之心臟强壯劑菁磯他判斯之汁。亦心臟之强壯劑也。又可用爲利尿劑普通醫師之用量每知其病之現象與收束。祇有心理作用以爲盛名之醫師。其病當然必治。此何是於愚夫愚婦。集木偶之前。而洒其隨喜之淚乎。結果與事實完全相反。得治者誠者不少。而亡者復回極多。斯猶爲高明先生。地方醫者上乘者也。西洋醫與漢法醫比較如此。此之果何種理由歟。

西洋物質文明。翕然壓倒全世界之結果。凡屬舊習。均爲一變。破壞宗教。排毁佛釋。教育精神亦亡。而重物質。道德衰亡。權利義務之觀念甚深。醫術亦受其弊。

中風預防之灸法

佐多芳久著
陳振民譯

中風預防之灸　日本自古行灸治法。至今民間尚持相當信用。垂千餘年而不衰。維醫學發達如今日。民衆仍信其有相當之効果。

灸之由來　日本之灸治法。從中國輸來。於欽命天皇時代設典緊寨。設鍼科灸科之等門科。其後於正親町天皇永祿年間。（距今三百六十五年以前）有吉田意休出。火尾天皇元和年間。（距今三百五十年前）有於山和彥市檢授出東山帝元祿年間。（距今二百三十九年前）有岡本抱一出。抱一爲有名之近松門左衞門之弟。其後於享和年間（距今百九十五年前）有後藤艮山。寶曆年間（距今百七十四年前）有賀川牧庵等出。大鼓吹灸點。以後上下階級。咸保持偉大之勢力。偉大之信用。灸用之艾。卽燃草之義。相傳其始從葡萄牙後入。天正四年。（紀元二二三六年。距今三百五十三年前）織田信辰築城於安土之際。招葡萄牙人派特林。與以紅丹伊臨山五十町步之地。種植藥草。艾亦爲其中傳入之一種。傳說如此。其實考之實際。確從中國傳來之達。因日本製法之發達。成爲今之切艾。而切艾之製。始於元祿初年之神田鐐治町之箱屋莊兵衞當肘箱根晒切艾。享名甚盛。

按中國早有灸治之法。載於素問與其他古醫書中。渡入日本後。在平安時代。已有蓬勃之勢。至德川時代。遂達於極隆盛之域。度長二年公儀。勵行灸治之文語中有「春秋必灸。則病患自無。而作業精勤。婦女孩稚同。」此可以想見灸之重視於當時矣。

中風預防灸之故事　預防中風之灸治。從古一般所歡迎。曾記有一逸事在元龜天皇之戰國時代。豐臣秀吉大破敵入虜得敵將。一一親自審訊。其中有一敵將。白髮年老。向秀吉使者云。

懇求轉達。某有中風病乞稍假時日以行灸治」。

什麼？灸治嗎」？使者似不審。

是！是！此期中正欲行灸治。請足下寬延一刻。待我灸治完畢後就死！」可以嗎？」老武士振其白髮。不勝待命之情畢現。續言曰。

「某非卑怯。實以正思灸治而未履行。萬一就戳之時。而起中風。人不將引某爲懼昏厥。而損一代命名乎。不將引爲武士之恥乎？故就戮則可。中風預防之灸不行則不可也」！

此老武士在就死之前。猶侃侃而談。求假一刻之功夫施行灸治千古傳爲佳話。在新時代剗之譚姆中。主角石田三成在縛首之時急切要治痢病。堪爲前移一轍。於以見當時武士之生活中其有趣味之話者之多也。亦可以見當時對於中風預防灸之流佈與信仰矣。

源平盛衰記中字治川合我條中筒井淨伯云。武士身受死傷六十三處。重傷者五處。乃施行灸治燒其屁口以止出血。

近年來民間維一棄其野蠻未開之治療法。但對於灸治之法則與西方渡來之西洋醫學同一心蓋咸認爲灸治法之眞實力不亞於顯微鏡某燈某燈云。

灸之血壓及其影響　近年來一般陶薰西洋醫者。已漸漸覺悟頻欲從和漢醫學上改造己國之醫術。對於灸治之法。研究討檢者。不乏其人。但對於灸治之一般法。與夫效果及生理的作用之書。則甚缺如。茲爲略述其對於血管及血壓上所及影響如次。血管之運動神經上加熱與痛之刺戟則起反射的作用。而來血管之收縮。在皮膚上加灸點時亦同樣先起血管之收小。而後漸次擴張。血行着着旺盛。又在血行極緩慢之血管上加灸。則緩慢之血行活躍旺盛●此在動物之實驗足資證明者也。

兔耳之血管。甚爲明瞭者也。故其血液之循環。亦顯然可見。若在兔耳之根元切灸之。則見耳之血管。其初次第縮小。血氣少而暫呈蒼白。逾時則血管擴張而大。血液之盛而現潮紅色矣。人體與此無異最初在施灸之附近見貧血。其後卽來充血因灸後其部分與火傷者同一狀態見赤爛充血也。灸點因血管受須烈之刺激故起血液循環之變化作用。於血壓與以影響理之當然者也。

因灸盛熱。一時誤部分之血管收縮。血液之流行不暢。

血壓增高逾時血管擴張。血液暢流。血壓又漸漸下降此則無論何人。均能知其理也。

周代的醫學制度（續）

大塚敬節稿
王可法譯

三・文獻

取醫的職責周代已完全起別但當時的人，對於醫藥也有懷疑的，也有份類的，我們要翻檢古書把疑信的說話，抄錄下來，眞也可以積成一部書約略舉出來。如論語有『人而無恆不可以爲巫醫』漢書有『有病不治，恆得中醫』之說，明明是說有病不服藥是中醫，倘然有病而遇庸醫危險實甚。

禮記有醫非三世不服其藥的警告，淮南子有「醫不能治自己的病」之嘲笑，即孔老夫子對於醫學，亦不能不無有些疑惑態度，他對於季康子贈藥，雖然認爲厚禮，還是不受他說：『丘未達，不敢嘗』，他因爲不通藥性，不敢妄服，對於醫藥之物，根本的抱疑惑態度，不敢信賴。

禮記有『進藥於君侯宰相先味之，進藥於雙親，其子先嘗之』此足以見當時之風習，要愼防醫藥毒味，亦足見不敢完全依賴醫藥的一斑了。而其結果，前者盡臣的『忠』道後者是盡子的『孝』道。

關於醫藥的價値，意見亦有不同，說苑有「食藥苦口利於病」的通俗俚諺，孔子家語有「毒藥苦口」之說，書經有「苦藥勿瞑眩」厥疾勿瘳」的警示，以上是說醫藥有價値的，但是管子是反對醫藥的，他說「單服醫藥，尙有死的」，莊子也說「醫藥只不過添病者痛苦罷了」他也是反對醫藥的，此外也有折衷的如　墨子說「知原因而可除病之痛苦」文仲子說「有能之醫要在醫藥之前留心於睡眠飲食」。中鑒云「醫藥用得其當則難。不可視爲玩品」。

本社贈送對聯銀盾啓事

本社自成立以來，爲時僅數月，社員及定戶，紛紛參加，殊形踴躍，並承熱心同志轉輾介紹，足徵提倡發揚醫藥事業，具有同情也，利恆等服務醫界數十年，平時對於固有醫藥，提倡改進，不敢後人，兼以本社各部主任編輯徐愷盛心如，朱松蔣文芳沈石頑章鶴年倪維德諸同志，均屬英俊多才，富有辦事能力，全體同人，在同一目標之下，始終努力奮鬬，以達到中醫完全科學化之目的，茲爲酬答不受佣金之熱心同志起見，特訂贈送對聯一千付，銀盾一百座，以資鼓勵，辦法如下：(一)凡介紹社員(或全年讀者)三名，贈本社對聯一付：(二)凡介紹社員(或全年讀者)十名，贈大號銀盾一座，上列辦法，自九月十日起，至十二月底止，即請海內外同志查照辦理爲荷，此啓。

社長　謝利恆　副社長　方公溥　龔醒齋

專載

四川實驗民間治療集（續）

蜀瀘田體仁輯

通用膏

「主治」治一切瘡毒

「藥物」藁黃二兩　首烏三兩　耳香二兩　沒藥二兩　大黃二兩　三江三兩　片香二兩　元粉三兩　花椒四兩　白虫五兩　血于五兩　生葱一斤　葱子一斤

「製法」桐油熬漲內諸藥足候

酒客肛墜方

「主治」治酒客肛門墜出不收

「藥物」白芷二兩　光連二兩　條苓二兩　葛花四兩　補中益氣湯

「用法」水煎服

酒客肛墜外洗湯

「主治」同

「藥物」荊芥　云丰　文合　皮硝　大王　槐角　白凡

「用法」煎水尿壺內。蒸後洗。

酒客肛墜外搽藥

「主治」同上

「藥物」射香　洋片　姜黃　赤芍　花粉　大王　白芷　貓兒骨螺螄。

「用法」螺螄入洋片取水調搽取肉焙乾共為末泡酒服

酒客肛墜湯

「主治」同上

「藥物」挖耳草　槐角　燕山紅根　兔耳風　白茨根　水皂角根　三角風　石滾根　算盤子根　蘆葦筍　左轉藤根

「用法」生薑泡酒吃或煨豬大腸亦可

砒礬散

「主治」治男子搔癢女子陰瘡

「藥物」砒霜　枯礬　川芎　芝麻　雞蛋黃

「用法」將四味為末，入熟蛋黃，將米粉搯如粑團入末藥。外用猪油皮包住。花針刺小孔。抵入肛門或陰戶。其痛卽止。用炭灰炙鹽巴其虫卽取。用川椒，細茶，明鏡草煎水洗。用小毛香根，千里光，花椒為末搽之卽愈。

猪油膏

「主治」治一切瘡毒

「藥物」龍骨五兩　象皮五兩　建丹三兩　甘石三兩　石脂四兩　方萘二兩　耳香三兩　沒藥三兩　輕粉三兩　江口四兩　元粉四兩　洋片二兩　射香八分

「製法」右藥為末猪油搥貼

（未完）

國內外醫藥新聞

＝國內各地消息＝

醫藥師國大代表候選人 各省市推選結果情形

國民大會醫藥師代表候選人，各省市大都推選結果，本社已將所得消息，發行緊要特刊，分寄全國醫界同仁，以資明瞭，茲將本誌尚有未披露之消息，特揭載於后。

江蘇　江蘇醫藥師團體代表選舉開票結果，計郭受天二九八，隨翰英二八六，包識生二六八，郭伯良二四二，陳愛棠二三九，茅子明二三七，張丹樵二一八，丁仲英二七二，王碩如七五，謝利恆七七，楊和慶五七，張幼良四三，許普及三七，戴軼凡三四，汪企張三四，吳子周五六，陳遜齋四八，洪澤四，張友良一，顧見山四，邵預凡三，周冠文五，周縵孫三，王思義三，簡伯龍二二，張少文五，奚伯初一六，汪南窗五，鄒良材二，夏琴瑞一，蔡禹門三一，牛惠生十一，金誦盤十九，尤彭熙九，徐乃禮二四，盛佩葱九，余雲岫四，胡定安二八，季愛人二一，郭柏良八，郭伯良七，郭百良四，曾覺叟八，吳漢仙二〇，鄒雲溥九，李慰農九，盧震春四，冒正清五，黃星樓二，邢熙平二六，劉筱山二，秦伯未一四，龔醒齋一，張贊臣五，劉伯英一，姜繼甬一，楊柏雅六，施今墨三一，劉仲邁二三，陳宏仁一方亦元九，徐宏仁八，王企元一，盛仲嚴五，孫鶴溪五，孫刈災六，徐守庭五，朱少春五，朱立基五，薛開五五，焦易堂九，唐慎坊十二，朱南山七，吳去疾八，蔣文芳九，鄧星伯一，張棟樑二，宋大仁一，郭愛棠一，吳耀森十一，周沛霖十一，張禹門十一，吳崇伯十一，張中權四，張錫君二，顧福如三，顧渭川五，陸仲安四，陳方之八，汪元臣十九，張簡齋二，黃誦先二，丁濟美六，王慎軒十一，張繩田四沈繡章七，劉樹農四，宋國賓二，王紫卿二，陳甫平二，張雲卿四，葛友齋二，趙彝卿三一，嚴惠宇三，宋大我六，吳筱泉五，徐石夫六，吳介仙五，黃玉麐五，黃聞喜五，徐蘅伯十四，程紹麟十四，管樞二，顧祖漢三，周詩勛三，華阜熙五，林世偉三，凌超羣三，楊博儒四，曾壽民六，陳甘棠二，葉楚材四，褚雲波十一，袁慎稱十一，田禁六，孫蓁青三，唐健民六，王階平四，陳佩秋五，戴棣齡七，戚祿四，楊及人三，趙師震二，朱履中二，童志清三，李紫衡四，金鳴宇二，史志元二，夏倉霖五，張彥起二，周雪漁四，熊省之二，蕭則參二，許淮東一，蔡濟平一，鄒克如一，郭伯起一，陸書農一，于導江一，曹嵩申一，鈕永建一，蔡光輝一，沈勉候一，楊孕靈一，陳无咎一，徐觀濤一，楊浩如一，王巖熙一，王順序一，吳小泉一，德陳夫一，侯錫蕃一李畸人一，顧月槎一，林蘇民一，周君常一，金問祺一，張運漢一，褚潤庭一，張少南一，侯書璋一，陳澄一，姜文倬一，莊覺一，王海如一謝篙壽一，徐誦明一，邵伊一，張東亭一，孫雲錦一馬續熙一，孫遐仙一，丁雨人一，程可均一封維熊一，嚴濬川一，黃中理一。（鎭江快信）

江西　丁仲英四十八票，郭受天四十八票，隨翰英四十八票，茅子明四十八票張丹樵四十八票，包識生四十八票，陳愛棠四十三票，郭柏良四十一票，徐瀛芳九票，陳光懷八票，丁月臨八票，南宮傑八票，徐復初八票，盧仿僑八票，林光純八票，張松溪八票，劉開霖八票，朱廉夫八票，梅秋圃八票，徐靜安八票，徐警予八票，牛惠霖楊劍雲八票，車良齋八票，牛惠生八票，金寶善八票，梅貽琳八票，潘驥八票，朱恢璧七票，顏福慶七票，伍宗裕七票，傅德溥七票，徐待聘六票，徐誦明五票，徐乃禮五票，尤彭熙五票，尹志伊五票，洪澤五票，凌翻羣四票，張東亭三票，許壽仁三票，金誦盤三票，管樞二票，吳公陶二票，汪企張一票，胡定安一票，金德蓀一票，楊度普一票，吳紹香一票，李爲明一票，楊和慶一票，劉德安一票，許玉鳴一票，姚稚漣一票，何育羣一票，楊鼎一票。（南昌快信）

湖南　（長沙快信，）湖南醫藥師團體候選人得票較多者，探錄於下，劉仲邁得五八票，吳漢仙得四三票，曾覺叟得三六票劉嶽崙得三五票，余華龕得一八票，易南坡得一五票，劉崑湘得一四票，金眞如得一四票，雷雨亭得一三票，唐希傳得一三票，施今墨得一二票，焦易堂得十票，王秉璋得十一票，文德煥得十票，彭養光得十票，陳文輔得九票，陳澤東得九票歐陽勁謙得九票，梅新甫得九票，陸士謨得八票，此外尚有曹炳章等一四四人，以票數過少，故從略云。

湖北　湖北省醫藥團體代表選舉結果，計有張慶亭，冉雪峯，凌超羣，曾定夫，楊和慶，洪澤，姚峴高，馬壽民，王子春，毛六峯，謝匯東，梁子和，張鄉漢，陳遠超，李攀五，許慕韓，尹志伊，丁仲英等，（漢口通訊）

廣州　（廣州通訊）本市中醫國大選舉代表業經中醫公會推定黃少南羅積庭高鏡冰連可覺盧學猶葉敬五羅景衡王金石八人。

國代選舉總所解釋
書寫別號選票有效

（南京快訊）安徽總監督羅凌甫電陳列各點疑義，（一）推選票所有寫候選人別號者，（二）上寫推選人名音同字異者，（三）候選人業已更名，而推選人仍寫其原名者，以上三點，如均能確切證明同屬一人時，該推選票是否有効，亟待確定，請解釋電遵，國選總所解答云，查來電所陳三點，如均能確切證明同屬一人時，核與本所規定之壓票標準尚無抵觸，該推選票應認爲有効，惟音同字異者，是否一人，證明較難，尤應愼重辦理。

（又訊）遼吉黑熱四省代表選舉事務所，前函國選總所，公民具有二個以上特種選舉者，可否令其自擇，請予解釋，總所頃予解答云，查具有二個以上特種選舉權者，與於職業選舉有二個以上選舉權者，事同一律，自可準予辦理。

國大代表選舉毋得有違法行爲

內部函各省府嚴予糾正

（南京通訊）內部二十五日分函各省府，以奉國府令，此次國民大會代表之選舉，於推行憲政發揚民權關係基鉅，中央辦理此事，悉顧民意，出以至公，不容有絲毫違背法令行爲，乃據報仍不免有憑藉勢力壓迫操縱情事，似此不法競爭，不獨鄉望素孚行誼並懋之士，無由入選，且將貽選民以不良印象，殊違國家訓導人民尊崇憲政本旨，應責成各該選舉總監督選舉監督及辦理選舉人員，嚴予糾正，勿稍寬假，并切實誥誡參加選舉人民，咸體斯意，依法行使選舉權，以肅紀綱，而重要政云。

國民大會延期舉行

（駐京記者專電）國民大會本定十一月間舉行，茲因初選工作不能如期完竣。業經行政院議決大會延期舉行云。

泰縣中醫公會改選常委

十月廿二日下午四時，泰縣中醫公會改選常委，出席者計執委姜虹舫，許淮東，張式黃，丁秋碧，袁治安，潘念祖，羅建德，楊孕靈，王少雲，張桂森，朱受川，朱幼林等十二人，缺席者二人，縣府監選鄭樹榮，黨部指導員朱文柱，主席張桂子，紀錄許淮東，司儀丁森文，行禮如儀，主席報告開會宗旨，旋即開始選舉，結果爲羅建德，楊孕靈，朱受川，朱幼林，潘念祖，五人當選常委云。（泰縣通訊）

淮陰設立針灸分社

——李春熙，秦振聲，負責籌備——

（淮陰通訊）無錫中國「針灸研究社」近爲發展社務，擬在淮陰設立分社，委託該社講習所第一屆畢業學員李春熙氏主辦，日昨記者驅車往訪，當荷李氏親自接見，據云淮陰分社，現已着手組織，徵求社員，並聘淮陰中醫公會會員秦振聲氏爲該分社研究主任，一俟社員足額，即行宣告成立，李氏爲擴大宣傳期求普及，對於分社基本社員予以優待九折收費，並爲便利分社社員研究實習等起見，除關重要問題，函請總社社長承淡安氏答復外，每日規定時間，予以面授一切針灸學術，成立後擬設施診部免費爲民衆治療藉便社員得有實習機會云。按李春熙氏爲淮陰中醫公會會員研究岐黃有素，好學深思，客歲自求深造，負笈無錫針灸學社今將所得獻諸桑梓，並與針灸專家秦振聲氏合作辦理針灸分社事業，不獨闡揚吾國針灸絕學，即吾民族健康，亦將獲益匪淺云云。

興化籌備縣立醫院

（江蘇興化訊通）興化縣縣長金宗華，爲保障民衆健康起見，特於上月當縣政會議場中，提出募捐開設醫院一案，交衆會議，旋即決議歸各區區長分飭各鄉鎮長募捐，集資開辦，甫經一月，助捐者踴躍異常，近開院址已將招工承建云。

掘港紅萬字會
組織施診施藥隊
——出發災區救濟——

（江蘇如皋掘港通訊）世界紅萬字會掘港支會，鑒於近來西北鄉病災奇重，難已撲滅，昨日由會長金無兢及總務主任錢佰良，在工作煩忙之中，抽暇派員聘請在會醫士，組織施診施藥隊，排日出發災區虹元鄉，茶庵廓，朱祁二陵等處，實施救濟，連日均有醫生前往，計單日由季少三，胡仲昂，王旭初，寶澤人，雙日陳朗清，沈慕周，陳仲華等，醫藥兼施，因之獲救者頗不乏人，該會爲辦事有根據起見，便於將來公開報告，以及統計消耗，暨收益實况，每於施診施藥之際，登記病家之保甲戶姓名於冊，醫士一概謝絕病家招待，間有關支船夫酒資，該會一律婉言拒絕云。

淮陰國醫公會
遵令改名「中醫公會」

（淮陰通訊）淮陰國醫公會，於廿三年冬成立以來，會務進行成績頗著，去年會奉淮陰縣黨部訓令改稱「中醫公會」，彼時適逢辦理呈請民廳發給會員開業執照，未及改名，日昨該會復奉中國國民黨淮陰縣黨部特派員易瑞芝訓令「……改稱中醫公會，以符中央規定……」等因，該會主席駱棨氏接到該項訓令後，現已遵辦改名手續云。

杭市中醫公會
改選糾紛未解决

（杭市通訊）杭市國醫公會，成立已達五載，平時會務進行，尚稱順利，對於醫運工作，亦頗努力，惟因人數衆多，內部意見紛歧，前年曾有一部份會員，另組滙閘，形成分化，本年五月間，主管機關爲健全該會組織起見，經派員從事整理，並改稱中醫公會，於九月十六日召開第十一次會員大會，改選新理監事，詎又因選舉發生糾紛，迄今猶不能解决，杭市國醫前途，實至可惋嘆云。

杭市
舉行六屆國醫審查

（杭市通訊）杭州市政府第六屆國醫審查，現已定期十月十八日舉行筆試，廿五日舉行口試，聞報名者本屆達一百二十餘人之多，又凡領有前浙警廳暨前杭市公安局等行醫執照者，一律可免試云。

青年國醫吳繁智
東渡求學即將返國

（杭州通訊）青年國醫吳繁智，江蘇人，年廿七歲。早年肄業於浙江中醫專科學校，平日研究各科甚力，閱覽名著尤多，頗得師長之歡心。後歸里應診一年，深感學問之不足，乃有東渡益求深造之意，因家道衰落，乃至親友處借貸款項，詎料吳之年方三齡之愛子，忽於吳外出時被瘋犬咬傷，迨吳歸日，適其子期滿一月毒發之時，至夜深吳子乃腹痛如絞狂叫而死。吳君悲憤之下，益厲增其非學成歸國不可之毅志。茲悉吳君東渡後業已三年，即將於元旦前後返國，諒此次吳君自返中土後，必有相當貢獻。並聞即將担任宜興醫聲半月刊之特約撰稿員云。

新昌國醫支館館長宣誓就職

（新昌通訊）浙江省新昌縣國醫支館，自省方委人籌備以來，時未一月，業已就緒，該籌備會爲稍卸自己職責起見，特於上月間呈報復命，省方卽委派王國芳爲代理館長，呂毓春氏爲該館祕書，一切職員，均已委任，并於上月組織館務委員會，正式聘定該縣林縣長爲該會主席茲聞該支館王館長，已向各機關團體分函知照，於本月（十月）六日正式就職，開始辦公，啓用印記，并聞館址，已覓定新東門祗園庵內東首房屋云云。

新昌縣追悼名醫張南坡氏

（新昌通訊）新昌名醫張南坡氏，年逾花甲。自幼卽求儒學，更進於醫遠近就診者日輒數十門庭若市張氏慈善爲懷，從未受酬，其門人亦不下數百皆文墨精通醫術高明之輩，故邑人常有「桃李滿門春風遍邑」之譽，張氏平日精神矍鑠，道貌岸然，素少疾病，本年春間不知何故，突患噎膈飲食不下者數月，良醫束手，百藥罔效，端午後一日竟棄人世而長逝矣，其時門生故舊，皆散處他方，聞風之下，無不悲悼，上月月初其門人葉杏城等發起組織追悼會，藉申哀忱，籌備一月，正式就緒，於十月五日假該縣先賢祠，行其典禮，屆時門生故舊入場致敬者，約三四百人，由前浙江省省長張載陽氏主祭，轟轟烈烈，頗形熱鬧云。

胡軼凡等組織永嘉中醫科學社

永嘉中醫胡軼凡醫生等，擊於當地醫道前途，衰落堪虞，爲謀補救起見，爰擬組織永嘉中醫科學研究社，其目的在聯絡感情，破除門戶之見，從事集體研究，以期醫道日趨昌明云。（浙江永嘉通訊）

晉江中醫登記

二十一人應試　試題多答不出

（晉江通訊）晉江中醫公會，一向爲黃潤堂個人包辦，凡中醫申請登記，無論其學識如何，有特別捐者，卽爲保送縣府轉省請領中醫執照，故一批一批，連續不斷，爲數至夥，此次民政廳特令縣府依法加以考詢，計應受考詢者爲廿五人，十月五日只有張維德等二十一人投縣受試，除盧言秋等四人係跌打外科，准免筆試。監試某職員，謂所出兩試題均出名書，業歧黃者俱應涉獵，但能完全解答試題者僅約半數，而其中多人文詞不達，別字雜陳，足見學問根底，且尠研究藥書云。試卷將彙送省府。試題如下：（一）試默寫金匱著蕷丸，共藥幾味，並說明其主治何症。（二）試默寫驅風至寶丹，共藥幾味，並說其主治何症。

福建省政府廢止管理中醫暫行規則

（晉江通訊）福建省政府前曾頒「福建省管理中醫士暫行規則」登記全省國醫，並發給中醫士證書，至本年中央公佈「中醫條例」，省府卽將前所頒之「暫行規則」修正，名爲「修正福建省管理中醫士暫行規則」公布，並於九月中訓令所屬各縣，晉江縣政府已奉到該項訓令，昨已卽發布告，但又據十八日福建民報載：『……昨衞生署已將所訂之「中醫審查規則」，並中醫證書格式及給證報告表等件，檢請省府飭屬遵照省府當卽令各縣長遵照，嗣後關於中醫請領證書案件，應遵「中醫條例」及「中醫審查規則」辦理，前頒「修正福建省管理中醫士暫行規則」應卽廢止。……」據此「修正福建省管理中醫士之規則」又形廢止矣。

晉江中西醫參加
黨務人員軍訓隊

（福建晉江通訊）晉江縣黨部組織黨務人員軍訓隊，徵募黨務之青年人員參加軍事訓練，期間：兩個月。時間：每早五時半至七時半。中醫鄭軒渠，郭國昌，吳金陵，李法文，李炳堃等十餘人，西醫劉懷約，王丹庵，柳國烈，陳國珍，柳開明等亦十餘人，均自動參加，經於雙十節日舉行成立典禮。

唐江藥界
應徵特產展覽

唐江商會日前接省商聯會豔（二十九）代電，略謂：省新生活運動促進會，以國藥之效驗，出產，均有特殊成績；本省出品，亦頗可觀；特提議舉行南昌市中華展覽會，以資鼓勵，並推本會負責徵集本省特產，以供其需」云云。唐江商會奉文後，乃函請藥業公會酌予辦理，茲悉該會皮主席樹欽，以當地出產之槐花，金櫻子……等項，質量方面，均有可取，擬卽應徵陳列展覽。（唐江通訊）

南昌新運會函各機關
舉行國藥展覽會
——俾市民對國藥有充分之認識——

（南昌通訊）本市各機關舉行新運聯席會議以第三次會議決定爲使一般市民對於國藥功效有充分之認識起見，由工商管理處衛生處市政委員會中藥業公會等機關團體，舉行國藥展覽會，自應趕速舉行，昨特附錄議案分函各機關，卽日會同籌備，定期舉行展覽。

江津任應秋等
籌設中央國醫支館
中館令逕向四川國醫分館接洽

（四川江津通訊）四川江津任應秋氏，對於醫藥文化組織，頗具熱忱，除先後成立醫學研究社，及光華分社外，現又聯合該地醫藥兩界人士，向中館請求成立支館，以爲改進江津醫藥文化中堅，於九月二十五日，已得中館第四七六三號批云：「呈悉：據稱江津地方醫藥特殊情形，懇祈准予成立支館一節，仰逕向四川國醫分館就近接洽可也，此批，」該氏奉中令後，現正向成都省分館接洽。

江津醫學研究社
幾遭火災

（四川江津通訊）四川江津醫學研究社，自民十六年向當地縣府備案成立以來，成績頗佳，惟困於經濟，未形多大發展，至社內設備，雖無甚特異處，圖書方面，亦有二百餘部之夥，本年九月二十日夜八鐘，社鄰失火，僅隔一牆，延燒一百餘家，惟該社係舊式建築，四面瓶牆，高過屋頂，未致被害，而當發生火警時，匆忙搬運，書籍亦不免受小損失云。

日本帝大醫學系學
生蒞平
參觀醫學院成績

（北平通訊）日本帝國大學醫學系學生一行五十餘人，聯袂來平旅行，均下榻扶桑館，遊覽日程已定，遊覽事畢，開幷考察平市衛生行政及觀醫學院之成績，定於下週出關返國云。

平市考試中醫

（北平通訊）平市衛生局，現屆秋期考試中醫之時，已開始招考云。

＝國外消息＝

菲列濱

國醫支館成立

（菲律濱通訊）中央國醫館駐菲分館於八月十六日上午九時開成立大會，到會者有各社團代表及來賓暨諸董事等，計二百餘人，行禮如儀後，即由主席顏文初宣佈開會宗旨，繼館長王泉笙副館長蘇必輝莊霖生宣誓就職，並由監誓員國民黨駐菲總支部代表周冰心訓詞，然後由中國駐菲館長致詞，再由王李總領事浩駒，教育部考察專員方尉環遊世界吳邁及林西錦，陳三多等相繼演說，再由董事代表莊霖生演說，董事代表蘇必輝致謝詞，最後攝影宴會，查館長王泉笙現任旅菲華僑普智學校校長，中央委員副館長蘇必輝，莊霖生爲旅菲醫藥界鉅子，董事長顏文初爲中西學校校長，以上諸君均熱心公益，必能本其至誠爲國醫藥謀發展云。

蘇聯改良

訓練醫師方法

（莫斯科通訊）蘇聯人民委員會近發表決議案，改良醫師，牙醫及藥劑師等之訓敎方法。下列四種學校應即建立以便訓敎初級醫士，助產士，醫藥護士療養院護士及醫藥實驗室工作人員等。（一）初級醫藥校，學業三年，名額四四，七七〇人，（二）產科學校，學業二年，名額一三，三〇〇人。（三）護士學校名額九萬五千人，（四）醫藥實驗室工作人員一年訓練班，五二〇〇人。投考此種學校必須有七年中學畢業程度。

除上述學校外，應爲各醫藥機關之初級人員。特設畢業生研究班，使彼等能在業餘時研究。

口科醫師在口科學校研四年，齒科醫師應在齒科學校受訓三年。除莫斯科，列甯格勒，拍姆，伊爾庫茨克，托姆斯克，伊凡諾浮，伏龍約茲，基甫，卡柯夫及特比里西已有口科研究所以外，卡城及斯莫倫斯克亦應增設，所有款項均由政府供給。

高級藥劑師應在四年藥劑學校畢業，投考者須受過完全中學教育，應及格高等學校入學考試，並須通拉丁文，藥劑學校畢業生得授畢業文憑，有文憑者方得充任藥房經理，或他種藥劑職務。助理藥劑師應在三年藥劑學校畢業，其中必須有一年實習工作。在藥房或其他醫藥機關擔任學徒三年，參加醫藥學校參試及格者亦可得授證書，充助理藥劑師，投考此種學校或充當學徒者必須受過七年中學校普通教育，並須通曉拉丁文。

本年全蘇考入醫藥學校及藥房任學徒者將共有四七二〇人，其中蘇俄三千二百人，烏克蘭一千人。該決議案更規定醫學校及齒科學校之主任必須係至少有過三年實際經驗之醫師，藥劑學校主任亦同，人民衛生委員會已奉命籌備必要之房舍，並編製標準課本。

日本軍醫發明妙藥

（東京通訊）日第七團軍醫部經一年研究的結果，發明除去疲勞恢復精神的妙藥，名「突擊丸」，此丸藥以飴糖製成，兵士每日食兩粒，即可恢復心臟的疲勞，又能爽快精神，軍醫部對廿六聯隊施行試驗的結果，殊見功效，決定參加大練習的部隊試用此妙藥云。

俄國醫博士 發明瞽目重光法

記者阮拯民

近代醫學進步，各國發明新療法極多，似心臟可以復活等，近日俄國又發明一種醫術，盲人只用新死屍體眼睛，外膜，補上，即可看見，這豈不是，一種奇事嗎？

＝醫藥教育消息＝

北平國醫院同學組織 藝光學術研究社

（北平通訊）北平國醫學院巳級同學馬富料，冀繼宗，鍾睿，侯思康，岳中謙，趙森，沈國樑，盧伯華，侯恩銘等感於國醫有課餘研究之必要，在上季即有是項之組織，迨今開學現已重整就序，於上星期六日，開全體成立大會，商討進行辦法，并另行改組，現共推莫繼宗為社長，馬為副社長，鍾為會計等事，並定名為北平藝光學術研究社，內容以內難經傷寒金匱為主，并加西洋生理解剖等學，力求科學化，已呈請院方并聘北平國醫分館館長左李雲先生，及王緝光為指導，院方以此舉實屬可佩，甚為獎勵云云。

北平國醫學院 蕭院長復職

（北平通訊）北平國醫學院，前一度蕭院長龍友辭職，今因郁孔二君已去故已到院視事，現正整頓一切，不久或可有一線之光云。

湖南國醫專校消息

一，增設「衛生行政」學科

湖南國醫專科學校當局，鑒於現今國醫界人士，對於衛生行政，多不十分明瞭，以致各衛生機關，國醫頗難插足，該校為充實學生衛生行政常識起見，特於本期在行將畢業之第一班，增加「衛生行政」二小時，聘請現任湖南省會公安局衛生科長魏建宏君担任教授，（魏君曾任華北國醫學院教務長）以便將來畢業後，得以參加衛生事業云。

二，新闢頭門

該校頭門原由本市戥子橋口望麓園出入，僻居城東小巷，交通頗不便利，現闢該校業經決定，另闢新頭門，改由經武馬路出入，刻正鳩工建築，十月十五日後即可完工，改建之後，該處正居環城馬路，鄰近粵漢鐵路長沙東站，交通極為便利。（駐長沙記者通訊）

華北國醫學院 聘函發生糾紛

（北平通訊）華北國醫學院上屆畢業生共廿餘名，畢業後院方遴選優秀者，于有五楊浩觀孫魁卿等七名，回母校服務，先後送達學院助敎或施診所大夫名義之聘書，上簽該院院長施今墨私章，于楊兩君因母院聘請，義不容辭，特將烟台診務及其他事務結束，來院服務，後該院因內訌關係，施院長表示聘書，事前不知，不能生効，但同時被聘者，先有兩位已正式服務，于楊兩君以情形複雜，要求解釋，詎施院長一意壓迫，于楊君現進退維谷，已於日前招待新聞界，說明經過，幷同時登報質問，聞最後手續，或將由法院解決云。

＝研究資料＝

也是 斯人也而有斯疾也

△老淫虫召集四女於月夜在田中鬨無遮會▽

△摮雌戲弄老陽以稻草塞於尿道剌入膀胱▽

長沙湘雅醫院，昨有蔣[illegible]甫者，甯鄉人，年逾知命，赴院求醫，據云，尿管內塞有稻草一根，長約二寸許，不能取出，請爲診治，醫生開之，殊爲詫異，詢以稻草因何入內，蔣因求治甚急，不能隱瞞，乃云，平日喜與女性嬉遊，前月某夜，月朗星稀，約集女性四人，在田中作桑間之樂，彼此均一絲不掛，內有一女性，戲弄其生殖器，隨手拾田內稻草一根，向其陽物尿管襲入，摮雌相視爲笑，不期背後一女性用手一推，蔣未提防，撲跌於地，稻草適爲田內泥土所抵觸，遂將此二寸許稻草，盡量挺入，現小便頗感受痛苦云云，經醫生檢查此草，已深入膀胱，非用手術割開不能取出云（長沙通訊）

怪事！女子變生男子性器

雖完全包密無孔但亦能居然受孕

（廣州通訊）有中山唐家鄉人唐祿泉之妻陳氏，十年前曾畜一婢，名好意，今已年逾雙十，因貌甚平庸，一時未能出嫁，仍留在家勦理一切，及上山採樵諸事，本年正月，因採樵之故，與鄉鄰梁偉文之婢結識，彼此既屬同性，且年歲相若，互談風月之餘，漸涉狎褻，竟在山坡草地相抱爲戲，尋而好意之陽器勃起，與該婢性交。該婢以其突然弄假成眞，不知所措，好意乃諸般安慰，儂原係女性，特因生理變異，致有此物，想斷無成孕之理，可毋介意云，婢亦以年華花信，正好藉此遣興，遂相約祕而不宣，形影相隨，頓形親熱，詎近月來該婢之腹部，漸趨膨脹，月經停止，乳房增大，竟爾懷孕，無可穩蔽，爲主人發覺，嚴究之下遂盡情以告，其主殊爲驚疑，未敢深信，往詢祿泉夫人，亦深爲異，遂請中山港公醫院鍾醫師檢驗，果有男女兩種性器，陽具位於臍下，發育未全，平時腎囊藏於體中，睪丸亦備，能奮興交接，但莖端無孔，完全包密，只於陰戶與陽具之間生一口，斷爲尿道及輸精管，其陰器與常人無異，經驗明結果，確係陰性變陽，所堪研究者，則爲其陽具既密無孔，何能受孕，該婢又確未與其他男子交接，孕從何來，疑係當時由尿道溢出，隨陽具而下注入所致，現一般醫師尙仍在硏究中，又訪詢好意主人，謂該婢十歲購來常熱，視其沐浴更衣，確與常女無異，及已成年，則沐浴時更爲隱避，不輕以體示人，或卽爲變態所致，且又未經過劇病，實未有所覺云，致胎生上幷生兩性者，旣有發現男女變者，亦有所聞，獨此旣非胎生，又非全變，又無病程，殊足供醫界之孜究也。

讀者園地

二個病症求治

劉鳴山

1. 男兒十餘歲，尾閭間先起紅點，後發奇癢，約有二寸許卽生烏毛有謂毛長卽死，此屬危焉，究是何症，請賜良方爲感。

2. 女子二十餘歲，時發癇病，每年四月經期停閉，至十月始能方通，面色如常，肚腹不痛，三年如是，此症是否居經，懇希賜教，應用何方爲妥，請登入醫刊，於最近期內明白示覆

閩武社員劉鳴山謹啓

答（一）尾閭生毛，誠屬奇病，所謂不毛之地而生毛焉，倘無其他病象，當爲生理之畸形，無關生命，古雖有伐毛之技，逈論其技失傳，而亦無伐毛之方，姑從病理討探，經云，諸痛癢病，皆屬於心，又云肺生皮毛，而尾閭屬腎，心腎同主少陰，肺腎爲子母之藏，緣因心藏血熱，肺藏氣實，下泄於腎，清心涼血，佐以泄肺，或亦爲無法中之治法歟，茲擬方於下，姑名之爲伐毛湯。

川連五分　粉丹皮三錢　血餘炭三錢包　天將殼三只連毛包煎　生地四錢　桑白皮三錢　川黃柏錢半鹽水炒　鳳尾草三錢　赤芍三錢　地骨皮三錢　當歸尾三錢鹽水炒

（二）該女子每年經汛初夏停，初冬行，既無他病象發生，俗名歇夏，卽居經是也，但時發癇症，可常服癇證鎮心丹。（編者）

＝最後消息＝

上海市國醫公會告會員書

宣佈公會參加國選經過情形

（本市特訊）上海市國醫公會，爲國大代表選舉案，通告全體會員，宣佈經過情形，文云：逕啓者，近數日來，承本會會員，紛紛先後來會質問：「國民大會自由職業團體代表選舉事務所，對於中醫西醫候選人之推選，政令兩岐，待遇不公」，何不據理力爭，有請公布實在經過情形者，有請彷西醫放棄選舉者，甚有不加思索疑係西醫在幕後策動者，見智見仁，羣相詰責，不得已祇能以較多主張爲主張，將本案經過情形，約略宣布如左：

（一）五月十九日，以國府頒布之國民大會選舉法自由職業團體代表名額表內，（醫藥師團體八名）國醫應有名額幾人，呈請市黨部解釋，（當時選舉事務所尚未成立）。（二）八月六日，奉到國民大會上海市代表選舉事務所第三號通告，略謂……中西醫藥師自應包括在內……自應混合選舉，不必再行分配名額等因，同人等認爲遵守法令，未便有所疑慮，（三）不意西醫於此時忽有不滿於混合選舉之宣言，甚有羞與中醫爲伍，全部放棄選舉之詞，不但出諸於口，抑且宣諸報章，同人等聞見之下，徵諸既往，即以未來爲應然事有出人意料者。傳聞西醫代表晉京返滬後，對於前之不滿於混合選舉，羞與中醫爲伍者，一轉瞬間忽焉改變於八月二十九日下午一時，在莊嚴監督之下，欣欣然與中醫混合投票推選候選人矣，當日本會，亦遵奉上海市代表選舉事務所之皇皇訓令，以執行委員爲推選人，計全體共二十一人同時出席，同遵指定手續投票，當時精神，非常整肅，而心目中則有深以西醫前後言行迥相不同爲異者，有以爲畢竟受過科學洗禮，方能捨己守法爲羨者，（四）事前於八月廿四日本會對於選舉法二十條，稱行政機關之職員，是否指執行委員，抑指常務委員，電請南京國選事務所解釋，後見報載，總所解釋西醫團體，以執行委員爲職員，則本會組織，與西醫公會完全相同，同爲委員制，同有常務，有案可稽，不容或疑，執政者大公無私於前，決不致厚彼薄此於後，況徵諸二十九日混合投票情形而益信，且有深悔前次請求解釋爲多事也，（五）九月十二日，距離投票已過去十四日，忽接南京國選總所政令兩歧，中西醫待遇不同之會電，細譯電意，則西醫以多數執行委員爲推選人，中醫則以少數常務委員爲推選人耳，如是計算，則將來推選結果，中西醫當選者之得票數目，可以不言而喻，法當無偏，偏者非法，混合其名，限制其實，固不獨中西醫待遇上之不公而已也，然同人等猶有謂法令不追既往，選政決無前後矛盾之理，本市及其他各地之遵照選舉事務所之規定，而已經執行委員投票推選者，總不致破律取消，充其極祇能束縛尚未推選之各中醫公會耳，（六）九月二十日接南京國醫公會電告，略謂九日京市舉行推選，臨時忽奉訓令，限以常務爲推選人，且謂各地國醫在前，已經推選候選人之各理事各執行委員，票權一律取消，而西醫仍照全體理事或執行委員計算，故國醫落選無疑云云，同人等接電之下，靡不驚惶失色，相互討論，猶疑傳聞之或誤，乃即連夜工作，於翌日（九月廿一日）分電南京總事務所，及上海分事務所轉請秉公辦理，中西醫待遇務乞平等，蓋恐不平等之推選，勢必混而不合，選而無舉，不平等之結果，勢將全國中醫無一人幸中，以眼前測將來，與諸會員之見解同也，（七）奉復略謂……現已過期，所有各該團體對於執行職員疑義，除前已解釋案飭遵者外，（即西醫可以執行委員，而中醫祇准常務），（簡言之，西醫一票可抵中醫四票，再簡言之，中醫四人，不敵西醫一人），不必續予解釋……等因總之中西醫團體之組織相同，委員制相同，有常務委員，亦相同，在法律上，在情理上，則中西醫推選之執行職員，亦應彼此相同，一視同仁，始得謂公，故九月以前上海市及其他各地選舉分事務所依據法令，斟酌實情，指揮中西醫推選之時，亦均一秉至公，（中西醫均以執行委員爲推選人，有案可稽），惟有九月十二日，南京總事務所解釋西醫於前者如彼，（惟西醫可以數多之執行委員爲推選人），解釋中醫於後者如此，（惟中醫祇能以數少之常務委員爲推選人），前後法令兩岐，彼此見解不同，而對此所以兩岐，所以不同之原因與理由，既無曉諭，自費猜疑，究竟是否爲法令所限制，抑係環境所促迫，惜乎同人昏瞶，自劃悔未跟蹤……，此則須向會員表示我過者也，（八）國醫落選事小，選政尊嚴事大，會員諸君所關心者，恐同人之徒忝厥責，而同人所斤斤者，爭逃百年，事實勝於雄辯，國府通過中西醫平等待遇之實在耳，得失不繫一旦，是非難逃百年，事實勝於雄辯，視指嚴於斧鉞，同人等刻正從事於法的研究，預備爲最後努力，務希來會諸君，暫寬視指，靜待事實，而本會會員中之未悉本案顛末者，亦必不少，爲特宣告如上，幸　垂鑒焉。上海市國醫公會執行委員公啓

本市將舉行中醫考試

自國府公佈中醫條例後，上海市衛生局本年度尙未舉行中醫考試，最近衛生署公佈中醫審查規則，所有中醫考試仍由各省市政府辦理，玆聞本市衛生局，將於本年底舉行中醫考試云。（本市特訊）

上海時報館增設國醫專刊欄
請國醫公會担任編輯

（本市特訊）上海市國醫公會，爲時報館增設國醫週刊欄，函請担任編輯，特組織國醫週刊委員會推定蔣芳芳，朱鶴皋，程迪仁，張贊臣，吳克潛爲委員，負責籌備進行云。

定價

全年十二冊定價二元，半年六冊定價一元寄費在內(國外寄費另加)爲統制出版數起見，另本不售，郵票以九五折計算以一分至五分爲限。

廣告價目

等第	地位	全面	半面	四分之一
特等	底封面之外面	八十元	四十元	
優等	封面底面內面對面	六十八元	三十六元	
普通	正文後	五十八元	三十元	十六元

廣告概用白紙黑字 如用色紙或彩印價目另議

繪圖刻圖工價另議

本期校對者 李仁淵 程兆晨

中華民國二十五年十一月一日出版

中醫科學第一卷第五期

社長 謝利恆

副社長 方公溥

總務主任 龔醒齋

醫學主任 徐 愷

藥學主任 盛心如

編輯主任 朱 松

編輯 蔣文芳 章鶴年 沈石頑 倪維德

宣傳主任 徐公魯

英文地址 16 HSIN HSIANG GLGIN SHANGHAI. CHINESE MEDICAI SCIEWCE RESFARCH SOCIETY.

出版者 中醫科學研究社 地址上海愛而近路祥新里十六號

印刷者 中醫科學書局

注意

定閱諸君如有詢問事件或更改地址通信時務將(一)定單號數(二)定戶姓名(三)原寄何處三項詳細開明方可遵辦實因定戶衆多簿冊繁重非此三項無從檢查難免仍有誤寄特告

中醫科學第一卷第五期畫報第二版

本社新社員玉照

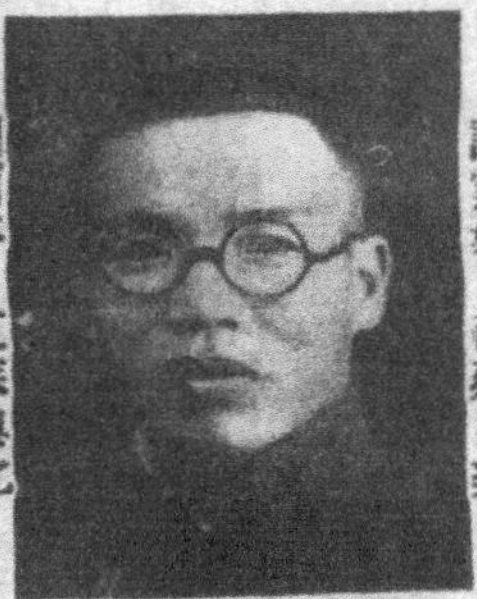
許雲如 福建長樂

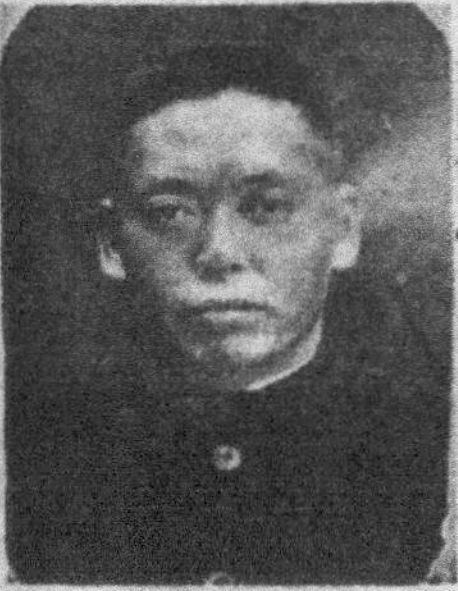
瞿雨亭 江蘇興化

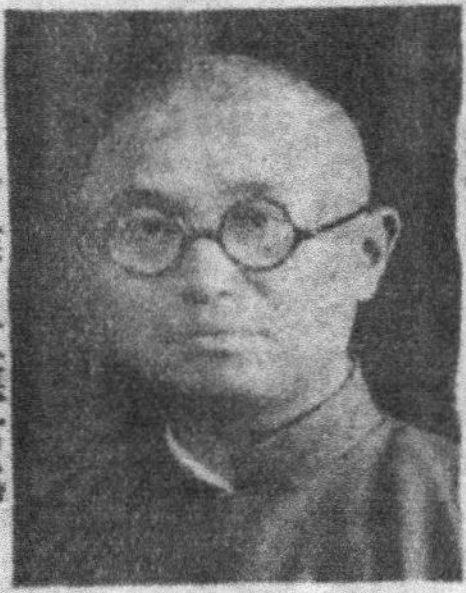
繆鍰淵 江蘇常熟

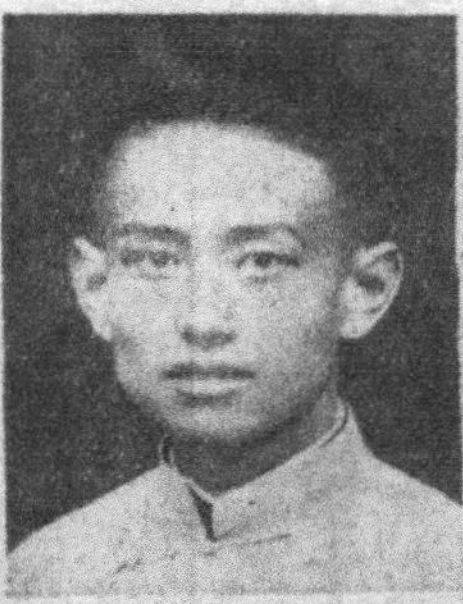
莊慰樵 江蘇常熟

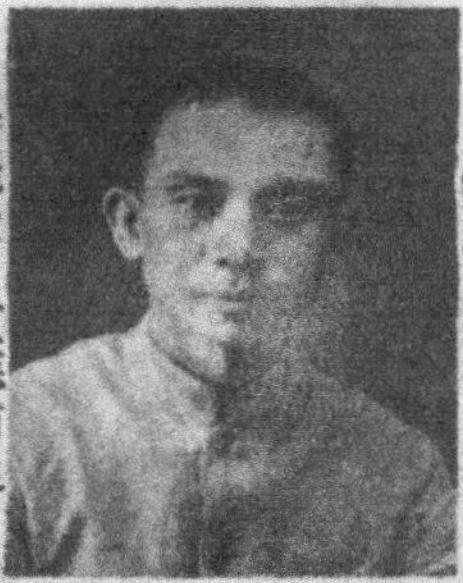
黃健亞 福建南安

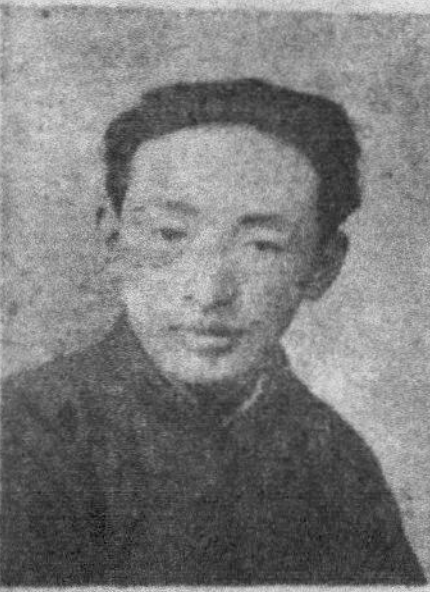
黃志仁 江蘇南通

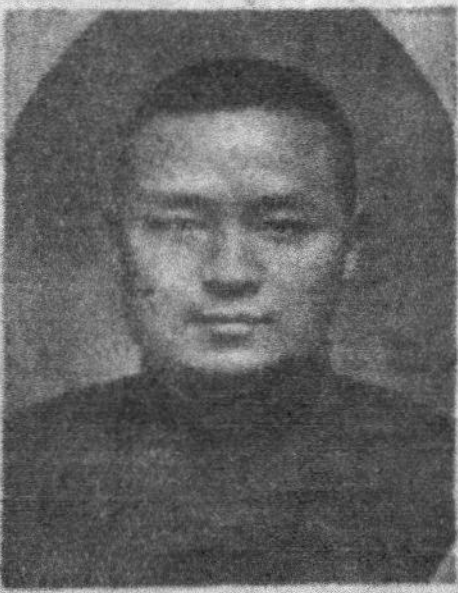
曾碧邨 福建閩侯

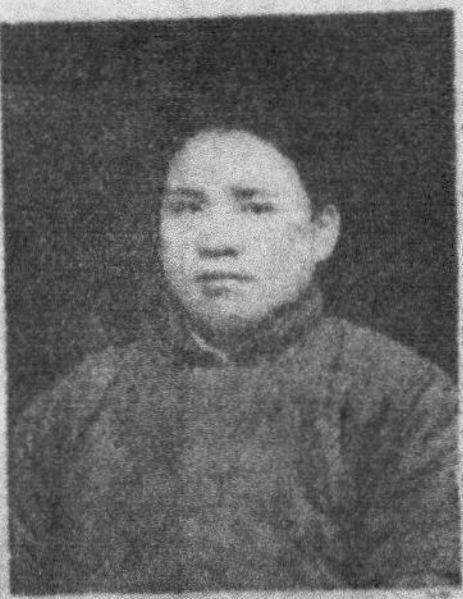
甘細惠 福建長樂

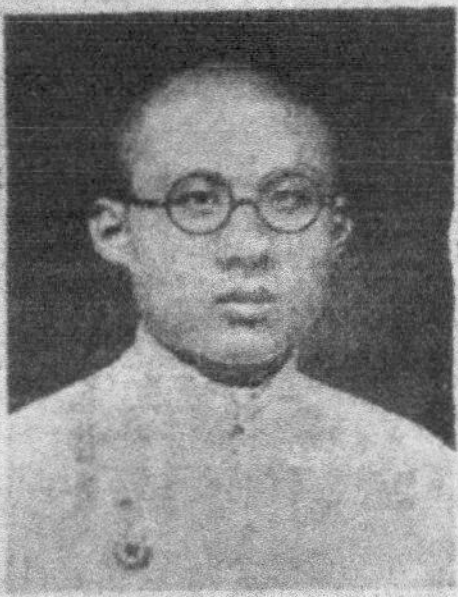
稷少卿 河南淮陽

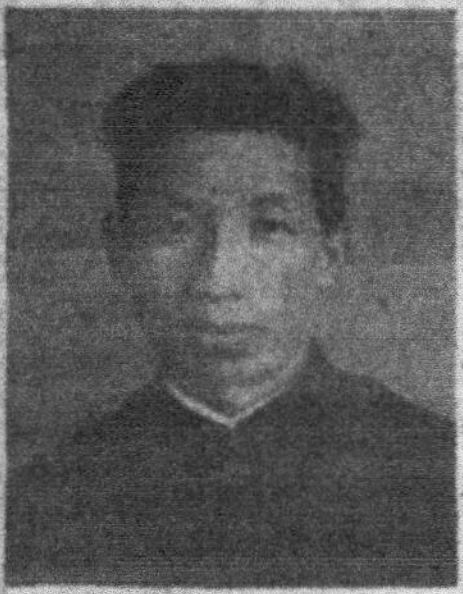
孫書河 山東新泰

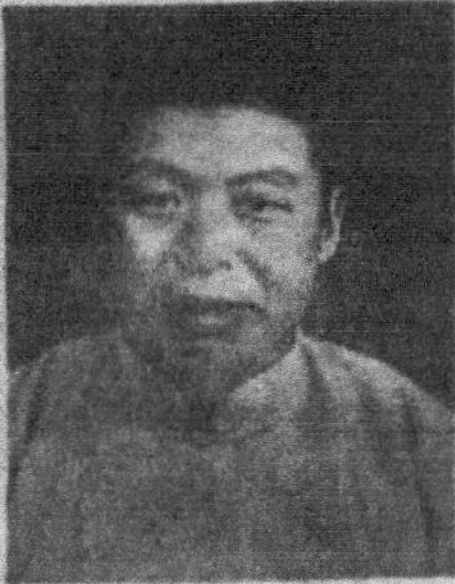
黃世芳 南安

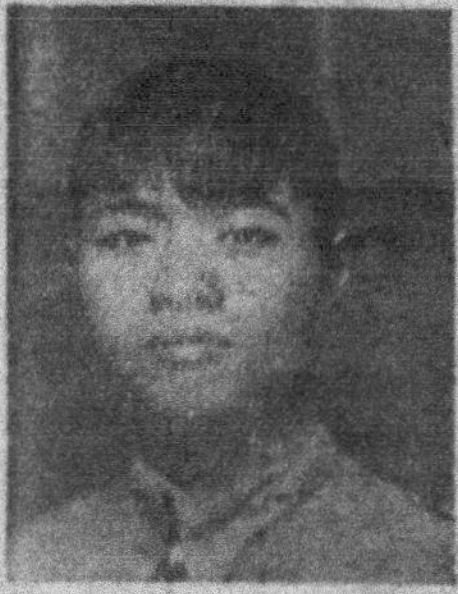
黎萬字 江西南康

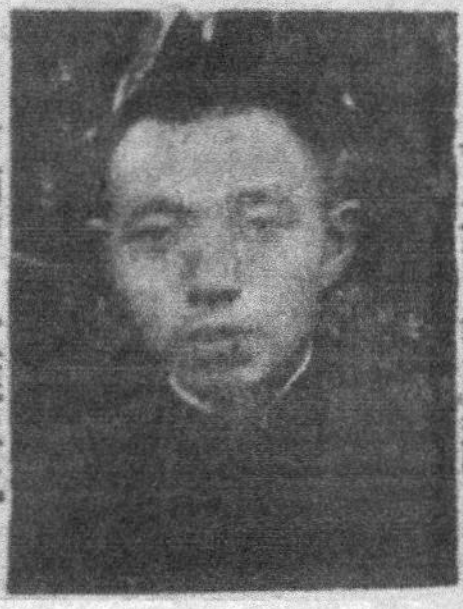
易九如 江西進賢

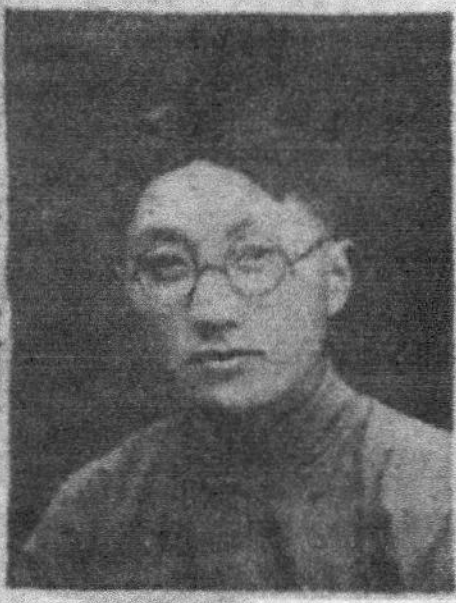
卞則濬 江蘇興化

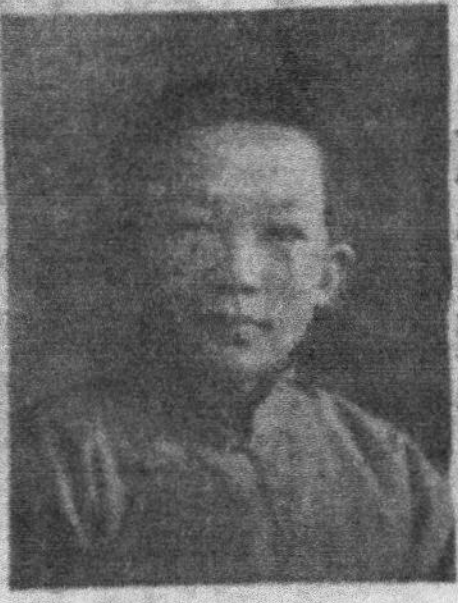
孫仲樵 江西南昌

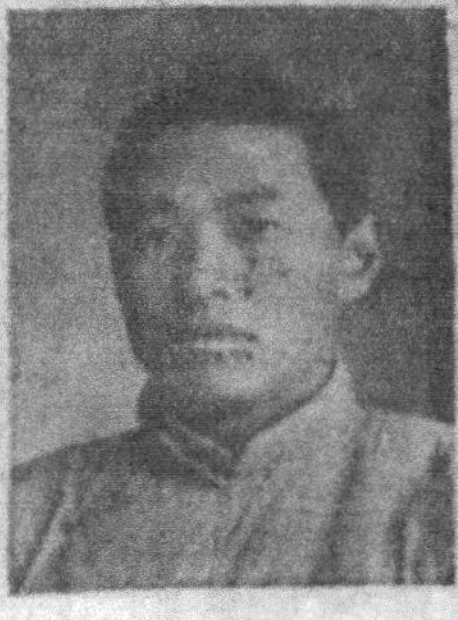
丘 尭 江西新建

中醫科學

于右任

第一卷第六期

本刊呈請內政部登記
中華郵政特准掛號認為新聞紙類

要訊

江蘇省會衛生事務所訂立規則

管理省會開業中醫

蘇省府民政廳為統制管理省會中醫起見，曾會令省會公安局飭衛生事務所參照中醫審查條例管理開業中醫暫行規則。茲悉：是項規則，業經呈奉民廳核准施行，原文探誌如下：

規則

江蘇省會衛生事務所管理開業中醫暫行規則，第一條：凡在本省會開業之中醫，除法令別有規定外，均依本規則之規定。第二條：凡具有中醫條例第乙條所列各款資格之一者，得隨時檢同各項證件，附照片四張，履歷四份，證書費，印花洋七元，（證書費五元，印花洋二元）等項，呈請本所審查，轉請發給中醫證書。第三條：凡現在本省會執行業務之中醫，應向本所**聲請註冊**，領求開業執照。第四條：聲請註冊之中醫，除繳納開業執照費二元，及印花洋二角外，並應呈繳左列各件：一，衛生署或省市政府檢查合格，頒給之中醫證書。二，履歷表三，二寸半身相片二張。第五條：有左列各款情事之一者不得給予**開業執照**，其已發給者，得隨時撤銷之：一：非因從事國民革命而曾判處三年以上之徒刑者，二，禁治產者，三，心神喪失者。但二三兩款之原因消滅時，得再發給證書及執照。第六條：開業執照須懸掛公衆閱覽之處不得塗改或轉讓。遇有遺失或損毀時，應即聲請補領。第七條：註冊中醫開業，或**遷移死亡**須報告本所查核。第八條：每年七月各中醫，須將開業執照，送請本所查驗，填報查驗日期。第九條：中醫診視傳染病人後，應依照傳染病預防條例，於十二小時內，報告本所設法預防。第十條：中醫不得高抬診金及無故拒絕應診，其藥方字跡亦須清楚，方尾須蓋章負責。第十一條：註冊中醫，須履行本所指定義務事項，不得**無故推諉**第十二條：中醫違反本規則之規定者，得按照情節輕重，分別處以三百元以下之罰鍰，或撤銷執照，勒令停業。第十三條：本規則有未盡事宜，得呈請修正之。第十四條：本規則呈奉江蘇省公安局轉呈民政廳核准施行（鎮江快信）

中醫科學研究社出版

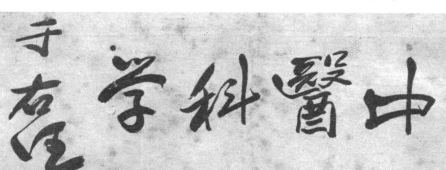

中醫科學第一卷第六期畫報第一版

本社新社員玉照

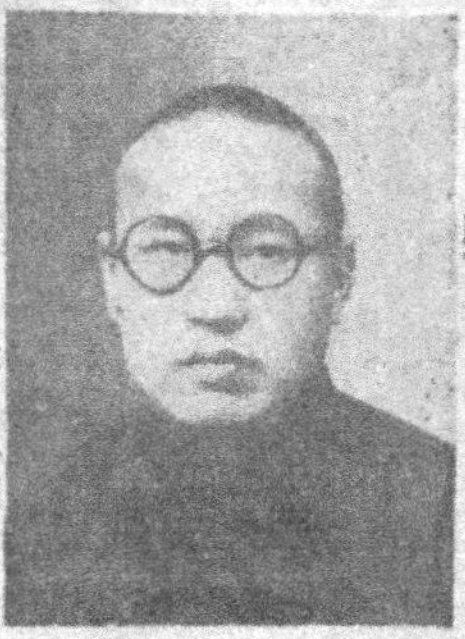
張選卿 河北南宮

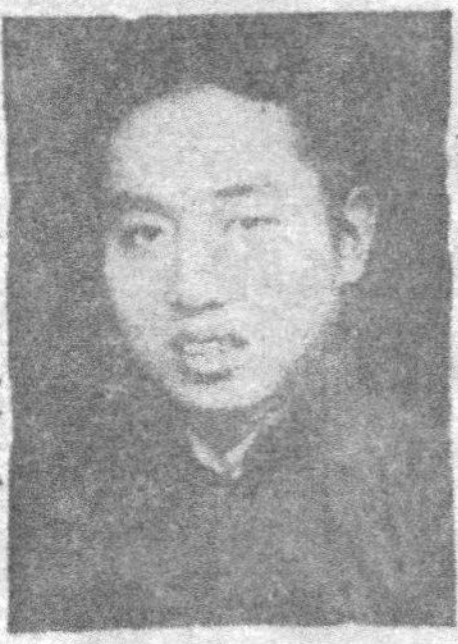
吳祖鋑 江西玉山

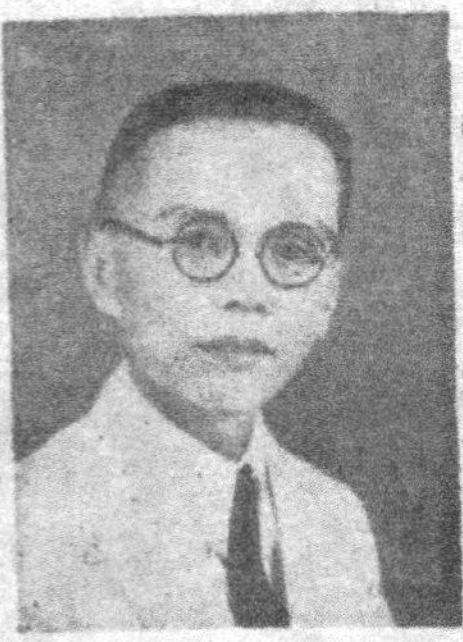
張伯賢 廣東普甯

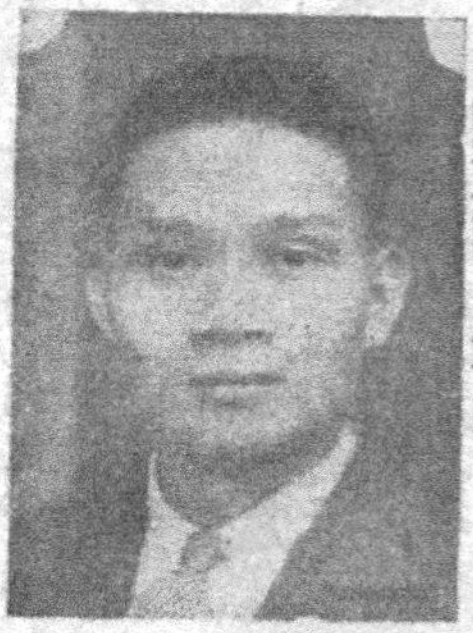
陳文光 廣東普甯

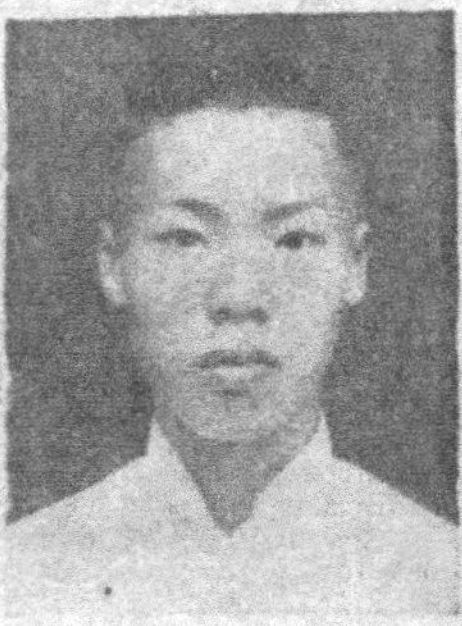
林一詩 福建長樂

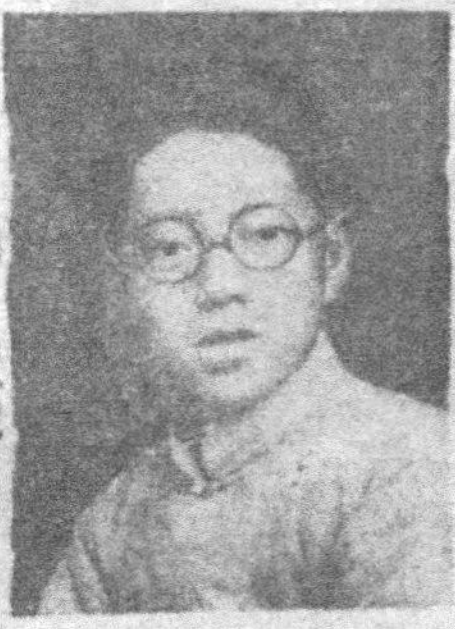
何士豪 江蘇如皋

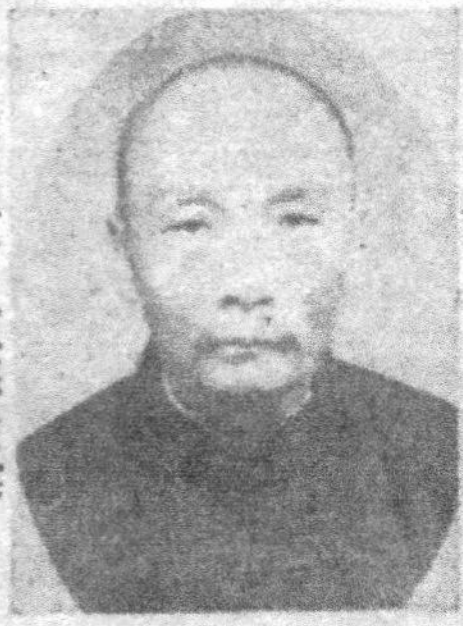
周玉和 福建古田

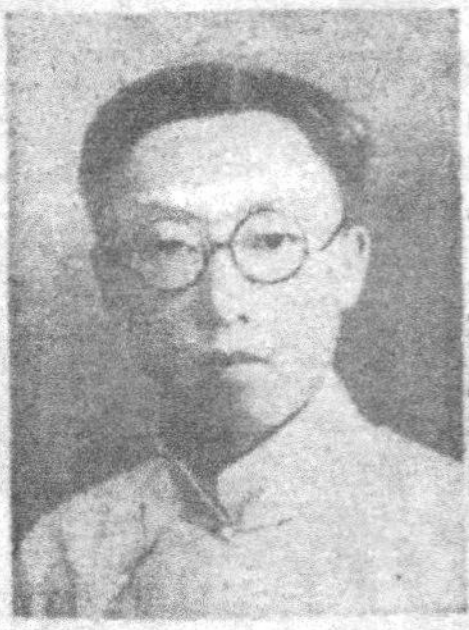
張羲堂 江蘇淮陰

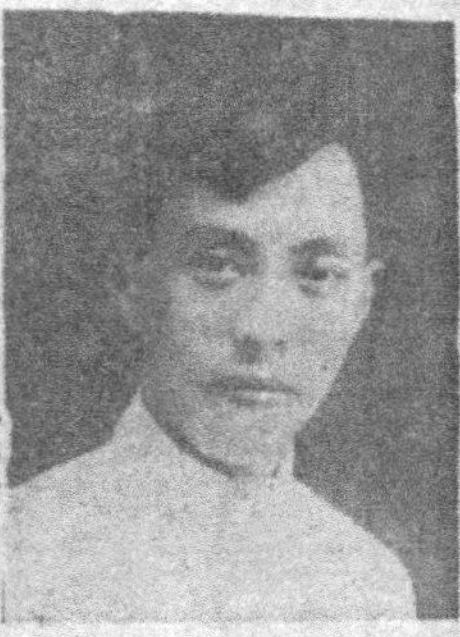
周季楠 浙江長興

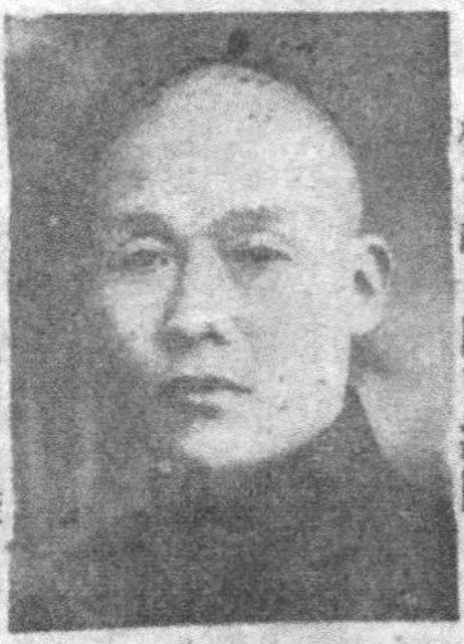
楊紫峻 陝西涇陽

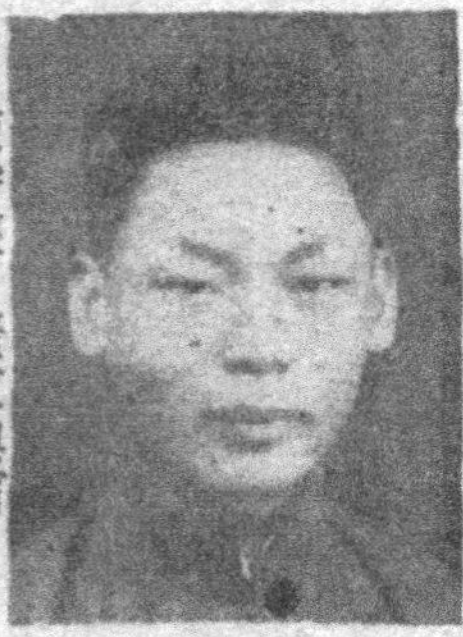
鄭德榮 福建長樂

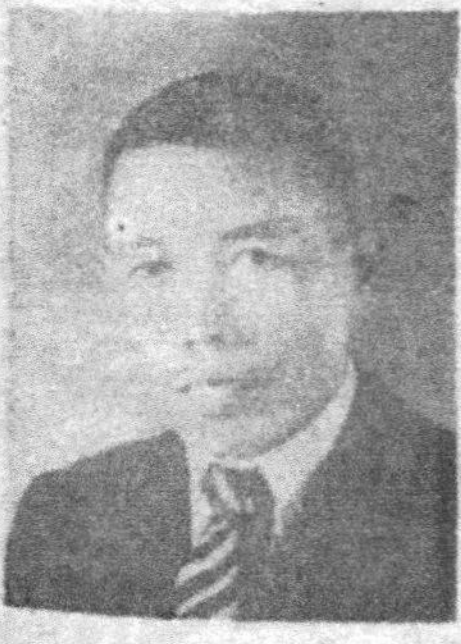
陳靜懷 廣東興甯

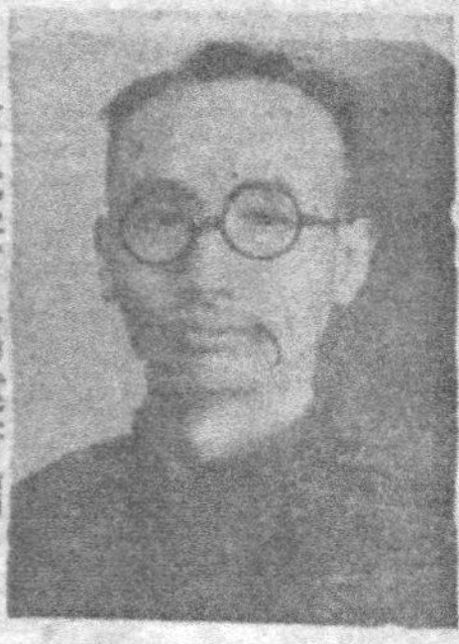
楊巨川 雲南

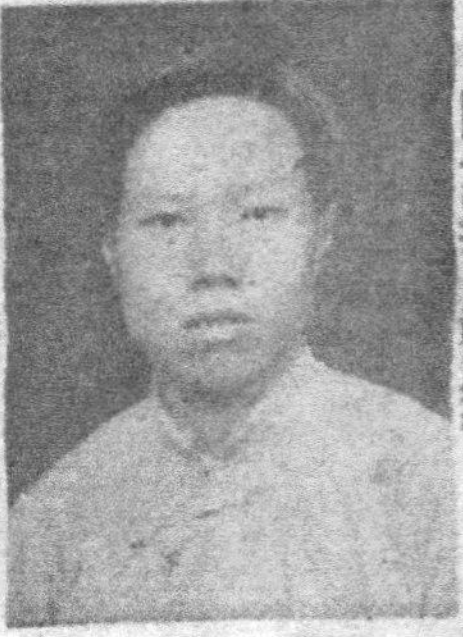
陳先登 福建莆田

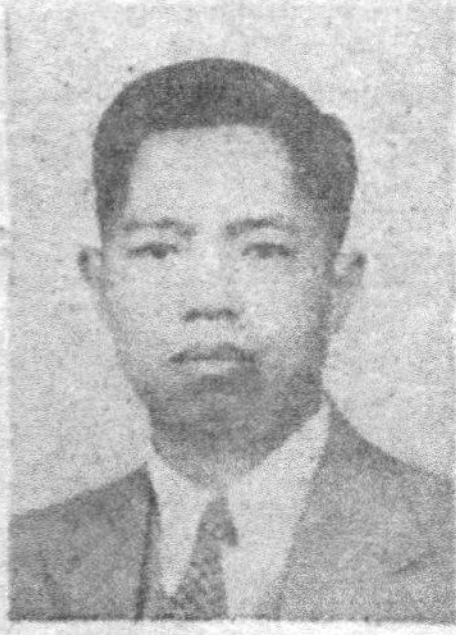
林達生 廣東

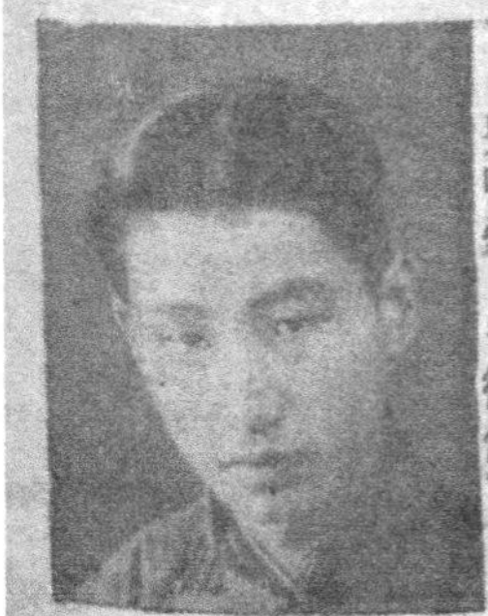
吳鳴夔 安徽休甯

1957. 6. 2 6.

編輯部緊要啓事

此次本社編務會議，議決要事數起，茲摘錄二則如下：

（一）本刊定於一卷十期，出版作者專號，登載作者論文照片，該期稿件，須特別精采，除特約作者撰述外，凡各地同道，均可投稿，查作者專號，旨在喚起全國醫藥作家，改變作風，掃除時行人云亦云，抄襲陳言之陋習，實冀改進臻於創造之途，達到振興中國醫藥爲目的，尚希海內外同人，加以注意，務請惠賜佳作，是所企幸，（來稿及玉照請於二十六年二月底前寄到）

（二）獎勵新進作者投稿。如有優異稿件，酬報從豐，即請青年作家，多多惠稿，不勝歡迎，此啓。

編輯主任蔣文芳

獎勵分社社長啓事

河北南宮任翔青，福建長樂金峯林道濟，南洋高淵張見初，江蘇淮陰張鶴春，溱潼陳木天，浙江袁花沈清源諸先生，熱心醫藥事業，贊同本社宗旨，組織分社，業已成立，除致發聘書外，持遵社務會議決議，由本部登刊獎勵，並請各位同志，仍前努力奮鬥，是所至企。

總務主任徐愷

獎勵熱心社員讀者啓事

江蘇常熟莊瑟樵，淮安吳守銘，江西大庾陳靜懷，北平楊少元，河北高邑張顯忠，福建蒲田吳錦瑄及本社特約撰述鄭軒渠諸先生，熱心醫藥事業，不遺餘力，最近介紹同志多名，良深欽佩，特依照社務會決議，由本部登刊獎勵，以表謝忱並請源源介紹，普及醫藥文化，喚醒同道，改進醫藥、毋任企幸。

總務主任徐愷

獎勵福建長樂金峯柯蔭藩先生啓事

柯蔭藩先生，自加入本社後，積極介紹社員甚衆，福建長樂金峯分社成立，得先生協助之力頗多，熱心醫藥事業，殊非多見，特依社務會議決議，登刊獎勵，以鳴謝悃，並請繼續奮鬥。

總務主任徐愷

獎勵任翔青先生銀盾一座啓事

河北南宮任翔青先生，此次組設分社，所介紹社員及讀者，完全不收佣金，熱心堪佩，特贈送大號銀盾一座，以謝熱忱，此啓。

總務主任徐愷

獎勵楊少元對聯一付啓事

北平楊少元先生，爲本社介紹社員多名，熱忱堪嘉，除贈送對聯一付外，特登刊獎勵，以示鳴謝。總務主任徐愷

爲優稿奬勵通告選舉辦法啓事

本刊負改進醫藥學術使命，爲鼓勵作者作稿興趣起見，規定每發行六期後，舉行優稿奬勵，通告讀者選舉，現已屆期，特擬訂選舉辦法公佈於後，凡我社員讀者，均請依章投票，毋任企盼，此啓。

總務主任徐愷　編輯主任蔣文芳

優稿奬勵選舉辦法

第一條　本刊爲鼓勵作者作稿興趣，特舉行優稿奬勵，故訂定通函選舉辦法。

第二條　凡投稿本刊作者（本社同人除外）均有被選舉權。

第三條　凡本社社員及讀者，方得有選舉權。

第四條　每個社員或讀者，每人祇得選舉一人。

第五條　凡投函選舉者，應將該作者之作品優點舉出。

第六條　選舉者應註明姓名通訊處。

第七條　本辦法自發表日起至民國二十六年三月十五日止爲選舉一至六期投稿之作者期間。

第八條　選舉期滿後，檢函計得票數，以得票最多前十名者登刊公告，發給奬品。

附奬勵辦法

（甲）一二三名以大中小銀盾分配之。

（乙）其餘四至十名各給實用書籍。

總務部分類啓事

（一）自即日起請已成立之分社長將照片寄下，以便製版登刊。

（二）照片須在每月二十日前寄到，方來得及製版登於下月一日出版之刊物上。即請　分社長社員均鑒。

（三）凡社員讀者詢問事項，須郵答覆者，請附郵票，以便即辦。

總務主任徐愷

朱松啓事

前因時局緊張，特將拙著「傷兵醫院之組織」一書，贈送本刊讀者，承閱者紛紛函索，上海存書，現已告罄，又不擬再版，除已來函索取者，均已寄發外，嗣後請勿再函索，以免耗損郵費。又南京軍用圖書社（南京國府路）杭州星星書社（杭州西湖濱路），江陰惠澄商店（江蘇江陰縣前）等書局，尚各存該書十餘冊。欲閱者，請就近直接向各該書局購取（每冊定價貳角）謹希鑒諒爲荷！

本社啓事

敬啓者，本社自宣佈成立以來，迄今數月，社員讀者，紛紛加入，極爲踴躍，良堪欣慰，惟衆志成城，同志愈多，則力量愈大，庶幾研究學術，易收集思廣益之效，茲特擴大徵求，尚希海內外同志踴躍參加，或爲社員，或爲讀者，或組分社，均所歡迎，此啓。

總務主任徐愷

(一)徵求組織分社手續

本社各地同道均鑒，查組織分社，所有辦理程序，已於本社上次徵求社員特刊內「組織分社章程」中，詳有規定外，茲再摘要說明，並加以補充如下：

(甲)組織分社，凡社員，或全年讀者均可，(乙)社員或全年讀者，得隨時介紹，隨時報來，惟必須手續完全，以憑核發各件，人數足額，當卽頒給正式分社長聘書，(丙)津貼分社之二成經費，或於分社成立時扣除，或隨時扣除，各該分社籌備主任，得酌量實際情形決定之。

(二)徵求社員入社及讀者定刊須知

(甲)社員

(一)手續

凡國籍醫生，或非醫生，但對於醫藥有研究興趣，皆得加入本社爲社員。欲加入本社，須將姓名，籍貫，詳細通訊處，開明，交於本社，以備查考。入社時須納入社費一元五角，（倘不須贈佩掛證章及贈登照片祗須繳入社費五角，）常年費二元（以後每年繳常年費二元，不收他費），一併繳齊，（卽入社費與常年費）由本社發給證書後，卽爲正式社員。

(二)權利

1.本社出版中醫科學雜誌，定價全年二元，社員得享受贈閱之利益2.本社社員贈送佩掛證章一枚。（若繳入社費五角，則無贈送）3.社員有疑難問題詢問，本社予以登刊答覆。4.社員如有研究心得，經本社審查認爲有價値者，可代其出版，以廣流傳，或於本社發行之刋物上發表之。5.社員入社時，並得將本人最近照片，交於本社，代爲義務製版，登於本社發行之刋物上，俾社員互相聯絡，增加感情。（若繳入社費五角，無登照片權利）6.社員購買本社出版之書報，得享受特別折扣，並可托本社代辦物品，本社在可能範圍內，當代爲辦到，絕無延誤之弊。

(乙)讀者

(一)手續

1.開明姓名及詳細通訊處2.定閱全年者國幣二元定閱半年者國幣一元

(二)權利

1.讀者有疑難問題詢問，本社予以登刊答覆2.讀者如有研究心得，經本社審查認爲有價値者，可代其出版，以廣流傳，或於本社發行之刋物上發表之。3.讀者托本社代辦物品，本社在可能範圍內，當代爲辦到，絕無延誤之弊

附註：南洋國外社員須另加郵費一元五角全年讀者另加一元二角半年減半（香港照國外減半）

經方實驗錄

穎甫題

即日起預約　明年一月十五日截止

本書自在光華醫藥雜誌徵求印刷設計，兩月以來，猥蒙海內外讀者諸公不棄，叠惠表格，並賜教言，或頒序文，或贈題詞，或願任義務校勘，或樂爲儘量宣傳，雲天高誼，拜感曷名，茲謹遵大多數公意，決定如下：（一）本書先出第一集，其第二集在續撰中（二）紙張用上等連史紙，取其潔白可愛（三）板本，直八英吋，寬五英吋，如葉橘泉先生所著之近世內科國藥處方集，取其攜帶便利（四）字體用眞宋體，取其悅目（五）字大，標題用三號字，方案用四號字，按語用小四號字，低二格排，藥味分量用五號字，取其明朗（六）封面用磁靑軟面，另印書籤，取其冠冕（七）裝訂，綫裝二厚冊，外加書函，以利皮藏（八）書價詳下列簡章內（九）校對力求正確，以副 厚望，幸祈垂鑒焉。

預約定單

（科學）

茲預約經方實驗錄第一集　　部特照預約簡章寄奉

預約價洋　元　角　分

掛號寄費　元　角　分　共計國幣　元　角　分正

統請　查收並掣寄預約憑單一俟該書出版卽行掛號寄下

爲盼此致

姜佐景醫廬台照

　月　日

（詳細地址）　具

預約簡章

（一）本書第一集自卽日起發行預約，至民國二十六年一月十五日截止，外埠以郵印爲憑，預定一月底出書（二）本集每部實價國幣二元，預約每部一元四角，郵票代款以九五折計，限五分一分者，須蠟紙包好（三）另加掛號寄費，本國境內（除蒙古新疆）及台灣朝鮮日本每部一角五分半，蒙古新疆及國外八角半，香港澳門六角三分，悉照上海法幣計算（四）匯款務請註明由上海書錦路郵局領取，交上海城內果育堂街一四四號姜佐景醫廬收。

本書特點　（一）醫案醫話合爲一編，（二）多大案險證，並有死證，（三）純用經方大劑，（四）對於「證」極着重，（五）詳述服藥後之反應，（六）西醫學上認爲無特效藥之病，本書却有效方，（七）解釋方義不襲東哲之說，（八）讀後令人大胆應用經方，（九）啓發讀者靈思，自歸大道，（十）文筆趣味化。決不使人沉沉入睡也。其他特點，恕不一一徵引，留待讀者公評。

樣本內容

曹穎甫先生親筆序文七頁　桂枝湯證二頁

章次公先生序文一篇　麻黃湯證二頁

本書第一集目次三頁　大陷胸湯證二頁

曹穎甫先生近影一幀　腸癰二頁

曹穎甫先生方牋六幅　肺癰二頁

欲索閱本書者，請將下面附單剪下，塡上尊址台銜，用開口信封，貼郵花一分寄下，當卽寄呈樣本一冊不誤，如來函附有其他　敎言者，請加貼足郵爲荷。

逕啓者：請卽寄下經方實驗錄樣本一冊爲盼此致

姜佐景醫廬（上海城內果育堂街一四四號）　啓

　月　日

（詳細地址）

（科學）

中醫科學第一卷第六期目錄

經驗實錄

藥學研究

大衆醫學

非常時期的醫學研究

生理研究

醫林文藝

病理學研究

和漢醫藥學研究

尚有國內醫藥界新聞，讀者園地，最後緊要消息數十則，因篇幅所限，目錄從略。

緊要新聞

焦易堂陳立夫王用賓蒞粤
廣東國醫藥團體開歡迎大會

焦王均謂國醫藥要用科學方法整理與研究
焦並贊許青年請醫校職務須要青年幫負責

對於救國問題大家更要努力！

（廣州記者通訊） 中央國醫館長焦易堂，理事長陳立夫，司法行政部長王用賓，因蒞粤參加胡主席國葬典禮，廣東國醫分館，省立國醫學院，光漢國醫專科學校廣東國醫藥專科學校，漢興國醫學校，保元國醫學校，國醫公會，醫學衛生社，及各藥商團體，國醫醫院，因感焦館長，陳理事長，王部長，歷來維持國醫國藥的熱心，除焦，陳，王三公於十月二十四日抵粤時各派代表至廣九車站歡迎外，復於十六日九時假座光漢國醫學校開歡迎大會，事前光漢國醫學校佈置一新，門前高搭歡迎牌坊一座，禮堂設於二樓，四週徧貼歡迎標語，總理遺像及黨國旗高懸正中，主席檯上置花籃一個，禮堂中央繞以花串，香氣四溢，正中，總理遺像前為焦館長，陳理事長，王部長席，左右為各來賓席，檯下左為記錄席，右為新聞記者席，次為各醫藥團體代表席，再次為各校學生之代表席，到會約千數百人，因限於地點，半數皆企立門外。開會前，各校學生皆整隊恭候於廠後街口，學校內外由憲兵特警守衛，異常莊嚴，屆時焦氏偕祕書李懷新赴會，陳理事長因事未到，王部長因事散會後始趕至，僅光漢學生及少數醫藥團體代表得聆其訓話。（訓詞另錄）開會時由廣東國醫分館長潘茂林代表盧宗強君主席，光漢學生代表薛玉成君致謝詞，其開會秩序如下、（一）齊集（二）全場肅立（三）請焦館長入席（四）奏樂（五）唱黨歌（六）全體向總理遺像及黨國旗行三鞠躬禮，（七）主席恭讀總理遺囑（八）向焦館長行一鞠躬禮

(九)主席宣佈開會理由(十)請焦館長訓話(訓詞另錄)(十一)代表致謝詞(謝詞另錄)(十二)奏樂(十三)高呼口號(十四)鳴炮(十五)拍照(十六)茶敍(十七)禮成至午後一時三十分始各盡歡而散，可謂極一時之盛矣！

歡迎會口號一、一致擁護國醫界的領袖焦館長！二、一致謁誠服膺焦館長的訓導！三、歡迎焦館長要努力發揚國醫國藥！四：歡迎焦館館長要努力促成國醫國藥科學化！五、要洗刷東亞病夫的恥辱，必須發揚國醫國藥！六、要發揚國醫國藥才能發揚民族！七、國醫國藥界一致團結起來！八、中國國民黨萬歲！九、中央國醫館萬歲！十、中華民國萬歲！

焦館長訓詞、主席，各位同學，各醫藥團體代表，兄弟今天得與大家相見，覺得非常的喜歡！非常的榮幸！訓話實不敢當，不過大家隨便談談幾句話能了。光漢學校，前幾年兄弟曾經到過一次，但是這次到來覺得與以前大不相同了，比較以前進步多了，現在校舍已建得很堂皇了，學生已增加很多了，精神已比前好得多了，外表內容都漸達到完滿的地步了，這可見國醫界同人的努力。不過兄弟覺得國醫學校的教師，都是由家傳或自修得來的經驗和能力，對於辦事及整理須得要找青年人來負責，青年人的經驗能力雖不及老的教師，可是辦事的敏捷，與精神的振作，確優於老前輩。對於救國問題，大家更要努力！不要讓西醫專美，中國反正以來的醫藥行政都是西醫負責，今後希望國醫藥界亦應要努力負一部份責任，所以中央國醫館的組織，中央國醫館的目的，都是在此，兄弟所希望於國醫界者，約有以下六點：一、研究要有方法：關於研究整理國醫的方法，國醫館已有宣佈了，希望大家照着去做。二、病名要統一：關於病名的統一，國醫館已有規定，想來大家都已經見到了。三、教科要統一：關於國醫的教科書，除國醫館所編外，中央已編有十餘種，將來自有公佈，希望各校遵照採用。四要注重設立傷科：我國傷科在國醫上本有優良成績，一切搶傷，跌打，駁骨，都比西醫好，不過包裹，整齊，迅速，清潔等不如西醫，希望大家努力改良，達到迅速，整齊，完善的地步，將來一有戰爭才能幇忙軍隊，才可以合力救國。否則，祗有西醫救傷，而國醫不能效力，豈不慚愧?!從前國醫在社會上沒有地位，法律上未有保障，猶可推說，現在行政院蔣院長公佈了國醫條例，國醫已有地位，法律已有保障，便不應同從前一樣，只知自己發財，不與國家效力，一旦有事，只有避去香港上海，這樣不帮忙國家是很不對的，以後各學校都要設立傷科，以養成救傷的專科人材，而爲國家效力。五、新舊要融和：國醫界向來有新舊之分爭，實在新舊互有短長，舊的經驗豐富，應事不如新的敏捷，新的應事敏捷，經驗不如舊的豐富，以後希望大家一致團結，互相融和，舊的對新的不用鄙視，新的對舊的予以相當的恭敬，新舊合作，各出所長，用科學的方法來整理國醫國藥，庶乎國醫國藥的發揚可以翹足而待。六、要不落人後：現在國醫館在國外已有四個分館成立，西洋人對於研究我國國醫國藥非常認眞，已有很好的成績，國內的國醫界若不努力，若不用科學的方法來研究與整理，將來反落在西洋人之後，那就慚愧無地了！今天兄弟希望大家的就在以上六點，希望大家一致團結，共同努力！

王部長訓詞：兄弟今天因事遲到，甚是抱歉！個人對於國醫素少研究，不過當年國醫館成立，兄弟忝為贊助人之一，今天被邀參加這個盛會，隨便與大家談談罷了。廣東這個地方，民國六年兄弟曾經到過一次，那次到來雖說是為護法，其實是參加革命，關於革命的工作，不單是政治，凡是一切壞的都要改革，就是國醫亦有改革之必要！比如：有人見着國醫館三字，便以為國醫是很完善的了，是不用改革的了，不要努力研究了，這是不知革命的；又有人以為國醫是舊的，不必注意，而祇注意西醫，這也不算革命。須知：我國民族優秀，人口衆多，若無特長，焉能有此効果？可知國醫必有相當價值。大凡一個民族之所以生存，必有三種學問：第一、戰爭學，第二，政治學，第三、國醫學。因為若無戰爭學，則不能抵禦外侮，所以古今中外，每一個國家都無不注重戰爭學；若無政治學，則國內紛擾，以致衰弱而達於滅亡；若不講究醫學，則疾病叢生，，死亡率增加，亦足以消滅其民族，所以一個民族強盛，必要靠着良將，良相，良醫三者之力了。許多人以為我國過去已有很多良醫，現在不必更深的研究了，這是不對的！我總理講求民權主義雖多取材外國，而終不能離開王道，及中國固有之道德等等，才能成良好的三民主義。現在改良國醫，也要仿照總理的辦法，將從前之良方良法，加以新醫方法的整理。所以維持國醫，保存國醫，發揚國醫，都是要用科學的方法去研究才有把握，才有進步，國醫國藥不為人重視，都是這個原故。現在設立學校，公開研究，便是進步的開端了，現在試舉出一個比例：此次世界運動會，我國其他選手完全失敗，而國術選手不過隨便選點人去，便得良好的結果，就因為其他各種運動是外國所有，我國隨人之後，所以不如人，國術是我國所有，各有其民族的特長，各有其固有精神，所以費力少而收効大。但是各種運動仍是不能偏廢，必要以我之所長，而兼研究他人之所長，則將來進步必更大！所以純用舊式的國醫固不可，祇用新式的西醫亦不能必以新法研究舊醫，取新醫之所長，用科學方法研究國醫，用學校，用醫院講究解剖生理，將我國固有之方式而改良之，則將來必能於世界上放一異彩，非祇一國家一民族而已也。我國積弱已深，良將，良相都已各盡其力，就希望國醫界的同胞以固有的精神，用科學的方法，來整理與研究，以期達到健全的良醫，而共負救國的責任，兄弟的希望在此。

薛玉成君謝詞：焦館長是一個革命家，政治家，道德家，學術家，同時是一個國醫藥界的救星。焦館長過去的革命精神，政治成績，與乎道德文章，久已膾炙人口，彰彰在人耳目，無庸贅述了。我們最欽仰，最敬佩，今天來開這個歡迎會的重大原因，是為着焦館長提倡國醫，維持國醫的熱心，我們國醫藥界的人同人欲向焦館長表示一點敬意，稽考中國的國醫國藥，已有四千的歷史，歷來對於解除人民的痛苦，保護人民的健康，其功原不可磨滅，可是歐風東進，美雨西浸，所謂西國醫學傳入中國以來，一般習染歐化，數典忘祖的西醫，便向國醫國藥盡量攻擊，任意推殘：提倡廢止國醫國藥者有人；提倡解散國醫學校者有人，結果國醫國藥雖未能廢止，可是國醫學校則業被擯諸敎育系統之外，數年來都只認國醫學校爲學術團體之一，賜名爲學社。我們國醫界遭此重大打擊，大家都處於徬徨無主的當中，幸得焦館長的熱心維持，乃有立法院去年十二月廿五國醫條例的通過，行政院本年一月十二日國醫條例的公佈，這是焦館長維持國醫，愛護國醫的重大表現！所以我們國醫藥界的同人，除萬分感謝，萬分敬佩外，早想有一個機會向焦館長表示一點敬謝的微忱，並得親聆雅敎，以作國醫藥界的規箴！此次適胡主席舉行國葬典禮，焦館長駕臨廣州，我們因此便乘這個機會聯合開這個歡迎大會，蒙焦館長不棄，賜駕光臨，並指導一切，我們除萬分榮幸外，一致竭誠服從焦館長的訓導，努力於國醫國藥的發揚，以期不負焦館長的雅望！同時我們廣州市的各校同學，還有兩點請求焦館長的：第一，希望焦館長於最短期間促成國醫學校歸入敎育系統，使得與西醫受平等待遇。查國醫條例當中，雖說是西醫條例第四條，第六條，第七條，第十條，第十一條，第十三條，第十五條，第十七條之規定，於中醫准用之，可是我們覺得這都是不關緊要的，我們感到最不平等的是西醫學校能入敎育系統，我們中醫學校不能入敎育系統，西醫學校畢業便能執行職務，我們中醫的專科學校還要受衞生局的挾持，畢業還要經過衞生局的考試才能執行業務，這可算是最不平等了！所以我們希望焦館長於最近的將來，能竟其全功，使我們中醫學校能歸入敎育系統，與西一律享受平等待遇。第二、請求焦館長轉請行政院通令衞生局以後對於國醫行政不能橫加阻撓，國醫條例第一條第三項既然規定在國醫學校畢業得有執照者，便能執行業務，當要遵照行政院的命令．在昔西南獨樹異幟時，處其暗無天日之壓迫環境下，固屬無法，現在統一既告成功，當不能再容有此種畸形式的政治現象，廣州市的國醫學校，應當要與國內各省的國醫學校一律受同樣的保障，斷不能有所歧視！以上兩點，就是廣東各國醫藥學校同學請求焦館長幫忙的，今天因爲地方狹小，設備不完善，招待不週到希望焦館長原諒，各來賓原諒！薛君致詞畢，焦館長復起立謂：關於廣東國醫分館長一席，以後擬請民政廳王廳長應楡棻任，此次已商得王廳長同意，大致可成爲事實，以後一切，諸君可向王廳長承商云云。（十一月二日）

中西醫條例將合併

改爲醫師條例

立法院在審研中

（南京）立院法制委會十一日開會討論中醫條例與西醫條例，合併改爲醫師條例，及中華護士會呈請將護士團體列入國民大會代表選舉法兩案，與經熊主席，結果已將兩案重付原審查委員審查。（十一日電）

當前要圖

杭國醫界籌組軍事救護團

中國醫藥學社五二次會議討論
關於老人病理應另設專科研究
對於醫校分科亦有意見貢獻

（杭州通訊）中國醫藥學社，為杭市中醫王一仁，周子序，湯士彥，董志仁，王心原，施稷香，阮其煜等所創辦，迄今已達數載，歷次集會研究頗有心得，曾刊行神農本經三家新註，國醫軍陣傷科學，國醫讀本及醫藥衛生月刊等，為杭市唯一之學術機關，該社十一月一日及十五日分別召開第五十一次與五十二次討論會，均函邀本社駐杭記者蔣渭熊出席指導，討論中心問題第一次為籌組國醫軍事救護團，結果（一）推董志仁，杜志成兩君起艸組織辦法，（二）各社員對於救護事宜應各負經費五十元（按：該社共有社員二十餘人），（三）推施稷香，王一仁兩君為救護團正副主任。第二次中心問題為醫學教科書之取材方法，後以此項問題範圍甚廣，宜分期討論，先議醫校所應教授之科目（一）王一仁君提議國醫學校應分別小學中學大學制，其教材似須隨等級而異，（討論）以國醫為專科學校，入學之資格須高中畢業者為度，不必分設小學大學。王君乃起立收回提案。（二）周子序提：為人子者，不可不知醫，醫學為養親壽世之學術，世人祇知有小兒專科，而不知注意老人，老人之血管胃腸等各生理有變化，其病理治療亦因之而異，宜如何治療，使老人患病早復健康，用何種方法，使老人返老還童，延年益壽，亟應添設老人科以研究之。（決議）醫校科目必須設生理解剖衛生，藥物，化學，細菌，診斷，感症，內傷，方劑，醫史等為基本課程，傷，外，婦女，小兒，耳鼻，咽喉，眼目，花柳，針灸，推拿為選科課程，至若各校特設之內難，傷寒，溫病諸科，因分別編入各項基本課程為主綱，副以西說引證，不宜獨立犯重覆，關於取材之精細辦法，編制內容，因時過遲，故延至下次討論。

國醫院展緩興工
原因建築經費未到

（南京）首都國醫院原擬年底興工，院基已購，但中央補助之建築費，及湘主席何鍵之捐款，尚未撥下，其他各方認款多未繳到，開工須俟來年，（八日專電）

上海市國醫公會分呈院署市府
請解釋中醫登記條例之疑點

（本市特訊）上海市國醫公會，鑒於中醫登記在邇，為未具中醫條例第一條所載各項資格之一者，應如何辦理，國醫公會常務委員薛文元顧渭川郭柏良丁仲英秦伯未，分呈立法院衛生署上海市政府市衛生局，申請解釋，茲錄其呈辭如下：竊我國醫藥，經數千年之歷史，徵諸實驗，具神妙之效能，其於民族健康，民生經濟，均有莫大之利益，凡我國人，無不深加信仰，且近蒙國府明命頒佈中醫條例十條，益增法律上之地位，此我醫界同人，靡不額首稱慶，馨香禱祝者也，惟該條例中，對於未具第一條所載各項資格之一，申請登記者，尙無明文規定，殊爲疑慮，爲敢備文呈請鑒核，迅予指示，以便遵循，實爲公便云云。

武進國醫學會呈請解釋
中醫審查規則第四條之疑義

（武進通訊）武進國醫學會常務理事，錢今陽，沈潤庠等，於日前呈武進縣政府文云，呈爲呈請解釋事，案據本會會員王靜之函稱，查中醫審查規則第四條中醫條例第一條第四款所稱五年以上，應有執業地主管官署之證明，此項證明，除縣政府外，區公所證明，是否有効，請解釋前來，茲經本會第三次理監事聯席會議議決，呈請縣政府解釋，紀錄在卷，理合據情呈請鈞府鑒核，迅予解釋，以便遵行，實爲德便，謹呈武進縣政府。（武進記者通訊）

杭市六屆國醫審查完竣

（駐杭記者通訊）杭市六屆國醫，業經市政府國醫審查委員會審查完竣，計免試十九人，內科合格四十三人，內外科六人，外科八人，傷科五人針科二人，婦科三人，不及格者有傅紫順（兒科）汪濬哲（眼科）嚴季良（喉科）三人，現合格及免試人員已由市府衛生科檢同試卷及證明文件等呈請市長核發執照俾資執行業務，名單如下。准予免試者計謝誦穆、黃子雅、王伯琴、李志銘、黃佐周、楊祥麟、陳更生、馮南樓、蔡鴻山，徐阜棠、周安庭、吳則民、蔣子筠、劉國香、吳琴齋、李同善，樓傳謙、周慈益、王壽民、經審查及格者，計內科李良謨、曹仲道、宓炳賡、王繼祖、葉樹聲、臧保善、龔揚恕、汪劍嵩、嚴飛鵬、羅鳴球、洪吉卿、錢大齡、牟允方、陳杭遠、龔桂庭、趙怡然、陳永康、石壬水、朱靜卿、朱品眞、洪孔嘉、沈天鍵、陳藏春、葉梅君、吳子陵、柴志中、陳繼橋、汪敬之、阮唐臣、張文培、俞健正、徐誕芹、袁可本、張仁生、葉含華、鄭宗岐、洪少三、金伯蔭、張文鎔、沈瑞青、蔡仁伯、汪煥文、徐孟陬、口試不及格一人，內外科計有楊榮松、沈文墀、姚寶榮、趙志超、董超然、陳壽松、外科計有成雲龍、郭少卿、沈天銘、劉濟生、鍾輔仁、周伯徐、楊彭祖、劉英甫、傷科計有金東初、王劍峯、姜一如、陳祖安、阮章天等、針科計有王用周、沈鼎文、婦科陳壽春、林德政、胡洲星、

美國郭尼修博士發明
起死回生術
以窒死之犯人作實驗
會以死犬實驗亦成功

（美國桑港通信）桑港近試驗將在窒息室執行死刑之罪人，使之蘇生之方法，實法試驗者，爲美國郭尼修博士，博士於一九三四年曾將死後經過三十二分鐘之犬，施行蘇生手術，竟告成功，博士早擬將此手術，應用於人，其直接之目的在欲『正確測定人類死時之時間』，蓋此事從來臨床醫家認爲最難解決之問題也，博士自一九三四年以來，日夜研究，孜孜不懈，更以毒氣窒死犬數匹，使之蘇生，亦告成功旋認可以適用於人類，擬將已經執行死刑之罪人，供實驗之用，但博士必選在窒息室窒死者，爲蘇生之對象，其理以窒息而死者，時間較短，人體組織，尚無變化，其於實驗最合諸理想的條件也，蘇生之方法，頗爲繁難，其要點係吸入酸素於死人之肺臟，同時於人體外部，始終加以壓迫，一面於股動脈注射强心劑，爲主要成分之特殊液體，郭尼修博士所欲行之實驗，亞里鑿拉州知事莫亞氏，與以絕大之援助，凡亞里鑿拉亦已經執行死刑之罪人，皆供博士實驗之用，惟其可否，須由州民之一般投票決之，州民對於知事之要求，已表示十分贊同，博士於實驗，亦抱非常確信，如果實驗成功，其結果於醫學上有重大之貢獻，美國醫學界莫不翹首以待云。

永春縣 籌組中醫公會

（泉州通訊）永春縣中醫林邦址鄭朝年，盛瑞生等廿人，近在民衆敎育館開中醫公會籌備會，選舉林邦址，鄭朝年，孫子冀，盛瑞生，顏任修，鄭灶，黃根吉，等爲籌備委員，積極籌備召開會員大會，以便成立云云。

本市國醫學會 擧行會員大會

討論提案改選執監

上海市國醫學會，最近在湖社擧行第十五屆會員大會，到會員四百餘人，計到市黨部李灝，市社會局周寒梅，市衛生局陶濟安，國藥公會沈和甫，國醫分館丁仲英，神州國醫學會徐相任，國醫公會蔣文芳，中華國醫學會陸士諤，本社徐公魯及會員四百餘人，由丁濟萬・陸士諤・戴達夫・賀芸生・周召南爲主席團，首由主席報告開會宗旨畢，並由黨政機關代表致詞後，旋卽討論議案如下，（一）擧行學術論文檢閱案，（二）爲反對法租界新章交涉懸案，應請急予處理以利同道案，（三）行政院頒布之中醫審查規則，應否呈詢市府如何實行，以便同志登記案，（四）本會對於應付戰事之救護療毒等事，應否另有組織以應時勢之需要案，（五）統一藥名以免貽誤病家案，（六）本會宜設立圖書館以備會員借閱案，（七）擬組織國醫俱樂部以聯絡感情而調劑身心案，（八）會員刊行醫學著作經本會審查認爲適用者，請本會予以扶助，以資鼓勵，而宏學術案，（九）擧行學術演講案，（十）應設法整理國藥而重人命案，（十一）應建議設立市中醫院案，（十二）組織時疫救護隊案，（議決）以上各案，均交下屆執監委員會議討論，分別施行，討論畢卽選舉執監委員云。

倫敦醫學展覽會 陳列自動醫士

（倫敦通訊）最近開幕之倫敦醫學展覽會，玆第一次陳列「自動醫士，」此醫士實際不能診斷病人之痛苦，而為一種機械，用以滾過病體時能在針盤示明血中致病，有機物集在之點。

廣西省政府 審查中醫資格

南甯醫生踴躍呈送

（廣西通訊）廣西省政府為增進民衆健康，保障中醫起見，特令各縣中醫師，一起呈送證書審查，凡合格者，始可在省內執行業務，不合格者卽予取締，南甯市所有中醫師不下數百人，自接到政府令後，卽紛紛呈送證書受審查，其踴躍可想而知云。

餘姚中醫公會會員大會

縣黨部倪永强指導縣政府李守廉監選

胡之山等當選理事鍾潛英等當選監事

（徐姚通訊）本縣中醫公會，前日下午二時，假中山廳召開第二屆會員代表大會，並改選本屆理監事，到會人員除該會會員馬鍾麟，倪士英，邵惠元，王永春，姜來清，徐少卿，張文鴻，陳乾亨，邵仲芳，黃峻甫，邵奎揚，陳廣濟，鄒光鑑，張亦康，胡之山等七十七人，並有新擬入會會員五人，中醫服務團團員茅孝初，盧洪祥，陳福康，沈夢揚，夏振聲等五人，來賓邵子英，南城鎮公所，北城鎮公所，盧琛，縣商會王林初，農會王雲蛟，縣黨部指導員倪永强，縣政府監選員李守廉，快報胡詠芝，姚報曹克波，民國日報姚大成等。二時正宣告開會，行禮如儀由主席胡之山，報告第一屆辦理事情，審查股代理主任勞祥和報告審查會員經過，會計陳鳳翔，報告第一屆收支經過情形，指導員倪永强致訓詞，繼由李守廉致訓詞，及來賓王雲蛟致惠詞，會員馬金炎演說，主席致謝詞畢，（詞長均從略）開始選舉職員，由邵惠元倪士英兩人唱票，陳廣濟，張春陽記票，，選舉結果，胡之山，陳鳳翔，勞祥和，張春陽，劉忱青，高聖水，高華，康煥章，康維恂。盧永濤，王永春等十一人，當選理事，姜來青，徐志楷，胡毓琦，景懷瑾，陳廣濟等五人當選候補理事，鍾潛英，陳乾亨，倪士英，徐志標，鄒光鑑等五人當選監事，邵仲芳，胡仲基，章仁瑞等三人當選候補監事，選舉畢當晚在中山廳聚餐。

北平衛生局秋季中醫考試 揭曉

（北平通訊）平市衛生局舉行秋季中醫例行考試，計共投考者百九十二人，敦聘北平國醫學院蕭龍友孔伯華正副兩院長，暨汪逢春楊淑澄范更生陳鐘義高鳳桐等爲考試委員，各生試卷，經分別評閱後，計錄取內科戢耀先等廿八名，外科于朝之一名，喉科潘希園等二名，針灸王敬濤一名，正骨張邦彥一名，按摩宋志均等四名，考取各生，准由下週分派市立醫院實習，聞本年所有兩次考試錄取者，北平國醫學院均佔多數云。

上海市國醫公會
定期舉行會員大會

本市國醫公會，定十二月二十日召開七屆會員大會，已推定大會主席團謝利恆，郭柏良，顧渭川，夏理彬，朱鶴皋等五人，餘二人由大會臨時推舉，其他大會職員，亦已推定，司儀包天白，監筒陸士諤，夏重光，祕書，程迪仁，蔣文芳，張贊臣，紀錄，吳克潛，嚴蒼山，楊彥和，許半龍，庶務黃寶忠，任農軒，唱票沈心九，賀芸生，黃寶忠，夏重光，嚴蒼山，錄票任農軒，陳漱庵，江仲亮，俞同芳，丁筱蘭，招待由全體執監委員担任，並推定蕭退庵爲招待主任，該會又通告全體會員云，本會依據會章決議，本年十二月二十日下午二時，假座廣洽卿路甯波同鄉會大廳舉行第七屆會員大會，依據議決案，會員本年未繳常年費者，統限於開會半月前（卽十二月五日以前），一律繳納，逾期喪失本屆選權，又依一般社團通例，新會員入會，統限於十二月五日截止，以便造報名冊，合爲公告云云。（本市特訊）

武進國醫學會
舉行會員大會

武進國醫學會。成立迄今，已屆四載，一切工作，無不與時俱進，而又注重於學術研究，如附設國醫施診所，國醫素雜誌社，及國醫講習所等，玆因第三屆職員任期屆滿，經該會第三次理監事聯席會隊議決定，於十一月五日下午二時假大廟弄第一區中心民校大禮堂舉行，第四屆會員大會，依法改選，是日計到縣黨部代表蘇淵縣政府代表惲漢孚，公安局秦仲海，救濟院院長王春渠，農會章厥玆，蠶桑改良區主任賀兆錫，及城鄉男女會員二百人，蹌蹌一堂，堪稱盛會，至二時許卽行開會，首由主席報告開會宗旨，及三年來工作概況，繼由縣黨部代表蘇淵，致訓詞，略謂貴會辦的地方事業甚多，値得民衆稱頌而信仰，剛在主席說辦的，國醫施診所，國醫講習所，及國醫素雜誌，這都是貴會的中心工作，最後希望貴會要繼續的努力云云，繼由縣政府表代惲漢孚訓詞，（詞長從略），後由來賓蠶桑改良區主任賀兆錫君演講，語多警勵，演講畢，全體攝影，攝影畢，卽繼續討論修改會章，當經一致通過，旋卽改選職員，結果錢今陽一百票，黃壽齋九十一票，周病驥八十三票，錢寶華八十三票，施秋玉七十六票，吳靜齋七十二票，談逸儕七十六票，錢仲宜七十票，萬仲衡五十八票，林少卿四十六票，沈福蒼四十四票，以上十一人當選爲理事，陳巽仙四十三票，龔英生十八票，王南平十七票，張揆松十票，張國良九票，以上五人，當選爲候補理事，錢同高八十四票，包健翔七十四票，沈潤庠七十二票，許景庵六十九票，張達方六十五票，楊養浩六十二票，蔡斗文四十三票，以上七人，當選爲監事，邵馥山二十一票，李東玗十三票，唐柳浦十票，以上三人當選爲候補監事，至散會時，已萬家燈火矣。（武進通訊）

杭市中醫公會無形停頓

杭市國醫公會自於本年五月間從事整理並改稱中醫公會後，曾於九月十六日召開成立大會，詎因開出之選舉票數、發現多數錯誤，不能總結，乃改期同月三十日重行開票，結果如何，除於十月一日僅在杭報公佈當選三數人之姓名外，各會員間，迄未正式將全部當選人揭曉通知，且報載各當選之三數人，類皆非原有公會會員，致引起一部份會員不滿，紛向黨政機關呈控，而公會前途，乃無形停頓云（駐杭記者通訊）

俞王醫務糾紛
嵊新中醫臨時召開評論會

（新昌通訊）新昌施醫所主任王國芳，與俞大同醫務糾紛，業經新昌中醫公會常務委員陳誦三王士傑，邀請新昌黨政機關各法團代表，及嵊新兩縣中醫於十一月五日假座先賢祠公開評論會，當推王士傑爲主席呂毓春爲記錄，茲將評論結果，採錄如下，（一）據俞大同在報上宣稱，第一方已由內子焚棄認爲證據不足，無從研究，（二）第二方俞大同既在報上宣稱，幸未續進，本無討論之必要，但爲愼重其事起見，經詳細討論，公認症係熱痢，藥與案符，王國芳並無過失。（三）決定以到會人員負責，以評論會名義登報爲王國芳更正，以明事實。

本社贈送對聯銀盾啓事

本社自成立以來，爲時僅數月，社員及定戶，紛紛參加，殊形踴躍，並承熱心同志轉輾介紹，足徵提倡發揚醫藥事業具有同情也，利恆等服務醫界數十年，平時對於固有醫藥，提倡改進，不敢後人，秉以本社各部主任編輯徐愷盛心如，朱松蔣文芳沈石頑章鶴年倪維德諸同志，均屬英俊多才，富有辦事能力，全體同人，在同一目標之下，始終努力奮鬬，以達到中醫完全科學化之目的，茲爲酬答不受佣金之熱心同志起見，特訂贈送對聯一千付，銀盾一百座，以資鼓闖，辦法如下：（一）凡介紹社員（或全年讀者）三名，贈本社對聯一付：（二）凡介紹社員（或全年讀者）十名，贈大號銀盾一座，上列辦法，自九月十日起，至十二月底止，即請海內外同志查照辦理爲荷，此啓。

社長 謝利恆　副社長 方公溥　龔醒齋

評論

金元之學派變遷與近代醫學之關係

曹棣軒

嘗考上古之史，知吾國醫學之興，始於神農黃帝，故神農黃帝，乃爲我國醫學之鼻祖也。後迄周秦，而以醫著名者甚多，然皆不能逃神祇醫學之範圍，在醫家學說歧異之變遷，如周時盛行陰陽風雨晦明之學說，已爲之一變，而漢代醫學之進少，其能爲醫之代表者，則莫如張仲景所著之傷寒金匱，開後醫方之源流，歷曾隨唐宋，皆推崇素靈仲景之旨，至於派別之說，正無所及也。

迨金元之時，劉河間，張子和，李東垣，朱丹溪輩出，劉主寒涼，張主攻下，李主補土，朱主養陰，然皆各有發明，而具有獨得之妙，故成爲當代之四大之學派也。

考劉張李朱之所以各成一派者，因均各有其特長，若劉河間以火主論，其所著原病式等書，皆主重降心火益腎水之理，是以處方，不離寒涼，而成爲一寒涼派也。張子和推衍河間，其所著之書，主重攻下，次爲汗吐，其理爲治病首在驅邪，邪去則正安，不可畏攻而養病，故成一攻下派也。蓋劉張二氏，皆生於北，北人則食厚濁，夏則吞冰，冬則圍火，當時，非寒涼攻下不能愈其病，故河間偏重於寒涼，子和偏重於攻下也。李東垣，師承其古今異軌之旨，以脾胃爲重，謂土爲萬物之本，曾著脾胃論，發明補中益氣及升陽散火諸法，而成爲一補土派也。蓋李氏亦北人，身爲富家子，其交往者，率皆養尊處優之貴介，嗜欲逸樂，乃爲斯輩之常情，而行道之時，又適値元兵南下之際，人多流離失所，飲食無常，以致胃弱氣乏，影響消化，非補土不足以奏效，此李氏之所以偏重於補土也。朱丹溪，南人也，生於承平之時，目睹南人嗜好甚多，體質柔弱，於是乃推衍，劉張李三家之義，創陽常有餘陰恆不足之說，主用滋陰降火之法，而得大效，此朱氏偏重於養陰，故又成爲一派也。

四派之中，各有心得，其就各家環境之立場，不墨守陳法，鳥道蠶叢，另開新境，其革故鼎新之精神，實堪欽佩，設處於今之科學昌明時代，當能爲醫學中新興之革命人物也。

綜觀上之四派，各皆因地制宜，及因時制宜之關係，而獨樹一幟，說者有謂四派因發明而遂有爭競，開後世醫家之學派，以致明清襲其餘緒，愈演愈奇，而流派之變遷，益形龐雜。蓋明代之醫學，其中有主養陰者，有主溫補者，有主攻下者，有篤信古人者，有折衷各說者等學派，但均不能逃出四大家之範圍。清代之醫學，在西洋醫學未輸入之先，而以醫著名者，有喻嘉言，柯韻伯，葉天士，徐靈胎，張石頑，陳修園，黃坤載等學派，繼後歐風東漸，則學別又爲之一變，大約可分析爲守舊派，維新派，暨衷中參西派，除維新派外，皆不能出陰陽及寒溫補瀉之範圍，若與西洋科學相比較，幾有霄壤之別，誠不可同日語也。

觀此，不僅後世學派之複雜，意見之歧異，四大家不能辭其咎，影響於近代之醫學，亦具有深均之連繫關係，尤其各執一說，易使後進者，莫衷一是，適從難依，其不明時代性與地方性及疾病之關係者，一味偏陂而問世，或不知遺誤若干生命耶，一面固由於學者見地之不明，辨證之不清，而一面誠如伍連德氏所云：『醫史之闕如』，以致有不明醫史中劉張李朱之因地制宜與時俱適之關係，及後世食古不化之輩，不知其取長而捨短，近代醫學之不振，亦安能盡歸過於四大家哉。

考我國醫學之變遷，由上古神祇醫學，至中古而變爲實驗醫學，延至近代，清末之時始，已漸趨於預防醫學之道矣。自科學進步以來，歐美及日本之醫學，相繼侵入，値此民國之現代，每見外來之醫學，與吾國固有之醫學，發生爭執，遂有中西新舊醫學之說矣。吾儕研求者若能效四大家之見地。而尋出中西醫學爭執之焦點，屏除雜說，加以矯正，別開生面，融中西醫學於一爐，擇其善者而從之，其不善者而改之，再以實際之科學方法，去向前改進和研究，對於吾國固有之醫學，然亦不可抱妄自菲薄及自甘墮落之觀念，務須振起精神，爲我國民族，建一完全健康之新基礎，而成爲一健全之國家，使我國及我國之醫學，在全世界及全世界之醫史上，得佔一重要之地位，而爲吾中國之醫學，開一光榮燦爛之新紀錄也。

對於國醫科學化的一點感想（續）

陸以梧

中醫藥宜科學之改革，前已言其一隅矣，今再舉一則以作如何用科學方法研究中醫藥之例子，玆先將傷寒來說，內經云「傷於寒者，則爲病熱」，又云，今夫熱病者，皆傷寒之類也」，此證諸近世科學，亦不爲謬，蓋此熱之所由來，乃正氣抵抗而產生，吾人若表層汗孔緊密不疎，則風寒之氣不能染，一或失其周密能力，則風寒感染之，風寒既惹表層，表層之毛細血管，頓顯貧血，而呈蒼白色，繼則全身之氣血，均奔向於表而作抵抗，故外表立起充血，體溫集中表層，溫度度高於外界，故每先惡寒而繼以發熱也，因汗孔被塞所束，則無汗以排散其體溫，即成爲麻黃湯證，服湯而汗一出則體溫藉此以放散，全身卽歸平衡而病愈，又有所謂直中三陰，及現諸陰證者，（無熱惡寒，四肢厥冷），此乃體質素弱，抵抗力缺乏，風寒之氣初入表層，正氣無力以抵禦，故不發熱，而全身立呈衰弱症狀，細胞生活力減退，血液循環受障礙，血滯不流利，而溫度亦不能達四肢，故顯四肢厥冷，用四逆附子病，以振起全身細胞之生活力，所以陰症見諸煩熱陽回則生，（恢復身體固有之抵抗力），肢厥逆冷無熱則死，（抗力完全消失，細胞無生活力，血液循環障礙）。依此可知傷寒發熱爲正氣抗敵之象徵，非病氣使然，乃正氣使然也，故內經上有一句「熱雖甚不死」者，蓋指此耳，乃上例之用科學解釋，較易使人明瞭，此外關於古說之可用科學解釋者甚多，因限於時間，恕不一一作證，得有暇時，當再爲之獻醜可耳。

（完）

中醫的內心衛生學與復興民族之關係

龔醒齋

自九一八事變發生之後。驚醒了睡獅的好夢。民衆在高呼救亡聲中。竟注意了身體的不强。由是認識了「健康運動」是「復興民族」强弱有關的根本要務。在「健康運動」中。由是極力提倡「體育運動」「功武拳術」等：雖是亡羊補牢之計。但將事的收效。自是不可輕視的。

但是「健康運動」若僅在身體上謀外形「體育」「武術」「運動」等。而竟將人身的「內心衛生學」置之於不顧。任令其終日「內心機械」「慾望澎漲」「身色不禁」「食妄無厭」的自伐不息。則無論如何衛生運動。恐不能敵此內心賊伐的摧殘。故「健康運動」若忽略了內心衛生學。確是一個很大的缺點。

醫生在社會。是担負救濟疾病指導衛生爲天職的。對於「健康運動」如有所得。自當建白。試就疾病來源而論。除由外邪侵襲傷損傳染之外。而其餘疾病。無不是由於內心自伐太過之故。以至臟腑虧損。不平之氣。發爲疾病者爲多。治理之法。若不先除自伐之源。則如何以愈其疾。故內心衛生學。即是醫生心理治療法之一種。並爲人身衛生不可偏少的內心修養術。在中醫的內心衛生學內。分「除六害」「存十少」二則。茲分述如左。

（除六害）

一曰　薄名利

二曰　禁身色

三曰　廉貨財

四曰　損滋味

五曰　屏虛妄

六曰　除嫉妬

（存十少）

一曰少思　多思則神散

二曰少念　多念則心勞

三曰少笑　多笑則肺臟上翻

四曰少言　多言則氣血虛耗

五曰少飲　多飲則傷神損壽

六曰少怒　多怒則腠理奔浮
七曰少樂　多樂則心神邪蕩
八曰少愁　多愁則頭面枯焦
九曰少好　多好則志氣潰散
十曰少機　多機則志慮沉迷

蓋六害不除。則衛生之道遠。而自伐之害深。十少若多。則伐人之生甚於斧斤也。今之言健康運動者。若不注意十少之戒。六害之除。則任何運動衛生之鍛鍊身體。恐决不能抵抗內心自伐之摧殘的。故復興民族。必先注重「健康運動」。要求「健康」自不能不注重內心衛生的同時修養。中醫「除六害」「存十少」之舊學說。雖是對病家的。但因復興民族關係之重。故特舉之以供國人之採擇。俾國人由「健康」而臻「長壽」。這是中醫的一點貢獻。

醫學研究

中風……腦出血……大厥

蔣文芳

幼讀各種方書。其開宗明義之首章。都列中風一門。而繫以小續命湯爲是症之主方。證諸時不佞所習生理學之知識。每爲之大惑不解。良以中風之病理。在中醫言之。爲肝陽上擾之症。所謂肝陽上擾。明指頭部過度充血而言。合乎西醫血壓過高。腦血管硬化。因以破裂出血之說。一似符之與節。故中西醫學在名詞或理論上縱有不同。但同一疾病。對於人身上可起之變化。無論古今中外。初無二致也。今乃以小續命湯大批姜附麻桂等陽藥。爲主治本病之方劑。不啻火上加油。直不知其用意所在。

元明以降。有類中之名詞出現。其所論病原。固與中風竭力分開。乃其所列症狀。則與中風無大差別。在臨床上有莫知適從之苦。師小續命湯而小其制。投之不應。初疑杯水車薪。藥力有所不逮。即以原劑投之。亦毫無功效可言。後遇是症。概認類中。以治類中之方治之。投以平肝潛鎮之品。十愈五六。即遇業已厥閉者。牙關拘急。狀若死去。急以通關散開竅。烏梅散擦牙。先灌蘇合香丸一顆。苟能竅開藥受。亦多霍然獲救。退而思之。是症之究爲類中乎。中風乎，中風與類中。果係二病乎。抑二而一者乎。中風之名詞，及小續命湯之主方。果何自來乎。

竊考中醫所定病名。其所依據。不外病原病狀自覺三類。傷寒濕溫等等。依據病原而定名也。奔豚反胃痰喘等等。依據病狀而定名也。耳鳴怔忡等等。依據自覺而定名也。至若猝然不省。肢體拘攣。氣促痰鳴。口角流涎。遺尿直視。竅閉神昏之症。叩其自覺。既不可能。視其症狀。又極繁複。究其病原。則力有不

經驗實錄

方公溥先生醫案

辜占梅錄

便黑糞案

王蘭若君　血生於心，而統於脾，憂思勞神，心脾兩傷，生統失司，氣虛下陷，突下一次黑糞之後，即覺身體困頓難支，面色唇舌指甲黯淡無華，脈象細數無神，頭暈心悸，頻頻發作，此症非寒非熱，非濕非瘀，施治不慎，危亡立見，急予養血攝氣，以棊轉機爲幸。

西洋參另炖和入三錢　熟地黃五錢　生綿芪五錢　抱茯神四錢　桂圓肉三錢　東阿膠蛤粉炒四錢　白當歸炒三錢　北沙參四錢　酸棗仁炒三錢　花龍骨打細先煎六錢　左牡蠣打細先煎六錢　炒地榆四錢　五味子五分　白芍藥錢半　炙甘草八分

次診　血虛氣陷，便血如漆，元氣損耗不堪，昨投養血攝氣之品，糞色較轉，精神較復，藥既應手，與兩調心脾。

逮。而皇皇大症。險重危篤。羅列眼前。古之人於無可奈何之中。憶及內經「風為百病之長」一語。因以中風名之。表示此症會聚百病之惡。超乎百病之上。更於無可奈何之中。重用參附麻桂陽藥。以期回陽絕續。顧名思義。於是防己等治風之品。摻入方中。藥理病理。背道而馳。毫無治效。亦固其宜。後之學者。鑒於小續命湯之不獲效驗。探求病原。曙光乍見。別闢蹊徑。收效頗宏。顧囿於崇古習尚。為免誹謗先聖之罪。別立類中名詞。以為先聖所言之中風。乃眞中風。宜投小續命湯。而近世所病。多為類中。宜潛鎮平肝。崇聖而無礙於活人。活人而不妨於崇聖。用心之苦。可見一斑。祇因定名之初。援引內經。未能正確。遂多此迸重曲折。苟於當時。別引內經「氣之與血迸走於上則為大厥」之句。而不名中風。竟名大厥。則名詞通俗。經典昭然。且與現代血壓過高。頭腦充血。血管破裂之腦出血。意義適相吻合。而根據經文。創製方劑。則氣之與血。迸走於上者。必須使之返還於下。潛鎮平肝。自屬要務。「類中」名詞不勞創立。類中方劑。既合病理。復符經義。隨「大厥」而貫通古今。

雖然。小續命湯之被認為中風主方。要亦有其原因。意者腦貧血而發生暈眩。頗似中風症之前驅症狀。偶以小續命湯投之。因扶陽強心而獲效。遂認此湯雖不能治中風之劇作。但可療中風未劇之時。即於中風猝倒時投之無效。亦不責藥不對病。而怨服藥之過遲。始以定名之不正確。繼以學者之不革命。遂使病理藥理背道而馳之小續命湯。得以永垂千古。亦云倖矣。

兒科類症鑑別治療法（五）

秦伯未

驚風（續）

論驚每分急慢。急慢云者。一熱一寒。一實一虛而已。然同名驚風。其因其症。絕不相同。急驚之候。身熱而赤，搐搦上視。牙關緊硬。口鼻中氣熱。痰粘潮湧。有偶因驚嚇而發者。有不因驚嚇而發者。但必身先有熱。熱盛不解而發。

西洋參另炖和入二錢　炒冬朮三錢　生綿芪五錢　東阿膠蛤粉炒四錢　花龍骨打細先煎八錢　白當歸三錢　北沙參四錢　白芍藥錢半　淡遠志八分　左牡蠣打細先煎八錢　熟地黃六錢　抱茯神四錢　酸棗仁炒五錢　桂圓肉三錢　炙甘草八分　煨木香五分

三診　黑糞已不復見，暈眩盜汗，亦差，精神脈象，均有起色，危險關頭，似已渡過，惟大病之後元氣未復起居飲食之間，仍宜加意愼節為要。

生黨參六錢　酸棗仁炒四錢　生綿芪五錢　煨木香五分　熟地黃六錢　炒冬朮三錢　白當歸三錢　淡遠志一錢　東阿膠蛤粉炒四錢　抱茯神四錢　炙甘草八分　桂圓肉四錢

薛華亭君　起居失節，心脾兩傷，晨起大便解下黑糞之後，突然昏厥汗泄，現厥回而頭眼昏花仍甚，心跳不安，面色青黃，脈形沉弱，症防再變，急擬歸脾湯加味調之。

生潞黨參三錢　炙綿芪三錢　白歸身三錢　抱茯神四錢　酸棗仁炒三錢　東白芍二錢　淡遠志八分　麥門冬三錢　炙

吾謂小兒不耐高熱者卽此。宜抱龍丸清熱鎭驚湯加減涼膈散治之。慢驚之候。身冷面色黃白。不甚搐搦。目微上視。口鼻中氣寒。大小便清白。昏睡露睛。筋脈拘攣。多因吐瀉久瘧久利而致。吾所謂榮養缺乏之者是。宜調元湯醒脾散溫中補脾湯治之。一重滌熱。一重扶陽也。然有不可不知者。小兒嬌質。易虛易實。故急驚而過用寒涼淸降。剋伐太過。亦可成慢驚。慢驚而過用辛溫補中。壅滯太過。亦可成急驚。余嘗治一兒。年未周歲。瀉利不止。延爲慢驚。醫用參朮桂附龍牡益智肉果等大劑迭施。症稍平而忽起煩躁。前醫猶謂虛陽外脫。非四逆眞武。無以挽救。余診之。脈沉數有力。舌質紅而乾燥。啼聲甚壯。小溲不通。爰爲病家曰。前病虛寒。藥巳去之。今藥過重而傳爲熱症矣。奈何仍以初期視之耶。爲處清滌涼解輕劑。積火能平。煩擾隨甯。故曰。醫貴隨證施方。活潑潑地。而診小兒爲尤。

周愼齋論急驚兼症云。初生非臍風發搐者。胎驚也。宜至聖保命丹。變蒸熱甚發搐者宜導赤散瀉青丸。丹毒發搐。視其先後。先發丹。後發搐不治。胎毒自外入裏也。先發搐。後發丹。名爲驚丹。宜大連翹飲。欬嗽發搐。視其新久。初起痰盛氣促連聲不止而發搐。宜葶藶丸。久嗽不止者難治。宜小阿膠散。發搐後變嗽者。宜人參荆芥散。瘧疾發搐。宜小柴湯。搐後變瘧。宜平瘧養脾丸。其論變症云。急驚變成癎者。此心病也。結痰停聚。迷其心竅。宜如神斷癎丸。變成癱瘓者。風淫末疾。血虛不能養筋。宜地黃丸加當歸牛膝川芎獨活肉桂爲丸。其論類症云。天釣似癎。天釣者。壯熱驚悸。眼目翻騰。手足搐掣。或啼或笑。喜怒不常。甚者爪甲皆青。頭面向後。仰身反折。渾如角弓之狀。宜鈎藤散。痓病似天釣。痓病者。項背强直。腰身反張。搖頭瘈瘲。噤口不語。發熱腹痛。鎭日不醒。但無搐搦。宜人參敗毒散。內弓似癎。內鈎者。小腹痛。大叫哭。目直視。脣黑囊腫傴僂反張。內有紅筋紅斑。宜木香丸當歸茱萸湯。盤腸似內鈎。盤腸風者。痛亦在小腹腰屈而啼淚。頭上有汗。但無瘈瘲。目不直視。宜金鈴子散。

甘草八分　左牡蠣打細先煎四錢　炒冬朮二錢　桂圓肉二錢　煨木香五分　花龍骨打細先煎四錢

次診　連服歸脾湯加味，症勢大有轉機，糞色如常，暈眩心悸亦減，脈來漸覺有神，再宗原意，調理善後。

大潞黨炒四錢　淡遠志八分　炙綿芪三錢　炒棗仁三錢　抱茯神四錢　白歸身三錢　煨木香五分　炙甘草八分　漂冬朮二錢　白芍藥二錢　桂圓肉三錢

張慕陶君　上嘔黑水，下便黑糞，面色蒼黯無華，眼花氣急，精神困倦，此肝脾內損，喘脫堪虞，先與鎭攝和中。

潞黨參炒三錢　清炙芪三錢　野于朮土炒三錢　炮姜炭八分　青龍齒打細八錢　白歸身炒三錢　炙甘草八分　山萸肉錢半　新會皮一錢　宋半夏三錢　雲茯苓三錢　大懷藥炒三錢　伏龍肝八錢　另煎澄淨煮藥

次診　前方服一劑，嘔逆巳半，大便黃黑參半，眼花神倦仍甚，再宗原意擴充之。

製首烏四錢　清炙芪四錢　大懷藥炒四

痰飲之檢討

程紹典

1.定義：一部份之滲出性炎症，氣管支及食道經攣，神經性疾患伴發氣管支分泌亢進，淋巴腺腫及結核，皆名『痰症』。一部份之滲出性炎症（充血性及鬱血性）名『飲症』。

2.症候：哮喘，咳嗽痰淡白沫，嘔瀉，瘰癧，梅核氣，胸脅痛，聲轆轆，心背冰冷，怔忡驚悸，驚風抽搐，走馬喉痺，缺盆痛，眉稜骨痛，面浮，跗腫，眼胞目下薰黑，帶下，脈滑細弦。

3.治療術語：

一·熱痰清之。

二·濕痰燥之。

三·風痰散之。

四·頑痰軟之。

五·食痰消之。

六·實痰：在胸膈者吐之，在胃腸者下之。

七·虛痰者培脾，保肺，補腎。

八·飲有寒熱者汗之；在脅肋者分利之。

九·理氣而痰自順者，治其微也；逐痰而氣方暢者，治其甚也。——徐春南

十·『痰飲消則諸症愈，如頭風眉稜角痛，累用風劑不效，投痰藥收功』——張錫三

4.選方：

一·二陳湯：痞悶，噯噫，吐痰。

錢　抱茯神四錢　炒潞黨四錢　白歸身三錢　甘杞子三錢　桂圓肉三錢　炙甘草八分　雲茯苓二錢

三診　糞色轉黃，眼花漸復，精神較健，另擬補養之方。

書首烏四錢　抱茯神四錢　大懷藥四錢　東白芍錢半　山萸肉三錢　甘拘杞三錢　桂圓肉三錢　白歸身三錢　炙甘草八分　炙綿芪三錢　潞黨參三錢

宋任公夫人　心脾兩傷，突下黑糞，兼嘔黑液，色黯腦昏，脈象無神，防生險變，急與養血甯神。

西洋參另炖和入二錢　炙甘草一錢炒酸棗仁三錢　生綿芪四錢　硃麥冬二錢　白歸身三錢　熟地黃五錢　白芍藥三錢　硃茯神四錢　淡遠志一錢　東阿膠四錢蛤粉炒

次診　脈象較有起色，夜臥亦安，惟心悸頻頻，大便尚下黑糞，暈眩汗泄易見，高年症深，仍宜小心調養爲要。

吉林參鬚另煎冲入二錢　大熟地五錢　炒酸棗仁三錢　炙甘草一錢半　西歸身二錢　硃茯神四錢　生綿芪三錢　煨木香五分　淡遠志一錢半　大懷藥三錢

二、導痰湯：上症之便祕者。

三、礞石滾痰丸：頑痰聲轆轆壅盛者。

四、四製化痰丸嘔吐痰及咳痰。
半夏，生姜，黃連，知貝母，杏仁，桔梗，桑皮人參。

五、汝言化痰丸：嘔吐痰，痞痛，咳痰，便祕。瓜蔞，杏仁。海粉，桔梗連翹，五倍子，蛤粉，瓦楞子，香附，姜汁，竹瀝，風化硝

六、控涎丹：胸，背，手足，頭，項，腰，脇引痛似癱瘓。

七、瓜蒂散：痰涎壅塞。

八、白龍丸酒積有痰嘔噎，半夏，滑石，茯苓，白礬。

九、心悟消瘰丸：痰核結塊玄參，貝母，牡蠣。

十、三花神佑丸：體麻肢痺走注，痛風，痰壅，水腫。壯實者。甘遂大戟，芫花，大黃黃芩，輕粉。

十一、小青龍湯：寒熱，咳喘。

十二、葶藶大棗瀉肺湯；痰喘不得外，或浮腫，或嘔。

十三、理中湯丸：嘔，泄，腫背冷。

十四、眞武湯：腫滿，脈軟心下悸，身重痛。

十五、哮喘，痰涎，足腫，小便不利，腰痛，羸瘦。

5. 案語：

近世國醫界以滲出性炎症如慢性胃炎，慢性支氣管炎，濕性肋膜炎，……等混稱曰『痰飲』，『痰』與『飲』似無若何分明之界限，然徵諸古籍，則痰症兼指淋巴腺腫與結核食道痙攣及神經性疾患之併發，氣管支卡他者，以此爲別耳！

所謂痰，指物質與抽象二者而言：物質之痰，指炎性滲出物，如氣管炎慢性胃炎，以其所吐出之痰，特爲顯著，故直名爲『痰症』；抽象之痰，卽淋巴腺腫

五味子十枚　花龍骨八錢打碎先煎　左牡蠣八錢打碎先煎

三診　迭投補養心脾，黑糞漸轉黃色，大便次數亦減，惟心悸胸悶，虛汗易見，再進一步調之。

吉林參鬚另煎冲入二錢半　大懷藥四錢　宋半夏三錢　生綿芪三錢　龍骨一兩打碎先煎　大熟地六錢　煨木香五分　五味子十五枚　炙甘草一錢半　牡蠣一兩打碎先煎　酸棗仁炒三錢　西歸身二錢　淡遠志一錢半　桂員肉三錢

四診　脈象精神，日有起色，黑糞亦已轉黃，胸次悶塞亦舒，惟夜夢紛紜，動見心悸，頭疼舊恙時發，另擬養血安腦甯心，仍宜加意靜養爲要。

吉林參鬚三錢零煎冲入　硃茯神四錢　酸棗仁炒三錢　生綿芪三錢　青龍齒一兩打碎先煎　熟地黃五錢　川貝母三錢去心　五味子三分　西歸身二錢　左牡蠣一兩打碎先煎　白芍藥二錢　煨木香五分　炙甘草一錢半　大懷藥四錢

占梅按，便下黑糞一症，歷考醫籍所載，不曰瘀曰熱，則曰寒曰濕，鮮有如前四案論治者，我師因病施藥，獨出

及結核，國醫名瘰癧者，至於癲癇，怔忡，（神經性心悸亢進）梅核氣（食道神經性痙攣）搐搦諸神經性疾患，往往伴發氣管支加答見，分泌多量痰涎，故亦名之曰痰症。走馬喉痺因喉粘炎膜性分泌物亢盛，故亦列之痰症，不從其主要病因，病灶以立名，反斷斷於其伴發副症，是殆捨本而逐末！

近世醫家所恃以統治痰症者，莫若二陳湯，導痰湯，吾人試一細究此種湯藥所主之症候，果屬何病乎？則慢性胃卡他是已；何以知之？以其方中如陳皮，如茯苓，如半夏，如枳實，如胆星皆健胃，制嘔，通便，呈作用於胃腸，而氣管支卡他不與焉。然則古人既以炎性滲出物爲痰，其治痰之劑，果盡於此乎？是又不然！觀其於氣管支卡他之『痰』，則用瓜蔞，桔梗沙參，紫菀，橘皮，皂角，白芥子等或含石鹹素，或含揮發油以促其分泌，稀其痰涎，使易喀出而減少咳嗽：甚則用杏仁，百部，桑皮等直接以鎮咳。其於慢性胃卡他之分泌物過多，則用五倍子，白礬諸單甯屬以收斂之，慢性胃卡他之胃酸過多者，則用滑石瓦楞子，蛤粉，茯苓等以吸着中和之。人固疑國醫之名辭荒謬不經，而至不能治病，殊不知國醫之抽象術語，正蘊蓄無限積驗，苟善用之，未始不能起頹廢於覆杯間也。

（未完）

溫胆湯之研究

劉淑士

千金溫胆湯，據千金作者謂「治大病後虛煩不得眠，此胆寒也，宜服」。後人認「胆」作「膽」，遂改作溫膽湯，大謬！夫「胆」乃「膻」省筆，膻者，膻中也即心包絡。大病以後，心包虛寒，局部神經不甯，故虛煩不眠，用此湯溫之，甚合理法。枳實竹鎗橘皮半夏茯苓治效均在膈膜以上，（胸中心下）惟甘草一味，用以調和諸品，共奏膚功，何有一藥牽涉膽部？不圖一字之誤，竟掩蔽千有餘年醫人眼目，以繼東逸徐洄溪王孟英諸先達之高明，讀書素具特識，尚被此一字

心裁，依法治愈，我見多矣，特摘錄四案以爲例，王闓若君，肄業上海美專國畫系，去年五月中旬患病，病愈即應畢業考試，成績甚佳，精神亦健，臨行特親繪墨竹一幀，登門鳴謝，並詳述其病愈經過云。

經方實驗錄

曹穎甫先生醫案　門人姜佐景編按

肺癰其二

佐景按　吳君大鏞，服務上海民國路電報局，住上海法租界華成路門牌第六號，余友也。其第二女公子名冠明，年十歲，肄業華成路淸如小學校中。本年（二十五年）七月三日，忽感不適，自言胸中痛。吳君夫婦以其方經校中考試，或係過分勤讀所致，不以爲意。約於十日左右病加劇，乃就診於上海廣慈醫院。醫與內服藥，兼用藥水揩胸部，續診一星期許，胸中痛少止，而身熱咳嗽加甚。十七日起，在家自服撲勒託等養肺藥。至二十日，無効。是日夜間。發熱更甚，竟夜不能睡，甚且號哭，二十一日，上午，重返廣慈醫院，請檢，

之瞞，而强爲之說，則甚矣醫書之難讀也！夫溫膽湯與梔子豉湯正是對子，梔豉湯治病後虛煩不得眠，是治心包有虛熱也。溫膽湯治病後虛煩不得眠，是治心包有虛寒也。治虛熱而不用芩連，治虛寒而不用吳萸肉桂者，正因其寒也熱也，虛而不實，宜平淡冲和之劑以淸之溫之，才合上焦之治法。若誤用芩連萸桂治實寒實熱之劑，則不但藥不對症，且牽涉中下二焦，治法更不合矣。彼膽居脇下屬中焦，夫豈溫膽所能溫哉？

瘟疫與傷寒相異的治驗中西討究（續）

唐鐵花

傷寒菌檢查的培養法　本菌在平常培養基，均能發育，在肉羹培養基者，雖無著明之聚落，然呈混濁之狀，在洋菜培養基之平面者，其聚落爲灰白色之平面聚落，邊緣參差不整，其聚落較普通大腸菌者稍小，在白阿膠培養基者，聚落之形亦同，然不能使膠質化爲液體，在番薯培養基者則生極菲薄之膜，至肉眼幾不可見，在二%葡萄糖肉羹培養基者，雖經數日，終不似普通大腸菌及巴拉窒扶斯菌之發生氣體，在牛乳中培養者，雖能發育，然極徐緩，外觀上不見有變化，且不似普通大腸菌之能使牛乳凝結。

診斷學上有所謂韋達爾氏 weitaer 反應者，乃自病人的耳後或他處，貼以發泡膏，使生水泡，取其泡內之水一分，加以已發育本菌之肉羹培養基五十分至一百分，則在十五分時內，其細菌處處粘集爲團塊，久則沉降於器底，或取患者之血液，以代水泡之水亦可。

肉羹培養基 Refresh Foundation of a Soup und flesh

洋菜培養基 Refresh Foundation of a Stone flower lage

醫囑住院療治，但未果，即回家。二十二日，就診中醫張君，斷爲小傷寒，其方案曰：「時邪感肺，痰濕交阻，欬嗆不爽，肌熱頗甚，脈滑數，法擬疎解豁邪，俟正。香豉三錢，嫩前胡錢半，蟬衣八分，木蝴蝶四分，浙貝母去心三錢五分，橘絡一錢，生苡米四錢，款冬花一錢八分，鮮佩蘭一錢，桑葉錢半，絲瓜絡錢半，竹茹錢半。」二十三日二診，方案曰：「熱勢夜甚，欬嗆，脇痛，夜難安睡，脈數，舌絳，時溫挾痰濕交阻，再以宣解爲治，恐劇，俟政。炒香豉三錢，白夕莉二錢，浙貝母去心三錢，蟬衣八分，光杏仁三錢，路路通五個，生苡米四錢，通草一錢，嫩前胡錢半，雞蘇散三錢包，荷梗尺許，竹二茹錢半」服後，痰出漸呈臭味。二十四日三診方案曰：「熱勢較昨己淡欬嗆頗甚，脈滑數，苔膩，溫邪挾痰濕遏肺，再進昨法加減，俟症。香豉三錢，鮮佩梗錢半，蟬衣八分，雞蘇散三錢包，浙貝母去心三錢五分，紫菀錢半，光杏仁三錢，白夕莉二錢，木蝴蝶五分，前胡錢半，荷梗尺許，炒竹茹錢半。」二十五日

百阿膠培養基 Refresh Foundation of a white mule's glue

番薯培養基 Refresh Foundation of a potato

葡萄糖肉羹培養基 Refresh Foundation of a Soup and flesh and grape

牛乳培養基 Refresh Foundation of a cow's milk

以上培養基的六種製法，另有專著，容不摘述。

症候　太陽病，脈浮，頭項强痛而惡寒，尺寸俱浮者，太陽受病也，其脈上連風府，故頭項痛，腰脊强，發熱汗出，惡風脈緩者，曰中風，惡寒體痛嘔逆，脈陰陽俱緊者曰傷寒，發熱惡寒者，發於陽也，無熱惡寒者，發於陰也，發於陽者七日愈，發於陰者六日愈，陽明中風，口苦咽乾，腹滿微喘，發熱惡寒，脈浮而緊，陽明病能食，名中風，不能食，名中寒，尺寸俱長者，陽明受病也，其脈挾鼻絡於目，故身熱目疼鼻乾，不能臥陽明外證，身熱汗自出，不惡寒，反惡熱，蓋陽明脈大，有太陽陽明，有正陽陽明，有少陽陽明，太陽陽明者，脾弱是也，少陽陽明也，發汗，胃中燥煩實，大便難，正陽陽明之爲病，胃家實，始雖惡寒，二日自止，此爲陽明病也，少陽之爲病，口苦，舌乾，目眩，尺寸俱眩者，少陽受病也，其脈循脅絡於耳，故胸脅痛而耳聾，少陽中風，兩耳無聞，目赤，胸中滿而煩，傷寒脈弦細，頭痛發熱者屬少陽，三陽合病，脈浮大，但欲眠睡，目合則汗，傷寒六七日，無大熱，其人躁煩者，此爲陽去入陰也，傷寒三日，三陽爲盡，三陰當受邪，其人反能食而不嘔，此爲三陰不受邪也，太陰之爲病，腹滿而嘔，食不下，自利益甚，時腹自痛，尺寸俱沈細者，太陰受病也，其脈布胃中，絡於嗌，故服滿而嗌乾，傷寒脈浮而緩，手足自溫者，繫在太陰，自利不渴者，屬太陰，以臟有寒故也，少陰之爲病，脈微細，但欲寐，欲吐不吐，心煩，五六日自利而渴，尺寸俱沈者，少陰受病也，以其脈貫腎絡於肺，繫於舌本，故口燥舌乾而渴，厥陰之爲病，消渴，氣上撞心，心中疼熱，飢而不欲食，食則吐蚘，下之利不止，尺寸俱微緩者，厥陰受病也，以其脈循陰器，絡於肝，故煩滿而囊

四診，方案散佚。共四診，至是，熱加甚，撫之烙手，欬亦甚，每作則痛劇，徹夜不安，甚至昏厥，乃由伊母手抱覓夜。二十六日，延西醫胡先生診，斷爲肺炎。用安福消腫膏外塗胸部，又注射藥水二種，一以退熱度，一以滋營養。如是三日，熱略退，顧退後又高，痛欬未減，不能平臥，但坐喘鳴迫急，肩動以助呼吸，是爲肩息。胡先生恐變急性肺炎，囑另請高明。八日上午，急送紅十字會醫院，陳醫師診爲肺膿瘍，應用手術。當夜住院。九日照X光一次，審知左肺無恙，右肺因肋膜太厚，不能成影。十一日早，又照X光一次，下午又照一次，所以在上下午分行者，因清早膿未出，下午膿巳吐，冀比較其不同之情形故也。不料所得底片二紙，毫無異狀。爾時所吐膿痰之屬，積之，每日可得三五小罐。醫與魚肝油等劑，冀其體力略佳，以爲施手術之張本，並經驗血二次，以未有結果。小兒科主任陳醫師主張用人工氣胸術，使肺部壓小，以便抽膿，但可否實行，還須先照X光，決定病灶後再議。乃由肺科主任劉醫故重

縮，此傷寒六經脈證也。

右錄醫聖張仲景傷寒論證候的提要鉤玄，再整理為十六證，寫實於後(未完)

傷寒論讀芻言

張春江

中醫學術，國內之西醫，雖抨擊日甚，然反以形成國際化；且傷寒論一書，尤見重於國際；皇漢醫學之研究，固以傷寒論為核心；前年國聯會議，有研究中國醫學之提案，實亦以傷寒論為對像。惟本論原文經各註家任意竄易，學者往往習焉不察，承訛襲謬；長此以往，支離日甚，經旨愈晦。爰特撮述要點於後，願與海內同道亟起而整理之。

傷寒論今雖有通行本古本之別，歷來各註家率以通行本為藍本。然皆各逞意見，以刪改經文為能事；尤以尤怡傷寒貫珠集顛倒經文，最為鳴高立異。尤氏此書，陸氏九芝本嘆之為三百年來未有之作，章太炎氏亦目為吳之尤氏，同於浙之柯氏；並有「解傷寒者百餘家，其能自立者不過二人」之贊許；吾人烏得輕自非議？然貫珠集內三陽俱關有正治法一門；太陽篇並有斡旋法，救逆法，類病法；陽明篇又有明辨法少陽篇更有傳變法等門；經文擅易，以類相從，謂為便於學者覽觀則可；如謂貫通經旨，足為傷寒羽翼，果有合於仲師當日作論之一貫心法否乎？夫欲表見成績於精讀本論之餘，正不妨獨出機杼，如活人書分證編類，設為問答，以為後學之津梁可也。否則，或別為化裁，如包誠之傷寒審證表，條分縷晰，亦未始不便於讀者之參攷。今必如尤氏既將經文多所顛倒錯亂，卽竟分條註釋，以期章節相生，逐一貫串，吾恐本論之眞面目與眞神髓，自王叔和後又遭一大浩刼，此本論原文，願與同道亟起而整理者一也。

傷寒論各篇均有提綱，凡讀傷寒者盡知之。然有以別種方式冠諸篇首，卽以此方式可否作為提綱，抑或眞正提綱如何移置別處，恐讀傷寒者鮮有人知之也。

照X光，所得結果，仍為左肋骨明晰異常，右肋骨部份，底片上全部發白，斷為肺與肋膜相接過緊，不可施人工氣胸術，終非開刀不可，且須去肋骨一條，以便出膿。但究應取去何條肋骨，仍賴X光之照取。法用一種顏色油從氣管打入肺部，如是再照X光時，卽易顯出肺爛之處，乃可就肺爛最近之處，取去肋骨。據云此種顏色油以後自能吐出，不妨病體。惟動手術前，例須病者家長簽字，吳君夫婦籌思再三，終簽字與之，時八月十三日下午二時也。六時許，冠明得知次日將受手術，並須吃顏色油，心滋不悅，愛形於面，婉懇勿爾。吳君夫婦不忍拂其意，乃向醫師婉請撤回簽字，但仍住院，以求別法診治。醫師勉允之。十五日，值星期六夜，吳君忽聞友人言，肺癰一病，中醫亦有辦法，但須服藥已足，不必動手術，較為安全。十六日為星期日，吳君急起早，奔至醫院，婉懇撤回簽字，並許領女回家調治。醫院中人驚駭曰：「君何突然變策耶？余等為令嬡之恙，集會研覆者多日，已不知費却幾許心血。(佐景註，此言絕例如陽明篇以「胃家實」爲陽明一經總提綱，是仲師作傷寒之大法也。乃陽明篇開宗明義，竟先之以問答式，而胃家實之總冒，竟有移置於此，或移置於彼，並無一定處所。日本山田氏謂：「凡論中設問答而言之者，皆叔和所附託，非仲景氏之言」，今陽明篇正以問答式而置諸篇首，總山田氏所說不確，然非爲王叔和所竄亂，亦必爲各註家任意割裂顚倒也無疑。不然，傷寒論各篇皆有提綱，各提綱並皆列於各篇之首，豈獨陽朋篇之提綱，仲師偏任其先後倒置，自亂其作論之例乎?!況查陽明篇共八十餘條，多冠以陽明證三字，無非爲提綱之分承也。然必有胃家實之總冒於先，然後分承於後始有意義；然後分承於後始有條理。嗚呼！傷寒原文之不復明於世也由來已久，庫杜光庭作玉函經，亦以太陽篇「病有發熱惡寒者，發於陽也」一節，爲太陽篇開卷第一章，山田氏竟附和之，謂爲仲景眞面目；然此等矜奇立異之談，人多知所辯正；惟陽明篇本有提綱，而竟先之以問答一節，人多不知之。此本論提綱，願與同道亟起而整理者又其一也。

傷寒原文，參伍錯縱，雖上智之士，亦不易讀識其奧旨。然有關鍵得法焉。其關鍵法則傷寒自不難讀矣。蓋太陽爲六經之總提綱，厥陰爲六陰之總結束，此全部傷寒之關鍵法也；六經各有提綱，各有結束，且陽明與厥陰均終之以陽明胃，是六經各篇之關鍵法也。不獨如是，各章亦有貫鍵法焉。陳修園傷寒淺註，解釋本論條文，固多未合原理，然得讀傷寒之關鍵法者，古來惟修園一人而已。修園註傷寒，其從每章之首，必曰，「此章以啓下文數節」。每章末節，又必曰，「此節總結上文全章或數節」之扼要語，是得每章之關鍵法也。嗣後各註家雖亦有做行者，然未見有每章尋求關鍵法者；甚有謂傷寒各條文原有研究之價值，而大都認爲傷寒論文散漫，無結構之組織法者；故往往隨文解釋，並不注意「承上啓下」之關鍵法；宜乎傷寒原文任意竄改，幾乎無一雷同，各自成一家言。此本論關鍵法，願與同道亟起而整理者又其一也。

以上數點，係鄙人讀論一得之見。然尙有一言貢獻夫硏究本論者，卽古今來

非虛語，我實深信，是以該院歷來信譽卓著，非倖致也。）所爲者何，無非求令嬡之速愈耳。今者出院，余等固無從施其技，而令嬡亦安得獲其救耶?」吳君語塞，辭以經濟困難問題。醫曰，本院原屬慈善性質，此節可以通融辦理，請勿慮。終以吳君有外交折衝才能，醫許之。卽於午刻出院回家，時胸部右方已略覺高腫，下午，急請拙巢師出診方案曰：

（待續）

析痺三方

陳无咎

「關節炎」，卽中醫「痺病」。內經所謂：「風寒濕三氣合至而成痺」是也。先醫治此症，當以王肯堂證治準繩所記：「蠲痺湯」爲最善。但此病最忌混同出治，更忌顚倒錯治。余友田梓琴先生，卽誤於混同參錯四字，因而不起。先醫治本病，原有輕重之分，多少之辯。最好爲：先治「濕」，次治「寒」，次治「風」，則病狀雖深，十九可愈。故余所製「析痺三方，」足資備乘。

析痺湯(甲)先治濕，以能活動爲止

白茯塊　炒老桑枝　絡石籐各五錢　瓜

註傷寒論者得論中之一鱗半爪，固已數見不鮮；若欲窺見傷寒全豹，尚有待夫研究者之合乎邏輯法也。

疫病研究（續）

馬廠 邢錫波

疫菌既由口鼻襲於肺胃，肺主氣而居上部，故其蔓延之區域，恆由氣管及淋巴腺，散佈頭胸，發炎作腫，而成世俗所稱之大頭瘟，（西醫名耳腺炎）蝦蟆瘟等證；胃主消化而司宗筋，其蔓延部位，恆由消化器及宗筋以傳播於肢腹，而成世俗所稱之絞腹瘟軟脚瘟症，若由胃而傳入血分，俟血毒外潰，而成世俗所稱之疙疸瘟也。

疫菌蘊蓄既久，傳於氣分，輕者得宣通之劑而解。重者蘊毒已深，外散之時，恆將汗腺灼爍發炎，而外現癮疹，癮疹者顆粒成點，乃汗腺發炎所致也；其傳入血分者，則阻礙血液循環之機樞，機樞不利，則血脈凝泣，迴血管中之炭氣，爲毒菌之遏阻，無從排泄，而面呈青色，脈搏因之而迂緩，跳動亦因之而無力，四肢逆冷，六脈沉伏，而成爲悶疫，悶疫者，疫菌深伏於內，不能發越於外也。漸伏漸深，終至脈搏停頓而死。其菌毒稍輕，體質素壯之人，可將受菌之血液，排洩於外，而發爲斑，斑形成塊平塌，爲毒血外潰以成也。斑色紅者爲熱，紫爲熱甚，紫而帶青者，則爲不治之證矣。

菌毒伏於氣分，遏鬱已久，正氣內虛，欲達於表，必從戰汗，惟戰汗之時，或四肢冷厥，或爪甲青紫，脈象忽然雙伏，或單伏，此時非但病家徬徨，即醫家苟非經驗有素，亦恆爲病所欺，而苦無所措手且汗解之後，胃氣空虛，當膚冷一晝夜，待氣還元復，自溫暖如常矣。蓋戰汗而解，邪退正虛，陽從汗洩，故肌膚漸冷，未必即成脫症，此時須合病者安舒靜臥，以養元神，但診其脈虛軟和緩，雖倦臥不語，汗出膚冷，却非脫證。若脈急疾，躁擾不臥，膚冷汗出，便爲氣脫

婁根六錢　漢防已　澤蘭各三錢　獨活一錢　製菟絲餅三錢　乾蘆根二條去節

析痺湯（乙）次治風，以不酸痛爲止

酒炒白芍一兩　地黃炭　炒絡石籐　白苓塊各四錢　炒老桑枝　製菟絲子　炒骨碎補各三錢　羌活　防風　當歸頭各一錢　澤蘭三錢　漢防已一錢半

析痺湯（丙）次治寒，以復原爲止。

酒白芍　乾地黃　白苓塊各四錢　制菟絲子　澤蘭各三錢　煨一智仁　厚朴花　炒藿梗各一錢半　高良姜二錢　吳萸三分

或減良姜而加附片幷肉桂五分

此爲大法，每每未及服第三方，其病若失。中間如絡石籐老桑枝漢防已羌獨活，始終可用，近醫往往初服，即用姜附細辛，服後似覺輕便。誰知五七劑後，漸迫風濕入於骨髓。此扁鵲所謂；「病在骨髓，雖司命無奈何。」故治病處方，貴在「辯證分析」也。

「附說：」近來各地青年同道，來函下問，月必數起：研究醫學，先讀何書，方劑以何爲入手」，余不能答。祗得將自己經驗，想到隨寫，借醫刊發表，以誌吾過（一五年十一月三日上海）。

之症矣。

診斷之法，初得一二日，寸關脈多沉弦有力，往來凝滯，重按微數。寸關沉弦者，陽氣被遏而不得宣通也。重按微數者，邪鬱於裏也，往來凝滯者，菌毒壅閉也。至三四日，脈弦大而有力，甚則弦數，弦大，爲壅遏之甚，弦數，爲肝胆之陽鬱而不宣。五六日邪傳愈深，脈難預料，或從正氣之盛衰而變，或隨治療之寒熱而更，惟有往來凝滯之脈，始終不變也。

治療之法，吳氏謂初起宜達原飲，兼三陽症者，加羌活葛根柴胡，爲三消飲。夫吳氏首倡疫自口鼻而入，誠爲千古灼見，千古功臣。但其立論著方，不無可議。如達原飲內率用檳榔厚朴草菓破氣峻烈之品，若病者形色充盛聲雄脈實者，用之未爲不可；惟患疫之人，多因體適羸弱，抵抗力衰，毒菌得以深入，故原病云：『本氣適逢虧欠呼吸之間，外邪得以乘之。』觀此可知邪因虛入矣。雖經謂：『留而不去，其病則實。』治當一意逐邪，然攻邪之中，何妨稍寓存正之意。又毒菌鬱閉，內無蓄熱之人，必俟邪入三四日後方能醞釀成熱，若甫受邪，方中便用黃芩知母以清其熱，胸中無熱可清，必致傷其陽氣，陽氣一傷，則抵力更弱，不但變症蜂起，內陷之症恐必伏於此矣。夫既云疫爲地氣，自口鼻而入，何以處方只知入口，忘却入鼻？而方中絕無一味開肺之品也。三消飲方內之羌活葛根柴胡，率皆辛燥散表之品，夫既云邪從口鼻而入，絕無從毛竅外出之理，表散之藥，無邪可散，枉自散渙正氣，正氣一虛，變可立待。是以愚臨證以來，知此方治疫，恆不足恃，而隨證彙方，體驗以來，頗能收效，大意於疫之初起者，輕清以開肺舒氣，芳香以醒胃解毒，若荷葉，桔梗，蟬退，銀花，金線重樓，連翹，殭蠶之品，清芬以透膜原，至四五日鬱深則熱，如有煩渴面赤等熱象，可酌加丹皮，栝蔞根，蘆根，石膏，知母，黃芩之屬，以清熱生津，小便不利，加通草，滑石。至於傳入血分而外發斑，宜清解血毒，宜暢氣機，爲第一要義。若毒菌深伏血分，不能宣達外出而成悶疫者，宜先刺少商，中衝，曲尺，委中等穴，以宣

橫痃治療法

湖北漢川 向石秋

病名 中醫名此病爲橫痃。又名便毒。潰口後則名魚口。西醫名爲鼠溪淋巴腺炎。亦名橫痃。

病理 此症多生於青年好色之徒。尋花問柳之輩。病屬肝腎。由强力房勞。忍精不洩。或慾念不遂。以致精搏血留。聚於中途。壅遏而成。或因染梅毒而來。據作者之經驗。多見有續發於下疳之後。及梅瘡、下疳、橫痃、三種同時併發者。

症狀 此症生於少腹之下。腿根之上。摺紋縫中。（即鼠溪部）初起或生一側。或生兩旁。初如杏核。漸大如鵝卵。堅硬木痛。行動更劇。伸展不利。甚有發寒熱者。

治法 主以鄙製『解毒消痃湯，』內服。外用『祕製克堅膏』用布攤貼患處。

解毒消痃湯方

金銀花五錢　酒炒姜虫三錢　台烏藥二錢　絲瓜絡二錢　白芥子七分　土茯苓

泄其血毒，再以清血解毒之品與紫雪丹，玉樞丹同服，清透伏邪，便其外達，若腹脹大便閉，喜冷惡熱者，可隨人之體格加大黃三五錢至七八錢，以大黃爲治疫之良藥，何者，以其具宣通之力也。肺主氣，疫菌由呼吸而侵於肺，肺氣受邪不能宣通而壅閉，肺氣壅閉，則一身之氣皆隨之而閉，雖服大劑麻黃湯等，不但絲毫無汗，反見煩燥等證，以發汗之理，自內達外，今裏氣壅閉，不能敷佈於外，卽四肢亦未免厥逆，又安能宣透氣液以達於表？此時若投以大黃，以通裏氣，裏氣得通，自然蒸蒸汗而解，此通裏達表之法也。

以上諸證，雖屬簡略，若能細心體會，隨機應付，自然運用無窮，至於其傳變諸方，吳氏書中論之甚詳，玆不贅，祈讀者諒之！

傳染病篇

吳興　沈愚如

頓嗆

病名　頓嗆又名腎咳，俗名天哮嗆，西醫稱百日咳，又名天哮嗆(肺嗽)

病因　由風溫外感襲肺，或痧瘖餘邪未盡，或肝胃火亢爍肺，或腎虛陰火上炎，或痰飲水氣上逆，皆能爲小兒頓嗆之因，西醫查此病有天哮嗆桿菌，與流行性感冒桿菌有數相似之點，可於病之早期，至初顯哮咳狀，後二星期檢得之，大概由痰接觸傳染者居多，流行之期，常在冬春常流連二三閱月之久，多爲痲疹之先導，或後患，小兒在第一及第二生牙期，最易患此，當發卡他炎時，此病之接觸，傳染性更劇烈。

病理　內經云：「肺之令人咳」，又云：「五藏六府，皆能令人咳，非獨肺也」，然肺咳不已，傳及於腎，腎咳之狀，咳而腰背相引而痛，甚則咳涎，肺欬之狀，咳而喘息有音，甚則唾血，其有喘咳涎沫，而兼唾血者，肺腎同病可知，又有咳嗆兼嘔，或兼屎尿者，病必由胃入腸以及膀胱，蓋以胃咳

五錢　宣木瓜一錢五分　生乳沒四錢　花青皮二錢　木通二錢　穿山甲二錢　威靈仙二錢　羌獨活二錢　當歸尾二錢　赤芍一錢　皂角針一錢　有寒熱者加荆防，

克堅膏

山柰三錢　皂角肉一錢　急性子二錢　白芥子一錢　細辛一錢　樟腦五分

共研細末。酒少許。調勻。再加凡士林調爲膏。用布攤貼。

附註　查橫痃一症，中西均特效療法，前年友人劉君患此，曾注射六〇六三針，仍不能消散，後乃求治於余。余用上方內服外敷。三劑全愈。

小便血經驗談

大埔　李焯華

鄉民郭巨純，業農，男性，年歲八旬餘，小便時莖中割痛，溺中渾一種血液與膏油，尿量每夜數碗，經二月之久，延中西醫治，醫治罔效，候本年十月十日延余診治，診其脈則弦數六至而乳，精神疲憊而乾欬，余診後斷爲此症係肺脾腎三經之病，肺經津液枯竭則發乾

之狀，咳而兼嘔，大腸之咳，咳而遺失，膀胱之欬，欬而遺溺故也，病者患此，固匪連咳數十聲，則不能排洩其深遠之痰涎，或氣火者，西醫云：「此病者之本身，固無甚特別之病理上的改變，惟有併發病似肺病者有之，此外則氣管有一常有之損害其柱狀細胞有桿菌。

症狀

趙學敏曰：「小兒頓嗆，從小腹下逆上而欬，連嗽數十聲，少住，甚或咳發必嘔，牽掣兩脇，涕淚皆出，連月不癒，或咳而帶血，甚至上咳下遺屎溺者」。西醫謂病之潛伏期自七日以至十日不定，卡他期及發作性咳期二者每可辨認，在卡他期內，則顯尋常傷風之症狀；起時或略發熱，鼻流涕，眼紅，顯枝氣管乾咳，有時此種乾咳，或略有陣攣性痙攣之微兆，早顯連續不止之咳嗽，係一要狀，所顯之發熱，大抵不高，故每不使人注意，而僅以爲單純之卡他炎，迨七日或十日後，則咳嗽增重而其痙攣狀亦益明顯，發作性咳期，又名陣發性咳期，此期顯所謂天哮咳者，每一陣咳嗽十五聲至二十聲連續不斷，咳聲短而苦，且不能吸氣，咳時病兒面色紺（青紫）待咳陣止，始突然深吸而有空氣入肺，咳時作嗁聲甚響，此種發作性咳，或數陣繼續發作，迨膠粘之液咳出爲止，此液之量甚少，如連發多陣，則每日或咳出甚多，在發作性咳陣將終之際，而嘔吐者常見，每日或嘔吐數次，致病食物停留不住而消瘦，有時每日僅有發作性咳五六陣，病之重者每三十分鐘左右或發作一次，而其最重及致命者，甚或每日發作百餘次之多，當咳發作時用力呼氣而胸部緊壓，致無空氣吸入喉門，故血久氤，面腫而發紺，靜脈暴露，眼球外凸，結合膜甚充血，一若將氣塞者然，於是始嗽然一聲深吸，空氣入肺，而面色等各狀乃驟然復原，病兒於發作性咳將發時，每能自覺，盡力自止而不可得，驚趨父母或保姆，以求救護，此等狀況，實爲人所不忍見，大咳時不但嘔吐，而且遺糞尿，舌下或喉常被牙齒磨擦而潰爛，激發陣性咳之情況，大概爲情感（如哭），及咽部之

欬，脾經虧則不能統血，以致精宮之血由小便而出，腎陰虧則膀胱之氣不化，氣化不達莖中則濇痛難忍。脈弦數而芤者，係前醫清利亡津所致也。余則擬用白朮炙草人參黃芪補土阿膠石斛滋其肺胃之陰，黃柏赤茯苓玉桂化其膀胱之氣，服後小便轉清，而欬亦稍退，二診脈已由弦數芤而轉弦緩，諸恙亦已。仍照前方加甘杞淮山以滋腎陰，三診脈已和緩而諸恙全愈，隨與參朮苓草阿膠熟元甘杞玉桂玉竹淮山善後而去。

夫尿血證考諸內經，雖分二症，一曰小便淋瀝莖中疼痛，痛如刀割，小便中挾雜血點血塊者，淋也，治宜清利爲主，一曰小便出血而不痛者，爲尿血，治宜滋補，此症似有不然者，或由色慾過度，或思憂傷脾，或腎氣虛，由精宮出血者，往往疼痛，若誤認疼痛則爲淋而用清利之劑，恐難收效，此則余之經驗也，未識以爲然否。

重要驗案一束（續）

安福王耐寒

風濕證詳案

朱姓裬工，男性，年約三十歲，平

激惹，有時甚或吞嚥，亦能致咳又在沉悶之空氣中，陣欬每多發，迨三四星期之後，病勢漸輕，終則痊癒，病之不甚重者，大概六星期之內可癒。

診斷　頓嗆早起，發熱汗出咳嗆而兼喘息有音者，屬肺感風溫；喘欬連續不斷，口乾舌紅面赤唇燥者，屬肺熱肝火爍液；如上咳不止，而下卽遺屎者，屬大腸與肺；咳而遺溺者，爲膀胱與肺又或肢體浮腫，而小溲短尠者，乃太陽水飲；其有不浮腫，而陣嗆久延不癒者，是少陰腎虛；又或咳而兼嘔，或吐長虫者，此屬肺胃熱食積蒸肺所致也。西醫診嗁聲之狀，已十分奇特故診斷甚易，然當此病時行之際，有連咳而無深吸之嗁聲者，則亦難診。

治法　頓嗆喘息有音，或唾血，而脈浮數者，仲景麻杏甘羔湯，喘面腫無痰者，加味瀉白散，咳嗆陣來而遺屎者，赤石脂湯，咳嗆連聲不已，而遺溺者，茯苓甘草湯，咳而體浮腫，或喘急肺脹者，小青龍或越婢等湯。咳而腰背痛甚涕淚皆出，或嗽涎沫者，鸕鶿涎丸，咳而兩脇作痛者，小柴胡湯，咳而嘔長虫者，烏梅丸，咳而面色白脈短濇者，肺之本證也，易治。面色赤，脈洪數者，火刑金也，難治。西醫以陣嗆發性劇烈，則宜臥養，日夜多吸新鮮空氣，藥療法不甚有效，菌液療法，今已通用，聞尚有效，用抗菌藥者亦多，法用貴林六分之一厘，每日三次，按小兒生後之月份增加，年滿一週歲者，每次增至一厘半，每日三次，五歲以前之小兒，可按歲如法增加，功效略大，吸安息香及猶卡列甚佳，病之重者鎭靜藥甚佳，可多服複劑，樟腦酒，對於夜間安眠，此藥尤效，可第印及赫印二藥，按年齡用合度之劑量，甚驗。顛茄足劑量亦可試用，又凡小兒，每可教之自防其咳發作，至於他種藥劑，如有替派林及氯醛(哥拉)，可試用，小兒之年較大者，及成人，可注射俄刑伐油，合埃朵芳入枝氣管，此法能止重咳，腹部緊縛以帶，有時甚有裨益，病之危險退後，則爲恢復期，際此該病兒，務須小心看護，蓋致命之併發病，如枝氣管肺炎，每易在此時發生也。天哮嗆或纏綿數月，小兒因而孱弱，調換空氣，係一良法，務須謹愼飲食，服補劑如魚肝油等。

附方

麻杏甘羔湯　麻黃五分　甘草五分　杏仁三錢　石羔五錢

右四味水煎去滓食後溫服

瀉白散　桑白皮三錢　地骨皮三錢　甘草五分　加川貝母三錢　麥冬二錢　知母二錢　桔梗六分　黃芩二錢　薄荷一錢　名加味瀉白散

右藥以水煎去滓溫服

日喜飲酒，體亦頑强，一日病，臥床不能起。問其病情，則曰骨節疼，不得屈伸，近之則痛劇，小便不利，惡風。予謂此風濕之病與傷寒論一八四條甘草附子湯症恰合。卽予甘草附子湯照古方處二十分之一，一劑則脚能屈伸，可以自起床；二劑則行動如常，病者係傭工爲生，一日不愈；不特須藥費，並且無工資，其感謝之情，更踰尋常矣。(未完)

赤石脂禹遺糧湯　赤石脂五錢　禹遺粮五錢
右二味水煎去滓溫服

小青龍湯　桂枝五分　甘草五分　芍藥二錢　半夏一錢　乾姜四分　麻黃四分　細辛四分　五味子五分
右八味水煎去滓取三分之一溫服

越婢湯　甘草五分　麻黃五分　石羔五錢　生姜四分　大棗二枚
右五味煎水去滓溫服惡風加附子一枚風水加朮四兩

鸕鷀涎丸　光杏仁三兩　梔子炒黑三兩　石羔三兩　蛤粉三兩　天花粉三兩　牛蒡子三兩　麻黃八錢　生甘草四錢　青黛一兩　射干一兩　細辛五錢　製法共研末鸕鷀涎三兩加蜜爲丸如彈大用法每服一丸燈心竹葉煎湯化下

小柴胡湯　柴胡六分　黃芩二錢　人參六分　生姜四分　大棗二枚　半夏一錢　甘草五分
右七味以水煮去滓再煎取三分之一日三服

茯苓甘草湯　茯苓四錢　桂枝四分　生姜四分
右三味以水煎去滓日三服

烏梅丸　烏梅三百個　細辛六兩　乾姜十兩　黃連一斤　當歸四兩　附子六兩炮　蜀椒四兩炒去汗　桂枝六兩　人參六兩　黃蘗六兩
右十味爲末用酒浸烏梅一宿去核蒸之與米飯搗和丸桐子大每服十丸白湯下

金匱之研究（續）

劉淑士著

口眼喎斜一症，千金翼有二方：一用牡蠣，礬石附子，伏龍肝，雄雞血傅上。一用生地黃汁，竹瀝獨活煎服。

口噤失音，千金方一用附子末吹入嚨中。一用獨活四兩，好酒煎服。華陀愈風散用莉芥穗焙爲末，酒下三錢治婦人產後中風口噤不語。宣明地黃飲子治中風舌瘖不能言。

中風偏廢症，易簡方用生附子羌活烏藥生薑水煎服。外臺用杏仁生吞七枚，逐日加七，至四十九枚，周而復治，食後飲竹瀝，以差爲度。

頭風症，金匱用大附子，鹽，爲散，摩之。肘后方用葶蘆子爲末，以湯淋汁沐之—以上症治之差異，總因脈之有虛實也。治腦出血以後諸餘症者，切戒溫補及增高血壓之品！

復次，脈經謂「微脈極細而軟，按之如欲絕，若有若無」。又謂「數脈一息六至」。夫榮行脈中，衞行脈外以欲絕之脈壁當一息六至之脈流，幾何而不破裂？中風腦出血之脈微而數，固其宜也。且陽虛者，陰必走，此平素血盛者所以患中風。陽虛者陰必凝，此平素血衰者所以患痺。而血之盛衰，則又脾胃主之。再觀傷寒論「微數之脈，愼不可灸」一節，益可證明脈微者壁易裂，血易溢也。腦出血以後兼見各稱餘症卽因脈中之血散出脈外，不能復返故耳與讀誤灸以後焦骨傷筋同理。

嘉氏內科論絡暴中風（腦出血）病原，謂凡腎變硬，心過長，脈變壞者，多有此患。四十歲以前患者較少，每於年老時患之，且多在冬令嚴寒之候。腦內血團不清，則病根不去云云。嘉氏知其然，而不知其所以然。命門陰精足，則精能化氣，氣能化水，水升則火降，腦何至出血？惟命門陰精虛，不能化氣，則腎不化水而變硬。腎水不升，心火不降，則心過長而血壓大矣。且精虛者腦髓薄，腦血管自然容易變壞，老人精虛尤甚。以過大之血壓衝激過薄之腦血管，焉有不破裂者乎？冬令天氣嚴寒，人身體溫放散不易，則血壓當較他時愈大也。

再按腦充血腦貧血二症，與小兒急驚風，慢驚風二症治大致相同：急驚風屬陽，由于肝陽大旺氣火升騰，沖激腦部，故面頰紅赤，口鼻氣熱，體溫亢進，血壓加高，知覺運動失常，機能消失，四肢筋肉牽掣，腰折背反、牙關，喉閉，痰鳴，視直，無一非神經受刺激，呈特異反射之作用也。治法以鎭靜神經，降氣泄火，爲第一要著。藥用羚角，石決明，龍齒，牡蠣，赭石，滑石，南星，竺黃，膽草，白芍，川連，伏苓，牛膝，大黃，金銀器之類主之。與風引湯意相同，故風引湯又借治急驚，治急驚方亦可借治腦充血。錢仲陽謂急驚爲無陰，當下之，利驚丸主之（青黛輕粉丑牛竺黃等分）。

慢驚屬陰，其平日倦怠無神嘔吐不食，昏睡露睛，煩悶號叫，由于脾腎兩衰殘陽欲絕，獨陰反亢，衝激神經，故抽掣勢緩，而包多白，口鼻氣冷，牙關難閉，而體溫抵降，洩清便溏，甚者汗出，顖陷，腹陷，無不現虛寒僵斂之狀，遠不似急驚風之緊張有力也。治宜大溫大補以回寒谷之春，莊在田之逐寒蕩驚湯（胡桃，肉桂，炮姜，丁香）主之，此與治腦貧血用附子理中湯，三生飲加人參木香者手段相同。故此二症，方可通用。錢仲陽慢驚爲無陽，不啻爲腦貧血說也。

但急驚之面頰紅赤，慢驚亦或有之，正是浮陽上越假象。慢驚之手足厥冷急驚亦或有之，正是火極似水之見徵，一陰一陽，病情相反，而病狀實相混。惟當審其牽掣之急緩，及有力無力，證以前因，辨其頓漸，然後無差。腦充血與腦貧血之辨別，亦如是而已。

金匱所云歷節後人謂之「白虎風」，西醫謂之「怒馬特症」，又曰「痺熱症」。病原分內因外因二種：如稟賦薄弱，先代遺傳，胃常釀酸，此因於內傷也。受風霜潮濕，住濕地，蓋濕氈，受風寒，汗出當風，此因於外感也。病之結果，卒至心及內衣或心統膜炎（參嘉氏內科）。金匱則曰「汗出入水，如水傷心」。又曰「風血相搏，卽疼痛爲掣」。又曰「此皆飲酒汗出當風所致」。風濕二邪襲入血分從可知矣。桂枝芍藥知母湯作用在活血袪風利濕，治歷節之因於外感者也。其論內傷，則曰「味酸則傷筋，筋傷不緩名曰泄；鹹則傷骨，骨傷則痿，名曰枯；枯泄相搏，名曰斷泄」。此一段文義，純言內傷飲食酸鹹，與西人「胃常釀酸」病理符合。嘉氏又言「此症多汗，汗酸臭，皮發汗皰者多有之」。金匱則曰「自汗出」，「黃汗出」，「汗自然」，然者燃也，即皮發汗炮瘀斑疹痱之義（一濕鬱血分日久化熱，故出黃色汗）。烏頭湯治歷節之因於內傷者從肝腎中疏泄痼陰沍寒，用蜜煎者，意在緩烏頭之力使其窮搜肝腎中積邪，深入而顯出之，且以解烏頭之毒也。酸鹹損傷筋骨，由來漸矣，深矣，非用烏頭何能領導各藥窮追實搜？比較西醫祇用鹼類藥以和解胃酸者，大有深淺之別。此病結果，卒至心及內衣或心統膜炎者，因酸鹹過多，則血凝鬱熱，鬱熱久則傷心也。又水濕入血，日久鬱熱，血壓過大，亦能傷心此即金匱「如水傷心」之旨。徐忠可謂足腫而膝脛不冷，烏頭湯內似可加黃蘗知母，非也。足腫而膝脛不冷，屬外感，用桂枝芍藥知母湯加黃蘗可矣。若烏頭湯內斷不可加知母黃蘗。

（未完）

疥瘡之原因與治療（續）

晉江 鄭軒渠

患疥瘡者的處置

患疥瘡的，除謹守上述的預防法而外，又須注意下列幾則：

（一）患疥瘡的，常人每以鹽水或礬水洗浴，然効不甚著，惟浴於硫黃泉或以硫黃泡滾水洗浴頗驗。然不宜常洗冷水，蓋冷浴過多，水濕延入瘡內，不但疥會增劇，有時甚至發腫，這又不可不注意。

（二）患疥瘡的，更換後的衣服，手巾，被褥……等，如可洗，宜先浸以滾水，待冷而後洗。如不可洗的，當生熨斗行熨，以殺滅疥蟲，而免貽患。

（三）患疥瘡的，如遇搔癢灼熱，不可任意搔抓，最好當風乘涼，或敷以止癢的藥膏，庶免由搔抓而傳播於全身。

（四）疥瘡排出的膿汁，須用潔淨柔軟的紙拭乾，不可沾染他處。拭疥的紙，尤須焚化，庶免傳播他人。

（五）患疥瘡的，最好多吃些清涼的食品，至於刺戟和燥熱火毒等類，在所禁忌，即膏粱厚味，鷄鵝羊肉蝦蟹河豚等也不可吃。

疥瘡的治療

據西醫謂疥蟲有雌雄兩種，雄的寄生於皮上，易殺，雌的寄生於皮下，難滅；而且生殖迅速，非勤於洗滌，不足以絕其原；所以洗滌和搽藥，必時常舉行。

然一般西醫有的主張用石炭酸藥皂，按日洗滌，我則以謂浴於硫黃泉或以硫黃泡滾水、待至溫度稍降而洗者更妙。蓋硫黃為治療疥瘡的聖藥，世所公認，因其能和皮膚的分泌物混合後，即會變為H_2S，所以經硫黃泉洗浴的，凡一切的皮膚病，均見捷効。

至於外敷的藥，醫書所載，及民間流傳者很多，即中西醫的藥肆中，也均有製便發售，每見廣告大吹特吹，然靈効的很少。現在就我用中藥配合西藥，曾經効驗的，拿出來貢獻吧。乾疥用——硫黃　樟腦　雄黃　各二錢　梅片一錢，共研細末，合水銀一錢，花瑞杯一兩，同搗成泥，時搽患處。

膿疥用——硫黃三錢，樟腦，明礬，三仙丹各二錢，合研細末，配合乃素，瑞林，塗搽患處。

蟲疥用——硫黃，樟腦，胡椒，三仙丹各二錢，白信一錢，合研細末，配合乃素，花瑞林塗患處。

濕疥用——硫黃，樟腦，雄黃各二錢，明礬，胡椒，水銀各一錢，配合椰子油加布綠霜少許，敷搽患處。

砂疥用——硫黃，樟腦，梅片，明礬各二錢，三仙丹一錢，共研細末，合豬油兩半搗成泥，搽患處。

以上五方用藥均以殺蟲，止痛癢，收毒等為主，惟是洗抹而外，據中醫書裏說，又須內服，庶免瘡毒內伏，纏綿難愈，或時愈時發，有時甚致肢面和身體發腫，西醫稱為腎臟炎，此症常危及生命，所以不可不慎。

疥瘡初起，實者服防風通聖散，虛者服荊風敗毒散。若瘡形已定，無論虛實，乾疥服消風散，濕疥服蒼朮膏，蟲疥服蘆薈丸，砂疥服犀角飲子。假如經久不愈，血燥者服當歸飲子。茲將方藥列下：

防風通聖散：防風，當歸，白芍(酒炒)，大黃，芒硝，連翹，桔梗，川芎，石膏(煆)，黃芩，薄荷，麻黃各一兩，荆芥，白朮(土炒)，山梔各二錢半，甘草二兩，共為末。

荆風敗毒散：荆芥，防風，羌活，獨活，前胡，柴胡，桔梗，川芎，枳殼(麩炒)，茯苓各一錢，人參，甘草各五分，薑三片，水一鐘，煎八分。

消風散：荊芥，防風，當歸，生地，苦參，蒼朮(炒)，蟬蛻，胡麻仁，牛蒡(炒)，知母，石膏各一錢，甘草，木通各五分，水三鐘，煎八分。

蒼朮膏；南蒼朮十斤切片，入砂鍋內煮水，減半，取汁，再加水煎如前，以朮無味為度，併汁一處，蒼朮再入砂鍋內煎，如乾一寸，加汁一寸煎至成膏加蜂蜜四兩，和勻，每服三羹匙，空腹，，白滚水調服。

蘆薈丸：蘆薈，青皮，雷丸，蕪荑，川連，胡連，鶴虱草各一錢，木香三錢，麝香一錢，共研細末，蒸餅糊丸，如麻子大，每服一錢。空腹，清米湯送下。

犀角水：犀角，赤芍，甘菊，元參，木通，赤小豆(炒)，石膏蒲各錢半，甘草一錢，生薑三片，水二鐘煎八分。

當歸飲水：當歸，生地，白芍(酒炒)，首烏，荊芥，防風，蒺藜各一錢，黃芪，甘草各五分，水二鐘煎八分。

患疥瘡的，如果能夠確斷是某種的疥，係屬某經，及體質的虛實，疥瘡的久暫，按方施治，極易奏効，除上述外敷內服的方藥之外，我另有一法，茲再述之於下：

活水銀五錢，梅片二錢，蛇床子四錢，明礬七錢，血竭二錢，乾松香三錢。

右藥合研細末，加楓子仁四錢，巴豆仁五錢，分做七份，每天用一份調雞蛋白合搗成泥，貼在心窩下，吸收瘡毒，當能發生紅點，到皮膚作痛，全體的疥瘡可愈。

這方極簡便穩妥，且屢經神効，實所謂法外的法，較之西醫之注射血清六零六……等，驗勝百倍。(完)

濕溫時疫流行甚廣我在中醫巡迴診療隊實地經驗個人之研究

如皋 黃星樓

今年夏季。霪雨綿綿。寒暑不時。在夏淫雨則多寒。晨夕霧昏。地下濕蒸。故陰濕之氣常盛。入秋久晴則多熱。草木不凋而放花。故陽燠之氣恆泄。晝燠夜寒。晴霽熱。陰雨寒。人生其間。富貴康甯固人之所同欲。老病死苦亦人之所同惡。但受環境之支配。安能人人償願。際此天蒸地濕之時。日晒暑迫之候。富貴安逸之人。納涼於高堂水閣。勞工農夫之輩。行動於道途田野。或避暑而坐臥當風。或取快而生冷不忌。閉其汗腺。汗液之排泄。量不足。甚致已離汗腺之汗液亦難蒸發。體溫外散之機能亦受障礙。此濕溫因之而流行也。夫濕溫一症。大抵無傳染性者謂之濕溫時病。有傳染性者則爲濕溫時疫。按疫爲地所蘊鬱之氣。則與六氣之寒熱不同。此氣一行。病則少長悉皆相似。沿門闔戶。互相傳染。故說文釋疫字云。民皆疾也。邇者吾皋第四五六區發生疫症。蔓延甚廣。患疫者幾不間戶。甚或一家數人。死亡甚衆。聞者酸鼻。誠爲百年來罕有之浩刼。據西醫調查統稱「惡性症」。亟應撲滅云云。本會歷經開會商討救治辦法。繼又奉縣府訓令。結果。組織中醫巡迴診療隊。計分六組出發。適下走經會中同人推爲第一組組長。當卽赴往災區。實地診療。及至該區。轟傳迅速。就診及請往診者。日以數百計。茲將個人臨症之實驗。濡筆而記之。願同仁不吝賜教爲幸。

本病之現狀複雜。故兼症挾症亦難明辨。祇以篇幅有限。固不能一一曲盡。祈閱者原諒。查此次疫症初起。頭痛劇烈。寒少熱多。有汗不解。日輕夜重。肢倦腰痠。渴不喜飲。舌胎水滑。或淡白。或灰黃相兼。或舌紅胎黃厚。或無胎。或灰黑。脈軟弱。或濡數。或弦細。或滑數。大便或溏或硬。或溏而不爽。或胸痞悶。食慾減退。或發白痦。或神煩腹滿。對於此種脈症。若認爲，「惡性瘧」。謬誤孰甚。但未嘗無瘧。又不必盡是瘧也。然一概執定瘧疾而治。其不誤事者鮮矣。考此症與伏暑秋燥等病。極易相溷。毫厘千里。吾人焉可忽諸。愚作最後之厚望。凡我同志。萬不可舍已耘人。失我國醫數千年治療成績之眞價值。

唯其如此。用方選藥。允宜對症。否則變化百出。由輕而重。由重而危矣。如時疫之怯寒微熱。怠倦體困。脘悶腹脹者。用藿香正氣湯加減。（藿香葉炒川朴赤茯苓砂仁殼炒建曲佩蘭葉仙半夏廣陳皮香白芷廣玉金）熱重於濕兼受風邪而發者。用枳桔梔豉湯。（生枳殼焦山梔薄荷苦桔梗豆豉連翹青子芩生甘艸茵陳貫仲鮮竹葉）濕重於熱者。用藿朴夏苓湯。（霍香川朴半夏杏仁蔻仁生米仁連皮苓猪苓澤瀉）濕從燥化。溫從火化者。用清芬辟疫湯。（活水蘆根鮮茅根鮮薄荷鮮青蒿澤蘭葉鮮石菖蒲葉）濕熱穢濁之邪。內蒙清竅者。用昌陽瀉心湯。（鮮菖蒲葉青子芩仙半夏川連蘇葉川朴鮮竹茹淡竹瀝生姜汁一滴冲先用炒香枇杷葉一兩活水蘆根二兩煎湯代水）兼用太乙紫金丹，發痦者。用加味五葉蘆根。（藿香葉鮮桑葉粉丹皮佩蘭葉枇杷葉嫩竹葉鮮蘆根西滑石薄荷葉鮮荷葉銀花連翹）蘊熱不退。胸痞腹滿。煩燥譫妄。惡寒已罷者。用增減黃連湯。（黃芩滑石浙貝竹葉黃連枳實半夏川朴蔞皮干姜通草冬瓜子）發熱頭疼。脘悶腰疼。泛嘔。大便不實者。用藿香左金湯加減。（藿香吳萸川連新會皮姜半夏炒枳殼炒車前赤苓木通澤瀉猪苓六一散先用淡竹茹炒香枇杷葉）頭脹身痛。小便不利。舌苔膩白者。用苡仁茯苓皮晚蠶沙腹皮猪苓竹葉玉金川朴菊花滑石等藥。其病毒陷入血分。舌赤無苔。神昏譫語者。用犀地清神湯。（犀角鮮生地鮮銀花連翹廣玉金鮮菖蒲梨汁竹瀝生姜二滴先用蘆根燈心煎湯代水）以上古今名賢經驗良方。皆愚所投必效。故敢撮要公布。聊供中醫界同志臨症之一助。其實志在掃除中醫不會治傳染病之譏耳。

金匱黃疸論

無錫 甘露 周詠南

黃疸病者，面目四肢俱見黃色者也，金匱分穀疸，酒疸，女癆疸三種，今依其說，而縷述之。

（症象）（A）穀疸　穀疸者，喜食善消穀，而腹滿，頭目四末痿黃如橘色，其脈數而緊，其舌黃而垢，夫數爲熱，其熱在胃，熱能助胃之動，故易消穀，緊則爲寒，其寒在脾，脾寒則運化無權，腹乃痞滿，舌苔黃垢者，可知食傷脾胃之故，要之，此爲胃强脾寒之候也；夫腹滿則穀氣不清，胃中苦濁不降，清氣反而不升，因見頭暈；濁氣不降，醞釀留阻膀胱，故見小便不利而大便不通，乃使濁氣不得外洩，而流布於皮裏膜外，面目俱見黃色矣。

（B）酒疸　本證爲飲酒過度，濕熱薰蒸所致，面黃而表皮發熱，小便不利，胸中心下，煩熱懊憹，足心發熱，總之，此爲酒濕彌漫，醞釀成熱之故，症之重者，並見譫語鼻燥之證。

（C）女癆疸　額見黯黑，夜則自汗，每至薄暮，手足發熱，膀胱緊急，小溲自利，蓋額黑者腎病也，自汗者，濕不瘀也，薄暮發者，病在裏在陰也，膀胱急而小便急者，腎熱逼而使膀胱急，急則小便利焉；本症最異者，厥爲額黑溲利，因此病得之房勞過度，熱從腎出，下焦虛極之候，若復見腹膨如水狀者，病尤重，以其脾腎兩敗，陰陽均傷，乃屬不治之證。

（治療）（A）穀疸　本證在將成未成之時，小溲不利，先見寒熱，寒熱來時，不能飲食，寒熱止時，雖欲飲食，而食後眩暈，心煩不安，此爲濕瘀熱鬱內蒸，先宜茵陳蒿湯下之，使濕熱由二便而出，若已成穀疸者，則與茵陳五苓散，若腹滿小便不利而溲赤便閉且見自汗者，乃三焦均受濕熱，表和裏實之證，宜以大黃硝石湯與之，其方內有梔子，黃柏，大黃，瀉上中下之濕熱，復佐硝石以助藥力，使藥性無所不至，而濕熱自可蠢消矣。

(B)酒疸　本病純爲酒濕蘊留所致，故治宜驅酒濕爲先務，凡病之見脈浮弱而欲吐者，病居上焦，宜梔子豉湯吐之，若脈沉實，腹滿而不欲吐者，是實證，病居膈間，則非湧吐可愈，宜與梔子大黃湯下之。

(C)女癆疸　本證爲腎虛發熱所致，酒疸穀疸熱在胃，女癆疸熱在腎，胃淺腎深，故治宜着重腎藏，硝石礬石散主之；以硝石鹹寒除下焦陰火，礬石除痼熱在骨髓，骨與腎合，用之適足益腎，但服此散時，須以大麥粥和服，否則恐損胃氣；此外見腹膨滿者，陰陽俱損，爲不治之證，方書無治法，恕不能述。

(結論)　黃疸治法不脫「利溼瀉熱」四字，大率熱盛而渴者，清之，濕盛而小便不利者，利之，然亦有表分挾外邪者，脈必見浮，宜發汗解肌，如黃耆建中湯，可以投之，凡疸之溲赤者，爲熱盛，不利而色微白不清者，是濕盛，利而色白者，是下虛；又有失血之後，肺腎兩虧，肌表外現虛黃者，不可誤認爲疸病，此在臨症時須倍加注意，否則逆行倒施，禍必旋踵矣。

詠南作於甘露之夢悟軒

和法之討論

盛心如

和法之應用於治療，固不僅限於和解一途，仲景之方，亦不僅止於大小柴胡二劑，如桂枝湯之調和營衛，則爲發汗之和法。桂麻各半。桂枝二，一麻黃，桂枝二，越婢一，柴胡桂枝諸方之取微汗，亦汗法中之和劑也，如桂枝人參湯，葛根芩連湯，則爲二解表裏之和劑也，如諸得心湯，旋覆代赭湯，黃連湯，則爲治胃中不和之和劑也，至如痰飲之與溫藥，霍亂之用理中煩結之用梔姜，調中之用枳朮，總之，謹守病機，各司其屬，有者求之，無者求之，盛者責之，虛者責之，疎其血氣，令其調達，而致和平病機，不外偏勝，因而和之，是爲聖度，故凡表裏雙解汗下合劑，溫清並司，攻補兼施，通塞並進，標本先後，各隨攸利，此則醫者之能事也，和之一法，實八法俱備，當和不和，和不合度，非爲善也，和其所當，和而不和，其所不當，和乃躋於平，方劑中如張介賓新方，八陣中之和陣，亦可謂極和之能事，幷有和略一篇，茲附錄於下，以資借鏡。

一和方之制，和其不和者也，凡病兼虛者，補而和之，兼滯者行而和之，兼寒者和而和之，兼熱者涼而和之，和之爲義廣矣，亦猶土兼四氣，其於補瀉溫涼之用，無所不及，務在平調元氣，不失中和之爲貴也，故凡陰虛於下，而精血虧損者，忌利小水，如四苓通草湯之屬是也，陰虛於上，而肺熱乾咳者，忌用辛燥，如半夏，蒼朮，細辛，香附，當歸，白朮之，屬是也，陽虛於上者，忌消耗，如陳皮，砂仁，木香，檳榔之屬是也，陽虛於於下者忌沉寒，如黃柏，知母，梔子，木通，之屬是也，大便溏泄者忌滑利，如二冬，牛膝，蓯蓉當歸，柴胡，童便，之屬是也，表邪未解有忌收斂，如五味，棗仁，地榆，文蛤，之屬是也，氣滯者忌閉塞，如黃芪，白朮，山藥，甘草，之屬是也，經滯者忌寒凝，如門冬，生地，石斛，芩連，之屬是也，凡邪火在上者不宜升火，得火而愈熾矣，沉寒者下者，不宜降陰，被降而愈亡矣，諸動者不宜再動，如火動者忌溫煖，血動者忌辛香，汗動忌疎散神，動者忌耗傷，凡性味之不靜者，皆所當愼，其於剛暴更甚者，則又在不言可知也，請靜者不宜再靜，如沉微細弱者，脈之靜也，神昏氣怯者，陽之靜也，肌體淸寒者，表之靜也，口腹畏寒者，裏之靜也，凡性味之陰柔者，皆所當愼，其沉於寒更甚者，又在不言可知也，夫陽主動，以動濟動，火上添油也，不焦爛乎，陰主靜以靜益靜，雪上加霜也，不寂滅乎，凡前所論，論其略耳，而書不盡言，言不盡意，能因類而廣之，則存乎其人矣，不知此義，又何和劑之足云。

上述和法之意義，似乎範圍過於寬泛，從寬返約，括爲和解，和中，和氣，和血，四種，衡其虛實寒熱，以補瀉溫清，庶可提綱絜領，不致慢無頭緒，茲爲逐條舉例如下。

證有寒熱往來者，原屬小柴胡主，然有投柴胡而不應者，雖表面爲半表裏之侯，而實際非少陽症也，如葉氏治瘧，輒用蘇梗，青蒿，以代柴胡，亦其一例，猶之太陽與陽明合病，肺胃合病，凡屬表證與裏證並見，均在和解之例，從此處方，則和解之義始廣，姑將平日治療，就記憶所及者約述，以資臨床之一助，有樓君婦，在懷孕期間患瘧，日作發於中午，止於子夜，熱時頭疼，項強，腰痠，煩渴，舌素光剝，大便素艱難，曾自投小胡柴加減，及柴胡歸飲，荊防敗毒，並服奎甯等，均不效，後因頭疼頗劇，服阿司匹靈，在發時頭疼項張稍瘥，寒熱總不退，約余斟酌，余詢其頭疼偏於前額，余曰，此太陽陽明合病也，當改與桂枝白虎例，處方如下。

川桂枝三錢，知母三分，桑寄生四錢，青蒿三錢，杭白芍三錢，茯苓三錢，生首烏五錢，天花粉四錢，白荷花瓣八分，生石羔六錢，炒子芩一錢半，佩蘭二錢，粉葛根一錢，

上方服一劑後，寒熱較輕，服第二劑，發於百刻，則時間已短，惟轉見鼻衄，因去桂枝，葛根，白荷，花瓣，加左秦艽，鮮節根，銀花炭，服一劑後，翌日寒熱未作，蓋桑芩白芍，本爲安胎要藥，首烏仿何人飲之意，并可潤腸，青蒿代柴胡，亦可淸暑，白荷花瓣，同爲靑暑之要品，因鼻衄去桂枝，而易秦艽，還是從太陽經着想，瘧疾本爲血分中毒，

佐茅根銀花以清血熱而解毒，此上隨症變化之要訣也。

有一方某，患類瘧證，日作十三度，兼見欬嗽氣喘，便溏汗出，而仍惡寒，舌苔白膩，脈形虛滑，前醫投以柴葛解肌法，似頗合度，無奈不能應手，余曰，此爲手足太陰經受病，乃瘧之偏於濕者，千金有志似柴胡而不用柴胡，改用前胡，所謂小前胡大前胡湯，正是此類，爲改方如下。

嫩前胡二錢，焦茅朮錢半，猪苓三錢，煨草果五分，澤瀉三錢，仙半夏二錢，川朴八分，杭白芍二錢，煨木香五分，炒子芩二錢，茯苓三錢，川桂枝五分，靑陳皮錢半。

上方各服二劑而退，實小前胡湯胃苓湯之加減也，因其汗出而惡寒，陽旦原爲合法，用胃苓燥溼，而兼分利，便溏自除，桂枝加厚朴可以定喘，前苓夏等原爲小柴胡之變相，且半夏草果，又爲除痰截瘧之要品，方面似乎平淡無奇，確

處處有根據也，』有患久瘧不愈，寒從背起，寒甚熱亦甚，熱則口渴心煩不寐，舌紅苔黃，脈細弦數曾服靑蒿必甲煎之類，就診於余，余曰，靑蒿必甲，乃少陽與厥陰主藥，余曰，此爲太陽與少陰標本同病，爲定方如下。

羌活一錢半，炒子芩一錢半，珠茯苓四錢，桂枝八分，川連五分，生地五錢，黑山梔三錢，洋參一錢，木通一錢半，杭白芍三錢，阿膠珠蛤粉炒，三錢，知母三錢，製首烏三錢，

上方從桂枝黃連阿膠何人飲等，諸方出入，枝活治瘧，見於當歸草堂叢書，寒從背起，非羌活桂枝不解，心煩不寐，正黃連阿膠之例，生地阿膠洋參首烏，既可滋血，又可培正，知母山梔退熱除煩。亦爲淸泄少陰之品，引以木通兼導赤，意所以使邪有去路也，病非難治以鑒別爲難，同中有異，便當留心，庶可應付裕如耳。

（未完）

藥學研究

中國藥用植物培植法（續）

徐愷 倪維德 編著

（四）蓖麻子

杭州譚昭陽先生來稿

學名 Ricinus Communis

形態 莖高二至五公尺，大如掌而形如麻裂片，自五至九片不等，夏秋之頃，腋出總狀花序，花爲單性，雌花在花穗之上部，雄花着生於基部，花落結球形蒴果，每穗數十個，有刺狀突起，（或無）果熟內含種子三粒，卽藥用之蓖麻子，形爲扁平橢圓體，普通長一公分，內外黑棕色間有白斑。

產地 蓖麻對於氣候之抵抗力很强，故我國河北山東山西河南陝西遼甯綏遠江蘇浙江福建廣東安徽等省均產，而尤以河北遼甯山東綏遠爲最多，（北方亦稱大麻）第以藥用不多，故用人工種植者甚少，現則多利用其油，以供工業上之應用，如飛機上之潤滑油，及印色油化粧油染色士耳其紅油等，惟國人未曾廣爲種植，以致舶來品之蓖麻油，年達數十萬兩，尙望有志工業農業者，提倡種植，是亦開發利源之副業也。

氣候 原產熱帶地方，爲多年生植物，在溫帶者則爲一年生草本，在中國各地，均適其生長之條件。

土壤 土壤以排水佳良者最適其性，故以砂質土壤爲美，若土地過於肥沃，反而徒長枝葉，結果不良，至若過於瘦瘠之地，亦不適其生長。

整畦 畦長隨地形爲之，橫約四公尺，高約一公尺，是爲苗床，惟其地宜先行深耕，而使畦面平勻鬆碎，則可根苗穩健。

擇種 蓖麻之品種，因各地土壤不同，難得明確之區別，大約以莖分青紅，殼分有刺無刺，種子有大粒小粒及斑紋顏色深淺之別，其他成熟期之遲早，結果之習性等，都有區別，時珍以其子無刺者良，有刺者毒，惟實際上應選早熟多產種子粒大，內容充實者爲良。

播種 播種約在四月初，先於苗床上施用基肥，惟以油粕爲基肥者，似不甚佳，故宜選用堆肥人糞尿過燐酸鈣草木灰等爲基肥，其播種方法，有床播直播兩種，床播者須移植，直播者行點播法，每穴相距一公尺，播種子三四粒，再覆以七八分厚之土，或再以草薄敷之，若不用草亦可，惟覆土切不可過厚，待苗生二三週後，行間拔法，每穴約留一二株，至若床播直播，究以何法爲適當，則須前期作物之關係，以及土地之狀況而定。

移種 其秧苗發出，俟本葉生長四五枚時，卽可拔起移植於預先整好之畦地，其每株之距離約一公尺，惟肥地宜稀，瘠地可密，可以意變化爲之。

施肥 其苗床旣如上述，基肥後其直播者可視其生長之狀況，而施行追肥，如移植者，於苗活後可施以稀薄人糞尿，以促進其發育。

除草 種子發芽後，其除草之工作，最爲重要，而不可疎忽，蓋免養分被奪，而阻礙發育也，其後可視雜草之多寡而除之。

防風 蓖麻發育後長大易折，故平地無山之處，常有烈風摧折之虞，宜於根際多培泥土，或立柱及竹枝以擋之。

除害 蓖麻害虫本少，余春間種地二十畝，其幼苗均被虫咬斷，損失殆盡，後撒石灰，其勢乃稍殺，考其原因係積水太久，致爲虫傷，故種蓖麻之地，其排水至爲重要，今屆收穫之期，又常見有青虫盤據果實上，侵蝕種子，當思以他種有効驅虫方法驅除之。

採取 蓖麻於秋季成熟，待其果實萎綻裂時卽採下再晒乾外皮，以輕力捘之，其種子卽脫出，卽蓖麻子也。

製法 蓖麻油之製法，取蓖麻五十斤搗爛，以水一斗煮之，撇去浮沫，待沫盡爲止，以分液溜斗法去其水，蓋將油貯於磁器中，其器底有一活塞，靜置之則油輕而浮於上，水重而沉於下，拔去活塞，則水去而油留於器中，其油以點火不炸，濁水不散爲度，現今則用壓榨法取油，冷壓者精製後，油殆無色，可供內服外，爲緩瀉藥，溫榨者則作微黃色。

中藥雜誌（六）

朱松

薄荷

薄荷 Mentha arvensis L var Piperascens Holmes.

本草綱目稱：「薄荷，俗稱也。陳士良食性本草作菝蔄（音跋活），楊雄甘泉賦作茇葀，呂忱字林作茇苦，則薄荷之爲訛稱可知矣。孫思邈千金方作蕃（音鄱）荷（或蕃荷菜），又方音之訛也。今入藥用，多以蘇州者爲勝，故陳士良謂之吳菝蔄，以別胡菝蔄也」。一稱爲南薄荷，以別於龍腦薄荷。又名金錢薄荷，因其葉小頗圓如錢。

薄荷爲多年草，生於原野，卑濕之地，處處有之。葉對生，短柄，作長橢圓形，邊緣有鋸齒，具短毛。夏秋之間，開淡紫色小唇形花；果作小卵形。經冬根不死，夏秋採莖葉，曝乾應用。胡薄荷與此相類，但味少甘，生江浙間，俗呼新綠薄荷，即天寶單方所謂連錢草。又有石薄荷，生江南山石間，葉微小，至冬紫色。

薄荷之栽培，在十一月下旬，旱田每畦作二尺半，栽植其地下莖。水田則稍高，每畦作八尺，分二行栽培。肥料用豆粕，人糞尿等。收獲期在六月下旬，八月中旬，十月中旬三次。每畦可收乾草二百五十斤左右。如將乾草蒸餾，可製荷薄油。其含油率為乾草量之百分之〇·八至一·八。乾草收割，第一次最少，第二次最多。

薄荷葉可生食，吳越川湖人多以代茶。葉作卵圓形或披針形，長有三至七厘米。邊緣有鋸齒，端尖銳葉面散生毛茸，有特別之芳香氣味，性清凉為近世治風寒之要藥。

薄荷草含有一%之精油，其成分以Menthol $C_{10}H_{20}O$(遊離 Menthol 65-85%, Ester 3-8%) 為最多(70-90%)，餘有 Menthon, Menthenon, Limonen, Hezenol Phenyl acetat, Aethyln, amyl kston等。

薄荷草，除用水蒸氣蒸餾，製造薄荷油外，更可由薄荷油製造薄荷腦 Mentholum。薄荷油及薄荷腦，除藥用外，工業上用以製造牙粉。糖果餻餅內，亦多有使用者。

歐美產薄荷，芳香較佳，糖果商樂用之。日本產者，Menthol 含量最多，但味稍苦，芳香亦不及歐美所產者，故多用作製造 Menthol 原料。歐美所產者，以英國 mitcham oil 香味均佳，最為人歡迎。

薄荷辛涼，氣味俱薄，故古說有「浮而升，陽也」，所以能引諸藥入營衛，以發散風寒。古傳貓食薄荷則醉；陸農師曰：「薄荷，貓之酒也；犬，虎之酒也；桑椹，鳩之酒也；茴草，魚之酒也」之說。

新米粥白蘿蔔藥理化

蔣景鴻

「新米粥，白蘿蔔，郎中家裏餓得脫脫哭，」這句俗諺，想來人人都還懂得，毋須我來細說端詳，但是，這兩樣東西，究竟為什麼能夠有這樣的大魔力，講起來，裏面自有道理，我們不妨就好好的來體味一番吧。

新米粥和白蘿蔔，本來是兩個呆定的名辭，當然沒有討論的可能，所以祇有從末一句來推尋，郎中這兩個字，是我國古時候的官名，因為醫生受過官家聘請的，也有官銜，大都是郎中——大夫這一類的稱呼，所以現在通俗把郎中或大夫的尊稱，代表醫生，醫生是一種自由職業，專門靠着為人家治病做營生，總要病人多，醫生就忙起來，生活才會寬裕，否則，生涯冷落，收入不多，甚至於影響到麵包問題，難怪着家裏要餓得哭起來啊。

郎中家裏要挨餓，便是生病人不多，那末新米粥和白蘿蔔的魔力，一定是可以減少疾病的發生性，尤其是這兩樣東西，價錢既便宜，又且很普遍，所以人人能夠常常有機會享受這種防病的天然良藥，現在就把它倆的功用，和它倆配合的價值，寫在後面，以餉讀者。

新米粥，是把田裏新收起來的米，煑成的稀粥，米，本來是穀類中滋養料最豐富的一種，也是人類所需的大宗食物，它的成分，大約以小粉質和生質精的含量最多，新米，因爲水分充足的關係，較之陳米，分外滋膩，粥，當然是額外加倍，所以吃了之後，一時不大易容作餓，這就好比是等於吃了補滋藥品，肚子裏便覺得脹飽了。

白蘿蔔，是蔬菜中，薹菜類唯一的妙品，它的成分，以炭水化合物和植物纖維素居多，另有一種脂肪油，一就是蘿蔔油，一功能滌除垢污，通利胃腸，幫肋消化，所以吃了蘿蔔，胃腸的垢污，全都排除儘淨，消化力以此旺盛起來，這也好比是等於人在消化力薄弱時，食物有停滯，吃了些消化藥品，肚裏就好過了，

這兩樣東西，一個是粘膩滋補的，一個是行氣消導的，似乎兩不相通，照例不應該一處講解的，不是總聽見人家說，吃了滋補藥，不可吃蘿蔔嗎，原來也是古有成法，六味地丸不也是三補三瀉，補嫌膩，必須消以化之，消恐傷正，又用滋以補之，兩映孋美，相得益彰，宜其有如此的魔力和價值，還請諸君切不要把這當作等閑的廣告看。

大衆醫學

本社自成立以來，不僅醫藥界同志。熱烈參加，而各界民衆，亦多贊成，入社訂刊，紛紛不絕，最近有河南廣武縣張志直劉孝先劉廣仁，朱子明等讀者，來函建議本刊，登載淺顯醫藥衞生文字，俾大衆易于領受，獲得醫藥衞生智識，增進健康云云，事關大衆福利，爰徇諸位之請，特闢大衆醫藥一欄，卽希本刊讀者注意。並請同道，多多惠賜稿件，毋任歡迎。（編者）

人體生命必要的食素

唐鐵花

珍羞甘旨，美味可口，但有食素Food Mass不多，不及格爲潔粢佳殺食素豐富，配合分量，適應於組織人體，養成生命，健身益壽之新陳代機能之需要；就爲衞生的飲食物品，食素分爲六種條述於後：

(1)蛋白質Slbuminous Substance

動物生存，營養所必要的物質，就是蛋白質，單純的形性，極像卵白(雞蛋的白)的物質，廣存於生物體裏面，但分析許多生物體除水脂肪，澱粉，維他命。纖維鑛物質等等外，近近乎全由蛋白質所組成，蛋白質的分子類別不一，一律不確定形，眼前化驗牠有不可思議的許多複雜組織，殊形異性，分子式的原質性別，雖既肯定，然原子量的配合數字，仍是約莫的，今分析牠百分之組織數字，記述於後：

碳質C　50—55%

氫質H　6—7%

氧質N　15—18%

硫黃S　0.3—2.4%

氫質O　19—24%

蛋白質各組織的性別解說於後：

(1)蛋白White of egg 鳥卵裏白色的物質？就是蛋白質的水溶液約占12—14%可做蛋白質的好標本，受熱到七十五度，就凝固漸生軟膏狀遇着常溫的酒精Slcohol.C2H60單甯 tannin C14H10O9硝酸Nitricacid HNO3等等的物質，就亦凝固，故能生肌膚，祛腐爛，止痢疾，又和重金屬的鹽類作用就生不溶性的化合物，故卵白用爲昇汞中毒的解毒劑。

(二)血漿蛋白Mhite ef egg iu the Plasma此質存在於血液裏面，受空氣的作用，或遇較高體溫的熱度就能凝固

(三)血漿纖維質 tibrin 此質存在血液裏面，動物體流出血液。經過暫時，卽能凝固，漸成有條紋的軟膏狀。

牛羊豬雞鴨鵝等等的血液，不但有二三條文所述蛋白質，且富有蛋白質化合鐵質 fc 的紅血質 Haemoglobin 血漿纖維質司紅血球悠久的存定型有彈力，紅血質司紅血球周遊全身。運行不息輸入氯氣，繳給全身，輸出炭氯二和老廢物噓呼體外，故以此二質。爲組成紅血球的基本，人們吃牛羊豬鷄鴨鵝等等的熱血，爲補養血氣的佳品若以此血液炙成炭粉，能止痢疾。

(四)筋肉纖維質myosin 此質在筋肉細胞中的汁液裏面，肉死凝固性能治衰弱病，Imbeoillitas呂祕氏 Lupi 和羅培氏Lipai 利用此理，精製壯牛肉汁，大補人身的肉膏，現代發明把胃液素 Pepsin 和脺液素 Pancneatin 加入精牛肉，稱肉百布頓 Llesh inthe Peptone 爲最大的補劑了。

(五)麩質Ylutin此質於小麥種皮中含蓄極多把小麥粉篩出的種皮俗名麩皮放於組織有細孔的小籃中，浸入水內，橫揑豎揑，就留得淡黃色厚糊狀不溶解於水內的軟膏，就是麩質俗稱麵筋，種皮和澱粉就浮沈水中，庖丁把麵筋嵌肉，用油煎熟，或切麵筋像豆腐乾，大和冬菰鮮筍用油炒熟，都調美味可口無錫麵筋廠，精製油氽麵筋，每隻形狀，像福橘大，中空像海綿狀，名馳四海銷路極廣，麩質性能治損傷解炎止痛。

(六)乾酪質 Casein 此質飽和於哺乳動物的乳汁內，遇醋酸C 2H402就凝固，牛乳的腐敗時候就生乳酸 C3H603 故凝固而生沈澱以此推理，投少量醋酸於多量乳汁中，於短時間內，就凝固成軟膏狀的物質，味鮮好吃，亦爲補養的佳品，乾酪由乾酪質和脂肪混合而成，乾酪質在乾酪內占量多數，奶粉亦乾酪的一種，性能滋養生命，改換血液，治嘔吐不止最好用石灰水四分之一和服，常吃能瀉痢疾積滯尿帶雞蛋青等等的久病，外用和饅頭屑作敷藥能解炎消腫。

(七)豆質Legumin黃豆漿中，富有豆質，像乾酪質，投鹹苦鹵汁(含有鹽化鎂mgcl之液汁)或煆石膏CaSo4 水於此就牽合凝固組織成軟膏狀，照此推理做成豆腐，乾濕食品，或作油貨。

李時珍經驗，豆腐有小毒，恐是壞豆不揀完，且淘汰不淨，用水不清，用具手續都不潔所致。

法國巴斯德氏發明微生物學，進展成生物化學，高第業氏根據生物化學，檢討食品，明肉食的毒質。定素食的良品李石曾先生留學外國，先後受業於巴高二氏之門，注意分析大豆，提得完善補物的豆質，曾參與萬國乳會，建議把豆乳(精製豆漿)代牛乳豆食代肉食，大益人身

，遠引化學諸家的理驗，應衛生素食的要進，經該會員，全體同意，成立議案，此巴黎豆腐公司之所由創設也。

綠豆粉漿，亦富有豆質，遇相當溫度，凝固成軟膏狀，半透明體，發揮水分，就成半透明固體，照此理驗做成粉皮及模糊，或乾濕線粉，烹調成素菜，亦極營養人生。

豆腐主治清熱散毒，和脾胃，消脹滿，下大腸濁氣，綠豆粉漿，主治解渴，利小便，清熱毒。

（八）膠質Yelatine皮骨蹄等等，含蓄膠質多量，和水經常時間的煑沸，就成溶液，遇冷便凝結成膠精製提練的叫膠質是無色半透明固體溶解於熱水使受寒氣就再凝固，鑄魚肚全此膠質，滋養力大，山東東阿縣井水所煎驢皮膠，性能治虛勞欬嗽，肺痿吐濃，吐血衄血淋血痔，腸風下痢，腰痠骨痛，血痛血枯，經水不調，崩帶胎動，及一切風病，癰疽腫毒，胃弱作嘔胃失消化者，㬎鹿角膠性近魚肚，為補養人身的良品。

衛生格言註解（續）

揚州 耿鑑庭

（空氣新鮮）　空氣與衛生之關係甚大，倘含有毒成分。吸之可立致於死。倘含有害物質。吸之可立致於病。故空氣衛生。不可不講求也。

空氣之成分

據衛生學家之紀載。空氣中含氧二〇、七%氮二八、九%二氧化碳〇〇〇三%——〇〇〇四%水蒸氣〇、四七%此外時有阿母尼亞。亞硝酸。硝酸。臭氧。硫化氫。二氧化氫。一氧化碳等。凡此種種。均與吾人之健康。有密切關係。分述於下。（一）氧(酸素)氧在各種氣體中。效用最大。吾人之呼吸。卽將氧氣吸入。而排出二氧化碳是也。除此之外。腐敗。發酵。等。莫不與之有密切關係。成人每日所需之氧。約八〇〇——一〇〇〇瓦。倘身體過於勞動。所需之氧。有增至三倍以上者。高山壙坑等處。及燃燒爆炸以後。氧量往往減少。若減至十四%之下。則人體已覺不快。若減至十%則起呼吸困難。減至七%。則起窒息。同時瞳孔散大。全身痙攣。終至死亡而後已。（二）氮空氣中此種成分最多。含有四分之三。其作用為稀釋氧氣。使之適於吾人呼吸。對於身體。則毫無作用也。（三）二氧化碳。二氧化碳之產生。主由於呼吸。腐敗。醱酵。燃燒等。在人衆之處。如劇場。兵營。工廠。會所。學校。等。其含量往往增多。若增至〇、一%以上。已覺不快。增至一——二%則起呼吸困難。耳鳴頭痛。眩暈現象。增至二、四八%其痛苦已難忍受。更增至六——七%已與殺人之毒力。若增至八%以上。數分鐘卽可致死矣。（四）阿毋尼亞多因有機物質之腐敗分解而生。尤以夏季炎熱之時爲多。單獨存在者甚少。大多與炭酸。硝酸。亞硝酸。等化合而存在。阿毋尼亞存在之處。有特異之臭氣。可以辨別。倘多量含有之時。則呈有害作用。能使食慾減退。呼吸淺表。達於〇、〇一。則起不快之感覺矣。(五)亞硝酸與硝酸。常與阿毋尼亞互相結合。存於空氣中。此等氣體。在空氣中含量甚少。非多量增加。不能礙及健康也。(六)眞氧空氣中具氧之含量。常不一定。空氣溼潤。含量則甚多。乾燥。則含量甚少。其氧化能力甚大。捨黃金及白金外。殆無不受其氧化。其殺菌之能力甚大。通常空氣中臭氧之含量極少。一立方米突中。不過〇、一。乃至〇、二瓩。若增至每一立突中一、四瓩。卽有撲滅細菌。防禦傳染病之能力，若更增多。則催起睡眠。刺戟粘膜引起鼻加答兒。喉頭乾燥等症矣。(七)硫化氫(硫化水素)由有機物質分解而生。故厠所。墓地。池沼。及其汚穢處所之空氣中。常含此種氣體。倘達〇、〇一%以上。尚能暫時忍受。特續稍下。則使人頭痛目眩。其量更增。則惡心嘔吐。往往卒倒。幸有特異之臭氣。可資辨別。(八)二氧化氫(過酸化水素)空氣中含量極微。其氧化及殺菌作用。與臭氧同。但較弱耳。(九)一氧化碳在新鮮之空氣中。殆屬缺如。其來源多由於有機物及炭類。燃燒之不完全。或因煤氣漏泄。而混入空氣中。此氣體無色無臭。其毒甚劇。含量達於〇、〇五%以上。卽可喚起中毒症狀。含量更多。卽可致死。丁文江先生之死。卽一氧化碳中毒也。

浮遊空氣中之害物

浮遊飛揚於空氣中之物質。總名塵埃。大別爲可見與不可見二種。前者如塵片。及陽塵。等屬之。後者如細菌。煤煙。等屬之。塵片爲飛揚空氣中之固形小體。爲吾人目光所能見者。其成分約四分之一爲有機物質。四分之三爲無機物質。卽植物纖維。動物毛絲。剝離上皮。土砂石灰等是也。陽塵乃不能目覩者。必藉日光之透射。始能見之。多爲極微細之有機物質。如細毛。棉絲。死菌。生菌。等等。細菌則空氣中甚多。屬於非病原菌者。有絲狀菌。釀丹菌等等。屬於病原菌者。如葡萄狀球菌。連鎖狀球菌。破傷風菌。肺炎菌。惡性水腫菌。脾脫疽菌。白喉菌。傷寒菌。結核菌。鼠疫菌。霍亂菌等。煤煙之量。在都市中最多。大多由煤塊。木炭。木材。等之燃燒而生。足以障礙光綫。毀損器具。汚染人體。及衣服。且其中常含有一氧化炭。等。足以致人於死。空氣中有害成分。既若是之衆。有害物質。既若是之多。既於吾人之健康。影響極大。則不得不思防禦之方法也。

換氣法

吾人之一動一作。及生活上之種種需要。皆足使空氣由清而變濁。故必須時時更換。去舊納新。方能保持清潔。房屋之牆壁。本有自然換氣之能力。謂之通氣性。室內外之空氣。常由牆壁之細微間隙中。不絕交換。其交換之原動力。則由於室內外溫度之差異。與風力之吹送。在無風時。必需相差五度。方能起交流作用。其交流之狀態。若室內溫度較高。則室外空氣。由室之下方侵入。同時。室內之空氣。由上方排出。倘室內溫度低於室外。則與上述者反是矣。倘藉風力吹送者。則空氣自向風之一側。侵入室內。而由方方外出。上所述者。乃自然換氣法。倘換氣量究嫌不足。不得不用人工換氣法。以補充之。人工換氣法。大別爲以下數種。(一)窗戶開放之換氣法。此爲最簡便之換氣法。宜將兩側窗戶開放。其開放之大小。與時間。均應以風力之強弱。爲標準。風力強時。宜開小窗。時間宜短。風力弱時。宜全部開放。而時間較長。(二)換氣扇。此法係利用電力。水力、蒸氣等。轉動風車。以達換氣之目的。其換氣能力。最爲充分。風車之裝置。可分二種。將室外新鮮空氣。送入室內者。曰輸送裝置。將室內汚濁空氣。排出室外者。曰吸引裝置。此二種裝置。或單獨分用。或同時合用。皆可。(三)屋背換氣法此法於屋背設開閉隨意之小窗。於接近地板之處。設空氣之入口。或設通氣管。通至較遠之處。室外新鮮空氣。經此入室後。漸次溫暖而上昇。由屋背之小窗。排出室外。循環不已。可連換氣之目的。(四)吸氣管及排氣管換氣法。此法適用於不快臭氣之排除。故廚房。厠所。等處。用之最宜。法於屋頂。設置彎形之吸氣管。及排氣管。利用空氣之吹動。以換氣。清鮮空氣。由向風之管進入。汚濁空氣。由背風之處排出。

空氣清滌法

此法係用臭氧殺滅空中之有機物。臭氣。及細菌之方法也。對乾燥之菌。殺滅力較差。對溼潤之細菌。則殺滅力強大。其殺菌濃度。以一立方米之空氣中。含有〇、〇五至〇、一爲最宜。產生臭氧之裝置。其價頗昂。非一般人所能用者也。

（雖無醫藥益壽延年此二句須接讀。且須與以上六句連讀。蓋謂既能合以上種種衛生規律。則雖無醫藥。亦可益壽延年。然但恃個人衛生。并不能達以上二句之目的。必也。社會羣衆。通力合作。則羣衆之健康。既得保持。個人之健康。亦可從而增進。若有人焉。對於一巳之衛生。非常致力。但其周圍之人。均不知衛生爲何物。則此人之健康。不免受礙。而不克達於最高之限度。是欲求一巳健康之增進。必須對於羣衆之健康。亦設法增進之。如此相互督促。相互援助。則健康率之增高。自可收效矣。夫昔年之醫學。僅能治病於病後。近年以來。醫學之術。突飛猛進。昔時應用於消極治病者。今則進而爲積極之防病矣。俟將來登峯而造極。治病之道。當有廢止不用之一日也。（完）

附註：本篇參考　邵著衛生學

傷風症狀原因與治法

何志成

症狀——鼻塞多清涕，頭微痛，或脹，

原因——由空氣傳染，而發鼻粘膜炎，其重要現象別之爲二：

鼻塞——因鼻粘膜發炎，鼻竅腫脹，因之閉塞，

頭痛——頭部充血，三叉神經受壓迫所致，

治法——必須順其自然，而不可逆其自然，如咳者，必開其肺，身熱者，必發其汗，故治傷風之法，卽爲宣散，其方如下：

荆芥一錢 薄荷八分 防風一錢 （能治惡風或發熱）

橘紅錢半 桔梗錢半 象貝三錢 （開肺化痰）

杏仁三錢（止咳）

上列之方，僅爲治傷風之大法，欲若精確的研究，更須具下列三點，（一）明藥量，（二）知藥禁，（三）識變症。

（一）所謂明藥量者如發散之藥，在乎適中，不宜過劑，開肺之品，不宜過重，如桔梗遠志，對於氣管刺激性極大，易損壞肺毛細管而咯血，決不可用。（二）所謂知藥禁者，如傷風之症，只宜開肺，不宜瀉肺，要宜因勢利導，故葶藶白皮皆在禁用之列，沙參麥冬爲補肺之品，服之有補留肺邪之害，故亦在禁用之列，（三）所謂識變症者，凡傷風輕者爲鼻塞噴嚏，重者有成癆之險，俗語云「傷風不醒，變爲癆瘵」，是也，至若傷風之兼症如咳嗆者，支氣管亦發炎，甚至身熱頭痛與之俱來。又風溫症與傷風症恆相錯辨，如惡風咳嗽頭痛發熱等症，俱都相若，但傷風有惡風，風溫則初起稍現此等症象，漸卽無之，而有骨楚，又小兒偶患傷風，當防其佈痧，因痧症之初起，與傷風症狀極爲相似，如面微發紅，四肢發冷，眼內水裹狀，眼白微赤，咳嗽發熱，卽爲痧子之正象，但傷風，風溫，痧子，病候雖異，治法均主疏宣。

今再論傷風。有寒化，熱化，濕化，之分。

寒化——口不渴，舌不乾，唇不燥，鼻多清涕，口味鹹或淡，其治法，以杏蘇散主之，

杏仁三錢 紫蘇錢半 桔梗錢半 枳殼二錢或三錢 陳皮錢半 半夏三錢或五錢 前胡錢半 象貝三錢

熱化——口渴舌絳，唇乾燥，痰涕不多，喉痛，（未定）其治法，以桑菊飲爲主，

桑叶三錢 菊花二錢 杏仁三錢 薄荷八分 蘆根一尺 桔梗八分 貝母二錢 連喬三錢

濕化——咳聲若在甕中，舌白膩，治法當於普通治咳劑中，加分消藥，

赤苓三錢 薏仁五錢 陳皮錢半 車前子等三錢

結論——傷風可分爲四個階級，（一）爲鼻粘膜炎，其邪在外，而症亦輕，其次爲喉頭加答兒，係病菌侵襲喉頭所致，其症咳嗆聲重而啞，再次爲氣管支炎，則病邪已入肺部，咳嗆之症，當較鼻粘膜炎，與喉頭加答兒爲重，再次爲毛細支氣管炎（小兒易患）症爲氣急鼻煽，危象畢呈，中醫所謂肺風痰喘，故傷風一症，大有輕重之別，至於治法，則多主疏宣。（完）

婦人妊娠衛生之攝養法

陳德深

婦人妊娠之後，有種種之變化，如月經停止，乳房加大，子宮變軟而大，陰戶柔潤溫煖，兩尺脈滑而洪，最易診察其果否妊娠，在此十個月中，最要衛生攝養，稍一不愼，每有半產難產，及產後兒體之不健康等關係，自然療養之法，略述於下。

（一）受胎初期，最多嘔吐喜酸，消化不良等情，每餐須擇食易消化之食品，晨起進以牛乳，雞旦，及其他滋養料，飯後略施運動，助其消化，如堅硬及辛辣有刺激性者均勿食爲宜，如嘔吐不甚，可勿藥，待期而愈，若甚者，可用中藥之蘇葉六分，川連五分，水煎多服數次常効。（二）每日須要有時間運動散步，不可久坐久臥，及勞重操作等時，均能使不眠，致神經衰弱，便祕消化不良等證，（三）睡眠最要適當，須要照定時間，過於貪眠，則有障礙血行之害，衣服要較平時寬大，不可束縛胸腹，并須靜養精神，不可與觀異常怪物，及受驚怖憂怒諸請。（四）妊娠諸多便祕，須於早起飲冷開水一杯，飯後宜食蒸過之果實，尿在第四個月及末期頗覺頻數，亦要隨時排泄，强忍大爲有礙，（五）妊婦宜常溫浴，但浴時不可過久，浴湯亦不宜過熱，恐有礙子宮之機化，外陰部末期，每日須用溫水洗三四次，水不可過溫，恐有收縮子宮之弊，乳頭宜常用冷水洗滌，常搽以火酒，令該部之堅固，（六）妊娠在三四月間最易半產，須要注意保養，并須戒絕房事，若末期尤不可輕犯，每致半產胎漏及產後發熱等病發生，（七）凡妊婦在八個月以後，每日須有相當之勞動，使筋骨靈活經絡暢舒，臨產時庶無難產之患，若養尊處優，怠於動作，則筋骨廢弛，經絡壅閉，每致臨盆時之艱辛，（八）近來提倡胎敎，凡妊娠之婦，一舉一動，必照適合而行，一飲一食，必按時間調劑，勿暴怒，勿譏罵，勿輕躁，勿縱情，庶胎兒在母腹中，受長時之訓練，種慧根於生前，感優良之習慣，迨至呱呱墜地，靈慧必異常人，（九）臨產時，須要就送到近產科醫院接生，因我國無產婆學，其接生者，皆是村婦里嫗，不知臨產時之危險利害，如無常識之丈夫，亦視生產爲尋常，殊不知處置稍不如法，則有死生反掌之嘆，如鄉僻地方，未有專科產醫，則須擇聘平時富有經驗之接生婆，對於接生手及一切用具，須要留意消毒完全，兒生後隨要用微溫開水和入硼砂酸少許，用藥棉洗滌眼口等部，以免坏眼及雪口撮口等害，以上種種之略述，確有益於妊娠健康之可能，其餘產後及乳兒之保養法，可臨時詢問醫生之指示。

鴉片癮的自然戒斷法和調養法

晉江 鄭軒渠

鴉片 Opium 本來是一種藥品，因爲它的成分，含有嗎啡 Moyphin，可丁 Godein，納爾可丁 Narcotin 拍拍法林 Paparerin，…………等，醫生用它來製劑配方以治療疾病。然而一般人不認它是藥，反認它做飯；這不單是一般沒有智識的蠢漢，誤入黑籍，就是一般智識高深的士君子以至於官僚政客們，也很多很多染成癮癖。

(成癮的原因)按鴉片成癮的原因，大概有下面四種：

(一)大多數爲有疾病的人，因爲吸鴉片得以暫愈，蓋鴉片有鎮靜，鎮痛，鎮痙，收澀，刺戟，痲醉，消炎，變質：……的作用，且能直走各神經各藏府各血絡………使它一時興奮。病人一吸偶覺精神淸快，或疾病暫愈，便以爲鴉片可以長精神，愈疾病，而不知鴉片有惡習慣性，且烟質一過，疾病復作，於是再吸，病屢作而屢吸，烟不吸則病不愈，不但成爲習慣性，並且一次一次非格外多吸不能見効，到最後就致成了烟癮。(醫生用鴉片配方何以不能使人成癮？使人成癮的當然也有，但較少數，因爲醫生配方的量少，常人吸的多量，且以火化吸烟，更厲害於原質。)

(二)貪戀花柳的人，性交時容易洩精，因鴉片有收澀性，吸之可以耐久交，一次這樣，兩次這樣，曾經幾次，覺得雲雨興味，增濃百倍，那想到會成烟癮呢？

(三)賦閑的人，整天無聊，覺得精神疲憊，偶吸鴉片，藉以提神，起初受鴉片毒力的刺激，精神一時興奮，不料過後精神更加疲憊，非再受鴉片毒力的刺戟，不能提起精神，因此，無意中就致成癮了。

(四)在應酬場中，無聊時以吸鴉片爲消遣，一連數次，無意中釀成烟癮的，這種也不少。

有以上四種的原因，又加以鴉片含有嗎啡，其吸入之嗎啡，和身體內養氣化合爲毒性的Oxrdimorphin，設一旦停止嗎啡的輸入則沒有別的可以蓄積身體的 Oxrkimrph 的作用，而發生種種不耐的症狀，這尤其是吸鴉片成癮最大的原因。

(發癮的徵候)吸鴉片成癮的人，很容易看出，因爲他的形容枯槁，面色萎黃，精神疲憊，意志衰頹，發癮的時候，呵欠頻作，涕淚滂沱，肢體無力，心煩氣喪，這種狀態，任何掩飾，都不能瞞過人家的眼。

(鴉片的戕害身體)吸鴉片成癮，其戕害身體非常利害，現在我略說如下：

鴉片性毒而收澀，成癮日久，則能吸收各臟府的精液和氣血………種種，而供其消耗，如攝吸腸胃津液者，則大便必數天才通一次，通時又很枯燥，且身體羸瘦，顏色枯槁。攝吸肺氣消耗者，則病必喘咳，多痰，自汗。攝吸心脾血液消耗者，病必神疲面枯，不耐勞動，若在女人則不能受孕。攝吸腎肝精神消耗者，病必陽痿，心悸，不寐，自遺精濁諸症。

據西醫說片鴉有强烈的刺激性，吸鴉片的，腦細胞及膠質受鴉片毒性刺激後，暫時營靈敏的工作，精神一時爲之興奮，藥力過後，則一切疲憊，非再受鴉片毒性的刺激不能提神，久之，腦部及膠質逐受鴉片的侵略，常致中毒而死。

中毒死者，有急性慢性兩種，由解剖屍體的檢驗，急性中毒死的腦部，起急性腦細胞壞死，膠質變性，內皮破裂出血。慢性的，則腦細胞先起脂肪化，然後至於壞死，腦組織內的小血管則鬱血或出血。

方在急性中毒時，臟器常充血或出血。在慢性中毒時，肝腎心肌組織常起脂肪變性和鬱血，全身有惡液浮腫等症狀。

照上面所說，吸鴉片對於身體的戕害，非只一端，且非常地猛烈，吸成癮者，簡直是慢性的自殺；而況在這烟禁嚴森的當兒，更不可不極力痛戒！

（戒除法）我國戒除鴉片的方劑，自林文忠公戒烟膏方發表以後，繼出的方，難以計數，然有効有不効，或只能抵癮而不能戒斷，或雖能戒斷而別生疾病，即西醫的方劑，雖也很多，但亦難免有種種流弊，很少看見其平穩而能澈底戒斷沒有別生疾病的良方。

現在我說出幾種自然的戒除法，不用方藥，簡便穩妥，因戒斷後不致別生疾病。

（一）吸鴉片癮至重者，初戒的時候，每天減去五厘，二十天便可減去一兩，假如每天減去三厘，三十天可減去九錢，繼則每天減去一厘半，三十天便可以減去四錢半；最後每天則減去五毫，三十天則減去錢半了。中等的癮，三個月便可以戒斷，若是癮比較重的，則須經時稍久，癮比較輕的，則經時也較短。但需要立志堅決，秤量準確，依次遞減，自始至終，可保毫不覺苦，倘其人體質較弱，最好吃些容易消化的滋養品。

（二）在施行上法戒煙的時期，每天早起飲淡鹽湯一碗；蓋鹽和烟，如水火不相投；所以吸烟的人，喜甜而惡鹹。考鹽的功用，利於潤腸，兼有清火解毒的本能，又會洗滌臟腑中的烟積，不信，試把有污的東西，用水洗如不淨，用鹽湯洗之必立刻淨盡，且烟膏徵染鹽質，則立變清稀，便不會進斗。再則鹽能清火，如上實下虛，眩暈巔疾，最為合宜，王孟英云：『凡吸鴉片烟而醉者，以陳醬少許瀹湯即醒。若熬烟時，少着以鹽，則渙散不凝膏。吸時舌預舐以鹽，則不成癮，雖癮深者，但令舐鹽而吸，則癮自斷。』據他這樣講豈非潤下的精，能制炎上的毒嗎？

（三）鴉片有麻醉性，刺激性，各神經各血管和四肢……等受它的作用，諸藥無能與匹，惟酒可以和它抵抗，戒烟時，在臨癮前飲酒微醉，使酒力作發，則烟癮退却，這法也可以戒斷鴉片。

（調養法）吸鴉片成癮的人，臟腑脈絡……等均受烟毒的薰陶，而成為習慣性，在戒除的時期，須注意調養，庶不致發生障礙，或別生疾病，茲述重要的數則於下：

（一）三餐膳食，須用輕淡而容易消化的食物，最好用液體或半液體，禁忌油膩和酸味或粘滯的食物。

（二）睡眠的時間，要比平時增加一兩次；因為睡眠可以減去他不舒適的狀態，並可以使他精神和體力均得安靜；然每晨須早起而夜早眠。

（三）心地須放寬，勿逐急，勿發怒勿思慮，尤勿妄用腦力，勿玩弄烟具，勿深夜工作。

(四)在無聊時，最好找尋一種興趣，或遊戲或觀劇，聽音樂，看小說……等，以怡情悅性，庶不致烟癮復萌。

(五)絕對禁止房事，以保精液。

(六)倘如發現身體較弱，引起胆怯和懷疑，致沒有堅決的意志，忍耐的毅力，此時最好行熱水浴，使身體輕鬆，精神爽快，自能安然。

(七)在戒烟時期，假使發生疾病，如，下痢，咳嗽，鬱悶，遺精，消化不良，或其他疾病，乃鴉片本有鎮靜的功用，會使腸管的蠕動和氣管氈毛運動……等均靜止的能力。鴉片經已在戒除，則各器管因自己的關係，遂致發生種種疾病，這時候須急速施以相當的治療，一方面用藥物和食品滋補，庶不致身體虛弱，精神不安，而復萌烟癮。

廿五年總理誕辰草於却疾醫學研究社

普通發熱病理與自療

孫日平

事實如此，站在大自然界食飲生存的——人；因爲欲預防空氣流動襲擊，於是外體上，就有「皮膚」「汗毛」「血管神經」三者組織。

但，空氣流動的現象——風，晝夜冬夏，沒有停息，驟遇氣候寒冷，即有不隨意的神經，頓起反射作用於外體，以最顯徵的如，「肌膚起慄」「皮色蒼白」等都是！

然當外體始病，必先發熱於頭面及肌表，蓋爲機能亢盛所致，西醫稱它『自然療能』！

機能亢盛之故，固由外寒刺激而起，因氣溫的低降，空氣緊迫，纔有體內高溫挾動大動脈的熱血，充盈於血管神經之淺層動脈，抵抗發熱。繼因淺層動脈，受充血壓迫，乃現「脈浮」「頭痛」「項背拘急」「惡寒」——國醫稱爲『太陽病』證候！

太陽解治，當求高溫放散體外於空氣，血運得因停勻，體溫也可分布，如是，生理機轉自可復常。然必使皮膚先有蒸發，隨後高溫能從汗腺而出。

今以進湯近洛，藉氣溫的和暖，固可將皮膚對空氣之接觸面積增大，肌腠開疏，蒸汽加盛，病理機轉自可去矣！故治普通發熱——太陽病證候，可以不藥自療也。惟在太陽上面，見有，「鼻鳴」「乾嘔」一等證狀者，當須進藥爲善。

非常時期的醫學研究

非常時期的醫學（續）

朱松

口令：「檢查！」

聞此口令，各担架兵依照準備之動作，將担架張開檢查之。檢查完畢，第四號應報告「檢查完畢」於其班長，再將担架撤收之。

欲將担架抬起，發如左之口令：

口令：「抬担架——起！」

未發口令之先，宜先預示第一第二號担架兵左或右肩荷負帶。各兵聞預令後，第一第二號走至擔架前後兩柄之間後，齊行跪下。第一第二號將負帶荷於左(右)肩上，以兩手持柄。第三在第一之左側(三人伍則在第二之左側)，第四在第二之左側：各以右手握担架柄。聞動令後，一齊起立。

欲將担架放下，則發如左之口令：

口令：「放——下！」

聞此動令，各兵跪下，第一第二解脫負帶。末則齊起立。

如担架已撤收，欲令手提之，則下如左之口令：

口令：「左(右)提——擔架！」

左提担架，第一第二號操作，第三第四不動作。右提担架，第三第四操作，第一第二不動作，聞左提擔架之動令，第一第二以接近担架膝跪下，以左手握柄之中央而起立。三人伍聞「右提担架」令時，第一須向左橫走一步，至担架之左側，與第三同操作。第二不動。二人伍聞此口令時，第一第三皆向左橫走一步，至左側操作之：

欲將已撤收之担架，担負肩上，則發如左之口令：

口令：「担——担架！」

聞此動令，則握柄之左(右)手稍擧，以右(左)手將其上部由上握之；再以左(右)手於其下部換握之。末則擔於左(右)肩上同時其右(右)手放下。

欲令已担於背上之担架，改爲手提時，則下「提——担架！」之口令。置於地上已撤收目的担架，亦可直接發「担——担架！」之口令。

已提在手或已担於肩上的担架，欲令放下時，則下「放下！」之口令。

欲合各兵歸復原位，則發「歸原位——走！」之口令。

欲令將担架送回原存儲處，可發「送回担架！」之口令。

依此動令，則以「取担架」之反對操作，將担架送回之。

担架伍之方向變換　欲令担架伍，向右(左)轉則發如左之口令：

口令：「向右(左)——轉！」

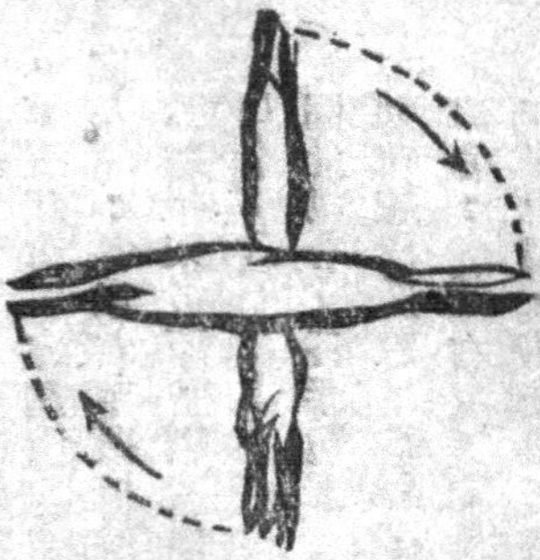

開此動令，以担架之中央爲基軸，前列者向右(左)轉，後列者向左(右)轉，作弧線狀之行動，約三橫步後，始達所欲的新方向。

欲令担架伍半面向右(左轉)，則發如左之口令：

口令：「半面向右(左)轉！」

開此動令，如上述之弧線狀轉法，約爲一橫步半，始達新方向。

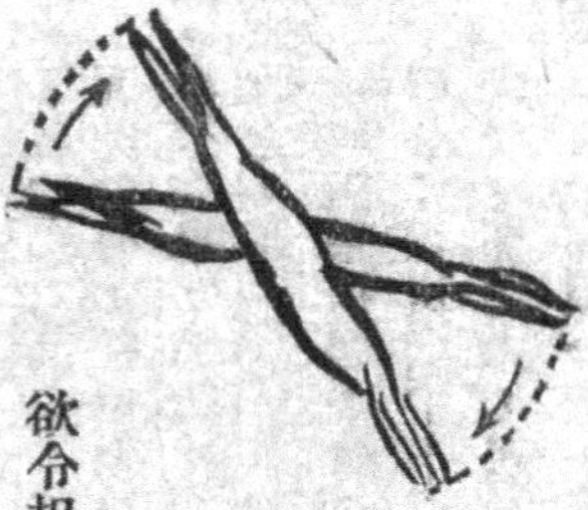

欲令担架伍向背面轉，則發如左之口令：

口令：「向後——轉！」

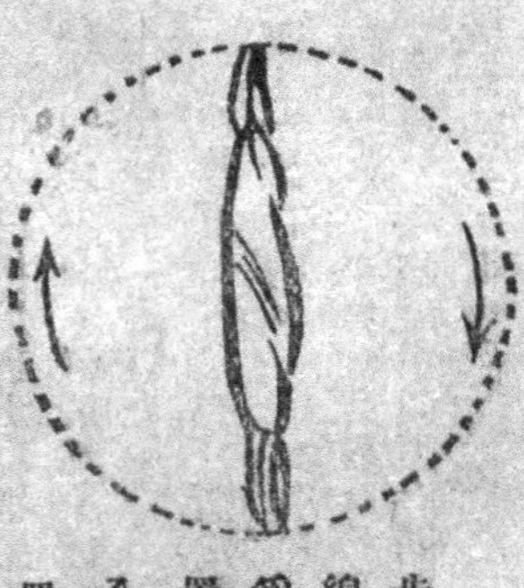

開此動令，前列者向右六橫步，後列者向左六橫步，均作弧線狀的迴旋行動，仍以擔架中央爲基軸；前列者轉於後列者之位置，後列者轉於前列者之位置，全週迴旋後，卽達所欲之新位置。

欲令担架伍之行動，可發左列諸口令：「齊步——走！」「向前——走！」「向(某目標)——走！(目標某某向前走)。

欲令担架伍在行動中，變換方向，可下如左諸口令：「向右(左)轉——走！」「半面向右(左)轉——走！」「向後轉——走！」等。

前後担架兵，應不同脚舉步，前者先舉右後者，先舉左足。担架兵步幅，除應急時外，不宜過大。膝須稍曲。前列的担架兵，應注意道路情況，隨時通報後列者。

非常時期的防毒學（續）

章鶴年

(乙)聽覺、視覺、嗅覺及停止呼吸之訓練

(一)聽覺視覺嗅覺之訓練，其主要目的在使一般民衆各個皆能以其眼耳鼻識別毒氣，俾于迅刻時間內能實施防毒動作，如：

視覺——發現特殊顏色或霧狀之烟或水氣能被風吹動者。

聽覺——聞毒氣炸彈則其聲音嘶嘶且較爆彈聲音爲小者。

嗅覺——有怪異之臭味者等是。

(二)停止呼吸之訓練　其主要目的在遭遇大量毒氣一時不易覓得面具，或不及戴面具時，能長時間停止呼吸，亦可免受危害。故停止呼吸之訓練，亦頗重要。惟停止呼吸之意義，並非先吸入大量氣體，而保持之於肺中，經過相當時間之謂。蓋以空氣中如已有瓦斯存在，吸入如許之氣體，不特無益，反易受害致命也。練習停止呼吸之方法，乃在發見瓦斯後，呼吸立卽停止，練習堅持忍耐之能力，時間愈長愈妙。肺中如氣體貯量過多，吐出少許亦無妨害，若肺中空虛，感到不舒適時，仍以不吸入外面氣體爲佳。

(二)集團訓練

各個防毒訓練工作，到達所需要之標準程度後，各部隊之官長士兵與防毒指導人員，卽協同開始集團訓練。集團訓練進行之步驟，亦應採用各個訓練之原則，起初演習簡單之動作，以後漸漸趨於繁雜。其訓練之第要一義，爲避免並減少瓦斯之損害，發展官兵之信仰心。故在每次訓練過程中，在演習防毒之動作，並非爲練習戴面具而已。

集團訓練之舉行，以團爲最大單位，團以下各單位獨立舉行，運動與指揮尤爲便利。茲將其初部之訓練計劃，擬舉如次：

A.軍隊方面：

1.部隊在夜集合時，集合地點忽受敵人瓦斯攻擊。

2.向陣地開進時，路上或經過之地點，忽發現瓦斯。

3.夜間營房忽受芥氣之襲擊，部隊被迫撤退。（其處置方法，黑暗中戴面具，迅速退出此地帶，並設哨兵，以免外面人員進入。）

4.砲兵陣地被持久性瓦斯彈射擊時，撤退並改換陣地之方法，與軍械彈藥處置。

5.通過染毒橋樑，與受芥氣彈射擊時之通過方法。

6.已染持久性瓦斯之橋樑，及其附近染毒地點，均爲破壞，無法通過時，修理此橋樑及附近地方之方法。

B.後方民衆方面：

1.影戲院中毒氣侵入之處置。

2.浴室中毒氣侵入之處置。

3.開會上課時之處置。

4.小菜場中之臨時處置。

5.繁盛街道中臨時之處置。

(三)軍馬防毒訓練

馬之毒氣抵抗力，較人爲强。通常吹風攻擊，或催淚毒氣，不受影響。且馬常在後方，故遭遇時頗少。但馬蹄及其飲水食料，均須特別防護，以免受毒。配帶面具，須平時練習，否則難以就範。通常將馬罩袋懸鞍下，馬口加栓，以便隨時佩帶。練習時，以鬆緊帶緊繫罩於馬鼻樑上，令其不覺悶窒，俾成習慣。

(未完)

生理學研究

血液凝固的理由

史近仁

血液爲什麼會凝固呢？簡單說起來，完全靠着血液裏有一種凝固酵素名叫Thrombin的作用的緣故。這種酵素，在正常生理狀態時的血液裏並不存在，因此沒有流出血管壁的血液，决無凝固。Thrombin究竟是怎樣的東西呢？在我們未解答此二問題之前，我們至少先要把血液中的成分，簡略說明。

我們知道血液大別起來可分液體狀的和固體狀的兩種，前者就是血漿(Blitplasma)，後者稱做血球(Bbitkorperchen)。血漿中又含有三種化學成分：Fibrinogen)蛋白質之一種)，Thrombogen，和一種鈣鹽(Kalksay)，血球又可分爲赤血球(Enytrocyten)，白血球(Eeirkocyten)，以及血小板(Trombocyten)。當血液凝固時和這幾種成分都有着密切的關係。

血液流出體外的時候，自然免不了和外界的空氣接觸；那時，血液中的血小板和白血球便起了作用，和外界空氣中的成分結合起來，變成所謂Thrombokinase，同時因爲鈣鹽的接觸作用，再使Thrombokinase形成前面說過的凝血酵素Thrombin。血液從流出體外，到形成Thrombin之後，再和血漿內的Fibrinogon作用，成爲一種血凝的終產物，我們稱牠叫纖維素(Fibrin)。

纖維素能製成一種網狀的形狀，和其他各種血液中的成分結合起來而變成血塊樣的東西，名叫血餅(Cwor)；那時候，血漿，血漿中因被除去了三種成分，而成爲一種淡黃色的液體，我們稱牠做血清(Serum)的，是這種東西。

血液經過上述諸變化，凝固現象差不多已經完全告終了。現在爲明瞭起見，把血液凝固的步緒，略如下表：

醫林文藝

孤僻生習醫雜識

顧景繹

以偏得名(一)

浙江通志云。嚴觀明仁和縣人。臨證不拘古方。頗有胆略。嘗用姜汁製附子。或難之曰。附子性熱。當以童便製。奈何復益以姜。嚴曰。附子性大熱而有毒。用之取其性悍而行藥甚速。若製以童便則緩矣。緩則非其治也。今佐以生姜之辛而去其毒。不尤見其妙乎。是以用獲奇效。人稱之曰嚴附子。倘湖樵書云。近有陳姓醫人。不問何疾專用石膏。時人呼爲陳石膏。又會稽縣志云。張介賓號景岳。年十四(或作十三)隨父至京。學醫於金英。盡得其傳。其治病沉思病原單方重劑。莫不應手霍然。一時病者輻輳其門。沿邊大師。皆遣金幣致之。介賓醫法東垣立齋喜用熟地黃人因呼爲張熟地。日本艮山治疾多用溫泉熊膽艾灸。故人呼之爲湯熊灸庵。門人香川修庵。喜用艾灸。山脇東洋專使石膏。

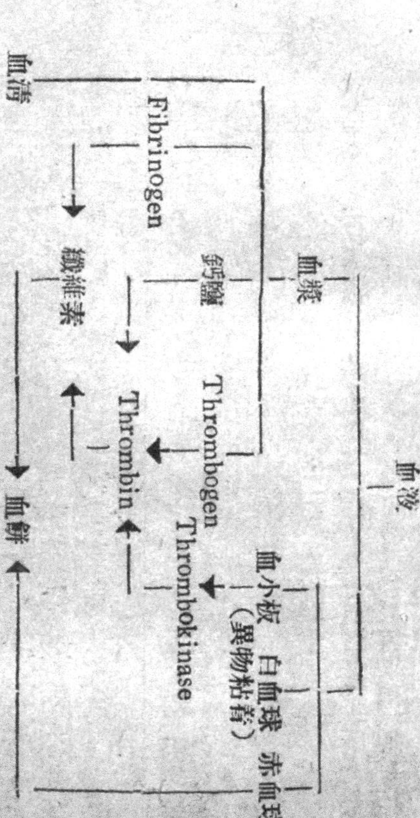

依據上面所述的事實，我們既然知道血液的凝固須靠着許多物質的力量，現在我們假使把此三種造成Thrombin之要素減去其一，血液便不能凝固；我們姑且把下面的實驗作證，便能承認這種學識並不謊謬了：

把草酸鈉(Qsalsanre Natrinm)或檸檬酸(Zitronsanrne Natrinm)從靜脈內注入，那末鈣鹽便因爲鈉離子的作用，立刻將鈣離子排出而變成炭酸鈣；血液既失去鈣成分，就不起凝固作用了。

有時因爲蛇毒或者水蛭的咬傷，也能使血液不能凝固。其原因，前者因蛇毒毒液能摧殘 Thrombogen 的造成；後者因水蛭分泌之液體名Hirndin的，能制止Fibrinogen變成Fibrin的緣故。考Hirndin系一種Thrombin之抗毒素類如此類之物，我們都稱牠們叫Antirhrombin，假使我們把其他的Antithrombin也從靜脈中注入，馬上惹起血液不能凝固的現象。

還有，在燐中毒的時候，能使 Fibrinogen 的量減少，血液當然也不致凝固。鳥的血因爲缺少血小板存在，所以也不易凝固。

一時嘲曰。香烙山礫。言益爲則之於柴胡。南涯之於當歸。此皆偏也。然用各當欲。不可移易。何不可之有。觀夫今之醫者專事輕淡。所謂不求有功。但求無過。病家亦喜其穩妥。如是者名之曰。以果子藥得名。亦無不可也。

醫家無種子術(二)

每覽中醫婦科書籍輒載有種子方。其藥多溫補香燥之品。余有疑焉。不妊之原因甚繁。安可一律以溫補之劑。療萬有不齊之不妊哉。服之恐難免發生危險之副作用耳。

明李濂醫史曰。倉公神醫乃生五女而不生男。其師公乘陽慶亦年七十餘無子。以證醫家無種子之術。其理爲千古所未發有足取焉。

讀中醫科學有感作原醫一首

社員 孫學海

天地啓陰陽，羲皇應其運。自經一畫劈，萬物以賦命。承制各相因；乘除各相勝。春生而夏長，秋收則冬藏。因物以付物，何心更恭詳。惟得中者存；惟適時者昌。無如稟於性，厚薄有參差。相競不相得，戾氣以潛滋，遂以召六除上列的幾種不能使血液凝固的規則外，我們還有一個簡單的試驗方法，就是用筷在血液裏攪動，使那時血中的纖維素，都粘着到筷上面來，因此血液也就不致凝固了。

既可有人工方法能促進血液不凝固，反過來講，有沒有方法能使血凝加速呢？是的，有這樣的方法：我們試將膠性蛋白從靜脈中注入，或內服鈣鹽，都能得到極大的效果。在生理方面，血中含有多量的尿素，胆酸，Tzrosin, Lencin, Lecithin 等，都有使血液凝加速的能力。

簡略寫來，差不多已經好多了。關於血凝問題，大概情形不外乎此，至於更詳細的原因，因限於時間，不能多寫，請閱者原諒！

淫，肆虐無巳時。用是炎帝出，大闡調燮理。軒歧復相師，教典於以啓。三代暨秦漢，代有賢哲起。傷寒與金匱，厥功尤稱偉。詎料宋元來，斯道感沉晦。景岳與養葵，立說多附會。西醫重形跡，氣化乃昧昧。詆訾徒紛紛，迄無以解惑。舍本而逐末，咄嗟眞理滅。誰爲興絕學，名世殊難得。勉哉進吾徒，仔肩毋卸責！學劍雖不成，醫民猶醫國。光明會有日，碧天滿曙色。

社訊

本社社務會議紀

議決要案五件

十一月十五日本社舉行社務會議，出席者謝利恆，方公溥，龔醒齋，徐愷，盛心如，朱松，蔣文芳，沈石頑，倪維德，徐公魯，王子南，列席者李仁淵，吳近仁，程兆晨，缺席者，章鶴年，由謝社長主席，（甲）報告事項，（略）（乙）議決事項，（一）河北南宮任翔青，福建長樂金峯，林道濟，南洋高淵張見初，江蘇淮陰張鶴春，秦潼陳木天，浙江芜花沈清源等，組織分社，均經成立，除發聘書外，由總務部通告獎勵之，（二）福建長樂金峯柯隆藩先生，對福建長樂金峯分社，辦事最爲努力，熱心醫藥事業，良堪欽佩，應由總務部單獨獎勵之（三）江蘇常熱莊甜樵，淮安吳守銘，江西大庾陳靜懷，北平楊少元，河北高邑張顯忠，福建莆田吳錦瑄等，熱心介紹同志，由總務部登刊獎勵之，（四）河北南宮任翔青先生，此次爲本社組織分社，所介紹社員，完全不收佣金，熱心堪佩除贈送銀盾外，應由總務部登刊獎勵申謝，（五）北平楊少元先生，爲本社介紹讀者多名，熱忱堪嘉，除贈送一村對聯外，應由總務部另行登刊獎勵之餘略，議畢散會。

病理學研究

中醫陰陽四時六氣五行的科學解釋（續）

鄭軒渠著
董健華校

至於六氣，乃循環連接而分配於四季之中，也是由陰陽兩氣化出的。大年大概三百六十五日，每氣大概各主六十日零八十七刻（每日作一百刻計算）而各氣旺主的時間，又平分其半，名爲初中。蓋初爲地氣主之，中爲天氣主之，以察天地兩氣的微甚。若配以時序：則自大寒到春分，爲厥陰風木主氣的時期；自春分到小滿，爲少君陰火主氣的時期：自小滿到大暑，爲太陰濕土主氣的時期；自大暑到秋分，爲少陽相火主氣的時期；自秋分到小雪，爲陽明燥金主氣的時期；自小雪到大寒，爲太陽寒水主氣的時期。

照以上所說氣六乃是四時的氣候，也是因太陽繞射地球的關係。然太陽熱力射於地面，必經過空氣。故六氣種種的不同，卽空氣種種的不同。那末，空氣是什麼更不可不知，分拆之，空氣內含有氮，氫，氧三氣，其率的多少，則以氣層的高下爲差，例如最高則純屬氫氣。至於溫度的大小，氣壓的輕重，也是由氣層的高下不同，愈高則溫度愈減，壓力愈微，此其大較。準此而推，則空氣本爲三種，三而重之，則得三陰三陽，適當六氣。怎樣講呢，因爲氮氣的陽爲燥，陰爲熱，氫氣的陽爲寒，陰爲濕，氧氣的陽爲火，陰爲風。空中寒處，則氫氣多，氫氣會化水，所以會知道必有含濕。地心有火，故氧氣爲多，而風從地升，所以火必兼風。氮氣多處適在半空，而上下皆減，其卽氣交的中氣，而氮可由氧化，所以知道其必含熱，氧氣又會化做氮氣，氮氣屬燥，而其變皆由於火，氧氣會燃燒，其性屬火然氧氣不但會化做氮氣，氮氣，有時又會化硫氣，硫氣又化做氫氣，氫氣止於化水。所以天之勝，不如地之復，而地之氣終可含化於天，而天之氫則不從地而化，此空氣之常變如是。

六元正紀論：『厥陰所至爲生爲毛化，少陰所至爲熱生爲翮化，太陰所至爲溼生爲倮化，少陽所至爲火生爲羽化，陽明所至爲燥生爲介化，太陽所至爲寒生爲鱗化。』內經所謂生，所請化，乃言其常，言其變。

六節藏象論：『求其至也，皆歸於春，未至而至，此謂太過，至而不至，此爲不及，所謂求其至也，氣至之時也。』

蓋當其時而有其氣是爲常，非其時而有其氣是爲變；人體的調節機能，倘一時不能應付空氣的常變，便難免發生疾病。

（未完）

藥物學與藥學之區別

松園渡邊熙著
石頑沈松年譯

藥物學者醫學之一部也。爲藥劑師之學問也。藥學者乃以藥品之化學及分析植物鑛物等之性狀爲主宰。乃化學家之事也。非醫學家所謂之藥物學也。蓋藥物學者以醫治效用爲主，藥學者專主分析藥品之化學的性狀之學問也。故雖類似而實際不同之點如斯。

藥學者卽藥劑師中無醫學智識之化學者也。然而亦竟有越出職務以外。而企圖發明藥品及指定其醫治效用者。實咄咄之怪也。明治以來製藥化學者與藥劑師等均爲政府與學校所主動。蓋藉以審定藥品之主治與效用也。例如政府之命以溫泉用化學分析之以定其成分効用。而由內務省揭示於民衆者是也。此本爲藥物者之事。而以藥學者代藥劑師行之。實制度之謬誤非分業也。此乃由明治初年一般醉心西方文明者。生吞活剝。食而不化。以致造成今日困難之因果也。現在醫藥部之藥學科者爲似乎藥物學科而非同一系之分科也。乃以化學之事爲專業。其同一系藥劑師之職業雖與此相同。惟僅爲配合藥品與開設藥舖耳。我國政府之許可賣藥者之資格。可分爲醫師藥劑師及家傳之三類。然則藥劑師亦有自製方藥。公然出售之權利者，誠怪事也。駭人聽聞。莫甚於此矣。甚且與顧客高談病情，諮議方藥。此類之人大都略具一二化學之常識。什九爲販賣化裝品之小商人改業者也。居然亦有蓄髭而衣白色之衣作醫師裝。爲病人處方治病矣。病家盲然無知，貪其索酬之廉。並未計及禍害危險之烈也。此實爲行政者措置之不當。所以不得不速卽取締之。

故現代醫學之分業。不甚適當。例如醫師所立之藥方中。每多貴重之品。不幸藥劑師若代之以僞品。或成分較次之不足之品，則病家用之當然難獲効果。至此則孰負其過。責任於誰乎。故勢必以藥學科與醫學之藥物學科合併爲宜。如是則一切調劑處方之責可以歸於醫師矣。質諸大雅。以爲然乎。

腦脊髓及精神病之治療法

松園渡邊熙著
石頑沈松年譯

此症在西方醫學中絕無療法。東方醫學之種種治法。若用之得當而獲再生者實多。例如成人之腦神經衰弱。小兒之疳。夜啼。婦人之比斯的利等。大都爲採用食物性藥品。以恢復腦細胞之生理的作用。至於如臭剎。苦維拉等品。完全無施用之必要。此外西醫之治腦梅毒。子宮梅毒。足部之梅毒等。均以同一療法治之。反此在和漢醫法雖以其病源亦斷爲一種。但治法則各依其局部之不同。而處方亦因之各異。若以西法治之唯增進其惡化而已 。故西法之不如漢法也即此。

今錄取無關係之人之議論。以證明西醫對於腦梅毒之一例。乃加藤義夫氏發表於大正十五年八月二十一日出版之日本之醫界第十六卷十六號中。如左（以下爲原文）。

輓近之醫學雖甚進步與發達。而所主者乃以病理學。化學。細菌學爲基礎之學科也。至於臨床醫學仍如其舊。談至治療方面則更足以使人寒心也。例如血清療法，臟器療法。蛋白療法等均爲最新之治療法。然而能使萬人稱喻者。不可多得。如醫學雖然儘量進步但每年人類之死亡數不特不見減少。且近年來青年夭亡者反而漸次增加也。近來據美國之人壽保險公司調查之結果。腎臟炎之死亡率比較增高云。然則一方面雖因都市社會不衛生之生活爲原因。但是他一方面則不得不歸罪於醫學之無能爲。故似今日之治療學術尚未脫離黑暗之境也。日本之醫學界幾每日產出博士一人。若試將此項研究論文博取學位之精力。移向治療方面則日本之治療學界必燦爛光輝也（著者按昔南陽治腸窒扶斯之患者數人將絕之時而以大劑附子與之得挽狂瀾於萬一是其例也故今日之博士必須專力於治療方面則光大之日當亦不遠矣）近年之研究以動物者。雖似注意於人類疾病之治療方面。但獨立首創之學說未之有也。今第一著須研究之題目爲神經中樞黴毒之療也。由來對於神經黴毒一無辦法。此外如脊髓黴毒脊髓癆，又腦梅毒等均以爲臨床講義上之材料。至於治療之學尚未有也。吾等在學生爲青山內科助手時代。凡脊髓癆之患者。必注意其瞳孔之反應。腱反射。神經痛。種種如何之症狀。甚或死亡者必以爲腰髓之虧損也。唯斷斷於病理之所見爲臨床上之事。若治療則如馬耳東風未之聞也。或不得已時唯施以對症療法而已。故現代之大醫家均以神經中樞之梅毒性疾患決爲完全不治之症（以上爲加藤氏之言）

如上述之意見者非只加藤一人。而敢直言如斯者稀若晨星焉。凡歌崇科學萬能者。多爲不學之輩也。

以上諸病著者之實驗

予每診視由各大學醫院治療成績不良反形惡化之病者。例如腦梅毒及腦椎諸加利愛斯等。每以和漢醫學稍參以西法混合治之，結果甚佳。蓋西醫學診斷時原因錯認。或原因雖經判明。但因無治療之法與藥品。故束手視之。一籌莫展也。此所以不若東方古醫學效果之佳也。腦梅毒在西醫治之唯有六〇六注射。或水銀注射。或沃度剝等。爲無上之護符。但有多數之病家因注射六〇六十餘次後引起心臟衰弱。精神疲勞。甚且至於發狂者。極普通常見之事也。固有之梅毒症絲毫未曾減輕。而益加不良之傾向（家族之有迷信者見之每因而訴神拜佛不一而足）現代醫學均一致對此無辦法也。脊髓癆症據野口博士所言可以洒路維乏路洒恩（サルウハルサン）注射法之血清。注射於脊髓管內。亦未見有什何結果。以漢法治之則一切固著之病痕一掃無遺焉。至於脊椎加利愛斯症而用外科整理手術。哭落篤（ユルセット）等法。常得不良之結果。以上三種疾病之二種。其原因東西皆同。其治法各異。殺菌藥雖東西皆有。至局部所向之主藥又各異。第三種脊椎加利愛斯。予對照之則知東方之古醫法與西洋之結核一種說不同。東方醫學以爲係先天梅毒性而用和緩之殺菌療法。注意脊椎局部之主藥及體質方面滋養强壯劑之特異藥品。竟獲良好之効果。用哭落篤爲安靜身體之第一條件。起臥自由。化膿者與以相當之制止藥。可獲効也。以上在和漢醫法中既有相當之內服根本療法。一方幷有殺菌法之副方也。

千年前之漢藥（續）

藥學博士 中尾萬三著
周洵 譯

聖武天皇時代。主行中國之藥，其時藥局方與本艸所記之藥無異。此時代適當唐之時。故曰唐本艸藥。通常爲數約六百五十種。然寶庫所納者僅六十種。不過居其十分之一。未免疑爲不全。其實從其藥品之名觀之。卽可冰解矣。蓋此等藥品大抵外出自日本。而爲中國當時甚珍貴之藥。更有從西方輸入之極貴重品者。例如犀角，畢撥，阿麻勒奄麻羅，胡椒檳榔子等均產自熱帶。當時中國中央之部。以重價輸入。認爲高貴之藥。胡椒之於如今。誰一食堂所不有。而在當時與畢撥同屬助消之妙藥。相傳唐太宗畢撥治病。可知甚爲重視云。戎鹽者。西戎之鹽也。產自西域。表藥也。蜜陀僧無食子爲波斯人所呼之藥名。從波斯遠輸到中國者也。胡同律，紫鑛均爲西域之藥。保一種樹脂。砂糖之於今日。幾乎每食必用。不甚重視。在當時亦爲珍貴之藥。其時僅納一斤十二兩。具見當時人之認砂糖爲珍藥矣。但砂糖中一經蟻附。卽屬無効。此外如厚朴，遠志，桂心。芫花，大黃，甘艸，均非日本所有。所述六十種。殆全部產自中國西域。爲當時民衆難於入手之品。而又爲當時療法上貴重之藥。必要之藥。故以之施入大佛殿中也。

此種種之藥。除使用巳盡外。尙有二十七種與現今種種藥帳以外十餘種之藥同殘存。余曾見其時殘存之藥。性質不變化者如犀角，太一禹餘粮，寒水石，鐘乳床，赤石脂，龍骨，龍齒，龍角，芒硝等。與容易變化之艸根木皮等。各各分別保存之物。初觀之。如新自中國渡來之物也。但因容於古木製之盒中。方始不疑。於心見其保存法之適當。同時知其當時對於品質之選擇。甚屬精心。故雖經千百年。其姿不移也。

更觀其個別物品。如甘艸則形甚大。纖維之部分極少。質甚良其甘味至今保存大黃爲四以產之所謂錦紋大黃。質乾而穴分明。上等品也。遠志如細木之中心。與紡錘狀之根合。姿態殊可珍貴。厚朴內面各紫色。一見而可知爲中國產。雷丸，芫花，巴豆，沒食子等。外觀上均無變化。最上等之品也。

再查藥品中有無食子者。實非無食子。乃相思子也。而別於沒食子之屬。此物爲熱帶植物之種子。半黑半紅。粒狀甚美。當時用爲裝飾。係聖武天皇御冠之殘闕與丁香同賚於於瑤珞。取其想思之色美。丁香之香味高也。以藥爲裝飾品。亦屬甚有興味者。余所見者爲六角形之經筒。取此經筒之蓋。見內部有薄簿之蘇枋色彩。有花草鳥蟲優美之紋。其外部全部塗以沈香之粉末也。厚紋一分。沉香香塗面發嵌以相思子。其中心嵌以針放射狀之丁香。成爲古雅優美之經筒。用藥爲如此優雅之裝飾。殊屬罕見。

種種藥帳以外之品。有滑石，雄黃，薰陸，丁香，木香，青木香，竹節人參蘇枋丹等。滑石現今通行之物。雄黃爲鷄冠黃。有流化砒素毒者。其形如圓印形中國人往往玩弄於掌中。謂可溫身體。拂邪氣。薰陸丁香，木香青木香均屬香料。木香原產於印度。輸入中國已久。青木香與木香有異爲另一種植物之根。自昔已甚難區別。蘇枋亦爲熱帶之木。今已不甚珍貴從前爲紅色必要之染料。亦從中國渡來。其事見於鑑眞和尙唐東征大和傳「船向萬安順流。見其處海賊首欽馮若方家殘火上樊乳香。蘇枋之木如山積。以誠意請其分贈之」未征傳記和尙於天平勝寶六年渡日本之事。對於渡日情形與種種藥帳之關係。大有參考之價値。和尙第一次航海之船渡過危難。其所帶至日本之品物如麝香，青木香薰陸香，畢撥，呵梨勒胡椒，蔗糖等。均與正倉院所納之物。因物同名也。又書載和尙向南方順流時。在廣州見呵梨勒之樹。此處樂舶婆羅門，波斯，崑崙等之船。載香料珍寶。貿易頗盛之說。然當時集於中國之西域產藥品亦甚多，此等藥品亦由中國向日本渡來，今日尙能依記錄而得見其物品也。皇家仁慈之蔭。不亦宏大乎。

病名異同辯（續）

趙鐵章譯

蛋白尿病　漢名腎消與消。此名出於袖珍方腎消之消之一。下焦消湯之語也。此係日本淺田粟翁之說。

膀胱加多兒　漢名白濁。彙解云。白濁者男子之小便排泄爲米色泔汁之說也。

膀胱麻痺　漢名小便不通。其名小便閉。利尿閉澀溺閉等。

夜尿症　漢名有遺溺尿床等名稱。玄珠曰遺尿者小便自出而不自知也。素問曰。膀胱不約。別爲遺溺。

遺精　漢名失精。醫言云。失精者。睡夢中遺失之精汁之謂也。又引用陸介賓之說曰。日不因夢而精自出者。謂滑精也。回春云。不因夢而精自出者精遺滑也。不因夢遺精而自遺者精滑也。

夢精　漢名夢洩精。或夢遺失精。或夢遺或夢洩或夢失精。或夢交。或鬼交或夢鬼交。皆同病異名也。

陰萎　漢名亦稱陰萎。和名腎虛。此症陰莖萎弱。致不能房事。總之艸木之萎縮不榮也。

男子淫慾亢進屈　漢名强中病。一名腎漏。病源曰。强中病者。至莖勃興不痿。精遺自出之謂也。本草從新云。莖盛不衰而與精液自出者。名曰强中云。大成論鈔曰。五莖不萎也。名曰腎漏。

卒中風　此名古今之通稱也。一名眞中風漢醫別立其名。名目繁多不遑枚舉。類中風此名亦古今之通稱也。一名輕中風。病家須知中名此病曰緩痱。漢記光武帝係及仲景云。中風者傷風之謂也。本事方曰。今之傷風卽古今之中風云。

腦膜炎　漢名眞頭痛。保元之脈中無神。腦中劈劈之作痛。心神煩亂者。名眞頭痛至璣之痛引腦巔陷至呢丸宮者名眞頭痛。此非薄薄所能隱。往往朝發夕死。夕發朝死。因根先絕也。腦燉衝與劇頭痛與熱病證妄。泰西方鑑腦燉衝賚云。此病是醫家徒認爲劇頭痛或熱病證妄證而不知其實。致處治不中。誤人性命者甚多。今按其病狀蓋腦燉衝者卽腦膜炎敷讝語按醫通云。讝多言也。心熱多言云。按讝語是熱性諸病現症之一。以病名者非也。

失語症　漢名喜妄。日人淺田粟翁云。西醫之所謂失語。卽漢醫之喜忘。一說喜忘卽屬健忘。但兩者雖相似其實不同也。

癲狂病　漢名單稱狂。古書中稱狂人。狂人或稱風癲漢。或稱風子。類聚鈔云狂者或欲自走。或自高聖賢之謂也。後世以顚狂並稱者非也。因癲與狂病自有別云。

憂鬱症　漢名鬱症。西醫方選中稱黑液病。內科撰要中稱敗嘿病。此屬病症。非病名也。彙解云。七情之氣鬱者滯之義也。又抑屈也。世醫稱此曰虛鬱痰云。

癲癇。於金方氏云。癇者小兒之病也。十歲以上曰癲。十歲以下曰癇。夫以癲與癇而分別大人小兒。正與西醫之以希撲孔的里與歇斯的里而分別男女。其意略似。癲癇又名風癲。漢醫之癇病。爲卒時癲倒不省人事。吐涎沫。肢體搐搦。食傾乃醒者是也。醫言云。此病發時。則現種種症疾。休則情如平人。乃病癇也。故在疒字中書以書字云。（待續）

國內醫藥界新聞

＝醫藥教育消息＝

市府公安局批駁不准並令結束

廈國醫學校爲畢業學員呈請領照備案

廈門市政府，自奉福建省政府命令，廢止管理中醫士暫行規則，乃布告中央衛生署公布審查中醫規則辦理領證，並派警到各中醫診所登記，限於一個月內，逕向公安局呈請核轉領證，逾期不領者，嚴令取締，並停止其營業，後國醫專門學校具呈市政府備案，一面呈送學生五名，向市局請轉給領醫生證書，竟被市府及市局批駁，茲探錄分述其要點如下：

市公安局批令

呈件均悉查國醫專門學校未經政府立案，該李禮臣，林秋瑞，李在寬，吳慶福，孫博學等資格，核與規則不符，所請核轉領證，礙難照准，原證件發還，仰即查收轉發具報此令。

市政府批令

呈件均悉，查該國醫專門學校之設立，於法無據，前經本府奉令取締有案，所請畢業備案，應毋庸議，仍仰遵令將該校從速結束，切切此令。

再具呈文

國醫專門學校校長吳瑞甫，因鑒學生畢業領照被駁，又特分別函呈公安局市政府陳述五項理由，茲摘其要點如下：(一)廈門國醫專門學校，係奉國民政府行政院直轄中央國醫館命令辦理，並經中央國醫館核准立案，全國國醫學校，事同一律，(二)應准國醫設立學校，係由中委馮玉祥，張發奎，吳稚暉等，各省市海外黨部代表八十二人提議，經中國國民黨第五屆全國代表大會通過，又中醫條例第一條第三款，在中醫學校畢業得有證書者，是國醫學校在法律上，已得根據，(三)恭讀[illegible]提倡中醫爲自强之道訓詞云，中醫精神所集注心靈所覺察，决非科學之法則，所能說明，機械之精良所能試驗，是中醫不獨確有保存之價值，且足以在世界醫藥史上，佔一位置，況總理創三民主義，以救國首重民生，今日中國之民生問題，已至窮極困難地位，受外人經濟力之壓迫，每歲漏巵有十二萬萬之鉅，全國金融大權。幾全操外人之手，自西藥銷行中國，年增一年，吾人略有心肝，應如何從積極方面，力圖補救，若不提倡中醫，使成爲中國有系統之醫藥，則爲全國出產之藥品，與及全國數百萬之藥商，勢必因而銷滅，於民生問題，關係甚大云云，名言偉論，全國上下，亟應切實奉行，努力提倡，毫無疑義。(四)民十八年衛生部公布醫師暫行條例，第三章資格第一條第一款，凡政府有案之國立公立私立中醫學校畢業，概得給予證書，足見李禮臣等請給證書，亦爲法律所許(五)李禮臣等行醫均在五年以上，(經禾山特種區署登記，並本市有戶籍可以證明。)已取得中醫條例第一條第四款資格，因志求深造，故再入校研究，如竟不准給予證書。實絕中醫進修之路。

市政府再批示

呈悉，據稱該校係經中央國醫館立案，查中央國醫館係學術團體，學校教育，自有學校行政機關主管，即中央審查規則第三條，亦明白規定，所稱中醫學校指經教育部備案，或經地方教育主管機關立案者而言，該校既未經呈請主管教育機關立案，本府復奉令取締在案，學員畢業，仍無領證資格，仰即遵照前令，從速辦理結束此批。（廈門訊通）

廣東中醫藥專校易長發生風潮

（廣州通訊）廣東中醫藥專科學校。辦理完善。成積高著。素為各界推許。南中國之國醫學校。此居首席。內容建設。曾經焦館長易堂察視。稱為不可多得之中醫學校。雖華北各醫學院。尤較遜色。近日該校校長陳任枚。因辦事棘手。遂持消極。分向省（指廣東）港（指香港）兩方董事會辭職。（此校由廣東省及香港各中藥行担任經費，）省方董事即於十一月一日以十七人名額。推出新校長潘茂林。並於本月七日上任港方董事以事前絕未通知港方出席。僅由少數董事壟斷選舉。（此校董事總額五十九人。）認為不合。此校長可作為非正式成立而取消。故一方面通電陳校長。命於正式校長未產生時。輕勿予交代。而一方面向省方董事主席李某人質問。至該校教職員議決。一律罷教。以示抗拒。且聞學校當局。鑒於到任日期急速。在董事會未能解決前。謀護衛計。十七日將校閘閉鎖，加派特別警察。四圍佈置電網。若潘茂林來時予以拒絕。至潘茂林則以籌備未週。特改十一月十二日履新。故雙方未有發生衝突。然兩者積極進行。恐引起巨大糾紛。於國醫陷衰弱時期中。而演化不幸事件。誠為國醫界前途惜也。後情若何。於解決時。再作詳細之續。

中國醫學院近訊

一、師生捐款援綏

本市中國醫學院全體師生，鑒於綏遠剿匪將士，努力殺敵，深為嘉許，特捐款五百元之譜，匯交綏遠將士，以資援助，並示慰勞云。

二、進行向教育部立案

中醫條例及中醫審查規則公佈後，全國中醫學校，宜謀向教育部請求立案俾資法律保障，近聞本市中國醫學院當局，擬向教育部立案，正在籌備一切手續，積極進行云。（本市特訊）

廈國醫會畢業 學員
證書

中央國醫館蓋關防

廈門市國醫硏究會，前由林永澤等發起組織，成立以來，業已五載，嗣附設硏究所添招學員，近舉行第一屆畢業典禮，該會將畢業學員證書二十四張，呈送中央國醫館加蓋關防，經接到國醫館批令開，呈件均悉，據送硏究員證書請加蓋關防一節，應予照准，證書隨令發還，仰卽分別轉交，具報，此令。（廈門通訊）

新中國醫學院 捐款援助綏軍

本市新中國醫學院全體師生，近感綏遠勦匪將士，爲國抗敵，忠勇可嘉，特紛紛捐款，接濟援助云。（本市特訊）

教部組織 藥學教育委會

（南京通訊）教育部組織藥學專門教育委員會，聘孟目的等八人爲委員，十一月底在京成立，並舉行首次會議。

北平國醫學院 擴充圖書標本

（北平通訊）北平國醫學院，自本期董事會暨學生會剷除把持學校之障礙物以後，仍再四請出蕭院長負責，蕭院長復職後，感覺整飭事多決先充實內容，聞現已指派該院敎授兼註册課之王緝光負責籌備，擴大圖書及標本兩室，以備觀摩，刻正積極籌備，并徵求大批圖書，及藥物生理解剖各部標本云。

仙遊國醫專校 發畢業生證書

（仙遊通訊）仙遊醫專在校肄業正科四學年期滿，除李家枋等十一名因事不得與考畢業外，岳開煤等二十八名，由中央國醫館館長焦令福建省國醫分館館長劉特派館員施啓蓁，仙遊縣黨部指導員薩特派幹事翁祖武，仙遊國醫支館長溫特派館員李世雙，一同蒞校監考，自八月六日至十三日，逐日上下午按科舉行畢業試驗完竣，總核各科成績尙能及格，彙卷呈送中央國醫館館長焦考核，案奉第四八五三號批准畢業證書二十八張加蓋關防發交，畢業生姓名列下。計岳開煤、林金榜、余慶錄、岳開棟、程蔚華、張金統、林玉朗、鄭玉槐、張宗本、劉鐘通、鄭義欽、陳慶彬、岳開水、陳尙義、蔡會範、葉培英、黃元蓬、江　敏、陳國星、岳金瑛、顏佑民、林修泮、劉俊佑、周玉輝、施天河、岳比山、傅　禮、胡英華等。

江蘇省立醫政學院 徵求國藥單方

江蘇省政府主席兼江蘇省立醫政學院長陳果夫氏，近爲本省南通如皋等縣，以及省會四週之鄉間，發生惡性瘧疾，流行甚廣，特手令該學院教務處，令通知第一屆畢業之各地中醫師，徵求惡性瘧疾國產藥物中治療之特效單方，以便試用，參考化驗，一候實行有效即可普及民間，造福民生，凡我國醫藥界人士，除該院畢業爲當然外，如知有此項國藥之特效單方，均可寄至該院參考（惟須將成績敘明）以盡職責，而一面又可高提吾國之國產藥物云（鎮江通訊）

本社新社員

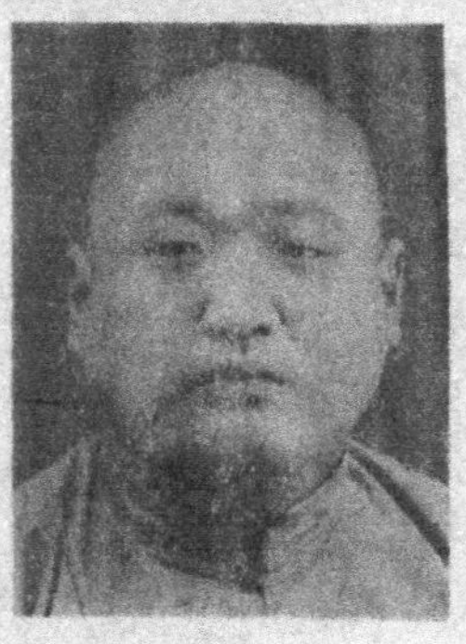

李青鑫　河北南宮

新中國醫學院學生自治會

告全國中醫界書

（一）全國醫界聯合起來組織全國國醫公會

（二）全國醫學校學生自治會聯合作有力的後援起來

（三）力求中西醫的平等待遇

本市新中國醫學院學生自治會發表宣言文云南京中央國醫館；上海市國醫分館；上海市國醫公會；暨各省市國醫學院；國醫學院學生自治會；國醫團體均鑒：在一個二十世紀時代的潮流中，廢止中醫的呼聲，固無日無之，而多數出於西醫方面提倡中醫之事，亦時有所聲，則皆出於偉人，蓋中醫雖存在，而其地位每日低落，無偉人爲之提倡，將不知伊於胡底。蓋偉人之主張謂國醫國藥，已有數千年之歷史，早佔宇宙之一角，在西醫藥未輸入前，國人治病，惟此是賴，且學術深邃，亦復代有聞人，若謂國醫不但能治病，則中國人口早無噍類，何以至今仍有四萬萬之多，一旦廢除國醫國藥，不但國粹淪亡，而純粹採用西藥則每年金錢流出，將更不可數計，國民經濟損失尤鉅，豈愛國志士，所宜出此。幸今年厄運亨通，萬民仰望之中醫條例於一月廿二日我政府毅然公布，是與民族共垂不朽之中醫，始得國家正式之認可，而與西醫立於平等之地位，海內醫界，莫不喜形於色，鼓舞歡忻，若久旱之逢雨焉。此非我行政院勞苦功高之蔣院長之努力復興民族之精神，提倡固有文化學術，曷克臻此，具見痌瘝在抱，關心國粹，匪特使國醫基礎奠立，實爲利國福民之計，風聲所播，薄海騰歡，孰知事有大謬不然者；此次頒布之中醫審查規則，則又與頒布之中醫條例，大相逕庭，背道而馳，查頒布之中醫條例內載「具有左列資格之一者，經內政部審查合格，給予證書後得執行其業務」。洞察其意，考其詞章，是中央之證書，應由內政部發給，蓋彰彰明甚，惟此次頒行之中醫審查規則附錄之內載「審查給證事項」；有「暫由中央主管機關授權地方政府辦理」；及「中醫證書由地方政府照定式印製使用證書署名爲有政府主席市長或管理專員等」字樣出乎爾；反乎爾；前後不相應，矛盾甚矣。孔子曰「自古皆有死，民無信不立」語焉而不求實踐，良可慨也。反觀西醫之證書，無不由乎內政部發給，同一醫也，何厚於彼而薄於此，吾國醫同志，其覺之乎！如已憬悟，則此次審查後，應一致聯絡奮起，請求改發部照，庶「名正言順」此其一也。

本社新社員

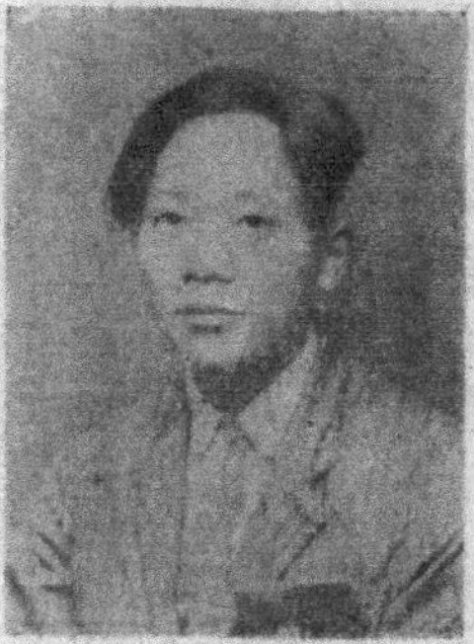

孫錦章　福建上杭

按中醫條例內規定「中醫須由學校畢業，自條例公布之日，各學校相繼向敎育部立案，遲遲至今，仍如緒無亂絲，非特未聞我敎部允許任何中醫學校備案，更未聞我政府將中醫學術列入敎育系統，如此而欲求中醫須學校畢業，無異使巧婦爲無米之炊，則由學校畢業之中醫，從何而來。夫以一種醫術而被擯於敎育系統之外，不得與西醫同等待遇，則難免世人輕此重彼，望望然去之矣。國醫人才將繼起無人，而斯道必愈陷於式微之境，其危機豈非千鈞一髮者耶！望全國國醫團體；國醫學院；國醫學院學生自治會，團結奮起，作一最有力之聯合會呈請政府從速將中醫學術加入敎育系統，以便敎部准許各地之醫學院立案，庶造成俊秀之良材，以綿續國醫之命脈，此其二也。

衞生行政，乃以近代醫學之知識，加以政治之運用也。其所負之使命乃担任傳染病預防法，死亡率調查與統計之工作等，試問今之中醫界負此責任者能有幾人，無怪乎衞生行政假手於西醫。倘吾國醫界同志能急起直追，根據科學研究國醫藥，日新月異，則自能担負衞生行政之工作，此其三也。

目前各地中醫，其資格之複雜，良莠之不齊，無容諱言，不堪聞問者，其人數之多，則超過正式有學問有經驗之純粹醫學家，不啻數倍，中醫界多一僞醫，則中醫之全體必受其影響。爲自行健全計，應請政府履行頒佈之中醫條例第一條之第一項；從速舉行中醫嚴密之考試與甄別，學校應招何等程度之學生，醫生有何等資格可授生徒，皆應審查精確，不惟國粹醫學，易於發揚光大，卽民命衞生，可以大改舊觀此其四也。

一片散沙，是孫總理說吾國國民無聯合性，無合羣心，卽以吾國醫界覘之，可爲明證，當民十八時，曾有全國醫藥聯合會之發起，不期曇花一現，遽爾分崩離析，若彼西醫之有全國醫師公會，世界醫學會，極度表示其聯合性合羣心之强，吾國國醫界對之能無愧乎；本會有鑒於此，特登高一呼，甚望全國醫界同志急起組織一實力濃厚之全國國醫公會，全國醫學院組織學生自治會，督促學院當局編輯適於現代科學代之國醫書籍，實行國醫革命，以冀加入敎育系統，蓋非科學化則不能加入敎育系統，此其五也。

總此五端，亦可以瞭然國醫之聯絡，爲刻不容緩之事矣。蓋國醫不聯絡，卽不能掙扎於現在之世界潮流中，雖有提倡於上，亦恐不免於亡，一人喋喋，不若衆口之嗷嗷，羣策羣力，衆志成城，望全國醫界努力以赴，

國醫前途，實利賴之。（本市特訊）

蘇州國醫研究院
全體師生遊杭
下塲浙國醫分館

（駐杭記者通訊）蘇州國醫研究院十一月七日由院長唐慎坊，總務主任王愼軒率領全院研究生來杭參觀並見習，下塲浙江省國醫分館，當晚假座青年會大食堂東邀杭州醫界名人茶敍，記者亦被邀恭陪，席間賓主言笑甚歡，至九時許始散，次日卽由記者陪赴各醫團及學校參觀，九日並作六橋三竺之遊，十日由杭市醫界假座高長興酒菜館設筵餞別，十一日上午該院卽乘車返蘇云。

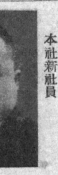

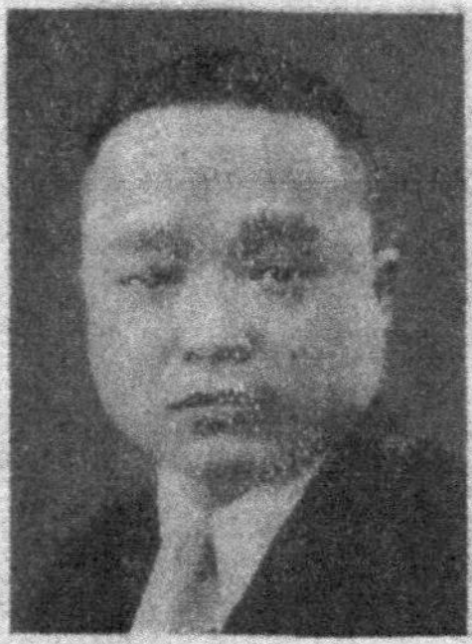

本社新社員

李艮一　山東金鄉

＝各地醫藥消息＝

淮陰國醫學社
師生合組醫刊

淮陰國醫學社社長馬星孚氏，近爲提倡蘇北醫藥文化，暨鼓勵該社學生研究興趣起見，特命該社優秀學生組織「醫院半月刊」附印於本埠「淮陰民衆」副刊欄內，不日卽可出版云云。（十一月十五日淮陰通訊）

嵊縣國醫分館籌備處
推定館委暨館長

（嵊縣通訊）嵊縣國醫館籌備處，於本月（十一月）十四日下午二時召開第三次會議出席者籌備主任羅毅，（穜纔善代）籌備員何玉如，陳文漢，應德三，李聖禹，丁伯蓀（錢棨衍代）趙季綏，宋心谷，並有國藥業公會書記汪積芳，參加到席臨時主席宋心谷，記錄汪積芳，開會如儀，主席報告（略）提議事項，一、館務委員會聘任人選案，決議推羅毅，汪正金，裘祝馨錢孔和，張德炎，吳仄宇，操家政，范知泉，丁素卿，呂硯徐，何玉如爲館務委員，由籌備主任先行聘任，然後函請省分館加委之，二、推選正副館長案，決議推張禹川爲正館長，宋心谷爲副館長，函請省分館加委。

山東諸縣中醫公會
縣府指令准予備案

山東諸縣中醫公會於十一月十四日奉縣政府指令云：（呈文附件均悉，准予備案，仰將附件各補一分，裝訂工整，以憑轉報省政府備查此令云云（山東諸縣通訊）

泰縣
中醫公會移址辦公

泰縣中醫公會，原設於城內南阮巷育嬰所內，已有年所，現因會務發展，辦公地址，不敷應用，經大會議決後，特商借中山門內關帝廟爲辦公處，現會中卷宗，已一併遷入云，（泰縣通訊）

紹興徐榮齋創辦
健康之鐸半月刊

紹興縣健康之鐸半月刊係徐榮齋醫士主編，每半月刊出版一次，現已出至第三期。內容有個人衞生之信條，爲避免醫學五行之平議，傷風淺說，腦膜炎自療法，濕溫發瘖之病理，馬脾風論治，白木耳之研究，健康新法，應時令的果子藥，環遊人身記等十餘篇。編制新穎，說理切實，凡欲明瞭該邑醫界之思想與動態者，不可不閱。定價全年廿四期國幣八角，徵求基本讀者一千戶，八折優待，額滿截止。定閱處：紹興縣繆家橋二十號（紹興通訊）

涇陽楊紫峻等 籌組中醫科學社

（陝西涇陽通訊）涇陽國醫士楊紫峻前奉中醫科學研究社發給涇陽分社籌備主任聘書，即自印宣傳品，徵集同志積極進行，不日當可成立，茲覓得該分社啓事原文照錄於後：敬啓者：竊查報載醫界名流徐愷聯合謝利恆方公溥龔醒齋，盛心如，朱松等，憫國醫之沈淪，影響於西醫之怒潮侵襲；致被一般無識之輩，妄肆詆毀，或謂國醫不合科學，或謂國醫太涉玄虛，種種狂謬，言之痛心，於是力謀所以發揚國醫之道，爰糾合同志在滬組織中醫科學研究社。登高一呼，萬谷響影，爲時未幾，各地分社紛紛相繼而起矣，同人等有鑒於斯，擬集合同志在涇組織分社，追隨諸先進，共策進行，以冀國醫學術，得以發揚光大，凡我同志，務希踴躍參加，互相研究，藉收集思廣益之効，則不勝翹企之至！此啓。發啓人楊紫峻孫禹五曹仲芳黨瑞亭段光潛白紫陣官雲程劉謙甫劉作棟白樹人宋耀亭

武進國醫學會第四屆會員大會全體攝影

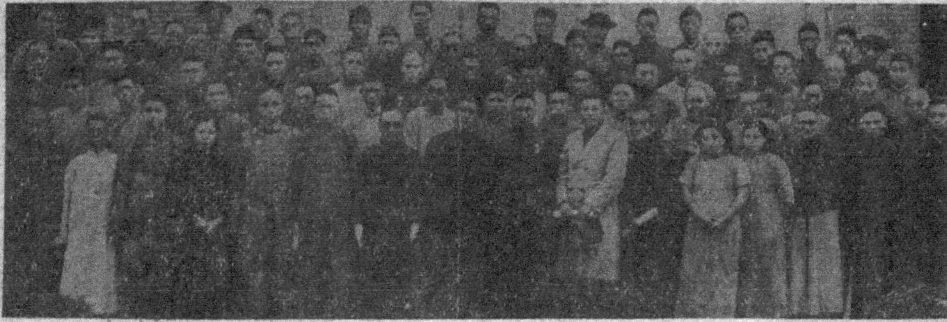

鎮江縣 中醫學術會常會紀

（鎮江通訊）鎮江縣中醫學研究會術，十於一月十五日午後四時，舉行常會，出席者，常委章壽芝，王彥彬，執監委員，向恭伯，夏子雨，張潤生，高方遠，陳履孫，張茂庭，本會月刊編輯，曹棣軒，謝子文，喬鶴琴，以及會員，倪幼庭，陳煦元，吳少謙，張少琴，黃瑾懷，趙少林，蘆震三，巴小樓等三十餘人，由章壽芝主席，謝子文司儀，曹棣軒（本社記者）紀錄，行禮如儀，甲，報告事項，（從略）乙，討論事項，一，省會衛生事務所散發中醫之調查表，應如何填寫，議決，該表照填，並須分別詳細情形，二，中醫審查規則已頒佈，重行登記發執照事，議決，應由本會整個辦理，以資統一，三，發給本會會員證書，應推負責人員，以及欠繳常費，應否發給事，議決，公推曹棣軒編輯黃瑾會員，負責保

管編次塡寫監印，至於會員欠繳常費，應由會計核算通知各會員，一面派員徵收，以交到者先行發給，其存心觀望或懷二心者，認爲自行放棄會員資格，四，本會月刋已停一月餘，應如何整理繼續發刋，議決，應積極恢復，已前賬目，俟印清單通知各會員，經濟，以各會員所認每月之廣告費，仍然照收，文稿由編輯部負責努力徵集，五，六，(略)散會時，已七時許，云云。

唐江中西醫士 聯合挽救難產

(唐江通訊) 唐江中西醫藥界，素是很有聯絡的，研究學術，也是取他的所長，沒有畛域的觀念，這也是醫界的良好表現哩！ 日前鳳岡鄉人因難產症，臨盆已四日，胎死未下，請唐江濟康醫院劉永恢醫師應症，經檢查後，給他注射了催生劑嚇彼弗幸，但胎却仍未下，就改進中藥芒硝當歸等品，用海克塞通及康福那心注射，以强他的心臟，再用手術將胎取出，不過胎衣還留在腹內，就繼服中藥脫衣散，後來居然顯著了良好成績，這樣看來中西醫學，均有所長，這在運用方面的巧妙哩！

四川省國醫分館批准 江津醫藥改進支會成立

定期開成立大會
新增會員十餘人

(江津通訊) 四川江津國醫界人士，任應秋楊東珣周德宣羅錦輝萬久之胡曉江任義君任鴻都楊永昌等，籌組醫藥改進支會，已經匝月，近得省分館第二九六號指令「准予備查」後，該會驟增新會員張宿輝等十餘人，現已定期開成立大會，選舉會長及職員等云云。

江津 聶榮秀女國醫士

——熱心醫藥文化——

(江津通訊) 國醫聶榮秀女士，自普通中學畢業後，力事於中國醫藥學術，秉科學改進之決心，日時雖短，進展頗銳，女士並對於該地醫藥文化組織，甚表熱忱，如最近成立之醫藥改進支會，無不財力幷助，並聞該女士，將刻期赴滬肄業中國醫學院，便與外界國醫碩儒接洽云云。

興化縣 中醫公會征集會員

(江蘇興化通訊) 興化中醫公會常務委員陳養和爲集合全縣同志，共同研究醫學起見，特於十月八日經第六次執監聯席會議決，議訂於十月十六日起，征集會員開始登記，至明年(廿六年)一月十六日截止，凡我興化醫界，務於期內，按照會員登記規則，來會履行登記，以憑審查云。

長沙市 舉行接生婆訓練

(湖南通訊) 湖南省會公安局，爲重視出生嬰孩生命起見，對於長沙全市接生婆，擬依照頒佈之管理規則聯合省衛生實驗處舉行登記，幷將予以訓練，灌輸下列各種接生知識，(一)清潔消毒法(二)接生法(三)臍帶紮切法(四)假死初生兒蘇生法(五)產褥婦看護法，俟登記完畢後，即行開始訓練，現周局長已派魏衛生科長(建宏)籌劃一切進行云。

平湖國醫改進會
浙江省黨部准予備案

(平湖通訊) 平湖縣國醫支館吳可階館長等組織之平湖縣國醫改進研究會，頃奉浙江省黨部指令准予備案云。

如皋中醫界努力
撲滅疫症工作

(如皋通訊) 如皋東鄉，今秋自白露節後。疫症發生，不數旬間，蔓延日甚，同人等聞之，會作一度之準備，討論應付方法，嗣奉 縣政府之訓令，防疫委員會，及慈濟會之委託，遂決定組織巡迴診療隊，計分七組，每組四人，第一組黃星樓，闞遜卿，鄒雲濤，盧震春，第二組趙海周，王保之，劉式林，周礎滋，第三組陳愛棠，李殿卿，陸子音，吳慕陶，第四組徐鹿苹，芮揚武，童光甫，胡煥文，第五組宋永祥，盧震春，范鳳梧，卞祖林。第六組陳愛棠，闞遜卿，殷馨一，劉應龍，第七組方乾九，李慰農，尹少卿，冒正清。各組分配完竣即出發疫區施治，聞此次診療各區病者，統計約數千餘人內中以疫癘為多，濕溫與感冒次之，所經各地醫師皆協力施救其所備之奎霄丸，福白龍，撲癘母星，皆治疫癘之神劑，宜乎藥到病除，使此蔓延可怖之疫癘，逐漸撲滅，斯誠災民之救星，地方之幸福，該會同人等此次出發又承各區區長，及鄉鎮長暨各慈善機關，慇懃招待，現工作雖暫告結束，惟各區染疫及死亡者，多係寒苦之家，健時生活，尚難維持，何況既病且死，醫藥棺木之費，更難擔負，希望諸大善士，設法救濟，俾病者得有醫藥療養之資，死者幸免暴尸僵骨之慘云。

經方實驗錄
發行預約特價

(本市特訊) 曹穎甫著姜佐景按之經方實驗錄，其內容有十大特點，如(一)醫案醫話合為一編，(二)多大案險證，並有死證，(三)純用經方大劑(四)對於「證」極着重，(五)詳述服藥後之反應，(六)西醫學上認為無特效藥之病，本書却有效方，(七)解釋方義不襲東哲之說，(八)讀後令人大胆應用經方(九)啓發讀者靈思，自闢大道，(十)文筆趣味化，其他不贅述，實價國幣二元，預約每部祇一元四角，預約期即日起至明年一月十五日止，凡欲預約者，可向上海城內果育堂街一四四號姜佐景接洽，或由中醫科學書局代辦亦可。

中央醫館派員籌備
巴達維亞分館

(南京通訊) 中央國醫館前派華僑盧瀚如君籌備巴達維亞國醫分館，當經函請外交部轉核駐巴達維亞總領事就近保護並贊助等由，聞現准外交部復函，已查照令飭辦理云。

祕魯將籌組 國醫分館

（南京通訊）駐美國醫分館館長黃社經，日前呈請中央國醫館委派李介平爲駐祕魯分館籌備專員，聞中館業經准予委派籌備云。

廣西省立南寧區 醫藥研究所近訊

一・遷移所址

（廣西通訊）廣西省立南寧區醫藥研究所，自民國二十三年二月籌備至成立以來，所址雖遷移多次，但沒有得到稍好所址，學員宿舍總不能合一，教導方面，頗爲不便。現省會已遷往桂林，原有各機關多有空餘，該所所長即趁此機會，呈請省府令撥給新址，後奉省府令撥給本市廣西大學醫學院分院爲所址，該所奉令後，即行籌備遷往，現已籌備完竣，茲定明日（十一月十五日）遷去，十六日照常上課。

二・增設西醫贈診部

又訊　該所贈診處，原只爲中醫方面，現爲適應民衆之須要學員陸培文等特組織增設西醫贈診部，注射手術及當時所用外科藥品，如碘酒硼酸水硼酸膏花士林等均無收，其昂貴藥品，則由病者自備，聞本月（十一月）十六日即可開幕。

＝研究資料＝

怪胎

—面無耳鼻，頭後一嘴—

十一月六日淮陰蘇北日報載「運雲市通訊」，據講七保十三甲戶程開華，家道小康，四十乏子，妻唐氏年歲相等，偶孕十四月，於前夜三時產生一孩，面無耳鼻，頭後一嘴，落地連喊怪腔數聲而斃，音極洪大，驚動鄰舍，收生婆戈氏，當即驚倒，旋即更醒，現仍神魂顛倒，至曉隣舍前往探訊，莫不羣情駭異，一時播傳，全市爲之震動云。（淮陰通訊）

懷孕兩年未產 飲食起居一如常人

江西玉山縣政府前居民董金水有妻某氏，年四十餘，十年前曾生一女，懷胎十月即產，不意前年十月間忽受一孕，老蚌生珠，本不足異，詎料迄今已逾兩年，尚未生產，聞其家人以該氏懷孕許久，不知有何妖異，咸呈驚惶不安之狀，日前記者聞之親向探訪見該氏飲食起居，一如常人，腹部膨大，胎亦時動，不知究因何故特誌之以供一般醫學家之研討云。（江西玉山通訊）

讀者園地

痛痺

逕啓者鄙之舍親女性，年半百，素有肝氣，秉又性執，忽於去歲七月間肝病沛發，屢經中西診治，迄今罔効，其病之近況，略述於下，初由臀下至兩足疼痛，終日如擊，伸宿匪易，晝夜不能安枕，延一月餘，痛稍止，而兩足如木，步履艱難，飲食減少，而夜中似睡非睡，恍惚多夢，是以備函呈請　鈞社於第六期示明病名，及擬良方，以廣見聞，爲幸此致中醫科學研究社諸位同志鈞電。

答病名痛痺痛甚而至痲木恐是寒濕襲於肝脾腎三經之絡，法當內外兼治，內服方，製川草烏各八分，桑寄生四錢焦茅朮一錢半，威靈仙三錢，懷牛膝三錢宣木瓜一錢半，羌獨活各一錢半赤芍三錢，全當歸三錢，茯苓三錢三，稀薟草三錢，尋骨風三錢。

外治方，紅花八分，桑枝六錢乳沒藥各一錢半，伸筋草三錢，附子三錢，乾姜一錢半，等共研粗末，視其重量和相等之麥麩，灌於布袋，蒸熨。　（編者）

狐疝

劉鳴山

腎囊腫大，謂之疝氣，甚有大於鵝卵者，有大於豬肚者，經云臥則入腹，謂之狐疝，余用三層茴香散，橘核丸，毫無見效，以熱藥服之稍爲增痛，有時痛甚則右邊少腹隆起如蛋，而用下藥泄之須臾立消，不久仍然，患者五十有餘，體質平平，此是何症，示用何方爲妥，順請徐愷先生指敎

閩武社員劉鳴山謹上

答鳴山先生：函悉，該症病名，確是狐疝，用溫藥反而增痛，當從丹溪例濕熱結滯爲治，可用升陽化濕清，擬方候裁。

炙升麻八分，橘核三錢，赤芍三錢山查炭三錢，炒柴胡錢半金鈴子三錢，茯苓三錢，木香八分，炒川柏錢半，清炙耆一錢半，木通一錢半，荔子核三錢　（編者）

立院通過

＝最後緊要消息＝

衛生署設中醫管理委員會

今後之中醫資格審核事宜由內政部劃歸衛生署管轄

二十六日本刊已校對完竣，將裝訂時接駐京記者電告，立院法制委員會今(二十六)日開會，審查修正衛生署組織法案，吳經熊主席，結果決在該署設中醫管理委員會，此外又將中醫條例比照修正，即今後之中醫資格審核事宜，應由內政部劃歸衛生署管轄，事爲中醫界重要消息，特臨時設法排進，以告海內外醫界同人，俾資明瞭。

本社服務部，是爲內地社員及讀者服務而設立，辦事迅速，絕無延誤流弊，以示本社與社員及讀者互助之精神，望各注意

定價

全年十二冊定價二元，半年六冊定價一元寄費在內（國外寄費另加）爲統制出版數起見，另本不售，郵票以九五折計算以一分至五分爲限。

廣告價目

等第	地位	全面	半面	四分之一
特等	底封面之外面	八十元	四十元	
優等	封面底面內面對面	六十八元	三十六元	
普通	正文後	五十八元	三十元	十六元

廣告概用白紙黑字　如用色紙或彩印價目另議

繪圖刻圖工價另議

本期校對者　李仁淵　程兆晨

中華民國二十五年十二月一日出版

中醫科學第一卷第六期

社長　謝利恆

副社長　方公溥

總務主任　龔醒齋

醫學主任　徐愷

藥學主任　盛心如

編輯主任　朱松

編輯　蔣文芳　章鶴年　沈石頑　倪維德

宣傳主任　徐公魯

出版者　中醫科學研究社　地址上海愛而近路祥新里十六號

英文地址 16 HSIN HSIANG GLGIN SHANGHAI. CHINESE MEDICAI SCIEWCE RĒSFARCH SOCIETY.

印刷者　中醫科學書局

注意

定閱諸君如有詢問事件或更改地址通信時務將（一）定單號數（二）定戶姓名（三）原寄何處三項詳細開明方可遵辦實因定戶衆多簿冊繁重非此三項無從檢查難免仍有誤寄特告

中醫科學第一卷第六期畫報第二版

本社新社員玉照

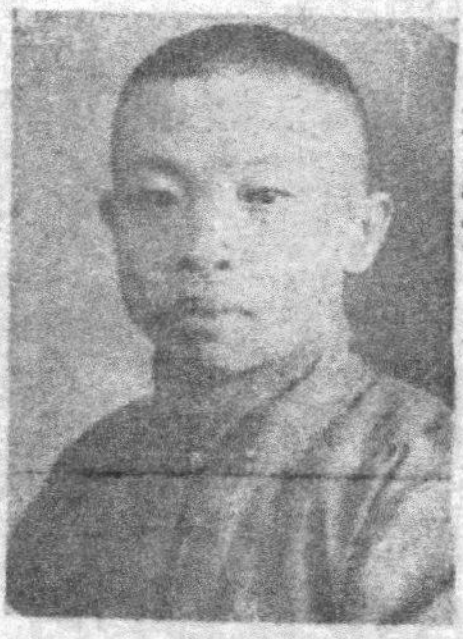

孫厚堂 雲南

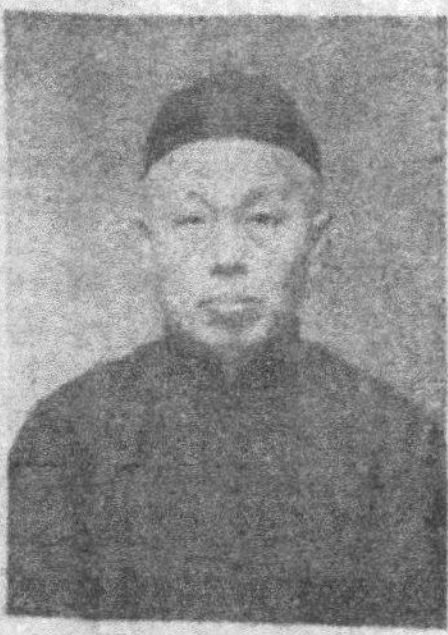

陰鑫齋 河北冀縣

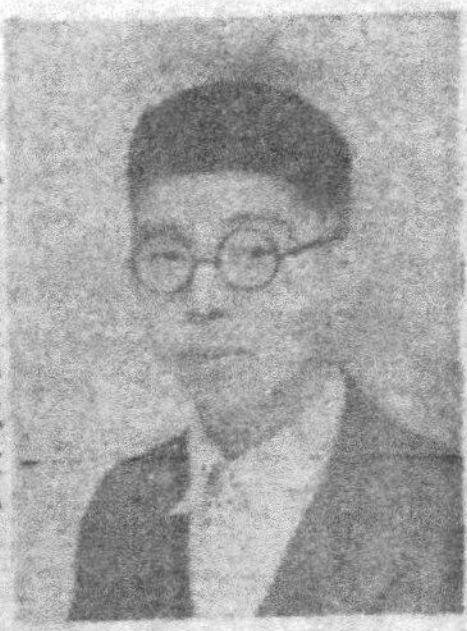

孫清泗 河北南宮

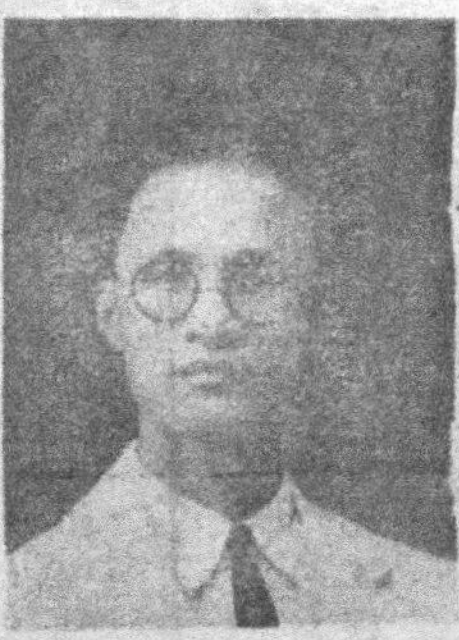

陳愛華 廣東瓊東

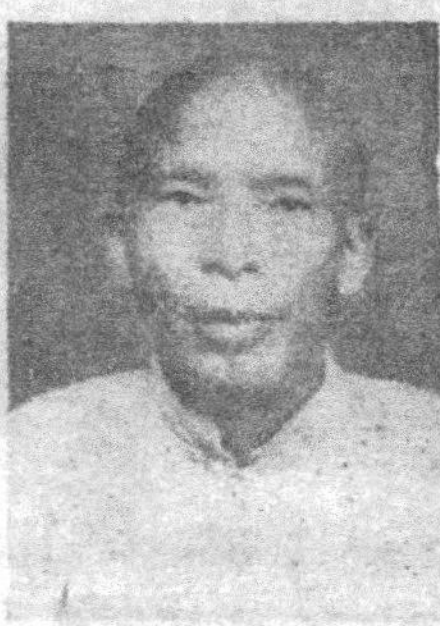

林清如 福建長樂

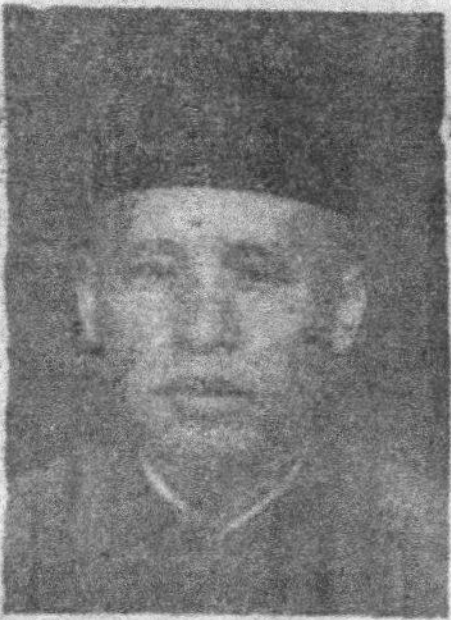

林子屏 福建閩侯

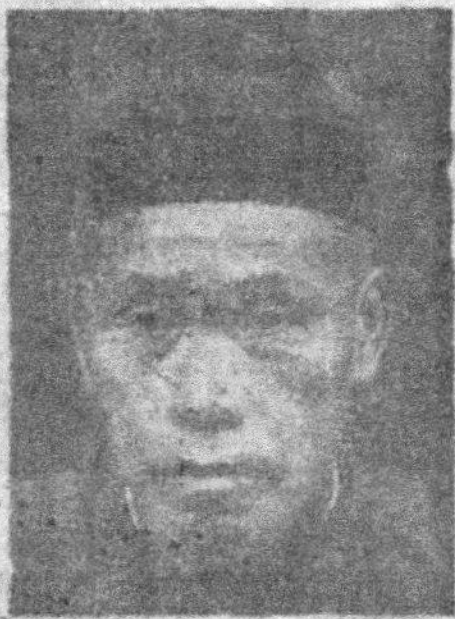

朱友鋑 福建長樂

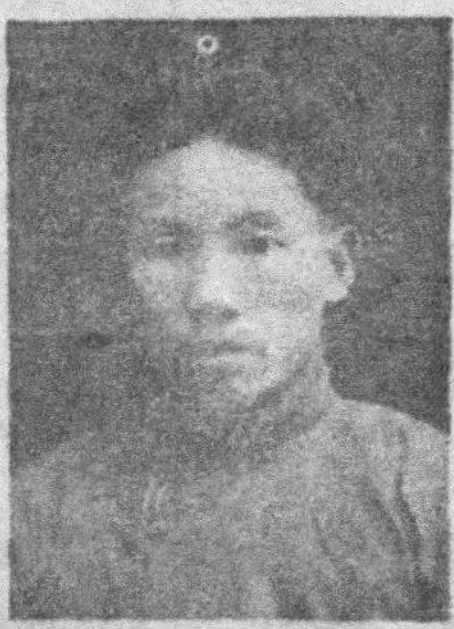

陳伯康 江蘇東台

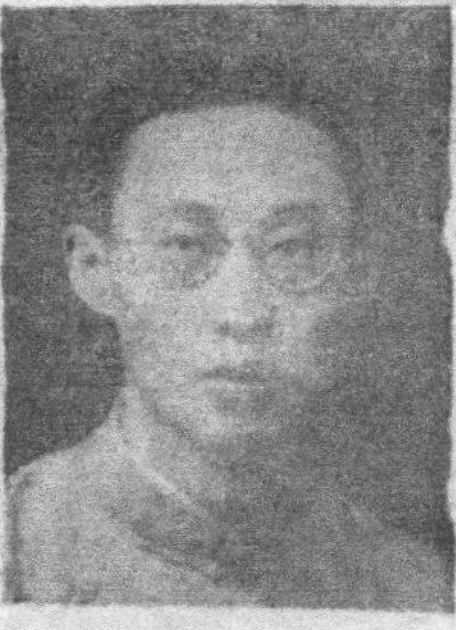

莊野橋 江蘇常熟

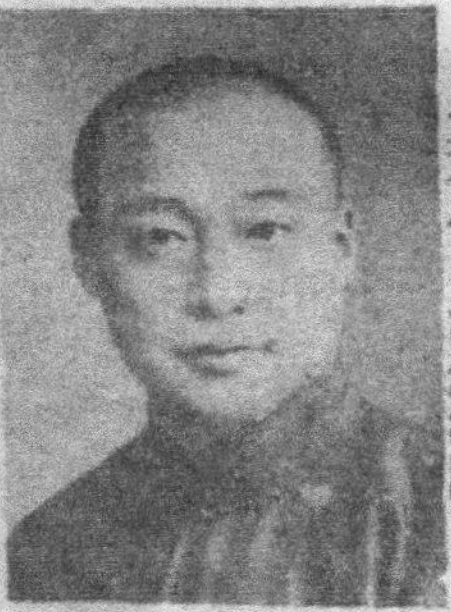

孟石仙 江蘇淮陰

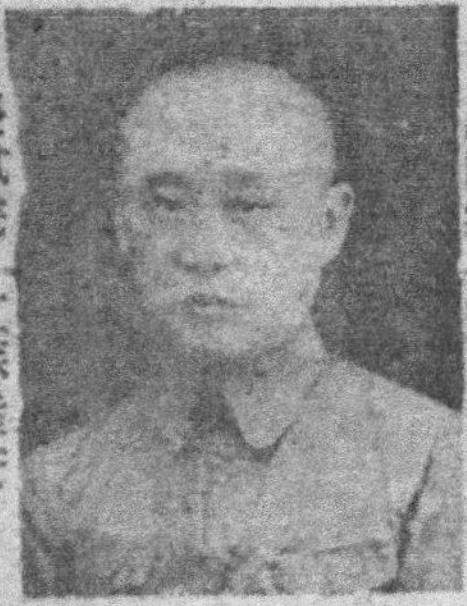

羅詠裳 江西蓮花

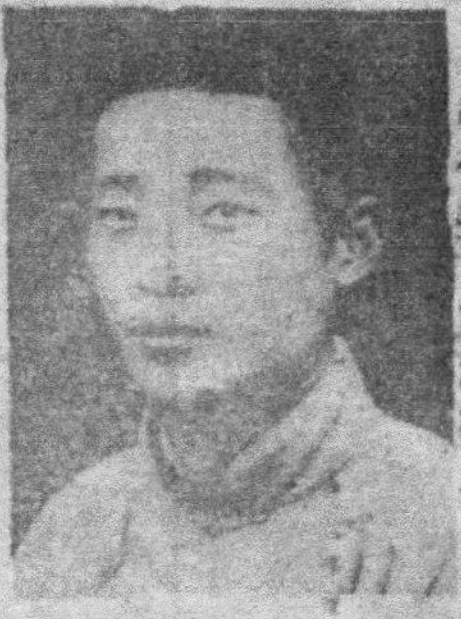

張傚堯 江蘇淮安

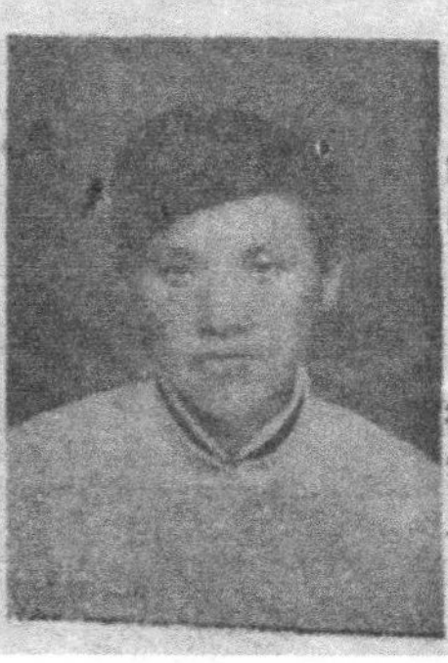

饒靜之 安徽無為

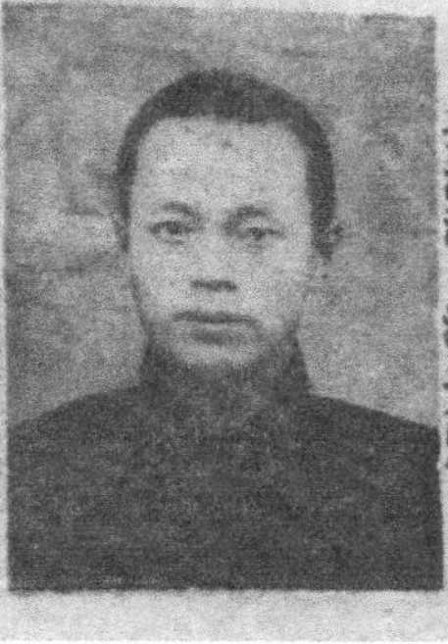

孫清濤 河北南宮

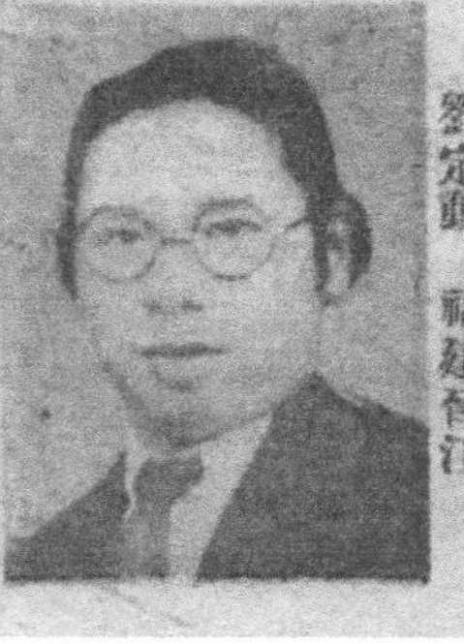

劉定勛 福建晉江

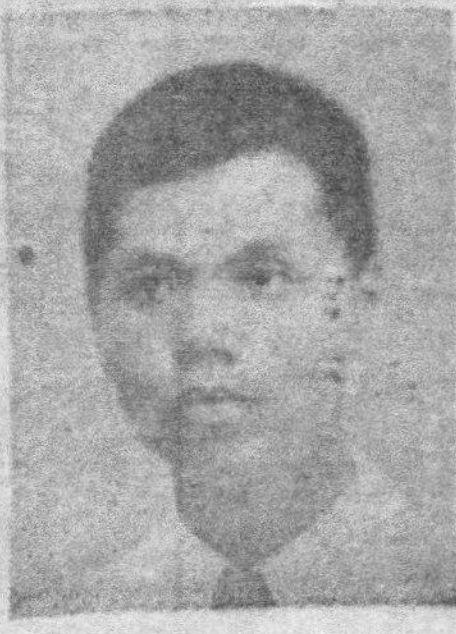

李友梅 廣東寶安

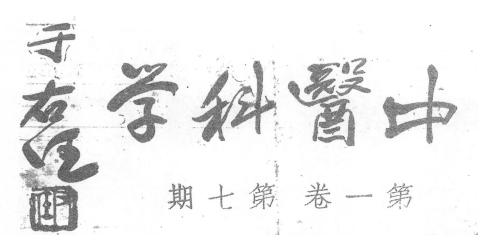

內政部登記警字第五八四四號
中華郵政特准掛號認為新聞紙類

中醫科学

于右任 題

第一卷第七期

上海市國醫公會，本月二十日，在甯波同鄉會，舉行會員大會，是日到會會員，異常踴躍，開會時全場空氣尤為緊張，此圖為主席團主席謝利恆（有○者）報告開會宗旨後，市黨部代表周復農（有×者）致詞之情形。

中醫科學研究社出版

中醫科學第一卷第七期畫報第一版

本社新社員玉照

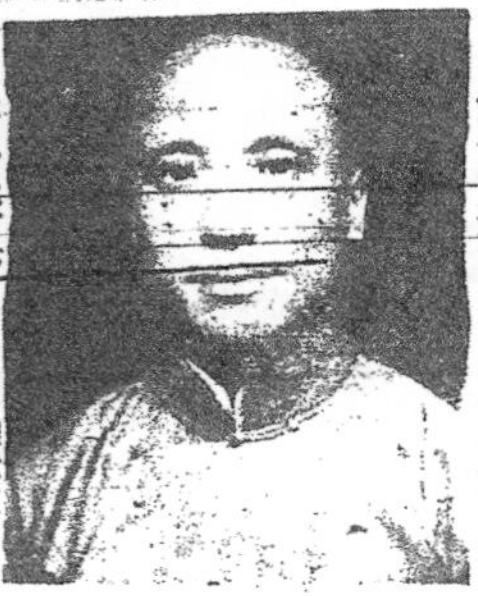
江西蓮花 王潤祥

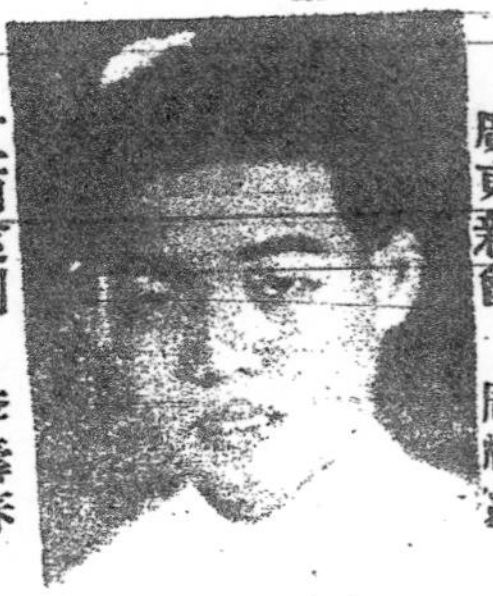
廣東新會 周耀震

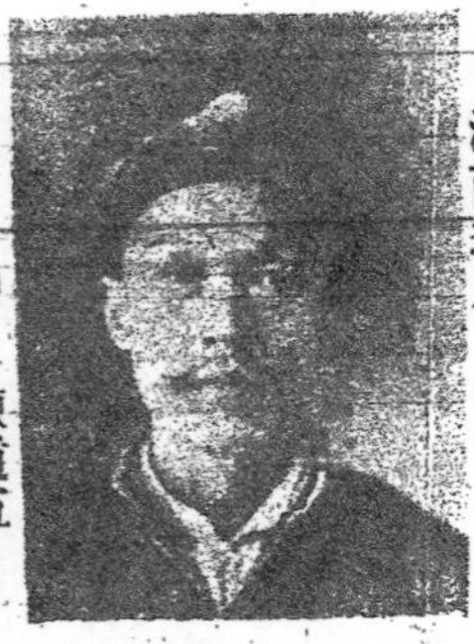
江西遂川 李壽春

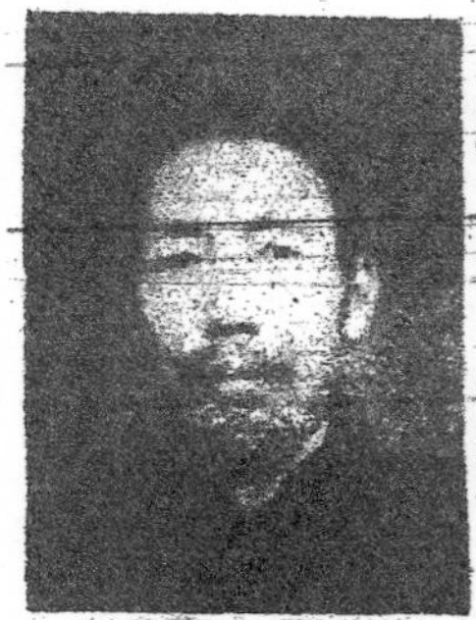
廣東 陳道五

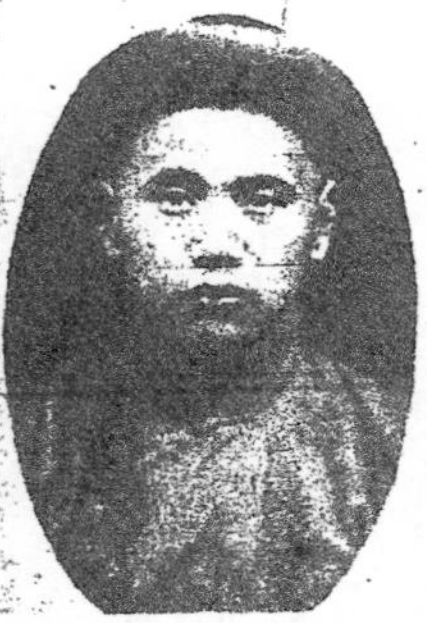
江蘇東台 徐鶴仙

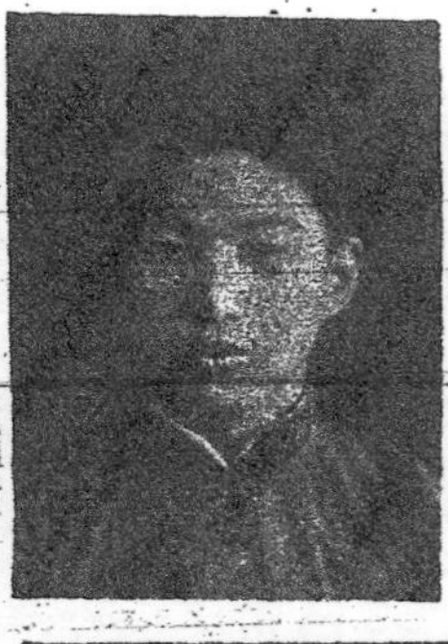
江蘇 張圭白

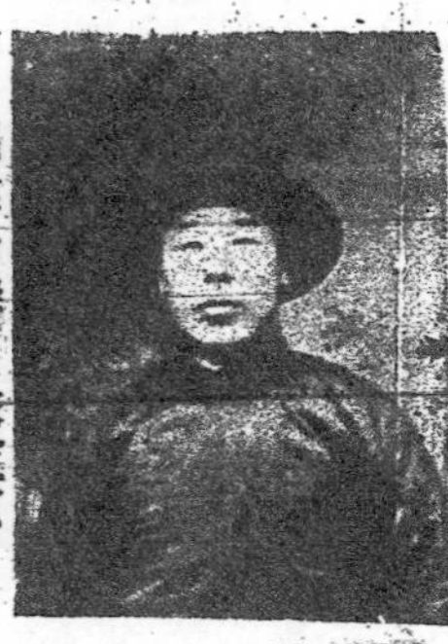
河北南宮 李國璧

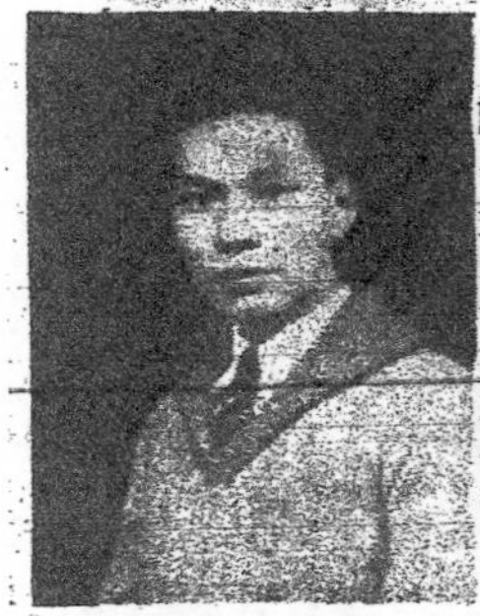
福建長樂 李天惠

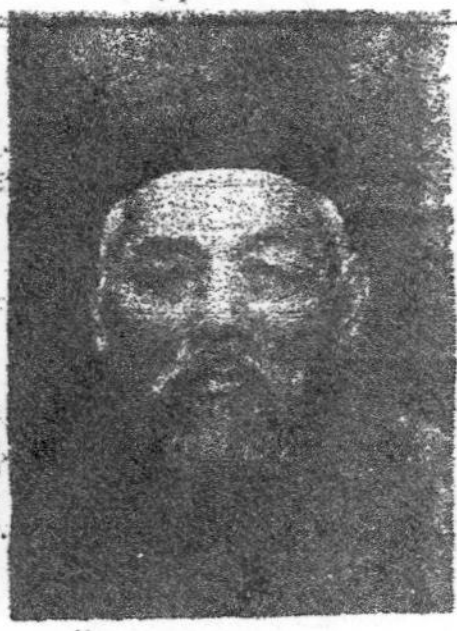
福建長樂 林夢麟

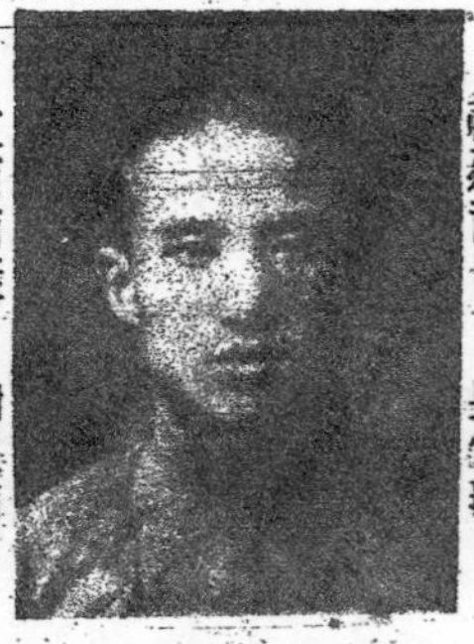
福建莆田 吳錦瑄

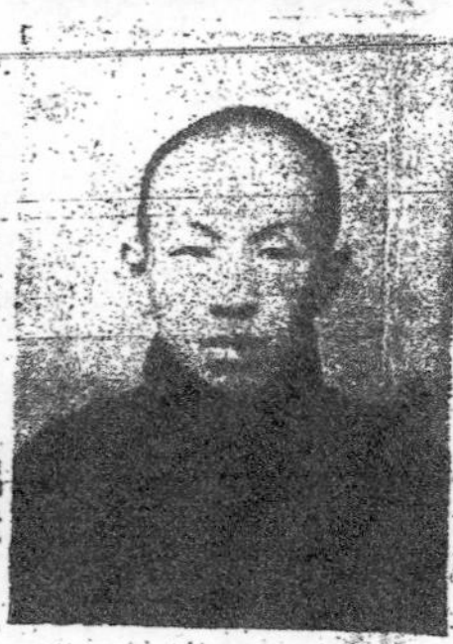
江西南康 謝朝洵

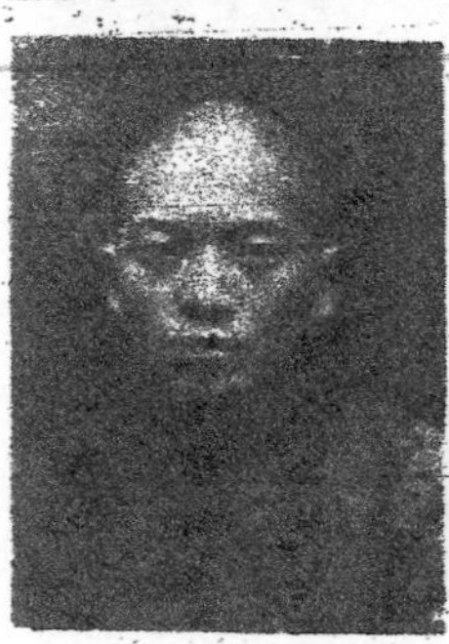
湖北宜都 向錦璋

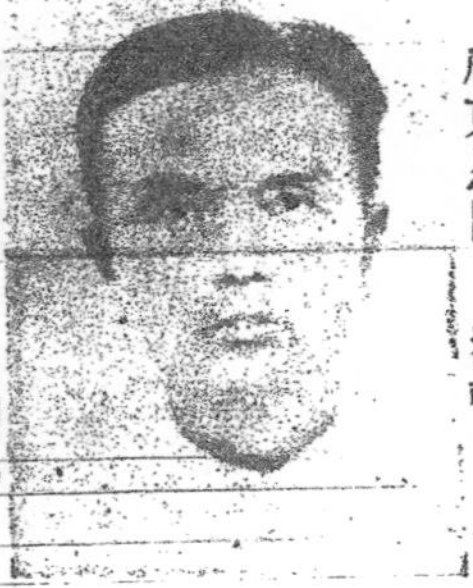
廣東惠陽 潘輔臣

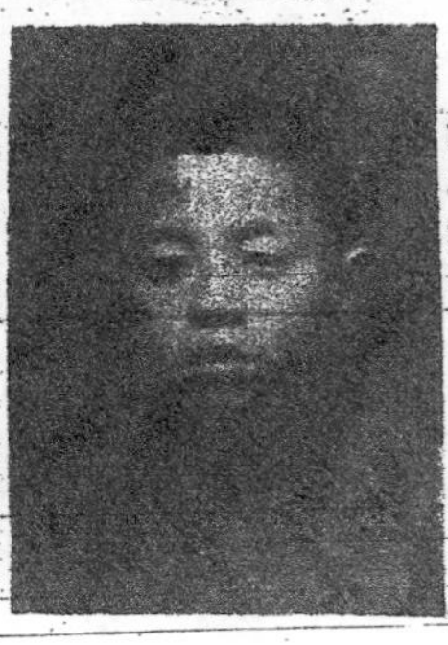
湖北宜都 胡尚勳

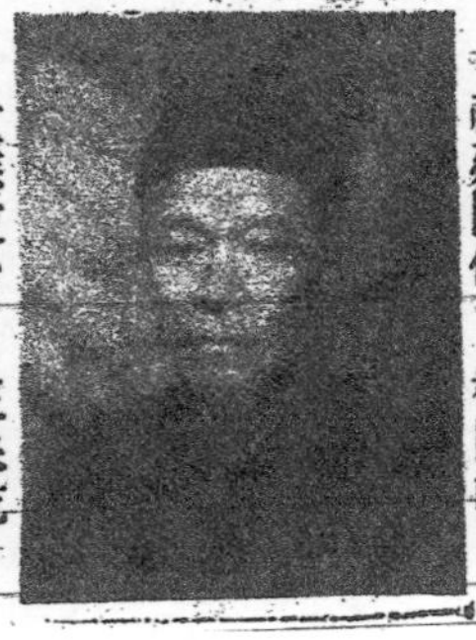
福建閩侯 林國祥

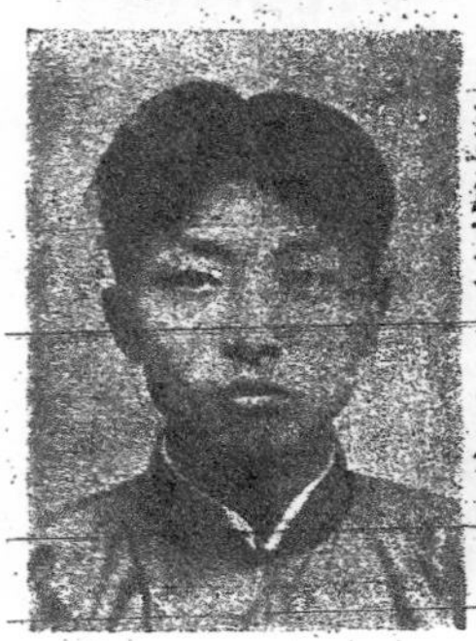
江蘇東台 王象乾

恭賀新禧並祝進步

本社全體同人鞠躬
本社全體分社同人鞠躬
本社全體新聞記者鞠躬
中醫科學書局同人鞠躬

本社緊要啓事

本社成立。業經半載有餘，刊物已出七期，荷蒙海內外同道，紛紛贊助，或組分社，或轉輾介紹，使本刊日臻發展，維護醫藥事業，良深欽佩，茲者本年份行將告終，二十六年轉瞬卽屆，同人等當本一貫宗旨，振作精神，努力做去，尚望各地熱心賢達，及本社各分社社長各記者同志，仍前努力，協助本社，俾完成改進醫藥之任務，無任企幸。

社長 謝利恆　藥學主任 朱松
副社長 方公溥　編輯主任 蔣文芳
龔醒齋　編輯 沈石頑
章鶴年
總務主任 徐愷　倪維德
醫學主任 盛心如　宣傳主任 徐公魯

獎勵分社社長啓事

暹羅姚自南，江蘇淮安朱映淮，四川宜賓馮劾先，瀘縣顏潤民，瀘縣太平鎮崔維周，福建浦城王德敷，安徽涇縣椰橋河夏調壆，福建莆田吳培初，汕頭大麻蔡維孝諸先生，熱心醫事，贊同本社宗旨，組織分社，業經成立，除已發聘書外，特依社務會決議，登刊獎勵，以表謝悃，並盼諸位同道，仍各繼續努力，源源介紹社員讀者，庶幾同志愈多，則力量亦愈大，對於改進發揚醫藥，亦更易收効，謹佈愚忱，尚希垂察。此啓。

總務主任　徐愷

獎勵蕭養然祝賀三彭子信諸先生啓事

蕭養然，祝賀三，彭子信諸位先生，協助組織分社辦事，異常努力，熱心醫藥事業，良堪欽佩，用特登刊獎勵，以表鳴謝，尚祈諸同志，繼續爲各該分社，竭力策劃，以求發展，毋任企幸。此啓。

總務主任　徐愷

獎勵熱心社員讀者啓事

河北南宮張還卿，閻毓靈，江西大庾陳靜懷，山東博興高瑞南，馬廠邢錫波諸位先生，均各爲本社介紹社員讀者多名，熱心醫藥事業，良深欽佩，特依社務會決議登刊獎勵，以示感謝，尚希諸位仍前努力，源源介紹，尤所企禱。此啓。

總務主任　徐愷

獎勵陳靜懷先生銀盾一座啓事

江西大庾陳靜懷先生，最近介紹社員讀者十餘名，完全不受佣金，其熱心維護醫藥事業，殊屬罕有，特贈大號銀盾一座，以表敬謝，尚請賡續努力，源源介紹，尤爲感禱，此啓。

總務主任　徐愷

本社定期發記者證章啓事

茲啓者，本社新聞記者證章，正在趕製，即將完成，定於民國二十六年一月五日發郵，所有未繳費之記者同志，望即日繳費，以便照發證章，至希　查照爲荷。

編輯主任　蔣文芳

中醫科學書局緊要啓事

(一)本局代售醫界著作家書籍，定于總結束期前五日（即陰曆年底前五日）將售款一律結清，分別交郵匯奉，即請查照為荷

(二)嗣後如有委託本局代售醫藥書籍，原委託人得自擬簡短廣告，將書中要點指出，（但文長不得過一百字）俾在中醫科學月刊披露，便於求者選購，至希公鑒

最有系統最有精粹

國醫讀本

本書內容。共分八種。第一種中醫系統學。第二種內經讀本。第三種難經讀本。第四種傷寒讀本。第五種金匱讀本。第六種飲片新參。第七種本草經新註，第八種分類方劑。新舊合參。每種皆有特到之處。全部原價十二元。玆發售特價。精裝本八元。平裝本六元。零售亦照原價八折。為最合經濟條件之醫書。得此一書。學驗可以日新。終身用之不盡。凡例附讀法。函索者附郵一分。

發行處杭州東坡路湖濱七弄三號王一仁醫寓

經售處上海愛而近路中醫科學書局

婦科心得集成

發行預約

邱治中編

介紹

秦伯未　張贊臣
謝利恆　盛心如
唐吉父　許半龍

「婦科心得集成」為邱治中積年餘之心血，採取各地名醫之心得集成內容頗多精采之作，極有價值，是書業由秦伯未唐吉父兩位先生審定，足供實用參考之需，尚希好學諸同志，踴躍預定，局勝企幸。

定　價：全書一厚冊大洋壹元（寄費另加）

預約特價：大洋六角本刊讀者特別優待連寄費大洋六角

出版期念六年一月底　預約截止期展期至十六年一月底

發行處：上海北京路八〇弄十三號　家庭醫藥出版社　預約處　中醫科學書局

國醫砥柱月刊社徵求基本定戶五千份

本刊原定價全年一元一毛半年六毛今為紀念本刊創刊偉大精神起見凡于民國二十五年以前預定者特優待定戶半年五毛全年八毛（以上國內郵費在內國外另加）希海內愛護研究醫藥者從速預定良機勿失

本刊內容

特載　評論　長篇專著　醫學言論　藥物
方劑　針灸研究　經驗實錄　討論　評作
名醫驗案　衛生常識　驗方集錦　醫林文苑　筆記
讀者園地　緊要新聞　小言論　來件

特色　全國當代名醫撰稿　材料豐富　學說新穎　編排醒目　印刷精美

總發行所：北平西城北溝沿川十號國醫砥柱月刊社

注意：匯款請註明：「北平西四郵局」字樣以免延誤

所胃秦病病患眾而醫者無由教亦甚
頑愛醫藥社之心愛丹純粹采而思
集施無麻醉成分而能於五分鐘內
建立奇功凡病家之必有之藥此心明
其為紹介
廿五年九月二日　秦伯未[illegible]

每包售洋二角
批發另有折扣

代經銷處　中醫科學書局

經方實驗錄

曹穎甫題

名貴之書　速即預約

遠道不及　展限半月

預約簡章

（一）本書第一集自即日起發行預約，至民國二十六年一月十五日截止，外埠以郵印爲憑，預定一月底出書（二）本集每部實價國幣二元，預約每部一元四角，郵票代款以九五折計，限五分一分者，須蠟紙包好（三）另加掛號寄費，本國境內（除蒙古新疆）及台灣朝鮮日本每部一角五分半，蒙古新疆及國外八角半，香港澳門六角三分，悉照上海法幣計算（四）匯款務請註明由上海書錦路郵局領取，交上海城內果育堂街一四四號姜佐景醫廬收。

欲索閱本書樣本者，爲便利計，可將下面附單剪下，填上尊址台銜，用開口信封，貼郵花一分寄下，當即寄呈樣本一冊不誤，如來函附有其他　致言者，請加貼足郵爲荷。

逕啓者：請即　寄下經方實驗錄樣本一冊爲盼此致

姜佐景醫廬（上海城內果育堂街一四四號）

啓　月　日

（詳細地址）

（科）

本書讀者評語之一斑其二

▲姜白鷗先生自金山來函云「拜讀拙巢大師醫案恆令人攸然神往而恨不能一覩芝顏得列門牆爲幸……大論之與大著不啻鎖之與鑰也」　▲陳澤東先生自天津來函云「貴師曹穎甫先生大作甚高佩服之至」　▲熊世琳先生自南昌來函云「發微二書以至犀利之筆達至幽隱之理讀之有幷剪哀梨之爽誠足使人歎羨于無已也……經方實驗錄如有餘冊希貺我全份以開茅塞」　▲呂圖南先生自廣州來函云「嘗讀先生驗案及穎甫先生之發微醫論宏深發前人之所未發」　▲黃申如先生自福州來函云「聞貴籍出版不勝欣喜夫經方爲諸方之祖並于案後作按尤爲難得」　▲柳劍冰先生自如皋來函云「閱經方實驗錄桂枝湯證及道長偉論足使後學欣羨無已家師黃星樓先生亦極贊揚大著能闡發仲聖精義使後之學者能信用古方有功醫林實非淺鮮後學亟欲窺其全豹」　▲王聘賢先生自貴陽來函云「曹師二書發古人所未發昌明仲聖心法不勝級服茲承先生收集曹師醫案嘉惠醫林」　▲林竹亭先生自山東文登來函云「各醫誌載有盛譽多日各地渴望出版之貴錄」　▲張照鱗先生自山西平遙來函云「鄙人對經方主張尤力希望貴錄以便利經濟爲主旨」　▲丁濟頻先生自奉賢來函云「曹老先生醫案前曾于舍表妹曹三省處抄得王慎軒先生當時侍診所錄各案讀之更曉經方效驗之神且嚮往曹先生無限也茲聞閣下加按詮釋俾同嗜者得窺全豹無任欣幸式樣宜保存古色古香」　▲王學海先生自廣州來函云「每閱曹公經方大著茅塞頓開獲益良多　▲劉俊英先生自廣東興甯來函云「年來遍觀各誌多見先生之創作相信可爲拙老之亞」　（佐景謹按疊奉讀者諸公惠教先後數百通率多良箴碩畫益見關懷熱情茲特披露一二如上餘容續佈第感愧之餘將不知報答之何從耳）

中醫科學第一卷第七期目錄

藥學研究

非常時期的醫學研究

大衆醫學

專載

生理研究

病理研究

學術討論

和漢醫藥學研究

日本漢醫新聞

醫藥調查

尚有國內外醫藥新聞，研究資料，讀者園地數十則，因篇幅所限，目錄從略。

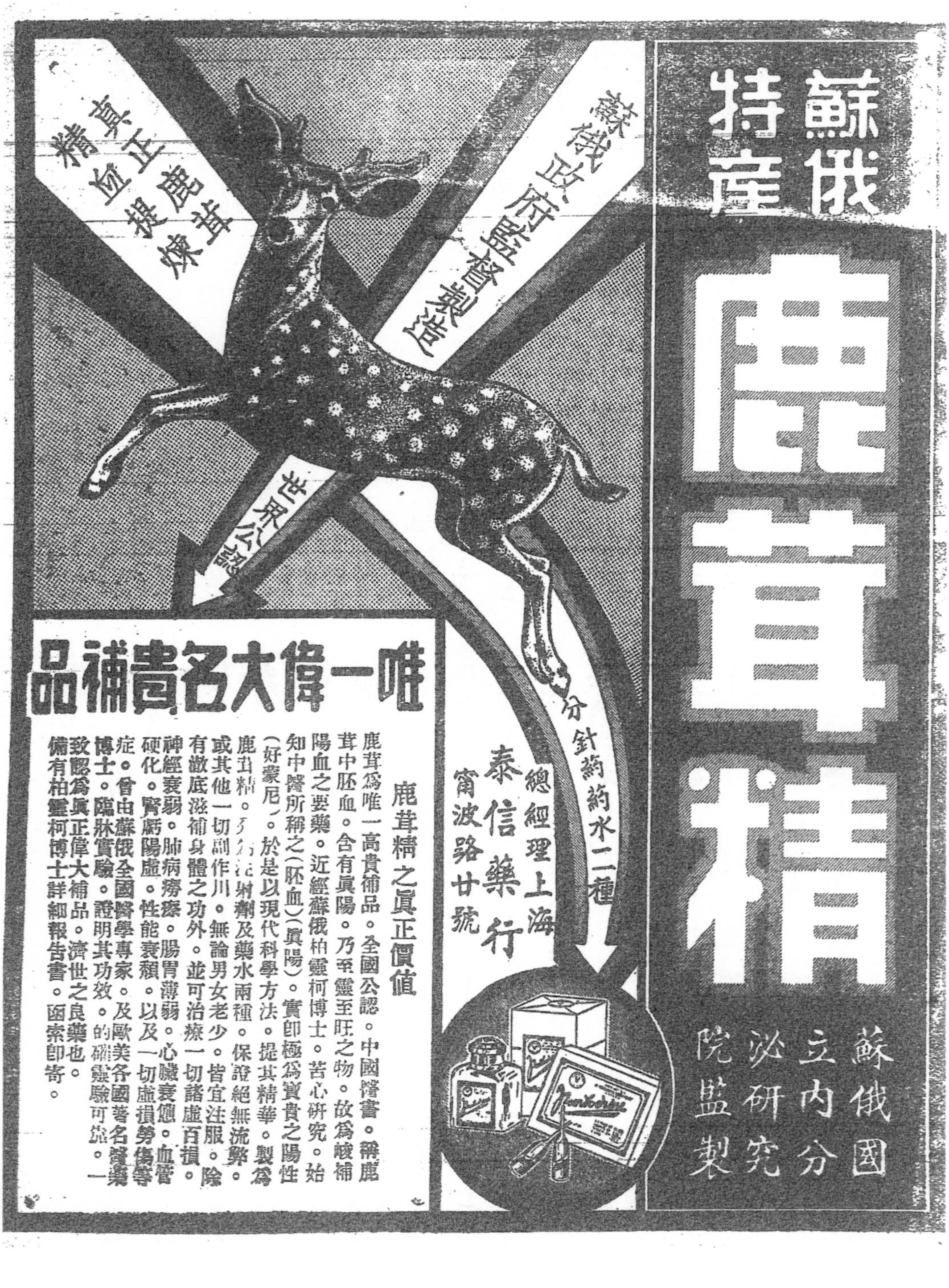
蘇俄特產
鹿茸精
蘇俄政府監督製造
眞正鹿茸
精血提煉
世界公認
唯一偉大名貴補品
鹿茸精之眞正價値
鹿茸爲唯一高貴補品。全國公認。中國醫書。稱鹿茸中胚血。含有眞陽。乃至靈至旺之物。故爲峻補陽血之要藥。近經蘇俄柏靈柯博士。苦心研究。始知中醫所稱之(胚血)(眞陽)。實卽極爲寶貴之陽性(好豪尼)。於是以現代科學方法。提其精華。製爲鹿茸精。分爲注射劑及藥水兩種。保證絕無流弊。或其他一切副作用。無論男女老少。皆宜注服。除有澈底滋補身體之功外。並可治療一切諸虛百損。神經衰弱。肺病癆瘵。腸胃薄弱。心臟衰憊。血管硬化。腎虧陽虛。性能衰頹。以及一切虛損勞傷等症。曾由蘇俄全國醫學專家。及歐美各國著名醫藥博士。臨牀實驗。證明其功效。的確靈驗可靠。一致認爲眞正偉大補品。濟世之良藥也。
備有柏靈柯博士詳細報告書。函索卽寄。
分針藥水二種
總經理上海
泰信藥行
甯波路廿號
蘇俄國立內分泌研究院監製

緊要新聞

上海市國醫公會舉行會員大會

發起全國醫聯會
決組戰地救傷隊

上海市國醫公會於十二月二十日下午二時，假座虞洽卿路甯波同鄉會舉行第七屆會員大會，到有會員謝利恆，包天白，丁仲英，陳存仁，郭柏良，顧渭川，朱鶴皋，范仲道，嚴蒼山，丁濟萬等七百二十餘人，市黨部代表周復農，衛生局代表陶濟安，社會局代表王福堃出席指導，並由徐重道國藥號在場贈送參燕百補藥及日曆等，茲誌各情如下：

開會情形

主席團除已推定謝利恆，郭柏良，顧渭川，夏理彬，朱鶴皋五人外，並臨時推選丁濟萬沈仲芳二人爲主席團，由嚴蒼山紀錄，包天白司儀，行禮如儀後，即由主席謝利恆致開會詞，略謂『今天是本會第七屆會員大會，承蒙黨政機關派員指導，本會非常榮幸，本席敬代表全體會員表示十分感謝，本會自民國十八年成立，到今已有七年歷史，向抱大公無私之精神處理，會務因之蒸蒸日上，但願各會員大家繼續努力，放棄私見，當此國難嚴重時期，更應求進一步之努力，使本會前途更光明而更發達云云，後由黨政機關代表致訓詞，及本社代表徐公魯，國醫分館龔醒齋，神州國醫學會徐相任，中華國醫學會陸士諤，上海國醫學會周召南等演說（詞長從略），

議決各案

繼即討論提案，

（三）組織國醫捐助援綏運動會，電慰前方將士案，議決通過，（四）組設國醫救護隊案，議決通過，（五）舉辦國醫戰地救傷隊案，議決通過，（六）聯合全國各國醫團體力爭實行中西醫平等待遇案，議決通過，（七）呈請行政院力爭國醫加入教育系統，得設專科大學，已辦各學院得立案備案以符條例案，議決通過，（八）由本會發起組設「全國國醫聯合會」案議決通過，（九）聯合各團體統一藥名案，議決通過，（十）統一丸散膏丹之標準案，議決通過，（十一）通告藥業除丸散外，（須有正式國醫簽章之處方，始得配給藥劑案，議決通過，（十二）會員爲病家處方，須留底按月送本會擇尤刊登月刊，以便互相觀摩研究案，議決通過，（十三）力爭國醫用藥自由，反對當局不准國醫兼用西藥案，議決通過，（十四）呈請政府制止西醫干涉國醫自由用藥言論案，議決通過，（十五）取締國醫濫用西藥案

，議決通過，(十七)請市衛生局迅辦本屆登記案，議決通過，(十八)要求市政府設立上海市國醫院案，議決通過，(十九)請減輕入會常年各費，以輕會員担負，並擴大徵求新會員，節省支出，平衡概算案，議決交下屆執監會辦理，(二十)修改會章第三十一條，增減會費案，議決通過，(廿一)大會議決案件無論大小應請新委員負責執行案，議決通過，(廿二)編中醫年鑑案，議決通過，(廿三)繼續編印月報或文獻案，議決通過，(廿四)宣傳會章增收會員案，議決通過，(廿五)本會會所應遷適中地點案，議決通過，(廿六)禁止國醫在無線電之誇大廣告案，議決通過，(廿七)由會發起共同刊登新申各報廣告案，議決通過。

尚有(一)反對衛生署授權地方政府審查登記國醫案，(二)大會應略備茶點，以便出席會員案，(三)本會會員倘入中國國醫學院肄業時，應免試插班案，均未通過云。(本市特訊)

立法院會議

對衛生署設副署長未通過

——並有劇烈爭辯——

(南京通訊)　立法院於十二月四日會議，出席委員六十九人，主席孫科，討論，(一)略(二)本院法制委會報告審查修正衛生署組織法案，決議修正通過，(三)本院法制委會報告審查修正中醫條例，決議修正通過。又修正衛生署組織條例，第七第十一兩條，關於中醫醫政掌理問題，委員間顯分兩派，一派主張於第七條衛生署設署長一人，特任，綜理全署事務，監督所屬職員及各機關之原條文下，增加副署長一人，簡任，協助署長處理署務等字樣，以便將副署長一席，畀之中醫，使其掌理中醫部份行政，倡此說者爲彭養光，附議者有呂志伊，劉通等，所持理由，不外(一)西醫全國祇有三千餘人，以人口與醫生作比例，不敷甚鉅，(二)合格西醫均集中於大都市，窮鄉僻壤，病人仍待中醫診治，(三)中醫在中國有數千年歷史，確有自存之道，(四)管理中醫，應有了解中醫學術專家主持其事，(五)科學在目前尚不足解決人生一切問題，西醫對很多病症亦多束手，蓋合精氣神而成人體，自非方程式所能計算，一派主持原案，倡此議者有楊公達，梁寒操等，附議者有胡民煊，簡文，陳顧遠，陳長衛，樓桐蓀等多人，所持理由，歸納爲(一)原文爲中政會制定原則，擅加員額，查無前例，卽使事實上有此需要，亦當由主管機關另案呈政院及中政會審核，(二)醫道無中西之分，惟有科學與不科學，本院同人身爲知識分子，應以二十世紀現代人自況，不可問步自封，不求進步，(三)中醫卽有可採取處，亦應再經科學整理，(四)增副署長畀中醫，祇可謂爲政治上爭執調和，不能達到學理上中西醫溝通實效，經長時間之爭辯後，院長宣告辯論終結，乃以彭養光等修正案付表決，結果舉手贊成者九人，居出席六十九人少數，否決，仍維持原

本社暹羅分社第一次徵求社員攝影

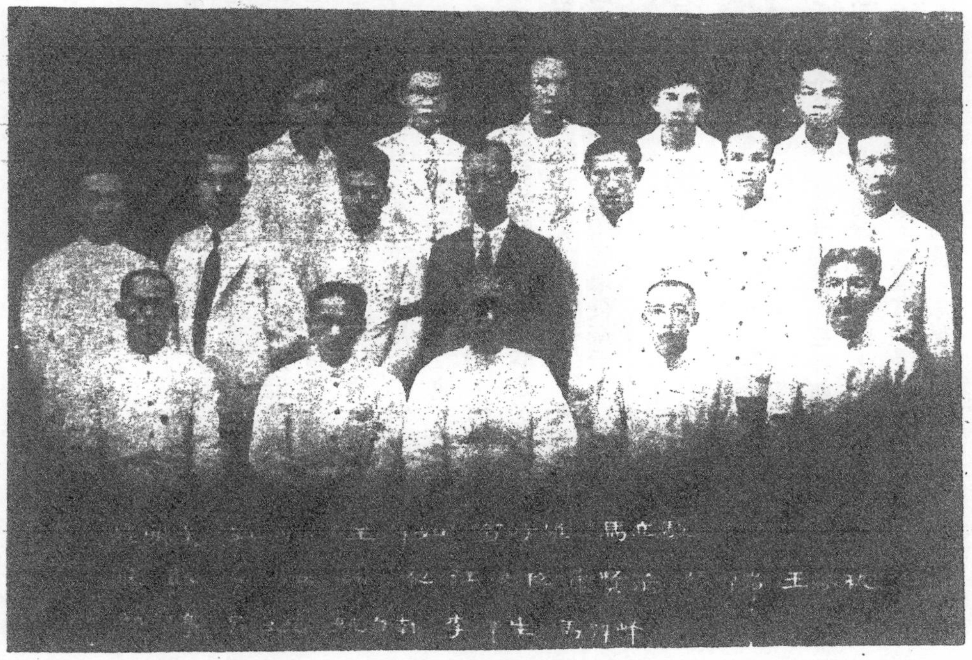

案，又討論至第十一條衛生署置中醫管理委員會，掌理關於中醫醫政事務，前項委員會設主任委員一人，委員五人至九人，由衛生署就富有中醫學識者聘任之，上述兩派，又起激辯，彭等主在委員下加簡任二字，謂足增高權力，取得將來辦事上順利，呂志伊，蕭淑宇等附議，並謂委員若聘任，則可有可無，何足重視，且於歷來行政體系不符，陳長衛，衛挺生等紛紛反對，謂此舉大可不必，並主進一步將關於中醫醫政事務八字刪除，謂第五條醫政科主管各項之規定，已足援引，不必再來此一套，討論至此，院長當即親擬一新修正案，衛生署中醫委員會，管理中醫事務，第二項照舊，當獲無異議通過，二讀完畢，並省略三讀手續通過。又修正中醫條例第一第二第四條文如次，第一條在考試院舉行中醫考試以前，凡年滿二十五歲具有左列資格之一者，經衛生署中醫委員會審查合格給予證書後，得執行中醫業務，(一)曾經中央或省市政府中醫考試或甄別合格，得有證書者，(二)曾經中央或省市政府發給行醫執照者，(三)在中醫學校畢業得有證書者，(四)曾執行中醫業務五年以上者，前項審查給證，暫由衛生署授權地方政府辦理，其規則由衛生署定之，第二條，凡現在執行業務之中醫，未經審查前，得暫行繼續執行業務，第四條中醫非親自診察，不得施行治療開給方劑，或交付診斷書，非親自檢驗屍體，不得交付死亡診斷書或死產證明書，前項死亡診斷書及死產證明書之程式，由衛生署定之云。

平醫大教授發見
遠古人骨
五十萬年前之物

（東京）學名「希南脫洛巴斯貝克人」者為一九二九年在北平附近所發見歐洲最古之奈柴寧特人骨，與四十年前在爪哇所發見之所謂爪哇人，同為世界最古之人骨，然上月中旬北平醫大教授華鼎彝，亦在北平東方燕郊店發見類同之人骨，致為考古學界所注目，其新發見為頭蓋骨四個，頭蓋骨之短片下顎骨片十二個，齒牙約百枚等，大人屍體二具之骨類，與一九二九年所發見者殆在同一之地點，相距僅約一丈深埋土中，而此類人骨斷為五十萬年前者，或謂當時食人種因為避免疾疫，遂藏隱洞窟云，平醫大獲此發見，大受刺戟，今後將獲得美國煤油大王之應援後，繼續從事發掘云。（二十四日）

各地中醫界
援綏運動彙訊

江蘇 太倉縣中醫界盛養真，包斗如，唐濟生，錢紹偉，彭馭六，謝德潤，陶笑霞，金仰山，錢　寅，方　賢等十餘人，鑒於綏東風雲日緊，戰事有瀰漫之勢，特加入該縣救護隊研究防毒防空擔架等知識，俾參加救護工作云（太倉通訊）

江蘇 無錫中醫研究社第一分社。於十一月廿八日下午二時在周新鎮開第三次常會，出席陳鼎昌錢志遠華公西等十七人，由陳分社長主席，許錫彥記錄，議決要案多項，繼即陳分社長發起，謂綏東風雲緊急，將士浴血抗敵，同仁等應作一日貢獻，聊表愛國之忱，出席社員一致贊同，慷慨解囊，計陳鼎昌，華公西，錢志遠，邵子良，許錫彥，惠蘊明，惠鳴時，馬協仁，陳大中，虞丹馨，鄒玉振，周則愈，莫壯英，顧漢澄，單念祖，戴雄甫，以上各一元，陸星亮五角，由陳分社長彙繳總社，匯送戰區云。（無錫通訊）

熱心為本社宣傳之四川宜賓
蕭養然先生

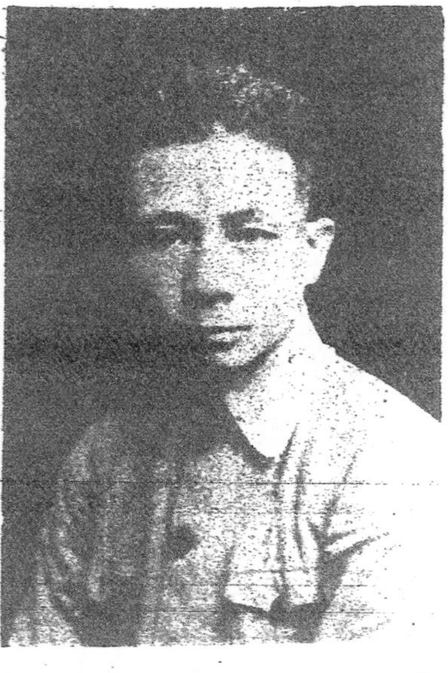

浙江 杭州國醫界，對於捐款慰勞綏遠剿匪將士，團體捐助者有之，私人捐助者有之，以團體名義電各地呼應者亦有之，可見愛國之忱云（杭市通訊）

湖南 此次某方策動滿蒙偽匪長驅寇邊，我守士將領，為民族求生存，揮戈痛勦，奮勇當先，轉戰冰天雪窖之中，支撐血肉橫飛之際，悲懷激越，義薄雲天，湖南國醫專校全體學生。爰自動絕食一日，將所節餐費，匯寄前方，該校全體教職員，亦各以一日所得，彙集匯往云。（長沙通訊）

福州　福州中醫專門學校，教職員生，因鑒綏戰爆發，前方將士，誓死守土，在冰天雪地中，浴血苦戰，此種精神，堪為國人所欽佩，特於十一月二十日起節食，以其所餘之款，（約百數十員）匯往前方，以資鼓勵，並去電慰勞，內有「不能躬赴彊場救護，抱憾良深」等語，可見該校員生愛國熱忱云。（福州通訊）

北平　綏東戰事緊張，募捐援助之聲，震動全國，蓋此以表民心也，北平國醫學院同學會等，有鑒於此，特發起募捐援綏會，並另組救護隊，將於最短期間內至前方工作，聞其所募之款，約計百元許，該隊已於十二月七號正式開班，至於他課現暫停止，以便速成云。（駐平記者通訊）

福建　福建福清中西醫師為慰勞綏東前敵將士起見，於十一月廿六日下午三時，假融吏藥房開中西醫師聯席會議，出席者林子衡，鄭永棪，楊昌來，鄭潤佑，柯一亭，鄭宗漢，俞絅吾，林克通，陳份平，謝建安，俞慎初，張其壽，郭心恆，郭少雲，楊晦生，吳悟帆等卅餘人，主席鄭潤佑，紀錄俞慎初，行禮如儀，主席報告，略謂今天我們中西醫師集在一起，是因為最近綏東形勢緊張，綏遠傳主席誓死抗敵，在冰天雪地中，為國守士，簡直是為我們四萬萬同胞謀生存，為我疆土謀完整，我們也應當盡國民天職，要想到國存則存，國亡則亡的念頭，來給他有力的援助，這就是我們中西醫師援綏勸募委員會主要的意義，至於怎樣組織怎樣勸募，請大家共同討論，討論事項，（一）名稱議決定名為福建福清中西醫並聯合會援綏勸募委員會，（二）勸募員如何推出案，議決推鄭宗漢，鄭潤佑，楊昌來，林子衡，俞慎初等五人，為該會職員，至於勸募員由到會醫師全數充之，（三）慰勞通電，議決電文由林子衡楊昌來負責起稿，五時議畢，先由到會醫師全部認捐，認捐後即出勸募，至晚八時始散云。

（福清通訊）

本社福建閩江分社社長

穆迪民近影

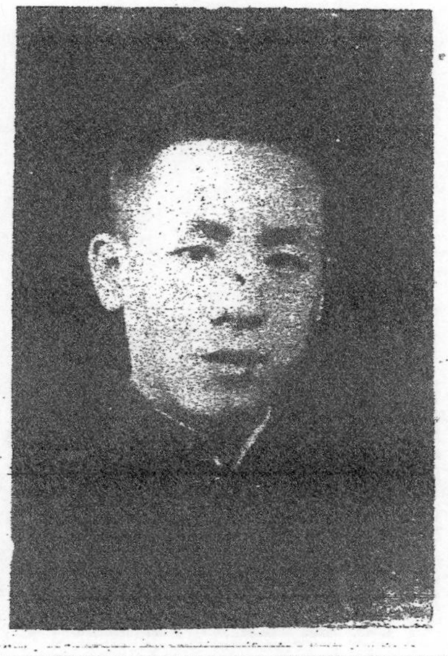

福建　晉江中醫公會青陽區分會，會員二十餘人，熱心愛國，此次自動捐助慰勞綏邊之前敵將士，七十餘元云。

（泉州通訊）

中国近现代中医药期刊续编·第一辑

如皋中醫公會會員大會誌詳

決定要案

力爭領照須由內部發給
請衛生署設中醫主管司
通知全體會員捐欵援綏

並已選出下屆執監委員

（如皋通訊）本縣中醫公會於十二月三日下午二時假座育德所，舉行第五屆會員大會，並改選職員，茲將大會情形，分誌如下，斯日出席會員三百四十五人，縣黨部派儲受六代表指導，縣政府派高松岳代表監督，新聞記者有皋鳴報嚴笑鳩民報哈蔭宗，屆時振鈴開會。公推陳愛棠爲臨時主席，速記嚴禹門田振聲，司儀芮揚武，行禮如儀後，主席報告，今天是敝會開第五屆常年大會的一天。承蒙黨政機關委員，以及各地來賓，諸位同志，蒞臨指導，這是敝會的非常榮幸，愛棠代表本會十二分感謝，本會過去情形，也不必愛棠細說，僅就本屆所有的工作，報告一下，第一點就是中醫登記領照問題，這項工作，乃是江蘇省暫行管理的規則，登記的會員，計有三百多人，但是領照的只有一百三十五人，內中有少數的因證明文件不足，有多數的因調查手續延遲，未及由縣轉報，這是本會絕大的遺憾，愛棠對於此事，也是非常抱歉的，第二點就是國民政府公佈的中醫條例，查該項條例，早於民國二十二年十二月十五日，由立法院通過，因爲受了種種阻力，未能實現，直到今年一月二十二日，方才由　蔣行政院長正式公佈，使我們中醫得到法律上的保障，與西醫同受平等的待遇，這是值得我們全國醫界同志，最慶幸的一回事，第三點就是出席中央國醫館，本會推派愛棠和李君慰農一同晉京，承蒙焦館長指導我們一切的一切，使我們全國醫團同上軌道，焦館長維護中醫的熱忱，實在令人欽佩。同時由列席各公會代表，在京合組全國中醫公會總聯合會，增加團結力量，這也是中醫前途很好的現象，第四點就是國民大會代表選舉的問題，本會屬於自由職業團體，全國醫藥師共推舉八人，初選手續早已辦好，後來因爲國事的關係，複選已經緩期了，第五點就是今年秋季本縣東四區瘟疫流行，本會組織巡迴診療隊，計分七組出發，巡迴診療約有三個星期

本社河北南宮分社社長

任翔青近影

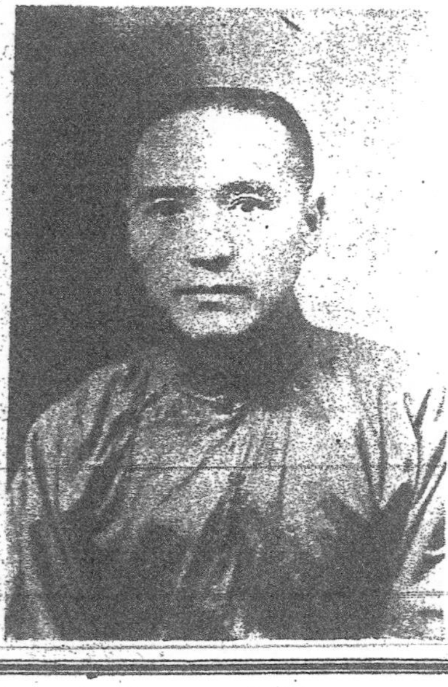

，診療的病人，倒有數千人之多，並蒙第六區治疫委員會贈送「仁心仁術」匾額一方，這也時本會很偉大的一個紀念，第六點就是最近衛生署公佈中醫審查規則，從今年一月間中醫條例頒布以後，到現在已有好多時了，才奉到審查規則，但是規則中還有幾點疑義，須靜候明令的解釋，所以目下未曾履行登記的手續，就是這個原故，其他如發行月刊及參加種種運動，也不必細述，但是還有一點，今天是本會改選職員的時期，請諸位同志須要注重下屆人選問題，愛棠濫竽本會，先後已十有五年個人覺得對於會務毫無一點建樹，心中非常慚愧的，今後願以會員的資格，來從事會務，不敢再貽尸位之譏了，很希望諸同志愛護我，原諒我，另行推舉精明強幹的同志來主持本會會務，那麼愛棠就感激不盡了，繼由指導委員儲受六致詞，略謂，貴會過去成績甚佳，毋庸贅述，但是不能已於言者，各位醫生，應本濟世天職，注重道德，切不可斤斤於診金之多寡，不問病症之輕重，顯分畛域，今秋東鄉發生惡性瘧疾，一般投機份子，一知半解，草菅人命，罔不問病者稟賦若何，膏粱藜藿，一律看待，又有迷信所傳丹方，寒熱溫涼，概投妄服，因而遺誤者，指不勝屈，希望諸位，嗣後注意改進，是則鄙人所馨香以禱也，後由縣府監督委員高松岳致詞，略謂，本縣集中人口達一百五十萬之多，健康使命，負在到場各位身上，現在雖屬西醫昌明但中醫在歷史上有四千多年之悠久，自有真理存在，不過習醫者多將封股之心，變爲糊口之計，以致難臻上乘，希望諸位，中西合參取長捨短，打成一片，對症下藥，自成國手，最近中央提倡中醫，實亦爲四千年來之國粹，不可湮沒，願各位勉旃，最後由會計員鄭雲溥報告上屆帳略，（上欠）六十五元九角四分一厘（收入）三百七十五元八角九分（支出）四百七十八元二角二分七厘，收支兩抵外，仍透支一百零二元三角三分七厘，繼則討論提案一、豐利分會請議取締仙方堂案，決議，由本會呈請縣政府，令飭各區嚴厲取締，以重人命，二、請議災區疫死棺柩，函知公安局嚴限速埋，以重公共衛生案，決議，照案通過，三、馬塘分會請議，廣東梅縣中醫公會爲中醫領照，須由內政部或衛生署發給，通電全國醫團力爭，以期待遇平等案，決議，依據中醫條例，擬電力爭，以爲後盾，四、請議，呈請中央國醫館轉函衛生署，增設中醫主管司，以重職守案，決議，照案通過，五、請議本縣未入會之中醫，宜如何勸導入會案，決議，由各區已入會之會員，分別就近勸導，六、請議，走方郎中，貽誤人命，時有所聞，宜如何取締案，決議，由本會函請公安機關隨時取締，七、會員宋永祥等請議，會員證書，似宜粘貼半身相片，以昭愼重案，決議，照案通過，八、請議，按月公布本會收

四川江津熱心醫事之
女國醫聶榮秀近影

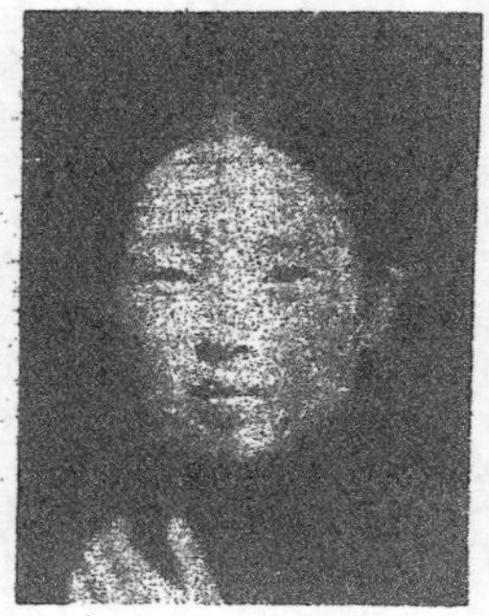

（詳情見上期本刊新聞）

支賬略案，決議，按月在皋鳴報公佈收支，以昭大信，九、請議，本會宜製發證章，以便會員佩帶，而資識別案，決議，照案通過，十、會員孫効成請議，自製痧病散，爲治諸風特效藥品，推廣試用，以示提倡案，決議，通知請議人，將發明藥品送會交研究股辦理，十一、會員童光甫臨時動議，本邑各機關團體對於綏遠守土將士，均有集資慰勞之舉，本會應如何表示案，決議，由各會員自由捐助以大洋二角爲起點，送會彙繳，議畢由會員演說，會員周筱齋略謂，中醫在過去法律上，毫無保障，經條例公布後，始得取相當地位，規定管理隸屬內政部，現今報載，又屬衛生署，復由地方政府辦理，又在國選時，自由職業團體，規定醫藥師八人，經解釋中西混合選擧，但取得初選資格，中醫限常委，而西醫執委，均有推選權，顯不平等，又中醫校未能加入教育系統，則審查規則，雖有學校畢業一項，資格從何取得，希望各位特別注意。會員姚志清演說，略謂，本會應努力會務，値國難當頭，應做國防建設，即積極準備，如儲外科金瘡藥品之類，會員芮揚武演說，略謂，會員向於地方災疫，恆多膜視，旅外人士，倘關懷桑梓，言之滋慚，希望本會多做公益事宜，演說畢即由主席答詞從略，開始選擧時由陳愛棠主席唱名散票計三百四十五人，開票時由儲委員指導，高委員監督，冒正淸等唱票，王保之監票，陳君豪田振聲等書票，開票結果監委得票最多爲方乾九七，王保之六十，尹政卿五五，趙海周五〇，陳愛棠四三，黃星樓三八，徐鹿苹三七，冒正淸二八，次多數爲劉式林二一，陸子音二一，鄒雲溥一九，楊宜齋十二，闞遜卿十二，吳慕陶十一，執委得票最多爲陳愛棠一二四，黃星樓一一五，冒正卿一〇六，鄒雲溥九二，陸子音八一，吳慕陶七八，盧震春七六，嚴昌庭六〇，芮揚武五八，李殿卿五六，闞遜卿五二，李慰農五二，尹少卿五二，趙海周五〇，徐鹿苹四七，周克生四七，王斗南四四，宋永祥四四，劉式林四三，周礎滋四三，次多數爲姚志清三七，王保之三五，劉海珊三二，薛德懿二九，尹政卿二五，姜提三二四，周小齋二一，童光甫二一，嚴禹門一九，楊宜齋一八，方乾九一六，鄭濟人一一，（當選人多有執監同時得票，候通知答復後，始能確定，結果容探續誌）開票達三小時之久，迨攝影散會時已鐘鳴八下矣。

焦國醫館長蒞如

全縣國醫藥界熱烈歡迎

（如皋通信）中央國醫館長焦易堂氏，於（十二月九日）因公來如，本邑中醫藥界，於八日下午三時，假座縣商會大禮堂開歡迎大會，出席者醫藥界三百餘人，屆時焦館長偕祕書屈逸人君蒞臨，全體起立致敬，公推陳愛棠主席，嚴禹門紀錄，新聞記者田振聲，司儀童光甫，行禮如儀後，主席致歡迎詞，略謂，今天是我皋中醫藥界，開歡迎中央國醫館館長大會，承蒙館長應同人等之要求，惠臨指導，誠本會無上榮幸，館長在過去維護中醫藥之孤心苦詣，諸同志早有所聞，毋庸愛棠細述，最近有兩種良好消息，略爲報告，第一是衛生

如皋國醫界歡迎焦館長攝影

圖中一，為焦館長易堂　二，屈總醫逸人

三，如皋中醫公會主席陳愛棠　四，本社駐如記者田振聲

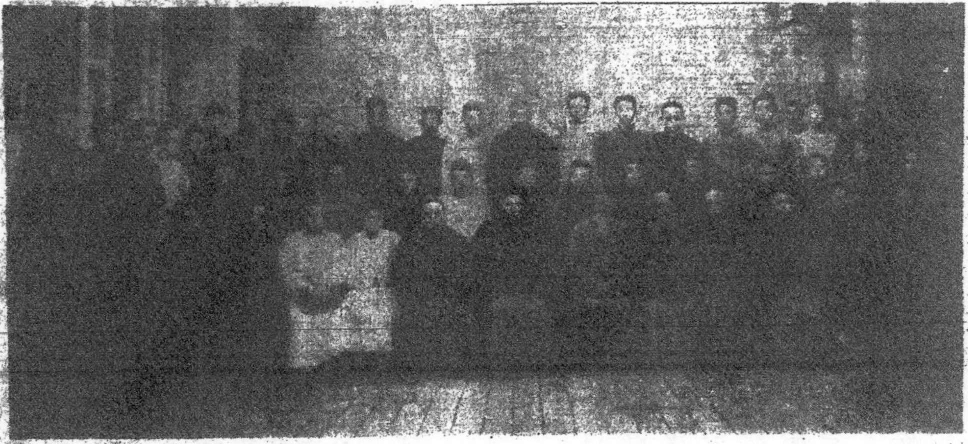

署增設中醫管理委員會，已經立法院通過，將來關於中醫一切事項，均由該會管理，第二是焦館長創辦首都國醫院現已著手建築，內分醫務處，藥務處，醫分內，外，婦，幼，喉，針灸，推拿，傷，等科，藥分藥劑，化驗等科，該院並有數大優點如下：

(一)可集優越之醫家，收合作之効果，(二)可延世習之專才，試祕傳之方術，(三)可採西醫器械手術，俾測驗備極精詳(四)可採西法製煉藥品，俾奏効力臻敏捷，(五)務設完備病房，以合衛生，(六)務選溫良護士，以備調養，(七)可借此發明新穎治療方法，(八)可借此訓練衛生行政人才，誠為國內最完善之國醫院，館長提倡醫藥事業，無微不至，殊屬令人欽感，今幸蒞如，同人等非常愉快，熱烈歡迎，希望館長盡量指導，使同人等得有遵循，幸甚幸甚，繼由焦館長致訓詞，略謂，今天與各位見面，非常榮幸，承主席獎飾，愧不敢當，玆將組織國醫館之經過，報告於下，自廢除中醫中藥之消息傳出後，擁護者，相率向政府請願，旋經設立中央國醫館，省設分館，縣為支館，現在海外僑民分館亦有五處之多，但本館係研究學術機關，並無行政權限，於是管理權隸屬衛生署，發給證書乃委托地方政府辦理，再最近首都組織國醫院，規模雖宏大完善，但因經費有限，希望國醫藥界，捐助一日之所得，集腋成裘，庶可觀厥成。又競爭為生存之基，不競爭即不能生存，西醫重科學，科學者組織之學也，條理之學也，系統之學也，將經驗所得，究其所當然，使人人可以了然之謂也，中醫少發明，守祕密，不公開，處處

祇知其所當然，而不明其所以然，相形見絀，即不競爭之結果，但國醫藥合乎科學之點甚多，如保胎藥之用兎絲子，桑寄生，因二藥皆能附着他種植物而生長，且菟絲子堅韌多脂，寄生得桑之精氣而生，故二藥皆能保胎，如子之附母之義也，補腎藥之用韭菜子，破故紙，因二藥均含有生發之機能，故下補腎，目疾之用夜明砂，該藥係蝙蝠之糞，蝙蝠善食蚊蚋，食下皮肉雖化，而眼獨存，故能明目，諸如此類，均含有科學之真理，希望各位多看醫報，以及科學發明之雜誌，方可增長新知識，更要對團體宜精誠團結，對學術宜努力奮鬥，庶幾方能生存，來賓有葛正平童光甫二君演說（詞長從略）後由主席答詞，略謂，適承焦館長訓詞，以及葛童二君演說詞，均注重團結與精進，同人等十二分誠意接受，謹代表醫藥兩界同人致謝云云，旋即攝影，散會。

江西將創設全省中醫院

（南昌通訊）本省名流李定魁，范爭波，龔學遂，歐陽武，胡思義等，以我國醫學具有數千年歷史，精湛淵博，卓著聲譽，且一切藥料，又都取於國產，極為國民所信仰，徒以近來西醫盛行，而頑固中醫，又墨守舊法，罔知改進，致日漸式微，長此以往，如不設法挽救，勢必失其固有地位，因特發起創設江西全省中醫院一所，以利病家，而資改進，并已假市政委員會市光俱樂部，召開發起人大會，到會者計有李定魁，胡思義，歐陽武，程達一，鍾淵溝，盧蔭曾，姚國美，龔然逸，歐陽瀚存，槃治寰，楊晚波，楊庚甫，范爭波，及本社駐贛新聞記者等三十餘人，當經推定李定魁，范爭波，龔然逸，姚國美，楊庚甫，盧蔭曾，鍾淵溝七人，負責籌備一切進行事宜，並開該醫院院址，已決定南昌佑民寺，將籌集建築經費三萬元，一俟籌備就緒，即興工築院云云。

杭國醫界救護班成立

十二月十四日正式開課

（駐杭記者通訊） 杭州國醫界同仁董志仁，杜志成等，以國際風雲日急，為應付非常時間需要，闡發國醫學術，推廣各種急救常識，以作自助助人之準備起見，特組織國醫救護班，科目分日常應用救護術及非常時期急救術兩種，授以生理概要，診斷常識，手術沿療，綳帶術，毒氣救護術，以及暈厥觸電窒息水火燙傷等急救手術與藥品方劑等，以董志仁所著國醫軍陣傷科學與教本（按：該書現歸上海校經山房出版），由中國醫藥學社社員担任教授，時間下午七時至八時，一月畢業，已於十二月十四日開始上課，是日並舉行開學禮，中央國醫館浙省分館及杭州市公會各派代表蒞臨致訓，本社記者蔣渭熊君亦被邀參加教職員及學生均到班，濟濟一堂，依照行禮如儀方式後，首由主席報告宗旨，旋各代表相繼訓詞，語多嘉勉，末由教本原著人講述採用本書旨趣及書之內容，並略增意見，闡發頗詳，散會時已鐘鳴九下矣。

鎮江縣中醫學術研究會為

省會暫行管理中醫事

召開緊急大會會議紀

（鎮江通訊）鎮江縣中醫學術研究會，於十一月二十九日，下午三時，舉行緊急會議，出席者，常委王彥彬，章壽芝，陳東昇，執監委員，夏子雨，向恭伯，高方遠，蔡星衢，陳履孫，殷則安，李晴生，闞佑增，霍趾呈，編輯部，曹棣軒，（本社駐省記者）喬鶴琴，以及會員，宋海青吳少謙趙少林陳濟遠陳煦元陳錦文倪幼庭，盧次雍黃瑾懷張少琴巴小樓盧震三等伍十餘人，開會情形如下：主席章壽芝，司儀陳東昇，紀錄黃瑾懷，行禮如儀，甲、報告事項，一，二，三，（均略）四，省會公安局佈告衛生事務所，實施暫行管理中醫，提出大會討論，究屬應否，乙，討論議決事項，(一)立法院通過衛生署聘請中醫人材，設立中醫管理委員會，專管中醫一切行政事宜，惟教部尚未准許中醫學校備案，應會同本地醫學公會，聯名呈請該部准予立案，(二)中央方面，衛生署之中醫委員會，已可成立，中醫審查規則，尚須該會修正，俟修正後，省方可根據着手，執行管理，公推代表向該所呈述理由，請予暫緩執行，(三)公推，章壽芝等三人爲本會全體會員代表，各案議決後，旋即公開研究中醫學術，至八時許，方散會云。

蘇省會衛生事務所管理中醫

——本社駐省記者訪問紀

（鎮江快信）鎮江中醫學術研究會，代表章壽芝等三人，於十一月四日上午，向省會衛生事務所，呈述會中議決後之理由，請予暫緩執行，本縣醫學公會代表諸潤庭等四人，於同日下午二時，又往該所請求緩行，同時，適本社駐省記者，曹棣軒君，亦往該所訪詢，由所方負責人員，道頓義君，接談如下：『因本所所長汪元臣先生，往清江浦巡視衛生，故兩會的代表，以及先生（指曹君）均由兄弟（道自稱）接見，諸代表之來意，業已明瞭，一俟所長返鎮，即代爲將意見轉陳，最好，用書面呈述，較爲合理』，並聞兩會代表，均認爲圓滿而散云：

上海國醫公會改選揭曉

上海市國醫公會，前日假座虞洽卿路甯波旅滬同鄉會舉行第七屆會員大會，討論會務，改選職員，連夜當場開票，茲將當選之執監委員名銜及票數探錄於下：丁仲英四九〇票，施濟羣四四七票，蔣文芳四一一票，秦伯未四〇六票，丁濟萬三九一票，俞同芳三三八票，郭柏良三三五票，顧謂川三三〇票，朱鶴皋三二五票，戴達夫三二一票，包天白三一七票，陳存仁三二一票，程迪仁三〇六票，蕭退庵二九五票，沈心九二九二票，黃寶忠二八八票，嚴蒼山二五五票，余伯陶二四九票，胡光軒二四六票、唐吉父二四五票，許半龍二四三票，當選爲執行委員，嚴以平二三四票，沈香圃二三四票，任農軒二三一票，賀芸生二三一票，王依仁二二六票，王介眉二一八票，龔醒齋二〇五票，當選爲候補執行委員，陸士諤三二八票，謝利恆二九六票，包識生二八四票，馬壽民二四七票，朱小南二四一票，俞岐山二二九票，方公溥二二六票，陸挺芝二一五票，葉熙春二〇二票，朱子雲二〇〇票，張潤生一九九票，當選爲監察委員，李春芳一七一票，夏理彬一六八票，蔡香孫一六八票，沈杏苑一五二票，陳漱庵一四九票，當選爲候補監察委員。（本市特訊）

小言論

民國二十六年本社的展望

本一貫宗旨埋頭苦幹
望各地同道踴躍參加

徐愷

時光真快，民國二十五年，又將過去，嶄新的二十六年，不久來臨，在這時期，我們願將一切現狀，老老實實報告大家，俾得明瞭；同時我們於民國二十六年，自當更加振作精神，堅定主張，埋頭苦幹，謀新的進步的發展。

本社組織，其宗旨與使命，已在宣言及其他文字中屢次闡明，這裏毋庸再贅，我們爲了要實行宗旨與使命，所以發行本刊，徵求社員讀者及組織分社，半餘年來，蒙海內外同道，紛起響應，熱烈參加，而籌設分社尤多，幾無日蔑有，現計已達一百十四處，在這很短的期間，竟有如此成績，亦稱迅速，其分社已成立者，固屬努力服務，而尚未成立者，多數在積極進行，目前來函籌組分社者，仍源源不絕，此種良好現象，行見分社成立，與時俱增，快慰何如，我同道贊助之忱，實使吾人無限感激。

各地熱心社員和讀者，不斷的爲本社介紹，贊助醫藥事業，尤屬難能可貴。

此外本刊發行，頻承各地同文，佳作時頒，均能切合科學研究，增光篇幅，發揚醫藥，而新聞記者，報告消息，迅速翔實，足供醫界參考，如此互相努力，共同站在改進之戰線上，忠實奮鬥，更令我人格外欽佩。

由上觀察，一面足徵本社爲醫藥奮鬥的宗旨，已深印大衆腦海，始能獲得此美滿擁護的表示，同時尤可見吾界同道，都能明瞭現代之環境，世界之大勢，知中國醫藥，非竭力改進，使臻於完全科學化，不能應付社會的需要。

我人既認清目標，惟有本一貫宗旨，埋頭苦幹，切實做去，決不稍懈，使社務日臻發展，醫藥隨時進步，所望我各地老同志，仍前努力，發揚醫藥，更希望未入本社的同道，趕快參加，共同奮鬥。

民國二十五年十二月十五日

評論

論中醫科學化之必要

譚次仲演講
薛玉成紀錄

各位同學！小弟學識謭陋，蒙列位不棄，請來演講，實在慚愧得很！但今日所想講的是甚麼呢？題目就是「論中醫科學化之必要」。至於中醫確有科學化的可能，及如何科學化的方法，亦為本題應有的意義，祇以時間無多，留在下日再講，暫不具論，先講中醫科學化之必要能。

但小弟仍有欲先聲明的幾句：大抵保存中醫，已成為全國上下一致的心理，不獨中醫界為然。中醫何以要保存？因為在國術文化與國計民生各方面都有保存之必要，這個意義人人了解，無待小弟再說了。但就保存二字來講，祇聞說保存中醫，不聞說保存西醫，這是何故呢？好像國際間的事情一樣，只聞說保存中國領土主權的完整，何以不聞說保存法國或美國領土主權的完整，又是何故呢？這樣追深來一想，可見保存云者，第一點，對面必有伏着危害的敵方勢力，足使我們時時有欲保存而不得的憂慮亦可知了。第二點，為抵抗敵方的緣故，就要想法來改善自己的基礎，鞏固自己的壁壘。因為自己的基礎與壁壘，苟已達到妥善鞏固，敵方自無危害之可言。保存二字自無提及之必要，可見保存或保存中醫這句話，我們斷不能認為滿意的了。所以有識之士，就天天都說要整理，要改革，統統歸納各方整理改革的意思，可說一致趨向着「科學」二字。這見解並不錯！可惜人人祇會說，能了解科學的意義，認識科學化之必要的人，却不能說是居多數，這還罷了。還有許多行事與言論，都與科學背道而馳，外國人批評中國民族是言而不行的，你說可哀痛不哀痛呢？

如今且把中醫必須科學化的意義，分三方面解說出來，因時間無多，祇大略的講講，粗略之處，還祈見諒呢！第一、學術方面；我們就學術的立場來講，必先認識清楚醫學的性質，和界線，醫學是不是以個體為對象呢？個體就是個人的身體，這個人是天地間自然而生的，當然就是自然界現象之一了，照此點看來，很明白顯淺地，就能認識以個體為對象的醫學應該屬之自然科學的範圍，不應該屬之社會科學的範圍了，社會科學是適應社會的需要而產生的，例如：哲學，文學，歷史學，國家學，社會學，政治學法律學……等等是社會科學，自然科學，是天地間自然具備，無待於創造，或尋求的，例如：聲學，光學，電學，化學，力學動物學，植物學，礦物學……等等就是自然科學，諸君試想一想：

人類是不是高等動物之一呢？現今將自然科學歸納在生，數、理、化、四字之下，生是生物學，數是數學，化是化學，理是物學，研究人類生理，病理，當然不能跳出生物學的權能，例如：人的思想智慧的解釋，應該謹守生物學的原則，至於細菌，原虫類等研究亦應該入生物範圍，這點最明瞭，可以無庸贅述，至於化學呢？生理裏頭最顯淺的化學關係，可以觀之人類，何以能由少小而長大？這就是人人知道，必曰飲食，飲食就會變成人體的組織，這個是不是化學呢？一人之身，飲食之物，而化學物質之構成者百，如胃之需要酸性消化液，則由胃腺而製成胃酸，試想從何而來？是不是胃腺從飲食中用化學方法來製成呢？又如：胰腺之製鹻性消化液，女子之乳腺製乳，男子之睪丸製精，俱屬化學，講到理學呢？目之所能視爲光學，耳之所能聽爲聲學，心臟之能運行血液好像救火的射水筒一般，內裏配備幾塊活掩，以防止血液的倒流，完全是一種器械作用，這個是不是生理學呢？諸如此類，生理學已是講得很詳細了，又來講吓病理？目之失明，每每就因屈光體的變化，這是光學；耳之失聽，每每因傳聲器之損壞，這就是聲學；心臟的疾病，每每因心內的活掩障礙，完全是器械的運用失靈所致；膀胱的砂石，胆囊，腎盂，輸尿管的砂石，完全是尿渣和胆汁化成，這又是病理裏頭，非根據物理學和化學不能說得明的憑據，至於數學呢，生理，病理，都要根據數學才說得明，才有標準，亦可舉例如下：例如：每分鐘正常爲十八至的呼吸，及七十幾至的脈搏，三十七度的體溫，有太過不及之時，則爲病，太過得遠就是死亡，這個標準眞是「地義天經，金科玉律」，沒有絲毫差錯？這個叫做數學，講到數學一層，中醫的注意點更是完全一樣，老早經發揮得極其精確。例如：內經說：「平人一呼一吸的時間，爲脈搏四五至間爲正常的脈搏，以數學計算起來，這恰可相當科學所言一分鐘七十幾至的常人脈搏了，反面言之，亦即四五至間的脈搏爲一呼吸，乃正常人的呼吸了，亦相當科學所言的十八至呼吸了中醫又說：「三至爲不及，六至爲太過」，故此難經有「六數七極熱生多，九脫九死十歸墓之說」。這是以數學規定脈搏的生死，可謂正當萬分！難經兩句話，還有很大的道理，所謂熱字，脫字，的界線都以數目來規定牠，愈更精當了，傷寒又云：「息高者死，下利反微喘者死」，這是以息高及喘來表示呼吸的困難及增加。(呼吸絕少減少)這是以數學說明呼吸的生死，傷寒又云：「發熱屬陽，無熱屬陰」，(見太陽篇)又曰：「太少兩陽無死症」，以太兩陽發熱是低熱，奚以知其然呢？因太陽所表示的熱態，祗云：「翕翕發熱」，(見桂枝湯節)又曰：「身無大熱」，(見干羌附子湯節)又曰：「無大熱」(見麻杏甘石湯二節)少陽所表示之熱態，祗云：却發熱，又曰「身有微風」，(見小柴胡湯節)其熱既均屬低微，故可不死，唯陽明則不然，陽明則云：「蒸蒸發熱，(見陽明篇調胃氣承湯)蒸蒸就是高熱了，陽明既發高熱，故譫語振顫昏睡隨之，危象百出，故陽明就每每致死，就是這個緣故，(陰與陽及太陽少陽等純是一個術語，大抵爲一羣症候的代名，非係一個臟器，亦非一個疾病的專名)，這是以數學說明體溫的生死，以上用數學規定呼吸脈搏體溫的生死與科學完全一致，可惜當時沒有器械，（即沒有探熱針，又不能以銅壺滴漏代時計），來帮助，這就因爲環境的科化不發達，故此於數理雖得知極眞，說得極確，終以未能在數學裏頭立出一個標準來遵守，這又何嘗能怪責古人呢？不獨不能怪責古人，還要對古人能老早發明數學用在醫理上應該表示十二分的敬意呵！

以上是說生理，病理，要適用科學的話，至於藥理呢？在藥理當然亦要根據科學，憑依科學的生、數、理、化、這亦不消說與生理，病理同，不過藥的作用裏頭比數起來複雜，非單純的可用理化學說明的比較爲少，必夾入一種生物組織細胞機能的反應爲多，故欲詳爲說明，非此短促之時間所能做得到，總之不能離開生、數、理、化、的範圍則一樣能，但有一點頗關重要，因數學裏頭的藥量規定，爲中醫界目前最急要的工作，不能不先加注意的，所謂重要之點，就是指此了，大抵用藥輕重，總能喚起生理的變化，而不至構成病理的機轉乃爲適當，余嘗代那主張用輕劑重劑之人立一折衷的標準辦法，即「慢症用漸加法，急症用多備少服法」，這兩句話可作中醫界用醫份量上的數學原則亦無不可。

總上所說，可以證明所謂醫學，講牠的科目：就是解剖學，生理學，病理學，藥理學；講牠的性質：就是生物學，數學，化學，理學，四五包括着沒有一點遺漏了，亦沒有離得開四者可以成立一點解釋的，四者即所謂科學是了，故此在學術方面來說：中醫不要解釋，不講原理就沒得說：若要解釋，若講原理，就不許有絲毫的離開科學的立場多講半句話—中醫必要科學化的理由此其一。（未完）

中西醫學結婚談

蔡文甫

「道不同，不相爲謀」。這句話差不多是關門主義者的門戶之見，用以拒絕對者的烟幕彈，我們爲着了學術的研究，眞理的探討，當然是不能夠輕易地受他的朦蔽，尤其是我們的醫界！

有人說：「我們的中醫，和西醫學說的立足點，根本不同，西醫着重病理，中醫着重症候，我們是沒有溶合的必要，也沒有溶合的可能」，仝時又有人說：「中醫是毫不科學的陳腐東西，不值得研究，幷且不能讓他存在」。互相攻擊，一直鬧到現在，還是仇人眼紅。

其實，這都是錯誤，也就是每個人當初做醫生的動機，和志願的根本錯誤！要解答這個問題，先得要問一聲做醫生的目的是什麼？如果要說單單爲了吃飯，那末我們可以不必往下再談，因爲要吃飯，當然不希望有第二者來說他們的法實不興，覺是中西醫可以溶合，也要硬說不可，中醫有很多的特長，也要偏說是陳腐的東西了，這樣，還有什麼可以談呢！

但是，醫者是担負了病人性命的存亡，偉大的責任，并不是單單爲了吃飯問題了事，任何的偏見，是我們所不允許的。陸士諤先生的評議中西醫一文中說：平心而論，操術雖不同，全抱救人之宗旨則一也。學說雖各異，同以治病爲職業則一也」。又曰：「吾願中西醫且勿劍拔弩張，眩已所長，平心靜氣，衡已所短，取長補短，庶乎與醫學前途有裨當不少也」。的確值得我們竭誠接受，沒有半點猶豫的必要的。

現在再照事實上來說，中西醫表面上，固然仍是互相攻擊，可是臨床上，不是許多地方，已經有人用中西法互相治療，而收到美滿的效果嗎？像：廣濟醫刊中，東南醫學院金則放先生的「一個待研究的療法」一文內說：「余供職於東南臨時治疫醫院，……以特異之治療法，得從虎口中奪得生命者二人。……患者小孩年六歲，其父與姊已死於疫，來院時四肢痙攣，眼陷門而無光，皮膚厥冷，且帶深藍色，脈搏細沉而不可觸知，……祇見病人步步陷入假死，……惟有坐視其斃矣。同事胡醫士以中醫之灸法商余試之，余等既已認爲難免一死，因試之，豈知此死馬當活馬醫，竟得告滿意也。……又一婦人，肥胖特甚，經二瀉一吐後，來院已挺直而不言不動，因試以灸法，其終不顯之脈，亦即恢復，亦能發言要藥」，及本埠（上海）中醫某喉科專家，門庭若市。但他所用的藥，大凡類似白喉的，他都施行注射白喉血清，而收美果。就是代表兩個鐵症。

再從學術理論方面說，也有許多地方已漸趨接近，像：楊康濟醫師在新藥導報上，傷寒症之診斷及治療一文中說：「予素反對在高熱時，施以頓挫療法，因如此更能增加心力的極度衰弱，雖一時有抑制高熱之可能，終屬得不償失也」。祝味菊先生說：「濕溫究之實際，乃體內老廢物質瀦留，自內生也。夏秋天熱，空氣濕，人體受外界影響，代謝工作不按常軌活動，分解作用較旺，老廢物質過多，造成自身中毒之象。此即濕之由來，再經貪涼感寒，排泄機能障礙，自然療能發生熱之反應，於是濕溫之病以成」。雖不能說是理論上互相溶合，接近事實，是不可抹然的。

所以，中西醫在臨床上，理論上，可以說是已到了私交的地步。如其面上各豎旗幟，暗裏偷偷摸摸私交，倒不如公開中西醫結婚，來得乾脆！從這公開結婚當中，產生出來的寧馨兒，纔是病者所需的眞正醫學！最前進的醫學！我們是沒有什麼中醫西醫的區分。

中西醫界先生們！快打破你們的自私觀念！從關門主義自殺圈套中跳出來，互相攜手，舉行你們美滿的婚禮罷！你們的證婚人是誰？——是政府，快找牠去罷！

一九三六年十一月脫稿於中國醫學院宿舍

醫學研究

傷寒與溫病之研究

吳興 陸以梧

夫傷寒之與溫病，爲國醫之一大問題，歷來醫家，爭論紜紛，各是其是，各非其非，使後之學者，雖誦其書，而不能得其要領，茫茫然如處五里霧中，無所適從。致使發源最古，積四五千年歷久之經驗學術，徘徊歧途，而不能進步，岌岌乎危殆之於今日，良堪喟嘆！今者科學昌明，各種學術，隨科學而明其原理，吾人之治國醫學者，當思所以利用科學方法，而闡明其學理！

攷傷寒之與溫病，糾紛之起源，係緣於內經有『冬傷於寒，春必病溫』。與『冬不藏精，春必病溫』。之語，及仲景傷寒論之『太陽病，發熱而渴，不惡寒者爲溫病，若發汗已，身灼熱者，名曰風溫。……等』而來，案內經一書，是否爲軒岐所作，或後人所依託，姑置勿論，而『冬傷於寒，春必病溫』。二句，吾人試以科學之頭腦，根據事實而推論，刻甚爲不可通，無待多述！且冬不藏精，則以人體衰弱，缺乏自然抗病之要素，易致疾病之感染，則尙近事實。至於仲景傷寒論之所謂溫病，並非另有一種致病的原因。查傷寒論之原文曰：『太陽之爲病，脈浮，頭項强痛而惡寒。太陽病，發熱汗出，惡風脈緩者名爲中風。太陽病，或已發熱，或未發熱，必惡寒體痛，脈陰陽俱緊者，名曰傷寒。太陽病，發熱而喝，不惡寒者，爲溫病。若發汗已，身灼熱者，名曰風溫。風溫之爲病，脈陰陽俱浮，自汗出，身重多睡眠，鼻息必鼾，語言難出，……』云云，於是可知仲景之分傷寒與中風，溫病與風溫者，不過於證候上分別其有汗之與無汗，及惡寒之與發熱等，病程進行中現象不同之四個境界而已！誰知後人不善讀其書，竟妄

經驗實錄

謝師利恒醫譚

門生孫武庵（前厂字）記

引言

庵得徐愷先生之介紹。而能拜入謝公利恆門下。執弟子禮。多年宿願。今日獲償。非特得良師之指導。且得益友之切磋。較之以往學習吳門之時。誠不可同日語矣。感徐公介紹之情深。受吾師課敎之忍大。余豈能負而有一日之或忘耶。師於診務之暇。嘗示與諸生臨床知識。師每言一症。諸生莫不側耳敬聆。疾書紀之。寒熱虛實之辨白。溫涼攻補之運用。參以臨床個人之所得。示以理論與事實之不儘合一。啓後學之靈慧。發諸生之巧思。靡不喜形於面。欣欣然是有所得。兢兢然歎其言微。庵不敢自私。敬將師之所言。陳諸海內學子之前。諒必爲同志之樂覩矣。

（一）吐血

肺與胃

以傷寒之外，另立溫病，如葉天士之「溫邪上受，首先犯肺，逆傳心胞」。細揣葉氏之所論證狀，不外乎流行性感冒，及肺炎枝氣管炎等，而吳鞠通及吳又可……等，有「傷寒係外感，溫病如伏邪，傷寒由皮毛入，溫病經口鼻入，傷寒由表入裏，溫病由裏達表……」。云云者，則包括細菌性胃腸病，流行性感冒傳染病……等爲溫病。此外尚有多數醫家不同之論說，紊亂無緒，姑不再贅！要之，皆以內經之說作伏氣之病原因，仲景之說，作溫病。與傷寒之對立。

歷來以訛傳訛，支離雜出，以致亂施湯藥，以呼吸器病之藥，施之於胃腸病，以胃腸病之藥，施之於呼吸器病，因其皆曰溫病也。隨致愈弄愈紊，至今而尚有死執內經『冬傷於寒，春必病溫』。等伏氣之謬說！於傷寒之外，又另立溫病，此乃不善讀古人書，章太炎先生有云：「讀書須古人爲我役，不可我爲古人所役」以此尤可信矣！內經又有曰，『今夫熱病者，皆傷寒之類也』。則可知傷寒之與溫病，實無分彼此矣！仲景不過以惡寒期之長短，及氣候之寒暖，自覺症之敏鈍，而分所謂惡寒發熱而已。春夏氣候溫暖，則雖有惡寒，而恆不自覺，秋冬氣候寒冷，則惡寒之感覺，較爲銳敏，而假定其爲傷寒溫病之說。傷寒論中六經之病症，皆有溫病之症狀存在，白虎承氣等治溫之方，亦可散見於六經各症之中。竊思明淸各家，以溫病傷寒各樹門戶，甚致與仲景對抗者，若「溫病」與「風溫」，可另立門戶，則傷寒論中之「中風」何無人爲之另立其說哉！

故我則以爲傷寒與溫病，無須另樹其幟，而濕溫一病，因其雜有胃腸機能遲鈍症，古人以溫字稱之者，蓋其有發熱汗出之症狀故耳，實則胃腸消化機能病也，與溫有何涉哉？古人故意巧立名目，以成獨自一家以自誇！所說皆出自個人之幻想，毫無實在證跡可憑！吾等切不可從而和之，枉費大好之腦力也！

夫古人之病名，皆以見證狀而論定，嚴格言之，卽傷寒之以爲感寒而病者，亦不過誘因之一種，而不能概括其餘一切急性傳染病，故我則以爲傷寒不一定因感寒，中風不一定因感風，所以我們在現代科學昌明之時，研究中國醫學，須致

吐血一症。在臨床上最易忽略者。爲肺與胃。肺之血咳而出。胃之血咯而出。且肺咳血必挾痰。胃咯血或無之。肺血入水則浮。（此因挾有痰沫內藏空氣之關係）胃血浮而沉。或下沉。此不可不辨別者也。

血之分量以測病之輕重與病位之所在

血之正口而出者爲輕。挾痰而出者較重。（卽痰血相半）一絲之血綿長如線者最重。其原因乃正口出者。出血之破傷部在淺。血出爽而易。藥液之治。可以直達病所。無週折之流轉。故能使之速愈。血出雖多。而症情爲輕。（湧吐不止者類外）血出挾痰者。（此條就肺藏言）已在肺藏之深部。若出血之破傷部在枝氣管。其血出必經枝氣管氣管等。而出肺道。出血來路旣遠。其肺藏之分泌物(痰涎)必爲之牽動而帶出。藥液之治。難入病所。必經若干時。得血液循環之流竄。藥性雖達。藥力必微。由此言之。故斷爲數重。咳出之血如絲之長者最重。因出血之破傷部。已在內藏之深層。其血出。必經劇咳將血由內達外。故血綿長如絲。狹痰中而出。此種出

力於古人之對症用藥處，自有偉大之經驗在也。對於病名，固無須斷斷然於傷寒濕熱等之爭論，因古人尠科學之知識，多屬憑空臆測而來，實無研究之價值耳。

二五，一一，八，於蘇州國醫學校

痓與痙之分析

劉淑士

近來中醫多不明白痓與痙症治之不同，甚至知痙而不知痓，以治痙之方治痓，因此致誤者不少。玆特分析言之：

（甲）痓之定義——此卽西醫所謂「破傷風」也。如小兒初生斷臍後，串耳後，脫牙後，或體有瘡瘍，以及婦人產後，男人刀斧損傷出血後，皆得染之。破傷風菌由泥土而來，趁人體有出血傷口，乘機入血，由血入腦，卽生病患。痓字從至，莫之致而至者謂之至。內經謂「諸痓強直，皆屬於溼」；溼為土氣，土得熱蒸則生溼，溼熱合釀而細菌生，此自然之理也。

痓之病狀——病狀初起，頸項先硬，由頸漸及於喉，則牙關鎖閉，吞物艱難。項肌硬，仰後殊覺不便。面肌，嚼肌均硬抽。唇縮，牙露，張口不得。硬抽漸及四肢，則足往上翻，手向內扭，十指搐搦更顯。抽及於背，則脊梁反張，且有彎於左，曲於右者。身有微熱，諸肌皆受牽扯而歹歪。腹肌抽搐，呼吸暫止，聲音不清，至呼吸肌硬不能動，則氣絕矣。若硬抽漸止，吞吐漸可，則為佳兆。倘見昏譫，則更危險。急症死甚速，緩症硬抽有作有止，日或十數次；苟於止時能睡，能食，則可倖生。第二日比第一日輕者可治。

痓之治法——救急法，可用熱水浸身，弛其硬抽。用藥，則宜活血，強心，解散之劑，如金匱之竹葉湯（見原書），千金之小續命湯（見原書），萬氏片玉心書之至聖保命丹（全蝎防風白附子南星蟬兌僵蠶天麻辰砂射香），全蝎散（全蝎琥珀辰砂）等悉主之。考古來治破傷風諸方，大致不外全蝎，僵蠶，射香，蟬兌，硃

血。在普通目光中多認為輕症。淡然視之。然一假思索。似輕而實重。治之頗難。不易速愈。因血出既在深部。藥液之力更難達。總上觀之可以曰。血出多者。其傷近。其位淺。藥力易達。出血而挾痰者。其傷較遠。其位亦較深。藥力亦較為難達。症情亦較重。一絲之血者。其傷更深。其位更遠。藥力更形難達。故症情最重。

以血之顏色測知屬熱屬寒

血色鮮紅者為熱。色黯成塊者屬寒。紫黑者屬瘀。屬熱者用丹皮赤芍清熱之品。屬寒者不可遽用涼藥。甚至服炮姜等。屬瘀者用玉金茜草根。再進而用參三七。

吐血之治法

肺咳血。用丹皮赤芍清肺涼血之品外。再加以仙鶴草貝母。

胃咯血。用清熱涼血之品外。再加以蒲公英，側柏葉，茆根，等不效。再用生地。

血出挾痰者。必用半夏，貝母，杏仁，等滌痰之品，牛貝杏仁。能刺激心藏。使血液循環加速。果非屬於肺出血

砂，輕粉，雄黃，南星，防風，白芷，薄荷，白附子，天麻，獨活，桂枝，白芍，附子，川烏，葛根，生薑等。若能沉降血壓者，切不可用。硃砂有通血脈安魂益氣之功，輕粉有改血質，通大腸之效，而用量不多者，因此二味富鎮墜性耳。彼白芍者，若不得桂枝相佐，則亦不能調和血脈以解硬抽，可知也。至於珍珠，斷非此症所宜矣。

（乙）痙之定義——痙之為言勁也，其病諸肌勁直，即西醫所云：「脊腦膜炎」，由於精枯髓少，不能生血滋養筋肉所致，乃腎虛，邪火上沖之病。內經云：「赫曦之紀，其民病痙」，「肺移熱於腎，傳為柔痙」。千金又言「溫病熱入腎中則為痙」。夫赫曦之紀，火盛水衰，腎精弱者，自易病痙，此由於內傷也。肺熱入腎，腎弱不能下泄其熱，勢必上犯及腦，致脊腦發炎。溫病入腎致痙，亦同此理，此由於外感引起內傷也。更有腎虛之兒，或因久痛吐瀉，消化不良；或因猝受外界可怖人物狀態之刺戟，皆能致痙。歸納起來，痙之誘因，或因天時，或因溫熱病，或因脾胃失功，或因人物驚怖刺戟，而其主要原因，總在腎虛精涸，此與痓之病因大不同者。凡小兒患傷風重症，致肺炎，肋膜炎者，皆有作痙之可能也。

痙之病狀——多由傷風外感引起，其硬抽狀況與破傷風同，惟面赤，目赤，頭部多熱，硬抽止後不復再作，間或繼以癱瘓，此則與破傷風異。無汗者曰剛痙，有汗者曰柔痙。其因於久病吐瀉之後，消化不良，腸多蚘蟲；或因頑固泄瀉，腸胃不能吸收營養料，以致精枯血少，脾腎兩虛，因此作痙，目半開合，手足拘攣，角弓反張，冷汗常出，昏睡露睛，口鼻氣冷，全身骨軟，大呈其疲弱狀態，此症慢而不驟，與前症迥異，俗謂之慢脾風，慢驚風。至「驚風」名義，則此病症，又有因為小兒腎虛，精不養神，猝受外界可驚可愕人物狀態之刺戟，即發痙症，因其神精易感動故耳。醫者診得其故，遂立「驚風」之名，可知「驚風」乃痙症一部分病症之名目，奈何後人竟知驚而不知痙矣，字音相混誤之也。前賢喻

者。不可用。因肺血之出。已在深部。必須半夏杏仁。滌痰開道。使止血之藥。有路得入血管。而能奏愈。嘗有用桂，附，乾薑，等以治血症者。其用意不過在此耳。用治止血之藥。多皆燒枯成炭。以其成為灰質。可以彌補破傷部。用膠者。以其富有粘性。最有補破止血之力。在臨床上時有見到吐血症。雖用止血諸法。仍然不能獲效。不得不用最後之一物。（此吾師經驗所得）即「雲南白藥」是藥為止血之特效劑。以其能迴旋血管。滬上國藥鋪有售。（待續）

方公溥先生驗案

辜占梅錄

赤痢門

陳夫人　體質素弱，赤痢頻頻，腹痛後重，日輕夜劇，纏綿兩月有餘，痢門諸方，嘗之殆徧，然鬧血益甚，形瘦力乏，左耳失聽，此濕毒蘊於大腸，腸內腫潰出血，局部之病，宜先以局部專藥投之，冀其清腸解毒，消腫止血，非泛泛湯劑所能療也。

鴉胆子仁卅枚

去殼，取完整不破者，用桂員肉，

嘉言貲力闢驚風之謬，又安知其紛岐之至此乎？

痙之治法——治分三種：一，由於外感者，以清熱鎮痙平腦爲主，宜鎮降之劑，故金匱以大承氣湯爲正治法。而括蔞桂枝湯，葛根湯，則治因太陽病所引起，勢將成痙者，與溫熱入內因而作痙之治方不同。後人之瀉靑丸（羌活大黃芎梔膽草當歸防風竹葉），瀉黃散（藿香石膏梔子甘草防風），涼膈散（硝黃梔翹芩薄竹葉甘草）等，於大便實者用之。生犀散（地骨赤芍銀柴葛根甘草犀角），導赤散（生地木通甘草竹葉）涼驚丸（芩連知蘗硃砂），清熱鎮痙湯（薄梔連膽草茯神鉤藤木通甘草），鎮痙降火湯（羚角龍牡石決赭石滑石牛膝天竺黃膽草白芍川連），宜風散（檳榔陳皮丑牛甘草），龍牡丸（龍骨牡蠣川貝鉤藤硃砂防風）等，於大便不實者用之，是皆清涼下降之劑也。惟瀉靑丸之用活芎，生犀散之用柴葛，承上卽所以啓下。治此與治腦出血腦充血症相彷彿。

二，由於久病吐瀉，胃弱消化不良者，以健胃溫補爲主，略佐以鎮痙之劑，如附子理中湯（參朮薑甘附），保元湯（參芪桂甘芍），逐寒蕩驚湯（胡桃玉桂炮薑丁香）加味理中地黃湯（地茱杞胡桃棗仁朮歸參桂芪甘棗炮姜故紙附子），固眞湯（參朮苓桂山芪甘）等是也。治此與治腦貧血症相彷彿。三，由於外界人物驚嚇者，其人氣結生痰，遂成搐搦，口眼喎斜，口吐涎沫，一時卽醒如常人，此癇病之見端，先用靑州白丸子以除其痰，順其氣，後用安神丸以平其腦，則可矣。（靑州白丸——半夏川烏南星白附子。安神丸——黃連梔子川芎蒲遠志麥冬當歸茯神）而控涎丹（川烏半夏僵蠶鍼砂全蝎甘遂）則兼具祛痰鎮痙平腦補血之效，故善治驚癇也。

由此觀之，痙與痓之異點可以比較而明白矣。此外尙有「瘈獸症」——或名恐水病，其起病較慢，且有恐水不飲，聲如犬吠之特徵，發痙便抽，有作有止，然其人常欲嚙草木泥布，容易辨別，因非本文所及，故從略。

酌量包裹，分作二次，午前夜半，各服一次，囫圇吞下，白湯送之。

又方　全當歸二錢，北秦皮二錢，黃柏皮一錢白頭翁二錢川雅連七分，東阿膠珠三錢，白芍藥二錢生甘草七分，

次診　下痢次數漸減，痛墜漸差，大便漸轉黃色，藥既應手，再化裁調之

鴉胆子仁二十四枚

用桂員肉，酌量包裹，分作二次，空心時，囫圇吞下，白湯之。

又方　阿膠珠三錢，全當歸三錢白芍藥三錢，生甘草七分，白頭翁二錢，北秦皮二錢，川雅連五分，香谷芽四錢

三診　脈象日佳，精神漸振，赤痢已不復發，惟左耳未聰，夜間仍有惡寒之患，另擬培養心脾。

鴉胆子仁二十枚

分作二次，桂員肉包裹，囫圇吞下，白湯送之。

又方　潞黨參四錢，白芍藥三錢，抱茯神四錢，酸棗仁三錢，生綿芪四錢，炒冬朮二錢，淡桂枝一錢半，廣木香八分，全當歸三錢，炙甘草八分，淡遠志八分，龍眼肉二錢。

瘟疫與傷寒相異的治驗中西討究（續）

唐鐵花

(1)傷寒者，寒傷營血，脈浮而緊，頭痛發熱，無汗惡寒。
(2)傷風者，風傷衞氣，脈浮而緩，頭痛發熱，有汗惡風。
(3)傷寒見風者，既傷於寒，復感風邪，惡寒不躁，脈亦浮緩。
(4)傷風見寒者，既傷於風，復感寒邪惡風脈浮而緊。
以上四證皆冬月卽病者。
(5)溫病者，冬受寒邪，來春乃發，發熱頭疼，不惡寒而渴，脈浮數。
(6)溫瘧者，冬受寒邪，復感春寒。
(7)風溫者，冬受寒邪，復感春風，頭痛身熱，自汗身重，嘿嘿欲眠，語言難出，四肢不收，尺寸俱浮。
(8)溫疫者，冬受寒邪，復感春溫時行之氣。
(6)溫毒者，冬受寒邪，春令早熱，復感其邪。
以上五證，皆冬傷於寒，而病發於春，皆有溫之名。
(10)熱病者，冬傷於寒，至夏乃發，頭痛身熱惡寒，脈象洪盛。
(11)傷暑，暑熱爲邪，自汗煩渴，身熱，脈虛。
(12)傷濕者，感受濕邪，身重而痛，自汗，身不甚熱，兩脛逆冷，四肢沈重，胸腹滿悶。
(13)風濕者，既受濕氣，復感風邪，肢體重痛，額汗脈浮。
(14)痓者，身熱足寒，頭項强急，面目色赤，口噤頭搖，角弓反張，再分爲二。

袁先生　下血數月，腹間隱隱痠痛，形枯足軟，脈見結象，症屬赤痢，作便血治、誤矣，邪實正虛，宜標本兩顧

生潞黨參三錢，白當歸三錢，粉甘草七分，地榆炭三錢，白芍藥三錢，生綿芪三錢，大生地四錢，大懷藥三錢，白頭翁二錢，北秦皮二錢，阿膠珠四錢

又方　鴉胆子仁十六枚（去殼，用完整者，）

桂員肉包裹，分二次，空心時，白湯送下。

次診　痢血大減，脈結漸化，腹痛足軟漸差，再本原意擴充。

阿膠珠四錢，大生地四錢，懷山藥四錢，香谷芽四錢，白歸身三錢，東白芍三錢，地榆炭三錢，石蓮子四錢去心，潞黨參四錢，炙甘草八分，生綿芪四錢。

又方　鴉胆子仁十五枚

桂員肉包，分二次，空心時，白湯送下。

林科長　濕熱鬱於大腸，腸膜腫爛，下利膿血無度，腹痛裏急，肛門重墜焮熱，舌尖赤苔黃，脈來沉實，治宜調

(甲)剛痙，先受風邪，復感於寒，無汗惡汗。

(乙)柔痙，先受風邪，復感於濕，惡風有汗。

前述十六條，逐條再現爲表裏陰陽虛實的病狀，李士材醫宗必讀傷寒篇，採用仲景傷寒論，大大的整理其症候，有條不紊，最爲完善，陳修園醫書，採用仲景傷寒論原文，操文體仲解筆法，著述淺註，唐宗海採用傷寒論淺註，用批評文體，參加西醫學說，著作補正，爲現代中西醫傷寒學說的傑作。

西醫傳染病云感染後大約十四日(潛伏期)呈全身倦怠，食物缺乏，頭痛，睡眠不安等之前驅症，（數日至一二週日）繼則發惡寒惡熱，大喝引飲，舌唇乾燥皸裂，便祕或下痢，(便色如豌豆汁)盲腸部雷鳴，且知覺過敏，脾腫，發薔薇疹，（四五日後始見於心下及軀幹）耳鳴重聽，神識朦朧，但脈數常較體溫爲少，僅有八十或百至此外尙有一定熱型，爲其特徵，初發之五六日間，其熱逐日上昇半度，終達於四十至四十一度，稽留一週日(輕症)或二週日，(重症)，始漸漸弛張下降，以復常溫爲常，但惡性症多併發腸出血，（第二週日之終後三週日）或心臟痲痺而死，又此症尿呈實亞蘇反應，血液呈達達爾氏反應，要之此症有多種變形如後：（一）輕症卽最輕症(胃熱)其經過極短，八日至十四日而治，（二）不全傷寒，其發熱速，退熱亦速，（三）逍遙傷寒，全身症狀，至爲輕微，起居殆逍遙如常，當於第二三週日，有忽患腸出血危險症狀者。

診察法(察色)　凡看傷寒，察色爲先，滋潤而明亮者吉，晦暗而枯燥者凶

(二)聽聲　病人寒熱交作，出言壯厲，先輕後重，寒熱間作，語言懶怯，倦臥，先重後輕，　(三)觀形　病人身輕，自能轉動者易治，身重不能轉動者難治，此外更須視鼻，詳口唇齒牙，驗耳，看目審舌，按心胸有無痛處？問大小便通利及渴與否？

治法　仲景傷寒論，立三百九十七法，約爲六法，汗，吐，下，溫，清，補，是也，汗者治在表也，而汗法有三：一曰溫散，寒勝之時，陰勝之藏，陽氣不

行氣血，導滯清腸。

白頭翁三錢，川雅連一錢半，扁豆花三錢，生白芍二錢炒艮花四錢，北秦皮三錢，黃柏皮二錢，蘿卜英三錢，全當歸二錢，小青皮一錢，光桃仁二錢，西紅花八分。

又方　鴉胆子仁十六枚（去壳取完整者）

用桂員肉包裹，白湯送下，切勿嚼破，日服二次。

次診　腹痛大減，膿血漸差，舌苔漸化，再進一步清理，胃腸之病。仍宜小心戒口，紅藷羮湯，和赤砂糖，任食之可也。

白頭翁三錢，黃柏皮二錢，生炒槐花各二錢，蘿卜英三錢，北秦皮三錢，川雅連一錢，生炒銀花各三錢，桃仁泥一錢半荷葉包，全當歸二錢，生白芍三錢，廣木香五分。

占梅按，赤痢一症，由飲食不潔，濕毒侵入大腸，致發生局部腫痛潰爛，凡國醫之所謂毒，卽西醫之所謂菌也，凡眞性赤痢，非尋常湯藥所能治愈，惟鴉胆子仁，具滅毒清腸止血特效，尤妙在

充，則表不解，雖身有大熱，必用辛溫，一日涼解，炎熱熾盛，表裏枯涸，陰氣不營亦不能汗宜用辛涼，一曰平解病在陰陽之間既不可溫，又不可涼，但宜平用期於解表而已，吐者治其下也吐中有發散之意可去胸中之實，下者攻其裏也而下法有五痞滿在氣燥實在血四證具者攻之宜峻也，但見滿燥實者，攻之稍緩，但見痞實者，攻之更緩，或行血畜，或逐水停，輕重緩急隨證靈通也溫者溫其中也，藏寒邪不溫則死，夫氣爲陽，氣虛則寒，故溫卽是補，又名救裏者，以陽虛可危，亟當救援也，淸者淸其熱也有熱無結本非下症，若不淸之熱何由散，下後餘邪亦宜淸也補者救其虛也，仲景虛寒之治法，一百有奇，垂一百一十三方，而用人參附桂之補品，八十有奇，東垣丹溪節庵，亦有補中益氣，回陽反本，溫經益元等湯。

西醫傳染病云：命安臥靜養，嚴禁堅硬食物，常與以流動滋養物，如牛乳，肉羹汁，生卵卵酒等，又可葡萄酒（輕症用少量重用多量）下熱後亦一二週日間不可驟與堅硬食物，藥劑初期用甘汞瀉劑投燐酸或鹽酸里併奈埅，退熱藥切忌妄用，必體溫達四十度五分以上，或第二週之終，尙不退熱始可用之，普通熱度甚高，行冷水纏絡法最妥，他如下痢，腸出血心臟衰弱等，各隨症施治，又須常注意蓐瘡，應時時更換蓐布，且以不作起皺襞爲要要，此外淸潔病房，流通空氣，消毒大小便及衣服等，更不言而喻。

註　傷寒病人之飲食，乃第一緊要者，有時卽牛乳亦有腹脹之患，但若於牛乳中加石灰水或楄酸鈉則可免比患，肉羹汁中，當小心去淨其油。

據臨牀診斷醫師的經驗，則以生鷄卵白爲最妥，須加沸過水之冷者少許以箸攪透，其中若欲調味，則加白糖及檸檬精各少許，亦無不可，凡病人之食物，當少吃多飡，卽如此蛋白水，每次約用半枚，每三小時一次足矣，又病人卽使已退熱，其飲食仍當加意小心，自熱退起之十日內，仍止用流動食物，至四期後方可照常飲食，倘曾有腸出血者，則尤當禁堅硬食物，曾目睹一人，已愈後，能如常

整粒吞下。直達腸部，而發生其作用，與西醫之注射殺痢菌藥同，而效力過之，我師治赤痢，屢以此收奇効，體健症實之人，間有每次服至二三十枚者，世人畏而不敢用，可惜也。前上海市商標局陳祕書長夫人，持我師所開方，往某藥店購買，該店以鴉胆子仁爲殺人毒品，拒不肯售，經我師以電話交涉。始允照配，亦可笑矣。惟用時須注意，勿將仁嚼破爲要。

傷寒誤認驚風的驗案

南通西亭　吳維塈

邇來天氣變幻異常。吾人偶一不愼。卽有頭痛惡風惡寒等。諸病叢生。況小兒乎。蓋小兒性稟純陽。身內易致生熱。熱盛則生風。生痰。亦所恆有。世醫不敏。乃以驚風命名。且徒據小兒八歲以前。無傷寒之說。而以驚風迷惑當世。一遇此疾。覺有牽强抽制之狀。遂投以金石腦麝。開關鎮之藥。引邪入裏。致而不救。深爲可憫。作者不辭杜醬。錄一驗案。以證其憾。尙希高名指正焉。頃有王某之子。外感寒邪。內傷乳

操作，因食炒栗兩枚，以致復發腸出血，竟因腸穿孔而死焉。

患者之糞，尿，宜用一器盛之，以生石灰之新鮮者一分加水二分至四分，爲石灰乳每次之糞尿，宜用同量之石灰乳攪拌，放置一小時，方傾去，再以清水滌淨其器，器中復傾入粗製石炭酸約一百竓。

又行細菌檢查倘尿中確有傷寒菌則使服烏魯篤羅並。六，一日三次能免膀胱及胆囊之發炎，且於神經症狀，亦有裨益，里毋奈埕者卽酸性飲料，俗呼荷蘭水一類之物，也以稀燐酸Acid Phosphio Silute 或稀鹽酸二，〇或檸檬酸五，〇水一三〇，〇桑椹糖漿(他種糖漿如橙皮檸檬等均可)二〇，〇混和，每二小時，服一食匙，有清涼解渴助消化之功。

經過　二十日至二十八日，重症須五六週日。

類症　急性腸胃炎，粟粒結核，肺炎，發疹窒扶斯，腦膜炎猩紅熱，豫後脈搏一百二十至以上者成脈力軟弱者或脈搏不整者，或高熱(四十度以上)稽留者，或併發上記合併症者等爲不良，他如老人，產婦，及有心臟病者，亦殊危險。國醫對對症治療法處方

仲景著傷寒論創議傷寒症候的步驟，循此序漸進治，立三百九十七法，垂一百十三方，陳修園著傷寒論淺註，兼說明用此一百十三方的順序，唐宗海著傷寒論淺註補正，亦根據此順序，說明奧妙的藥理，參以西醫傷寒處方學說今於斯一百十三方，摘錄三方於後：

(一)桂枝湯　治傷寒

桂枝去皮　生薑　芍藥　各三錢　炙甘草　貳錢　大棗六枚

右五味，剉碎，以水三大碗，微火煮取乙碗，去滓，分三次服，遭寒溫服一分服已須臾啜熱稀粥一碗餘以助藥力，溫覆令一時許遍身熱熱微似有汗者益佳，不可令大汗淋漓病必不除若一服，汗出，病差，停後服，不必盡劑，若不汗，更服，依前法又不汗後服小促役其間半日許令三服盡，若病重者，一日一夜服，周

食。灼熱自汗。手足牽强。甚則反張。乃延附近之劉某前往診治。據云。恙係於嚇。此種病狀。乃係傳變痰火。須進以清熱化痰之劑。不能痊可。且須邀請巫者關魂。方可收效。諸法亦須從速辦理。遲則不救矣。乃處一清熱化痰之方。并附抱龍丸及蘇合丸各兩粒。服後二時之久。反張更盛。舌苔轉黑不可言語。湯藥不進。病者奄奄欲斃。乃商治於余。余曰。是疾初係寒邪傳於三陽。其有牽强反張之狀者。乃由筋脈受邪。濇滯營衞。則有是狀。斯時若循經用藥。解除三陽之邪。其病霍然。前醫未思及此。反用以鎮墜涼瀉之藥。抑遏表邪。不能外出。必自三陽而入三陰。遂致轉變現時種種惡狀矣。於是乃擬以祛寒發表解肌之劑。以試羸弱。處方如：

羌獨活，蒼朮，升麻，葛根，陳皮，川朴，甘草，黃芩，川芎，柴胡，桔梗，半夏，枳實，芍藥，之類。其羌獨定太陽而祛寒發表。以蒼升葛陳朴甘芩走陽明而除濕。以芎柴入少陽而和解。以桔半枳芍和榮遂飲。診後忽隔十餘日不求診治。諒已不救。後於途中忽遇病

時覩之，服一劑盡，病證猶在者，更作服，若汗不出者，乃服至二三劑，禁生冷粘滑肉麵五辛酒酪臭惡等物。

(二)大清龍湯　治傷寒

麻黃　去節　三錢　桂枝去皮　炙甘草　各二錢　杏仁去皮尖　二十粒　石膏生像鴿蛋大一塊敲碎　生薑三錢

大棗　六枚去核

右七味，水三碗浸麻黃煮沸，去上沫，納入其餘諸藥煮取貳碗去滓溫服一碗待發微汗，汗出多者，溫粉撲之，一服汗者，停後服，若復服汗多，亡陽，遂虛，惡風燥煩，不得眠也。

(三)五苓散　治傷寒

澤瀉　二錢六分半　桂枝去皮　二錢　猪苓去皮　白朮　茯苓　各一錢八分

右五味，研爲末，以白滾湯和服方寸匕，日三服，多飲暖水，汗出愈。(未完)

麻疹

江都　孫劍琴

麻疹又名痧子，爲散在性。病症多侵襲於小兒，成人較少。本病病毒常含於大小腸粘膜及鼻粘膜，唯頭氣管枝，皮膚水泡等處，凡患者吐出物，瀉出物，表皮落屑及衣服器具等，俱易直接或簡接傳染其他小兒，故患者除設法與他小兒隔離外，將無法使之不傳染也。

本病潛伏期約十日左右，發病時初如感冒，乾咳，發熱，鼻塞，流淸涕，瀉泄時作，間有便祕者，但甚少。體溫，可升至卅九度，面浮腮赤，惡心嘔吐，口之四圍生大類似帽針頭之白色小斑按之隱紅不褪，此斑名可普立克氏斑，圍繞赤色暈輪，驟見之下，有誤認爲鵝口瘡者，此名前兆期。繼則熱度又升，顏面發生胡麻狀之紅斑，順次蔓延於全身，而以胸背爲最密，麻疹既發現可普立克氏斑，

家。謂此藥服過二劑。即行痊愈矣。

驗方四則

四川宜賓　蕭養然

噤口痢方　西砂仁二錢，研細末，活鯽魚三四兩，合醋炒，以砂仁撤入鯽內，用紙二層封鯽口用火炖熱，即將鯽口中開一孔，令病人哈氣入腹吞之，口即開，若湯溫即服半盞，口即開，便服後方神效。

服方　當歸三錢。化石三錢，甘草一錢，西砂二錢，石蓮肉三錢，泡參三錢，焦朮四錢，茯苓三錢，陳皮三錢，銀花三錢，梹榔一錢，炒萊菔子二錢，神曲二錢，麥芽二錢，水煎服。

瘋犬咬傷，出血急用冷水澆過。如發熱用淘米水洗，隨用食鹽，和死黃泥調敷，一天即愈。

婦人陰戶癢，用桃葉炒搗爛，塞入陰戶內，半個時候取出入用沸水泡桃葉，洗之即止。

得心應手的

暈針預防法

—十餘年來歷試不爽—

淮陰　秦振聲

卽行消失，熱度時升時降，病者亦覺時寒時熱，腹痛脚攣，咳嗽聲嘶，自汗，惡風惡心，嘔吐，氣喘，腹滿，咽喉紅腫，雷鳴下痢，最爲危險，過此則熱度下降，疹亦漸稀，表皮落下如糖屑，約二週後可完全消失，此時爲落屑期。

本病治法，在初期有用升麻葛根湯解，表清毒者，有用銀翹散辛涼解表者；發疹時，有用柴胡清肝散涼血解毒者，有用導赤散清熱利便者。余於臨床時不問初期及發疹期，屢用仲聖之黃芩加半夏生姜湯，合桔梗甘草湯而奏效，偶中之方，不敢謂能，願將本方能治麻疹之理由，詳述如下，以就正於有道。

傷寒論云：太陽與少陽合病，自下痢者，與黃芩湯合，若嘔者，黃芩加半夏生姜湯主之，自汗惡風發熱，非太陽病乎？熱度時升時降，病者自覺時寒時熱，惡心嘔吐，非少陽病乎？黃芩湯主治者，爲太陽與少陽合病也。腹痛脚攣，非芍藥甘草湯病症乎？腹滿而喘，嘔吐不食，自利發熱，非小半夏湯病症乎？黃芩加半夏生姜湯，實含有芍藥甘草與小夏湯也。至在初期與發疹期之下痢發熱，乃黃芩湯與小半夏湯共有之病象也。餘若咽痛，乾咳，西醫謂爲咽頭粘膜炎氣管枝炎者，卽中醫所云少陰病之一種也。桔梗甘草湯主之，今列表如下：

黃芩湯加桔梗生姜半夏湯方

- 黃芩
- 半夏、生姜 ｝小半夏湯
- 芍藥、甘草 ｝芍藥甘草湯
- 甘草、大棗、桔梗、生姜 ｝排膿湯

暈針現狀，古書雖有記載，然皆語焉不詳，不但對於預防之法毫無，卽所述之救治法，亦罕有效驗也，鄙不敏，初操針灸術時，卽注意及此，悉心研究，乃得一預防之方法，經驗十餘年，不但弊端毫無，且已暈者，亦可用之救治也，預防之法維何？卽先令病者臥倒，而後施以針刺也！蓋暈針者，多屬貧血及畏針之人，不能受猛重之刺激，致引動內臟之交感神經，起反射作用，而直奔腦系，（肝腸上擾）故有頭暈，心懸，嘔噁，及神昏，泄氣之現象，甚而其表部之皮下神經弛張，汗腺失其約束，心房之脈搏漸微，不能鼓舞血液，致血壓降低，而現自汗，身涼，瞳散，脈伏，等危險狀態，若針治之時，先令病者臥於牀上，然後施針，無論受任何刺激，心不覺懸，則交感神經卽不得反射腦系，而爲害也，十餘年來，凡面色與眼臉及爪甲淡白不紅之貧血人，暨素畏針刺者，用之絕無一人有暈針之現狀，用特貢獻於世，庶幾病者無暈針之患，而醫者亦可無所顧慮，而隨意施治也！

胃病證治之研討（續）

俞慎初

（一）傷食　西名急性胃炎

原因：本病多由烟酒不節，飢飽失宜，或吃食生冷腐敗之物，以致胃部粘膜受其刺激發炎，變成急性消化不良之症象，餘則由其他疾病之傳發也。

病理：胃部粘膜紅腫，胃液減少，微血管出血，或變爲糜爛，胃細胞腫大，且多微粒，而胃腺管間之組織，時有白血球之浸潤。

症狀：輕者胃脘常覺不舒，頭暈鬱悶，噯氣，嘔吐，呑酸，舌苔厚膩，涎沫甚多，小兒則有腹痛泄瀉等現象，重者初起惡寒發熱，口苦，苔濁，嘔吐不消化之雜物及粘液胆色汁，含有酸味，大便或結或溏，腹脹滿，有時亦作痛。

診斷：如無惡寒發熱，易可判別，然有時亦現寒熱之象，殊恐與其他傳染病症狀相同，故未克即可辨認，倘再延重則易誤斷，故對於此種症狀，不可不注意也。

療法：（一）中醫療法　食物在胃者，宜用吐法，瓜蔕散或梔豉湯爲主，將達於腸者，可用下法，承氣湯或木香檳榔丸爲主，以掃除胃腸中之積垢，若已發吐發瀉者，則用藿香正氣散，或生姜瀉心湯爲主，其善後則用香砂平胃，保和等方爲主。

西醫療法　小兒則服蓖蔴油一劑，成人可服汞丸，病輕重者，須服甘汞二三厘，繼服鹽類瀉劑，有酸性噯氣者，則服重炭酸鈉及鉍劑。

方劑：（一）瓜蔕散　瓜蔕　赤小豆　各別搗篩爲末。

（二）梔豉湯　梔子　淡香豉　水煎服。

（三）大承氣湯　大黃　芒硝　枳實　水煎服。

（四）小承氣湯　大黃　厚朴　枳實　水煎服。

（五）調胃承氣湯　大黃芒硝　炙草　水煎服。

（六）木香檳榔丸　水香　檳榔　枳實　青皮　陳皮　莪朮　黃芩　當歸　黃栢　香附　大黃　黑丑　厚朴　水泛爲丸。

（七）藿香正氣散　藿香　腹皮　紫蘇　白芷　白朮　川朴　陳皮　甘草

喉症驗方

孫印千

茲鄙有祖傳經驗過吹喉散，不論紅白俱可用，雄黃，燕窩，（即屋內燕居之巢過羅去草）研細末，將雄黃對研，燕窩上微變黃色爲度，黃色不可過重，鄙家每年捨此藥，功大價廉，實有効驗，爰特投錄雜誌，公諸大衆。

經方實驗錄（續）

曹穎甫醫案
姜佐景編按

吳小姐六月三十日　初診

肺癰已經匝月，欬嗽，咯痰腥臭，夜中熱度甚高，內已成膿，當以排泄爲主。宜桔梗合千金葦莖二湯主治。

苦桔梗五錢　生甘草三錢　生苡仁一兩　冬瓜子一兩　桃仁六錢　炙乳沒各三錢　鮮蘆根半斤　打汁冲服，滓入煎犀黃醒消丸每服三錢　開水送下

佐景按　吳小姐服此一劑，欬即減，次早大便即通。向在醫院大便常閉，醫用肥皂水灌洗，方得糞水，不能自下也，本方連服三日，每早大便均暢行。師本囑連服四劑，八月十九日，又請師二診。

二診

夏粬 生姜 大棗 爲散。

(八)生姜瀉心湯 生姜 甘草 人參 乾姜 黄芩 黄連 半夏 大棗 煎湯。

(九)香砂平胃湯 木香 砂仁 蒼朮 川朴 陳皮 甘草 煎湯。

(十)保和丸 神粬 山查 赤苓 半夏 陳皮 連翹 菔子 麥糊爲丸。

調攝：禁食穀類及魚肉之品，以牛乳爲宜，要常作柔軟運動。

石女病治療研究

河南省博愛縣 李煥卿

女子陰腔細小不能交媾者，謂之石女，(又名實女，)而石女之病，大概可以分爲兩種，(甲)刺激變態病也，(乙)生理變態病也，(甲)刺激變態病者，亦可分爲兩種，(一)女子初生，其小陰唇露於大陰唇之外，以普通人之調査，均須十日左右，方能縮入，此天然之生理也，而小陰唇爲嬌嫩物質，當初生未縮回之時，若不知不覺，誤觸擦破，又不知不覺，漸使兩小陰唇，自行結合一處，而縮入大陰唇之內，小溲雖尙無礙，而交媾則不能，此一因也，(二)或由湯火誤傷，或由瘡瘍久患，蔓及大小陰唇，或腔道部份，療治及預防，因而合爲一處，此又一因也，(乙)生理變態病者，可分爲四種，(一)陰唇生理變態病，即大陰唇，或小陰唇，天然分離之未完善者，(二)腔道生理變態病，即天然腔道細小，(三)子宮生理變態病，即天然子宮過小，而腔道亦因之細者，(四)生殖器生瘤，塞及孔竅，而致細小者，此四種，皆爲生理之變態也，而因刺激之變態，其經水蛋珠陰核情欲等，皆無疾病，其患者，但缺交媾之能耳，將其患部割開，即能恢復原狀，則交媾胎產等，即無缺憾，惟生理變態病，其患出自天然，則經水蛋珠陰核情欲等，勢皆不免有疾病也，療治之方，若徒以手術，不過僅夠交媾之用，而經水之調和，蛋珠之發育，情欲之豔濃，則無關也，幸或生育機關，無他大病，偶一結

原方去桔梗

加葶藶子三錢 用黑棗去核包麻扎入煎

佐景按 吳小姐於下午三時許，服初煎藥。三刻鐘後，忽然劇痛作，大呼姆媽來抱吾。瞬間氣喘，目上視，四肢厥逆，冷汗出，神識不清，隨即昏去。同時一怪象生，即其右胸患處，約在乳部之上，突隆起如拳大。舉家驚惶，不知所措。半小時後，神略清，如醒回。至六時。又劇痛昏厥如前，吳君於晚七時回家，覩狀大駭，急請西醫胡先生來診。駕到約夜間十時，主動手術，謂服藥無效也。未肯施治而辭。迨夜十二時，病者神思忽然清明，呼欲啜粥，果能進一甌。胸前隆起者依然，而痛却漸定，能安睡，直至次早天明方醒，熱漸退，欬漸減。吳夫人曰：使非昨藥之功，安得否極泰來耶？即不畏其峻，清晨八時，復予二煎藥。服後，不復瞑眩。夫人告余曰：「冠明自起病以迄服葶藶大棗前，無一夜得安睡，自服葶藶大棗後，雖病，無一夜不得安睡」。余爲

胎，而生產時期，其子宮之能否輸送，交骨之能否洞開，喇叭管之能否放大，均不可知，勢不免因產而致命也，然中國方書對斯病之研究，有如鳳毛麟角，罕聞罕見，惟李時珍謂鉛能入肉，女子以鉛珠紝耳，卽自穿孔，實女無竅者，以鉛作挺，逐日紝之，久久自開，此皆昔人所未知也，云云，在事實上，有效與否，未敢妄議，在理想上縱或有效，亦不過僅夠開竅而已，其難得胎產之佳果，敢斷言也，鄙人不揣愚陋，妄擬治療手術，詳述於左，而臨症之變遷，尤望博識君子，遂宜裁酌焉，（一）治療刺激變態病，宜於患者身體康健之時，施以 Novacairc 局部麻醉，劃開孔竅，再以 calonasin 若干，局部洗滌，溫水若干，凝固其血，後日以硼酸水，或灰蒙養等類，洗滌患部，當自愈也，此病無大辣手，故法亦極簡單，若有不妥之處，參照左列治療生理變態法，（二）治療生理變態病，更宜於患者身體康健之時，詳細檢查，患在何部，然後按法施治（甲）生理變態之病，如患在外部，大陰唇，或小陰唇，連合不分，在內部，子宮，或喇叭管，三角房等處，爲脂膜或努肉，或瘤類之障礙，關係重要，恐局部麻醉之 Novacairc 有所不逮，必須嗝囉昉水醺之，方可施大手術，蓋醺嗝囉昉水者，可使病人神昏如醉，無知無覺，又能寬鬆骨肉，此時置患者於手術台上，仰臥其身先將大小陰唇劃開，再以子宮鏡檢查內部，如果喇叭管之不分離者，卽將喇叭管劃開，三角房之不分離者，卽將三角房劃開，子宮內之不分離者，卽將子宮劃開，其中或爲脂膜，或爲努肉，或瘤類障礙者，卽將障礙物劃去，然嗝囉昉水，雖能敝知覺，止疼痛，但醺之時間過度，則心跳遲緩，瞳人散大，脈息漸微，顯見種種危險現象，此時手術速當停止，以待數日後，候其精神恢復，然後再施手術，（乙）患者身體壯健，劃後不呈危險現象，則以橡皮製成代長管橢圓形氣球，吹滿時，直徑粗可達三寸，長可達八九寸，於未吹特，遍塗黃蠟軟膏，或安福消腫膏等類，納入陰腔，則以吹氣機，嚙接其管端，而吹滿之，使擘掌其產門，以達三寸之直徑爲止，遂將吹氣機掣去，俾球內之空氣放洩，取去自不痛苦，如行此法，則臨產

之驚異。八月二十日守服原方，毫無惡化現象，二十一日三診。

三診

累服桔梗瀉肺二湯，合千金葦莖，病勢略輕，仍宜前法加減。

生甘草五錢　生白芍五錢　生苡仁一兩
冬瓜子一兩　桃仁六錢　葶藶子三錢
炒研用棗包扎　桔梗五錢　香白芷一錢
炙乳沒各二錢　輕馬勃五分　另服醒消丸每服二錢

佐景按　此方連服三日，二十四日吳君以兒病漸減，拳腫處亦漸平，遂攜方至師家請與加減。師減去白芷，乳，沒，葶藶，敗醬，馬勃，餘依舊，又連服三日。二十七日吳君凝軒予藥一劑，計生甘草五錢　生白芍五錢　生苡仁一兩　冬瓜子八錢　敗醬草三錢　桃仁泥三錢　桔梗二錢　川貝母三錢　忍冬藤三錢　炙乳沒各半錢　白芨錢半　覺藥汁膩甚。八月二十八日，予自鄉返申，吳君急邀診視，案曰：「肺癰延已二月，刻診右肺外部依然隆起，但不如向之如拳矣。欬嗽不爽，咯痰黃綠色，咽中痛，大便二

可免交骨不開，喇叭管不放大，種種滯礙也，而臨產之產門，其直徑，應在三寸半，今擘掌只達三寸，尚少五分，蓋正式臨產，自有天然之能力，使產門放大，此爲預先之防範，以輔佐之耳，(丙)施手術時，難免傷血過多，蔓腫他處，若小腹下部，肛門前部，大腿之摺縫，皆宜塗抹碘酒等類，以預防之，而 Calonasin 與腎上腺素，及 Calcisol 皆應遂宜注射，或浸敷腎上腺素等類，而黃蚋軟藥，及安福消腫膏尤宜時揉腔內，以生肌定痛，但割開之刀口，其收長時，又恐連合一處，致使前功盡棄，必於割後，以橡皮所製之橢圓氣球，如法日日擘掌，以免其患，但擘掌之大，不必達三寸耳，(丁)生理變態病，既經受過手術，而經水不行者，又當設法治之，查經之爲物，內經以爲女子二七而天癸至，任脈通，太衝脈盛，月事以時下，故有子，至七七任脈虛，太衝脈衰少，天癸竭，地道不通，故形壞而無子，云云，然二七天癸至，七七天癸竭，此在黃帝時，調查我國普通女子之經水也，而兩月一至，名爲並月三月一至，名爲居經，一年一至，名爲避年，又有一生不至，尙能生育者，名爲暗經，等等，而熱帶地方，大約以十一歲至者居多，寒帶地方，則以二十，二十一歲至者居多寒則遲，熱則早，早至則早絕，遲至則遲絕，而經水者，子宮內所生之精液，以備養胎之需用故孕則經斷，經未至不能生子，經既竭不能生子，因病而經停者，亦不能生子，自經至，至經絕，約三十年，爲生育之時期，二七以前，七七以後，無經水卽不能生子，可見女子生子，不獨恃交媾，猶賴任脈通，太衝脈盛，月事以時下也，而調經之法，婦科專書，言之詳矣，茲略舉其要，以備參攷，生化湯溫血破瘀，仙方活命飲，和血化氣，抵當湯，大黃䗪蟲丸，攻下之，復脈湯，養榮湯，滋補之，宜審其虛實寒熱，而處溫凉補瀉之方，(戊)腔既割矣，經既調矣，若蛋珠缺乏，亦爲不孕之大故，蓋蛋珠接受精蟲，方能成胚胎，生理學言之最詳，茲勿容贅，而治療蛋珠缺乏之病，或五子衍宗丸，或化水種玉湯，若紫何車，羊胞，鹿胎等，皆可擇用，大凡植物之多子者，能令人易孕，動物之軀體，各因其同類而入其部分，同

日一行，脈象細數，擬排膿養陰合法，請正。生甘草三錢　苦桔梗二錢　大麥冬去心三錢、天花粉六錢　絲瓜絡五錢　光杏仁三錢　象貝母三錢　冬瓜瓣二兩　地枯蘿三錢。」二十九日，承邀續診，據謂昨方頗效。案曰：「服藥後欬時加多，膿痰加多。按此種膿痰蘊積於內，非排去之不爲功。刻診脈象數，肩息未除，咽中痛，大便已行而堅。病情尙在險途，再擬前法加減。鮮蘆根三根　西洋參一錢　生苡仁二兩　苦桔梗二錢　冬瓜瓣二兩　光杏仁四錢　絲瓜絡六錢　地枯蘿四錢　南沙參三錢　生甘草二錢。」三十日，吳君來謂身熱又減，臭痰亦少，堅請三診。余以其脈雖細數，一分鐘一百四十餘至，不足慮。獨息時左肩尙動，思仲聖云，「上氣，面浮腫，肩息，其脈浮大，不治。」此雖非上氣病，終不禁躊躇，又以雜務紛集，無暇抽身，仍主請師續診。九月一日，吳君到師家商議，問吉凶，師慰之。案曰：「肺癰業經出險，但喀痰尙膿，兼有微熱，仍宜前方加

類相求，同氣相應，理固然也，現在經療學家，講求動物之經，攷其功用，採之入藥，以療病者，因其細胞，組織，分子相同，故能補其部分，如人身碘質缺乏，即以碘補之，燐質缺乏，即以燐補之之意也，(己)交媾之愉快，全出陰核之發達，患天然變態之石女，其陰核縱不爲天然之缺陷，亦當被手術之破壞也，而常人陰核之發達，一由年齡之屆期，一由春情之鼓動，患石女者，其陰核既發達，交媾應不感快，施治之法，宜以附子湯，腎氣丸等類，若椒薑葱芥桂酒之屬，俱有辛辣刺激之性，皆可擇用，蓋女子陰核之發達，與男子陽物舉動相同也，壯腎與陽之藥，即可輔佐女子陰核發達也，(庚)春情豔濃，實由陰核之發達，不由淫諧教誨之也，蓋陰核發達之時，陰膣內異常不適，若有物觸之，自覺愉快於是春情生焉，手淫生焉，而情欲愈豔濃，則陰核必愈加發達，治療情欲之淡薄者，自然當以發育陰核爲急務，茲者研究培補情欲，以輔佐陰核之發達，是有不得不另設法也，培補情欲，雖不能誨人以淫，而夫婦之間，恩愛相遇，勿以形穢見惡，自能默默之中，欲情漸由愛情而生，則交媾焉，結胎焉，生育焉，盡達其能，醫術乃爲完事。

和法之討論（續）

盛心如

凡婦女經水適來適斷，感受時邪，在仲師法屬小柴胡加減，大約去人參丹參，加赤芍丹皮，此乃和苦達邪，或和解以安苦之法，但惡寒已罷者，則柴胡不中與也，舌有白苔者，即當改用炒荆芥，或蘇梗並用，以疎散血中之邪，身熱不退便當清苦泄，倘在初起之時，寒熱無汗，或腹痛而經來不暢。則黄芩更非所宜，從仲師法便當去黄芩加芍藥再合梔豉，仍與荆芥蘇梗並用，方爲合度，此均不離乎和解，而法已變，茲爲舉例如左。

(一)馮君之妹，患秋溫症，始則乍寒乍熱，經素愆期，病作一二日後，經水

減：生甘草五錢　桔梗五錢　桃仁泥二錢　生白芍五錢　瓜蔞皮仁各三錢　生山梔錢半　另服犀黄醒消丸每服二錢，」此方服後，又有進步。九月二日，夜中不知何故，忽云心中劇痛，隨嘔出鮮紅之血約半小杯，隨續吐出數次，吐後神疲納呆，又不能安寐。三日，吳君急刻師家乞診，値師玉體不豫，口報藥味，由湘人師兄錄之。方曰：「嫩射干三錢　白前三錢　桃仁泥二錢　生甘草三錢　生白芍五錢　枳壳一錢　全瓜蔞六錢　桔梗一錢　製香附三錢　生山梔三錢　另服醒消丸每服一錢。」下午二時進初煎，六時進二煎。夜十一時，痛即定。次早起，痛全除。衆驚藥之速效，竟至於此也。五日，師健步，命駕出診，案曰：(未完)

重要驗案一束（續）

安福 王耐寒

痞癖流水證案

二十三年六月，族姪婦劉氏，年四十餘，住南昌東岳廟十五號，兩足自膝部起患瘡癬，初起因癢甚，搔之皮破，

適來，此原柴胡症也，即與柴胡並加豆卷荊防等品，服而不應，旋與同學楊君㪺酌，亦斷為柴胡症。但按楊君方案。已見神昏譫語，舌紅苔黃，口渴熱利，並有秋溫化燥之語。現此症象，已完全非柴胡症之面目，再與柴胡，焉能去病，緣臨症少而經驗未充，讀書守法而未能變化，邀余商治，診察病症，確係秋溫化燥，而且齒垢唇焦，欬嗽痰咯不爽，胸脇作痛，痰中帶血，舌苔不但焦黃，且帶灰黑，乾而仍有垢濁。咽喉乾痛，病經旬日，始終未得暢汗，但頭項則汗出溱溱，脈息沉鬱不揚，按之帶促，此種症象，顯是秋溫挾濕，欝伏於肺胃，衝脈於陽明，同司血室，而熱邪隔於血室，不僅肝經為病，此當清營泄熱，並宜宣達伏邪，應從竹葉，石羔，黃連解毒銀喬黑膏諸法，變化處方。

鮮生地一兩，大豆卷六錢同打，黑山梔三錢，炒子芩二錢，青黛拌連喬三錢，生石膏一兩，赤芍三錢，陳胆星包錢半，鮮竹葉三十張，川連八分，丹皮三錢，硃茯神四錢，鮮蘆茀根各一兩，金銀花三錢。

一劑以後，周身得微汗，去豆卷，而生地石羔，用量減半，川連減去三分，連服二劑，熱勢減退甚微，口渴舌乾，因去生地加鮮石斛，鮮沙參各一兩，石羔川連用量，仍如第一方，去胆星銀花，加牛蒡，大貝母，改用金銀花露，青蒿露，白荷花露等，代水煎藥，並以代潦，再連服二劑，熱始見鬆，遂改為輕宣泄化之品，如清水豆卷，連喬山梔冬桑葉粉丹皮大貝赤苓梗通滑石佩蘭青蒿苡仁等約，五六劑後，始得清澈，此一例也。（未完）

中風症病理命名之檢討

胡健公

余於工作之暇，時翻閱古書，覺前賢於中風一門，其言實易啓人疑竇，每欲一言，乃因思想愚陋，辭不達意，更兼經驗全無，而欲一談其症，過於自不量力而反遺譏同道，今所以欲言者，乃因學術之亢進，全從大衆切磋研究而得，觀令

流清水，腥臭不可近。聞西醫長外科，投某醫院治療，無大效，間日，痛苦愈甚；流水愈多。耑人延治，病狀如前述。予以麻黃連翹赤小豆湯，時正三伏期間，方中麻黃只用四分，連翹生薑杏仁各二錢赤小豆六錢大棗二錢桑白皮三錢。外用金匱蒲灰散，麻油合塗。服湯藥四劑，全愈。

溫熱治驗一則

王襄年二十許，在一中高級班，暑期中受軍訓，感暑氣，身大熱，大汗出，脈洪數，予以小柴胡合白虎湯二劑，全愈。

太陽病兼見少陰脚踡證案

王子昴年二十五歲，在南昌升昌煤礦公司幫理今春患病，初起覺頭痛，頃刻漸見增重，其家住撫州門外穀市街，離店稍遠，坐車回家，車上幾不可支持。抵家後，其父來延治，余往視之，須人扶持，乃得起床就診。按其脈，沉細稍帶數。問其自覺證，則曰：頭身痛，腰痛，脚痛不得伸。頃特人扶我外出

國醫之生命危若累卵，其理皆由於學術不明之害，故不得不大聲疾呼，希冀喚起同道對此症而加以注意，倘能拋磚引玉，則於文字之譏，亦所不免耳。

中風，其症有二，一爲傷寒論中之中風，一爲金匱千金等古書所言之中風，而後世醫家如喩嘉言等，將此二中風列爲一門，試具有醫學資格者閱之，必能引起以下之幾條疑點：

傷寒論中之中風，其症狀不過惡風，發熱自汗脈緩等，乃係一傷風症，而此中風之症狀則爲猝然昏到，手足抽搐，口吐痰涎，人事不知等險症，其用藥亦各異，若將此二症併爲一談，不啻天淵之隔，因病證用藥之不同，而其名反同，此不可索解者一。

中風之名詞，其言中者，係指感受意義而言也，感受風邪，卽傷風症是也，然則此中風之名詞，乃顯然是指傷寒論中之中風而言，與古書所言之中風無關，然彼亦取名曰中風，而並無體溫反射等抵抗風邪之見症，此不可索解者二。

當半身不遂，乃係痺症，金匱有云：「夫風之爲病，半身不遂，或但臂不遂者，此爲痺。」彼不過領上冠以夫風令爲病句，而後世醫家因其有風之爲病之語，雖顯係痺症。亦必云其症爲中風，而不云其症爲痺，此不可索解者三。

既云中風，其主症當爲風，而劉河間則主火，李東垣則主氣，朱丹溪則主濕盛生痰等，而其治法亦不以風爲主，此不可索解者四。

中風有中臟，中腑，中經絡，中血脈等步驟之分，而對於中臟等之病理若何，則不能詳細說出，只有中臟用某湯，中腑用某湯等之解說，而其中臟等何以用某種湯，某種藥之意義，則又不能言其所以然，此不可索解者五。

中醫云中風，而西醫則云爲腦充血或腦出血，而中醫有引證內經調經論篇中「血之與氣，幷走於上，則爲大厥，厥則暴死，氣復反則生，不反則死，」之文，以爲腦出血之爲中風，古醫書早言之矣，欲執此與西醫學較一日之短長，然血之與氣幷走於上之病，無論壯幼老年之人，皆有患之，而中風症則必見發於四十

，就診，兩足無力着地。觀其面則蒼白；舌無苔，余謂少陰傷寒必脚蹩，脚痛乃脚蹩之漸，病之來勢匪輕。診其脈象，其病亦正在前進之勢，傷寒論四條云，『傷寒一日太陽受之，脈若靜者爲不傳也；頗欲吐，若煩躁脈數急者爲傳也』此時病雖在太陽，急當顧其少陰，以其脈數脚痛，有傳少陰之傾向，撰用芍藥附子甘草湯。其父聞余言，有憂色，余謂病雖重，我處之方確中病，保無他變。萬一防病變，余在此少候俟進藥一劑，可容我去也。于是急煎予之，得湯約一鐘許。腰痛減，脚亦稍舒。余曰此藥與病對，古人謂可覆杯而待其效。今得湯見效，不過一覆杯之頃，而腰痛脚亦舒，可見經方之治病，非時方所可比擬。令晚再進一劑可全愈，次晨踵門請覆診，則諸證盡除。但父母愛子之心，無所不至，病後擬請培補乃以人參養營湯予之。

乳癰治驗

社員莊慰樵稿

鄰人姚某妻，年三十許於今春左乳房，忽患乳癰，不紅而僵硬，（其實內

歲以上之老年，此不可索解者六。

執以上六條件觀中風之書，其症實多研究餘地，然中風究若何爲病，曰：總言之，乃內分泌之病，分言之，則神經氣血血管肌肉皆有之耳，茲將余管窺之意，述之於左：(未完)

脚氣病的研究

陸伯辰

天時的寒暑燥濕，總是不能乘人心理的，因爲了冷熱的不等，霜露的不勻，所以疾病的患生，也隨了天時地理而相異，例如：春時病溫的很多，夏令傳染時疫必盛，秋天又流行瘧痢，冬季則容易感受到感冒的病症，傷寒在寒冷的地方必定多，環山的地方容易中到山巒瘴氣的毒，養蠶之區的桑林叢中，能夠做「桑葉黃」病的媒介，東南一帶沿海多澤的地方，則可以說是濕脚氣病的特產地了。

所以我們看到古書的記載，就脚氣病一症來說：關於西北高原的地方，都不識這個疾病，並且古時候生這病的也很少見到，由此我們更可以知道病的由來，除掉天時地理以外，還有人爲的素因呢。

照現在的新說，生脚氣病是缺乏維他命乙的原因，有的還說是米中毒，或者是魚中毒，不過其他還有：好像久坐少動，也能夠患脚腫的病症，有的是因了水土不服，而生這病的，這是只要轉地療法，病就可以霍然而愈的，總而言之，人的致病原因，天時地理人爲都有他相當的理由，其實在每當一病的造成，這三個條件一個也少不了的，故所以我們研究每一個病症，是也要兼顧這三個條件，方才可以窺探得每一個病症的眞相，而可以施以相當的治療，才不致再有以外的錯誤，這是我們應當謹愼的事。

部已發炎，特未外現，非若乳癰之初起即紅，）根盤頗大，余爲開張壽甫先生消乳湯，每劑重用知母四五錢，（該方係知貝母山甲瓜蔞丹參乳香末藥金銀花甘草）疊服四五劑，並令伊內服小金丹二粒，癭硬漸消，斯時巳微現紅腫，余用針微刺，以出惡血，外貼千捶膏，越數日巳消，無芥蒂，審此則醫書所云，乳房屬胃乳頭屬肝，照此施治，的係無疑，况湯明多氣多血，故重用知母直走陽明，以開凝結之瘀，而淸乳房之鬱熱，所以能最効也，一得之愚，供諸同道，未識海內高賢，以爲然否。

二五，十一，八，甦樵作於莊氏醫廬

脚氣的病名，在金匱上巳經載着，不過患此病的很少，所以在我國古來方書醫籍上，關於本病的記載，也是鳳毛麟角的少得很，可是到近來就不同了，患此病的人多起來了，因此中西醫界，對於此類的學說，也可以很多的見到，現在把疎見，以及搜集到關於本病的識見，約略述之，想來續者諸君，亦必願讀的吧！

脚氣是兩脚先腫，再漸漸的上升到腿膝，或者紅腫，或者麻痺，也有濕水的浸淫，潰而生瘡的，好如麻痺，或者是腫及少腹，氣逆上冲的急；此症最是危險而急速，每每有發不到一天，而就冲心不救的，是也很多的，這就是平常所說的脚氣冲心啊！

這病的原因，大多是由濕所致的，是外面中了水濕瘴癘的毒，兩隻脚又是首先感受到，並且這病在西北是罕見的症候，而東南各省，生這種病症的却非常之多。大概是因為西北地氣高燥，並且食品又以麵麥為主要，故此難生此病，東南各省，就附合中西醫的學說了，脚氣為濕所致，東南各省地氣大多卑濕，米中毒，缺乏維他命乙，恰巧是吃米食，而都是盡粹的白米，都有他相當的理由也，又我國東南沿海，並且多湖澤河道對於水產魚類出品很多，所以魚中毒之說亦難免，不過只可算致病的一種副因，而要完全靠這來做證據，就不對而是不可能的事了，這种病症在我國醫學上可以分乾脚氣，濕脚氣以及脚氣衝心三類，現在分述於後：

乾脚氣——大多因為時症不愈，或者肝臟的濕熱，常久的鬱着，再入絡所致，因此足部的筋脈踡縮，枯細，不紅，不腫，但是頑麻，或痺攣經，或蹤緩，兩足軟而無力，以致不能自立，這是屬於血虛，並且是受了濕熱之毒，治法應該用四物湯加牛膝，獨活，木瓜，苡仁，蒼朮，澤瀉一類的藥物。

濕脚氣——是因為地氣卑濕，或者脾不運化，寒濕的邪下注而成功的，初起極微，漸漸的兩足軟弱，自跗到膝上，麻痺而浮腫，倘使用手指按之有窅，脈沉弦，足部的浮腫，或上升，或不上升，初起的時候用鷄鳴散有神效倘使挾熱者必見小便黃赤，或口渴，可加黃柏，知母，茵陳，若是寒化的，必見便溏，手厥，口不渴，那末加干姜，附子，吳萸，肉桂等藥。

脚氣衝心——因了水濕的毒內傷及腎臟，腎傷之後水就向上淩，而犯到心，或者瞎用補藥，以致氣逆上衝，病就危急而難救了，脚腫上升，必見腹脹嘔噁胸悶欲絕，金匱承氣丸，半夏湯斟酌病情而用之，此病倘使見到寒的現象，可以仍用附子鷄鳴散。

大凡脚氣病症，外面雖然受到濕熱之毒，而內部每每多鬱着肝胆之火，所以對於熱藥也不可以浪用，應該以清利濕熱的藥為主腦，不過現在普遍見到的脚氣病，不外乎水土不服，脾胃不健，因此而消化不良，那末對於營養不足是當然的事，也就是所謂缺乏維他命的緣故了，故此對於這病也就盛行着轉地或者高山療養，和內服或者注射强壯劑做正治，而再用麵食米糠皮等富於維他命的食品來助治，然而這種治法見效很慢，而且又不大澈底，對於轉地高山强壯劑等的療養法，却又不是每個人的經濟和時間所能允許的，然而我在六年前，却得到一張簡便而又經濟的驗方，不敢自祕而公告於世，大家研究研究，或者在民間關於這種治病的驗方，更有效的還多着呢！這當然要熱心同志盡量的啓發了。

事實是這樣的：在一二八淞滬事變之前，當時我在省立無錫中學讀書的時候，那時同學大患其脚腿腫脹症，經過校醫診斷以後，決定是脚氣病無疑，病的症狀是：初起兩脚軟弱無力，行走不便，漸漸的腿足發腫，用手按之成窅，而且好久才能復原，當時由校醫配服所謂的强壯藥劑，並且叫廚房裏每日另外蒸做白饅頭和稀飯，供給病人服食，這樣的一星期過後，病者仍舊如此，而繼續患生的人，却由一個二個增加到十數個同學，校醫沒有別的良法，都一個一個照前面的方法施治，而療間療養室的病牀，也因此而沒有一張空留着，完全給胖脚的同學們所包辦了下來。

恰巧在後患這病中，有一位許姓的同學，因爲家長是行醫的，所以他經過校醫治療不見效以後，就將病情的大概，寫信告訴家中，沒有幾天，他們家裏來人了，並且帶來貳個紙包，說有一個簡便方，可以治好此病，是用紅棗子和花生米（須帶有紅衣者）各半斤同煮，隨意服食，數次以後就可以痊愈的，可是同學們因爲經西醫這樣長久的治療而沒有見到效果，大家有點兒不想信，當時除了許君因爲家中已經將紅棗子和花生米帶來的緣故，試食之外，竟沒有一個人肯嘗試，可是事情却往往是出人意料之外的，許君經過紅棗子和花生米二三次的服食以後竟漸漸的把脚腫退去了，二三日後就霍然而愈，和常人無異，而其他的同學因爲好奇心的驅使，大家也就照樣的買了紅棗子和花生米煮食，笑話！竟把校醫弄得沒有法使同學脚疾見效的病症，在一星期內將脚氣病魔全部肅清，而拋至於九霄雲外去了。

在這事過了兩三年以後，家父也曾經患着同樣的病症，不過因爲病是初起，又只曉得紅棗花生米是可以治脚氣病，是所謂：「知其然而不知其所以然」的緣故，不敢馬上把這個方子說出，後來又經過一二日的審察病症，的確與以前見到的相同，就囑人去買紅棗花生米煮食，要不了幾天也就勿藥而愈了。（未完）

痰飲之檢討（續）

程紹典

所謂『肺爲貯痰之器，脾爲生痰之原』蓋指治痰有『脾』『肺』二端，非謂痰涎由脾臟產生而藏於肺胞也！而所謂『脾虛則生痰，虛痰當培脾』者，蓋有至理存焉：西籍對於原發性慢性氣管支卡他，無根治之法，惟聽其體力强壯，自趨治愈而已，是則國醫『培脾』之法，所以增進營養，强厚抵抗力，使消彌於無形也。又如肺結核，國醫亦屬屬之『脾虛生痰』，投與藥劑，悉屬營養强壯之類，與西理暗合者也。『酒痰』者，因酒之持續刺激，胃粘膜氣管粘膜起慢性炎症，而生之滲出物也。證治彙補有瓜蔞青黛丸，青黛之治驗，吾得之意溪張松溪先生，爲言汕頭某君氣盛嗜酒，每病痰湧，發則喉間如拽鋸，面赤，倚息不得臥，人有敎以青黛一味，開水送服者，試之果效，此後病作，輙吞青黛，屢驗不爽，豈青黛有消炎止泌之功效？

國醫治痰飲峻劑如十棗湯，控涎丹，皆爲濕性肋膜炎之對症良方。考濕性肋膜炎滲出液過多有致命之險，故西醫以抽去水液爲急務，中藥甘遂，大戟爲植物性峻下劑，白芥子爲胃腸腔充血誘炎劑，芫花爲利尿劑，之數者俱能使腹腔下部充血及促進體內水分之排泄，則肋膜之腹炎症或能因間接誘導而消散，滲出液亦因而減止，然後藉組織之自然療能，自趨治愈之途，此或爲理想之藥理也。

虛證痰飲之治療，國醫術爲語爲『溫中煖腎，納氣歸元』其所記載之諸種症象，多是氣管支痙攣，或慢性卡他之哮喘，劇甚者，往往面青唇白，搖肩滾肚，咳逆倚息，脈細而數，則屬諸心臟性喘息，國醫用附子，肉桂，蛤蚧，牡蠣，黑錫丹等所謂溫腎納氣之屬，實皆含有强心之意義。

『飲症有寒熱者汗之』如小青龍湯之治喘，指用麻黃桂枝而言也。麻黃含 Ephedrin 爲平滑肌之弛緩藥，有發汗之副作用，能平喘退熱；桂技含揮發油，桂枝酸，有退熱祛痰之效，二者幷用，其力益彰焉。

『治痰須先順氣』。『順氣』之品如陳皮，蘇梗，皆有祛痰作用，故知『順氣』是祛痰之代名。

帶下亦屬諸痰症，因痰與濕有聯繫也。

『痰飲之脈多滑，或弦，或細』，多指時醫之所謂『痰飲』者而言，積驗若是，然亦不可一概而論。因於血循環障礙，靜脈鬱血而起之胕腫，古藉謂爲飲之在下者；因於腎臟炎而生之面浮，則謂爲飲之在上。香蘇散，四苓散，五皮飲，實脾飲正爲斯類所謂『飲者』者設也。（完）

藥學研究

中國藥用植物培植法（續）

徐愷
倪維德　編著

瓜蔞（淮陰張義堂先生來稿）

產地　瓜蔞爲山野林叢間自生之天然蔓草類，然亦可人工種植之，產於溫帶，我國道處有之，以陝西省產者最良，近年蘇北產之亦豐，農家且多植之爲副業。

氣候　瓜蔞性喜陰濕之地，是以多生於林谷樹叢間，濕帶氣候故最適宜，熱帶如南洋等地，亦有生之者，惟寒帶則非其所宜。

土壤　以兩合土爲最佳，黏土次之，鹹土則不適宜於生存。

選種　瓜蔞有「雌」「雄」二種之別，「雌蔞」花有雌蕊，能結蔞實，即（天瓜），雄蔞者，其開花則只有雄蕊，並無雌蕊，故開花雖多，並不結蔞，惟其根（即天花粉）異常豐肥，藥力雄厚，較雌蔞之根，產量既豐，而市價亦倍，植之者，可就目的之所在而選植之。

移植　瓜蔞原爲天然之自生植物，結實雖有種子，但種出後，大多屬於雄蔞，開花雖多，不能結實，故播種之法，近年已無人取用普通皆用移植方法。

1分根法　其法於立春前後，將其根掘出，分植於已施肥之移種地點，當年即可出苗，且可開花結蔞如常。

2壓條法　其法於立夏前後，其苗亦已長大成藤，可就近其根旁，選其藤之長三四尺者，於藤之陰面，用竹刀括去青皮一層，同時在離開根處尺餘遠地面，掘深約六七寸許之長溝，於溝底面先施一層肥料下去，然後將其藤之去皮部向下，用土培之，惟培土時，須將其藤之頭，留長約三四寸在外，使其便於通氣，五六日後其去皮之面，首先生鬚，至立秋後則已成根，來年春天，可就根旁，先斷其藤，然後掘出移植可也。

施肥　瓜蔞性喜堆肥，然普通則多以人糞爲主，施肥之期間，大多時須施以腐植質一次，立春前酌量施一二次，開花前再施以肥料一二次。

培根　通常於冬至前，或移植後，皆須用土將其培厚，以資保護，並可以增加其含水量，至於每次肥施後，亦宜培根一次。

除害除草 括蔞原爲自生野物，並無害虫。於春夏間，其根旁常生雜草，宜連根除去，免其分肥也。

搭架 於其藤長三四尺時，須就其根旁，搭一棚架。（約六七尺之高木架）。以便其藤之蔓延生長，又搭架不宜過高，過高則不便採取，然過矮亦不透風，又礙於結實，故宜適中最好。

採取 至立秋後則其實已結成矣，便可開始採取備用，至於其根，（即是天花粉）須至大冬時，始可採取，蓋此時天寒，萬物收藏，此時其根方才收漿來粉也，否則無用。

鑑別 瓜蔞以實小而皮色黃而且白者佳，所請金絲蔞是也，至於大而圓者是爲瓜蔞形長者次之。

製法 將採下之蔞，先散置於廣場上晒之，使其易於發黃轉老，候黃透，此時可用刀將其剖開，挖出子瓤，須製於缸中，蘊釀五六日，使其瓤起腐化作用，易於與蔞子分離，然後用水洗滌之，則其腐化之瓤盡皆隨水濾淨，而取得潔淨之蔞子矣，其剖開之皮殼，將懸其於繩架上晒乾之。即爲藥肆中所售之蔞皮矣，至於天花粉之製法爲何，蓋天花粉乃瓜蔞之根，其藥以冬至節前後，十日內掘出，用竹刀去皮，改成一寸長短之節，晒乾，勿使其潮濕俟用時，以水浸至半透，然後置於包中，時時潮水候其全透，取出用利刀切成飲片備用。

計算 瓜蔞每距離二方尺遠，即可植一棵，每棵結蔞三四枚至七八十枚，重量約在三十斤左右，就每年普通生貨市價五元一石，熟貨子皮本年度皆廿五元左右。

儲藏 瓜蔞無論皮子及根，只須乾透，即可打包久儲，惟至陰天，須於雨後時時取出晒之，防其反潮易於生霉。

桂枝去芍藥湯與四味當歸湯

潘北辰

桂枝去芍藥湯：

『桂枝　生薑各三兩　甘草二兩炙　大棗十二枚擘

右四味：以水七升煮，取三升，溫服一升。』

在師論上是這麼說：『太陽病下之後脈促胸滿者，桂枝去芍藥湯主之。』就照「脈促」推測起來：也許其人「氣上衝」倍益加劇，依然丟不掉桂枝湯說話；因爲師論上另有一節說：『太陽病下之後，其氣上衝者，可與桂枝湯；方用前法。若不上衝者，不得與之。』其實，「氣上衝」一候，只能代表桂枝一物。防己黃耆湯下有謂：『氣上衝者，加桂枝三分。』難道這話不足爲憑麼？何以藥徵上表桂枝『主治衝逆』也，有同樣取義？

除桂枝以外，生薑主「嘔」，甘草主「急」，大棗主「弦」，可算各有各的事。不用芍藥者，也許因病人不復有「攣」的象徵吧：芍藥甘草湯，在師論上明明地表牠主「脚攣急」，「急」屬甘草所主，「攣」屬芍藥所主，這是誰也不能否認的。

芍藥不利於「胸滿，」則以胃部有寒水充塞；或許有「胃弛緩」的傾向。其不宜芍藥再行弛緩手段也，自不消說。只怕同時還免不掉「吐水，」用生薑似不如換用乾薑。千金內，補當歸建中湯有言：『若無生薑，則以乾薑三兩代之。』足徵乾薑本來有代生薑之一說。而本經表乾薑主『胸滿』，却與桂枝去芍藥湯證的「胸滿」印合；可是；換用乾薑，再好沒有了。

乾薑與甘草合作，則爲甘草乾薑湯：師論上表牠主『厥，咽中乾，煩躁，吐逆者。』這「吐逆」，當然不外指「吐水」說；而「厥」一項，殆包含「手足冷」在內；此卽胸腹中寒水表演之徵也。怪不得，別錄表乾薑有主『寒冷腹痛』一語。

（未完）

牛黃之研究

紹興 張若霞

牛黃。一名神黃。又有丑寶，牛膽石等名。西名Bezoar（拉答涅）。Cow-bozoar(英語)。日名ウシノタマ。

牛黃。卽牛之膽石。吾國醫書。早有記載。自傳入日本後。卽稱爲內服祕藥。形如雞子黃。重疊可揭折。輕虛而氣香者佳。然人多僞之。試法。但揩手甲中。透黃者爲眞。其整形者爲特等品。細研者爲普通品。帶黑色者爲劣等品。然此僅爲市場上之價值標準。而於醫藥上的效果。則不拘整形細碎。無何等優劣。

日本某報所載。謂三口縣宇部市之屠牛所。屠牛數百以後。纔獲雞卵大之牛黃。而且如此大之牛黃。其價值正與屠牛全頭相等。然其世界的市價。則自古與黃金同值。卽就吾中國而論。每重量一錢。値國幣五元至十餘元。

特種之成分未詳。此牛膽囊中所形成之病的產物（結石）。爲最複雜之化合物。其中含有高貴之膽汁色素。Bilirubin並利兒並涅。（ビリルビン）與Bilivedin其價值甚高。（Bilirubno.1瓦約30至40元）

主肝膽之病。傷治寒疫痢。驚癇寒熱。熱甚狂痙。療小兒諸癇。口熱不開。大人狂癲。與諸風不語。天行時疾。小兒夜啼。功能治狂鎭驚。清心消熱。除痢化痰。又治心臟病。胃臟水腫。及尿毒症。又痘瘡紫色發狂譫語者可用。用量三釐至五釐。日服二三次。

（未完）

非常時期的醫學研究

非常時期的醫學（續）

朱松

（八）移置受傷者於擔架上之方法

四人移置　第一號擔架兵直置担架於患者之首側，與患者作一直線，或平置於患者之左（右）側（傷上肢者，置担架於無傷之側；傷下肢者，則置担架於有傷之側）。

口令：預備！

聞令後，第一號擔架兵跑至傷者兩足之中間，取適當的距離，站立。第二，第四號跑至傷者胸腹部側，第二在傷者左側，第四在右側，取適當的距離站立。第三跑至傷者頭部前站立。

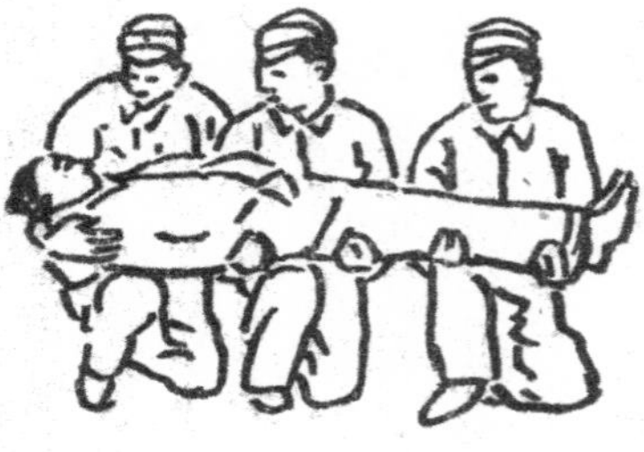

傷者托上之姿勢

口令：跪下！

聞令後，各擔架兵跪下。

口令：抬！

聞令後，第一號以兩手連前臂，伸入傷者腿下，兩手距離須稍遠。第二第四各以兩手連前臂，伸入傷者腰臀之下。第三以左手從上面，橫過傷者，到其右側，伸入右肩下，右手則伸入左肩下。

口令：托——上！

第三呼「托——上」之口令，担架兵齊將患者緩緩抬起，加於第一，第二，第三之右膝。

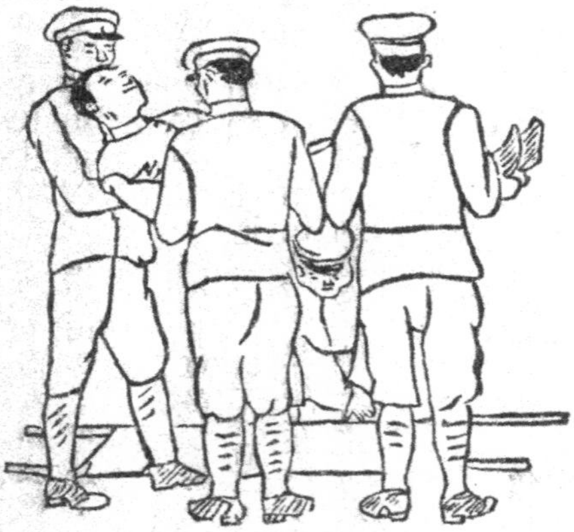

擔架放置較遠距離時傷者移置担架上之方法

口令：放——下！

第三速將担架移置於患者之下。

第三俟將担架已置放妥善，呼「放——下」之口令，並以左膝跪地，協助安放傷者。担架兵齊將傷者安置於担架上後，隨均起立（放下時通常使傷者足部向前）。

口令：抬担架——起！

擔架兵聞令後，準照前述之動作，將担架抬起，準備前進。

三人移置：第一站近傷者之膝處，舉其下部。第二，第三對跪於近臀之兩側，第二在左側，第三在右側，各以手從背及股下伸過，手指相攏合，舉傷者之上身。

「托——上」，「放——下」之口令，仍由第三口呼。各擔架兵將傷者平直抬起，頭向前進，安置於担架上。

二人移置　二人移置，依傷者受傷部位而異。如下肢受重傷，兩人均在傷側。第一近膝，舉傷者下肢；第二近，臀舉身體上部，將傷者平担至擔架上。

狹窄處移置　如遇地形太狹窄，則第一跨傷者之腿而立，右足貼近膝側，左足近右臀，然後彎身，以兩臂伸過傷者大腿下段，合攏手指，舉其下身。第二作騎馬勢，跨傷者之身而立，兩足尖貼近傷者之腋邊，然後彎身，用兩手從傷者胸之左右，伸至背部，合攏各指，舉其上身。兩人將傷者緩緩抬起，移置於担架上。

馬上移置：由馬上移下傷者時，通常四人爲一組。第三牽住馬口帶，若馬不安馴，則以左手抱馬之右前足，以右手牽馬口帶。第一，第二先將担架移至馬之前方，與馬體並行，如屬上肢受傷，置担架於無傷之側；下肢受傷，置担架於有傷之側。第四在反對方向之側，除去裝具，以免下馬時之障礙。

如下肢受傷者，第三牽定馬口帶，第一，第二，第四均立於有傷之側。第二在後，第四在中，第一在前。俟馬立停後，第二由後方先保持傷者之骨盤，及無傷之下肢；第一保持有傷之下肢，第四使傷者抱其肩及頸部，而復以兩手助第二及第一，抱持傷者，使其無傷之足，橫越馬鞍，徐徐而下。

如上肢受傷者，則由無傷之側移下。第四令傷者以無傷之上肢，抱其頸及肩。兩手助第一及第二之動作。第二保持傷者之骨盤及下肢。第一則保持有傷之上肢，並使傷者稍仰其上身，將有傷之肢，搭於胸前而下。

（待續）

非常時期的防毒學（續）

章鶴年

第二節　消毒

第一　消毒之原料

（一）空氣：較空氣輕之毒氣，可用自然氣流消除；較空氣重之毒氣，則須用人工排氣機，或吸氣筒消除之。

（二）水：用細孔噴水器噴水，對於大部份之毒氣，爲一有效之消毒法。一部份可將毒氣溶化，或分解，一部份可使毒氣沈澱并隨水流去。

(三)油：用煤油，揮發油，將觸毒之金屬物品及被服類加以洗拭。

(四)化學藥劑：大部份工業上之毒氣及化學毒品，均可用鹼性溶液分解之。(詳左表)

(如氫氧化鉀KOH，氫氧化鈉NaOH，炭酸鈉Na_2CO_3炭酸鉀K_2CO_3或氫氧化銨NH_4OH等溶液。)

如皮膚受芥子氣及路易士氣之毒後，應迅速用氧化劑消毒如漂白粉$CaOCl_2$過錳酸鉀$KMNO_4$氯胺酊之溶液。

分類	名稱	消毒法
刺激性毒氣(綠色)	氯，溴，及碘之氣體 鹵素氫化物 二氧化硫，含氯氧體	用水或鹼性溶液噴洗之
血液及神經中毒性毒氣(紅色)	氣 氰化碳 氰 酸 二硫化碳 化氣之有機物	主要消毒法須用充分空氣氣流或用水噴洗之 主要消毒法須多用空氣氣流
	二氫化硫	用水及鹼性溶液噴洗之
	三氫化砷 三氫化磷	用鹼性溶液噴洗之
窒息性毒氣(黃褐色)	甲烷(沼氣) 二氧化碳	沼氣毒，單用充分空氣氣流可消除之 二氧化碳毒，可用鹼性溶液噴洗消除之
化學毒氣(藍色)	刺激——眼目——鼻孔喉腔之毒氣	在少量或氣體狀態下用空氣氣流消除之
	窒息性毒氣	在多量或液體狀態時用水及鹼溶液噴洗之
化學毒氣(黃色)	糜爛性毒氣	如受毒區域較大，用水及漂白粉噴洗以消毒，區域較小，可用氯胺酊消除之。

第二　消毒之工具及其置法說明

俄國漂白粉所用消毒工具有大鼓型撒粉車，與手動式篩桶二種。大鼓型撒粉車者，乃係直徑五五乃六〇糎之圓板，或車輪二個，與用亞鉛板所製造直徑四〇糎之鋼體，兩端塞以木製圓板，附加車軸，以資牽引者。此亞鉛之鋼體中有直徑三乃至四粍之小孔，每一平方糎，平均各開四個，鑿孔時，所有不光滑之粗屑，入於體內，晒粉在旋轉時，又可因之而成為更細之粉；又於鋼體一部，另備補充篩粉之口，在使用中，當然閉塞之。每車可容晒粉百二十磅，撒布之幅員，約可七〇糎，足以消毒。平均三四〇平方米之地域，即每一平方米達，可撒布一八〇瓦也。在普通之情形，上述之晒粉，即足以消毒矣。

大鼓型撒粉車用一人牽之，用七分乃至一〇分，即能盡數撒布全部之晒粉。在地面平坦，即街道或廣場等，使用此車，其便利實可推知。手動式篩桶者。亦係亞鉛松所造，其半部分，概開直徑三乃至四種小孔，均相隔一糎，每次容量晒粉約三磅，約能消毒七八平方尺之地面。晒粉之補充，由柄中通之，因其祇須一手，即能撒布，故亦與桶式者相同，而有應乎情況加減撒布量之便利。

第三　消毒之實施方法

甲、田地及草地之消毒法

1.染芥氣毒質之地，常蒸發毒氣，其性能灼傷肌膚，而致潰爛，欲避免此種危害，即在此等染毒之地面，覆以二吋厚之「消毒土壤」一層。消毒土層之組成，係綠化石灰一磅，與淨土二磅至三磅，混合均勻之。若在消毒土壤層外，更覆淨土一層，厚約三四吋尤為妥善。

淨土不易覓得時，可用細沙、木屑、煤灰等代之。綠化石灰缺乏之時，用淨土覆蓋之，惟其厚度，至少須三吋以上。至於無法進行消毒工作之時，須立標誌以說明之。

2.芥氣與漂粉直接相觸時，即起反應作用，蒸騰危險之烟霧。劇烈者，發生火焰。故使用時，不得將純淨漂粉。直接洒入芥氣較重之區域，須摻土壤，方可無虞。

3.染芥氣毒害之草地，最好用火焚燒之。焚燒時，毒質隨之發散。人員須站在避風或上風之處，以免為發散之毒氣所侵害。

乙、道路之消毒法

消除道路上毒質，較田地草地容易，除採取上述方法外，用水冲洗亦可。冲洗時，先考察道路之狀況。路面為柏油或碎石築成者，毒質隨水流洩於他處，自無其他危險。若為砂礫及土質者，芥氣毒液，易隨浸入道路內部，俟後逐漸蒸發，反使為害期間延長。故用綠化石灰、次綠酸鈉、「綠色溶液」等，實行化學消毒法，比較穩便。

路旁之溝渠池塘等，為路面毒質，冲洗後注匯之區，亦能影響路上行人之安全。故冲洗路面時，須引導此種汚水，流洩於較遠區處，方屬妥善。

（未完）

徵稿

本刊定於一卷十期，出版作者專號，登載作者論文照片，該期稿件，須特別精采，除特約作者撰述外，凡各地同道均可投稿，查作者專號，旨在喚起全國醫藥作家，改變作風，掃除時行人亡亦云，抄襲陳言之陋習，實冀改進臻於創造之途，達到振興中國醫藥為目的，尚希海內外同人，加以注意，務請惠錫佳作，是所企幸。

編輯主任蔣文芳

人體生命必要的食素（續）

唐鐵花

（2）維他命 Vitamin

維他命又名生活素，爲保養生命，抖擻精神，靈敏電子，活動心意，健康全身的要素分子式尙未分析定量大約像脂肪（拍兒米丁(Palmitic acid($C_{15}H_{31}CO_2$)$_3C_3H_5$) 及斯對亞林 Stearic acid($C_{17}H_{35}CO_2$)$_3C_3H_5$) 因牠組織五花八門性質有異，現代已發見的約有五種條述於後：

（一）維他命A.乳油等脂肪食物，富有此質，豫知將來有發明分析$A_1A_2A_3A_n$等等的性別，A能產生生長機能，豆漿的脂肪，亦含此質。

（二）維他命B.穀類的種皮，富有此質，於麩皮及赤豆種皮米糠等，得分析多量，能免除脚氣病，從前分析得$B_1B_2B_3$，豫知將來有發明 B_1B_n 等的性別，B_1能預防白米病及脚氣卽抗神經炎，B_2把麥酒酵母Saocharomyces Anomalus 第一號培養麥酒酵母 Carlsberg botton yeast No. 1，米糠，小麥芽等等，精提此質能解熱毒，催進發育，而不起肥胖病的患，豫防治愈癩病， (Pellagra Prevântiv)抵抗亞爾加里性極强新鮮麥酒酵母及第一號，培養麥酒酵母，得精提B_3功效數B_2益大。

（三）維他命C，含於檸檬的汁液中，能治愈脫皮的癩病豫知將來有發明分析$C_1C_2C_3C_4C_n$等等的性別。

（四）維他命D存在米泔水中，性和B髣髴，豫知將來有發明分析$D_1D_2D_3D_4D_n$等等的性別。

（五）維他命E.葡萄乾及香蕉，含蓄此質，菠薐亦有之，惟不及CD豫知將有發明分析$E_1E_2E_3E_4E_n$等等的性別。

鳥獸魚蟲的筋肉卵乳，草木的莖葉果實種子倘其富於脂肪及油質卽阿來陰($C_{17}H_{33}CO_2$)$_3C_3H_5$ Oleic acid 多數得提取其中維他命以益人生，此正食用生物化學的方興未艾也。

（3）脂肪

（一）軟脂肪質　形狀堅蠟形的固體，溶解點六一度至六四度椰子油可充煎炒熬烤葷素类的用途，熟油待凍，把葷素蘸食味美，水蠟蟲分泌於所寄生的水蠟，樹或女貞上白臘蜜蜂脾中遊離，黃蠟烏臼子搾取的油漆樹的熟果實蒸搾取的淡黃色木蠟都是軟脂肪質 Palmitic acid 性能，潤皮膚，衞腐爛，把此質可做藏藥水或藥粉的內服小圓蠟殼。

（二）硬脂肪質　有光澤結晶固體，溶解點七十一度，牛油，羊油，豬油，都是硬脂肪質 Stearic acid 精製提鍊，可充糕餅的餡羊油，豬油，都能潤皮膚，而豬油可用爲外導瀉下劑的佐藥調和敷藥末，塗擦亦易，黏去，且能殺頭髮虱。

(三)油質　形狀，無色液體，凝固點零下五度，鯨油，鱈肝油，菜油，豆油，棉子油，花生油，麻油，都是油質 Oleic acid 鱈肝油，富有滋養品，大補人生，能治肺癆，豆油，菜油，花生油，棉子油等等，煎炒烹炙烤葷素菜所必需，麻油拌葷素菜，或滴入羹中，肥美可口，總此三種脂肪，多可提維他命。

附言肥皂的研究

從前洗衣去垢，多用白花皂莢鹼灰汁等等，因其中含炭酸鉀 K_2CO_3，能和誘或溶解垢泥灰塵的作用，但受此作用，的部分枯燥皸裂，非所宜也，自工業化學發明，逐年進展，就有肥皂的創造，日新月異，近年我國工業化學，亦能仿行，五洲藥房所製的固本肥皂，家庭工業社所製的無敵牌肥皂，都是國產肥皂的好貨，今把肥皂的做法和鹼化作用概述於後：

採集脂肪和輕養化鈉，集合溶液，傾入鍋中煮沸，則此溶液所[illegible]

$$3C_{15}H_{31}CO_2Na$$

$$(C_{17}H_{35}CO_2)_3C_3H_5+3NaOH=C_3H_5(OH)_3+3C_{17}H_{35}CO_2Na$$

$$(C_{17}H_{33}CO_2)_3C_3H_5+3NaOH=C_3H_5(OH)_3+C_{17}H_{33}CO_2Na$$

此變化新生格列舍林，三種酸的鈉素鹽（用輕養化鉀則謂鉀素鹽）的混合物，再取食鹽（ClNa）水於此溶液中，則亞爾加里鹽的混合物，萬難溶解於此食鹽水中，就被擠軋，黏結成固體，析出浮於液面，就是肥皂，性結合力強而硬不直接溶解於水，就叫他硬肥皂，倘此代替以鉀素鹽，性結合力弱而軟易溶解於水，叫牠軟肥皂。

前述亞爾加里分解脂肪，新生肥皂，此作用謂之鹼化，而在一般上：凡分解愛斯透而變爲酸或其酸之鹽與亞爾科者，總稱曰鹼化。

肥皂有洗衣裳濯垢泥的功效，因肥皂溶解水中，便起左的加水分解：

$$C_{15}H_{31}CO_2Na+H_2O=C_{15}H_{31}CO_2H+NaOH$$

$$C_{17}H_{35}CO_2Na+H_2O=C_{17}H_{33}CO_2H+NaOH$$

$$C_{17}H_{35}CO_2Na+H_2O=C_{17}H_{33}CO_2H+NaOH$$

（未完）

止血驗方

江鎮　曹棣軒

這一個合於科學原理的止血之配合方劑，是蘇省主席陳果夫先生，在吐血中，得到的一個經驗。

陳先生又兼江蘇省立醫政學院的院長，這個方子，就是陳院長在該院的紀念週中，報告出來的，當由棣軒記錄的。

陳主席講『當我（主席自稱，以下均倣此，）在吐血的時候，服了很多的止血藥，有屬於石灰質的，其作用在使血管堅固，有屬於膠質的，其作用在使血管黏合，有屬的收斂性的，其作用在使血管收縮，但我覺得，總要三方面都兼顧週到，這樣的方劑，才能算是對症，若單獨具有一個作用，是不行的。

我曾經找到合於上述三條件之治吐血不止的配合方劑，就是中國藥物阿膠方子中的，也可算是一個經驗，那方劑中，包括下列的四種藥品：

（一）阿膠：這是屬於膠質的。

（二）蛤粉：這是屬於石灰質的。

（三）藕　：（尤其是藕節，）這是屬於澀味而收縮的。

（四）蜂蜜：這屬於潤劑的，使其能潤，甘而中和。

這樣的配合，可說是在中西醫藥止血方子中，最完備的一個方劑，至於四種藥品的分量比例如何，那是要認清病證之輕重而定。

我現在再把物理來做一個比喻，若單獨具有石灰質而無膠質，雖可使血管堅固，而不能使其黏合，祇是膠質而無石灰質，則血管雖被黏合，而不能使其堅固，與水泥一樣，要水泥，沙，水，三樣物件，合併起來，才能凝結堅固。合乎科學化的止血方劑之藥物配合，也應同屬斯理』。

肺癆病的自然療法

晉江　鄭軒渠

肺癆病蔓延的範圍，遍於全球，尤以我國為最，不論少壯有為的男女，患這種病而致命的，數量何只幾千萬，社會國家民族受其損失，自不待言。其比較於霍亂鼠疫………等急性的傳染病，殺人雖不像那樣的迅速，然為害實有過無不及。西醫每見這病到第二期，斷為難治，到第三期，斷為不治，中醫則列為大症，也可見這種病的厲害了。

（原因）中醫所謂肺癆，即西醫所謂肺結核，西醫講病因，乃由結核菌的傳染，侵入肺部而起，而體質虛弱，榮養不良，生活惡劣，起居不慎………種種，都可以為這病的誘因。此外則又有遺傳性的素因。

至於中醫書籍所載，肺癆的病因，雖則繁多而且複雜，然歸納之，不過為內因外因兩大綱：

內因，或由惱怒傷肝，牽動五志的橫決，肺絡受傷，則咳嗽咯血，血管破裂，則吐血。或由思慮過度，腦力減少，心血告虧，因致失眠，神經衰弱………種種的現象，相牽而至。或因縱慾無度，斲傷元氣，腎虛精虧，肺氣亦傷，因而形疲骨乏，夜裏虛熱。以上三則皆足為癆菌乘間抵隙的良機。而縱慾一端，尤為造成肺癆的捷徑。

外因，外臺祕要引蘇游論云：『傳尸者，亦為「殗殜」，以其半臥，半起也。氣急欬血者。謂肺痿骨髓蒸熱謂骨蒸，內傳五臟者謂伏連，不解療者，必至滅門。此證相尅生注，內傳毒氣，周遍五臟，胸心滿悶，背髆煩疼，目光浮露，面色潮紅，入夜與鬼交，或見先亡，盜汗漏精，恍惚莫甯，縱延時日，終於遠逝』。這一段說傳尸的富有傳染性，正和西醫說的結核菌相同。其次為誤治成癆；或由風寒深伏於肺，肺氣不宣，而致咳嗽，醫者不為宣開，誤投收斂的藥劑。或風燥客肺，肺氣不清，而致咳嗽，醫者不先投以辛涼，誤施清補的藥品。二者本為易治，一經藥誤，於是所伏的邪如油入麵，固結留連，咳嗽因而不止，及至肺陰受傷，入於肺癆的病途，所謂咳久不已，便變成癆。

（症候）　西醫以患肺癆者的病機之深淺久暫，分初中末三期，以為診斷的標準，此層似中醫所無，然以中醫的診法分明，也未嘗不可，今我試述之，並補充以西醫各期的檢驗，分敘於下：

（初期）　咳嗽痰量不多，或不咳嗽，而脈虛似數。或入夜潮熱，形體逐漸消瘦。

這期西醫用顯微鏡的檢查，痰內所含的結核菌很少數。在肺部於扣診上，一肺尖或一肺葉，僅顯半濁音。惟全身營養衰退，體重減輕，體溫上昇，脈搏增加。

（中期）　中期介於初期和末期之間，所以這期患者的病勢，比較初期為深。然臨床上，辨別很難，所差異的，為咳嗽劇烈，或且咯血，食慾不振。或夜熱而顴紅，盜汗骨蒸，形瘦骨立。

這期西醫謂肺部的扣診上，肺上偏側或兩側的一葉，均顯濁音惟空洞未成，而亦尚沒有合併其他的沉重症狀，故和初期很難判別。

（末期）　呼吸短促，咳嗽不甚，或發喉痛，或聲音嘶嗄，精神疲倦，食慾大減，脈弦而大。或大便溏泄。

這期西醫在扣診上，一肺葉完全起濁音，或已形成空洞。全身營養狀況的衰退顯著。且有他種沉重的合併症狀。（未完）

炎症大旨

唐鐵花

總話一句

凡一學問發達，則必有限於其學科所用的成語，此謂術語An arts saying，政治法律歷史地理動物植物鑛物物理化學農業工業商業軍事文學藝術交通等等，各有其學科固有的術語，醫學亦學科的一分子，當然有醫學固有的術語，炎症亦醫學中的術語，惟其範圍有大小意義有廣狹，特分解，舉要說明於後：

（一）炎症小範圍的狹義

炎症即黏膜炎，西名Catorrh，原語希臘有流及性，皆失本能的意義，或释膜中的黏膜腺，所司保運黏液作用，因受損害的嚴重刺戟，而失其常型，就此所分泌黏液之量及性與健全時不同日本名加答兒故慢性鼻膜炎爲鼻汁如水急流過多的毛病，急性腸炎爲泄瀉的毛病，凡加答兒者，皆指黏膜之炎症，或指由風寒而起之流行性感冒。

（二）炎症大範圍的廣義

名義 炎症者，自臨床上言之，乃身體一部分，現有發赤，腫脹，灼熱，疼痛，官能障害等徵候，複雜的病變者也，自病理學言之，乃血管的病理之滲出，兼以組織的變性，且繼發組織增殖之病機也。

原因 炎症雖有種種，然概爲由刺戟而生，如寒冷灼熱之刺戟，器械之刺戟，電氣之刺戟，化學物的刺戟，細菌原蟲（卽最細小最下等的微生物因生物進化學謂高等動物的原始祖亦爲此等微生物嗣後漸漸進化而成高等故名曰原始微生物）之毒素刺戟等是，惟發生炎症之刺戟，有一定之程度，蓋刺戟輕則僅充血而旋卽全愈，不能成炎症，刺戟太重，則又成爲壞疽，不得謂爲炎症矣，炎症之機轉若概括言之，及某部受上述之刺戟時，其血管壁卽先發生變化，而血行有異於尋常，白血球游走，而滲出血液成分，於是組織細胞，亦起變化而分裂增殖焉，故炎症之種類雖頗多，欲研究之似覺頭緒紛繁當可據其此種主要之變化，而定研究之系統，故茲先分之爲三類，討論於後：

（未完）

女子衛生要言

直鎭 黃志仁

（1）冷水之害 處女初行經。不知自身之保養。有以冷水洗手足者。殊屬不合衛生。蓋人身之血脈。遇冷則凝結不行。甚至經閉，面色變青黃，偏身浮腫，故爲父母者，須宜告誡，女子初期行經，不可用冷水洗手足也。

（2）年齡關係 凡女子稟賦旺，則十三歲行經，稟賦怯，則踰二七而經水方行。稟賦羸弱。素多陰虛夜熱。十居八九，常經不行者。必須滋補之。遲婚乃佳。倘陰氣未至。驟合男子。多成癆損。若女子天癸既至。踰十年無男子合。經水亦可因而不調。而最易成病。予見世之爲父母者。往往因擇壻之故。至女子長大而未出閣。以相思成病。服藥無効。是愛之適以害之也。爲父母者。須當留意。

（3）食物衛生 月經來時。切忌吃酸冷等食物。犯之，患病多難醫。又婦人過食椒薑熱性食物。其血因受刺激而亂行。則有經過逆徒口鼻而出病象。又行經時，及產後不忌生冷，或喜食水菓等物。則生經閉發熱之病。此宜自身注意。爲父母者。尤當講說也。

（4）男女交合 馮氏錦囊曰，有婦人月經來時，陰陽交合。

中国近现代中医药期刊续编·第一辑

精血相射。入於任脈。留於胞中。以致小腹結病。病如伏梁。水瀉頻澀。是名積經。多成經漏淋漓。俗云，血沙淋是也。治當以調和氣血。行瘀去滯之法，方能痊癒。故凡婦人經行。血海既淨。而後方可交合。則精凝以聚。可以成胎。若經滴來而不禁房事。敗血不出。積精成疾。豈可不愼乎哉。月經不調。必有病阻。先賢云。「治病即是調經。調經即能生子」。眞格言也。

(5)衣服衞生　當應於秋季。稍稍加溫。冬季下腹陰部及下肢。尤宜使之溫暖。夏季亦不宜受涼。凡壓迫胸腹之衣服。於胎兒之成長。妊婦之呼吸血行等。均有所障礙。故甚屬非宜。

(6)運動衞生　妊娠期，從事於平時之業務。苟非過度。則毫無所害。如於新鮮空氣之處。散步一二小時。大有爽快精神。增進消化之益。如久居室內。則能使消化不良發生便祕。及不眠症。若夫劇烈之運動。則亦易致子宮充血。或位置變狀。其終且至早產。故當愼避之。

(7)身體清潔　清潔身體。保護皮膚。亦極爲重要。故當於平時之習慣。而時常入浴。惟浴湯，不可過熱。或過冷。又海水浴，冷水摩擦等。皆屬不宜。坐浴，腿浴，等，亦多惹起流產。當禁之。子宮外部，至妊娠後半期，以分泌物之增多。因而不潔。故每日宜以微溫湯洗滌一二次，爲要。乳房亦宜清潔。尙須注意其乳頭之形狀。若乳頭陷凹。則當時時撮之。使不礙於授乳也。

(8)精神感動　劇烈之精神感動。則妨礙於妊娠。故過度，快樂，或憂慮。皆爲有害。又初妊娠憂慮分娩者居多。當善爲安慰。不可語以難產情形，及不幸之分娩等事。

(9)注重胎教　古者，婦孕即居別室。與夫異寢。以淫慾最所當禁。蓋胎在胞中。全賴氣血育養。靜再神藏蔭胎。若情慾一動。慾火擾動胎兒。易於小產。胞衣變厚。即所生小兒。亦多不壽。至於妊娠者，心存善念，出言合乎正理。不道惡言邪語。則所生之子。必定賢良。此關係胎敎之最當遵守者。爲女界不可不知之常識也。(完)

專載

四川實驗民間治療集（續）

蜀瀘田體仁輯

魚口斑毛蛋

「主治」治魚口便毒

「藥物」斑毛七個　全蝎虫三個　蜈蚣一條去毒

「製法」右藥爲末入雞蛋內用皮紙封好用杯蒸熟火酒送下

魚口敷藥

「主治」同上

「藥物」水仙花根　酒糟　牙皂

「製法」先將上藥搥包細末調雞蛋清敷

魚口服藥第一方

「主治」同上

「藥物」香更三錢　元參四錢　銀花四錢　虫退二錢　土苓四錢　大力四錢　全虫八分　花粉四錢　赤芍四錢　生芪五錢　化石二錢　台烏二錢　海石三錢　川芎三錢　怀歸四錢　大草三錢

「用法」水燈心爲引水煎服

魚口服藥第二方

「主治」同上

「藥物」黑丑三錢　白丑三錢　大王四錢　銀花四錢　山甲三錢　木通三錢　當蛋三錢　虫退三錢　大草三錢　班毛一錢　云丰三錢　牙皂二錢

「用法」燈心爲引水煎服

魚口服藥第三方

「主治」同上

「藥物」當歸五錢　大王三錢　大草三錢　山甲三錢　江蛋二錢　黑丑三錢　耳香三錢　沒藥二錢　土苓五錢　牙皂二錢　銀花六錢　花粉三錢　川貝四錢

「用法」水燈心爲引水煎服

魚口掃毒首方

「主治」治魚口漸痊消毒善後

「藥物」云丰二錢　白芍三錢　蘇荷三錢　川芎三錢　桔梗二錢　黃芩三錢　白朮三錢　當歸三錢　荊芥二錢　連召三錢　麻王二錢　化石三錢　大草二錢　九月三錢

「用法」水燈心爲引水煎服

魚口掃毒次方

「藥物」方茶二錢　硃砂二錢　爲末用油黑桃一個收水銀　外加　射香一分　洋片二錢　土苓五錢　銀花五錢　車前子五錢　木通三錢

「用法」水煎服

紅孔散

「主治」治陽具毒發紅腫而亮

「藥物」甘石三錢　耳香三錢　方茶三錢　輕粉二錢　紅娘子三錢

「用法」右藥爲末加洋片射香雞清調敷

蛇頭穿掌疔瘡散

「主治」治指患蛇頭或穿掌或火疔其效如神

「藥物」蛇拋草葉　鏵頭草

「用法」冲爛兌酒服疔加葵子血疔加野茄葉包

魚鰍串

「主治」治無名腫毒大瘡

「藥物」雞柏翅　魚鰍串　過江藤　明鏡草　酒米草　夏枯草　棉花葉

「用法」共爲末酒米冲爛兌蜂糖敷

古人論「心」「肝」「腦筋」為人體最貴之物

劉康甯錄

徹臟八編內鏡曰：身內有三貴，熱以為生，血以為養，氣以為動覺，故心，肝，腦，為貴，而餘待命焉，血所由生必賴食化，食先歷齒刀，次歷胃釜，粗細悉歸大絡，細者可升至肝，腦成血，粗者為滓，於此之際，存細分粗者脾，包收諸物害身之苦者胆，吸藏未化者腎，脾也胆也腎也，雖皆成血之器，然不如肝獨變結之，更生體性之氣故肝貴焉，心則成內熱與生養之氣，腦生細微動覺之氣，故并貴也。

或問三貴之生氣如何：曰肝以竅體，內收半變之糧，漸從本身全變為血，而血之精分，更變為血露，所謂性體之氣也，此氣最細，能通百脈，啓百竅，引血週行徧體，又本血一分由大絡入心，先入右竅，次移左竅漸至細微，半變為露，所謂生養之氣也。是氣能引細血週身以存原熱，又此露一二分，從大絡升入腦中，又變而愈細愈精以為動覺之氣，乃合五官四體，動覺得其分矣。(此言肝)

主制羣徵曰：人身濕熱而已，熱恆消濕，無以資養，則膚焦而身毀矣，故血者資養之料也，血以行脈，脈有總曰絡，絡從肝出者二，一上一下各漸分小脈至細微，凡內而腑臟，外而膚肉，無不貫串，莫定其數，脈之狀似機，其順者因血勢而利導之，斜者留血毋退，橫者送血使進也，脈之力又能存血，不合則壞，血合於瘀，乃克順流，合於胆，乃免凝滯，合於體性之氣，乃啓諸竅，導之無閉塞也，從心出者亦有二大絡，一上一下，細分週身，悉與肝絡同，所不同者，肝引血存血，此專導引熱勢及生養之路耳，心以呼吸進新氣退舊氣，直合週身，脈與之應，少間不應，輒生寒熱諸證，醫者必從三部躍動之勢，揣知病源，蓋以此也。(此言心)

腦散動覺之氣，厥用在筋，第腦距身遠，不及引筋以達百肢，復得頸節膂髓，連腦為一，因徧及也，腦之皮分內外層，內柔而外堅，既以保存生身，又以肇始諸筋，筋自腦出者六偶，獨一偶踰頸至胸下，垂胃口之前，餘悉存項內，導氣於五官，或令之動，或令之覺，又從膂髓出筋三十偶，各有細筋旁分，無膚不及，其與膚接處，稍變似膚，始緣以引氣，入膚充滿週身，無不達矣，筋之體，瓤其裏，皮其表，類於腦，以為腦與週身連接之要約，即心與肝所發之絡脈，亦肖其體，因以傳本體之性於週身，蓋心肝與腦三者體有定限，必借筋脈之勢，乃能與身相維相貫，以盡厥職，否則，七尺之軀，彼三者反由營之衞之，使生養動覺各効靈哉。

康甯謹按上面以心肝腦筋之論，是靈素所未發，從存存齋醫話中抄出，未詳作者姓氏，但論極精湛，未知合於現在生理學否？易曰天地定位，山澤通氣，人身軀壳以內，物位之定也，飲食之化精，化液，化血，化大小便，氣之通也，此文頗合於科學上研究之價值請披露之，以供國醫界生理上之研究無任盼望。

病理學研究

中醫陰陽四時六氣五行的科學解釋（續）

鄭軒渠著
董健華校

故至眞要大論云：百病之生也，皆生於風，寒，暑，濕，燥，火，以之化之變也。

這一段，分明是說百病的發生，皆由於六氣，雖則不能籠統一切疾病儘皆由於風，寒，暑，濕，燥，火，然除去內因和素因的疾病而外，外因的，可說百份九十九就是六氣了。因爲六氣傳播在自然界的空氣，溫度或濕度……等的裏面，最易使人體感受或刺戟而生病。故人類由於六氣的疾病，佔一切疾病的多數。

今我特將六氣病的病理和病狀，約略分述於下：

風爲空氣的激盪。其中於人，能使毛竅疏洩，神經弛緩，血壓紊亂。所以因感風的病，每呈發熱，頭痛，汗出等現象。

寒爲氣溫的降縮。其傷於人，能使毛髮悚然，汗腺閉塞，皮膚不克排炭素，致新陳代謝的機能失調，體溫鬱遏，組織緊張，神經因起反應；所以受寒的病，往往發惡寒，發熱，體痛，無汗等現象。

暑爲太陽的熱度力强。其中於人，有直接間接的分別：直接的，由日光直射人體，發生胸部溢血，或腦溢血，身熱肢冷，知覺消失，昏倒不醒，間接的，日光射到地面，氣候炎熱，人體突感熱度，神經受了刺激，輕則微血管充血，心煩身熱，汗出口渴。重則散溫機能亢進，血球破壞，水分消失，或即致死。

濕爲濕度的飽和。當黃梅時節，霪雨纏綿，空氣中含水蒸氣太多，人體水分，則因空氣濕度飽和，而無由放散，於是多量水分，停流積聚於各組織中，以致循環系發生障礙；所以因濕而病者，頭如裹，首如蒙，骨節痠痛，身發黃色，

燥爲水分的吸收。人體水分，過被剝奪，腺體分泌，因之減少；且血液中的漿液，也因爲外界燥氣亢烈，而感缺乏，以致血液稠濃，血行停滯，發生貧血症狀。所以因燥的病，神經過敏，筋急爪枯，口乾咽痛，嗌塞而咳。

火爲養化的燃燒。呼吸器官，吸入養素，和體內炭素化合，發生燃燒作用而爲熱量：適度熱量（攝氏三十度）原不足病：設過溫度亢進，或誤服辛溫助熱的藥，誘發身體神經與奮，致養化劇烈（養素未化以前，仍爲養素，化過以後，變爲炭素。）炭素增加，熱量昇騰，全體的微血管和各組織的血管頓起充血現象。所以火的病狀：大便閉結，面目赤紅，

甚則登高而歌，棄衣而是，詈罵不離親疏，譫語如見鬼狀。

四時，六氣，既如上述，而五行也不可不講。五行者，爲：金，木，水，火，土，。中醫時常用這五字來做五個不同性質的代名詞。然代名詞自是代表某種的名詞，並非是指某者爲金質，某者爲木質。若假使實指某者爲金質，某者爲木質，則太陽系中的金星，自然也是金的，木星自然也是木的，這未免太不通了。又爲星期五爲金曜，星期四爲木曜，也不過是個代名詞而已，並非實指某者是金的，某者是木的，何況中醫所用的代名詞，又非絕無意義。蓋中醫學理，是以自然界氣的現象和人體的生理匯通一氣，比如以五行配於時序來講：則木得令於春，因爲春風和暖，草木欣欣向榮，故以木主春。火得令於夏，因爲夏時天氣炎熱，故以火主夏。土得令於長夏，因爲長夏多雨，土地潤濕，故以土主長夏，金得令於秋，因爲秋時天氣乾燥，萬物肅殺，故以金主秋。水得令於冬，因爲冬季天氣寒冷，故以水主冬。然陰陽必相互偶，以五行而配六氣，則奇不足，而偶有餘，所以古人又分火爲二，卽君火和相火；君火主令於濕土以前，而相火主令於濕土以後。

內經且說五行會相生相剋。相生者：木生火，火生土，土生金，金生水，水生木，五行循環，次生不已。相剋者：木剋土，土剋水，水剋火，火剋金，金剋木，互相剋伐，而勝復相報。

我按五行相生相剋的理由：如木生火者，謂春既盡而夏來，是則夏從春生。火生土者，謂夏的季月爲長夏，是長夏從夏而生。土生金者，謂長夏盡而秋至，是則秋從長夏而有。金生水者。秋盡而冬到，是則冬從秋而得，水生木者，冬盡而春復還，是則春從冬來。春主生，其所以會成生的功，實承冬季祕藏之賜。夏主長，其所以會成長的功，實承春季發陳之賜。秋主收，其所以會成收之功，實承夏季長養之賜。冬主藏，其所以會成藏的功，實承秋季成實之賜。所以謂之相生。相剋者，如：春行秋令，勾萌乍達，若加以肅殺的氣，則失敗了生的功。夏行冬令，嚴寒折盛，熱閉不得發洩，則長養的功頹隳。長夏爲夏至陰生的候，行春令則陽亢不知。秋行夏令，收束不得發，則秀而不實。冬見長夏鬱蒸的氣，寒水不冰，當收反洩，則爲藏竭。（本篇只說五行配合時序，至於配合五臟，我另有一篇「中醫五行配合五臟的解釋」。）

前面曾說，六氣，五行均寓於四時之中，而四時又爲陰陽的往復，這是自然界的氣象變化不已，然人類在自然界中，能夠通應自然界氣的變化，當會保持健康，否則，雖免發生病病。

四氣調神大論云：『夫四時陰陽者，萬物之根本也。所以聖人春夏養陽，秋冬養陰，以從其根，故與萬物浮沈於生長之門，逆其根則伐其本，壞無眞矣。故陰陽四時者，萬物之始終也，死生之本也。逆之則災害生，從之則苛疾不起，是謂得道。道者聖人行之，愚者佩之，從陰陽則生，逆之則死，從之則治，逆之則亂，反順又逆，是謂內格。』

（未完）

學術討論

「腫脹之治法」的商榷

楊影莊

讀中醫科學，創刊號，第三十一頁，沈君宗吳「腫脹之治法」一文；雒誦之下，具見沈君富於科學研究，對於腫脹的病理，頗多闡發，際此國醫同仁，正隨着潮流的巨輪；勇往直前地從事於科學化的埋頭苦幹，沈君洵亦此道中的先進者，好在我們都是同道，且站在一條戰線上，所以在下敢不辭冒昧斗胆的說一聲：「沈君的大作中，尚有未盡善處」，識就管窺所及，將可議之點，寫在下面，以與　沈君一試商榷，諒沈君明達，當不以攻訐視我也！

一、沈君對於腎臟炎水腫的治法，據云：「治療以苓桂朮甘湯爲主，但宜重用茯苓，俾恢復腎臟機能，小使暢利，其症失矣」。以愚見照此方法，治腎臟炎水腫，殊欠妥善，攷腎炎水腫，對於利尿一法，是不可濫用的，因利尿劑刺戟腎臟，反使發炎加劇，雖亦間有用和緩利尿法者，然究不如以其他的方法將水分排除爲佳！故金匱水氣篇「目有臥蠶——病水腹大」的水腫病，用瀉下療法，使腸部代償腎臟應排的水分，及「腰以上腫，發汗乃愈」的發汗法，俾由汗腺排除皮膚組織下瀦滯的水分，及新陳代謝的老廢物；以減輕腎臟排洩的負担，使腎臟處於休養地位，則炎性一經相當期間自達治愈目的，而機能亦自然而然地恢復了，且瀉下與發汗，有防制本病可怕的尿中毒之効！此法不但國醫歷來所採用；即現代西醫對於本病的治療，亦不能捨發汗瀉下的兩大原則，故腎臟病水腫，沈君側重利尿劑，而不用汗下法者，於原理上似有未合金匱「腰以下腫，當利小便」，腫自下起爲心臟病的水腫，故逕用利尿法也。

二、沈君云：「由於心者，則心肥大，瓣膜病等，血循環必起障礙，發生鬱血，水腫由是而生，即素問曰：『血始起也，目窠上微腫，如新臥起之狀，其頸脈動，時咳，陰股間寒，足脛腫，腹乃大，其水已成矣，以手按其腹，隨手而起，如裹水狀』，此其候也。」照這樣看來，沈君又失察了，攷心臟病水腫，腫自下起，逐漸向上進行；腎臟病水腫，腫自上起，遂漸向下侵襲，兩症適成反比例，素問，從目窠微腫開場，至足腫大完結，則腫勢顯係由上而下，那末當然是腎臟炎水腫的症候，沈君用以作心臟病水腫的引證，張冠李戴了。

三、沈君又云：「因心病而致之水腫必喘，故曰：『時咳，而頸脈動』」。然則心臟病水腫，固有咳嗽症，而腎臟病水腫胸水發生時，其喘咳亦不能避免的且患腎臟炎者，大動脈系的血壓每多亢進，故患者的頸部動脈外觀上亦多呈著明的搏動，這是腎炎病中普通習見的現狀，沈君以此附會到心藏病去，似有些牽强。

以上三點是顯而易見的不盡善，古語有曰：「智者千慮，亦有一失！愚者千慮，亦有一得」，我們要求學術的進展；和發揚國醫治療眞實的價值，是以在下不辭解越，當仁不讓，秉「知之爲知，不知爲不知」的古訓，披瀝直陳，謹佈一得之愚，幸勿以唐突見責！

答腫脹之治法的商榷

沈宗吳

頃閱楊君影莊評我腫脹之治法一稿，眞佩服楊君是一位批評幹才，楊君對於腎炎療法說：『雖亦間有用和緩利尿法者，然究不如以其他的方法，將水份排除爲佳』，所謂其他方法，就是發汗和瀉下二法。讀者記得金元四大家中的張子和麼？他老人家是用汗吐下法聞名的，楊君學有淵源，此種人才，求諸近代醫林，可稱鳳毛麟角，急宜介紹海內同仁，使得聲價十倍，那時在下也可圖報楊君此篇大作的敎益于萬一。

所謂腎炎在症象上，足腫腹大，小便不利，在中醫說的病源，或稱脾虛，或稱濕熱，拿古今名家醫案，和讀者意見來證實，當不信我河漢斯言，楊君是中醫，恐也未見得否認此說，不知此症初起，楊君用的瀉下法，十棗湯呢還是神祐丸？用的發汗法，麻黃湯呢還是越婢湯？結果楊君對於腎炎主用發汗和瀉下二大法門，僅不過摭拾幾句金匱言語，眞實療法，沒有道出半句，引爲遺憾和渴望的。

腎炎不可刺激，確有此說不過西醫利尿注射劑和成藥中說：能直達腎臟，使恢復腎臟機能，而通利小便，如阿獮靈，梯烏新等藥，用極普遍，楊君身爲中醫，無乃太蔑視和辜負數十年老祖宗傳下來的中國藥物了。

楊君對於腎炎療法，主用發汗瀉下，代償腎臟應排的水份，使腎臟休養中得以恢復原狀，但在這代償治療下，假使腎臟機能久不恢復，不知在楊君的發汗和瀉下二大原則下，仍當繼續應用乎？楊君只知道使腎臟休養，而達自愈目的，不知虛虛實實和尅伐無過，歷來中醫界的二大戒語，所以這二大原則，寄語楊君，尤其不可濫用的呀！

在下也知道腎炎水腫，有用發汗和瀉下二法，不過註明大多數的腎炎水腫，治以苓桂朮甘湯，所以註明『爲主』二字，楊君因我之間，藉顯自己之長，的是一等聰明人。

楊君云：『金匱腰以下腫，當利小便，腫自下起，爲心臟病的水腫，故選用利尿法也，』腎病不可刺激，心病竟也不可刺激，楊君倒可稱代償治療的專家。在下也來講幾句關於心臟病和腎炎發腫的話，凡心臟病初起先見足腫，後起面浮，入後足腫反輕，或者完全消退，面部獨浮，腎炎發腫，却巧想反，楊君以此遂爲心臟病，不是牽强附會，便有些武斷。

關於第二段，楊君說我引證錯誤，對於此案，的確自認有些牽强，不過診斷心臟病，假使以腫的必自下起來做標準，還不如以心臟病的必發生喘促來可靠，所以我特別說明有必喘二字，說得切一些，心臟病初起，就見喘促。

照楊君的大作中，面浮，喘欬，足腫，腹大，小便不利，多爲腎炎的病象，獨腰下腫爲心臟病的水腫，我可依樣胡蘆的答覆楊君，難道腰以腫不是腎炎習見的現象麼？領受許多教益，不可不草蕪辭，藉作答謝。

編者按：　研究學術，端在互相攻錯，今覩於沈楊二君之商榷，均以學術研究爲前提，不但爲本刊之幸，抑亦整個中醫前途之幸也，由表面觀察，雙方所述，互有出入，而詳細加以推究，水腫之起緣，似以楊君所述爲是，沈君所辨，亦未始無理由，從中醫舊說，與現代學說，腎藏病水腫，由面部而下及於足，心藏病水腫，由足部而上及於面，查歐氏內科學與沈氏尊生書，均可覆按，此則沈君不免未加注意，然亦並非一定不變，必須詳審見證，視其主證與例證，而加以鑒別，金匱有五水之例，證情有內外虛實之分，且陽水多屬外因，先由上腫，陰水多屬內因。先由下腫，又不能據上述之例爲辨，至於治療方面，以常法而言，腰以上腫宜發汗，腰以下腫宜利水。腫勢過盛，暫宜攻下以逐水，此爲治標之策，或宜治本。或宜標本兼顧，又當視證情而斟酌，但鄙人之所希望者，讀者對於本刊，如有疑慮之處，儘量貢獻，惟於語氣方面，以和爲貴，斯則學者坦白之態度也。

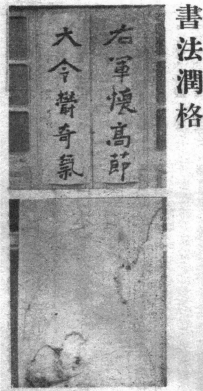

和漢醫藥學研究

歡迎投稿

小兒病各論

松園渡邊熙著
石頑沈松年譯

疳蟲

漢法后世派先覺直曲瀨玄朔氏寫本惠德方小兒曰。小兒初生落地時。立卽以棉裹指拭去小兒口內之惡汁。煎黃連。甘草二味少少與之。密煉水飛辰砂塗入口中。可以消胎毒。免丹毒。痘疹。日後雖發亦稀。辰砂者中國天然所產之硫化水銀也。可以豫防胎毒及消口中嚥下產道中不潔之液體毒。現代僅有防止淋菌侵入眼中之法。對於口內嚥入腸胃之毒汁無相當防止之法。可注意之也。

初生有氣絕不啼者。或因難產而悶絕者。不可先斷其臍帶。宜先以棉裹兒。以燭燃臍帶。片刻火氣由臍入腹。須臾氣通而啼聲出矣。然後臍帶方可斷之。

臍帶未落時不可頻頻入浴。恐水由臍帶口入也。小兒入浴時以益母草。忍冬籐煎湯代水。可免生瘡癬。

初生兒不乳及大小便不通者。切寸白葱煎乳汁與之立効。

小兒初生時若嚥下口中所含產道內之要汁因而腹滿呼吸迫促不飲乳時。可以茯苓。黃連，黃柏各等分。煉密與之。又因空腹痛不乳者。

白朮(中)陳皮(中)檳榔(中)桂(小)鼈(小)甘草(小)水煎與之。

初生兒未出一月內驚者。謂之胎驚也。眼上竄。腹硬。手足抽搐甚。角弓反張。痰涎湧盛。以水飛辰砂。牛黃二味乳汁調塗口中立効。同時乳母可服左方。

桔梗(中)防風(中)川芎(小)芍藥(中)黃芩(小)山梔子(小)白朮(中)甘草(小)當歸(小)薑(中)陳皮(中)水煎服。兼用十一丸。

日本漢醫新聞

日本漢方醫學家今井豐雲逝世

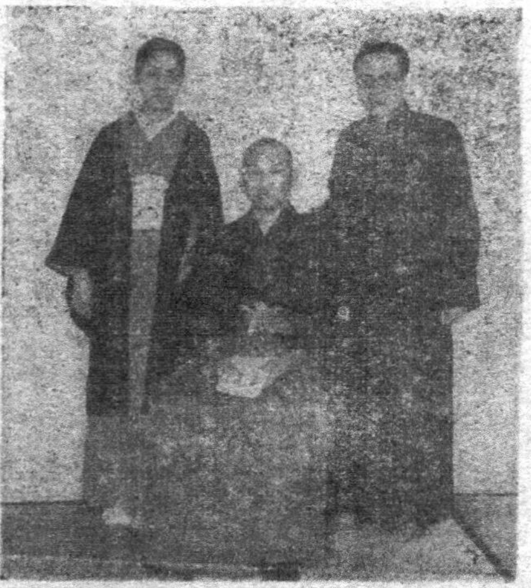

中坐者爲今井豐雲先生。右立者爲茹十眉醫士。左爲今井夫人。

(本社特訊) 日本大阪漢方醫學院院長今井豐雲，自今年初秋來滬考察吾國醫學後，回日即患肺水腫病，延至十月十四日不幸竟爾仙逝，所發明未竟完成之科學診脈器，聞現已由其夫人將全部

著者曰。凡見胎驚。其最可注意者。卽可作胎毒性腦膜炎前驅期治療也。（卽腺病質先見之病狀也）

夜啼

夜啼在西洋醫書中不見此種病名。卽西洋民間日常亦不知有此項名稱與事實也。在東方則自古以來隨處可見。且有種種之治法方藥。（非如彼西醫所用之抱水古拉路之劇毒藥也）皆爲平易普通之品及食物療法。或用澱粉質療之而使全愈者。不勝枚舉。

本病在小兒並無何等氣質之變化。爲神經系統之病耳。雖不腹痛及其他一切疼痛。而晝夜到轉。夜間醒而不眠啼哭不已外並無其他一切之他覺證狀者是也。

本證多發見於哺乳兒時代。並且晝夜無間。號泣不已。或有間歇。啼泣劇烈者。一家爲之不得安眠。或且擾及鄰人之好夢也。本病最甚時約在生後四週前後。每日由日落西山時起卽開始啼泣焉。西洋醫學之處方雖有抱水古拉路之灌腸及臭素加里之內服藥等。但至藥性一過。仍難免其再號泣也。小兒之膝腱反射亢進之外則無何等證狀。然而若連日用西洋小兒科之臭素加里及抱水古拉路等法。則勢必永置小兒於麻醉狀態中。處方之危險莫甚於此。此眞不良之治法也。

在東方醫學小兒科如中國錢氏小兒科以前。每以食物療法收莫大之效果。以母乳爲乳兒血液之原因。故改善母乳所以簡接治小兒之疾患也。方如下。方名甘麥大棗湯(金匱)。

處方。甘草去皮剉細末四・〇

大棗六・〇剉細入布袋中(甲劑)次用小麥粉八・〇(乙劑)另包以上爲大人量。小兒依年齡加減之。

右甲劑以水五〇〇・〇cc徐徐煮濃。至三〇〇・〇cc乃至四〇〇・〇cc許。別以乙劑預先以五〇・〇cc乃至一〇〇・〇cc之冷水拌勻。待甲劑煎濃去火絞汁略煎。待沸卽止。和入乙劑以棒攪之。再置火上稍煎至微沸去火。待微冷溫服三分之一。餘者作二次分服，以上爲大人量。若爲乳兒僅可服十分之一。其餘悉與乳母食之。彙服下方。方名朱砂安神丸料(東垣)。處方辰砂五・〇中國天然產水飛。地黃三・〇甘草三・〇當歸二・五黃連六・〇右研末糊丸如栗大爲適度。

亦可爲散劑。大人一日量三・〇——四・〇分作三包。正午，黃昏，臨臥前各服一包。乳兒量如大人十分之一乃至十五分之一。但爲末藥時味甚苦。小兒服者黃連之量可以減少。爲粉末服用時可每次服一・〇許。余曾以此法沿愈一初生兒三晝夜哭聲未止之劇證。當時家人均不能得一刻之安眠

製造之機械渾淵，轉託於先生之至友茹十眉醫士繼續研究，以承其生前之夙願云。

東京漢醫藥現狀

本社特派調查員　狄福珍

記者來到東京，倏將三月，此間具體漢醫眞相，暫時還不能探到，現得以報告者爲——東京漢醫極少，藥肆千餘，現在聯合組織中之藥店，約有三百，政府不允漢醫公開，今因病家信仰力之強，將來或有公開之可能——此係實在情形，以後如有消息，當隨時報告也。

。服此方二日後竟獲全愈。後連服一週永未復發。

現代醫學每於此等小兒與以大量之臭素及注射嗎啡等。專擇麻醉主義。故危險非常。且久用臭素之後惱細胞必發生變化。試檢查精神病之組織即可以證明之。反此東方醫學治本病之主方爲甘麥大棗湯也。伊東尙賢氏尙於込牛之某醫學什誌上對付京都某醫師之質問。

指予於某雜誌中所揭載之甘麥大棗湯爲暗示之處劑。但伊東氏既居牛込某雜誌漢法醫學之顧問地位而應答一般醫者之質問也。然則何以不知此方爲漢法醫祖張仲景氏所著之金匱方也哉。

甘麥大棗湯之方意今以現代醫學解釋之則如一種澱粉療法也。上述治神經系統有百合之澱粉質及種種不同之澱粉療法等。此方即其一也。兼用朱砂安神丸之目的亦正同。本方之辰砂又稱朱砂。爲天然產之硫化水銀。不入人類腸胃之吸收。爲現代賣藥中之一種許可安然之藥品也。雖有幾分無害之吸收。和漢醫學正利用此點以冷靜腦部也。

本證雖有關於痱症維與腦膜炎無關係也。然兼用十一丸時亦頗著奇效。故後之療法亦爲必不可少之藥品也。

呼吸器病研究

腺病質與呼吸器病研究之動機

予以腺病質之定型性證狀。就病人一致處舉示黴毒性之原因的證據。主張腺病質爲異種說。同時羅置梅毒性格以肺癆之病例。爲被誤作肺結核而治法亦誤者也。乃大正三年以降之事。予自研究之經過大正十一年以來。涉獵和漢醫書。故對此愈自信無疑。屢次發表於各什誌及演講於各醫學會也。

肺之黴毒

德國醫書中唯於初生兒一門中略有白色肺炎之記述而已。實際爲非必要之論也。蓋謂有生後忽然而死亡者。其病理解剖爲肺間質之增殖。肺實質少血管淋巴管。且硬固而呈白色也。

研究之動機

明治三十六年夏由南洋來一男子年三十歲。骨格筋肉均頗發達。乞予診視。聽其所訴證狀。爲咯痰時兼血液，疑心已成爲結核證。精神非常煩悶。蓋此患者已就診於東京帝大及市中各大病院。被診斷爲肺核故也。診之右下葉有輕濁音。檢查痰液中由肉眼觀之。唯見鷄卵樣薄黑之肺胞上皮集落。及灰色白色粘稠質之混在。用顯微鏡檢查之亦無結核細菌之發見。臨床上亦無熱。呼吸頻數。時或微發熱。此外皮膚系統無何等證狀。但有花柳病之既往證。故擬其或爲梅毒性疑似肺癆也。

予一親戚似肺結核而非結核。略血。三四年間姊弟二人亦患肺病。此當時頗覺奇怪。且當時亦無普通之肺病。二十年來疾病衆多。但二人結婚之後均舉數子，其姊因子宮外妊娠行開腹術後至今健壯癡肥無事，其姊S家之，子當十九歲時。突然發生多量之略血。雖有咳嗽但無痰。一向無病頗健康。當非結核之患者，幼時以來體格强大。營養良好。曾患腺病質之比斯的利。在氣候變遷時。唯目有倦怠之意。此女自十九歲起常反復咯血。遂入東京帝大病院，據檢驗瘀涎之結果謂屬於陰性也。所爲結核性陰性之肺結核而退院。此後之呼吸器狀，每因動作而呼吸迫促。時時喘鳴咳嗽。二十三歲春。嫁一屈强之男子。因而驚憂致數吹咯多量之血。由東京遷住朝鮮滿洲等寒地。產二男一女。後因子宮外妊娠而行開腹手術。但二十年來尚稱健全。惟身體易感疲勞耳。所生之小兒等約有腺病質型之比斯的利證狀。

（未完）

病名異同辯（續）

趙鐵章譯

健忘。健者强也。强記之强也。明言之即强之心也。玄珠中引載元理之說曰。健忘云者。作事無終。言語不知首尾即以病狀而命病也。非天性之癡鈍者可比舞踏病漢名顫振。準純云。顫振者手足探動之病。其狀如抖脈不來往也。按抖者舉動以探索物料之貌。醫通云。顫振與瘈瘲相類也。但瘈瘲則手足牽引。或仲或屈。顫振惟振動不屈耳。日本俗醫不呼顫振之名。總稱痙病。或稱癇症。一識云。此病發作之中或發異聲。恰如鳥鳴獸吼。古醫至中所載五癇。即雞癇　馬癇　羊癇　豬癇之類屬，此外癇之別名甚多亦姑從略。

强直痙攣　漢名痙病。傷寒論。金匱入門等書中。書痙如痙者誤也。見賢辨之明矣。入門云。痙病發則身强不醒。醫言云。痙者急疆直。不能柔知者是也。片至本草天南星條稱小兒驚搐。身强如尸云云。亦强直痙攣之謂也。

初生兒强直痙攣　漢名臍風。此症之原因由於臍事脫離後受風之刺戟所致。故名臍風云。

且嚙筋攣急　漢名撮口。又稱牙關緊急。此症之景狀。依方書中無撮口。撮口中無臍風。患此病往往九死一生。蓋臍名之根也

麻疹　漢名亦稱麻疹醫通云。麻疹者。手足太陰陽明二經溫熱之所最。是亦時氣傳染之類也云云。別名有麻子　赤疹　赤斑瘡　赤蒼　正疹子　膚疹　騷疹糠瘡麩瘡　瘄子何子等等名稱。或單呼疹或單呼麻。準純曰。北人謂之糠瘡。南人謂之麩瘡。英人謂之痧。越人謂之瘍。醫通云。麻即疹也。疹者輕也。方書中麻疹之有治方。始於趙宋。然往古非無麻疹也。傷寒論之癮疹。金匱之陽毒。恐如此混同亦未可知耳。

猩紅熱　漢名癮疹。于金中作癮疹。至璣中作疹由見證而命名故除瘟瘡麻疹之外。總稱癮疹。日人折衷其說曰風疹或風瘡。

醫藥調查

汕頭大埔國醫生活的現象

大埔 蔡維羣

大埔縣為廣東的東南，在韓江上流的一偶，位與福建相毗連，山多田少，人民多以出外謀生，土地極形枯竭，年來輒受兵災水災天災的影響，對於疾病死亡等，人民亦悲慘到萬分！

在產業落後的大埔，農村經濟破產的時候，一切的人們都有他的生活技能而支配，我們現在單就把這操人生死的「大埔國醫生活的現象」作一個簡單地寫出來，給我們國內外國醫的同志們，對大埔國醫的生活，有個深刻的認識，所以這個題目，便有研究的和價值。

我們要知道，醫藥是和時代的並進，醫生對於社會上有直接的影響，我們要改進一個社會，醫藥的問題是應該要特別注意的，因為醫藥不單是救人的生命，還要負起改造社會的責任，不單是給個人的生活技能和智識。乃是使整個國家社會上的優美，使國醫前途日臻繁榮的。

大埔國醫生活的現象，可從兩方面來說，一方面是關於本身的問題，另一方面就是奇形的問題。

（1）本身的問題

談到國醫的本身問題，我們便要知道，無論做甚麼事情，學問是最緊要的，沒有學問便做不得事情，這是普通的公理，不能否認的，而大埔的國醫呢？確是沒有研究學問的，就我個人的觀察，無論到那一個地方和國醫們接洽，除了有少數曾獲有醫校畢業文憑者外，其餘便甚麼祖傳的世醫，或前清的儒生的儒醫，還有從師學習了一二年間，或做藥店的夥伴二三年後，脫穎出來便做醫生，對於醫藥的書籍，一些都沒有看過，於黃帝的內經，仲景的傷寒，陳修園，喻家言，朱丹溪，雷少逸，王孟英，吳鞠通等類的諸書……完全不懂，連且書名都不曉得，所以他們用藥的處方，只知道頭痛用川芎白芷，脚痛便用椿根牛七，不分經絡，不察病源，這樣看來，大埔國醫落後的原因，豈不是很糟嗎？

其次大埔的國醫沒有團體，這是重要的病端，一般陳腐老朽的時醫們，以為他們風行一時獨尊，無上堂皇冠冕，只知「自己打掃門前雪不管他人瓦上霜」的主義，甚麼國醫公會，中醫改進，一概都沒有組織，他們祇抱着讀盡黃淑和不如臨症多的宗旨，不肯公開去研究，縱有人去提倡組織醫藥團體，中醫科學的研究，他們都大起反對，本來醫藥是操人生命的關係，是全部學問中最大的部份，但是事實是這樣，

中国近现代中医药期刊续编·第一辑

怎樣能夠達到整理中國醫學和發揚中國醫學的目的呢!?

（以上是關於大埔國醫生活的本身問題）

(2)奇形的問題

從上節看來，我們可知道大埔國醫的生活，是在個人飯碗的問題，更有奇形的現象，迷信得可笑的國醫，就是他們替嬰孩的診病時，便彙着巫卜說他嬰孩是觸着鬼神的，如果嬰孩整夜都在哭的，便囑嬰孩的父母要到藥王老爺面去許愿，如果那劑藥給小孩吃掉了有效驗，便說是藥王老爺很有靈，如孩子的病加重了或竟死去，便說藥無錯病無醫，甚麼平時沒有到老爺那邊去燒香，所應受懲罰！這樣的奇形，這樣的庸醫，不知道枉死城中葬送了許多冤鬼呢！

結論

上面已把大埔國醫的生活現象，略略說過了，現在便可以來寫一些結束的話，我們知道，大埔的國醫像這樣底落後，如果不趕快起來解救，危險是不堪設想的，熱心提倡的國醫先生們，這個社會，已不容許再一味迷信精神文明，只稍一點不留心，可粉碎了數千年的紀功碑，這個社會，已很明白的昭示了，（總理遺訓）「把世界文明，連頭趕上去」，再不容你們遲疑與徘徊的時候，我們自信，我們是有了半生不熟的精神文明而物質文明最多，已不過分娩的前夜！但時代之神在告訴我，時至今日，就是有很完全的精神文明，也不夠作擇生存唯一的法寶，何況是半生不熟的？

我們並非妄自菲薄，沒有自己的學術，和自己的學術比人家壞，而是慚愧自己不會把固有的學術，跟着干支的遞嬗去發揚光大，以及去追求展佈新時代的新學術；自甘老大，終於被決定了「學術落後者」的命運。

是的，我們用不着去諱疾忌醫，我們規規矩矩的招認，學術落後，是中國貧病原因。

我們是負着研究學術使命而廁身醫界，荷着萬鈞的重任，我們的成敗，影響社會國家，恰成比例「多難可以興邦」這還不是我們的時代嗎？我們很決心，我們研究醫學，是實是求是，以醫藥而救國，我們不値時下士大夫思想的習氣，鄙視頂着臭頭銜混亂子的勾當，因此我們也不願固步自封，雪窗獨善，我們要廣益集思，他山攻錯，學浪之所以產生，正以為此。

同志的國醫們！世界的一切，是人為的吧？洋海千尋，是涓涓細流的總匯，我們用不着渺小地航心精衛塡石的徒勞，只消自信與努力，事實在將來，定會證明，我們並不狂言與奢望！

國內醫藥界新聞

醫藥教育消息

上海市各中醫專校 組織師生聯合會

（本市特訊）本市中國醫學院，新中國醫學院，中醫學院三國醫學校，近各推師生若干人，聯合組織上海市各中醫學院師生聯合會，曾經召集一度會議云。

廣州市衛生局長 考試廣東光漢中醫專科學校畢業生

廣東光漢中醫專科學校，創設民國十二年，迄今已有十餘年歷史，畢業〻已達六屆。查該校先曾向內政部立案，歷屆畢業均係學校主考，由當地衛生局，臨時派人監試，成績合格者，由學校頒發證書，衛生局發給開業執照，十餘年來均如是辦理。不圖二十四年第六屆畢業時，值鄧眞德長衛生局，則欲推翻舊案，以自十八年全國廢止專科學校後，祇能認該校爲學術團體之一，不允派人監試，及發給開業執照。幾經交涉，後由西南政委會指令教育廳，准予恢復專科學校名稱，復與鄧局長奉上一紙壽禮，乃允派人與考，幷由衛生局擬題，一場風波，遂爾烟消。本年春季，第七屆畢業，因政局變更，未能及時結業，秋季後，適歐陽慧聰長理衛生局，該校照例呈請派員監考，歐陽局長向來政治廉明，固非貪婪者可比；惟對於權責仍與鄧前局長無二，幷非監考，簡直爲主考，命題閱卷，均須由衛生局主理，且親臨主持，其辦事之認眞，固堪欽佩，惟以衛生行政機關而包攬教育行政，於實權方面，未免有越俎之嫌，此屬關係中醫學校前途至大，中醫界同人，固應一致團結，以思補救，而衛生行政當局亦應自覺也，姑誌之以覩後效云。（廣州通訊）

廣東光漢醫校 組織學術演講會

廣東光漢國醫專科學校開辦至今已達十年以上，畢業已達六屆，成績頗有可觀。近更愈加改良，如創辦刊物，提倡學術比賽等等，無處不表現其奮鬥改進之精神，近日更由該校學生發起組織一國醫學術演講會，每星期日敦請廣州市國醫界名流蒞校演講以資借鏡。十一月廿二日爲該校第一次舉行演講之期，被聘演講人爲譚次仲先生，題目爲「國醫科學化之必要」。查譚先生爲廣東國醫界具有科學智識之有數人才早年曾畢業於兩廣方言學堂，對於科學頗有底蘊，研究國醫已達二十年，著有中醫與科學，病理，傷寒，金匱等要義皆風行一時，

中国近现代中医药期刊续编·第一辑

此次對於國醫科學化之必要一題，關於學術方面，歷史方面，事實方面，皆有透切的發揮云。（廣州通訊）

浙中醫校學生自治會告全國中醫界宣言

浙江中醫專校，近發告全國中醫界書，文云：南京中央國醫館，各省市國醫分館，國醫學校，國醫學校學生自治會，國醫團體鈞鑒：國醫治病，素得社會所共欽，數千年來，列聖華實之所盡心，持以強身健國者，歧軒之學也。概自歐風東漸，人情好異，羣起騖從，遂致我國學術，不絕如縷，甚有昧其天良，泯其靈性，羣相攻訐，棄如敝屣，近數年來，變本加厲，廢止中醫聲浪，甚囂塵上，而我國醫同仁，各樹門戶，自掃門前雪，甚則為權利計，自相紛擾不已，幾如一片散沙，言念及此，曷勝痛恨，孟子云：「國必自伐，然後人伐之，人必自侮，然後人侮之」，信不誣也。彼西醫治病，固有所長，豈所無短，若謂中醫不治病者，何以自炎黃以來，竟傳之於茲，況歷代有聞人輩出，治愈之病，不可億計，足見學術深邃，夙佔宇內之一席，深有價值在焉。或謂時勢之趨向，潮流之演變，中醫不合科學化，則不知去疫癘，絕夭札，療疾養生為歸者一也，舍己耘人，其恥孰甚，況比年來，中醫已趨於新舊過渡時代，倘能察鄰國之正，矯固有之枉，復古所長，濟今之短，可見中醫亦漸入改進演變中耳。且一旦廢止中醫，不特國粹淪亡，亦且農產經濟，庶陷於絕境，外人之經濟侵略，亦乘機活動，而國家之命脈，日漸式微，伊於胡底，豈愛國志士，所忍出此。幸而執政諸公，有念及此，中醫條例於一月二十二日毅然頒佈，行見風聲所播，朝野雀躍，無奈迄茲數月，依然亂絲，試觀教部非特不允全國國醫學校之立案，更且擯之於教育系統之外，同時衛生署所頒行中醫審查規則，又與中醫條例背馳，百般阻撓，任意摧殘，使有志國醫者，無從發展，因之國粹淪亡，實有負總理保存國粹之遺訓。且政府頒佈之中醫條例，經立法院之通過，國家法紀，一經頒佈，中外共知，非一部之官廳所能擅改，今教育部衛生署竟敢公然視法令為弁髦，一味壟斷從事，三計五議，巧立法規，不按條例，助西醫狠狽為奸，將何以對先賢在天之靈，抹煞後起向學之志，遺國家無窮之患。韓文公云「不得其平則鳴」，因而我輩不忍孤注一擲，坐視其所以自謀而謀國，痛定思痛，爰特大聲疾呼，深望全國同道，重在實際聯絡，不徒口高呼，同

本社新社員

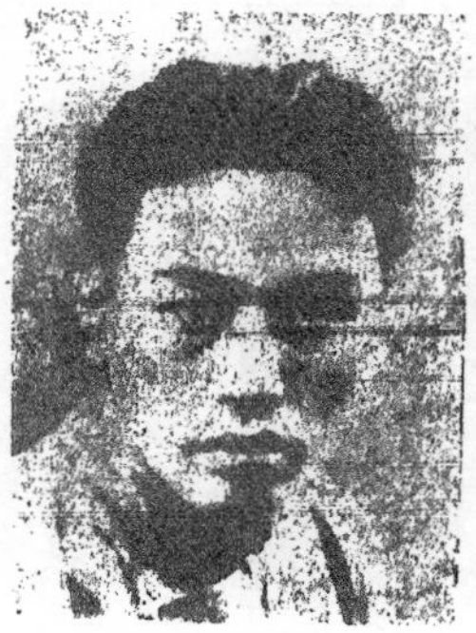

胡世珍　廣東蕉嶺

本社新社員

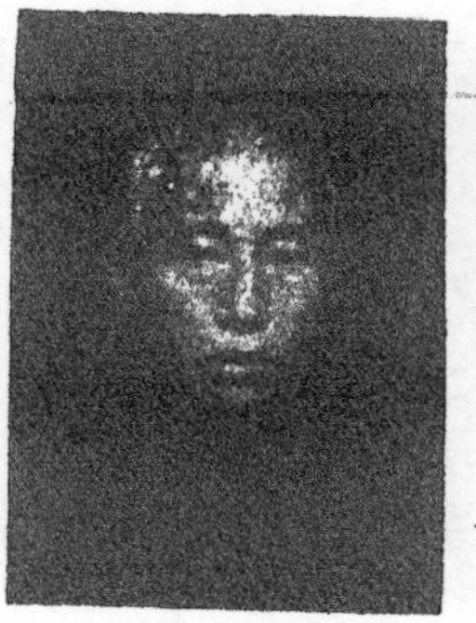

黃修　福建長樂

心協力，作一有力之團結，籲請政府從速處理，根本不固，枝葉難茂，謬種不除，佳果奚得，深望海內同仁，作公平之判斷，以挽既倒之狂瀾，保此國粹，即所以保此國家，保此國家，即所以保此民族，誓與國醫業共生死，時急矣，同道振臂速起，不能再事因循矣。（杭市通訊）

溫州中醫學社學生自治會告全國中醫界書

本社新社員

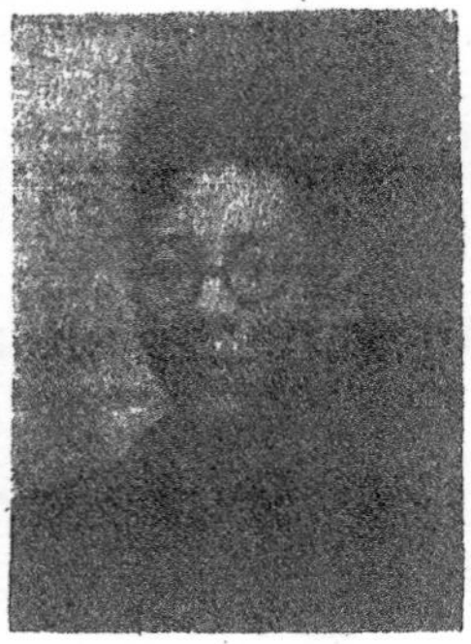

李元相　福建長樂

溫州中醫學社學生自治會近發告中醫界同人書云：南京中央國醫館，各省市國醫分館，醫藥團體，國醫學院，國醫界諸先進均鑒：中醫條例公布，未及期年，而審查規則，相繼施行，吾醫界同仁，惟有竭誠遵循，私相慶幸。奈先後之政令，分岐標榜，枘鑿不容，有中西醫待遇平等之名，而無平等待遇之實。吾道同仁，安能緘默，而不鳴乎？國醫為吾國之國粹，國藥為吾華之國產。國醫治病，本先賢之經驗，運用國產生藥，診斷，有虛實之審察，處方，有寒熱之配劑。參古宜今，適時應地，國計民生，實所利賴。故自軒岐迄今，五千餘載，歷代聖哲，未嘗非之。詎知今日，握全國衛生之政權者，處心積慮，每欲置國醫國藥於死地。摧殘國粹，開闢漏卮，此誠何心？豈不悲哉！幸吾勞苦功高之　蔣院長，於軍事勞午百奈紛頤之際，尚能顧及中國醫藥之重要，抱大無畏之精神，力排間阻，毅然將立法院所制定之中醫條例，於二十五年一

本社新社員

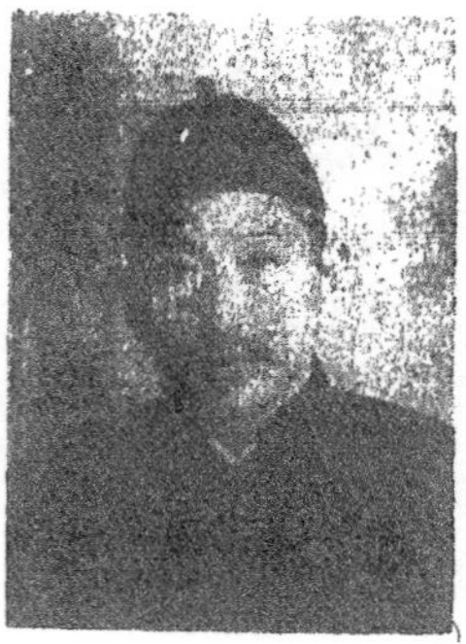

臧芝山　江蘇江都

月二十二日，公佈施行，薄海同欽，萬民騰歡。慶祝之聲，未絕於耳，而中醫審查規則，踰時頒布。查中醫條例第一條內載，「具有左列資格之一者，經內政部審查合格，給予證書後，得執行職務。」然中醫審查規則內將中醫審條登記事項，「暫由中央主管機關，授權地方政府辦理。」主管機關者何？曰衛生署也。按中醫條例，審條給證，既由內政部掌理，近又改屬諸衛生署，易曰：「渙汗其大號」。今前後政令，大相背悖，必有少數份子，從中肆虐，甘作千古罪人。總之，國醫在此生死存亡，千鈞一髮之秋，望吾醫界，急起團結，奮臂力爭，要求當道，本保存國粹之善旨，依中醫條例之規定，修訂審查規則，以符中西醫待遇平等之名實，毋任企禱！（溫州通訊）

湖南國醫專校近聞

一、電請加入教育系統

湖南國醫專校全體學生，以最近衛生署公佈之審查

中醫規則，規定中醫學校須在教育部立案者，而教育部又不准中醫學校立案（見教部高等教育司長黃建中致湖北國醫專校函）教衛兩部，互爲狼狽，任意摧殘，極爲憤慨，爰經全體議決，電請中政會副主席兼行政院長將

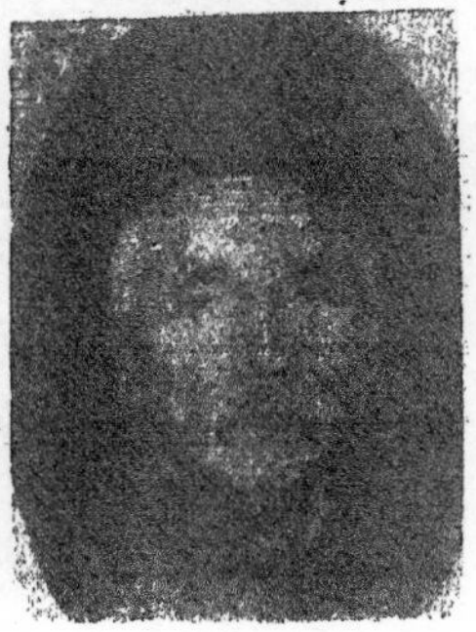
本社新社員
陳畬在　福建長樂

，懇予令飭教育部將中醫學校列入教育系統，幷飭衛生署准予中醫參加衛生行政，以符五全大會政府對於中西醫應平等待遇之議案云。

二、籌備畢業考試

該校創辦以來，已屆三載，其第一班學生，本期修學期滿，應行畢業，茲聞該校業已決定授課至第十三週止，於十二月二十四日起開始畢業考試，幷定於二十六年元月二日舉行畢業儀式，刻已將考試日期呈報中央國醫館，請予派員監試，幷另聘監試委員多人，組織監試委員會，以昭愼重云。（長沙記者通訊）

＝國外醫藥消息＝

星州中醫聯合會
反對國醫條例審查細則
代電擬就不日開會通過

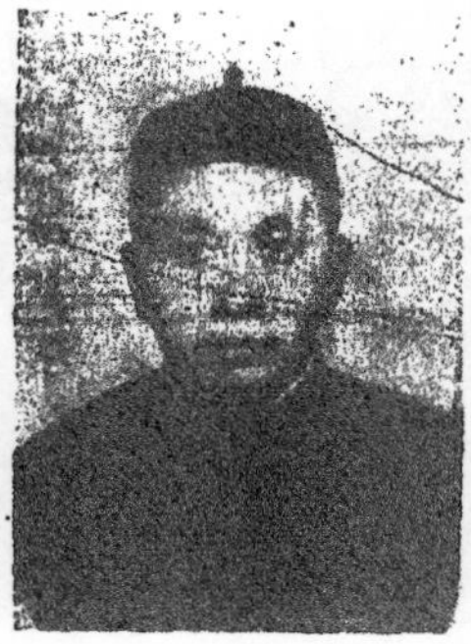
本社新社員
歐陽光濰　江西南康

（星州通訊）本坡中醫中藥聯合會，以衛生署所制頒中醫條例之施行細則，有意消滅中醫，中醫一旦消滅，中藥亦告無用，惟因我國人賴該種出產爲業者，爲數至多，故中醫之存亡，乃與整個社會國家，有重大之關係，遂於日前召集常會，討論對付，結果議決響應武漢三中醫公會通電，由南島醫聲主編張伯賢君負責起草，然後再召開臨時會議審查發出，諸情經誌星洲日報，續查張

君經將該項快郵代電擬就參日，該會爲便於審查計，業經油印分發各常委，訂明（十）晚召開臨時會議審查通過後發出。

美國女子善生育
芳齡尚未滿四旬
子女已有一打半

△美國脫克薩斯州福脫華斯彭尼德夫人年僅三十有九，已產子女十八名，以年齡論，可謂世界生產最多之婦女矣。（七日國民社電）

葡藥劑師
發明治麻瘋方法

（里斯本十三日電）各報載稱：葡萄牙藥劑師弗蘭谷巳發明療治麻瘋方法，已有數人治愈。

＝國內醫藥消息＝

湘雅醫學院
擬辦國藥研究所及試驗場

（湖南通訊）湘雅醫學院，爲研究國藥以供治療起見，擬辦一國藥試驗場，栽植各省道地藥材，并設一國藥研究所，實驗治療之效能，再與國內各處研究藥物機關，共同推進，昨特呈請省府，請將院後修理廠址，作爲國藥試驗場暨國藥研究所，以利進行，同時并附呈辦法大綱如下，甲、國藥研究所，附設於湘雅醫學院藥理部，辦理左列各項：（一）藥材之植物學鑑定，（二）藥材之化學分析，（三）用動物試驗證明各種藥材之生理作用（四）實驗各種藥材治療上之効能。乙、國藥試驗場，本場與國藥研究所同時開辦，定名爲芸樵國藥試驗場（芸樵爲湘主席何鍵號）辦理左列各項：（一）藥用植物品種改良之試驗，（二）野生藥用植物栽培之試驗，（三）藥用植物調製及貯藏之研究，（四）藥用植物害蟲之研究（五）生藥之生產及收獲之經驗試驗等。

本社新社員

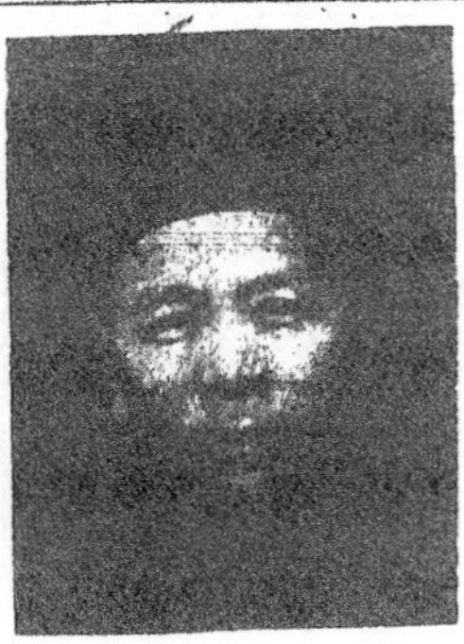

陳仕齋　福建長樂

世界紅卍字會無爲分會被封

施診所同時解散　一般貧民大不幸

無爲縣紅卍字會，早已即有，自民國二十二年，曾奉上峯命令，應將歸元觀，劃歸本會，以便統一，乃會內同人，數度交涉，始將原有之觀址（新建十數間瓦房），作爲會址，所在觀內諸人，亦爲當然會員，本會勢必擴充，改推會長，增設施診所，聘請中醫四人，西醫二人，以救貧民患病者，無錢求醫時，可至該處醫治也。分文不取，並在可能範圍內，且送中（或）西藥耳計每日貧民往診者，不下數十人，上月間，不知會長（姑隱其名）犯某嫌疑，曾被縣令拘押在案，當即查封本會，同時施診所，亦必解散，該所自創設施診所以來，貧民造福者，實爲不少，今一旦被封，予整個分會無關，但一般貧民患病者，無從投醫，致令待死，甚爲惋惜云。（安徽無爲通訊）

本社新社員

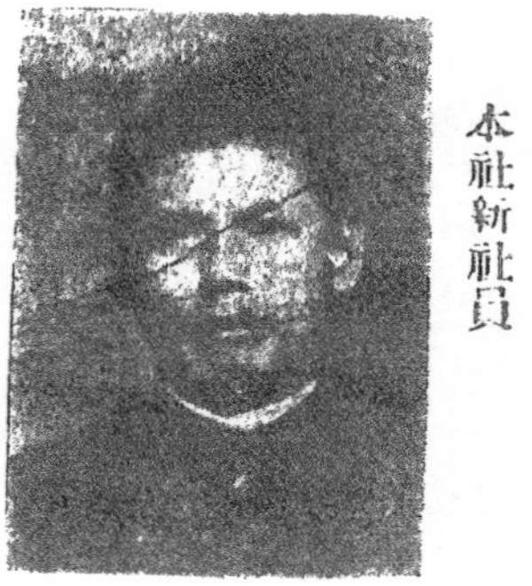

龔鴻鈞　江西南康

粵中醫界

反對衛生署管轄

國民政府前公佈中醫條例。關於中醫之審查發證。有由內政部主管之明文規定。迨本年十月。衛生署又訂定中醫審查規則公佈。因此引起全國中醫藥界之反對。本省中醫中藥兩界。亦認爲衛生署管理中醫。必難期公允。曾於十二月十六日。召集各中醫中藥團體。在省國醫分館會商反對辦法。當經決定派員。聯同全國中醫藥界赴京請願。仍歸內政部主管。以維政府威信。而昭折服。查該項請願理由書。頃由張子敦汪松石二人。還擬完竣，日內再召集各醫藥界團體。審核蓋鈴。並推舉代

表特赴南京參加全國請願云。（廣州通訊）

晉江中醫公會選期已逾兩月

不聞召集改選會員頗有議論

（泉州通訊）晉江中醫公會，照章每年九月，應召集會員大會改選，今已逾期兩月，未聞召集，會員頗有議論，有謂黃潤堂此次改選，因不得連任（會章三年後不得連任），故存意躭擱云。

本社新社員

河北廣宗 魏樾民

胡慶餘堂雪記藥號發生勞資糾紛

（杭州通訊）杭州大井巷胡慶餘堂雪記藥號，名聞全國，爲中醫藥舖首屈一指者，近該號全體職工以新經理俞繡章扣發紅利，不顧職工血汗，特提起訴訟，曁經法院傳訊，均未得相當解決云。

杭州將有大規模之國醫學院出現

（本社駐杭記者特稿）祕息：杭州醫界同志×××近鑒此間對培植後起人才，頗少專門學校，爲彌補此項缺點起見，特着手籌組大規模之國醫學院，現正祕密向各方疏通，努力進行中云。

惠安發起中醫公會

（泉州通訊）惠安中醫劉雪本，王琢堂等，因鑒各縣皆有中醫公會之組織，爰集同道，經簽名發起者十一人，已開過數次籌備會，現聯呈簽縣黨部聲請組織云。

江津縣國醫支館成立

（四川江津通訊）（本社社員）四川江津任應秋氏，已誌本雜誌第五期中，對於該縣籌設國醫支館一事，尤爲熱烈，現已正式得省分館批准成立，定期於國歷十二月六日開成立大會，並選舉重要職員，該氏現將江津縣培英學校校長一職，託人代理一週，用辦理籌備開會工作，並出通告通知全縣醫藥人員，參加入會，屆時必有一翻盛況云。

本社新社員

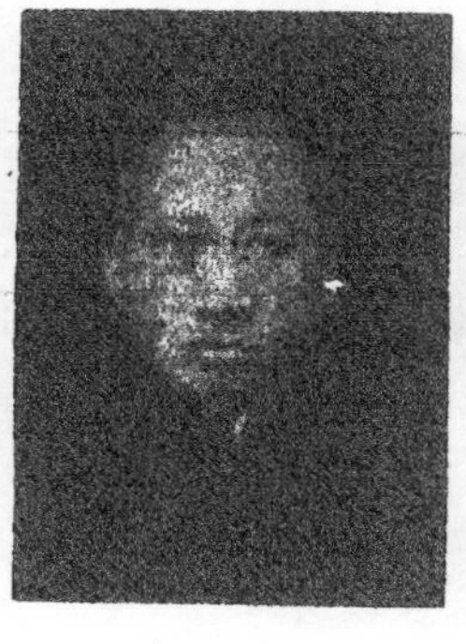

黃秋堂 福建莆田

婦科心得集成發行預約

（本市特訊）中醫世界編輯委員邱治中，近輯婦科心得集成一書，係採取各名醫之心得而輯，定價全年一元，預約祇須六角，凡欲預約者，可托中醫科學書局辦理。

煙台特區將組織國醫公會

（烟台通訊）烟台國醫，向無團體組織，近因中醫條例公佈，同人等爲發揚國粹，研究學術，擬組織國醫公會，於十一月二十日上午九時，假新生活運動促進會，招開第一次籌備會，出席者、王甲斌、張國屏、宋伯仁、黃寶臣、謝鳳山、鮑金千、駱性初、陳洪膜、徐幼千、李志純、張幹宸、張鑑堂等三十五人主席王甲斌，紀錄宋伯仁，報告事項。(略)乙議決事項。(一)本會名稱，議決，稱煙台特區國醫公會，(二)本會是否需經常地主管機關備案，議決，推王甲斌、張國屏、宋伯仁，謝鳳山、劉浩然、黃寶臣、駱性初、陳鴻謨、楊佩之等、呈請專員公署備案。(三)本會在未正式成立前，辦公地址，議決暫設王用斌診所，(四)籌備經費，議決，由出席者，暫墊。(五)本會開會時，應用何法通知，議決，由王甲斌醫室起，以連環互遞法通知。(六)本會組織法，議決，推王甲斌起草，議決散會。

本社新社員

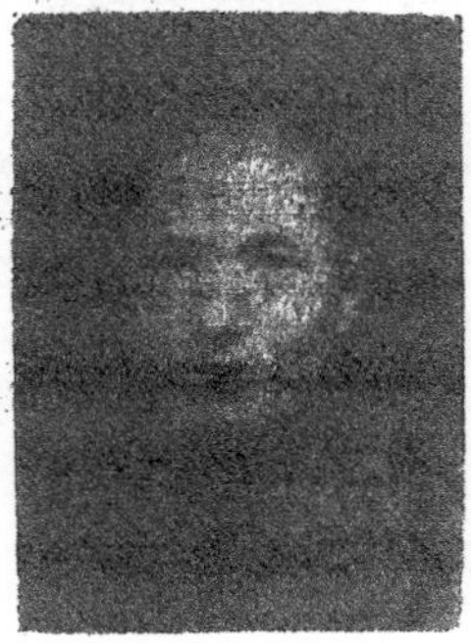

向熤卿 湖北宜都

新昌中醫公會議決統一方箋紙

新昌中醫公會，成立以來，二月於茲，對於改進工作，頗爲努力，近鑑於神方，乩方，以及江湖灌之野方，多端危害病家，經十一月一日第二次執監聯席會議，議決統一方箋紙，以資甄別各種野方，並得統計每季病症，定於本月(十一月)二十日開始實行，聞該邑醫生一致贊同，紛紛向該公會領用，頗爲踴躍云。(浙江新昌通訊)

商邱訓練妓女救護知識

(商邱訊) 車站鎮妓女麕集，由來巳久，近縣府奉令，招集訓練，計一百二十餘人，編爲兩隊，訓練期定一月，課程爲防空，救護，公民，衛生常識，及精神講話，體育等科。

廣東高要縣考試中醫牙醫

(廣州通訊) 高要縣政府，爲取締縣內不合格醫生，及鄭重民命起見。特舉行中醫內外科及牙醫師考試。於前月十八日，假城中路女子中學校爲試場，各醫生投考者，計內科中醫生百名，外科醫生十二名，牙科醫師八名。

本社新社員

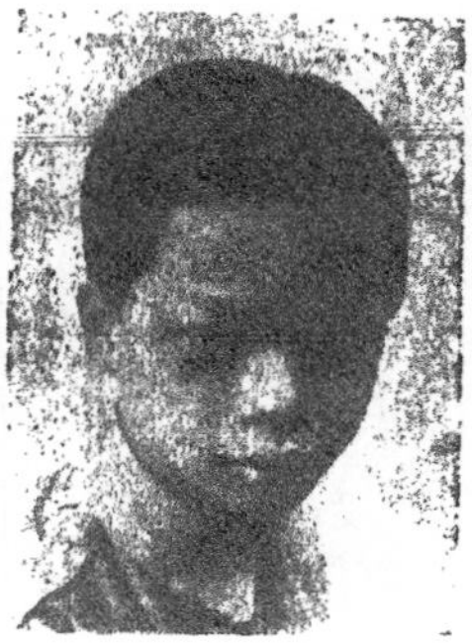

許錫樂 廣東台山

閩候環區鄉村學校添設國醫講座

(閩候通訊) 閩候環區鄉村學校教育者，最近擬建議於課外添設國醫講座編撰中醫學講義一科，教授學生，使將來普及民衆醫學常識，爲意至善，尙冀其早日實現云。

江陰國醫界發起組織國醫醫藥研究社

已呈請黨政機關備案

(江陰通訊)國醫高爲欽等三十餘人，發起組織江陰國醫醫藥研究社，該社以集合醫藥界同志，改進醫藥學術，增進民衆健康爲宗旨，業巳備文向黨政機關聲請備案，俟發給許可證後，即正式成立云。

屯溪國醫界主辦 新安醫藥半月刊

（屯溪通訊）屯溪國醫，程六如畢成一等，鑒於現在國醫環境之惡劣，非集中力量，互相研究，努力宣傳，則不足以促進國醫之地位，故聯合同志多人，在徽州日報副刊，發行「新安醫藥半月刊」一種，以發揚固有醫藥學術，灌輸民衆衞生常識，第一期業已出版，內容極佳，並特由程六如畢成一主編，並特約該處名醫多人，担任撰稿，以後每逢一日十六日出版一次，其通訊處「屯溪沿江馬路七九號」。

本社新社員

陳先安　廣西桂平

經方實驗錄 預約踴躍

曹穎甫醫案，姜佐景編按之經方實驗錄，爲中醫界之臨床實驗報告。其中非但多垂危絕險之病，尤多死證。編者坦白寫出，絕不掩飾，一洗前人著書恢喜粉飾之陋習。醫者病家讀此，均將獲益無窮。聞預約者極稱踴躍，定本月十五日截止。如託中醫科學書局代辦，手續極爲敏捷云。（本市訊）

平市發現猛烈天花

平市衞生局，近據各衞生事務所，及中西醫士所得報告，自十一月中旬，傳染病以天花爲最夥，且甚猛烈，實破歷年之記錄，該局已派醫師醫士前往發現地點實行隔離，療治，並大施種痘，以防患未然，並令市民一體注意焉。（駐平記者通訊）

蕪湖 中醫公會着手改選

二十一日開籌備會

（蕪湖通訊）本埠中醫公會，前以國選期間，未克改選，致順延至再，刻因國選展綫，該會已於日前召開執監委員聯席會議，組織改選籌備會，并加推會員十人，爲改選籌備員，開擬定十二月廿一日，開第一次改選籌備會議，又該會會員計自由捐募援綏款項，昨已送往中行轉匯前方云。

本社新社員

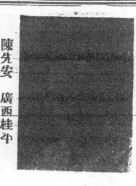

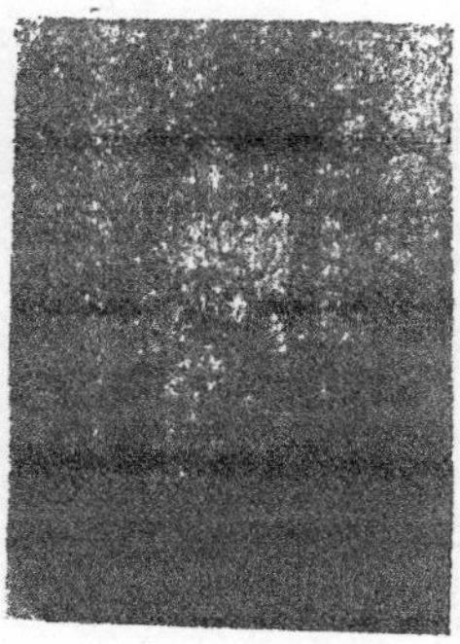

宋青銓　江西贛縣

嵊縣國醫週刊撰出 戰地救護常識專號

（嵊縣通訊）嵊縣嵊新民報國醫周刊編輯部主任丁少侯，自本年七月間創辦國醫周刊以來，苦心經營，成績斐然，尚得各方人士之愛戴；近因匪僞寇邊，綏戰日亟，國際風雲，殊多變幻，凡屬國民，皆有修養訓練戰地救護常識之必要，丁君有鑒及此，擬於最近出一「戰地救護常識專號」，以爲國民作「未雨綢繆」之計，俾可防患於未然，取材以急救看護衞生防毒四項爲限，聞丁君恐本地材料不足，現正廣向各方徵稿矣。

嵊縣國醫支館 籌備就緒正式呈報

（嵊縣通訊）嵊國醫支館籌備處，自奉到省方命令着手籌備以來，業已三月，對於進行方針，頗爲迅速，最近經三次會議以後，決定館務委會及館長人選各案，繕校停當，由縣長兼籌備主任維毅劃行蓋印，正式呈報省方，一待奉到省方正式批覆後，即可成立宣誓就職云。

本社新社員

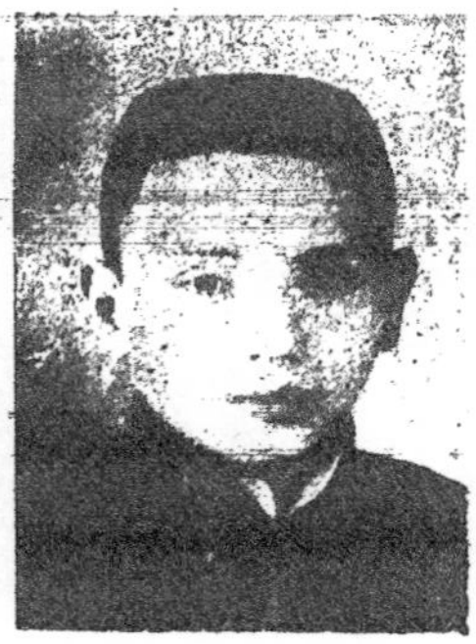

杜濟蒼　江西淸江

柯蔭藩等組設中醫治療所

金峯鎭中醫柯蔭藩，林道濟，許雲如，林子屛，李元相，潘作炎等，爲顧憐貧苦病民，特組織中醫治療所，取費低廉，完全抱慈善主義，殊堪嘉許云。

（福建長樂金峯通訊）

社訊

社務會決議

獎勵姚自南等九分社長

贈陳靜懷大號銀盾壹座

蕭養然等協組分社張選卿等熱心介紹均加獎勵

二十五年十二月十五日下午二時，本社舉行社務會議，出席者謝利恆，方公溥，龔醒齋，徐愷，盛心如，朱松，蔣文芳，沈石頑，倪維德，徐公魯，王子南，列席者李仁淵，吳近仁，程兆晨，缺席者章鶴年，由謝社長主席，（甲）報告事項（略）（乙）決議事項，一、暹羅姚自南，淮安朱映淮，四川宜賓蕭效先，浦城王德敷，涇縣榔橋河夏謫塵，瀘縣顏潤民，瀘縣太平鎭崔維岡，汕頭大麻蔡維華，福建莆田吳培初等，組織分社，均經成立，除發聘書外，由總務部通告獎勵之，二、四川宜賓蕭養然，浦城祝賀三，瀘縣彭子信三先生，協助組織分社辦事，異常努力，熱心醫藥事業，良堪欽佩，應由總務部通告獎勵之，三、河北南宮張選卿，閻毓靈，江西大庾陳靜懷，山東博興高瑞南，馬厰邢鋭波，熱心介紹社員讀者，由總務部登刊獎勵之，四、江西大庾陳靜懷先生，陸續爲本社介紹讀者十餘名，完全不收佣金，熱心堪佩，特贈銀盾一座，以資紀念，並由總務部登刊獎勵之，五、本社新聞記者證章，定於廿六年一月五日發郵，六、民國二十六年元旦，是日休假一天，餘略，議畢散會。

研究資料

一胎三女

（四川江津通訊）記者得成都友諯函稱：遐邇聞名之成都姑姑筵主人黃敬臨老人之次媳，近一胎連生三女，現猶在醫院中，均極健壯，而貌幾全相似，醫生於手腕繫以銀牌，藉資辨識，此事頗稱罕見，予人以極大之興趣云。

本社新社員

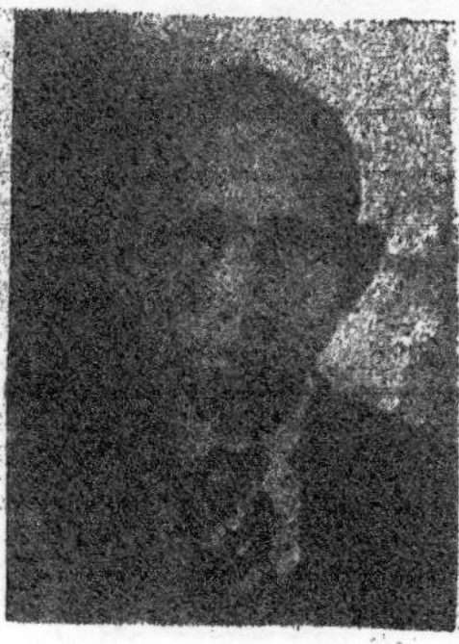

謝紹軒 江西清江

許佩賓 廣東文昌

鄉婦產一異物無頭無足

南通縣第六區，徐田鄉，有錢金之者，娶附近某姓之女，爲妻，歸甯已六七年之久，從未懷胎，忽於去年臘月，其妻月潮不至，家人以爲懷孕，亦不之異，因之腹大便便，屈指十餘月之久，逾期不產，家人深以爲異。距於日前，忽腹中如絞，勢將分娩，臨盆之際，竟產下一異物，無頭無足，凝然一塊肉團也，家人以爲不祥，擬將肉團剖破，以視究竟，旋被鄰近好事者攜去，備供生理學家之研究云。（南通通訊）

讀者園地

神識不清

吳震

編者先生：敬啓者家嚴年七十一，於本年國歷十一月廿八日，因事氣惱，忽患神識不清，語言錯亂之症，經延本地醫士劉子開，用歸脾湯加減，不效，又延劉裁吾，用遠志菖蒲貝母牛夕連交至寶丹等，又不效，目下神識語言均清楚，飲食便溺如常，惟記憶力全無，各戚友各器物均不能舉其名，脈象左寸關尺弦而弱，右寸微，關尺洪大，重按無力敬懇賜一高方，不勝企禱。

（答）吳震先生：令尊因氣惱之後，忽患神識不清，脈象左寸關弦而弱右寸微，關尺洪大，重按無力，竊以爲憑此證脈，病本在於脾腎，此種病狀，在現代學說，當屬於神經病態，所言中樞神經迷走神經運動神經三叉神經知覺神經等，即中醫所言五臟藏神魂魄意志等名詞，令尊之病，實脾臟之意，與腎臟之志，發生變化，該兩部脈見洪大無力，可見虛陽浮越，當用潛鎮之品，劉子開君但治心脾，劉裁吾君但治其心，所以未能奏效，鄙意當脾腎仝治，擬方候裁，人參鬚一錢（另煎），炒於朮三錢，上肉桂五分，靈磁石一兩，杭白芍三錢龍骨齒各五錢，煅牡蠣一兩，懷牛膝三錢，遠志肉一錢半，抱茯神四錢，淡蓯蓉四錢北細辛

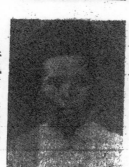

五分。（編者）

鷄爪風

林友朋

編輯先生尊鑒：敬啓者，玆有敝親林文卿，男性，年廿七歲；業商，乃於廿二年二三月間左手中指忽患麻痺，而施以薰洗針灸之法，塗以追風拔濕之藥，療治累月；於是五指球骨間，以及合谷肌肉，盡行瘦縮，形如鷲爪狀，屈伸皆難，握物亦難。而麻木遍及全手，時時彈性麻痺，偶有所觸，似不知覺，雖針刺，亦不痛，刺破惟有淡紅血水，筋絡堅硬，十數斤之重尚能提挾，多則酸痺欲脫，服藥塗洗，已停二載餘矣，亦無增劇。然甚畏寒冷，在暑天亦不出汗，逢寒天則冰冷麻痺欲斷，必癥及溫處，方能舒暢。中西並施，應效毫無，初期有謂麻瘋症，而用大楓子，蘄蛇全蝎消風等藥，爲丸爲劑，作長期服，未見減輕，數月來頭髮內，發生疹子如米碎，極癢，抓破時則流汁，能傳染及面部，用歐家全癬藥水擦之，雖癒而復發，未能斷根。素來所自療藥物，如多年雌鴨雌鷄，和以活絡舒筋養血藥，則體暢。惟燥熱則不宜。素仰先生學貫古今，忝辱引導，敢以諮詢。統希就近一一詳示治法。是所仰企耑此敬頌

編安

林友朋謹啓

古廿五，九，廿九日

（答）友朋先生、函悉。令親之病，俗名鷄爪風，病在於血，難治也，然四肢爲脾胃之領域，當用溫養血分及解毒之品，徒用外治，恐難見效，內治之法，亦頗難除根，玆姑擬方試服，白附子三錢，全蠍三錢綠升麻三錢，香白芷五錢，全當歸一兩，赤芍藥一兩，左盤龍一兩，（卽鴿糞）靑松針五錢，油松節一兩，稀薟草一兩，鷄血藤一兩土茯苓一兩，犀角末五分，以上諸藥，共研細末，用鱔魚血拌，酌加煉蜜爲丸每服二三錢。（編者）

本社新社員

陳少册　福建長樂

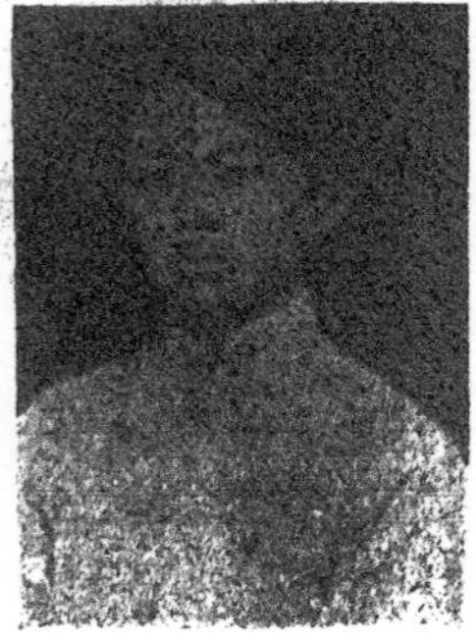

孫鵬翔　江蘇東台

治瘧用藥解釋

林傳滄

文芳主編先生大鑒入秋以來敝處惡瘧頗盛醫者臨證每感困難蓋以素乏特効方劑卽對症下藥亦未必奏功近閱本期雜誌載有陳无咎先生惡性瘧疾經驗良方一則殊覺新奇原方錄下「炒絡石籐五錢淸竹茹炒香緣白苓塊炒桑枝各四錢荳蔻花一錢烏梅炭三個澤蘭葉六錢土茯苓三錢」惟其中藥理作用並未列有方解且桑枝澤蘭二味用至四錢六錢之多似乎病者體弱未敢姑試鄙人不揣冒昧用敢函請解釋希於下期讀者園地內詳爲指示想　先生卓見超羣定能於此中下一定解不特醫者有所遵從則病者亦得而造幸焉臨穎神馳不勝盼禱之至此上敬請

撰安

社員林傳滄謹啓十一月廿四日

（答）傅滄先生：函悉。惡性瘧疾，緣爲血分中毒，該方用澤蘭行血，烏梅殺虫，頗有意義，鄙人曾用馬鞭草合甜茶葉（偏於寒則改用草果）用治各種惡性瘧疾，頗見奇効，馬鞭草與澤蘭叶功用大致相同，均所以調整爲瘧虫所破壞之血球也。（編者）

白癜風如何療治

徐愷編輯主任大鑒茲有懇者，因敝人自去年秋間面部頸部手部忽然發生白斑，初起僅小小幾塊，嗣後漸漸見大，現在有錢大相彷而白斑處亦不痛亦不癢，當時就地醫治，終不見効，據說此係白癜風，又名白駁風云云，但不知此症究竟從何而起，不明其理，久仰先生學驗淵深，對於敝人之痛，定易見解，請教用何藥，可以醫治斷根，除白痕，使我脫離醜陋之貌。實賴先生所賜也，再生之德，歿齒不忘，懇乞先生一一指導，不勝銘感五中，臨書不勝企望之至專此奉懇，敬請

台安

敝人胡新兆

本社新社員

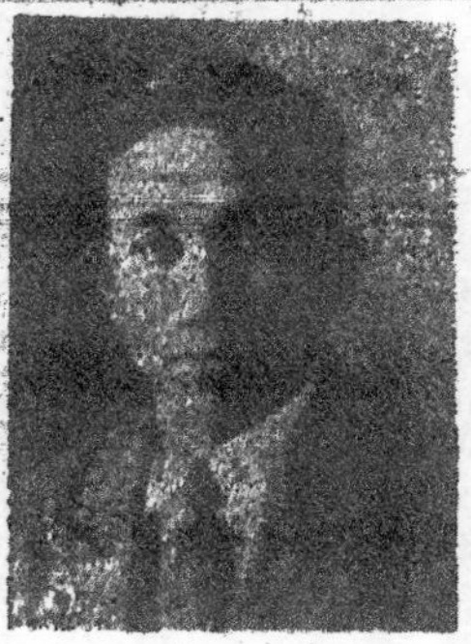

薛下成　四川簡陽

姜薰泉　福建長樂

（答）新兆先生：貴恙確係白癜風，是頑固性之皮膚病，病係蟲之爲患，姑用白宮粉，（即鉛粉，或用花粉店所售婦人用以擦面之粉）五錢，苦參子去壳淨肉廿粒，白蘚皮三錢，枯明礬五分，上梅冰一分，土槿皮三錢以上共研細末，臨用調於凡士林中，加紅花油少許，擦於患處，應敷朝洗。（編者）

請示幾個問題

柳鴻年

編者先生：下有所探詢，謹列於後，希見覆爲盼，

一、現下南北各都市，對於函授中醫之學校，何處最好，（指導一處以便函授）

二、對於脈學，以何書易學，診病切實，（指導一二，以便購買）

三、對於咽喉科，小兒科，婦科，診斷學，外科，諸書何種最佳（指導幾種以便日後儲款購）

（答）鴻年先生：茲答於下：

一、函授醫校雖多，但不知何處是好，無可介紹。

二、可買瀕湖脈學。

三、（喉科）可看喉科，紫珍集（小兒科）可看錢仲陽藥證直訣（何廉臣註）（婦科）可看濟陰綱目，（診斷）可看中國診斷學綱要，（外科）可看徐批外科正宗。（編者）

藥物質疑

魏樾民

主任閣下敬啓者凡石一經煆後，即成石灰，石性多涼而滑利，石灰性熱而濇斂，凡蚌蛤殼一經煆後，亦成石灰性，大約即係爲烊化鈣，北方修房，以石灰釺甎縫，江南修房，以蚌殼燒灰水和抹甎縫，可知蚌蛤殼煆後，其性亦即濇斂。樾民十餘年來，用石膏滑石石脂赭石礞（唐宗海謂礞石必用火硝煆）海蛤石決明鱉甲龜板龍骨牡蠣……等，藥概不煆燒，究嘗杜撰，不敢自信，衷中參西錄，雖付解釋不過數味，爲此敬懇指南，俾便遵循，實爲至感，又用酒叢醋麩米炒各藥，（古藥大概不加泡製這許是進化如今蒙古人均用生藥）有無至理，祈一併　指示爲盼，專佈，敬請

勛祺

魏樾民書

樾民先生：

（答）鈣是一種屬於金屬的元素，其化合物在自然界中，分布很廣。植物含有鈣，稻殼果核所含的鈣，比較更多；動物的骨骼卵殼裏，也含很多的鈣，蠣殼螺殼珊瑚，亦含得不少。鑛物界裏含鈣的更多，石灰石（liesmtone）大理石（masble）方解石(calcite)白堊(chalk)石膏(gypsum)都是鈣的化合物。鈣的化合物，分佈最廣者，是碳酸鈣（Ca Co$_3$）。山洞裏的石筍及石鐘乳，都是沉澱出的碳酸鈣，在很久時間所積成的。溶在水裏的碳酸鈣，受熱亦沉澱，養水的壺　，以及汽鍋之類，日久了，裏面便有一層積垢；用山泉種的茶，碗裏常有白色沉澱，都是碳酸鈣沉澱的緣故（化學上稱此種水，爲暫時硬水）。碳酸鈣受熱，燒到很高的溫度，便分解爲二氧化碳及氧化鈣（Cao）（不稱烊化鈣）。氧化鈣即是生石灰(quick lime)。碳酸鈣所成的岩石，如大理石，方解石，石灰石，以及含鈣很多的蚌殼蠣殼，均是造石灰的重要原料。所以可作修理房用之用。北方及江南修房，所用的都是生石灰，不過製取生石灰的原料不同，方法各異耳。石膏，滑石，龍骨等等，當作藥用時，煆與不煆，性質不同。煆者爲生石灰，不煆者爲碳酸鈣。當視病爲轉移，普通情形，內服者以不煆爲宜，外用者以煆者爲妙。故吾人不應說，用煆者一定差誤，亦不應謂不煆者是對的；須視何種病症，當用何種藥品。

又藥品所以需用酒叢醋麩米等炒者，均有至理。限於篇幅，難於詳述，茲略述數語，以概其餘。藥品有不溶化於水，而溶解於酒或醋者，如祇用水煎，藥品中所含的成份，無法分出，雖服藥後，病仍不見效，故須浸以酒醋等物。尚有某種藥品，欲使其在腸中起作用，或欲使胃臟吸收較少，常用麩米以及其他不易在胃中溶化之物包裹之，以求達到所望的功效。

（朱松）

請指示藥物泡製法

林一鶴

藥學主任先生鈞鑒，敬啓者。

（一）紅升丹，白降丹，如何製法，乞請指導。

（二）九蒸九晒熟地黃，如何泡製，及何處出產何形狀爲佳，敢乞詳明。

以上二則，請於貴刋讀者園地示覆，不勝感荷，藉此敬頌

撰安　　社員林一謂謹啓

（答）一謂先生：茲就所問答覆於下：

（一）汞（水銀）化合物，受熱便能昇華，是汞化合物特性之一。中藥店所售的紅井丹，學名稱一氧化汞（HgO），白降丹，學名爲二氯化汞（Hgl2），此兩丹都是用水銀作原料，利用昇華特性，依古法而製成。

紅升丹又稱紅升藥。汞在空氣中，熱至攝氏三四百度，便有紅升丹發生，係紅色固體；如再熱到更高的溫度，顏色由紅變黑，最後則分解爲汞及氧。據醫宗金鑑方，紅升丹之製法如左：

藥品　硃砂，雄黃，各五錢。水銀二錢（一作一兩，一作二兩）。火硝四兩。白礬一兩（一作二兩）。皂礬六錢。

製法：　先將二礬，火硝，研碎；入大銅杓內。加火酒一小杯，燉化。一乾即起，研細。另將汞硃雄研細，至不見星爲度。再入硝礬末研勻。先將陽城罐用紙筋泥搪一紙厚，陰乾，常輕輕撲之，不使生裂紋（搪泥，罐子泥亦可用）。如有裂紋，以罐子泥補之。極乾再晒，無裂紋方入前藥在內。罐口以鐵油盞蓋定，加鐵梁盞。上下用鐵攀鐵絲扎緊，用棉紙撚條蘸蜜，周圍塞罐口縫間，外用熟石膏細末，醋調封固。盞上加炭火二塊，使盞熱。罐口封固易乾。用大針三根釘地下，將罐子放釘上。罐底下置堅大炭火一塊，外砌百眼爐，升三炷香。第一炷香用底火（如火大，則汞先飛上）。二炷香用大半罐火，以筆蘸水擦盞。第三炷香火平罐口，用扇搧之。頻頻擦盞，勿令乾（乾則汞先飛上）。三香完，去火冷定，開看方氣足。盞上約有六七錢，刮下研極細，瓷罐盛用。再預以鹽滷汁調罐子稀泥，用筆蘸泥水，掃罐口周圍，勿令洩氣。如陽城罐上有綠煙起，即汞走也；急以筆蘸鹽泥，多多刷在出煙之處，封固之（一法收貯瓶內，以蠟封口，埋土中，去燥性）。

白降丹製成的原理，以食鹽及硫酸汞（$HgSO_4$）混合加熱，即發生白降丹。其化學之經過如左：

$$2NaCl + HgSO_4 \rightarrow Na_2SO_4 + HgCl_2$$

昇華之後，成白色固體，俗名昇汞（Corrasiue Sublimate）能溶解於水，有毒，其淡溶劑用作殺菌藥。據醫宗金鑑方，白降丹之製法如左：

藥品　硃砂，雄黃（水飛）各二錢（一作各三錢），水銀一兩（一作二兩五錢），硼砂五錢（一方用硇砂），火硝，食鹽白礬，皂礬各一兩五錢（一作各二兩五錢）。

製法　先以硃砂，雄黃，硼砂，研爲細末，入鹽，礬，硝，皂，水銀共研勻，以水銀不見星爲度。用陽城罐一個，放微炭火上，徐徐起藥，入罐化盡，微火逼令乾，取起（如火大太乾則汞走，如不乾則藥倒下無用）。再用一陽城罐合上，用棉紙截半寸寬，將罐子泥，草鞋灰，光粉，研細；以鹽滷汁調極溼，一層泥，一層紙，糊合口四五重，及糊有藥罐上二三重，地下挖一小坑，用飯碗盛水，放坑底，將無藥罐放碗內，以瓦挨抗口四邊鋪滿，不令炭灰落碗內。有藥罐上以生炭火蓋之，不可有空處。烧時罐上知

有絲烟起，急用筆蘸鹽泥封固之。約三炷香，去火冷定；開看約有一兩以外之藥；刮下研細，瓷瓶密貯。

（二）地黃，別名沙參：生於山原，出陝西華山者爲善，係隰草類。

形態　多年生草，隨處自生，高六七寸。葉爲長橢圓形，互生。花黃白略紫，花冠爲脣形，實類小麥。根長三四寸，粗細不等，皮赤黃色，曝乾則黑，稱生地黃。拌酒曬者，稱乾地黃。蒸熟者稱熟地黃。根扁圓綻而長，狀如牛膝，中含水分甚富者，稱鮮生地。

泡製　熟地黃，即地黃根之製熟者。其製法，採地黃根，揀取肥大沈水者，以好酒入縮砂仁末調勻，入柳木甑，置瓦鍋上蒸透，晾乾。再以砂仁酒拌蒸晾之；如此九蒸九晾，使汁盡加乾，光黑如漆，味甘如飴，備用（朱松）

定價

全年十二冊定價二元，半年六冊定價一元寄費在內(國外寄費另加)爲統制出版數起見，另本不售，郵票以九五折計算以一分至五分爲限。

本期校對者　李仁淵　程兆晨

中華民國二十六年一月一日出版

中醫科學第一卷第七期

社長　謝利恆

副社長　方公溥

總務主任　龔醒齋

醫學主任　徐　愷

藥學主任　盛心如

編輯主任　朱　松

編輯　蔣文芳　章鶴年　沈石頑　倪維德

宣傳主任　徐公魯

英文地址 16 HSIN HSIANG GLGIN SHANGHAI. CHINESE MEDICAI SCIEWCE RĒSFARCH SOCIETY.

出版者　中醫科學研究社

印刷者　中醫科學書局

地址上海愛而近路祥新里十六號

注意

定閱諸君如有詢問事件或更改地址通信時務將(一)定單號數(二)定戶姓名(三)原寄何處三項詳細開明方可遵辦實因定戶衆多簿冊繁重非此三項無從檢查難免仍有誤寄特告

中醫科學書局經售下列各書

——由中醫書局委託——

中醫生理新論

朱國均著

分胎學、臟腑學、經脈學、精神學、形體學、附著六卷。將人身生之原始要終之道。反覆論辯。以明其義。於陰陽五行六氣經脈等。從臟腑之質性上求至理以詮證。盡棄一切相延之空套解說。殊足破西醫之掊擊而有以自見其眞。中醫生理之書獨少。得此可無憾矣。本裝三冊定價一元八角特售六折

國醫舌診學

邱駿聲著

此書係重慶國醫傳習所講義。用科學系統分類。界說分明。上編概論凡六章。中編辨證綱要凡六章。下編圖解凡八章。附編引用方解一章。察舌爲重要診斷之一。而正少此類佳妙講義。實貢獻士子不鮮。全書一冊特價四角

脈學表解

徐拯民著

脈之變化。最難辨別。疑似之間。毫釐千里。本書用科學之表式編製。釋明形態主症。不特朗若列眉。且可互相比較。於二十七脈。分浮沉遲數四項歸納。尤覺綱舉目張。易於尋釋。別開生面之作也。後附徐太桂君脈症會解。全用比類方法。以之參考。堪稱二難。特價二角八分

女科祕方

原名竹林寺祕授女科百廿症

本書爲浙江蕭山竹林寺僧祕授之原稿。市上所傳之僞稱竹林寺女科。完全與本書不同。選輯者計一百二十症。凡婦科重要症候。均多詳述。首列症論。次附方藥。除原稿刊入外。並由四明名醫周歧隱君詳校。加以按語。丁濟萬題簽。尤覺名貴也。定價四角特售六折

中國鍼灸治療學

初二集

溫主卿著 繪圖簡明

將廿載之經驗。費十年之心血。始成此書。得其門徑。不難懸壺應世。以一針一灸。卽敷應用。診治百病。可見奇功。非若內科之煎煮費時。西醫之設備費力也。本書係當代針灸專家。溫主卿先生所著。有無師自通之妙。爲學針灸之第一部寶笈。繪全圖以明部位。立歌括以得祕訣。並發明症候之傳染。搜羅古今之奇方。闡揚審察之卓著簡截八一之忌藥。見解新穎。意法盡善。初集已再版出書。二集新出。皆用八開石印。柿青紙封面。裝訂古雅。合購兩集。特價壹元

鍼法穴道記

卞崇一著

此係鐵槎麗人家世祕傳法多由經驗閱歷得來。其發明處皆實事實理。有憑有驗。所載雖限于時疫、痧症、驚風、中風、諸痛諸瘡。而價值自勝人多許。用上等連史石印特價二角

秦氏內經學

秦伯未著

本書爲秦氏教授上海中醫專門學校暨中國醫學院內經時之講義。分生理、病理、診斷、治療、方劑、雜病等諸編。采詞簡要。發揮特詳。學子得之。無索然枯澀之態。故雖辭職五載。而校中仍奉爲教本。洵內經中名貴之作品。初學者尤宜先手一編。以固基礎。鉛印 平裝 二冊 一元四角 七折

中醫科學第一卷第七期畫報第二版

本社新社員玉照

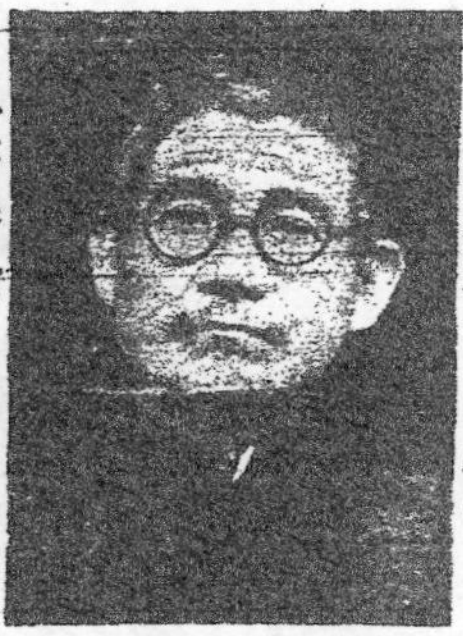
福建長樂 何幼仰

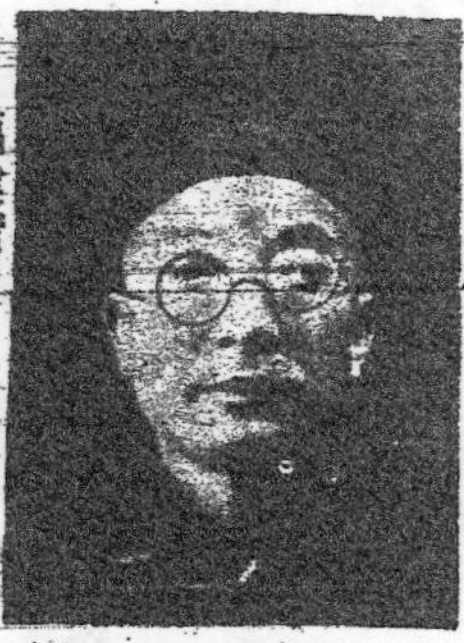
江西新喻 黎清源

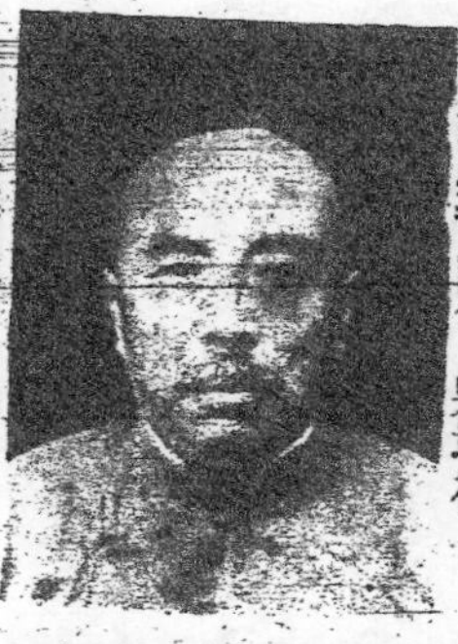
福建莆田 吳培初

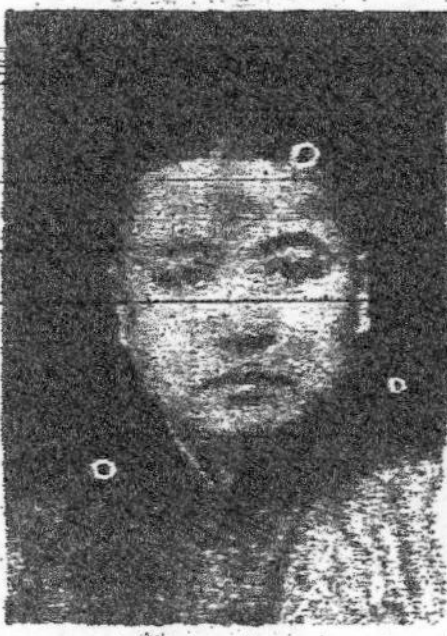
福建莆田 龔子耀

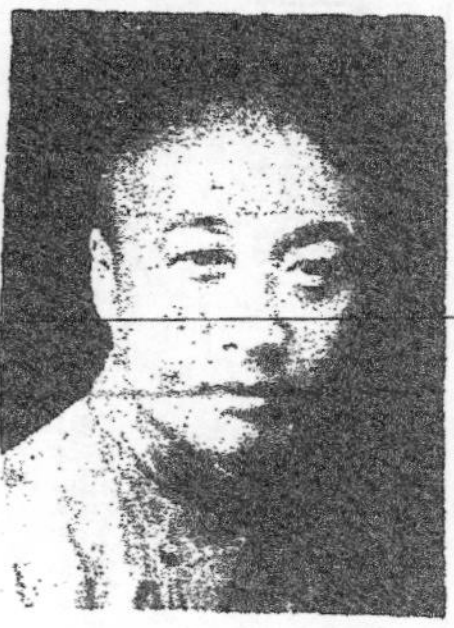
福建莆田 陳月波

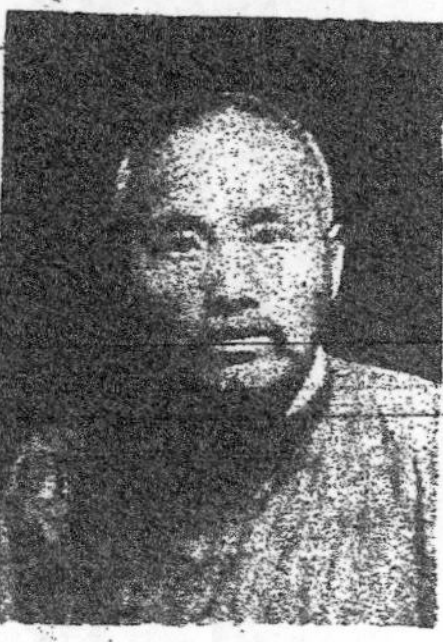
福建莆田 周幹庭

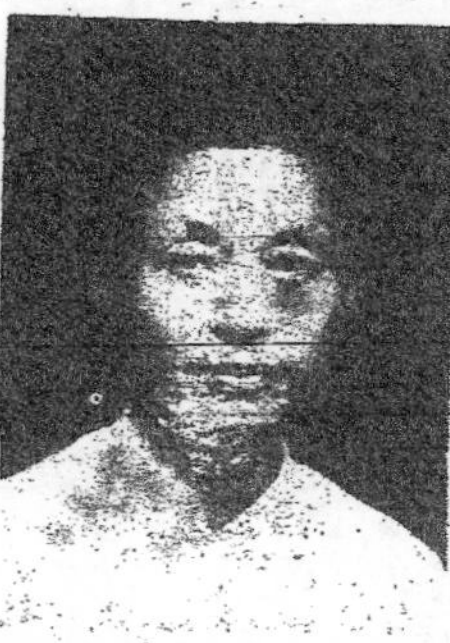
江西清江 朱旭東

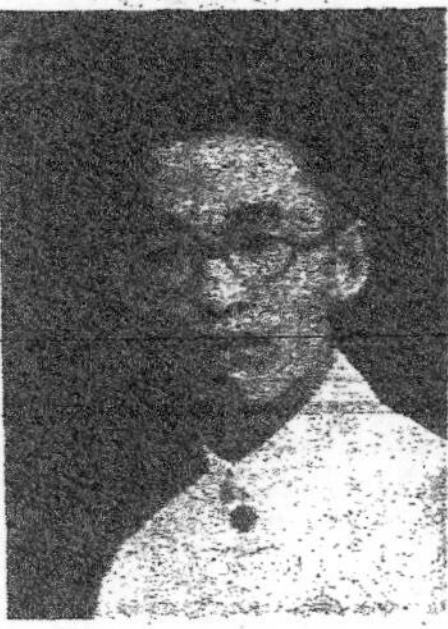
福建福清 鄭潤佑

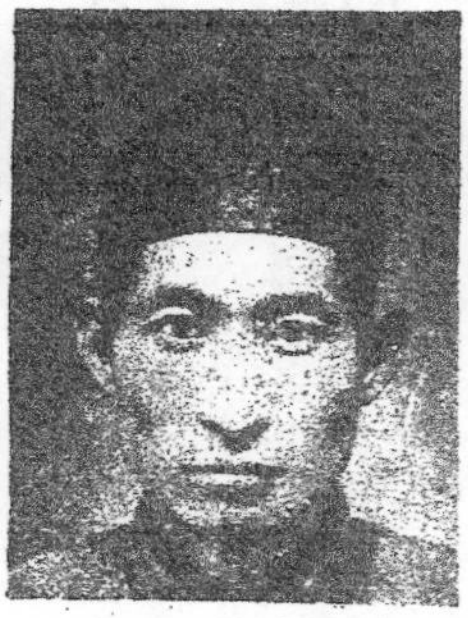
河北新河 王範五

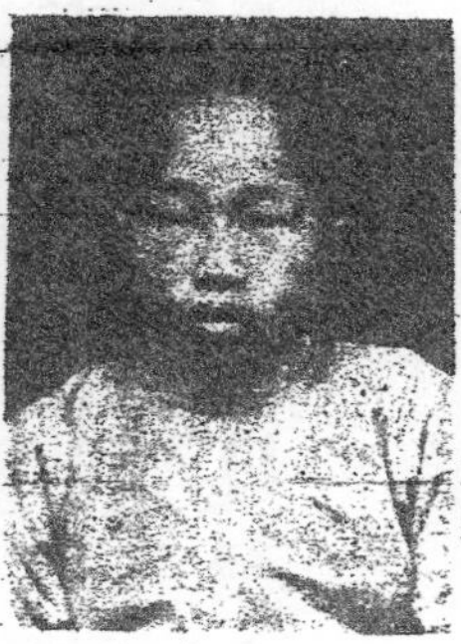
湖北宜都 向采卿

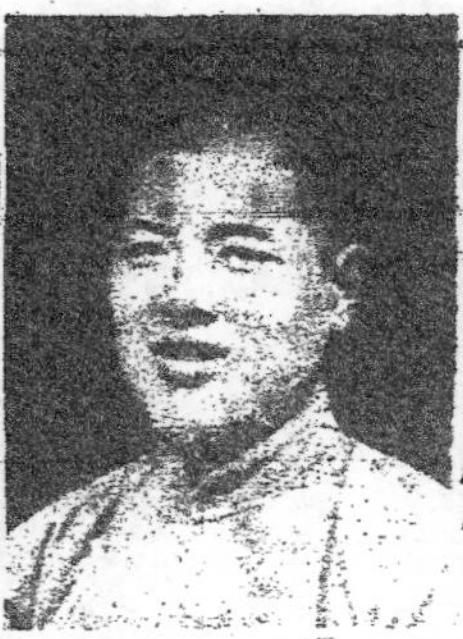
湖北宜都 向厚庵

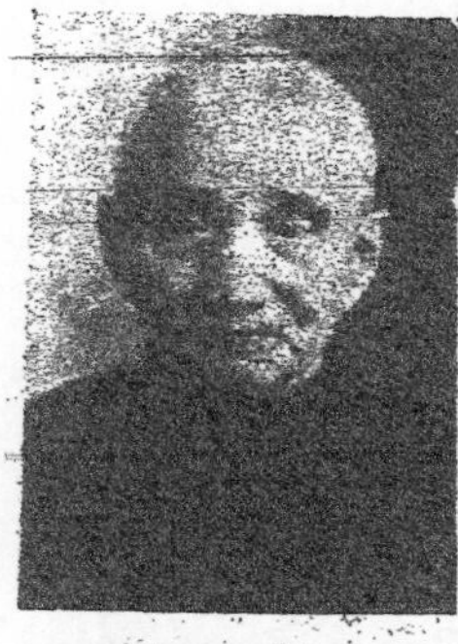
四川重慶 鄧秉樞

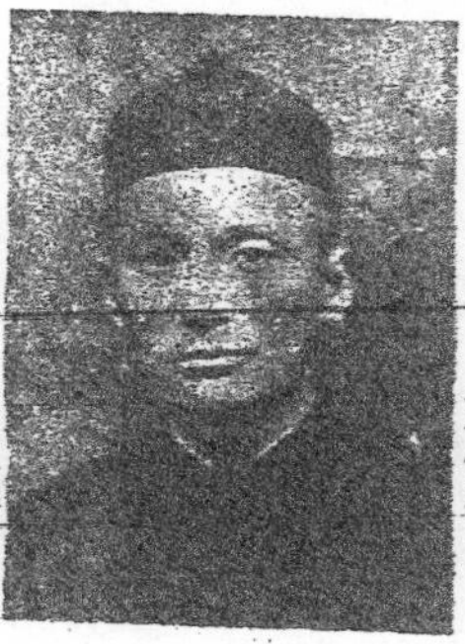
金峯長樂 鄭作賢

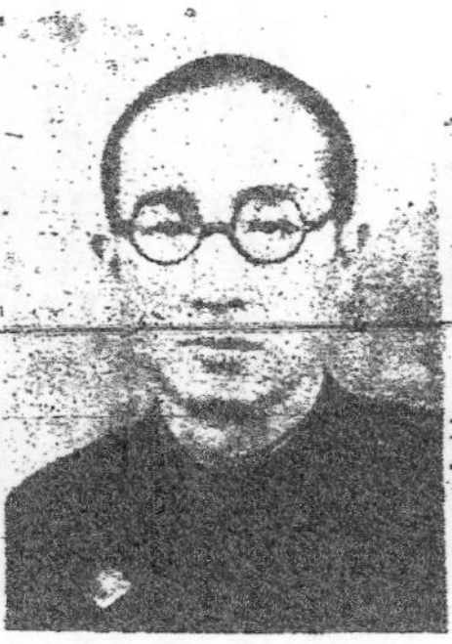
江西興國 吳作元

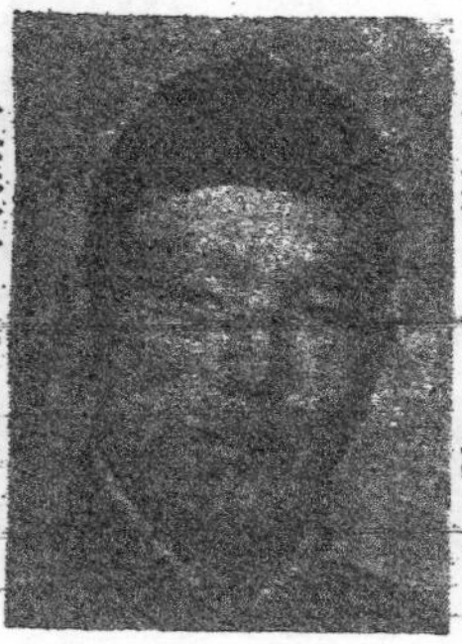
江蘇東台 于河青

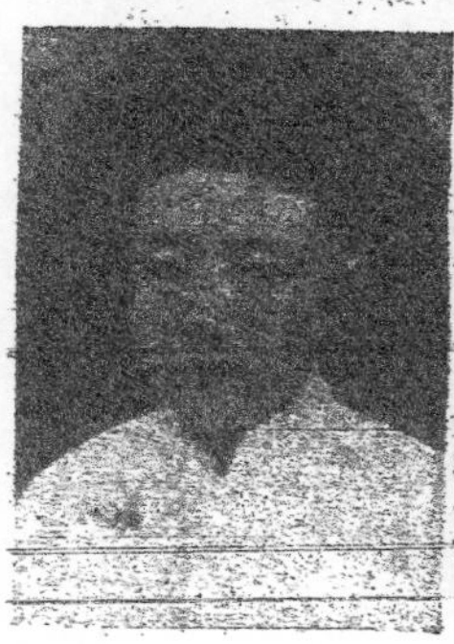
江蘇東台 孫裕文